国家卫生健康委员会"十四五"规划教材
全国高等学校器官-系统整合教材

Organ-system-based Curriculum
供临床医学及相关专业用

人体形态学
Human Morphology

第2版

主　编　刘学政　李　和　田新霞
副主编　钱亦华　梁智勇　朱永红

编　者　(以姓氏笔画为序)

马志健(海南医学院)　　　　　陈维平(广西医科大学)
王亚云(空军军医大学)　　　　武志兵(长治医学院)
王娅兰(重庆医科大学)　　　　金利新(青岛大学)
王海燕(内蒙古医科大学)　　　周德山(首都医科大学)
叶翠芳(华中科技大学)　　　　郝立宏(大连医科大学)
田东萍(汕头大学)　　　　　　郝利铭(吉林大学)
田新霞(北京大学)　　　　　　洪乐鹏(广州医科大学)
吕广明(南通大学)　　　　　　贺慧颖(北京大学)
朱永红(中山大学)　　　　　　袁琼兰(同济大学)
刘尚清(川北医学院)　　　　　钱亦华(西安交通大学)
刘学政(锦州医科大学)　　　　高洪泉(厦门医学院)
孙国刚(西南医科大学)　　　　郭家松(南方医科大学)
李　岩(上海交通大学)　　　　黄菊芳(中南大学)
李　和(华中科技大学)　　　　阎文柱(锦州医科大学)
李文春(湖北医药学院)　　　　梁智勇(北京协和医院)
杨　静(锦州医科大学)　　　　程　欣(暨南大学)
宋焱峰(兰州大学)

人民卫生出版社
·北京·

图书在版编目（CIP）数据

人体形态学 / 刘学政，李和，田新霞主编 . —2 版 . —北京：人民卫生出版社，2022.3（2024.7 重印）
全国高等学校临床医学专业第二轮器官 – 系统整合规划教材

ISBN 978-7-117-32765-7

I . ①人… Ⅱ . ①刘…②李…③田… Ⅲ . ①人体形态学 —医学院校 —教材 Ⅳ . ①R32

中国版本图书馆 CIP 数据核字（2022）第 001261 号

人卫智网	www.ipmph.com	医学教育、学术、考试、健康，购书智慧智能综合服务平台
人卫官网	www.pmph.com	人卫官方资讯发布平台

人体形态学

Renti Xingtaixue

第 2 版

主　　编：刘学政　李　和　田新霞

出版发行：人民卫生出版社（中继线 010-59780011）

地　　址：北京市朝阳区潘家园南里 19 号

邮　　编：100021

E - mail：pmph @ pmph.com

购书热线：010-59787592　010-59787584　010-65264830

印　　刷：北京盛通印刷股份有限公司

经　　销：新华书店

开　　本：889×1194　1/16　印张：40

字　　数：1183 千字

版　　次：2015 年 9 月第 1 版　2022 年 3 月第 2 版

印　　次：2024 年 7 月第 2 次印刷

标准书号：ISBN 978-7-117-32765-7

定　　价：149.00 元

打击盗版举报电话：**010-59787491**　**E-mail：WQ @ pmph.com**

质量问题联系电话：**010-59787234**　**E-mail：zhiliang @ pmph.com**

20 世纪 50 年代,美国凯斯西储大学(Case Western Reserve University)率先开展以器官 - 系统为基础的多学科综合性课程(organ-system-based curriculum,OSBC)改革,继而遍及世界许多国家和地区,如加拿大、澳大利亚和日本等国的医学院校。1969 年,加拿大麦克马斯特大学(McMaster University)首次将以问题为导向的教学方法(problem-based learning,PBL)应用于医学课程教学实践,且取得了巨大的成功。随后的医学教育改革不断将 OSBC 与 PBL 紧密结合,出现了不同形式的整合课程与 PBL 结合的典范,如 1985 年哈佛大学建立的 "New Pathway Curriculum" 课程计划,2003 年约翰斯·霍普金斯大学医学院开始的 "Gene to Society Curriculum" 新课程体系等。

20 世纪 50 年代起,西安医学院(现西安交通大学医学部)等部分医药院校即开始 OSBC 教学实践。20 世纪 80 年代,西安医科大学(现西安交通大学医学部)和上海第二医科大学(现上海交通大学医学院)开始 PBL 教学。20 世纪 90 年代,我国整合课程教学与 PBL 教学模式得到了快速的发展,北京医科大学(现北京大学医学部)、上海医科大学(现复旦大学上海医学院)、浙江医科大学(现浙江大学医学院)、华西医科大学(现四川大学华西医学中心)、中国医科大学、哈尔滨医科大学、汕头大学医学院以及锦州医学院(现锦州医科大学)等一大批医药院校开始尝试不同模式的 OSBC 和 PBL 教学。

2015 年 10 月,全国高等学校临床医学及相关专业首轮器官 - 系统整合规划教材出版。全国 62 所院校参与编写。教材旨在适应现代医学教育改革模式,加强学生自主学习能力,服务医疗卫生改革,培养创新卓越医生。教材编写仍然遵循 "三基" "五性" "三特定" 的教材编写特点,同时坚持 "淡化学科,注重整合" 的原则,不仅注重学科间知识内容的整合,同时也注重了基础医学与临床医学的整合,以及临床医学与人文社会科学、预防医学的整合。首轮教材分为三类共 28 种,分别是导论与技能类 5 种,基础医学与临床医学整合教材类 21 种,PBL 案例教材类 2 种。主要适应基础与临床 "双循环" 器官 - 系统整合教学,同时兼顾基础与临床打通的 "单循环" 器官 - 系统整合教学。

2015 年 10 月,西安交通大学、人民卫生出版社、国家医学考试中心以及全国 62 所高等院校共同成立了 "中国医学整合课程联盟" (下称联盟)。联盟对全国整合医学教学及首轮教材的使用情况进行了多次调研。调研结果显示,首轮教材的出版为我国器官 - 系统整合教学奠定了基础;器官 - 系统整合教学已成为我国医学教育改革的重要方向;以器官 - 系统为中心的整合教材与传统的以学科为中心的 "干细胞" 教材共同构建了我国临床医学专业教材体系。

经过 4 年的院校使用及多次调研论证,人民卫生出版社于 2019 年 4 月正式启动国家卫生健康委员会 "十四五" 规划临床医学专业第二轮器官 - 系统整合教材修订工作。第二轮教材指导思想是,贯彻《关于深化医教协同进一步推进医学教育改革与发展的意见》(国办发〔2017〕63 号)文件精神,进一步落实教育部、国家卫生健康委员会、国家中医药管理局《关于加强医教协同实施卓越医生教育培养计划 2.0 的意见》,适应以岗位胜任力为导向的医学整合课程教学改革发展需要,深入推进以学生自主学习为导向的教学方式方法改革,开展基于器官 - 系统的整合教学和基于问题导向的小组讨论式教学。

第二轮教材的主要特点是：

1. 以立德树人为根本任务，落实"以本为本"和"四个回归"，即回归常识、回归本分、回归初心和回归梦想，以"新医科"建设为抓手，以学生为中心，打造我国精品 OSBC 教材，以高质量教材建设促进医学教育高质量发展。

2. 坚持"纵向到底，横向到边"的整合思想。基础、临床全面彻底整合打通，学科间全面彻底融合衔接。加强基础医学与临床医学的整合，做到前后期全面打通，整而不乱、合而不重、融而创新；弥合临床医学与公共卫生的裂痕，加强疾病治疗与预防的全程整合；加强医学人文和临床医学的整合，将人文思政教育贯穿医学教育的全过程；强调医科和其他学科门类的结合，促进"医学＋X"的快速发展。

3. 遵循"四个符合""四个参照""五个不断"教材编写原则。"四个符合"即符合对疾病的认识规律、符合医学教育规律、符合医学人才成长规律、符合对医学人才培养岗位胜任力的要求；"四个参照"即参照中国本科医学教育标准(临床医学专业)、执业医师资格考试大纲、全国高等学校五年制本科临床医学专业规划教材内容的深度广度以及首轮器官‐系统整合规划教材；"五个不断"即课程思政不断、医学人文不断、临床贯穿不断、临床实践和技能不断、临床案例不断。

4. 纸数融合，加强数字化，精炼纸质教材内容，拓展数字平台内容，增强现实(AR)技术在本轮教材中首次大范围、全面铺开，成为新型立体化医学教材的精品。

5. 规范 PBL 案例教学，建设与整合课程配套的在线医学教育 PBL 案例库，为各院校实践 PBL 案例教学提供充足的教学资源，并逐年更新补充。

6. 适应国内器官‐系统整合教育"单循环"教学导向，同时兼顾"双循环"教学实际需要。

7. 教材适用对象为临床医学及相关专业五年制、"5+3"一体化本科阶段，兼顾临床医学八年制。

第二轮教材根据以上编写指导思想与原则规划为"20+1"模式，即 20 种器官‐系统整合教材，1 种在线数字化 PBL 案例库。20 种教材采用"单循环"器官‐系统整合模式，实现基础与临床的一轮打通。导论和概论部分重新整合为《医学导论》(第 2 版)、《人体分子与细胞》(第 2 版)、《人体形态学》(第 2 版)和《人体功能学》(第 2 版)等 7 种。将第一轮教材各系统基础与临床两种教材整合为一种，包括《心血管系统与疾病》(第 2 版)等教材 13 种，其中新增《皮肤与感官系统疾病》。1 种 PBL 综合在线案例库，即中国医学教育 PBL 案例库，案例范围全面覆盖教材相应内容。

第二轮教材有全国 94 所院校参与编写。编写过程中正值新冠肺炎疫情肆虐之际，参编专家多为临床一线工作者，更有很多专家身处援鄂抗疫一线奋战。主编、副主编、编委一手抓抗疫，一手抓教材编写，并通过线上召开审稿会和定稿会，确保了教材的质量与出版进度。百年未遇之大疫情必然推动百年未有之大变局，新冠肺炎疫情给我们带来了对医学教育深层次的反思，带来了对医学教材建设、人才队伍培养的深刻反思。这些反思和器官‐系统整合教材的培养目标不谋而合，也印证了我们教材建设的前瞻性。

第二轮教材包括 20 种纸数融合教材和在线数字化中国医学教育 PBL 案例库，均为**国家卫生健康委员会"十四五"规划教材**。全套教材于 2021 年出版发行，数字内容也将同步上线。希望广大院校在使用过程中能够多提宝贵意见，反馈使用信息，以逐步修改和完善教材内容，提高教材质量，为第三轮教材的修订工作建言献策。

OSBC 主编简介

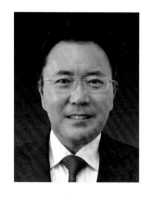

刘学政

博士(博士后),二级教授,博士研究生导师。现任锦州医科大学党委书记。享受国务院政府特殊津贴,为辽宁省首批特聘教授、辽宁省教学名师、辽宁省优秀专家、辽宁省百千万人才工程百人层次入选、辽宁省青年学科带头人,获辽宁省青年科技奖。兼任教育部医学人文素养与全科医学教学指导委员会委员,教育部本科教学工作评估专家,中国解剖学会党委书记、副理事长,中国解剖学会教育与继续教育工作委员会主任委员,辽宁省医学会医学教育分会主任委员。

担任国家级综合改革试点专业负责人,辽宁省综合改革试点专业负责人,辽宁省精品课程与双语教学示范课程负责人,辽宁省优秀教学团队带头人,辽宁省精品课程和辽宁省研究生精品课程负责人,辽宁省全科医学人才培养教育研究基地负责人。主持国家自然科学基金、辽宁省自然科学基金、辽宁省本科教育教学改革研究项目等各类科研项目 25 项;发表各类 SCI 和中文核心论文 100 余篇,主编教材和专著 29 部。获得国家级科技成果 1 项、省级科技成果 11 项;获得辽宁省科学技术进步奖、辽宁省教学成果奖、辽宁省教育科学规划优秀成果奖等各类奖励 30 项。培养博士、硕士研究生 100 余名。

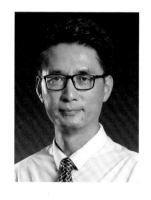

李 和

医学博士。现为华中科技大学同济医学院、湖北医药学院组织学与胚胎学教授(二级),华中学者特聘教授(领军岗 Ⅱ),博士研究生导师;湖北医药学院党委副书记、院长。任中国解剖学会副理事长,中国解剖学会组织学与胚胎学分会副主任委员,国际组织化学与细胞化学学会联盟理事,教育部基础医学教学指导委员会委员。为国家杰出青年科学基金、教育部高校青年教师奖、宝钢优秀教师奖获得者;湖北省医学领军人才,湖北省教学名师,组织学与胚胎学"湖北名师工作室"主持人。

主编多部国家级规划教材,其中《组织化学与细胞化学技术》(第 2 版)获首届全国教材建设奖全国优秀教材(高等教育类)二等奖。担任《中国组织化学与细胞化学杂志》主编,组织学与胚胎学国家级线下一流课程、国家精品资源共享课程负责人;获国家级和省级教学成果奖各 2 项。主要从事遗传性神经退行性疾病发病机制研究,主持国家自然科学基金重点项目、面上项目和 973 课题等科研项目 20 余项,相关成果发表在 *Nat Genet*、*PNAS*、*J Cell Biol*、*J Neurosci*、*Hum Mol Genet* 等刊物上;获省级自然科学奖、科技进步奖 2 项。

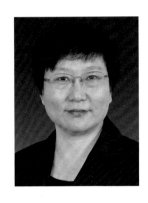

田新霞

　　教授,博士研究生导师。现任北京大学基础医学院病理学系主任,兼任中华医学会病理学分会教学工作委员会副组长、北京医学会病理学分会常务委员、中国女医师协会病理学专业委员会副主任委员、《中华病理学杂志》副总编。

　　从事病理学教学、科研、医疗工作 28 年。国家级资源共享课"病理学"课程主要负责人。主编教材 2 部,副主译教材 2 部,参编教材 6 部。曾两次荣获北京大学教学成果一等奖,并荣获"北京大学教学优秀奖"。目前主要研究方向是乳腺癌转移机制及遗传易感性研究。先后主持国家自然科学基金面上项目、省部级基金项目等 10 余项。在 *Cancer Res*、*Oncogene*、*J Pathol*、《中华病理学杂志》等期刊发表学术论文 60 余篇。

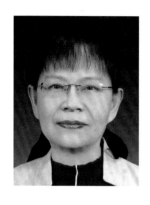

钱亦华

西安交通大学医学部解剖与组织胚胎学系三级教授,博士研究生导师。现任中国解剖学会理事、中国神经科学学会神经退行性疾病分会委员。曾赴美国、日本、澳大利亚留学/访学。

从事解剖学教学36年。2013年度荣获"王宽诚育才奖",2018年荣获首批"西安交通大学医学部教学名师"称号。2014年、2015年分别获"视觉传导通路"微课竞赛校一等奖、省三等奖。编写教材、著作、译著共34部,其中5部为主编,3部为副主编。主要从事神经系统退行性疾病基础研究。主持、参加国家自然科学基金6项,以第一完成人获陕西省科技进步二等奖1项。发表科研论文130余篇,其中被SCI收录42篇。

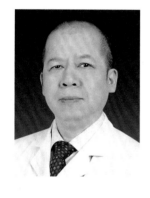

梁智勇

主任医师,教授,博士研究生导师。现任北京协和医院病理科主任,兼任中华医学会病理学分会主任委员,中国医疗保健国际交流促进会病理专业委员会主任委员,中国医师学会病理科医师分会副会长,国家病理质控中心主任,北京市病理质控中心主任。担任《诊断病理学杂志》总编,《中华病理学杂志》副总编,*Endocrine Pathology* 编委。

从事病理学教学、科研及诊断工作31年。主要侧重于胰腺疾病、乳腺疾病及内分泌疾病的诊断和研究工作,近年来致力于推广分子病理及数字病理的发展应用。先后主持国家自然科学基金、科技部重大专项、北京市科委重大专项等课题。以第一作者或通信作者发表论文90余篇。主编及参编专著、国家级规划教材等5部,主译教材1部。

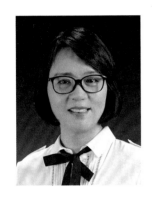

朱永红

　　教授,博士研究生导师。现任中山大学中山医学院组胚教研室主任,兼任广州市越秀区第十七届人大代表,中国解剖学会第16届理事会组织与胚胎学分会常务委员,中国医药生物技术协会转化医学分会第二届委员会委员。

　　从事教学工作35年,已承担校级及以上教改项目10余项,获3项校级以上教学成果奖。承担国家、省、市级科研项目若干项,主持的科研工作获2020年度广东省自然科学奖二等奖。在 *Nucleic Acids Research*、*JCEM*、*J Neurosurg* 等期刊发表论文70余篇;申请发明专利3项。主编及参编组织胚胎学相关教材近20部。

"器官 - 系统"教学模式对医学人才的培养具有重要意义,是具有强大生命力的教学模式。为适应医学教育改革的发展趋势,编写一套适合我国医学教育改革的器官 - 系统整合课程规划教材,对于建立全新的课程体系和教材体系具有里程碑式的意义。

《人体形态学》是"器官 - 系统"整合教学体系中的人体形态基础课程教材。其涵盖系统解剖学的基本内容,以及组织学与胚胎学、细胞生物学和病理学的基础内容,包括从细胞、组织到各系统的形态学内容,还包括细胞和组织的损伤与修复方面的基础知识。

本教材将人体形态学的基本内容分为 4 篇共 27 章来阐述,第一篇"人体基本构造"分 3 章,第一章"细胞",包括细胞概述、细胞结构、细胞分裂与细胞周期和干细胞 4 部分内容,其中细胞周期里介绍了细胞衰老与细胞死亡的内容。第二章"基本组织",主要阐述上皮组织、结缔组织、肌组织和神经组织的微观结构。第三章"人体各系统概述",简要介绍各系统的组成和基本功能。第二篇"细胞和组织的适应、损伤与修复及炎症反应"分为细胞和组织的适应与损伤、损伤的修复和炎症。第三篇"人体解剖"分 19 章,章节安排与人民卫生出版社临床医学专业教材《系统解剖学》第 9 版基本一致,删除器官的毗邻关系和神经血管分布等内容,要求文字精练准确,避免过于烦琐的描述,大幅度压缩篇幅。第四篇"人体胚胎发生概论"分 2 章,只介绍胚胎发生概论部分内容——胚胎的早期发育及胎膜和胎盘,其他有关胚胎学内容将在各系统教材中详细阐述。

本教材的特色是融会了人体形态从微观到宏观的基本知识;既有理论阐述,也有研究方法与技术的介绍;内容简洁,篇幅精干。其目的是通过学习使学生建立起对人体形态构造的基本知识体系,为后续课程的学习奠定必要的形态学基础。根据整套教材的安排与分工,本教材只涉及人体形态学基础性、共性内容,与临床应用更为密切的形态学内容,由整套教材中各系统教材阐述。

本教材可供医学院校临床医学专业五年制、八年制的学生使用,也可作为"5+3"一体化培养模式及相关领域教师和医生的重要参考书,还可供其他对医学感兴趣的读者阅读。

本书的编者均为长期工作在教学第一线的授课教师,他们具有丰富的教育教学经验,在编写过程中力求重点突出、深入浅出,同时也述及了相关领域的新进展。在本教材的编写过程中得到了学界同仁们的精心指导与关心,在此一并表示衷心的感谢。

由于学术水平有限,加之编写校审仓促,教材内容和组织形式等难免存在疏漏与缺憾之处,恳请读者不吝指正,使本教材日臻完善。

刘学政

2021 年 10 月 1 日

OSBC 目 录

第二篇　细胞和组织的适应、损伤与修复及炎症反应

第三篇　人体解剖

第四篇 人体胚胎发生概论

绪　论

人体形态学是最古老和最经典的医学基础课之一，是阐释人体器官形态结构、相关功能及其发生发展规律的科学，是基础医学科学中的支柱学科，是医学生的必修课。学习人体形态学的任务是让医学生了解、熟悉和掌握人体各器官系统的正常形态结构、位置毗邻、基本组织形态、基本病理形态、生长发育规律及其功能意义，为学习其他基础医学和临床医学课程奠定坚实、牢固的形态学基础。只有在掌握人体正常形态结构的基础上，才能正确理解人体的正常生长发育和疾病的发生与发展过程，正确区分人体的正常与异常，鉴别生理与病理状态，从而对疾病进行正确诊断和治疗。医学中大量的名词、术语均来源于人体形态学，人体形态学是学习基础医学和临床医学各学科不可动摇的基石。人体形态学与其他医学基础学科一样，也是与时俱进、不断发展的。由于科学发展和技术方法的创新、学科间交叉融合、互相促进与彼此推动，使古老的人体形态学的教学方法和研究水平也在不断拓宽与更新，有了令人难以想象的进步。

一、人体形态学分科

在我国，人体形态学的分科方法很多，除系统解剖学外，按人体的某一局部（如头部、颈部、胸部、腹部等）或每一器官，重点描述人体器官的配布位置关系及结构层次等，称局部解剖学（topographic anatomy）。系统解剖学和局部解剖学主要通过肉眼观察来描述人体的形态结构，故又称为大体解剖学（macroanatomy）；而以显微镜观察为学习手段的细胞学、组织学和胚胎学，又称显微解剖学（microanatomy）；密切联系外科手术的解剖学称外科解剖学（surgical anatomy）；联系临床应用，研究人体表面形态特征的解剖学称表面解剖学（surface anatomy）；运用 X 射线摄影技术研究人体形态结构的解剖学称 X 射线解剖学（X-ray anatomy）；研究人体各局部或器官的断面形态结构的解剖学称断层解剖学（sectional anatomy）；研究人体器官的形态结构及其与运动的关系，以提高体能和竞技水平，增强体育运动效果为目的的解剖学称运动解剖学（locomotive anatomy）。而研究疾病的病因、发病机制、病理变化、结局和转归的学科，称为病理学（pathology）。当人类进入"智能化""信息化"和"数字化"的知识经济时代，人体形态学的研究也随之进入了分子和基因水平，产生了微创解剖学、数字解剖学等新学科。随着人体奥秘的不断破译与揭示，又会有一些新学科不断从人体形态学中脱颖而出，形成新兴的边缘学科，但在广义上他们仍属于人体形态学的范畴。

二、人体形态学发展史

（一）人体形态学在西方的发展历程

西医对解剖学的记载，是从古希腊名医 Hippocrates（公元前 460—前 377 年）开始的。他认为心脏有两个心室和两个心房；在他的医学著作中对头骨作了正确的描述。希腊的另一位学者 Aristotle（公元前 384—前 322 年）进行过动物解剖，提出心是血液循环中心，并把神经和肌腱区分开来，他写的《论解剖操作》一书共 16 册，贡献巨大、影响深远，但他误将动物解剖所得的结论移植到人体，错误也较多。

西方解剖学有较大影响的当数古希腊医学家 Herophilus,他发现小肠的起始段大约有 12 个指头并列长度,命名为"十二指肠"。他还命名了"前列腺""睫状体""视网膜""乳糜管和淋巴",研究了肝、胰和女性生殖器的子宫与输卵管等。而有较完整的解剖学记载的论著,当推 Galen(约 130—201 年)的《医经》。该书是 16 世纪以前西方医学的权威巨著,书中有许多对血液流动、神经分支和脑、心脏等器官解剖学的具体记载。因其实验对象主要来自动物解剖,错误难免较多。公元 15—16 世纪欧洲文艺复兴时期,科学艺术有了蓬勃发展,解剖学也有了快速的进步。如 Leonardo Da Vinci(1452—1519 年)解剖过 30 多具尸体,用蜡灌注人体管道从而探明血管的走行,证明了血管起源于心脏。他将空气吹入肺,证明空气不能直接由呼吸道进入心脏。他制作的人体骨骼解剖学图谱,描绘精细正确,是一部时代巨著。

A. Vesalius(1514—1564 年)是现代解剖学的奠基人。他亲自从事人的尸体解剖,进行细致的观察,最终在 1543 年出版了《人体构造》这一划时代的解剖学巨著。全书共 7 册,系统地记述了人体器官和系统的形态与构造,对一些错误记载予以纠正,为医学的发展开创新路,从而奠定了人体解剖学的基础。

17 世纪,W. Harvey(1578—1657 年)的动物实验研究,以雄辩的事实证明血液循环的原理,首次提出心血管是一套封闭的管道系统。他开创了动物实验研究的道路,为生理学从解剖学中划分出去、发展成为独立的学科产生了重大的影响。

M. Malpighi(1628—1694 年)用显微镜观察到蛙的微循环血管,证明了动脉与静脉相连通,为微循环学说的建立提供了形态学基础。他在动物和植物微细结构的研究中,总结出动植物均由细胞构成,为组织学从解剖学中分出并形成一门新学科打下了基础。

1665 年英国物理学家 Robert Hooke 用显微镜观察软木塞薄片,首先描述了细胞壁构成的小室,称之为"Cell"。Cell 一词是由中世纪拉丁语"Cella"演变而来,原意是"小室"。1677 年荷兰科学家 Antoni van Leeuwenhoek 用高倍的显微镜发现了精子、红细胞、肌细胞和神经细胞等。1801 年法国人 Bichat 观察解剖后的组织,首次提出"组织"(法文 tissu)一词。德国学者 Schleiden 和 Schwann 于 1838—1839 年分别指出细胞是一切植物和动物的结构、功能和发生的基本单位,创立了细胞学说,在组织学与胚胎学等生命科学发展史上具有十分重要的意义。

19 世纪,C. Darwin(1809—1882 年)的《物种起源》《人类起源与性的选择》等巨著问世,建立了崭新的人类起源和进化的理论,使探索人体形态结构的工作有了正确的遵循并走上了科学的道路,至今仍有其深远的影响。

19 世纪中期以后,随着光学显微镜、切片技术及染色方法的不断改进与充实,推进组织学的继续发展。20 世纪初至中期,陆续制成相差显微镜、偏光显微镜、暗视野显微镜、荧光显微镜和紫外光显微镜等特殊显微镜,并被用于组织学的研究。20 世纪 40 年代,随着电子显微镜的问世,人类对生命现象结构基础的认识深入到更微细的境界。

从 20 世纪以来,组织学与多学科相互渗透,新的技术方法不断出现,如组织和细胞培养、细胞融合、放射自显影术、荧光和激光技术,并结合多种实验手段,对组织学进行大量研究,使内容不断充实,研究领域不断扩大,形成了许多新兴交叉学科,如系统生物学、组织工程学、机能组织学等,促进了医学科学进一步的发展。

人类无论是个体还是群体,自其诞生之日起始终与疾病共存,这从考古学家挖掘的具有病变的史前人类的骨骼化石上可找到足够的证据。当然这仅仅是肉眼所见到的形态变化。直到 1761 年意大利的 Morgani(1682—1771 年)医生通过 700 多例尸体解剖,并详细记录了病变器官的肉眼变化之后,认为不同的疾病都是由相应器官的病变引起的,提出了器官病理学(organ pathology)的概念,由此奠定了医学及病理学发展的基础。在一个世纪之后的 19 世纪中叶,人们可以应用光学显微镜来研究正常和病变细胞的形态变化。于是,德国病理学家 Virchow(1821—

1902 年)创立了细胞病理学(cytopathology),其巨著在 1858 年出版,直到今天其理论和技术仍在对医学科学的发展产生影响。此后,经过近一个半世纪的探索,逐渐形成并完善了今天的病理学学科体系,如用肉眼观察病变器官的大体变化,被称为大体所见或解剖病理学(anatomical pathology);借助于显微镜所进行的组织学或细胞学研究,被称为组织病理学(histopathology)或细胞病理学(cytopathology);用电子显微镜技术观察病变细胞的超微结构变化被称为超微结构病理学(ultrastructural pathology)。

(二)人体形态学在我国的发展历程

我国文化历史源远流长,传统医学中的解剖学起源很早。远在春秋战国时期,《黄帝内经》记载"若夫八尺之士,皮肉在此,外可度量切循而得之,其尸可解剖而视之……"可见 2000 多年前,我国医学家已经有在尸体上进行解剖工作的记录。史书还曾有记载,公元 16 年,王莽令太医尚方与巧屠一起解剖被处死刑者公孙庆的尸体,不仅度量其五脏,而且"以竹筳导其脉,知其始终……"这是我国古代对人体解剖的较详细的描述。

两宋时代,曾有尸体解剖的记载和《五脏六腑》《存真图》的绘制。宋慈所著的《洗冤集录》(1247 年)广泛描述了解剖学知识,对人体骨骼和胚胎的记载更为详细,并附有检骨图。

清代道光年间,王清任(1768—1831 年)编著《医林改错》一书。他亲自解剖观察 30 余例尸体,描述了人体各器官系统的解剖学结构;对骨骼和内脏的记载非常详细,对古医书中的错误进行订正。书中对脑的看法,如"灵机记性不在心在脑""听之声归于脑""两目即脑质所生,两系如线长于脑,所见之物归于脑"等论述,都基本符合现代医学知识。

我国的解剖学研究虽然在古代已有很大成就,但由于长期受封建社会制度的困扰,科学技术落后,发展速度很慢,解剖学始终融合在传统医学之中,没有自成体系。中国近代第一代名西医黄宽(1829—1878 年),曾于 1857 年在英国的爱丁堡大学获得理学博士学位,归国后在南华医学校承担解剖学、生理学和外科学教学。他在 1867 年亲自解剖尸体,进行教学。1881 年,清朝在天津开办了医学馆,1893 年更名为北洋医学堂,教授课程中专门设有"人体解剖学"。至此,解剖学在我国才真正成为一门独立的学科。

我国的现代解剖学是继 19 世纪现代医学由西欧传入之后发展起来的。随着西医的传入,开始建立医学院校和医院,开设解剖学课程,建立了一支由中国人组成的人体解剖学的教师队伍。中华人民共和国成立前,解剖学工作者仅百余人,现在已发展成为一支集教学、科研、学科建设为一体,硕士、博士、博士后人才济济的高水平学术队伍。

我国的组织学教育和科研工作是在 20 世纪初发展起来的。在此过程中,老一辈的组织学家如马文昭(1886—1965 年)、鲍鉴清(1893—1982 年)、王有琪(1899—1995 年)、张作干(1907—1969 年)、李肇特(1913—2006 年)、薛社普(1917—2016 年)和成令忠(1931—2003 年)等,在学科建设、科学研究和人才教育等方面做出了历史性贡献。

我国的现代病理学始建于 20 世纪初。半个多世纪以来,我国现代病理学家如胡正祥、徐诵明、梁伯强、谷镜研、侯宝璋、林振纲、秦光煜、江晴芬、李佩林、吴在东、杨述祖、杨简、刘永等为我国病理学的学科建设、人才培养、科学研究,呕心沥血,艰苦创业,功勋卓著。他们的名家风范、人格魅力一直在激励着病理学后继人才的茁壮成长。在病理诊断方面,他们大力推进尸体剖验、活体组织检查和细胞学检查的开展,并确立了病理学在临床医学的地位。在科研方面,结合我国实际,对长期危害我国人民健康和生命的传染病、地方病、寄生虫病、恶性肿瘤以及心脑血管疾病等进行了广泛深入的研究,取得了丰硕的成果。在人才培养方面,通过多种形式,为我国培养造就了一大批病理学工作者,其中不少已成为我国病理学界的骨干和学术带头人,为我国病理学事业的发展做出了巨大贡献。

我国的人体形态学工作者在教材建设上前赴后继,不断创新,与时俱进地进行教学经验的总结和教学方法的改革与探索,编写了具有中国特色的、适合中国学生学习的教材,并不断修订完善,使我国的人体形态学教学有所依据和更加规范化。

三、人体的分部与系统

人体从外形上可分成 10 个局部,每个局部又可细分为若干小的部分。人体的局部有:头部(包括颅、面部)、颈部(包括颈、项部)、背部、胸部、腹部、盆会阴部(后 4 部合称躯干部)和左、右上肢与左、右下肢。

上肢包括上肢带和自由上肢两部,自由上肢再分为臂、前臂和手 3 部分;下肢分为下肢带和自由下肢两部,自由下肢再分为大腿、小腿和足 3 部分,上肢和下肢合称为四肢。

构成人体的基本单位是细胞,细胞与细胞间质共同构成组织。人体的基本组织分为上皮组织、肌肉组织、结缔组织和神经组织。几种组织相互结合,组成器官。人体的诸多器官按功能的差异,分类组成:运动系统,执行躯体的运动功能,包括人体的骨骼、关节(骨连结)和骨骼肌;消化系统,主要进行消化食物、吸收营养物质和排除代谢产物的功能;呼吸系统,执行气体交换功能,吸进氧气、排出二氧化碳,并具有内分泌功能;泌尿系统,排出机体内溶于水的代谢产物如尿素、尿酸等;生殖系统,主要执行生殖繁衍后代的功能;脉管系统,输送血液和淋巴在体内周而复始流动,包括心血管系统和淋巴系统;感觉器,感受机体内、外环境刺激并产生兴奋的装置;神经系统,调控人体全身各系统和器官活动的协调和统一;内分泌系统,协调全身各系统的器官活动;免疫系统在维持人体内环境和体内微环境稳态中有举足轻重的作用,神经 - 免疫 - 内分泌网络(neuro-immuno-endocrine network)将人体各器官系统有机联合起来,在全面调节人体各种功能活动中,起既互相制约又相互协调的关键性调控作用。

四、人体形态学的姿势、方位术语和人体的轴与面

在日常生活过程中,人体各部、各器官结构的位置关系不是永恒不变的。为了能正确描述人体各器官的形态结构和位置,需要有公认的统一标准和描述语言,这一点在临床医生对患者的检查记录和病历的书写上尤为重要,以便统一认识,避免书写错误。因此确定了轴、面和方位等术语,这些概念和术语是人为规定的学习人体形态学必须遵循的基本原则。

(一) 人体形态学的姿势

人体形态学的姿势通常是指解剖学姿势(anatomical position),即身体直立,面向前,两眼平视正前方,两足并拢,足尖向前,双上肢下垂于躯干的两侧,掌心向前。描述任何人体结构时,均应以此姿势为标准,即使被观察的客体、标本或模型是俯卧位、仰卧位、横位或倒置,或只是身体的一个局部,仍应依人体解剖学的姿势进行描述。

(二) 方位术语

按照人体形态学的姿势,又规定了一些表示方位的术语。

上(superior)和下(inferior),是描述器官或结构距颅顶或足底的相对远近关系的术语。按照人体形态学姿势,近颅者为上,近足者为下。如眼位于鼻的上方,而口位于鼻的下方。在比较解剖学上常用颅侧(cranial)和尾侧(caudal)作为对应名词,则对人体和四足动物的描述就可相对比。尤其是在描述人脑时,也常用颅侧和尾侧代替上与下。

前(anterior)或腹侧(ventral)与后(posterior)或背侧(dorsal),是描述距身体前、后面距离相对远近的名词。距身体腹侧面近者为前,而距身体背侧面近者为后。内侧(medial)和外侧(lateral)是描述人体各局部或器官、结构与人体正中矢状面相对距离大小而言的术语。如眼位于鼻的外侧、耳的内侧。

内(internal)和外(external),是描述空腔器官相互位置关系的术语,近内腔者为内,远离内腔者为外,内、外与内侧和外侧是两种具有完全不同含义解剖学术语,初学者一定要注意这一点。

浅（superficial）和深（profundal），是描述与皮肤表面相对距离关系的术语，距皮肤近者为浅，远离皮肤而距人体内部中心近者为深。

在四肢，上为近侧（proximal），即距肢根部较近；下为远侧（distal），指距肢根部较远。上肢的尺侧（ulnar）与桡侧（radial）和下肢的胫侧（tibial）与腓侧（fibular）分别与其内侧和外侧相对应。该术语是按前臂的尺骨与桡骨和小腿的胫骨与腓骨的排列位置关系而规定的，在前臂近尺骨者为尺侧，而近桡骨者为桡侧；在小腿亦然，距胫骨近者为胫侧，距腓骨近者为腓侧。还有一些术语诸如：左（left）和右（right）、垂直（vertical）、水平（horizontal）和中央（central）等则与一般概念相同。

（三）人体的轴与面

轴与面是描述人体器官形态，尤其是叙述关节运动时常用的术语。人体可设计互相垂直的 3 种轴，即垂直轴、矢状轴和冠状轴；依据上述 3 种轴，人体还可设计互相垂直的 3 种面，即矢状面、冠状面与水平面（绪图 -1）。

1. **轴**

（1）垂直轴（vertical axis）：为上自头侧，下至尾侧并与地平面相垂直的轴。

（2）矢状轴（sagittal axis）：是指从腹侧面至背侧面，同时与垂直轴呈直角交叉的轴，又名腹背轴。

（3）冠状轴（frontal axis）：为左右方向与水平面平行，与前两个轴相垂直的轴。

2. **面**

（1）矢状面（sagittal plane）：是指前后方向，将人体分成左、右两部的纵切面，该切面与地平面垂直。经过人体正中的矢状面称为正中矢状面，将人体分成左右相等的两半。

（2）冠状面（frontal plane）：是指左右方向，将人体分为前、后两部的纵切面，该切面与水平面及矢状面互相垂直。

（3）水平面（horizontal plane）：又称横切面（transverse section），是指与地平面平行，与矢状面和冠状面相互垂直，将人体分为上、下两部的平面而言。

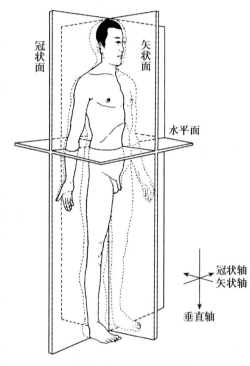

绪图 -1　人体的轴和面

在描述器官的切面时，则以器官自身的长轴为标准，与其长轴平行的切面称纵切面（longitudinal section），与其长轴垂直的切面称横切面，则不用冠状面、矢状面和水平面来描述。

五、人体器官的变异与异常

人体形态学教材中描述的器官形态、构造、位置、大小及其血液供应和神经配布均属正常范畴，在统计学上占优势。人体的有些结构与正常形态虽不完全相同，但与正常值比较接近，差异不显著，称变异（variation）。如超出一般变异范围，统计学上出现率极低，甚至影响正常生理功能者，称为异常（abnormality）或畸形（malformation）。人体结构虽基本相同，但其高矮、胖瘦及器官形态等均有各自的特点，这些特点在人体上的综合表现称体型。通常人体型可分为三种：矮胖型，其特点是头部较大、四肢短小、腹围大于胸围；瘦长型，其四肢相对较长，胸围大于腹围；各部比例介于两者之间的称适中型。

六、学习人体形态学的基本观念

在学习人体形态学时,一定要坚持形态与功能相依存的观点、进化与发展相一致的观点、局部与整体相统一的观点、理论与实际相结合的观点、实践第一的观点。在学习中,学会将教材、标本、图谱、数字资源和教学多媒体软件等有机结合起来,以达到正确、全面地认识和记忆人体形态结构的目的,为学好医学课程奠定坚实基础。

(刘学政)

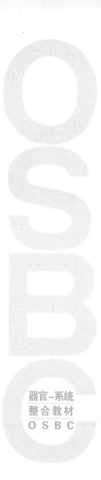

器官-系统
整合教材
O S B C

第一篇
人体基本构造

第一章

细　胞

　　细胞(cell)是生命结构与功能的基本单位。早在 19 世纪 30 年代,德国科学家 Schleiden 和 Schwann 分别提出所有的植物和动物均是由细胞构成。现已知人体含有约 10^{14} 个细胞,形态与功能相同或相似的细胞连同它们分泌的细胞外基质共同组成基本组织,然后这些组织按一定的方式有机组合形成器官、系统乃至人体。所以学习和掌握细胞的结构与功能,对于更好地分析和理解人体的形态与功能有重要意义。

第一节　细 胞 概 述

　　生物界中的细胞种类繁多,根据结构与成分的复杂程度、进化地位以及活动方式的不同,可将细胞分为原核细胞(prokaryotic cell)与真核细胞(eukaryotic cell)两大类。原核细胞没有明确的细胞核,内部组成相对简单,如细菌和支原体。真核细胞有核膜包绕的细胞核,细胞质内有发达的内膜结构、细胞器和细胞骨架。除细胞外,自然界还存在大量由生物大分子构成的非细胞生命,即病毒(virus)。病毒体积非常小,自身不能代谢与复制,必须寄生于细胞才能生存与繁殖,故被视为非细胞生物形态,或细胞的寄生体。人类很多疾病都与病毒有关。

一、原核细胞

　　原核细胞是指没有明显细胞核结构的单细胞生物,它们的基本特征是:遗传物质少,仅含一条裸露的 DNA 链,分布于细胞质内一个没有明确界限也没有膜包裹的区域,该区域被称为拟核(nucleoid);细胞质中无特化的复杂细胞器及内膜系统,但有核糖体。最常见的原核细胞有支原体(mycoplasma)和细菌(bacteria)。

　　1. **支原体**　支原体是已知生命中最小、最简单的细胞,其直径为 0.1~0.3μm。支原体的细胞膜由磷脂和蛋白质构成,无细胞壁,细胞质含有核糖体和散在分布的环形 DNA 链。支原体可引起肺炎、脑炎和尿道炎等疾病。

　　2. **细菌**　细菌(图 1-1)是原核细胞的典型代表,广泛分布,种类繁多。细菌的细胞膜常可分为细胞外膜、细胞内膜以及内外膜中间的间隙。细菌的细胞膜之外通常还有一层坚韧的细胞壁(cell wall),细胞壁的主要成分是蛋白多糖和糖脂。某些细菌的细胞壁外表还有一层由黏液物质构成的荚膜(capsule),黏液中的成分为多肽和多糖,可保护细胞免受干燥,在营养缺乏时也可为细胞提供营养;在感染真核细胞后,荚膜能够保护细菌在真核细胞内生存。细菌的拟核区含有环状 DNA 分子,此外,在细菌的细胞质内还有能够自我复制的小环状 DNA 片段即质粒(plasmid)。

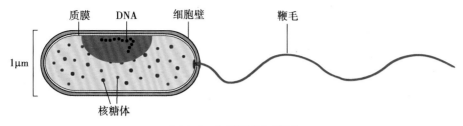

图 1-1 细菌结构示意图

细菌胞质中除含有丰富的核糖体外无其他细胞器。核糖体大部分游离于细胞质中,小量附着在细胞膜内侧面。细菌的蛋白合成是与基因转录偶联在一起,基因转录形成的 mRNA 不需要加工,直接翻译合成蛋白,即一边进行基因转录一边翻译合成蛋白。

二、真核细胞

真核细胞(图 1-2)可以构成单细胞生物(如酵母),也可以组合形成多细胞的动植物等。真核细胞比原核细胞进化程度高、结构复杂。它们是以生物膜的进一步分化为基础,在细胞内部出现许多精细的结构单位,其中最典型的是有核膜包裹的细胞核及细胞质中的内膜系统。

真核细胞的细胞膜以及细胞质内的内质网、高尔基复合体、线粒体、溶酶体、过氧化物酶体及核膜等均是由生物膜(biological membrane)构成。在电镜下观察发现所有生物膜具有相似结构,膜的内外两层为致密的深色带,两者之间为浅色的中间层。这种膜结构又称为单位膜(unit membrane)。

真核细胞具有发达的细胞骨架系统,细胞骨架(cytoskeleton)是由一系列蛋白组成的纤维状或网状结构系统。广义的细胞骨架包括细胞质骨架与核骨架,狭义的细胞骨架则仅指细胞质骨架。细胞质骨架主要由微丝、微管和中间纤维组成,其功能是维系细胞的基本形态和细胞内各种结构的定位与稳定,参与细胞运动、物质运输、细胞分裂及信息传递等生命活动过程。细胞核骨架由核纤层蛋白与核骨架组成,对维持核形态及核内分区等有重要作用。

真核细胞的细胞质中除了细胞器和细胞骨架等有形结构外,其余的为均质而半透明的细胞质溶胶(cytosol)。细胞质溶胶约占细胞总体积的 50%,其中的蛋白质占细胞质总量的 20% 左右。细胞质溶胶中的蛋白质很大一部分是酶,多数代谢反应都在细胞质溶胶中进行,如糖酵解、糖异生,以及核苷酸、氨基酸、脂肪酸和糖生物合成反应等。细胞质溶胶的化学组成除大分子蛋白质、多糖、脂蛋白和RNA 之外,还含有小分子物质、水和无机离子等。

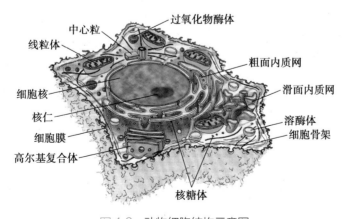

图 1-2 动物细胞结构示意图

三、病毒

病毒是一类非细胞生物形态,是必须依赖活细胞才能完成基本生命活动的一类微小生命体。病毒也被视为不"完全"的生命体,绝大部分病毒仅由 1 个核酸分子(DNA 或 RNA)与蛋白质组成。根据所含核酸分子的区别可将病毒分为 DNA 病毒和 RNA 病毒。有的病毒结构更简单,仅由一个有感染性的 RNA 或蛋白质组成。仅由 RNA 组成的病毒称为类病毒(viroid),仅由蛋白质组成的病毒称为朊病毒(prion)。

根据寄生宿主的不同,病毒又可分为动物病毒、植物病毒和细菌病毒,其中细菌病毒常称为噬菌体(bacteriophage)。病毒必须进入宿主细胞并借助其全套代谢系统,进行病毒核酸的复制、转录并翻译形成病毒蛋白,然后装配成新一代的病毒颗粒。大量病毒颗粒可导致宿主细胞死亡,但是释放出来的病毒却可感染其他细胞,进入下一轮病毒增殖周期。离开活细胞,病毒则无法继续增殖和生存。

四、细胞起源与进化

生命的起源与进化建立在细胞的起源与进化基础之上,大致分为 3 个步骤:原始生命形成、原核细胞向真核细胞进化、单细胞向多细胞生物进化。

(一) 原始生命形成

一般认为,原始生命是由原始地球上的非生命物质通过化学作用,经过漫长自然演化过程逐步形成。其中经历的过程大致是:①从无机小分子形成有机小分子物质;②从有机小分子物质形成生物大分子物质;③从生物大分子物质组成多分子体系;④从多分子体系演变为原始生命,也就是地球上所有生物的共同祖先细胞。

(二) 原核细胞向真核细胞进化

现在普遍认为地球上的原始生命是原核生物,原核细胞又经历了漫长的过程再进化为真核细胞。关于真核细胞如何从原核细胞进化而来,目前有两种假说。①分化起源说:该学说认为在长期的自然演化过程中,原核细胞通过内部结构的分化和自然选择,逐步出现内膜系统和细胞核,最终分化形成真核细胞。②内共生起源说:该学说主张由原核细胞中原始厌氧菌的后代吞入了需氧菌,逐步演化形成真核细胞。

(三) 单细胞向多细胞生物进化

由单细胞进化到多细胞生物是生命进化的另一个重要步骤。早期的生命均为单细胞生物,多细胞生物进化至少有以下几个关键事件。①细胞聚集:数量不等的单细胞聚集成群体,可以是不同的细胞互相聚集,也可以是细胞分裂后子代细胞聚集在一起;②细胞分化:群体中演变出现不同形态特征的细胞,每一种细胞专门行使一类特殊的功能,同时失去了独立生存的能力;③细胞组合:失去了独立生存能力的分化后细胞必须相互协作,通过一定的组合形成不同的组织,如上皮组织、结缔组织、肌肉组织和神经组织等,这些组织并进一步组成执行特定功能的器官和系统直至独立的多细胞生物。

第二节　细　胞　结　构

在光学显微镜下,真核细胞的形态虽然不同,但在结构上它们都是由细胞膜(cell membrane)、细胞质（cytoplasm）和细胞核（nucleus）3 部分构成。

一、细胞膜

细胞膜又称质膜（plasma membrane）（图 1-3），包裹在细胞表面，可将细胞内外物质分隔开，使细胞具有相对独立而稳定的内环境。细胞膜还具有物质转运、信息传递、细胞识别、细胞通信和免疫等重要功能。

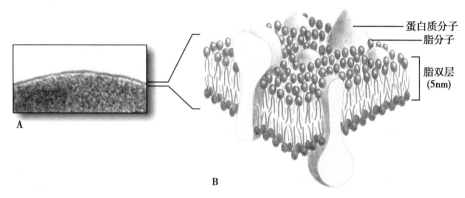

图 1-3　细胞膜的结构
A. 透射电镜照片；B. 三维结构模式图。

（一）细胞膜的化学组成

细胞膜主要由脂类、蛋白质和糖类等化学成分组成，另含水、无机盐和少量的金属离子。膜脂双分子层构成膜的基本骨架，也形成了疏水性屏障。蛋白质镶嵌在脂质膜上，是膜发挥各种生物学功能的主体。糖类多分布于膜的外表面，与膜的某些脂类或蛋白质形成膜糖脂或膜糖蛋白。

1. **膜脂**　细胞膜上的脂类被称为膜脂（membrane lipid），主要有磷脂（phospholipid）、胆固醇（cholesterol）和糖脂（glycolipid）3 种类型，其中磷脂占 50% 以上。由于膜脂分子均具有亲水头部和疏水尾部，属于两亲性分子。

（1）磷脂：细胞膜的磷脂可分为甘油磷脂（phosphoglyceride）和鞘磷脂（sphingomyelin）两类。甘油磷脂以甘油分子为骨架，其 1、2 位羟基可连接 2 条长短不一的脂肪酸链，构成非极性的疏水尾部。甘油分子的 3 位羟基结合磷酸基团，磷酸基团再分别与亲水性的胆碱、乙醇胺、丝氨酸或肌醇结合形成极性的亲水头部（图 1-4）。根据磷酸基团结合物的不同，甘油磷脂可分为磷脂酰胆碱（卵磷脂）（phosphatidylcholine）、磷脂酰乙醇胺（脑磷脂）（phosphatidylethanolamine）、磷脂酰丝氨酸（phosphatidylserine）和磷脂酰肌醇（phosphatidylinositol）等（图 1-5）。

鞘磷脂在普通细胞中含量较少，但神经元的细胞膜中含量较多。它以鞘氨醇代替甘油作为骨架，长链的不饱和脂肪酸结合在鞘氨醇的氨基上；分子末端的一个羟基与胆碱磷酸结合，另一个游离羟基可与相邻脂分子的极性头部、水分子或膜蛋白形成氢键。鞘氨醇及其代谢物参与各种细胞活动，如细胞增殖、分化和凋亡等。

（2）胆固醇：胆固醇分子较小，散布在磷脂分子之间。动物细胞膜中胆固醇含量较高，有的膜内胆固醇与磷脂之比可达 1∶1。胆固醇的羟基头部紧靠磷脂的极性头部，固醇环固定在邻近磷脂分子头部的烃链上，对脂肪酸尾部的运动具有干扰作用（图 1-6）。这种排列方式能够稳定及调节膜的流动性。

（3）糖脂：糖脂由脂类和寡糖构成，含量少于膜脂总量的 5%。动物细胞膜中的糖脂主要是鞘氨醇的衍生物，结构与鞘磷脂相似，只是其头部以糖基替代了磷脂酰胆碱而与鞘氨醇的羟基结合。糖脂的极性头部可由 1~15 个或更多个糖残基组成,两条烃链为疏水的尾部。如半乳糖脑苷脂是最简单的糖脂,只含 1 个糖基(半乳糖或葡萄糖)。神经节苷脂的结构最为复杂,其头部除含半乳糖和葡萄糖残基外,还含数目不等的唾液酸(图 1-7)。在所有细胞中,糖脂均位于质膜的非胞质面单层,糖基暴露在细胞表面。糖脂可能作为某些大分子的受体,参与细胞识别、黏附及信号转导等。

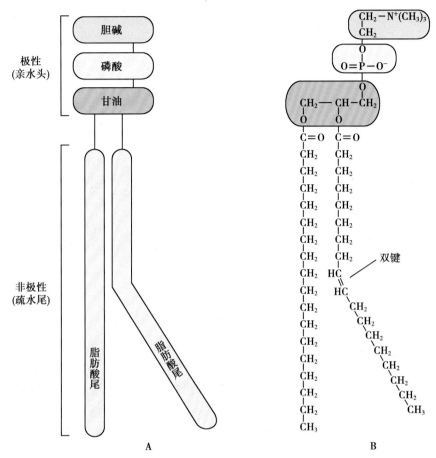

图 1-4　脂酰胆碱分子的结构
A. 分子结构示意图;B. 分子结构式。

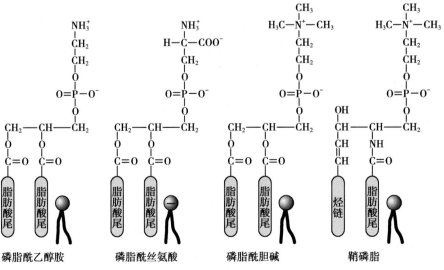

图 1-5　细胞膜中主要的磷脂分子结构图

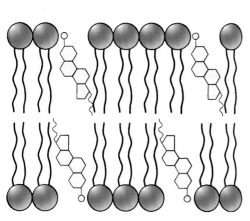

图 1-6　胆固醇与磷脂分子的关系示意图

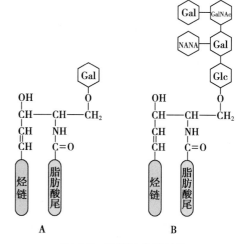

图 1-7　糖脂的化学结构
A. 半乳糖脑苷脂；B. 神经节苷脂。
Gal. 半乳糖；Glc. 葡萄糖；GalNAc. N- 乙酰
半乳糖胺；NANA. N- 乙酰神经氨酸。

2. **膜蛋白**　细胞膜所含的蛋白质统称为膜蛋白（membrane protein）。根据膜蛋白与膜脂双层分子的结合方式，可分为内在膜蛋白（intrinsic membrane protein）、外在膜蛋白（extrinsic membrane protein）和脂锚定蛋白（lipid-anchored protein）（图 1-8）。

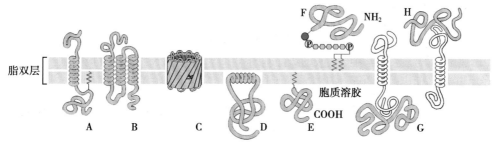

图 1-8　膜蛋白在膜中的几种结合方式
A~C. 内在膜蛋白；D、E. 胞质侧的外在膜蛋白；F~H. 脂锚定蛋白。

（1）内在膜蛋白：又称穿膜蛋白（transmembrane protein），占膜蛋白的 70%~80%。内在膜蛋白也是两亲性分子，其主体部分穿过细胞膜脂双层分子，分为单次穿膜、多次穿膜和多亚基穿膜蛋白 3 种类型。单次穿膜蛋白的肽链只穿过脂双层一次，具有胞外、胞质和穿膜 3 个结构域。穿膜区一般含有 20~30 个疏水氨基酸残基，以 α 螺旋构象穿越脂双层的疏水区，而亲水的极性部分位于膜的内、外两侧。多次穿膜蛋白含有多条穿膜序列，这些序列穿过脂双层部分由疏水性氨基酸残基构成。内在膜蛋白与膜结合非常紧密，只有用去垢剂处理使膜崩解后，才能将它们分离出来。

（2）外在膜蛋白：又称周边膜蛋白（peripheral membrane protein），占膜蛋白总量的 20%~30%，为水溶性蛋白，分布在胞质侧或胞外侧，一般通过非共价键附着在脂类分子头部极性区或穿膜蛋白亲水区的一侧，间接与膜结合。外在膜蛋白的结合力较弱，一般用一些温和的方法，如改变溶液的离子强度或浓度，即可将它们从膜上分离下来而不破坏膜的基本结构。

（3）脂锚定蛋白：又称脂连接蛋白（lipid-linked protein），也是位于膜的两侧，以共价键与脂双层内的脂分子结合。膜两侧的脂锚定蛋白是以不同方式通过共价键结合于脂类分子：位于质膜胞质一侧的脂锚定蛋白直接通过与脂双层中的碳氢链形成共价键而被锚定在脂双层上；位于质膜外表面的锚定蛋白通过与脂双层外层中磷脂酰肌醇分子相连的寡糖链共价键结合而锚定到质膜上。

3. 膜糖类　细胞膜上的糖类简称膜糖(membrane carbohydrate)，占细胞膜重量的 2%~10%。其中约 93% 的膜糖以低聚糖或多聚糖链形式共价结合于膜蛋白上形成糖蛋白，其余的 7% 为低聚糖以共价链结合于膜脂上形成糖脂。膜糖均匀分布在细胞膜外侧，有助于蛋白质在细胞膜上定位及固定，以防止其滑入细胞质或在脂双层中翻转。细胞表面由糖蛋白或糖脂组成的周缘区称为细胞外被(cell coat)或称糖萼(glycocalyx)，主要参与细胞保护、信息传递、细胞识别和细胞黏附等生命活动。

(二) 细胞膜的特性

细胞膜不仅具有包围细胞质、形成屏障的作用，还执行物质运输、信号传递和能量转换等重要功能。这些功能与细胞膜的结构特性关系密切。关于细胞膜结构特征，1972 年 Singer 和 Nicolson 提出了的液态镶嵌模型(fluid mosaic model)。该模型至今仍被广泛认可，它认为细胞膜的主体是流动的脂双层分子，膜蛋白以不同形式与脂双层分子结合，有的镶嵌在脂双层分子中，有的则附着在脂双层分子的表面(图 1-9)。该模型强调了细胞膜的不对称性及流动性。

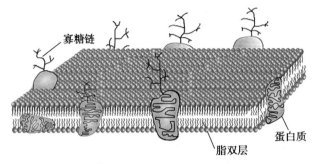

图 1-9　液态镶嵌模型

1. 膜的不对称性　膜的不对称性(membrane asymmetry)是指细胞膜中各种成分的分布不均匀，包括种类和数量上的差异，这与膜的功能密切相关。以脂双层分子的疏水端为界，质膜可分为近胞质面和非胞质面内外两层，质膜内外两层的结构和功能有很大差异，膜的不对称性决定膜功能的方向性和生命活动的高度有序性。

(1)膜脂的不对称性：膜脂内、外两层化学成分有明显不同。如红细胞膜脂双层中，磷脂中的磷脂酰胆碱和鞘磷脂多分布在膜的外层，而磷脂酰乙醇胺、磷脂酰丝氨酸和磷脂酰肌醇多分布在膜的内层，其中磷脂酰乙醇胺和磷脂酰丝氨酸的头部基团均带负电，导致膜内侧的负电荷大于外侧。并且质膜上大多数磷脂和胆固醇的含量比例有差异，其不对称分布是相对的。

膜脂的不对称性分布使脂双层内、外两层流动性有所不同；也可能使一些脂类分子结合特定的膜蛋白，对保持膜蛋白在脂双层中的正确定位和极性有重要作用。

(2)膜蛋白的不对称性：膜蛋白在脂双层中的分布是绝对不对称的，即使是内在膜蛋白都贯穿膜全层，其亲水端的长度和氨基酸的种类与顺序也不同。用冷冻断裂技术获得的生物膜在膜脂分子疏水端断裂的两个不同断裂面(即近胞质外面和近外层的内面)上的蛋白颗粒数不同，一般近胞质外面上的蛋白颗粒少，近外层内面上的蛋白颗粒多。外在蛋白分布在膜的内外表面的定位也不对称，如红细胞膜内侧面分布有血影蛋白，而外侧没有；酶和受体多位于质膜的外侧面。

(3)膜糖类的不对称性：细胞膜糖脂、糖蛋白的寡糖侧链只分布于质膜外表面(非胞质面)，而在内膜系统，寡糖侧链也都分布于膜腔的内侧面(非胞质面)。许多激素的受体位于质膜的外侧，它们在将质膜接受的外部信号向细胞内传递的过程中起重要作用。因此，膜组分分布的不对称性保证了膜功能的方向性和生命活动的高度有序性。

2. 膜的流动性　膜的流动性(membrane fluidity)是指正常情况下膜脂与膜蛋白处于不断的运动状态，是保证膜正常功能的重要条件，也是细胞进行生命活动的必需条件。膜的流动性主要是指膜脂和膜蛋白的流动性。细胞内外的水环境使得膜脂双分子不能从脂双层结构中逸出，在一定的温度条件下(37℃)，膜脂和膜蛋白可以在脂双层的单层平面左右运动等。作为细胞膜主体的脂质双分子层，既有固体所具有的分子排列的有序性，又具有液体的流动性，呈现液晶态结构，是细胞膜极为重要的特性。当温度下降到某一点时，膜可以从流动的液晶态转变为晶态；温度上升时，又可以溶解为液晶态。所以，这一临界温度被称为膜的相变温度。这种状态的相互转化也称为"相变"。在相变温度以上，液晶态的膜脂处于可流动状态，膜蛋白也处于运动状态，二者协同完成膜的各项功能活动。有了膜的流动性,膜蛋白可以在膜的特定位点聚集形成特定结构或功能单位,以完成细胞多种功能活动,如建立细胞连接、信号转导等。若膜的流动性降低,细胞膜黏度增大甚至固化,各种穿膜运输障碍以及膜内的酶失活,导致细胞代谢紊乱乃至死亡。

(1)膜脂分子的运动方式:膜脂分子的运动方式有以下几种。①侧向扩散:指膜脂分子在单分子层面内,侧向地与邻近分子快速交换位置,这是膜脂运动的最主要方式;②旋转运动:指膜脂分子围绕与膜平面相垂直的轴作快速自旋运动;③翻转运动:即膜脂分子从脂双分子层的一层翻转至另一层,这种运动极少发生;④弯曲运动:膜脂分子围绕与膜平面垂直的轴进行左右摆动(图1-10)。

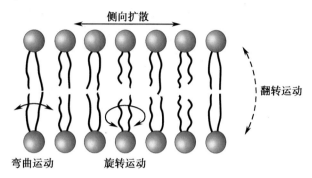

图 1-10　膜脂分子的运动方式示意图

(2)影响膜脂流动性的因素:膜脂的流动性对于膜的功能具有重要作用,多种因素影响膜脂的流动性。①脂肪酸链的饱和程度:不饱和脂肪酸越多,膜的相变温度越低,其膜的流动性也越大;②脂肪酸链的长短:脂肪酸链短,相变温度低,膜的流动性大;③胆固醇的双重调节作用:在相变温度以上,胆固醇可稳定质膜;在相变温度以下,胆固醇可有效防止脂肪酸链相互凝聚,干扰晶态的形成;④卵磷脂与鞘磷脂的比值:卵磷脂/鞘磷脂比值越高,膜的流动性越强。⑤膜蛋白的影响:脂双层中嵌入的蛋白质越多,膜脂的流动性越小。另外,膜脂的极性基团、pH、环境温度、离子强度等也可影响膜脂的流动性。

(3)膜蛋白的运动性:当膜脂处于流动的液晶态时,许多膜蛋白也可以发生侧向扩散和旋转运动。但是,膜蛋白的运动速度比膜脂分子慢得多,而且并不是所有的膜蛋白都能自由运动。细胞骨架、细胞连接、膜蛋白之间的相互结合、膜蛋白与膜脂的相互作用等许多因素均有可能会限制膜蛋白的运动。此外,膜蛋白的流动呈区域性特征,如吸收上皮细胞顶部质膜的膜蛋白就只能在细胞顶部流动,不能跨入基部侧面的膜内。周围膜脂的相态对膜蛋白运动性也有很大影响,膜蛋白处于膜脂的液晶态区易于发生运动,而处于不流动的晶态脂质区域则不易运动。

(三)细胞膜的物质转运功能

细胞膜是细胞的屏障,细胞内外物质交换都必须经过细胞膜。细胞膜具有选择通透性,能从外环境中运输营养等物质进入细胞,也可将细胞内的代谢产物等排至细胞外。

1. 小分子和离子的穿膜运输　小分子物质或离子直接通过膜的穿膜运输包括不消耗代谢能的被动转运(passive transport)和需消耗能量的主动转运(active transport)(图1-11)。

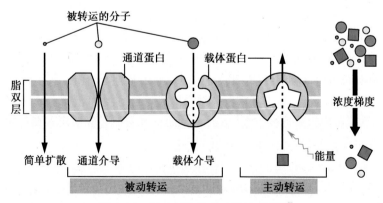

图 1-11　被动转运和主动转运示意图

(1)被动转运:被动转运是指物质顺浓度梯度进行的穿膜转运,不消耗能量。可分为单纯扩散

（simple diffusion）和易化扩散（facilitated diffusion）。

1）单纯扩散：是小分子物质穿膜转运的最简单方式。小分子通过自由扩散的方式从膜的一侧进入另一侧必须满足两个条件，即膜两侧的浓度差和能透过脂双层的疏水区。一般来说，分子量小、脂溶性强的分子通透性大，不带电荷的小分子也较易通透，非极性分子比极性分子容易透过。

2）易化扩散：是指物质借助于细胞膜上特殊的蛋白质，顺浓度梯度和／或电位梯度转运。由于膜运输蛋白有载体蛋白和通道蛋白两类，故易化扩散也分为经载体易化扩散和经通道易化扩散。经载体易化扩散具有以下特点。①结构特异性：载体蛋白对所结合的溶质具有高度专一性；②饱和现象：当所有载体蛋白的结合位点被占据，载体即达到饱和状态，该物质的转运速率就达到最大值；③竞争性抑制：有些抑制剂能占据载体蛋白的结合部位，从而阻断溶质的转运。载体蛋白的结合部位也有可能被非竞争性抑制剂所破坏，使其不能结合及转运溶质分子。经通道易化扩散是由通道蛋白介导的被动转运。通道蛋白跨质膜的亲水性孔道，多为膜蛋白复合体，快速并有选择地让特定离子通过。因为这些通道蛋白都与离子的转运有关，又称为离子通道（ion channel）。通道蛋白有以下特点：①对被转运离子有高度的选择性；②转运速率高；③门控特性：多数离子通道不是持续开放，而是通过化学物质、电压或机械刺激而开放的门控通道。

（2）主动转运：主动转运是指物质逆浓度梯度或电化学梯度，由载体蛋白介导并消耗能量的情况下，从低浓度侧向高浓度一侧进行的穿膜转运。根据膜蛋白在转运物质时是否直接消耗能量，分为原发性主动转运（primary active transport）和继发性主动转运（secondary active transport）。

原发性主动转运是指细胞直接利用ATP能量将物质逆浓度梯度和／或电位梯度穿膜转运的过程。介导这一过程的膜蛋白称为离子泵（ion pump），如钠 - 钾泵和钙离子泵。继发性主动转运是指物质进行逆电 - 化学梯度转运时，所需要的能量并不直接来自ATP的分解，而是来自膜两侧离子的电化学浓度梯度，间接利用ATP能量而完成主动转运。

2. 大分子和颗粒物质的穿膜运输 大分子和颗粒物质不能直接穿过细胞膜，需要由膜包围形成囊泡后通过一系列膜囊泡的形成和融合来完成穿膜运输，在此过程中需要消耗能量，属于主动转运。向细胞内摄入的过程称为胞吞作用（endocytosis），而向细胞排出的过程称为胞吐作用（exocytosis）。

（1）胞吞作用：胞吞作用又称内吞作用或入胞作用，是质膜内陷，包围细胞外物质形成胞吞泡，脱离质膜进入细胞内的转运过程。根据胞吞物质的大小、状态及特异程度不同，可将胞吞作用分为3种类型：吞噬作用、胞饮作用及受体介导的胞吞作用。①吞噬作用（phagocytosis）：由细胞摄取较大的固体颗粒或分子复合物，在摄入这类颗粒物质时，细胞膜凹陷或形成伪足，将颗粒包裹后摄入细胞；吞噬形成的膜泡称为吞噬体（phagosome）或吞噬泡（phagocytic vesicle）。②胞饮作用（pinocytosis）：是细胞非特异地摄取细胞外液或微小颗粒的过程。当细胞周围环境中某些物质如蛋白质、氨基酸等达到一定浓度时，可通过胞饮作用被细胞吞入。胞饮作用通常发生在质膜上的特殊区域，质膜内陷形成一个小窝，包围溶质大分子和液体物质，形成胞饮体（pinosome）或胞饮泡（pinocytic vesicle）。胞饮体直径<150nm，离开质膜进入细胞。胞饮体进入细胞后与内体（endosome）融合或与溶酶体融合后被降解。胞饮作用所造成质膜的损失或吞进的细胞外液，由胞吐作用补偿和平衡。③受体介导的胞吞作用（receptor-mediated endocytosis）：是细胞特异地摄取细胞外蛋白质或其他化合物的过程。因为细胞表面的受体具有高度特异性，可与相应配体结合形成复合物，继而此部分质膜凹陷形成有被小窝（coated pit），小窝与质膜脱离形成有被小泡（coated vesicle），将细胞外物质摄入细胞内。有被小泡的外表包被是由网格蛋白（clathrin）组装成的笼状篮网结构。

（2）胞吐作用：又称出胞作用，是一种与胞吞作用相反的过程。细胞内合成的分泌物质通过膜泡转运至细胞膜，与质膜融合后将物质排出细胞外的过程。胞吐作用是将细胞分泌产生的酶、激素及一些被分解的物质排出细胞外的重要方式。

根据胞吐作用的方式不同，分为连续性分泌（constitutive secretion）和受调分泌（regulated secretion）两种形式。前者又称固有分泌，指分泌蛋白合成后立即被包装入高尔基复合体，经修饰、加工和分选形成分泌泡,随即被运输到细胞膜,与质膜融合将分泌蛋白排出细胞外。这种分泌过程普遍存在于所有动物细胞中;后者指分泌性蛋白合成后先储存于分泌泡中,只有当细胞接受到细胞外信号(如激素)的刺激,引起细胞内 Ca^{2+} 浓度瞬时升高,才能启动胞吐过程,使分泌泡与细胞膜融合,将分泌物释放到细胞外。这种途径只存在于分泌激素、酶和神经递质的细胞中。

(四)细胞表面受体与细胞识别

细胞表面受体(cell surface receptor)亦称膜受体(membrane receptor),是指细胞膜表面能识别并结合特定的化学分子,产生生物效应的膜蛋白,一般为糖蛋白,也可以是脂蛋白或糖脂。细胞表面受体有很强的特异性,能够选择性地与胞外的化学信号分子相结合,诱发细胞内一系列的生物学效应。能够与细胞表面受体结合的化学信号统称为配体(ligand),可以是激素、生长因子、神经介质、药物及抗原等。

细胞识别(cell recognition)是指细胞对自体或异体以及同种或异种细胞的认识和鉴别,是细胞膜的一种重要功能。多细胞生物体,特别是高等动物,是由亿万个细胞组成的,细胞与细胞之间通过各种方式进行识别。许多重要的生命活动都与细胞识别密切相关。例如,受精过程就是精子与卵细胞识别结合的结果。血液中的白细胞能识别入侵的细菌,将其吞噬,但从不吞噬血液中自体的正常细胞,这是异种间的细胞识别。

细胞表面的糖链对细胞识别具有重要作用,糖链结构的多样性超过肽链及核苷酸链,拥有足够大的贮存和识别信息的能力。细胞识别的基本方式包括:①相同受体间的相互作用:两种不同的细胞具有相同的受体,其中一个细胞受体转动 180° 与另一细胞受体结合,在两个细胞间形成一个相互对称的双受体分子复合物;②受体与细胞表面大分子间相互作用:一个细胞表面的受体蛋白与另一个细胞表面大分子发生作用,受体蛋白和大分子可同时出现在相互识别的每个细胞中,或每个细胞只具有其中之一;③相同受体与游离大分子间相互作用:两种细胞表面具有相同的受体分子,它们共同识别一个大分子,这个大分子如同两个细胞间的连接装置。

二、细胞质

细胞膜与细胞核之间的成分称为细胞质,它包括胞质溶胶和各种细胞器。胞质溶胶(cytosol)即细胞质中除有形结构之外的无定形胶状物质体系。细胞质内具有一定形态结构、执行特定功能的有形结构小体,统称为细胞器(organelle)。动物细胞中常见的细胞器有核糖体、线粒体、溶酶体、高尔基复合体、内质网、过氧化物酶体等,其中溶酶体、高尔基复合体、内质网、过氧化物酶体等属于内膜系统。

(一)胞质溶胶

在真核细胞,胞质溶胶一般可占细胞总体积的 50%~60%。胞质溶胶通常是以一种液晶态存在,而这种相态又可随细胞内外环境因素的变化在一定范围内发生可逆性的改变。细胞形态的改变、细胞变形运动以及细胞内的胞质环流运动,都与胞质溶胶的相态变化密切相关。胞质溶胶的相态一旦发生不可逆性的改变,则意味着细胞生命的终结。胞质溶胶能提供细胞生命活动所需的代谢环境,维持细胞的完整性,调节细胞内外物质的交换和转运,供给各类细胞器活动所需的底物及影响细胞分裂和分化。

(二)核糖体

核糖体(ribosome)主要由 RNA(rRNA)和蛋白质构成,两者分别约占 60% 和 40%,其功能是按照 mRNA 的指令将氨基酸合成蛋白质多肽链。核糖体可分为游离核糖体和附着核糖体。游离核糖体分布在胞质溶胶中,主要合成结构蛋白质。附着核糖体附着在内质网和核膜的外表面,合成外输蛋白(分泌蛋白)及膜蛋白等。

电镜下,核糖体是一类颗粒状无膜结构的小体,直径为 15~25nm。核糖体由形态不同的两个大、小亚基组成。核糖体在执行蛋白质合成功能时,常常由 3~5 个或几十个甚至更多的核糖体聚集并与 mRNA 结合在一起,形成串状,称为多聚核糖体(polyribosome)。多聚核糖体能以较高的效率进行多肽链的合成。当肽链合成完成之后,多聚核糖体会进行解聚,其大、小亚基也会解离。细胞中核糖体的大、小亚基,游离核糖体和多聚核糖体处于一种不断聚集和解聚的动态平衡中。

(三)内膜系统

内膜系统(endomembrane system)是指在真核细胞内由结构相似、功能上乃至发生上有一定联系的膜性细胞器,包括内质网、高尔基复合体、溶酶体、过氧化物酶体、各种转运小泡和核膜等(图 1-12)。

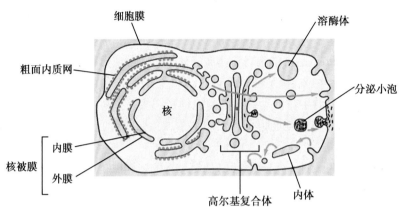

图 1-12   内膜系统示意图

1. **内质网**   内质网(endoplasmic reticulum)是由一层单位膜围成的网状结构,其大小、形态呈多样化。典型的内质网呈现 3 种基本形态,即扁囊状、小泡及管状,它们相互连接构成一个连续的含有腔隙的膜性三维管网结构系统(图 1-13),内腔相互连通,部分靠近细胞核的内质网膜与核膜外层相连接。根据膜上是否附着核糖体,将内质网分为粗面内质网(rough endoplasmic reticulum)和滑面内质网(smooth endoplasmic reticulum)。两种类型的内质网在不同组织细胞中的分布状况各不相同。有的细胞中只有粗面内质网,有的细胞中只有滑面内质网。也有的内质网部分是粗糙的,部分是光滑的,这一区域称为过渡区,主要功能是将在粗面内质网上合成的蛋白质通过运输小泡运出内质网。

(1)粗面内质网:是由核糖体和内质网构成的复合体,多呈排列较为整齐的扁平囊状(图 1-14)。其主要功能是参与蛋白质的合成、加工与运输,所以在蛋白质合成旺盛的细胞中粗面内质网特别发达,如浆细胞和胰腺外分泌细胞,这些细胞中的粗面内质网约占该类细胞总体积的 75%,并且在细胞质中紧密排列,形成同心板层结构。分化较完善的细胞中粗面内质网较发达,未成熟或未分化的胚胎细胞、干细胞等与相应正常的成熟细胞比较,粗面内质网不发达。因此,粗面内质网的发达程度,可以作为判断细胞分化程度和功能状态的一种形态指标。

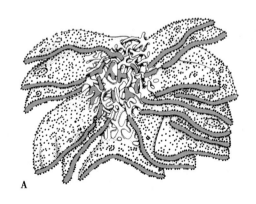

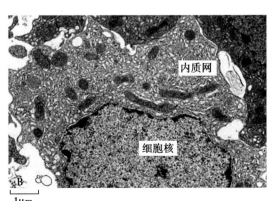

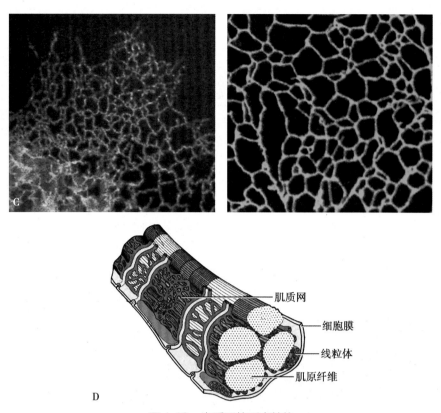

图 1-13 内质网的形态结构

A. 内质网三维结构示意图；B. 内质网透射电镜图；C. 荧光标记细胞的内质网；
D. 骨骼肌细胞中肌质网（一种特化内质网）的三维结构示意图。

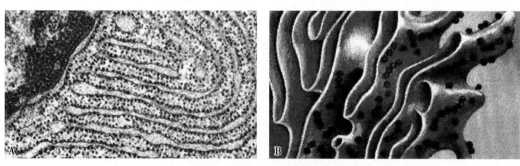

图 1-14 粗面内质网的形态结构

A. 粗面内质网透射电镜图；B. 粗面内质网三维结构示意图。

（2）滑面内质网：相对较少，为表面光滑的管、泡样网状结构，无核糖体附着，并可与粗面内质网互相连通（图 1-15）。滑面内质网主要参与脂类合成、糖原代谢、细胞解毒作用等。在一些特化的细胞中可具有丰富的滑面内质网，承担特殊的功能。例如，骨骼肌细胞中发达的能储存钙离子的肌质网就是特化的滑面内质网。

2. **高尔基复合体** 高尔基复合体（Golgi complex）为一层单位膜围成的膜性囊泡状结构（图 1-16），具有蛋白质修饰、糖基化或加工、浓缩、分选与运输一系列的功能。一般包括 3 部分，即扁平囊泡（cisternae）、小囊泡（vesicle）和大囊泡（vacuole）。

（1）扁平囊泡：通常由 3~8 个略呈弓形弯曲的扁平囊泡平行层叠在一起（图 1-17），构成高尔基复合体的主体结构。扁平囊泡具有两个明显的极性面，其凸面朝向细胞核，称之为顺面（cis-face）或形成面（forming face）；凹面朝向细胞膜，称作反面（trans-face）或成熟面（mature face）。

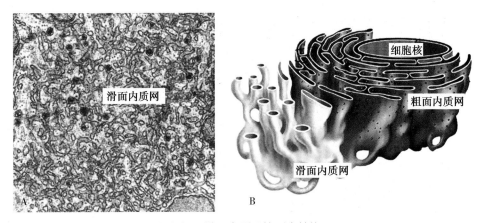

图 1-15　滑面内质网的形态结构

A.滑面内质网透射电镜图;B.滑面内质网与粗面内质网关系的三维结构示意图。

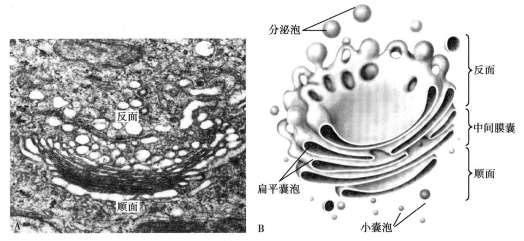

图 1-16　高尔基复合体的形态结构

A.高尔基复合体透射电镜图;B.高尔基复合体三维结构示意图。

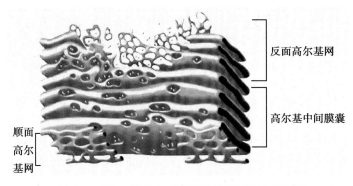

图 1-17　高尔基复合体的扁平囊泡三维结构示意图

（2）小囊泡:靠近扁平囊形成面,是一些直径为 40~80nm 的膜泡结构,一般认为小囊泡是由粗面内质网芽生的转运小泡(transfer-vesicle),将粗面内质合成并初步修饰的蛋白质转运到高尔基复合体。它们可以融合到扁平囊泡,一方面完成物质转运;另一方面可补充和更新扁平囊的膜性结构。

（3）大囊泡:分布在扁平囊成熟面一侧,直径为 100~500nm。大囊泡是由扁平囊末端膨大脱落而形成的分泌小泡(secreting vacuole)。其中包裹着已经浓缩和加工修饰后的蛋白,故也称之为浓缩泡(condensing vacuole)。

3. **溶酶体** 溶酶体（lysosome）是内含多种水解酶的圆形或椭圆形小体，直径为 0.2~0.8μm（图 1-18）。溶酶体可与异噬体或自噬体融合，然后将细胞外源物质或自身损伤或衰老的细胞器进行消化分解。根据不同发育阶段和生理功能状态，一般将溶酶体划分为初级溶酶体（primary lysosome）、次级溶酶体（secondary lysosome）和三级溶酶体（lertiary lysosome）（图 1-19）。

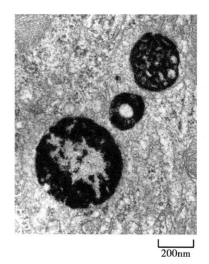

200nm

图 1-18 溶酶体透射电镜图

（1）初级溶酶体：也称为原溶酶体或前溶酶体，电镜下表现为基质均匀致密的透明圆球状小体。溶酶体内含有 60 余种酸性水解酶，但是初级溶酶体内的酶通常处于无活性状态。

（2）次级溶酶体：是由初级溶酶体与含底物的小泡融合而成，根据所含作用底物的性质和来源不同，次级溶酶体分为自噬溶酶体和异噬溶酶体两类。自噬溶酶体（autophagolysosome）由初级溶酶体与自噬体融合而形成；自噬体（autophagosome）是由细胞内的内质网膜包裹一些衰老的细胞器及细胞器碎片而形成的小体。异噬溶酶体（heterophagic lysosome）由初级溶酶体与细胞通过胞吞作用所形成的异噬体（heterophagosome）相互融合而成，其作用底物源于外来异物。

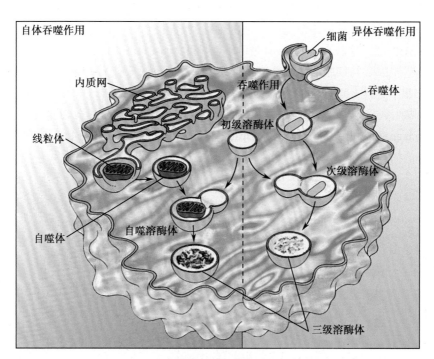

图 1-19 溶酶体功能类型转换关系示意图

（3）三级溶酶体：三级溶酶体又称终末溶酶体（telolysosome）或后溶酶体（post-lysosome），是指有些次级溶酶体消化分解后期，由于水解酶活性降低以至最终消失，导致一些底物不能被完全分解而残留在溶酶体内，这种含残余底物的溶酶体称为残余体（residual body）。这些残余体，有些可通过细胞的排遗作用，以胞吐的方式被释放到细胞外去；有些则可能会沉积于细胞内而不被外排，它们会在细胞中累积，可引起细胞的衰老，如神经元、肝细胞、心肌纤维内的脂褐质。

4. **过氧化物酶体** 过氧化物酶体（peroxisome）又称为微体（microbody），是由一层单位膜围成的膜性细胞器，呈圆形或卵圆形，偶见半月形或长方形，直径仅 0.2~1.7μm（图 1-20）。目前已发现在过氧化物酶体内存在 40 余种酶，其中主要含有 3 类酶系，即氧化酶类、过氧化氢酶类及过氧化物酶类。过氧化物酶体的主要功能体现为解毒作用和对细胞氧张力的调节。过氧化物酶体中的氧化酶可以利用分子氧将底物氧化形成 H_2O_2；而过氧化氢酶又可将 H_2O_2 水解为 H_2O 和 O_2。由这两种酶催化的反应，相互偶联，从而使细胞有效地消除有毒底物和代谢产物，从而达到对细胞的保护作用。当细胞出现高浓度氧状态时，也会通过过氧化物酶的强氧化作用而得以有效调节，以避免细胞遭受高浓度氧的损害。

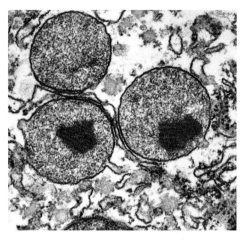

图 1-20   过氧化物酶体透射电镜图

5. 囊泡与囊泡转运   囊泡是指由内膜细胞器以外凸或内凹芽生的膜性小泡。囊泡转运（vesicular transport）是指囊泡以出芽方式从一种内膜细胞器脱离后又与另一个内膜细胞器发生融合，承担着细胞内物质定向运输作用。囊泡转运具有高度的特异性及靶向性，需要一系列行使重要功能蛋白质的参与，并且由它们介导了十分复杂的蛋白质相互作用网络。

（四）线粒体

线粒体（mitochondrion）是一种与能量代谢有关的细胞器，其主要功能是对糖、脂肪和蛋白质等各种能源物质进行氧化磷酸化，合成 ATP。它可提供细胞活动所需能量的 80% 以上，因此，线粒体被喻为细胞的"动力工厂"。线粒体是细胞中较大的细胞器，直径 0.5~1.0μm，长 1.5~3μm，光镜下线粒体呈线状、粒状或短杆状。骨骼肌细胞中，有时可出现长度为 8~10μm 的巨大线粒体。线粒体数因细胞的种类不同而差异很大，与细胞的生理功能亦有关。细胞最少的只有 1 个线粒体，最多的达 50 万个。大多情况下，细胞中含有 1 000~2 000 个线粒体。

在电镜下观察，线粒体是由 2 层单位膜套叠而成的封闭的囊状结构。可分为外膜（outer membrane）、内膜（inner membrane）、膜间腔（intermembrane space）和基质（ground substance）4 部分（图 1-21）。

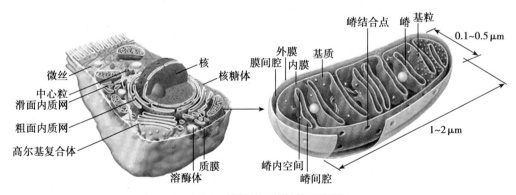

图 1-21   线粒体三维结构示意图

1. 外膜   外膜厚 5~7nm，表面光滑平整。电镜下观察外膜上面分布着很多孔蛋白（porin），它们允许分子量在 10 000 以内的蛋白质和多肽等物质自由通过。

2. 内膜   内膜平均厚 4.5nm，通透性很低，分子量大于 150 的物质就不能自由通过，其他物质必须借助膜上的一些载体蛋白选择通过。内膜向线粒体内折叠形成嵴（cristae），嵴的形成扩大了内膜的表面积。在内膜和嵴膜的内表面上附有许多带柄的颗粒，称为基粒（elementary particle），每个线粒体有 10^4~10^5 个基粒。基粒是将呼吸链电子传递过程中释放的能量用于使 ADP 磷酸化生成 ATP 的重要部位，其化学本质是 ATP 合成酶。

3. 膜间腔   膜间腔又称外腔（outer chamber），是指内、外膜之间的封闭腔隙，宽度为 6~8nm，其内充满无定形物质，含多种可溶性酶、底物和辅助因子。

4. 嵴间腔与基质　线粒体内膜包围的空间称嵴间腔（intercristal space）或内腔（inner chamber），其内充满着电子密度较低的无定形物质，称为线粒体基质。基质中含有脂类和蛋白质，存在着与三羧酸循环、脂肪酸氧化、氨基酸分解和蛋白质合成等有关的酶类以及核酸合成酶系，还含有线粒体环状DNA、RNA 和核糖体，这些构成了线粒体相对独立的遗传体系。

（五）细胞骨架

细胞骨架（cytoskeleton）是真核细胞中的蛋白质纤维网络结构，充满整个细胞质。细胞质骨架包括微管（microtubule）、微丝（microfilament）和中间纤维（intermediate filament）3 类蛋白质纤维（图 1-22）。细胞骨架不仅赋予细胞以一定的形状，维持细胞形态，承受外力、保持细胞内部结构的有序性，能在细胞生命活动中不断组装、去组装和再组装，而且几乎参与一切重要的生命活动。

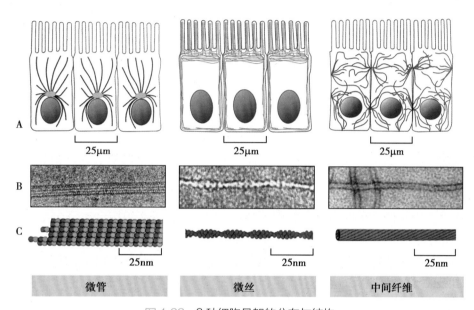

图 1-22　3 种细胞骨架的分布与结构

A. 细胞骨架在细胞内的分布示意图；B. 细胞骨架透射电镜图；C. 细胞骨架三维结构示意图。

1. 微管　微管是由微管蛋白和微管结合蛋白组成的中空圆柱状结构，外径 24~26nm，内径为 15nm，壁厚约 5nm。管壁由 13 条原纤维包围而成。原纤维是由 α- 微管蛋白和 β- 微管蛋白首尾相接而成（图 1-23）。微管具有极性，呈动态，两端的增长速度不同，增长速度快的一端为正端，另一端则为负端。

除微管蛋白外，还有多种蛋白质参与微管形成。这些蛋白附着在微管的原纤维上，参与微管的装配，称为微管结合蛋白（microtubule-associated protein，MAP）。它们不是构成微管壁的成分，而是在微管蛋白装配成微管之后，结合到微管表面的辅助蛋白，是稳定微管结构和功能所必需的成分。微管呈网状或束状分布于细胞质内，能与其他蛋白质共同装配成纺锤体、中心粒、基体、鞭毛和纤毛等特定结构。

2. 微丝　微丝又称肌动蛋白丝（actin filament），是由肌动蛋白组成的细丝，直径 5~8nm。微丝是一种动态的结构，肌动蛋白单体（G- 肌动蛋白）和多聚

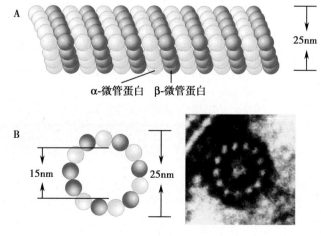

图 1-23　微管的结构

A. 微管三维结构示意图；B. 微管横切面透射电镜图（右）及模式图。

体（F- 肌动蛋白）在一定条件下可相互转换。每个肌动蛋白单体都有极性，它们能首尾相接，形成螺旋状的肌动蛋白丝，故微丝也具有极性（图 1-24）。微丝以束状、网状或分散存在于细胞质的特定空间位置上，并与微管和中间纤维共同构成细胞骨架，参与细胞形态维持以及细胞运动等生理功能。

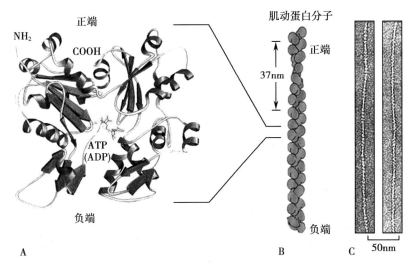

图 1-24　微丝的结构

A. G- 肌动蛋白三维结构示意图；B. F- 肌动蛋白（微丝）三维结构示意图；C. F- 肌动蛋白电镜图。

3. 中间纤维　也称中间丝，直径约 10nm，介于微管和微丝，故得此名。中间纤维是由杆状的蛋白质分子组装，为没有极性的空心纤维结构（图 1-25）。中间纤维具有组织特异性，不同细胞内的中间纤维蛋白不尽相同，目前已经发现的中间纤维蛋白有 50 多种。中间纤维的结构极其稳定，可在细胞质内形成一个完整的支撑网架系统，贯穿于整个细胞。该骨架具有一定的可塑性，对维持细胞质的整体结构和功能的完整性有重要作用。

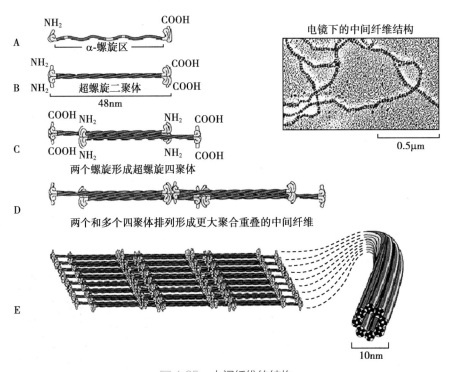

图 1-25　中间纤维的结构

A. 中间纤维蛋白单体；B. 中间纤维蛋白二聚体；C. 中间纤维蛋白四聚体；

D. 二个四聚体组装后；E. 八个四聚体组装形成中间纤维。

三、细胞核

细胞核储存了细胞绝大部分遗传物质,是细胞生命活动的调控枢纽。细胞核的出现是生命进化的重要一步,也是真核生物和原核生物最大的区别。

真核细胞中通常只有一个细胞核,有些为双核或多核,成熟的红细胞不存在细胞核。细胞核的形状有多种,一般有圆形和椭圆形,还有分叶状、杆状和带状。细胞核通常位于细胞的中央,在脂肪细胞和骨骼肌纤维等特殊细胞中,细胞核可被内含物或特殊结构挤到边缘。间期细胞核由核膜(nuclear membrane)、染色质(chromatin)、核仁(nucleolus)及核基质(nuclear matrix)等构成。

(一) 核膜

核膜又称核被膜(nuclear envelope),是细胞质与细胞核之间的界膜,属于内膜系统的一部分。核膜使细胞核成为细胞中一个相对独立的体系,在核内形成相对稳定的环境。电镜下,核膜是由两层单位膜组成的双层膜,即外核膜(outer nuclear membrane)和内核膜(inner nuclear membrane),两者之间有核周隙(perinuclear space),还有核孔复合体(nuclear pore)与核纤层(nuclear lamina)等结构(图1-26)。

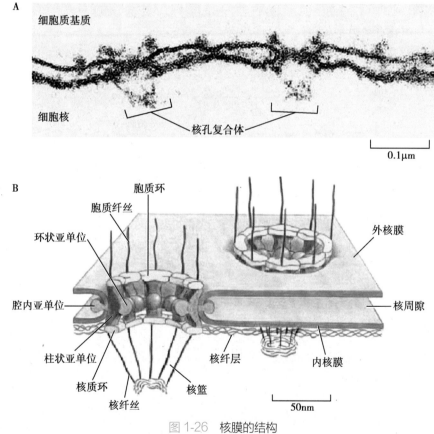

图 1-26　核膜的结构
A. 核膜透射电镜图;B. 核膜的三维结构示意图。

1. **外核膜**　外核膜面向细胞质侧的单位膜,在形态上与粗面内质网相近,甚至某些部位外突与粗面内质网相连。其外表面也附有核糖体,可进行蛋白质的合成。外核膜还附有细胞骨架,后者与细胞核的定位及维持细胞核形态有关。

2. **内核膜**　内核膜面向核质的单位膜,与外核膜平行排列,其表面光滑平整,无核糖体附着,内核膜内侧含有一层由结构致密、电子密度高的蛋白质构成的纤维网络结构,称为核纤层。

3. **核周隙**　内外核膜之间形成的腔隙,宽20~40nm,常与粗面内质网的腔隙相通。

4. 核孔复合体　由十多种不同的核孔蛋白（nucleoporin）以特定方式排列的蛋白质分子复合物（图1-27），可穿通内外两层核膜形成核孔，能实现细胞质和细胞核之间的物质转运。核孔在核膜上的数目一般为35~65个/μm^2。

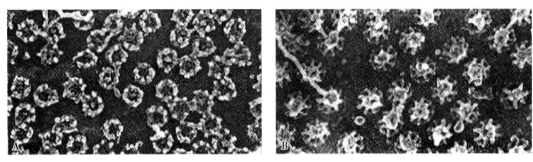

图 1-27　核孔复合体扫描电镜图
A. 核孔复合体胞质面扫描电镜图；B. 核孔复合体核质面扫描电镜图。

5. 核纤层　是细胞内核膜下一层电子密度较高的纤维蛋白网，在核内与核骨架相连，形成贯穿于细胞核与细胞质的骨架体系（图1-28）。核纤层对于维持核膜的形态、细胞分裂后的核膜重建及染色质的核周锚定与组装有密切关系。

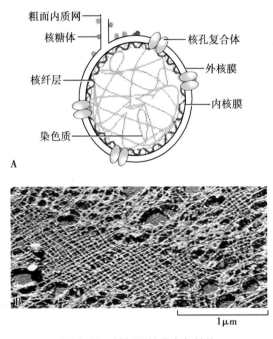

图 1-28　核纤层的分布与结构
A. 核纤层的分布示意图；B. 核纤层扫描电镜图。

（二）染色质与染色体

染色质（chromatin）和染色体（chromosome）是遗传物质在细胞周期不同阶段的不同存在形式。染色质呈现于细胞分裂间期，以网状结构弥散分布于细胞核内。当细胞进入分裂期，染色质高度螺旋化、折叠、盘曲形成染色体（图1-29）。

1. 染色质和染色体的主要成分　染色质和染色体的主要成分为 DNA、组蛋白、非组蛋白及少量RNA。其中组蛋白和 DNA 含量之比接近 1:1，两者总量占染色质化学组成的 98% 以上。非组蛋白与RNA 的含量可随细胞生理状态不同而有较大变化。

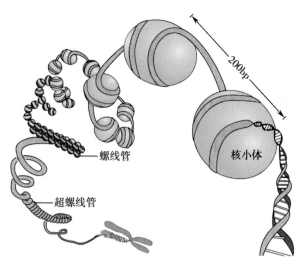

图 1-29　染色质和染色体示意图

（1）DNA：细胞的遗传信息主要储存在 DNA 中。真核细胞每条未复制的染色体均由一条线性 DNA 分子构成。DNA 所含有特定遗传信息的核苷酸序列称为基因（gene）。基因能够编码生物活性物质，其产物为蛋白质和各种 RNA。

（2）组蛋白：是真核细胞特有的结构蛋白，有 H1、H2A、H2B、H3、H4 共 5 种。按其功能不同，组蛋白又分为两大类：①核小体组蛋白，即 H2A、H2B、H3、H4。这 4 种组蛋白参与组成核小体核心颗粒，没有种属和组织特异性。② H1 组蛋白，为连接组蛋白，可将相邻的核小体包装成染色质丝，具有一定的种属和组织特异性（图 1-30）。

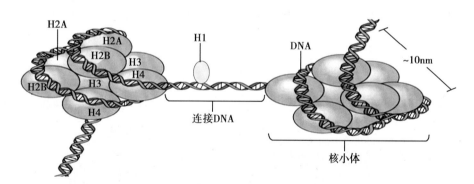

图 1-30　组蛋白与核小体示意图

（3）非组蛋白：含量较少，但种类繁多，功能各异，具有组织和种属特异性，是染色质中除组蛋白以外与 DNA 特异性结合的蛋白。非组蛋白可识别染色体上高度保守的特异 DNA 序列并与之结合，协助 DNA 分子进一步折叠、盘曲，形成有利于 DNA 复制和转录的结构域，并能特异性解除组蛋白对 DNA 的抑制作用，调控 DNA 复制、转录、重组以及参与 DNA 损伤后的修复过程等。

2. **染色质的类型**　间期细胞核的染色质按其形态和着色程度分为两种类型：常染色质（euchromatin）和异染色质（heterochromatin）。

（1）常染色质：常染色质是间期核中着色较浅，螺旋化程度低，处于伸展状态的染色质细丝。在电镜下常染色质呈浅亮区，大部分位于核中央，也有一部分位于核仁相随染色质中，往往以袢环的形式伸入核仁内。在细胞分裂期，常染色质位于染色体的臂。

（2）异染色质：异染色质指间期核内着色较深、螺旋化程度高、凝集成块的染色质纤维丝，多分布于核的边缘，转录活性低或无转录活性的染色质。

3. **染色体的结构**　在细胞分裂中期，染色质高度螺旋化，凝集形成具有明显形态特征的染色体。

染色体的形态结构在同种生物中相对恒定,在不同种类的生物中各不相同。人类染色体共 23 对,其中 22 对为常染色体,另一对为性染色体。中期染色体的结构主要包括以下 5 部分。

(1) 染色单体:在细胞分裂中期,一条染色体由两条相同的染色单体构成,这两条染色单体称为姐妹染色单体(sister chromatid),每条染色单体彼此在着丝粒部位相连。

(2) 主缢痕与着丝粒:中期染色体的两条姐妹染色单体的连接处,称为主缢痕(primary constriction),该区域的重要结构之一是着丝粒(centromere)。着丝粒由高度重复的异染色质组成。着丝粒与纺锤体相连,为染色体有序的配对及分离提供基础。

(3) 次缢痕:个别染色体上除主缢痕之外还会出现浅染缢缩部位,称为次缢痕(secondary constriction)。此部分 DNA 发生松解,故而变细。每种生物的染色体组中至少有 1 条或 1 对染色体有次缢痕。次缢痕的数量、位置和大小可以作为鉴定染色体的重要标记。

(4) 随体:次缢痕区末端的球形或棒状染色体称为随体(satellite),主要由异染色质构成。随体的形态、大小及其在染色体上的位置是固定的,也可以作为识别染色体的重要形态特征之一。

(5) 端粒:染色体末端特化为端粒(telomere),由富含鸟嘌呤核苷酸的端粒 DNA 和端粒结构蛋白构成。其作用主要是维持染色体结构完整性,稳定染色体,防止染色体 DNA 降解、末端融合,保护染色体结构,调节正常细胞生长的功能。端粒 DNA 在细胞分裂过程中不能完全复制,每分裂一次,此序列缩短一次。当端粒缩短到一定程度,细胞就不能再分裂增殖。在胚胎组织、生殖细胞、炎症细胞及肿瘤细胞中有一种由 RNA 和蛋白质组成的端粒酶。端粒酶能以自身 RNA 为模板合成端粒重复序列,加到新合成 DNA 链末端,以此可以维持细胞的分裂增殖能力。

(三) 核仁

核仁出现于细胞分裂间期,在细胞分裂期消失。核仁在光镜下为强折光、均质的海绵状结构,在透射电镜下观察为高电子密度(图 1-31)。每个细胞有核仁 1~2 个,少数细胞有多个核仁。核仁一般位于细胞核的一侧,有时移到核膜边缘。核仁的主要成分是蛋白质、RNA 和 DNA,是核糖体 rRNA 合成、加工和核糖体亚基的装配场所。

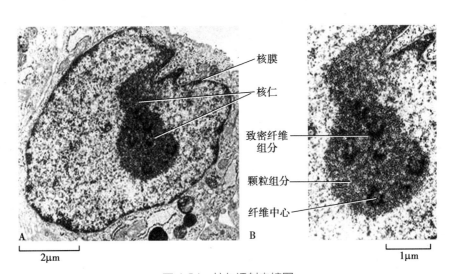

图 1-31　核仁透射电镜图
A. 显示核仁在细胞核中;B. 核仁。

(四) 核基质

核基质又称核骨架(nuclear skeleton),是指真核细胞间期核内除去核膜、核纤层、染色质和核仁以外的部分。核骨架是充满整个核空间的一种精细的非组蛋白纤维网架结构。它与核纤层、细胞质中的中间纤维构成一个贯穿于核质之间的复合网络系统。

电镜下可见核骨架纤维由粗细不均、直径为3~30nm的纤维组成。纤维单体直径为3~4nm,较粗的纤维是单体纤维的聚合体。核骨架纤维的成分90%以上是蛋白质,这些蛋白大致可分为两类:①核基质蛋白,是各种类型细胞所共有的蛋白成分;②核基质结合蛋白,其组成可因细胞类型、细胞生理状态和分化程度不同而变化。核骨架还含有少量RNA和DNA。细胞核内许多重要的生命活动,如DNA复制、基因转录、染色体构建以及细胞分裂、分化等均与核骨架有关。

第三节　细胞分裂与细胞周期

细胞分裂(cell division)是指一个亲代细胞一分为二,形成两个子代细胞的过程。对于单细胞生物,如细菌、酵母等,细胞分裂直接导致细胞数量增加,是个体繁殖的重要方式。对于人类及高等动物而言,一个受精卵细胞经历长期的细胞分裂并伴随细胞分化最终发育成新个体。细胞分裂在个体发育阶段非常活跃,成年后逐渐降低,但是在组织创伤后的修复与再生过程细胞分裂又将加快。真核细胞分裂的方式包括无丝分裂(amitosis)、有丝分裂(mitosis)和减数分裂(meiosis)3种。三者在遗传物质分配及分裂方式等方面各有其特点,本节主要介绍有丝分裂。有丝分裂是高等生物细胞分裂的主要形式。在有丝分裂中,遗传物质复制后平均分配到两个子细胞中,可保证细胞在遗传学上的稳定性。

细胞分裂产生的子代细胞在机体内外多种因素的共同调控下,将发生一系列生化反应,蛋白质、核酸等物质大量合成,细胞形态、结构也经历着复杂的动态变化,细胞体积及重量逐渐增加。当细胞生长到一定阶段,细胞分裂将再次发生。因此,细胞分裂与生长是周期性进行的,通常将细胞从上次分裂结束到下次分裂终了所经历的过程称为细胞周期(cell cycle)。细胞周期可分为分裂间期(interphase)和有丝分裂期(mitosis phase)两个基本阶段。其中有丝分裂期又称为M期,而分裂间期则分为G_1期、S期和G_2期(图1-32)。绝大多数真核细胞严格按照"间期(G_1-S-G_2)-M-间期"的规律连续循环,但是不再分裂的细胞(如神经元或心肌细胞)将在M期结束后离开细胞周期。也有一些暂时离开了细胞周期的细胞(如肝细胞)在受到刺激后可以重新从G_1期进入细胞周期。细胞分裂期(M期)与DNA复制合成时期(S期)是整个细胞周期的两大关键环节。G_1和G_2期最主要的任务就是通过合成大量特定蛋白质,储存能量及其他物质,这两个阶段细胞体积增大,分别为DNA复制和细胞分裂做好准备。

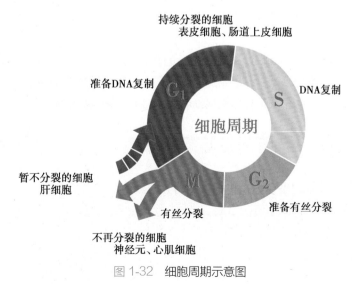

图1-32　细胞周期示意图

一、分裂间期

(一) G₁ 期

G₁ 期是 DNA 复制的准备期,细胞围绕两大主要活动,即细胞生长和为细胞进入 S 期做准备。G₁ 期细胞的主要特征为体积增大,可比上一次分裂结束时增加约 1 倍,同时具有以下几个极为活跃的物质代谢特点。①大量蛋白质和 RNA 合成:包括 S 期 DNA 复制起始与延伸所需的酶类,如 DNA 聚合酶。也包括 G₁ 期向 S 期转换过程中起重要作用的一些蛋白质,如细胞周期蛋白、钙调蛋白、触发蛋白、抑素等;②蛋白质磷酸化:细胞中发生多种蛋白质的磷酸化,如组蛋白、非组蛋白及某些蛋白激酶的磷酸化;③细胞膜物质转运加强:细胞对葡萄糖、氨基酸、核苷酸等小分子营养物质摄入量增加,保证 G₁ 期中进行的大量生化合成有充足的原料。此外,细胞也加速转运一些调控物质参与 G₁ 期向 S 期的转变。

G₁ 期的启动与发生受到生长因子等细胞外信号分子的调控。随着 G₁ 期发展,物质合成与准备到达一定程度,G₁ 将进入一个特定时相位点,这个位点在酵母中称为起始点,在哺乳动物细胞称为限制点。G₁ 期细胞一旦通过此点,将启动细胞 G₁ 期向 S 期演进。G₁ 细胞如果通过此限制点,将不受生长因子控制,即使在缺少生长因子的条件下,细胞仍然会进入 S 期,进而完成后续细胞分裂增殖。

(二) S 期

S 期是细胞周期进程中非常重要的一个阶段,此期细胞主要的特征是 DNA 复制。细胞由 G₁ 期进入 S 期时,DNA 合成所需的酶类,如 DNA 聚合酶、DNA 连接酶、胸腺嘧啶核苷激酶、核苷酸还原酶等含量或活性显著增高。在这些酶的作用下,DNA 复制遵循严格的时间顺序。例如先复制常染色质,后复制异染色质;先复制 GC 含量较高的 DNA 序列,后复制的 DNA 序列 AT 含量较高。

S 期还有一个主要任务是合成组蛋白等染色质蛋白。组蛋白的合成与 DNA 复制同步进行、相互依存。细胞进入 S 期后,组蛋白 mRNA 水平可增加 50 倍,mRNA 翻译合成的组蛋白经进一步磷酸化、乙酰化、甲基化等修饰,然后迅速进入胞核,与已复制的 DNA 结合,组装成核小体,进而形成具有两条单体的染色体。在 S 期末,当 DNA 复制完成后,组蛋白 mRNA 则在短时间大量降解。如果 S 期的 DNA 复制被抑制,细胞中组蛋白的 mRNA 和蛋白水平也将降低。反之,在 S 期抑制组蛋白的合成,也会迅速降低 DNA 的合成速率。

中心粒的复制开始于 G₁ 期,完成于 S 期。首先是相互垂直的 1 对中心粒彼此发生分离,然后各自在其垂直方向形成 1 个子中心粒,所形成的 2 对中心粒将作为微管组织中心,随着细胞周期进程的延续,在纺锤体微管、星体微管等的形成中发挥作用。

(三) G₂ 期

G₂ 期细胞主要特点是大量合成 M 期活动相关的蛋白质,为进入 M 期做准备。其中包括合成 M 期组装纺锤体必需的微管蛋白,以及细胞周期调控因子如成熟促进因子等。

在 G₂ 期,S 期已复制的中心粒此时体积逐渐增大,开始分离并移向细胞两极。

二、M 期

M 期将完成细胞分裂并将染色体遗传物质平均分配到两个子细胞。细胞在这个阶段将发生染色体形成、姐妹染色单体分离、核膜崩解与重建、纺锤体形成与消失、收缩环出现与胞质分裂等。根据形态变化特征,M 期又分为前期、中期、后期和末期 4 个阶段。①前期:染色质细丝螺旋化,开始形成具有一定形态和数量的染色体。中心体复制成双,向细胞两极移动,纺锤体(由纺锤丝构成)开始出现,核膜和核仁逐渐消失。②中期:核膜和核仁完全消失,染色体移到细胞中央(即赤道平面),每条染色体纵裂为两条单体,但仍有着丝点相连。两个中心体分别移到细胞两极,由微管束形成的纺锤丝与染色体着丝点相连构成纺锤体。③后期:纺锤丝收缩,两条染色单体分离并移向细胞两极。至此,全部染色体分成相等的两群,分别集聚于两极。随后细胞拉长,细胞中部的细胞膜下环行微丝束收缩,该部细胞质逐渐缩窄。④末期:染色体解除螺旋化,重新形成染色质。核膜和核仁重新出现。细胞中部继续缩窄形成分裂沟,最后完全分裂为两个子细胞。

在整个细胞周期中,分裂间期的主要任务和生理意义是合成 DNA,复制 2 套遗传信息。分裂期的核心则是通过染色体的形成、纵裂和移动,把 2 套遗传信息准确地平分到 2 个子细胞,使子细胞具有母细胞相同的染色体,保持遗传的稳定性。整个细胞周期是一个动态过程,每个阶段各司其职,互相联系不可分割,若某个阶段受到干扰,细胞分裂则发生障碍。熟悉细胞周期的理论对医药临床实践有着重要指导意义,如临床上各种抗癌药物,就是根据细胞增殖各阶段不同特点,对癌细胞繁殖各期产生不同的效应,故利用各种抗癌药物的不同作用,配伍使用可提高抗癌效果。

三、细胞衰老

细胞衰老(cell senescence)是指细胞在结构和功能上的衰变、退化。细胞衰老可能仅仅是机体组织正常的新陈代谢,也可能是组织器官衰老的基础。伴随细胞衰老,细胞会发生一系列生理生化和形态功能的变化。

1. **细胞膜** 细胞衰老时,其膜的胆固醇与磷脂之比增大,膜由液晶相变为凝胶相或固相,进而流动性减小,使膜受体以及信号转导障碍进而导致细胞内各种生化反应紊乱,膜的运输能力下降导致细胞内外物质交换受阻。

2. **细胞核** 核膜内陷是衰老细胞核最明显的变化;此外,还出现染色质凝聚、固缩、碎裂、溶解,核仁不规则。

3. **线粒体** 线粒体老化既是衰老的表现,也是细胞衰老的重要原因之一。衰老细胞内线粒体数量显著减少,存留线粒体明显肥大、肿胀、嵴排列紊乱,且内膜形态与功能发生变化,使得 ADP/ATP 转换活动显著降低。

4. **内质网** 有研究显示衰老细胞中粗面内质网的总量减少。

5. **溶酶体** 细胞衰老过程中溶酶体酶活性降低,不能彻底降解底物,使之蓄积于细胞内,是衰老色斑——老年斑形成的主要原因。此外,老化的溶酶体还可能消化分解自身细胞的某些物质,导致细胞死亡。

6. **细胞骨架** 随着细胞衰老的进程,G- 肌动蛋白含量下降、微丝数量减少,结构和成分发生改变,核骨架改变,使微丝对膜蛋白的运动作用失衡,对受体介导的信号转导系统发生改变,影响细胞表面大分子物质的表达和核内转录。

7. **致密体** 致密体(dense body)是衰老细胞中常见的一种结构,多数致密体由溶酶体转化而来,具单层膜且有阳性的磷酸酶反应,少数致密体是由线粒体转化而来。绝大多数动物细胞在衰老时都会有致密体的积累。致密体还有许多不同的名称,如残余体、脂褐素、脂色素、黄色素、老年色素及血褐素等。

长期以来,人们对衰老的机制提出了多达 300 余种假说和理论,如遗传程序学说、端粒缩短学说、线粒体 DNA 损伤学说、自由基学说、神经 - 内分泌 - 免疫学说等。衰老是一个复杂的生命现象,是多种因素包括环境因素和体内因素共同作用的综合反应,以上提出的理论多是从不同角度反映了衰老这一复杂过程的某一侧面或层次,因此目前仍然未形成较为一致的论点。

第四节 干 细 胞

干细胞(stem cell)是指具有自我更新和多向分化潜能的一类细胞。根据来源和个体发育过程中出现的次序,干细胞可分为胚胎干细胞和成体干细胞。近年来,科学家们通过重编程技术又获得了诱导性多能干细胞。

一、胚胎干细胞

胚胎干细胞(embryonic stem cell)是指胚胎早期存在的一类细胞,这些细胞具有向3个胚层分化的能力,可以分化为成体所有类型的成熟细胞。胚胎干细胞来自母体的单倍体卵子和来自父体的单倍体精子完成受精后形成了双倍体的受精卵,这是新生命个体的最原始干细胞。受精卵在其分裂3次(即8细胞期)之前,所产生的每一个细胞都具有与受精卵几乎一致的分化能力,也就是说,处于这种状态的任何一个细胞都具有发育为一个完整个体的可能性。所以这种具有发育全能性的早期胚胎细胞可称为全能干细胞(totipotent stem cell)。

随着发育的进行,早期实心的胚胎形成一个中空的胚泡。胚泡中央是胚泡腔,包绕胚泡腔的一层扁平细胞为滋养层。滋养层将发育成胚胎的支持组织如胎盘等。在胚泡腔的一侧有一团细胞附着在滋养层细胞内侧,即内细胞团。内细胞团将来分化形成胚胎的各种组织结构和器官系统,所以其中的细胞也称为成胚细胞(embryoblast)。内细胞团中任意一个细胞都具有分化为成熟个体的潜能,但是它们已经不具有分化为胎盘以及胚外组织的能力,故这些细胞被称为多能干细胞(pluripotent stem cell)。

通常大家说的胚胎干细胞就是指内细胞团的多能干细胞,在各种研究报道中所使用的胚胎干细胞则是由内细胞团培养建系而来。理论上这些细胞系能无限扩增并保持其多能性,既有非常好的研究价值,在理论上也具有广泛的应用前景。从研究角度来看,利用胚胎干细胞系可以进行体外研究以阐明人类正常胚胎的发生发育各阶段的复杂调控机制,探讨各种物理条件、化学药物或基因及其蛋白产物对胚胎发育的影响,也可以利用它来开展各种新药安全性以及致畸致瘤实验等研究。因为胚胎干细胞具有发育分化为所有类型组织细胞的能力,它可被用于治疗任何涉及细胞缺失或退变相关的疾病,如神经变性疾病(帕金森病、亨廷顿舞蹈症、阿尔茨海默病等)、糖尿病、心肌梗死等。但是因为伦理道德等方面的原因,胚胎干细胞用于人类疾病治疗还受到很大的争议和限制。

二、成体干细胞

成体干细胞(adult stem cell)是指存在于各组织器官中具有自我更新和一定分化潜能的不成熟细胞。随着胚胎的继续发育,胚泡的内细胞团细胞快速增殖和进一步地分化,先形成二胚层再到三胚层,最后发育形成各种组织器官。在发育过程中形成的一些干细胞仍然具有较好的扩增能力并可分化成相应组织器官的若干种类细胞,这类干细胞称为专能干细胞(multipotent stem cell),也可称为组织特异性干细胞(tissue-specific stem cell)。一般说的间充质干细胞、神经干细胞、造血干细胞等成体干细胞就属于这一类细胞。成年后,除了上述专能干细胞外,在很多组织中还存在少量干细胞,这些干细胞有一定的自我扩增能力但是只能向一种密切相关的细胞类型分化,故称为单能干细胞(unipotent stem cell),如表皮的基底层干细胞以及骨骼肌的成肌细胞。

　　成体干细胞普遍存在并定位于特定的微环境中。如果能在体外分离、纯化后进行大量扩增，就可将其用于移植治疗特定组织的缺损、替代衰老或病变的细胞。例如造血干细胞移植技术已经相对成熟并被大规模应用于治疗血液系统疾病。成体干细胞以及部分成熟细胞在某些特定诱导条件下可以向其他不同组织类型的成熟细胞进行分化，称为转分化（transdifferentiation），例如间充质干细胞属于中胚层细胞，正常情况下主要分化为结缔组织类的细胞，但是在定向诱导剂的作用下，它们可分化为人体各种类型的细胞，如神经元、神经胶质细胞、上皮细胞或肌纤维。转分化技术的成熟和发展再次拓宽了干细胞的应用前景。

三、诱导性多能干细胞

　　诱导性多能干细胞（induced pluripotent stem cell，iPSC）是通过体外基因转染技术或通过化学诱导激活某些转录因子，将已分化的成熟体细胞进行诱导，使其重新获得多向分化能力的一类干细胞。诱导成功的 iPS 细胞具有与胚胎干细胞非常类似的细胞形态、生长特性、表面标志物、形成畸胎瘤等生物学特性。鉴于此，iPS 细胞也可用于胚胎干细胞相关的研究以及干细胞移植、组织工程修复受损组织器官。因为 iPS 细胞能从患者本身的皮肤等组织获取成体细胞，诱导后大量扩增可回输到本人的损伤组织器官，这种干细胞治疗方法不需要从他人的组织甚至从胚胎中获取细胞来源，可解决胚胎干细胞或成体干细胞应用过程所存在的免疫排斥以及伦理道德等问题，为干细胞的应用开辟了更广泛的前景。但是最新的研究显示，iPS 细胞的应用还存在较多障碍，例如细胞记忆问题，成人细胞在被重新编程为 iPS 细胞的过程中并不会完全放弃对原始细胞的"记忆"，这些记忆将严重影响 iPS 细胞的分化及移植后的功能。

（郭家松）

思考题

1. 请从形态结构的角度阐述真核细胞与原核细胞的异同点。
2. 联系细胞膜的组成与结构，阐述它在细胞生命活动中的主要功能。
3. 说出内膜系统参与组成了哪些细胞器，并说出这些细胞器的功能。
4. 细胞周期可分为哪些阶段，细胞在各阶段的主要变化是什么？
5. 细胞衰老的主要标志性变化有哪些？
6. 干细胞有哪些种类，它们的应用前景如何？

第二章
基本组织

组织（tissue）由形态和功能相同或相似的细胞以及细胞外基质（extracellular matrix，ECM）构成。细胞是机体的结构和功能单位，其数量众多，形态多样，并具有各自的微细结构、代谢特点和功能活动。细胞外基质又称细胞间质（intercellular substance），由细胞产生，构成细胞生存的微环境，对细胞起着支持、营养、保护和联系等作用，对细胞的增殖、分化、迁移和信息传递等行为也有着重要影响。按其结构和功能的不同，人体的组织可分为4种基本类型，即上皮组织、结缔组织、肌组织和神经组织。这些组织按一定的方式有机地组合构成器官（organ），各种器官都具有一定的大小和形态结构，并执行特定的功能。如果器官中央有大的空腔，称空腔性器官，如心、胃、膀胱、子宫等；如无大的空腔，称实质性器官，如肝、脾、肺、肾等。若干结构上连续、功能上相关的器官组成系统（system），如神经系统、循环系统、免疫系统、内分泌系统、消化系统、呼吸系统、泌尿系统、生殖系统等。

第一节 上皮组织

上皮组织（epithelial tissue）简称上皮（epithelium），由大量紧密排列的上皮细胞和极少量细胞外基质构成。上皮细胞之间以黏着物和特殊连接结构牢固相连。上皮组织内一般无血管，所需营养由深层结缔组织中的毛细血管提供，来自血液中的营养物质通过基膜渗入上皮细胞间隙。上皮组织内含丰富的游离神经末梢。

按功能特点，上皮组织可分为被覆上皮、腺上皮、感觉上皮、生殖上皮和肌上皮等。被覆上皮具有保护、吸收、分泌、排泄等功能。腺上皮具有分泌功能。感觉上皮含有能感受特殊刺激的感觉细胞，如嗅上皮、味蕾、内耳中的位觉和听觉感受器及视网膜等，其中视网膜由神经组织构成，又称为神经上皮。生殖上皮仅存在于睾丸生精小管。肌上皮是位于腺泡基部具有收缩能力的肌上皮细胞。本节主要叙述被覆上皮和腺上皮。

一、被覆上皮

被覆上皮（covering epithelium）分布最为广泛，被覆在身体体表，或衬附于机体内有腔器官的内表面，以及体腔腔面，其上皮细胞密集排列成膜片状。被覆上皮的上皮细胞具有明显的极性（polarity），即细胞的不同表面在结构和功能上具有明显差别。上皮细胞朝向体表或体内管、腔、囊的腔面的一面为游离面；与游离面相对的朝向深部结缔组织的一面称基底面；上皮细胞之间的连接面为侧面。

被覆上皮可根据其细胞排列层数和垂直切面表层细胞的形态进行分类和命名。单层上皮仅由一层细胞构成，复层上皮由两层或两层以上的细胞构成。上皮细胞根据形态可分为扁平、立方和柱状上皮。在复层上皮中,每层细胞的形态常常不同,通常以表层细胞的形态作为分类命名的依据。常见的被覆上皮有以下7种(表2-1)。

表 2-1　被覆上皮的分类及分布

项目	上皮类型	主要分布
单层上皮	单层扁平上皮	内皮:心、血管和淋巴管的腔面
		间皮:胸膜、心包膜和腹膜的表面
		其他:肺泡和肾小囊壁层
	单层立方上皮	肾小管、甲状腺滤泡等
	单层柱状上皮	胃、肠、胆囊和子宫等腔面
	假复层纤毛柱状上皮	呼吸管道等腔面
复层上皮	复层扁平上皮	未角化的:口腔、食管和阴道等腔面
		角化的:皮肤表皮
	复层柱状上皮	睑结膜、男性尿道腔面等
	变移上皮	肾盏、肾盂、输尿管和膀胱等腔面

1. **单层扁平上皮**　单层扁平上皮(simple squamous epithelium)又称单层鳞状上皮,仅由一层扁平细胞组成。从表面看,细胞呈不规则形或多边形,细胞边缘呈锯齿状或波浪状互相嵌合,核椭圆形,位于细胞中央。从上皮的垂直切面看,细胞扁薄,胞质少,只有含核的部分略厚(图2-1)。衬附于心脏、血管和淋巴管腔面的单层扁平上皮,称内皮(endothelium),表面光滑有利于血液和淋巴的流动以及物质通透。覆盖于胸膜腔、腹膜腔和心包腔面的单层扁平上皮,称间皮(mesothelium),能分泌少量浆液,保持器官表面光滑,减少器官间相互摩擦。

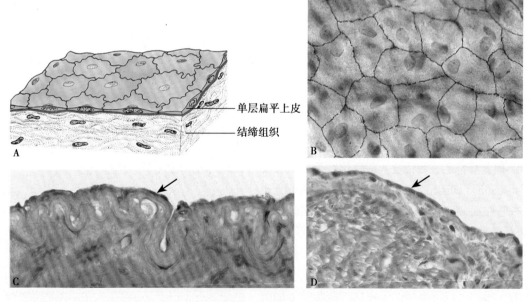

图 2-1　单层扁平上皮

A. 单层扁平上皮模式图;B. 单层扁平上皮铺片表面观　镀银染色;C. 中动脉腔面内皮　HE 染色;
D. 胃外膜表面间皮　HE 染色;箭头示内皮细胞(C)和间皮细胞(D)核。

2. **单层立方上皮**　单层立方上皮(simple cuboidal epithelium)由一层近似立方状的上皮细胞组成。从上皮表面观察,细胞呈六角形或多角形;在垂直切面上,细胞呈立方形,核圆、居中(图2-2)。单层立方上皮主要分布于肾小管及甲状腺滤泡上皮等,具有分泌和吸收功能。

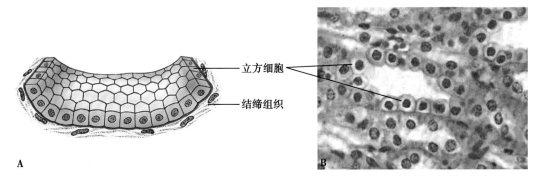

图 2-2　单层立方上皮
A. 单层立方上皮模式图；B. 肾小管单层立方上皮光镜像（HE 染色）。

3. 单层柱状上皮　单层柱状上皮（simple columnar epithelium）由一层棱柱状上皮细胞组成。从表面观察，细胞呈六角形或多角形；在垂直切面上，细胞呈柱状，核长圆形，常位于细胞近基底部，其长轴与细胞长轴一致（图 2-3）。单层柱状上皮主要分布于胃肠道、胆囊、子宫等器官的腔面，具有分泌、吸收等功能。肠道的单层柱状上皮除柱状细胞外，还有散在的杯状细胞（goblet cell）（图 2-4）。杯状细胞形似高脚酒杯，底部狭窄，含深染的核，顶部膨大，充满分泌颗粒。由于颗粒中含 PAS 反应阳性的黏蛋白（一种糖蛋白），故称黏原颗粒（mucinogen granule）。黏蛋白分泌后，与水结合形成黏液，有润滑和保护上皮的作用。小肠黏膜的单层柱状上皮的吸收细胞游离面有密集的微绒毛构成的纹状缘（striated border）（图 2-4）。

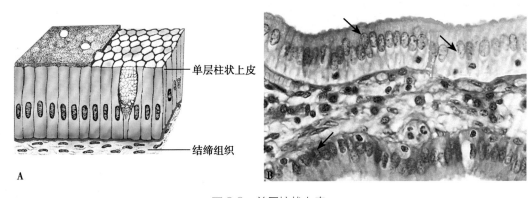

图 2-3　单层柱状上皮
A. 单层柱状上皮模式图；B. 胆囊单层柱状上皮光镜像　HE 染色；箭头示柱状上皮细胞核。

4. 假复层纤毛柱状上皮　假复层纤毛柱状上皮（pseudostratified ciliated columnar epithelium）主要分布在呼吸管腔面，由形状不同、高矮不等的一层细胞组成，包括柱状细胞、梭形细胞、锥形细胞和杯状细胞。其中柱状细胞数量最多，游离面有许多纤毛。锥形细胞位于上皮基底部，是一种可分化为柱状细胞和杯状细胞的干细胞。梭形细胞位于柱状细胞与锥形细胞之间，顶端未伸到上皮表面。由于这些细胞形状不同，高矮不等，在垂直切面上细胞核的位置也呈现高低不同，不在同一平面上。置光镜下观察，上皮组织类似复层上皮，但每一个细胞的基部均位于基膜上，实际是单层上皮，因而称为假复层上皮（图 2-5）。假复层纤毛柱状上皮具有保护和分泌功能。

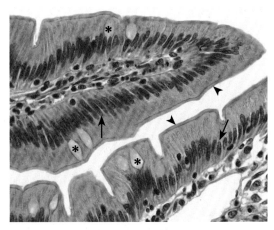

图 2-4　小肠单层柱状上皮光镜像　HE 染色
长箭头示柱状细胞核；短箭头示纹状缘；
星号示杯状细胞。

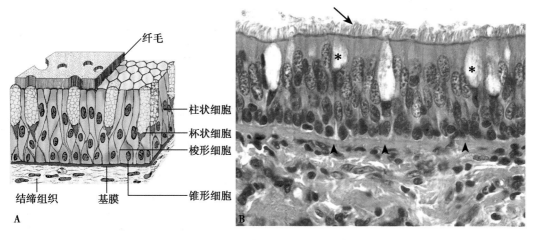

图 2-5　假复层纤毛柱状上皮

A. 假复层纤毛柱状上皮模式图;B. 气管假复层纤毛柱状上皮光镜像　HE 染色;

长箭头示纤毛;短箭头示基膜;星号示杯状细胞。

5. **复层扁平上皮**　复层扁平上皮(stratified squamous epithelium)又称复层鳞状上皮,由多层细胞组成。在上皮的垂直切面上,细胞形状不一:紧靠基膜的一层基底细胞为矮柱状,具有增殖能力,增殖形成的细胞向浅层移动;基底层以上是数层多边形细胞,再上为几层梭形或扁平细胞;最表层的扁平细胞已退化,逐渐脱落。复层扁平上皮与深层结缔组织的连接凹凸不平,可增大两者的接触面积,使相互间连接更牢固,并有利于上皮获取营养供应。结缔组织凸入上皮的部分称为乳头,其中含有丰富的毛细血管和神经末梢(图 2-6)。

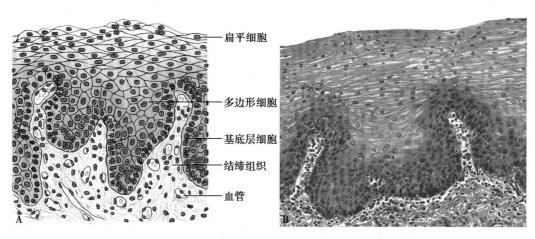

图 2-6　复层扁平上皮

A. 复层扁平上皮模式图;B. 食管复层扁平上皮光镜像　HE 染色。

位于皮肤表面的复层扁平上皮,浅层细胞核及细胞器均消失,胞质中充满角蛋白,变得干硬坚固,称为角化复层扁平上皮(keratinized stratified squamous epithelium)。衬贴在口腔和食管等腔面的复层扁平上皮,浅层细胞是含核的活细胞,含角蛋白少,称为未角化复层扁平上皮(nonkeratinized stratified squamous epithelium)。复层扁平上皮具有很强的机械性保护作用,能够耐受摩擦和防止异物侵入。角化上皮使此作用大为增强并具有防止体液丢失等重要作用。

6. **复层柱状上皮**　复层柱状上皮(stratified columnar epithelium)由数层细胞组成,其深部为一层或几层多边形细胞,浅部为一层排列较整齐的矮柱状细胞。这种上皮主要分布于结膜、男性尿道和一些腺体的大导管处。

7. 变移上皮　变移上皮(transitional epithelium)又称移行上皮,衬贴在排尿管道(肾盏、肾盂、输尿管和膀胱)的腔面。其细胞可分为表层细胞、中间层细胞和基底细胞。表层细胞大而厚,一个表层细胞可覆盖几个中间层细胞,故称盖细胞(umbrella cell)。盖细胞表面的质膜较厚,浅层胞质浓缩深染,形成壳层,具有防止尿液侵蚀的作用。变移上皮的细胞形状和层数可随所在器官的收缩与扩张而发生变化。如膀胱空虚缩小时上皮变厚,细胞层数较多;当膀胱充盈扩大时上皮变薄,细胞层数减少,细胞形状也变扁(图 2-7)。

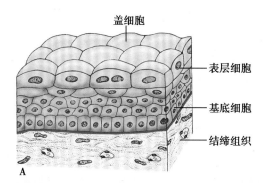

盖细胞
表层细胞
基底细胞
结缔组织
A

二、腺上皮和腺

腺上皮(glandular epithelium)是由腺细胞组成的以分泌功能为主的上皮,以腺上皮为主要成分组成的器官或结构称腺(gland)。腺上皮大多来源于由内胚层或外胚层构成的被覆上皮,也有来源于中胚层分化的上皮。这些上皮细胞分裂增殖,形成细胞索,长入深部的结缔组织中,分化成腺。如形成的腺有导管与表面的上皮联系,分泌物可经导管排出至器官腔面或身体表面,称外分泌腺(exocrine gland),如汗腺、唾液腺、胰腺、胃腺等;如果形成的腺与表面的上皮脱离,不形成导管,腺细胞呈索、团或滤泡状排列,其间有丰富的血管和淋巴管,腺的分泌物即激素进入细胞周围的血管或淋巴管,随血液或淋巴液运送到全身,称内分泌腺(endocrine gland),如甲状腺、肾上腺和垂体等。本节只介绍外分泌腺的一般结构。

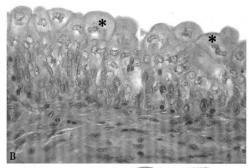

B

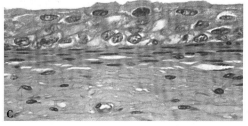

C

图 2-7　变移上皮
A. 变移上皮(空虚状态)模式图;B. 膀胱变移上皮(空虚状态)光镜像　HE 染色,星号示盖细胞;C. 膀胱变移上皮(充盈状态)光镜像　HE 染色。

按组成外分泌腺的细胞数目,外分泌腺可分为单细胞腺(unicellular gland)和多细胞腺(multicellular gland)。杯状细胞是单细胞腺,人体大多数外分泌腺是多细胞腺。多细胞腺一般由分泌部和导管两部分组成。

1. 分泌部　分泌部(secretory portion)一般由单层腺细胞组成,中央有腔。泡状和管泡状的分泌部常称腺泡(acinus)。因腺的种类和分泌物性质的不同,腺细胞结构有显著差别。消化系统和呼吸管道的一些外分泌腺,分泌部由浆液细胞或黏液细胞组成(图 2-8)。在腺细胞的外方,还可有扁平、多突起的肌上皮细胞(myoepithelial cell)(图 2-8),胞质内含肌动蛋白丝,其收缩有助于排出分泌物。

浆液细胞(serous cell)呈锥体形或柱状,核圆形,位于细胞中央或靠近基底部。细胞基底部胞质显强嗜碱性,顶部胞质含较多嗜酸性的分泌颗粒,称酶原颗粒(zymogen granule)(图 2-9),不同的浆液细胞含不同的酶类(如各种消化酶)。电镜下可见胞质中(尤基底部胞质)有密集的粗面内质网,在核上区可见较发达的高尔基复合体和数量不等的分泌颗粒,这些都是蛋白质分泌细胞的超微结构特点(图 2-10A)。这些细胞器的规律性分布也反映了腺细胞合成与分泌蛋白质的过程。所有腺细胞的功能都受自主神经和激素的精细调节,属于调节型分泌细胞,因此分泌蛋白质以及糖蛋白、肽类的腺细胞在非分泌时相,胞质内可见大量贮存的分泌颗粒。

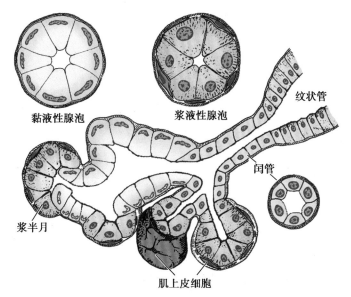

图 2-8 混合性腺模式图

黏液细胞(mucous cell)大多呈柱状或锥体形,核扁圆形,居细胞基底部;除在核周的少量胞质呈嗜碱性染色外,大部分胞质几乎不着色,呈泡沫或空泡状(图 2-9)。电镜下可见基底部胞质中有一定量的粗面内质网,核上区有发达的高尔基复合体和极丰富的粗大黏原颗粒(图 2-10B)。前述杯状细胞也是一种散在分布的黏液细胞。黏液细胞分泌物较黏稠,主要为黏液(糖蛋白)。

浆液细胞及黏液细胞可分别组成浆液性腺泡(serous acinus)和黏液性腺泡(mucous acinus),由浆液细胞和黏液细胞共同组成的腺泡称混合性腺泡

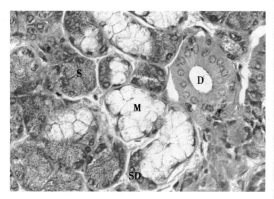

图 2-9 下颌下腺光镜像 HE 染色
S. 浆液性腺泡;M. 黏液性腺泡;SD. 浆半月;D. 导管。

(mixed acinus)。分泌部完全由浆液性腺泡构成的腺体,称浆液性腺(serous gland),如腮腺;完全由黏液性腺泡构成的腺体称黏液性腺(mucous gland),如十二指肠腺;由 3 种腺泡共同构成的腺体称混合性腺(mixed gland),如下颌下腺和舌下腺。大部分混合性腺泡主要由黏液细胞组成,少量浆液细胞位于腺泡的底部,在切片中呈半月形结构,称浆半月(serous demilune)(见图 2-8)。

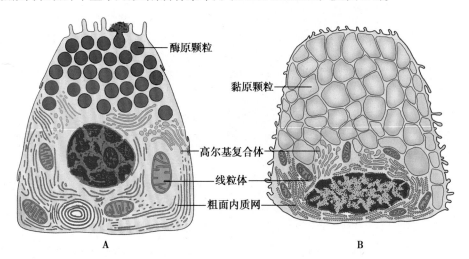

图 2-10 浆液细胞(A)和黏液细胞(B)超微结构模式图

2. **导管**　导管（duct）与分泌部直接通连,由单层或复层上皮构成（见图 2-8）。导管主要是排出分泌物,但有些腺的导管还有吸收水和电解质及分泌排泄作用。

根据导管有无分支,外分泌腺可分为单腺和复腺。分泌部的形状有管状、泡状或管泡状。结合分泌部的形状和导管是否分支两个因素,外分泌腺分为单管状腺、单泡状腺、复管状腺、复泡状腺或复管泡状腺（图 2-11）。

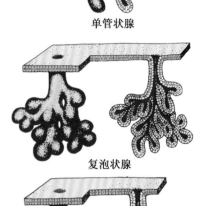

单管状腺

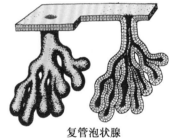

复泡状腺

复管泡状腺

三、上皮组织的特化结构

为适应功能的需要,上皮组织在细胞的各个面常形成一些特化结构。这些结构有的由细胞质和细胞膜构成,有的由细胞膜、细胞质和细胞外基质共同形成。其中,除纤毛和少数部位较厚的基膜外,都只能在电镜下观察到。这些特化结构也可存在于其他组织的细胞。

图 2-11　外分泌腺的形态分类模式图

（一）上皮细胞游离面的特化结构

1. **微绒毛**　微绒毛（microvillus）是上皮细胞游离面伸出的微细指状突起,直径约 0.1μm,长度因细胞种类或细胞生理状态的不同而有很大差别。有些上皮细胞微绒毛少,长短不等,排列也不整齐。具有活跃吸收功能的上皮细胞有许多较长的微绒毛,且排列整齐。微绒毛在光镜下不可见,密集排列的长微绒毛在高倍镜下可见细胞游离面有一薄层浅红色结构,此结构在小肠上皮称纹状缘（见图 2-4）,在肾近曲小管上皮称刷状缘（brush border）。电镜下可见微绒毛表面为细胞膜,内为细胞质,绒毛中轴的胞质中有许多纵行的微丝。微丝一端附着于微绒毛尖端,另一端下伸到细胞顶部,附着于此部位胞质中的终末网（terminal web）（图 2-12）。终末网由与细胞游离面平行的微丝交织而成,微丝末端附着于细胞侧面的中间连接（黏着小带）（图 2-12）。微绒毛的功能是扩大细胞的表面积,具有利于细胞吸收物质的作用。

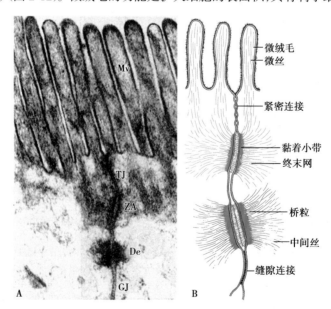

图 2-12　微绒毛与细胞连接超微结构

A. 小肠上皮细胞（顶部）电镜像;B. 单层柱状上皮的微绒毛与细胞连接模式图。
Mv. 微绒毛;TJ. 紧密连接;ZA. 中间连接;De. 桥粒;GJ. 缝隙连接。

2. **纤毛**　纤毛(cilium)是细胞游离面伸出的较长突起,具有向一定方向节律性摆动的能力。纤毛比微绒毛粗且长,长 5~10μm,直径约 0.2μm,在光镜下清晰可辨(见图 2-5)。电镜下,可见纤毛中央有 2 条单独的微管,周围有 9 组二联微管(即 9+2 结构),二联微管的一侧伸出两条短小的动力蛋白臂(图 2-13、图 2-14)。动力蛋白具有 ATP 酶活性,分解 ATP 后动力蛋白臂附着于相邻的二联微管,使微管之间产生位移或滑动,导致纤毛整体的运动。许多纤毛的协调摆动像风吹麦浪一样,把上皮表面的黏液及其黏附的颗粒物质定向推送。例如呼吸道的假复层纤毛柱状上皮,由于纤毛的定向摆动,可将吸入的灰尘和细菌等排出。卡塔格内综合征(Kartagener syndrome)患者的细胞由于不能合成动力蛋白,使纤毛运动障碍,导致反复呼吸道化脓性感染,精子也失去受精能力。此外,纤毛基部还有一个致密的基体(basal body),结构与中心粒基本相同,基体的微管与纤毛的微管相连续,基体可能是纤毛微管的最初形成点。

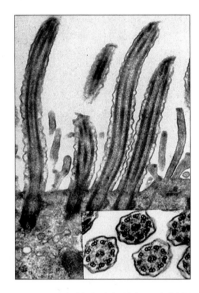

图 2-13　气管上皮细胞纤毛电镜图
右下框内为纤毛横切面。

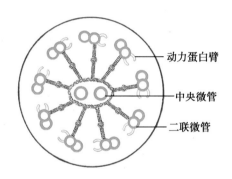

动力蛋白臂

中央微管

二联微管

图 2-14　纤毛横切面超微结构模式图

(二)上皮细胞侧面的特化结构

上皮细胞侧面是细胞的相邻面,细胞间隙很窄,在细胞膜接触区域特化形成多种细胞连接(cell junction),以加强细胞间的机械联系,维持组织结构的完整性和协调性。细胞连接可分为紧密连接、中间连接、桥粒及缝隙连接(见图 2-12)。细胞连接不仅存在于上皮细胞间,也存在于肌细胞、骨细胞和神经细胞之间,但以柱状上皮细胞间的连接最为典型。

1. **紧密连接**　紧密连接(tight junction)又称封闭连接(occluding junction),一般位于细胞的侧面顶端。在超薄切片上,此处相邻细胞膜形成 2~4 个点状融合,融合处细胞间隙消失,非融合处有极窄的细胞间隙(见图 2-12)。应用冷冻蚀刻技术结合透射电镜观察,可见在紧密连接处的细胞膜内,蛋白颗粒排列成 2~4 条嵴线,嵴线交错形成网格,环绕细胞;相邻细胞网格状嵴紧密相贴,互相吻合,蛋白颗粒与蛋白颗粒对接,封闭细胞间隙。所以,紧密连接可阻挡物质穿过细胞间隙,具有屏障作用。

2. **中间连接**　中间连接(intermediate junction)多位于紧密连接下方,环绕上皮细胞顶部(见图 2-12)。此处细胞膜内有穿膜的细胞黏附分子,称钙黏蛋白。相邻细胞间存在 15~20nm 宽的间隙,内有由钙黏蛋白的胞外部分构成的低电子密度丝状物连接相邻细胞的膜。在膜的胞质内面,钙黏蛋白的胞内部分与锚定蛋白结合,形成薄层致密物,来自胞质的微丝(肌动蛋白丝)附着其上,并在胞质中形成终末网。中间连接除有黏着作用外,还有保持细胞形状和传递细胞收缩力的作用。

3. **桥粒**　桥粒(desmosome)又称黏着斑(macula adherens),呈斑状或纽扣状,大小不等,常位于黏合带的深部。连接处相邻细胞间隙宽 20~30nm,其中有钙黏蛋白的胞外部分构成的低电子密度丝状物;细胞间隙中央有一条与细胞膜平行且致密的中间线,由丝状物交织而成。细胞膜的胞质面各有一个由锚定蛋白构成的厚而致密的附着板,称桥粒斑,钙黏蛋白的胞内部分与其相连。胞质中有许多直径10nm的张力丝(tonofilament)或中间丝(在上皮细胞,中间丝由角蛋白构成,又称角蛋白丝)附着于桥粒斑上,并折成袢状返回胞质,起固定和支持作用(见图2-12、图2-15)。桥粒是一种很牢固的细胞连接,像铆钉般把细胞相连,在易受摩擦的皮肤、食管等部位的复层扁平上皮中尤其发达。

4. **缝隙连接**   缝隙连接(gap junction)又称通信连接(communication junction),呈斑状。连接处细胞间隙很窄,仅2~3nm,有许多间隔大致相等的连接点。用冷冻蚀刻复型等方法显示,缝隙连接处的胞膜中有许多规律分布的柱状颗粒,称连接子(connexon),它们聚集为大小不等的斑状。每个连接子直径7~9nm,由6个杆状的连接蛋白分子围成,中央有直径约2nm的管腔。连接子贯穿细胞膜的双层脂质,并突出于细胞表面约1.5nm,相邻两细胞膜中的连接子对接,管腔也通连,成为细胞间直接交通的管道(图2-16)。在钙离子和其他因素作用下,管道可开放或闭合,一般分子量小于1 500的物质,包括离子、cAMP等信息分子、氨基酸、葡萄糖、维生素等,均得以在相邻细胞间流通,借以传递化学信息,调节细胞的分化和增殖。此种连接的电阻低,在心肌细胞之间、平滑肌细胞之间和神经细胞之间,可经此处传递电冲动。

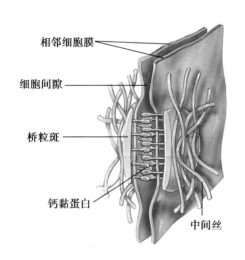 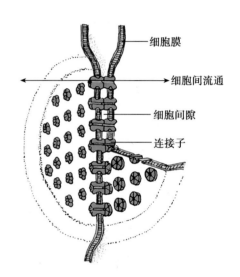

图2-15   桥粒超微结构模式图   图2-16   缝隙连接模式图

以上4种细胞连接,只要有2个或2个以上的连接同时存在,即称为连接复合体(junctional complex)。连接结构的存在和数量常随器官不同发育阶段和功能状态及病理变化而改变,例如在生精过程中,随着精原细胞的分化,支持细胞间的紧密连接可开放和重建。

(三)上皮细胞基底面的特化结构

1. **基膜**   基膜(basement membrane)是上皮基底面与深部结缔组织之间的一层薄膜。基膜的厚薄不一,血管等处基膜较薄,光镜下难以分辨,而气管上皮和肾小管上皮的基膜较厚,HE染色切片上呈粉红色均质状。电镜下,较厚的基膜可分为两部分,靠近上皮的部分为基板(basal lamina),与结缔组织相连的部分为网板(reticular lamina)(图2-17)。在毛细血管内皮下、肌细胞和某些神经胶质细胞的周围,基膜仅由基板构成。

基板由上皮细胞产生,厚50~100nm,由薄层电子致密度低的透明板(lamina lucida)与均质状电子密度高的致密板(lamina densa)组成。构成基板的化学成分主要有层粘连蛋白、Ⅳ型胶原蛋白和硫酸乙酰肝素蛋白聚糖等。网板主要由结缔组织的成纤维细胞分泌产生的网状纤维和基质构成,有时可有少许胶原纤维。

基膜除有支持和连接作用外,还是半透膜,有利于上皮细胞与深部结缔组织进行物质交换。基膜还能引导上皮细胞移动并影响细胞的增殖和分化。

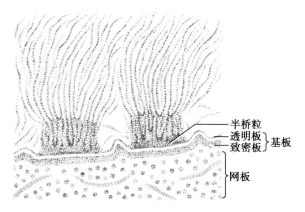

图 2-17 基膜和半桥粒超微结构模式图

2. **质膜内褶** 质膜内褶(plasma membrane infolding)是上皮细胞基底面的细胞膜向胞质内折叠形成的许多内褶,内褶间有许多纵行排列的杆状线粒体(图 2-18)。质膜内褶常见于肾近曲小管和远曲小管等处,主要作用是扩大细胞基底面的表面积,有利于水和电解质的迅速转运。线粒体为转运过程提供所需要的能量。

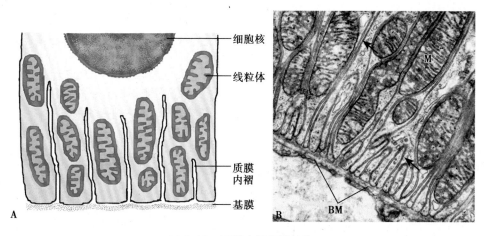

图 2-18 质膜内褶超微结构

3. **半桥粒** 半桥粒(hemidesmosome)位于上皮细胞基底面,为桥粒结构的一半,质膜内也有桥粒斑,角蛋白丝附着其上,折成袢状返回胞质,其主要作用是将上皮细胞固着在基膜上(图 2-17)。

(李 和)

第二节 固有结缔组织

结缔组织(connective tissue)分布广泛,具有连接、支持、营养、运输和保护等多种功能。结缔组织的细胞外基质包括细丝状的纤维、无定形的基质和不断循环更新的组织液。其内的细胞种类较多,散在分布于细胞外基质中,无极性。广义的结缔组织包括固有结缔组织、软骨组织、骨组织、血液和淋巴液。其中,固有结缔组织(connective tissue proper)按其结构和功能的不同可分为疏松结缔组织、致密结缔组织、脂肪组织和网状组织。

结缔组织均起源于胚胎时期的间充质(mesenchyme)。间充质源自胚胎时期的中胚层,由间充质细胞和无定形基质构成。间充质细胞有很强的增殖分化能力,在胚胎时期能分化成多种结缔组织细胞、肌细胞和血细胞等。成体结缔组织内仍保留少量未分化的间充质细胞。

一、疏松结缔组织

疏松结缔组织(loose connective tissue)又称为蜂窝组织(areolar tissue),广泛分布于组织之间和器官之间,具有连接、支持、营养、防御、保护和修复等功能。其特点是细胞种类较多,纤维较少且排列稀疏(图 2-19、图 2-20),富含血管和神经末梢。

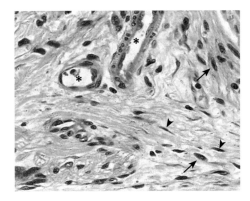

图 2-19   疏松结缔组织光镜图   HE 染色
星号示小血管;长箭头示成纤维细胞;
短箭头示纤维细胞。

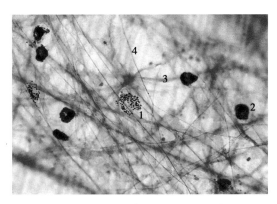

图 2-20   疏松结缔组织(鼠肠系膜铺片)光镜图
腹腔注射锥虫蓝,醛复红与偶氮焰红染色。
1. 巨噬细胞;2. 肥大细胞;3. 胶原纤维;4. 弹性纤维。

(一)细胞

疏松结缔组织中有未分化的间充质细胞、成纤维细胞、脂肪细胞、巨噬细胞、浆细胞和肥大细胞(图 2-19、图 2-20)。此外,血液中的白细胞,如中性粒细胞、嗜酸性粒细胞和淋巴细胞等在炎症反应时也可游走到结缔组织内。

1. 成纤维细胞   成纤维细胞(fibroblast)是疏松结缔组织内数量最多、最主要的一种细胞。功能活跃时,细胞较大,有较多突起;细胞核大,为卵圆形,着色浅,核仁明显;细胞质较丰富,呈弱嗜碱性(图 2-19、图 2-21)。电镜下,细胞质内含丰富的粗面内质网和发达的高尔基复合体(图 2-22、图 2-23)。成纤维细胞可以合成和分泌胶原蛋白与弹性蛋白,前者构成胶原纤维和网状纤维,后者构成弹性纤维,也可以合成和分泌组成基质的蛋白聚糖与糖蛋白。此外,该细胞还能分泌多种生长因子,调节各种细胞的增殖与功能。

当成纤维细胞分泌纤维和基质的功能减弱至静止状态时,称为纤维细胞(fibrocyte)。该细胞较小,呈长梭形;细胞核小而细长,着色深;细胞质少,呈嗜酸性(图 2-21)。电镜下,细胞质内粗面内质网少,高尔基复合体不发达(图 2-22)。在一定条件下,如创伤修复、结缔组织再生时,纤维细胞又能再转变为

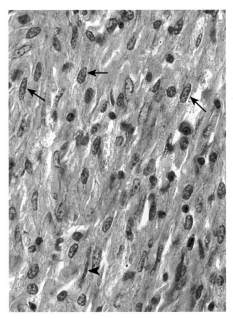

图 2-21   成纤维细胞和纤维细胞
光镜图   HE 染色
长箭头示成纤维细胞;短箭头示纤维细胞。

功能活跃的成纤维细胞,并分裂增殖,迁移到损伤部位,合成和分泌细胞外基质,甚至形成瘢痕组织。

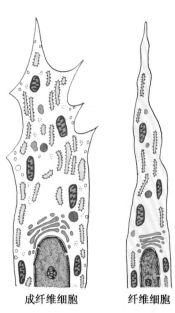

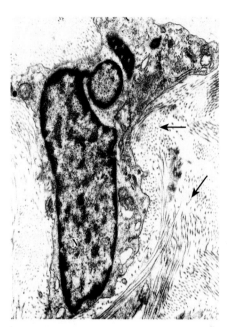

图 2-22　成纤维细胞和纤维细胞
　　　　　超微结构模式图

图 2-23　成纤维细胞电镜图
N. 成纤维细胞核;箭头示胶原原纤维。

　　2. **巨噬细胞**　巨噬细胞(macrophage)也称组织细胞,来源于血液中的单核细胞,广泛分布于许多器官的结缔组织中,尤其是出现异物的部位。细胞形态可随功能状态而改变,细胞形态有圆形、椭圆形、有钝圆形突起等,若组织内有异物时,该细胞通常会以变形运动的方式向异物迁移,故该细胞伸出较长的伪足;细胞核偏心位,较小,呈卵圆形或肾形,着色的深浅依功能而定,若以分泌为主时,细胞核染色浅,若以吞噬为主时,细胞核染色较深;细胞质丰富,多呈嗜酸性,常含空泡和吞噬颗粒(见图 2-20)。电镜下,细胞表面有许多皱褶、微绒毛和少数球形隆起;细胞质内含大量初级溶酶体、次级溶酶体、吞噬体、吞饮泡和残余体;此外,还有较多高尔基复合体,细胞膜内侧和伪足内有较多微丝和微管,参与细胞运动和吞噬功能(图 2-24、图 2-25)。

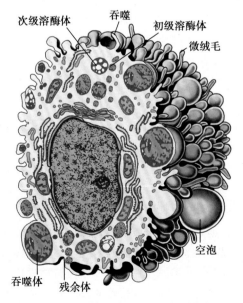

图 2-24　巨噬细胞超微结构立体模式图

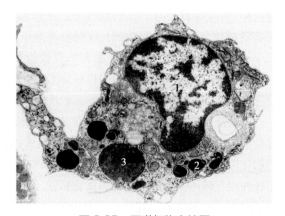

图 2-25　巨噬细胞电镜图
1. 细胞核;2. 溶酶体;3. 吞噬的衰老红细胞。

巨噬细胞具有重要的防御功能。它能够进行趋化性定向运动、吞噬和清除异物及衰老伤亡的细胞，同时捕捉、加工处理抗原，并呈递给淋巴细胞，启动淋巴细胞的免疫应答。此外，巨噬细胞还有活跃的分泌功能，能合成和分泌多种生物活性物质，如溶菌酶、干扰素、补体及白细胞介素 -1（interleukin-1，IL-1）等，参与调节机体的免疫应答。

3. 浆细胞　浆细胞（plasma cell）由抗原刺激后的 B 淋巴细胞增殖、分化而来。浆细胞呈卵圆形或圆形；细胞核圆形，多偏居细胞一侧，异染色质呈粗块状，沿核膜内侧呈辐射状排列，状如车轮；细胞质丰富，弱嗜碱性，核旁有一浅染区（图 2-26）。电镜下，细胞质内含有大量平行排列的粗面内质网和游离的核糖体；核旁浅染区内有发达的高尔基复合体和中心体（图 2-27）。

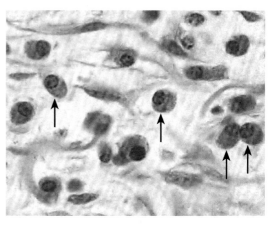

图 2-26　浆细胞光镜图　HE 染色
箭头示浆细胞。

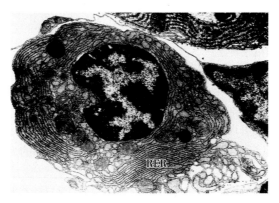

图 2-27　浆细胞电镜图
RER. 粗面内质网。

浆细胞主要分布于脾、淋巴结以及病原菌易于入侵的部位，如消化道和呼吸道黏膜中的结缔组织或淋巴组织内，而在一般的结缔组织内很少。浆细胞的作用是合成和分泌免疫球蛋白（抗体）及多种细胞因子，它是体内唯一能产生抗体的细胞，所产生的抗体能参与体液免疫应答和调节炎症反应。成熟的浆细胞寿命较短，仅存活 10~20 天，退化后被巨噬细胞吞噬清除。

4. 肥大细胞　一般认为，肥大细胞（mast cell）源自骨髓的造血祖细胞，经血液循环迁移到结缔组织中，可生存数个月。该细胞呈圆形或卵圆形；核小，圆形或卵圆形，多位于细胞中央；细胞质内充满嗜碱性分泌颗粒（图 2-28），该颗粒易溶于水，具有异染性，可被醛复红染为紫色。电镜下，颗粒大小不一，呈圆形或卵圆形，表面有单位膜包裹。颗粒内含组胺、肝素、嗜酸性粒细胞趋化因子和中性粒细胞趋化因子等，肥大细胞以脱颗粒（degranulation）的方式释放这些活性物质，此外还可合成白三烯。

肥大细胞常沿小血管和小淋巴管分布，在皮肤真皮、呼吸道和消化管黏膜的结缔组织内较多。通过合成和分泌活性物质，启动炎症反应。肥大细胞受刺激后，通过脱颗粒的方式释放组胺、中性粒细胞趋化因子和嗜酸性粒细胞趋化因子，也可在炎症部位新合成并释放中性粒细胞趋化因子和白三烯。组胺和白三烯可使微静脉和毛细血管扩张，通透性增加，组织液渗出，引起局部红肿；中性粒细胞趋化因子和嗜酸性粒细胞趋化因子可分别吸引这两种白细胞向炎症部位迁移，进而发挥吞噬或杀灭细菌的作用。此外，肥大细胞分泌的肝素有抗凝血作用。

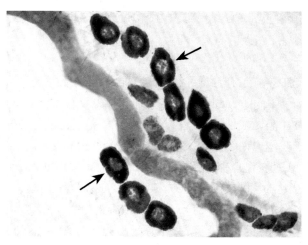

图 2-28　肥大细胞光镜图　甲苯胺蓝染色
箭头示肥大细胞,胞质内含紫色异染颗粒。

　　肥大细胞还参与过敏反应。当机体首次受某种变应原(如花粉、某些药物等)的刺激后,浆细胞产生亲细胞性抗体 IgE。肥大细胞膜表面有 IgE 受体,可特异性地与 IgE 结合,使机体对该变应原呈致敏状态。当机体再次接触到相同的变应原时,这些变应原便与肥大细胞表面的 IgE 结合,从而激活肥大细胞,释放颗粒内物质并活化细胞质内的磷酸酯酶。活化的磷酸酯酶作用于细胞膜中的特异性磷脂而合成和释放白三烯。组胺和白三烯可使皮肤形成红肿,即荨麻疹;也可使肺内细支气管平滑肌痉挛,黏液分泌增多,引起哮喘等过敏反应的症状。同时,肥大细胞释放的嗜酸性粒细胞趋化因子则可吸引嗜酸性粒细胞向过敏反应部位迁移,发挥其抗过敏反应的作用(图 2-29)。

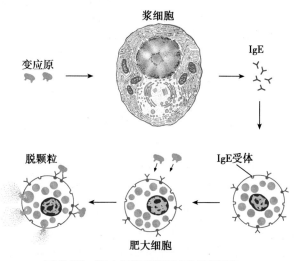

图 2-29　肥大细胞脱颗粒机制示意图

　　5. 脂肪细胞　脂肪细胞(fat cell)单个或成群分布。细胞体积大,常呈圆球形或多边形,有单泡脂肪细胞和多泡脂肪细胞,成人的结缔组织中常见的为单泡脂肪细胞,细胞中央仅含有一个大脂滴,细胞质和细胞核被脂滴推挤到细胞一侧,细胞质呈新月形,核为扁圆形。在 HE 染色的切片上,脂滴被溶解形成一个大空泡(图 2-20)。脂肪细胞能合成和贮存脂肪,参与脂质代谢。

　　6. 未分化的间充质细胞　未分化的间充质细胞(undifferentiated mesenchymal cell)源自胚胎中胚层,是成体结缔组织内的干细胞,仍保持着多向分化的潜能,在炎症及创伤修复时可增殖、分化为成纤维细胞、脂肪细胞等。间充质细胞常分布在小血管,尤其是毛细血管周围,并可分化为新生血管壁中的平滑肌细胞和内皮细胞。

　　7. 白细胞　白细胞(leukocyte)来自血液,血液内的白细胞受趋化因子的吸引穿出毛细血管和微静脉管壁,以变形运动方式游走到疏松结缔组织内,行使其防御功能。疏松结缔组织内的白细胞以中性粒细胞、嗜酸性粒细胞和淋巴细胞多见。

（二）纤维

在疏松结缔组织中有胶原纤维、弹性纤维和网状纤维等 3 种纤维。

1. **胶原纤维**　胶原纤维(collagenous fiber)在 3 种纤维中数量最多,新鲜时呈白色,有光泽,故又名白纤维,HE 染色的切片中呈嗜酸性,为红色。纤维粗细不等,直径 0.5~20μm,呈波浪形,有分支且互相交织成网(图 2-30)。在体内许多部位,胶原纤维排列紧密,相互平行,形成粗大的胶原纤维束。胶原纤维由 Ⅰ 型和Ⅲ型胶原蛋白构成。胶原蛋白(collagen)简称胶原,主要由成纤维细胞合成,分泌到细胞外后再聚合成直径为 20~200nm 的胶原原纤维(collagen fibril)。电镜下,胶原原纤维有明暗交替的周期性横纹,横纹周期约 67nm(图 2-31)。胶原原纤维借少量黏合质黏结成胶原纤维,黏合质中含有蛋白多糖和糖蛋白,因此 PAS 反应呈阳性。胶原纤维的特点是韧性大,抗牵拉力强。

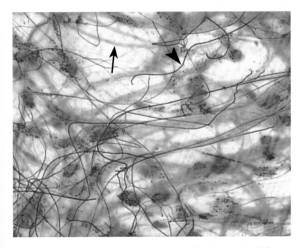

图 2-30　疏松结缔组织铺片　醛复红 - 伊红染色
长箭头示胶原纤维,短箭头示弹性纤维。

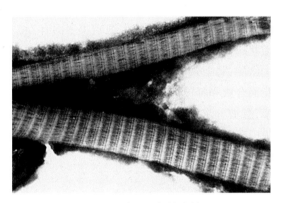

图 2-31　胶原原纤维电镜图

2. **弹性纤维**　弹性纤维(elastic fiber)数量较胶原纤维少,分布也很广泛。新鲜状态下呈黄色,故又名黄纤维,在 HE 染色的切片中为淡红色,不易与胶原纤维区分。经醛复红或地衣红染色呈紫色或棕褐色。弹性纤维较细,直行,粗细不等(0.2~1.0μm),表面光滑,断端常卷曲,可有分支,交织成网(图 2-30)。电镜下,其核心部分电子密度较低,由均质的弹性蛋白组成,外周覆盖电子密度较高的微原纤维。微原纤维(microfibril)直径 10~12nm,主要由较大的原纤维蛋白(fibrillin)构成,在外周起支架作用。弹性蛋白(elastin)分子间以共价键交联成网,能任意卷曲。在外力牵拉下,卷曲的弹性蛋白分子伸展拉长,除去外力后又恢复为卷曲状态(图 2-32)。弹性纤维的特点是富于弹性,而韧性较差。在疏松结缔组织中,弹性纤维与胶原纤维混合交织在一起,使组织既有弹性又有韧性,有利于所在器官和组织保持形态与位置的相对固定,同时又具有一定的可变性。因此,其分布的多少与器官的功能相一致,如大动脉、皮肤、耳郭等。强日光照射可使皮肤内的弹性纤维断裂,导致皮肤失去弹性而产生皱纹。

3. **网状纤维**　网状纤维(reticular fiber)较细,直径 0.2~1.0μm,分支多,交织成网(图 2-33)。网状纤维由Ⅲ型胶原蛋白构成,表面被覆糖蛋白,因此 PAS 反应呈阳性。在 HE 染色的切片中为淡红色,纤细而不易辨认。其具有嗜银性,经镀银染色呈黑色,故又称为嗜银纤维(argyrophil fiber)。网状纤维多分布在结缔组织与其他组织交界处,如构成基膜的网板,在造血器官、淋巴器官和内分泌腺中也有较多网状纤维,构成微细的支架,支持游离的细胞。

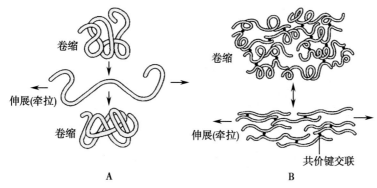

图 2-32 伸缩状态下弹性蛋白构型模式图
A. 单个弹性蛋白分子;B. 共价键交联的弹性蛋白分子。

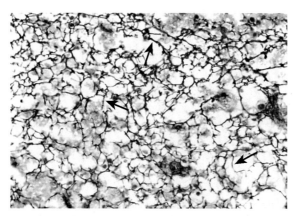

图 2-33 网状纤维银染
箭头示网状纤维。

（三）基质

基质（ground substance）是由生物大分子构成的无定形胶状物,无色透明,有一定黏性,充填于结缔组织细胞和纤维之间。生物大分子主要包括蛋白聚糖和多黏糖蛋白。

1. **蛋白聚糖** 蛋白聚糖（proteoglycan）是基质的主要成分,由糖胺多糖和蛋白质以共价键结合形成的复合物,其中聚糖占 80%~90%。糖胺多糖又称为氨基己糖聚糖或酸性黏多糖,主要分为硫酸化和非硫酸化两类。前一类含有硫酸根,包括硫酸软骨素（chondroitin sulfate）、硫酸角质素（keratan sulfate）、硫酸乙酰肝素（heparan sulfate）和硫酸皮肤素（dermatan sulfate）等;后一类不含硫酸根,主要为透明质酸（hyaluronic acid）。自然状态的透明质酸为曲折盘绕的长链大分子（图 2-34）。

单个蛋白聚糖亚单位形似试管刷,以核心蛋白为主干,小分子糖胺聚糖以共价键与核心蛋白结合,犹如试管刷上的鬃毛呈辐射状排列。许多蛋白聚糖亚单位通过结合蛋白连接在透明质酸分子主干上,形成大分子的蛋白聚糖聚合体（图 2-34）。聚合体的立体结构中有许多微细孔隙,称为分子筛。小于孔隙的水、营养物质、代谢产物、激素和气体分子等可以通过,大于孔隙的大分子物质、细菌和肿瘤细胞等不能通过,从而成为限制细菌等有害物质扩散的防御屏障。溶血性链球菌和癌细胞等能产生透明质酸酶,溶解透明质酸,因此破坏了分子筛这一防御屏障,使得细菌和癌细胞易于扩散或转移。

2. **糖蛋白** 糖蛋白（glycoprotein）是基质内另一类重要的生物大分子,其主要成分是蛋白质,包括纤维粘连蛋白、层粘连蛋白和软骨粘连蛋白等。纤维粘连蛋白（fibronectin）是基质中最主要的一类糖蛋白,分子表面具有与多种细胞、胶原蛋白及蛋白聚糖的结合位点,将 3 种成分形成一个胶原纤维网络结构,在细胞的黏附、迁移、生长和分化等过程中起重要的作用;层粘连蛋白（laminin）主要由基膜上方的上皮细胞和内皮细胞等合成,参与上皮细胞与基膜基板的黏附;软骨粘连蛋白（chondronectin）主要存在于软骨基质内,介导软骨细胞与基质中的 II 型胶原蛋白黏附。

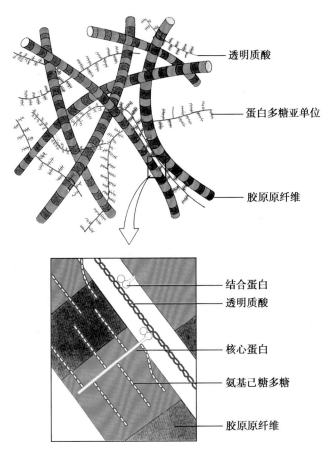

透明质酸

蛋白多糖亚单位

胶原原纤维

结合蛋白

透明质酸

核心蛋白

氨基己糖多糖

胶原原纤维

图 2-34　蛋白聚糖聚合体及分子筛模式图

(四) 组织液

　　组织液(tissue fluid)是从毛细血管动脉端渗出到基质,并在基质孔隙中流动的液体。在毛细血管的动脉端,血压高于血浆渗透压,水和溶于水中的电解质、单糖、O_2等小分子物质在此穿过毛细血管壁进入基质,成为组织液。在毛细血管的静脉端,血压低于血浆渗透压,大部分组织液、CO_2及代谢产物又通过毛细血管壁回到血液中。小部分组织液则进入毛细淋巴管成为淋巴液,最后再回流入血液(图 2-35)。因此,组织液不断更新,有利于血液与组织细胞进行物质交换,构成细胞赖以生存的体液环境。当组织液的产生和回收失去平衡时,或机体电解质和蛋白质代谢发生障碍时,基质中的组织液含量可增多或减少,导致组织水肿或脱水。

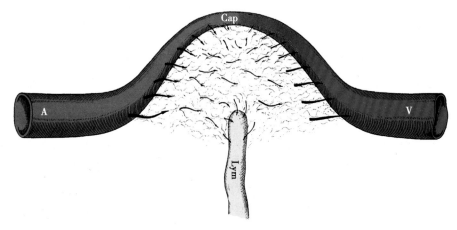

图 2-35　组织液形成示意图
A. 动脉;V. 静脉;Cap. 毛细血管;Lym. 毛细淋巴管。

二、致密结缔组织

致密结缔组织（dense connective tissue）含有大量粗大、排列致密的纤维,细胞较少,主要起支持、连接和保护的功能。根据纤维的种类和排列方式不同,可分为以下几种类型。

（一）规则致密结缔组织

规则致密结缔组织（dense regular connective tissue）主要构成肌腱、腱膜和韧带,大量密集的胶原纤维集合成束,顺着受力的方向平行排列,具有强大的抗牵拉力特性。纤维束之间有少量细胞称为腱细胞,是一种形态特殊的成纤维细胞,核扁圆,着色深,胞体伸出多个薄翼状突起插入纤维束之间（图 2-36）。

（二）不规则致密结缔组织

不规则致密结缔组织（dense irregular connective tissue）构成真皮、硬脑膜、巩膜以及许多器官的被膜等,其特点是粗大的胶原纤维排列不规则,彼此交织形成三维网状结构,可抵抗来自不同方向的应力。因此,该组织主要具有保护功能。纤维之间含少量基质和成纤维细胞（图 2-37）。

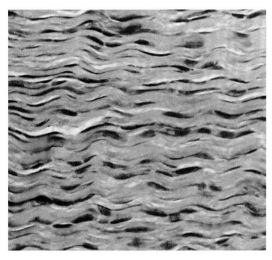

图 2-36　规则致密结缔组织（肌腱）HE 染色

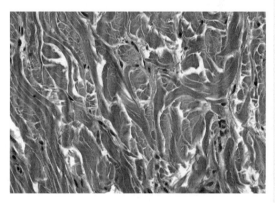

图 2-37　不规则致密结缔组织　HE 染色

（三）弹性组织

弹性组织（elastic tissue）是以弹性纤维为主要成分的致密结缔组织。弹性纤维间有少量的胶原纤维和成纤维细胞。粗大的弹性纤维有的平行排列成束,如项韧带和黄韧带,以适应脊柱运动;有的编织成膜状,如位于弹性动脉中膜的弹性膜,以缓冲血流压力和使弹性动脉具有弹性贮器作用,并使血管内血流连续而不中断。

此外,机体内还有一些部位的结缔组织,细胞种类和数量较多,纤维较细,但其排列密集程度介于疏松与致密结缔组织,常称为细密结缔组织,如消化道和呼吸道黏膜固有层的结缔组织。

三、脂肪组织

脂肪组织（adipose tissue）主要由大量密集的脂肪细胞构成,由疏松结缔组织分隔成小叶（图 2-38）。根据脂肪细胞结构和功能的不同,脂肪组织分为两类。

（一）黄色脂肪组织

黄色脂肪组织（yellow adipose tissue）为通常所说的脂肪组织,人的脂肪组织呈黄色,在某些哺乳动物呈白色,也称为白色脂肪组织(white adipose tissue)。黄色脂肪组织由单泡脂肪细胞组成(图 2-38A、图 2-39A),因此,它又称为单泡脂肪组织。其主要分布在皮下、大网膜和肠系膜等处,是体内最大的贮能库,具有提供能量、维持体温、缓冲、保护、支持与填充等作用。

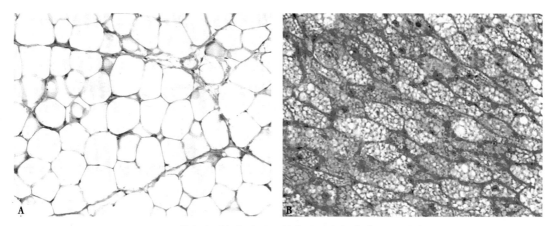

图 2-38　黄色脂肪组织(A)和棕色脂肪组织(B)　HE 染色

(二) 棕色脂肪组织

棕色脂肪组织(brown adipose tissue)呈棕色,内有丰富的毛细血管。由多泡脂肪细胞组成,细胞内散在许多小脂滴,线粒体大而丰富,核圆形,位于细胞中央(图 2-38B、图 2-39B)。棕色脂肪组织在成人极少,在新生儿及冬眠动物较多,在新生儿主要分布在肩胛间区、腋窝及颈后部。在寒冷的刺激下,棕色脂肪细胞内的脂类迅速分解、氧化,产生大量热能。

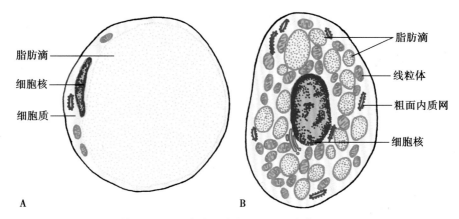

图 2-39　单泡脂肪细胞(A)和多泡脂肪细胞(B)超微结构模式图

四、网状组织

网状组织(reticular tissue)主要分布在造血器官和淋巴器官,由网状细胞(reticular cell)和网状纤维构成。网状细胞是有突起的星状细胞(图 2-40),相邻细胞的突起相互连接成网;核较大,圆或卵圆形,着色浅,常见 1~2 个核仁;细胞质较多,含有丰富的粗面内质网。网状纤维由网状细胞产生,分支交错连接成网,可深陷入网状细胞的胞体和突起内,成为网状细胞依附的支架。网状组织构成造血组织和淋巴组织的支架,网孔内的细胞和液体可流动,从而为血细胞发生和淋巴细胞发育提供适宜的微环境。

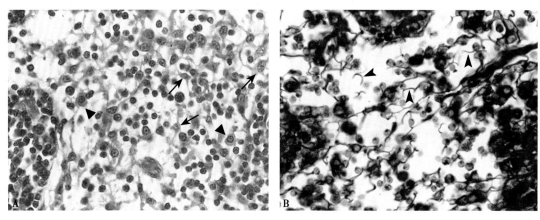

图 2-40　网状组织

A. HE 染色,长箭头示网状细胞,短箭头示巨噬细胞;B. 银染,短箭头示网状纤维。

(叶翠芳)

第三节　软 骨 与 骨

软骨与骨是人体的支架,其主体分别是软骨组织和骨组织,它们是高度特化的结缔组织,共同特点是细胞外基质呈固态。

一、软骨

软骨(cartilage)由软骨组织及其周围的软骨膜构成(图 2-41),但纤维软骨一般无软骨膜。软骨较硬、略有弹性,是胚胎早期的主要支架,随着胎儿发育逐渐被骨取代。在成体,软骨仅散在分布。

(一) 软骨组织

软骨组织(cartilage tissue)由软骨细胞和软骨基质(细胞外基质)构成。软骨组织内无血管、淋巴管和神经,软骨基质通透性强,来自软骨膜处血液中的营养可通过基质渗透供应软骨组织深部。

1. 软骨细胞　软骨来源于胚胎时期的间充质,在将要形成软骨的部位,间充质细胞聚集,分化为成软骨细胞(chondroblast)。成软骨细胞分泌基质和纤维,并被基质包围分隔,转化为软骨细胞。软骨细胞(chondrocyte)是软骨组织的主要细胞,包埋在软骨基质中,其所在的腔隙称软骨陷窝(cartilage lacuna)。软骨细胞的大小、形态和分布有一定的规律。幼稚的软骨细胞位于软骨组织的表层,当软骨生长时,细胞渐向软骨的深部移动,细胞逐渐长大并进行分裂。在软骨的中央,成熟的软骨细胞常成群分布,多为 2~8 个,由同一个幼稚软骨细胞分裂增殖而成,称同源细胞群(isogenous group)。同源细胞群中的每个软骨细胞都位于各自的软骨陷窝内。成熟或较成熟的软骨细胞,核呈圆形或卵圆形,偏位,有一个或数个核仁;胞质弱嗜碱性。生长期软骨细胞的胞质嗜碱性增强(图 2-41)。

电镜下,软骨细胞表面有突起和皱褶。生长中的软骨细胞粗面内质网丰富,高尔基复合体发达,可见含分泌物质(呈颗粒状和细丝状)的大泡,糖原和脂滴较少(图 2-42、图 2-43)。静止期的软骨细胞粗面内质网和高尔基复合体较少,糖原和脂滴较多。软骨基质中的纤维和无定形基质均由软骨细胞产生。

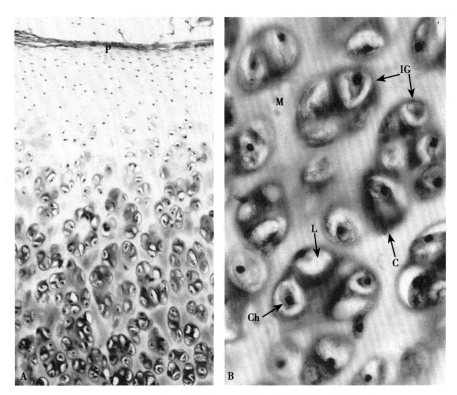

图 2-41　透明软骨光镜像　HE 染色低倍（A）及高倍（B）

C. 软骨囊；Ch. 软骨细胞；IG. 同源细胞群；L. 软骨陷窝；M. 软骨基质；P. 软骨膜。

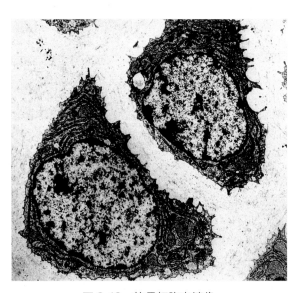

图 2-42　软骨细胞电镜像

2. **软骨基质**　软骨基质（cartilage matrix）即软骨细胞分泌的细胞外基质，包括纤维和基质。纤维成分有胶原纤维和弹性纤维，使软骨具有一定的韧性和弹性，纤维的种类和含量因软骨类型而异。基质包括蛋白聚糖、糖蛋白和水。蛋白聚糖是基质的主要成分，多糖包括透明质酸、硫酸软骨素、硫酸角质素和硫酸乙酰肝素等，其中硫酸软骨素的含量最高。透明质酸的长链上，许多侧向排列的蛋白聚糖分子通过连接蛋白连接，构成分子筛。蛋白聚糖浓度很高，使软骨基质形成非常牢固的胶状，因此软骨具有较强的抗压能力。蛋白聚糖中较高浓度的硫酸软骨素对碱性染料有较强的亲和力，其在紧靠软骨陷窝处较多，HE 染色呈强嗜碱性，称软骨囊（cartilage capsule）（图 2-41）。软骨囊中含有由 Ⅵ 型胶原蛋白组成的纤细网络,在软骨遭受机械压力和张力的情况下对软骨细胞起保护作用。糖蛋白主要为软骨粘连蛋白和锚蛋白 C Ⅱ等,它们对软骨细胞黏附在软骨基质上起重要作用。

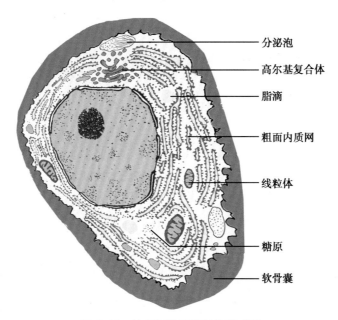

分泌泡

高尔基复合体

脂滴

粗面内质网

线粒体

糖原

软骨囊

图 2-43 软骨细胞超微结构模式图

(二)软骨膜

除关节软骨和纤维软骨外,软骨组织表面被覆薄层结缔组织,称软骨膜(perichondrium)(见图 2-41)。软骨膜分两层:外层含较致密的胶原纤维,与软骨膜外的结缔组织相连续,主要起保护作用;内层纤维较疏松而细胞较多,有成软骨细胞。后者进一步分化为软骨细胞并形成纤维和基质,参与软骨的生长。软骨膜内含血管、淋巴管和神经,由于软骨基质富含水分、通透性强,此处血管中的营养物质可通过渗透进入软骨组织深部,为软骨组织提供营养。

(三)软骨类型

根据软骨基质中所含纤维成分的不同,软骨分为 3 种。

1. 透明软骨(hyaline cartilage) 新鲜时呈浅蓝色半透明状,软骨组织结构最典型(图 2-41)。透明软骨中的纤维成分主要是由 Ⅱ 型胶原蛋白组成的胶原原纤维,含量约为软骨干重的 40%。由于胶原原纤维的折光率与软骨基质相近,在 HE 染色切片上难以分辨。电镜下,Ⅱ 型胶原蛋白具有模糊的横纹,交织排列形成三维网络,有助于软骨负重时维持机械稳定性。除 Ⅱ 型胶原蛋白外,透明软骨中还有少量其他胶原蛋白,包括 X 型、XI 型和 XIII 型胶原蛋白等,它们参与胶原原纤维网络的稳定,以及与细胞和基质的相互作用等。

透明软骨基质早期的主要成分是水和蛋白聚糖,以及一定量的糖蛋白。蛋白聚糖分子为酸性糖胺聚糖,糖链都含有羧基和硫酸基,均带负电荷,彼此相互排斥,使蛋白聚糖分子扩展到最大的容积,以提供无数的间隙来容纳水分子和离子。软骨基质中的含水量约占基质湿重的 75%,是透明软骨呈半透明状的重要原因。

透明软骨在体内分布最广,包括呼吸道的软骨、关节软骨和肋软骨等,早期胚胎的骨架都是透明软骨。透明软骨有较强的抗压性,有一定的弹性和韧性。

2. 弹性软骨(elastic cartilage) 新鲜时呈黄色,组织结构与透明软骨相似,但基质中的纤维以弹性纤维为主,且互相交织成网,胶原原纤维较少(图 2-44)。软骨细胞呈球形,单个或以同源细胞群的方式分布。由于弹性纤维丰富,HE 染色的弹性软骨基质呈一定程度的嗜酸性,仅在软骨囊处嗜碱性明显,故呈红蓝相间的结构特点。弹性软骨分布于耳郭、咽鼓管和会厌等处,有较强的弹性。

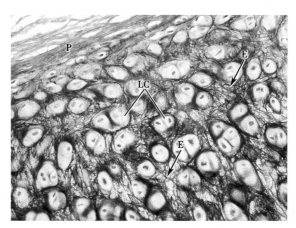

图 2-44　弹性软骨光镜像　醛复红染色　高倍
E. 弹性纤维；LC. 软骨陷窝和软骨细胞；P. 软骨膜。

　　3. 纤维软骨（fibrous cartilage）　新鲜时呈不透明的乳白色，结构特点是基质内含大量的由Ⅰ型胶原蛋白构成的胶原纤维束，平行或交错排列，也含有一定量的Ⅱ型胶原原纤维；无定型基质很少，以蛋白聚糖为主；软骨细胞较小而少，或单独存在，或成行排列于胶原纤维束之间（图 2-45）。纤维软骨是透明软骨与规则致密结缔组织之间的一种过渡型组织，一般无软骨膜。纤维软骨主要分布于椎间盘、关节盘、纤维环、耻骨联合、股骨头韧带以及某些肌腱和韧带附着于骨的部位，具有较大的伸展性，并可以对抗压力和摩擦力。

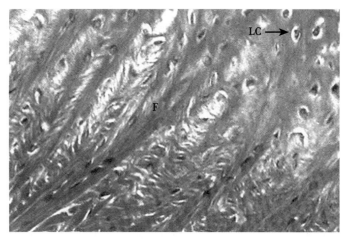

图 2-45　纤维软骨光镜像　Mallory 三色染色　高倍
F. 胶原纤维；LC. 软骨陷窝和软骨细胞。

二、骨

　　骨由骨组织、骨膜及骨髓等构成。骨坚硬，在机体中主要起支持软组织、参与身体运动和保护器官等作用。人体 99% 的钙和 85% 的磷贮存于骨组织中，因而骨也是人体的"钙、磷库"。

　　（一）骨组织

　　骨组织（osseous tissue）由细胞和骨基质（细胞外基质）组成，是骨的结构主体。由于细胞外基质有大量骨盐沉积，使得骨组织十分坚硬。

　　1. 骨基质　骨基质（bone matrix）简称骨质，是钙化的细胞外基质。其由有机质和无机质构成，含少量水。

有机质约占骨干重的 35%。包括胶原纤维(占有机质的 90%)和无定形基质(约占有机质的 10%)。骨的胶原纤维主要成分为 I 型胶原蛋白,直径 50~70nm,有 67nm 的周期性横纹。I 型胶原蛋白分子内有强大的共价键横向交联,分子间的空隙较大,有利于骨盐沉积。无定形基质呈凝胶状,主要成分为蛋白聚糖和糖蛋白。蛋白聚糖有黏合胶原纤维的作用;糖蛋白包括骨钙蛋白、骨桥蛋白和钙结合蛋白等,主要作用是促使骨组织的细胞与基质黏合,以及骨盐沉积。骨钙蛋白常作为骨形成的一种标志,与羟基磷灰石有很高的亲和力;在骨组织钙化过程中与 Ca^{2+} 结合,促进骨钙化。无定形基质中还有多种生物活性物质,如骨形态发生蛋白质、成纤维细胞生长因子、转化生长因子和骨趋化因子等。

无机质又称骨盐,约占骨干重的 65%,主要为钙、磷和镁。骨盐大部分以羟基磷灰石结晶的形式存在,呈细针状,位于胶原纤维表面和胶原纤维之间并与之结合,这种结合使骨质既坚硬又有韧性。结晶体还能吸附钠、钾、锌、铜、锰等,因此,骨是钙、磷、镁和其他金属离子的储存库。

新生骨组织的细胞外基质无骨盐沉积,称类骨质(osteoid)。大量骨盐规律性沉积后,类骨质变为坚硬的骨质,此过程称矿化或钙化。

未成熟的骨组织又称初级骨组织(primary bone tissue),其中胶原纤维粗大呈编织状排列,骨盐含量低,细胞较多,称编织骨(woven bone);由于蛋白聚糖等非胶原蛋白成分的含量较多,故基质染色呈嗜碱性。随着发育,初级骨组织逐渐成熟,成为次级骨组织(secondary bone tissue),以胶原纤维束极有规律地成层排列为特征,又称板层骨(lamellar bone)。胶原纤维与骨盐结合形成坚硬的板层状结构,称骨板(bone lamella)(图 2-46、图 2-47)。成层排列的骨板犹如多层木质胶合板,同一骨板内的纤维相互平行,相邻骨板的纤维则相互垂直。这种相互连接的三维结构有效地增强了骨的支持力。

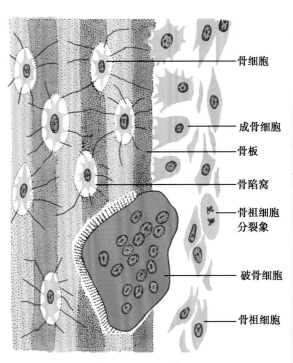

骨细胞
成骨细胞
骨板
骨陷窝
骨祖细胞分裂象
破骨细胞
骨祖细胞

图 2-46　骨组织的骨板和骨细胞模式图

在骨板内和骨板之间有散在的小腔隙,称骨陷窝(bone lacuna),为骨细胞胞体存在的空间;骨陷窝向周围发出分支形成骨小管(bone canaliculus),为骨细胞突起所在处,相邻的骨小管相互连通(图 2-47)。

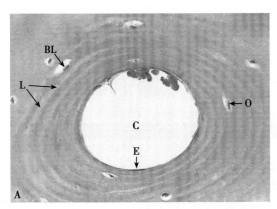
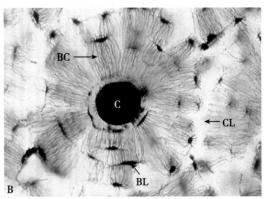

图 2-47　脱钙骨切片(A)和骨磨片(B)光镜像　高倍
A. HE 染色;B. 大丽紫染色;BC. 骨小管;BL. 骨陷窝;C. 中央管;CL. 黏合线;E. 骨内膜和骨被覆细胞;
L. 骨板;O. 骨细胞。

2. 骨组织的细胞　骨组织的细胞有骨祖细胞、成骨细胞、骨细胞和破骨细胞（见图2-46、图2-48），其中骨细胞最多，位于骨组织内的骨陷窝中，其余细胞分布于骨组织表面。

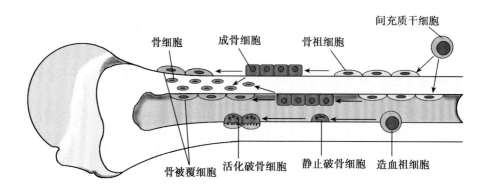

图2-48　骨组织的细胞示意图

（1）骨祖细胞：骨祖细胞（osteoprogenitor cell）在胚胎时期由间充质细胞分化形成；出生后，来源于骨髓内的间充质干细胞。细胞小，呈不规则梭形，突起细小（图2-46、图2-48）；核细长形或椭圆形，染色浅；胞质少，呈弱嗜碱性，仅含少量核糖体和线粒体。当骨组织生长、改建或修复时，骨祖细胞能分裂分化为成骨细胞。

（2）成骨细胞：成骨细胞（osteoblast）常单层排列于新形成的骨组织表面（图2-46、图2-48）。细胞表面有许多细小突起，与邻近的成骨细胞或骨细胞的突起之间形成缝隙连接，协调细胞之间的功能活动。在骨形成期间，活跃的成骨细胞体积较大，呈立方形或矮柱状；核大而圆，位于细胞远离骨组织的一端，核仁明显；胞质强嗜碱性（图2-49），碱性磷酸酶呈强阳性。电镜下，粗面内质网丰富、高尔基复合体发达，线粒体多（图2-50）。

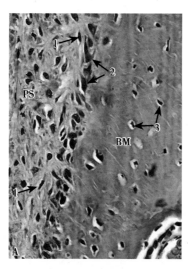 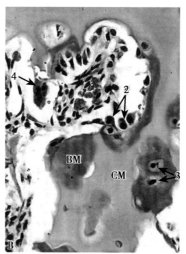

图2-49　骨组织的细胞光镜像（人胎儿指骨）　HE 染色　高倍
A. 骨领；B. 成骨区；1. 骨祖细胞；2. 成骨细胞；3. 骨细胞；4. 破骨细胞；PS. 骨膜；BM. 骨基质；CM. 软骨基质。

成骨细胞有活跃的分泌功能，合成和分泌骨基质中几乎全部的有机成分，包括Ⅰ型胶原蛋白和蛋白聚糖、糖蛋白等，形成类骨质。成骨细胞以细胞膜出芽的方式向类骨质内释放有膜包裹的基质小泡（matrix vesicle）（图2-50）。基质小泡是类骨质钙化的重要结构。小泡膜上有钙结合蛋白、碱性磷酸酶、焦磷酸酶和 ATP 酶，小泡内含有钙、磷脂和细小的钙盐结晶等。钙结合蛋白可将钙离子运送至基质小泡内，碱性磷酸酶、焦磷酸酶使基质小泡内的磷酸根浓度升高；钙离子与磷酸根结合，先形成无定形磷酸钙,再进一步转化为羟基磷灰石结晶。继而基质小泡破裂,结晶释放至类骨质中,骨盐不断在此沉积,范围逐渐扩大,最终类骨质钙化。成骨细胞还分泌骨钙蛋白、骨桥蛋白、骨唾液酸蛋白和骨粘连蛋白等,控制骨基质的矿化;成骨细胞合成多种生物活性物质,如转化生长因子-β、骨形态发生蛋白质、成纤维细胞生长因子、胰岛素样生长因子和破骨细胞刺激因子等,调节骨组织的生成、吸收和代谢。当成骨细胞被类骨质包埋后,成为骨细胞。

成骨细胞并非持续处于活跃的成骨状态,当处于功能静止状态时,称骨被覆细胞(bone lining cell),分布于静止骨组织(即不出现骨基质沉积和吸收)表面,形成连续的一层(见图2-48)。细胞呈梭状,胞质中颗粒消失,碱性磷酸酶反应减弱。在适当的刺激下,骨被覆细胞能转化为功能活跃的成骨细胞。骨被覆细胞还能吸引破骨细胞贴附于骨组织表面,参与骨的形成和改建。

(3)骨细胞:骨细胞(osteocyte)单个分散地排列于骨板内或骨板间,胞体位于骨陷窝内,从胞体发出许多突起分别位于骨小管内,相邻的骨陷窝借骨小管彼此连通(见图2-46、图2-47)。幼稚的骨细胞位于类骨

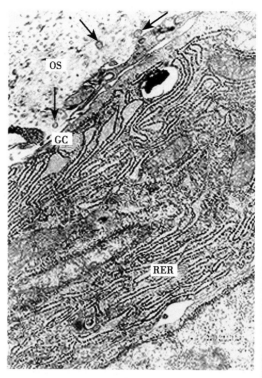

图 2-50　成骨细胞电镜像
GC. 高尔基复合体;OS. 类骨质;RER. 粗面
内质网;箭头示基质小泡。

质中,结构与成骨细胞相似,也能产生类基质,填充在骨陷窝壁上,并促使骨陷窝周围的骨基质钙化。随着类骨质钙化,骨细胞逐渐成熟。成熟的骨细胞位于骨质深部,胞体小,HE染色呈弱嗜碱性或弱嗜酸性(见图2-49);胞质内有一定量的粗面内质网和高尔基复合体,可见溶酶体,线粒体较多(图2-51)。成熟骨细胞出现较长的突起,相邻骨细胞的突起之间有缝隙连接,细胞间可传递信息。骨陷窝和骨小管相通(见图2-47),其内均含有组织液,深埋于骨基质内的骨细胞通过该通道运输营养物质和代谢产物。骨细胞具有一定的溶骨和成骨作用,使骨组织钙、磷沉积和释放处于动态平衡。

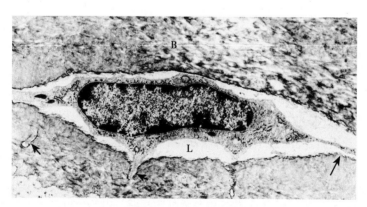

图 2-51　骨细胞电镜像
B. 骨基质;L. 骨陷窝;箭头示骨小管和骨细胞突起。

(4)破骨细胞:破骨细胞(osteoclast)数目较少,散在分布于骨组织吸收处的表面。骨质被吸收部位呈浅的凹陷,称吸收陷窝(absorption lacuna)或豪希普陷窝(Howship lacuna)。一般认为破骨细胞由单核细胞融合而成,故为多核巨细胞,直径30~150μm,有2~100个细胞核。常规HE染色切片中,

胞质强嗜酸性(图 2-52)。功能活跃的破骨细胞有明显的极性。电镜下,在贴近骨基质的一侧有大量的叶状或指状突起,常有分支互相吻合,构成光镜下的皱褶缘(ruffled border),能扩大细胞与骨基质接触的表面积;皱褶缘周围的胞质略隆起,紧贴于骨基质表面,构成一堵环形胞质"围墙"包围皱褶缘,形成封闭的溶骨微环境区。此处含大量微丝,而无其他细胞器,电子密度低,故称亮区(clear zone);皱褶缘基部的胞质中有大量的初级溶酶体、次级溶酶体和吞饮泡,泡内有小的钙盐结晶及溶解的有机成分;远离骨基质的一侧含有细胞核以及丰富的细胞器,包括粗面内质网、高尔基复合体和线粒体(图 2-53)。破骨细胞若离开骨组织表面,皱褶缘区和亮区均消失,细胞进入静止期。

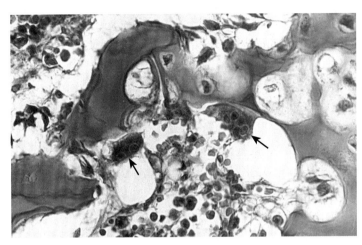

图 2-52　破骨细胞(箭头)光镜像　HE 染色　高倍

破骨细胞有很强的溶解和吸收骨基质的作用。在皱褶缘区可释放多种蛋白水解酶、碳酸酐酶、乳酸及柠檬酸等,使矿物质酸蚀溶解,暴露出骨基质,胶原纤维又在酶作用下分解。溶解产物经皱褶缘吸收,进一步在溶酶体内消化,并释放出可溶性有机物质,供骨组织形成时再利用。大量乳酸和柠檬酸等酸性物质使骨盐的无机质溶解,释放钙和磷到细胞外液。在骨的生长和改建过程中,破骨细胞和成骨细胞相辅相成,使骨形成特定的形态,以及维持血钙平衡。完成溶骨作用后,破骨细胞发生凋亡而消失。

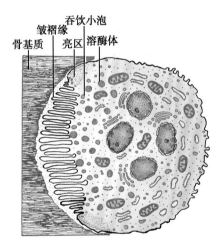

图 2-53　破骨细胞超微结构模式图

(二) 长骨的结构

长骨由密质骨、松质骨、骨膜、关节软骨,以及骨髓、血管和神经等构成。

1. 密质骨　密质骨(compact bone)分布于骨干和骨骺的外侧面,其骨板排列规律而紧密。按骨板的排列方式不同,分为环骨板、骨单位和间骨板。

(1) 环骨板:环骨板(circumferential lamella)环绕于骨干的外表面和内表面,分别称外环骨板(outer circumferential lamella)和内环骨板(inner circumferential lamella)。外环骨板较厚,为数层到数十层,整齐地环绕骨干外表面平行排列,最外层与骨外膜相贴。内环骨板较薄,仅由数层骨板组成,其走行与骨髓腔一致,排列不如外环骨板规则,内面衬有骨内膜(图 2-54)。

内、外环骨板内均有垂直或斜行穿越骨板的管道,称穿通管(perforating canal),又称福尔克曼管(Volkmann canal)。穿通管与骨单位的中央管相通(图 2-54),管内有血管、神经、结缔组织及骨祖细胞等。穿通管在骨外表面的开口,即为滋养孔。

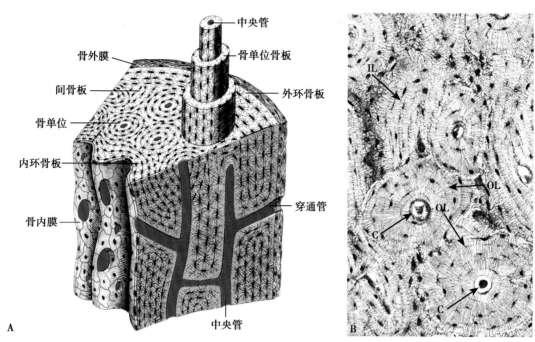

图 2-54 长骨骨干结构

A. 立体模式图;B. 骨磨片光镜像 硫堇染色 低倍

C. 中央管;OL. 骨单位骨板;IL. 间骨板。

(2)骨单位:骨单位(osteon)又称哈弗斯系统(Haversian system),是长骨中起支持作用的主要结构单位,位于内、外环骨板之间,数量最多。骨单位呈圆筒状,长轴与骨干的长轴平行,由 4~20 层同心圆排列的骨单位骨板(哈弗斯骨板)围成,各层骨板之间有骨细胞,其突起经骨小管穿越骨板相互连接;中轴为纵行的中央管(central canal),又称哈弗斯管,有小血管和神经纤维,少量疏松结缔组织穿行其中(见图 2-47、图 2-54)。

(3)间骨板:间骨板(interstitial lamella)位于骨单位之间或骨单位与环骨板之间,为一些不规则的骨板,是骨生长和改建过程中原有骨单位或环骨板被吸收后的残留部分(图 2-54)。

在 3 种骨板之间以及每个骨单位表面都有一层黏合质,为含骨盐较多而胶原纤维很少的骨基质,在横断面上呈折光性较强的轮廓线,称黏合线(cement line)(见图 2-47);内、外环骨板与骨单位交界处的黏合线,不如骨单位之间的明显。骨单位内的骨小管相互连通,最内层的骨小管均开口于中央管,形成血管与骨细胞之间营养和物质交换的通路;但骨单位最外层的骨小管在黏合线处折返,一般不与相邻骨单位的骨小管相通;故同一骨单位内骨细胞的营养来自自身中央管。有时骨单位外层的骨小管可以穿过黏合线,与间骨板内的骨小管相通,形成间骨板与骨单位中央管之间的物质交换通道。

2. 松质骨 松质骨(spongy bone)分布于长骨的骨骺和骨干的内侧面,是由大量骨小梁相互连接形成的多孔隙网架结构。骨小梁(bone trabecula)由几层平行排列的骨板和骨细胞构成,呈针状或片状。大量骨小梁相互连接,形成多孔隙网架结构;网孔即为骨髓腔,其中充满红骨髓(图 2-55)。骨小梁表层骨板的骨小管开口于骨髓腔,骨细胞从骨髓中获取营养并排出代谢产物。

3. 骨膜 除关节面以外,在骨的内、外表面均覆盖结缔组织,分别称骨内膜和骨外膜。通常所说的骨膜,指骨外膜。

(1)骨内膜:骨内膜(endosteum)衬于骨髓腔面、骨小梁表面、穿通管和中央管的内表面,纤维细而少,主要是一层骨祖细胞。

(2)骨外膜:骨外膜(periosteum)分为两层。外层较厚,为致密结缔组织,胶原纤维束粗而密集,交织成网,有些胶原纤维束穿入外环骨板,称穿通纤维(perforating fiber),起固定骨外膜和韧带的作用;内层较薄,纤维少而疏松,富含血管、神经和骨祖细胞。

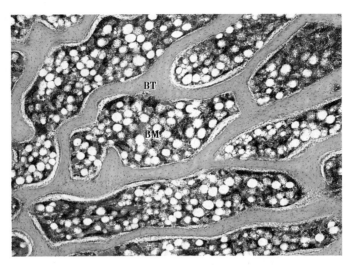

图 2-55   松质骨切片光镜像   HE 染色   低倍
BM. 红骨髓；BT. 骨小梁。

　　骨膜的功能是营养骨组织，其内有丰富的神经末梢，能感受痛觉。骨膜的骨祖细胞有成骨和成软骨的双重潜能，为骨和软骨的生长与修复提供干细胞。临床上利用骨膜移植治疗骨折，以及骨和软骨的缺损。

（郝立宏）

第四节   血液和淋巴

　　血液是循环于心血管内的液态结缔组织，由血细胞和血浆组成，血细胞包括红细胞、白细胞和血小板，是显微镜下可见的结构，故称有形成分，血浆称为无形成分。外周血是心血管内循环流动的血液，总量占体重的 7%，健康成人体内约 5L。血细胞约占血液总量的 45%，血浆为 55%。

　　血细胞（图 2-56）由造血组织产生并源源不断输入外周血，以补充因衰老、死亡而在脾脏被清除的血细胞。红细胞的自然寿命约为 120d，白细胞的寿命从几天到十几天不等。血象（hemogram）是血细胞形态、数量、容积比和血红蛋白含量的总称，反映个体的基本健康状况，是临床医生诊治疾病的重要参考指标，血常规检查是临床三大常规检查之一（表 2-1）。显微镜下观察血细胞的常规方法是制作血涂片，常用的染色方法是瑞特（Wright）染色和吉姆萨（Giemsa）染色。

表 2-1   血细胞分类和正常值

血细胞	正常值	血细胞	正常值
红细胞	男：$(4.0\sim5.5)\times10^{12}$/L	白细胞分类	
	女：$(3.5\sim5.0)\times10^{12}$/L	中性粒细胞	50%~70%
白细胞	$(4.0\sim10)\times10^9$/L	嗜酸性粒细胞	0.5%~3%
血小板	$(100\sim300)\times10^9$/L	嗜碱性粒细胞	0%~1%
		单核细胞	3%~8%
		淋巴细胞	25%~30%

　　血浆相当于血液的细胞外基质,为淡黄色液体,pH 7.3~7.4,90% 是水,其他部分包括相对稳定的结构成分(如血浆蛋白、脂蛋白等)和血液运输的物质(如内分泌细胞释放的激素、消化管吸收的营养物质、组织细胞产生的代谢产物等)。血浆蛋白中最主要的成分是白蛋白,由肝细胞合成,是维持血液胶体渗透压的主要成分,白蛋白减少,血液的渗透压下降,可导致大量水分渗出到周围组织形成"水肿"。凝血蛋白包括纤维蛋白原、凝血酶原,是参与血液凝固的蛋白质,纤维蛋白原被激活后转变为不溶性的纤维蛋白和血细胞形成血栓。未经抗凝处理的血液形成血栓后析出的液体成分为血清(serum)。

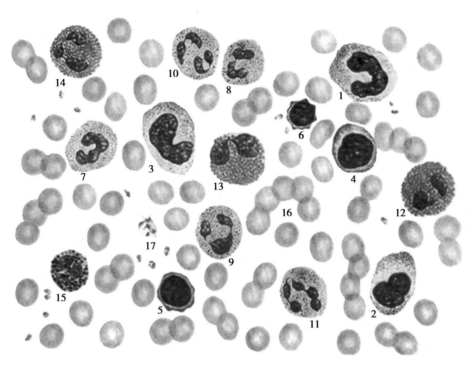

图 2-56　血细胞仿真图
1~3. 单核细胞;4~6. 淋巴细胞;7~11. 中性粒细胞;12~14. 嗜酸性粒细胞;
15. 嗜碱性粒细胞;16. 红细胞;17. 血小板。

一、红细胞

　　红细胞(erythrocyte,red cell)是血液中数量最多的细胞,呈双凹圆盘状,直径 7.2~7.5μm,中央部约 1μm,周边部较厚约 2μm(图 2-57、图 2-58)。这种特殊的形态具有较大的表面积,有利于细胞内外的气体分子交换。圆盘状的结构具有可塑性,红细胞可以改变形态以通过直径小于自身的毛细血管。

　　成熟的红细胞没有细胞核,也没有细胞器,细胞膜包裹的是血红蛋白(hemoglobin),单个细胞呈淡黄绿色,常规染色呈红色;健康成人红细胞计数为:男性 $(4.0~5.5) \times 10^{12}$/L;女性 $(3.5~5.0) \times 10^{12}$/L。血红蛋白量为:男性 120~150g/L,女性 110~140g/L。血红蛋白与 O_2、CO_2 分子以竞争性抑制的方式结合,因

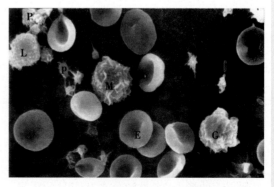

图 2-57　人血细胞扫描电镜图
E. 红细胞;G. 粒细胞;M. 单核细胞;L. 淋巴细胞;
P. 血小板。

此能将肺泡内的 O_2 输送到组织和细胞,同时将 CO_2 输送到肺泡而排出到体外。

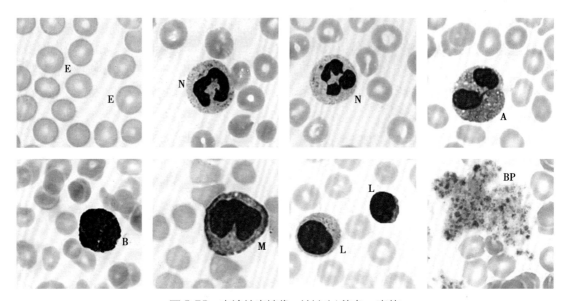

图 2-58   血涂片光镜像   Wright 染色   高倍
E. 红细胞;N. 中性粒细胞;A. 嗜酸性粒细胞;B. 嗜碱性粒细胞;M. 单核细胞;L. 淋巴细胞;BP. 血小板。

红细胞膜上有镶嵌蛋白质,其中血型抗原 A、血型抗原 B 构成了 ABO 血型抗原系统。血液中含有抗 ABO 血型抗原的天然抗体,A 型血含抗血型抗原 B 的抗体,B 型血含抗血型抗原 A 的抗体,O 型血含抗血型抗原 A、B 的抗体。抗原与抗体结合可导致红细胞膜穿孔、破裂,血红蛋白进入血浆而发生溶血(hemolysis),残留的细胞膜形成红细胞血影(erythrocyte ghost)。

红细胞的寿命约为 120d,衰老、变性的红细胞流经脾和肝时被巨噬细胞吞噬、分解、清除。骨髓的造血组织不断产生新的红细胞输入外周血,未完全成熟的红细胞内残留少量的核糖体,可被煌焦油蓝染色呈现为细网状结构,被称为网织红细胞(reticulocyte)(图 2-59),外周血中的网织红细胞 1~3d 后完全成熟,核糖体消失。成人血液内的网织红细胞占红细胞总数的 0.5%~1.5%,新生儿可高达 3%~6%。网织红细胞数量的变化间接反映造血功能的状态,在相关疾病的临床诊治过程中有参考意义。

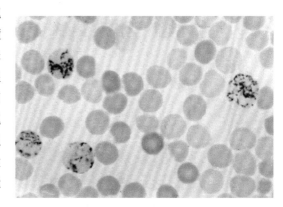

图 2-59   网织红细胞光镜图   煌焦油蓝染色

二、白细胞

白细胞(leukocyte)是有核的球形细胞,借助循环血液输送到机体各部,穿越毛细血管壁进入周围组织。外周血白细胞数量的变化受多种生理因素的影响,如运动、进食后及女性月经期等。白细胞的功能与机体的免疫、防御能力有关,根据其细胞质内有无"特殊颗粒"分为有粒白细胞和无粒白细胞。有粒白细胞的"特殊颗粒"是细胞质内所含的特殊结构,其所含的物质与细胞功能直接相关;白细胞所含的普通溶酶体在显微镜下显示为"嗜天青颗粒"。有粒白细胞的功能不同,其"特殊颗粒"的形态、大小和分布有明显的差异。根据"特殊颗粒"的染色属性,有粒白细胞被分为中性粒细胞、嗜酸性粒细胞和嗜碱性粒细胞。无粒白细胞则根据形态、结构特征分为单核细胞与淋巴细胞。

1. **中性粒细胞** 中性粒细胞（neutrophilic granulocyte，neutrophil）数量最多，占外周血白细胞总数的50%~70%。细胞呈球形，直径10~12μm。细胞质呈极浅的粉红色，含许多细小颗粒；其中浅红色的为特殊颗粒，数量多，约占颗粒总数的80%；浅紫色的为嗜天青颗粒，数量较少，约占颗粒总数的20%（见图2-56、图2-58）。电镜下，特殊颗粒较小，呈椭圆或哑铃形，为分泌颗粒，内含溶菌酶、吞噬素（防御素），具有杀菌作用；嗜天青颗粒较大，圆或椭圆形，是溶酶体，内含酸性磷酸酶、髓过氧化物酶和多种酸性水解酶，能消化吞噬的细菌和异物（图2-60）。

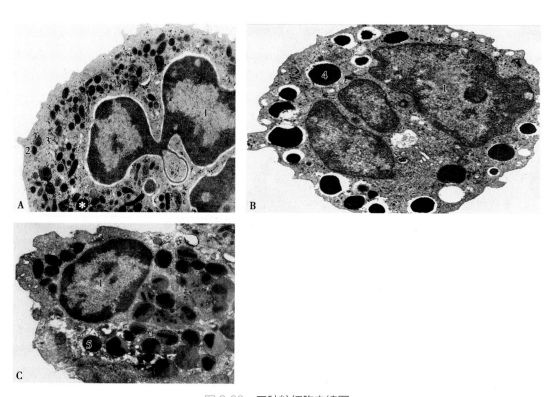

图2-60 三种粒细胞电镜图

A. 中性粒细胞；B. 嗜碱性粒细胞；C. 嗜酸性粒细胞

1. 细胞核；2. 特殊颗粒；3. 糖原颗粒；4. 嗜酸性颗粒；5. 嗜碱性颗粒；*. 嗜天青颗粒。

细胞核有杆状核与分叶核两种类型，细胞核的分叶间以细丝状结构相连，分叶为2~5叶，外周血中以2~3叶为主。细胞核分叶的数量与细胞的衰老程度呈正相关。刚由骨髓进入外周血的中性粒细胞核呈杆状，衰老的中性粒细胞其核分叶较多。血常规检查中包含中性粒细胞杆状核与分叶核的数量分析。如机体受严重细菌感染时，大量新生细胞从骨髓进入血液，杆状核细胞显著增多或出现大量的晚、中、幼粒细胞，称为核左移；如骨髓造血功能发生障碍，4、5叶核的细胞增多，称为核右移。

中性粒细胞具有吞噬和分解异物的能力，吞噬处理细菌等异物后，转变为脓细胞而死亡，因此，中性粒细胞的数量在感染性疾病的急性期会增多（图2-61）。中性粒细胞在外周血中停留6~8h，进入周围组织后存活2~3d。

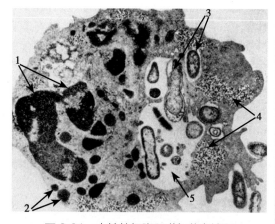

图2-61 中性粒细胞吞噬细菌电镜图

1. 细胞核；2. 特殊颗粒；3. 吞噬颗粒；4. 糖原；5. 大吞噬体。

2. 嗜酸性粒细胞　嗜酸性粒细胞(eosinophilic granulocyte,eosinophil)的数量较少,占外周血白细胞总数的 0.5%~3%,直径 10~12μm。细胞质内充满圆形、粗大的嗜酸性颗粒,呈鲜红色(图 2-56、图 2-58)。嗜酸性颗粒为溶酶体,直径 0.5~1.0μm,电镜下,颗粒内可见矩形结晶体;内容物为阳离子蛋白、组胺酶、芳基硫酸酯酶等。细胞核轮廓清晰,杆状或分叶核,但以 2 叶核为多见。

嗜酸性粒细胞具趋化性和变形运动能力,在嗜酸性粒细胞趋化因子引导下,该细胞移行至炎症病灶,吞噬抗原 - 抗体复合物,并释放溶酶体酶杀灭细菌;阳离子蛋白对寄生虫的杀灭作用强,组胺酶可以灭活组胺,芳基硫酸酯酶灭活白三烯,降低过敏反应的强度。寄生虫病、过敏性疾病患者外周血中嗜酸性粒细胞会增多。嗜酸性粒细胞在外周血中停留时间短,仅 6~8h,在周围组织中存活 8~12h。

3. 嗜碱性粒细胞　嗜碱性粒细胞(basophilic granulocyte,basophil)的数量很少,占外周血液白细胞总数的 0%~1%,直径 10~12μm。细胞质内的嗜碱性颗粒大小不一、分布不均匀;细胞核呈不规则形、S 形或分叶状,常被特殊颗粒遮盖而轮廓不清晰(图 2-56、图 2-58)。

嗜碱性颗粒是分泌颗粒,含肝素、组胺、中性粒细胞趋化因子、嗜酸性粒细胞趋化因子,参与过敏反应。嗜碱性粒细胞也能分泌白三烯,其功能和肥大细胞相似,两种细胞都起源于同种造血祖细胞。但是肥大细胞是周围组织中相对固定的细胞,寿命可达数个月,而嗜碱性粒细胞进入周围组织后仅存活十几天。

4. 单核细胞　单核细胞(monocyte)直径可达 14~20μm,是最大的白细胞。数量占外周血白细胞总数的 3%~8%。细胞质丰富,弱嗜碱性,胞质内的普通溶酶体呈现为细小的淡紫色嗜天青颗粒;细胞核有不对称凹陷,因凹陷的程度不同呈现出肾形、马蹄形等不规则形态(图 2-56、图 2-58)。在外周血停留 12~48h 后进入周围组织,分化为具有吞噬功能的细胞,如结缔组织内的巨噬细胞、神经组织内的少突胶质细胞、骨组织内的破骨细胞等。

5. 淋巴细胞　外周血内的淋巴细胞(lymphocyte)多数为小淋巴细胞,直径 6~8μm,数量占白细胞总数的 25%~30%,细胞质少,细胞核圆形、染色质致密呈块状,染色深。中淋巴细胞的直径为 6~8μm,细胞核染色质略松散,染色浅;细胞质增多,可见少量嗜天青颗粒(图 2-56、图 2-58)。电镜下可见较多游离核糖体、粗面内质网、高尔基复合体、线粒体和溶酶体;离开血管进入周围组织分化为大淋巴细胞,直径可达 13~20μm。

淋巴细胞是免疫功能的核心细胞,根据发生来源、细胞表面标志和功能特征,可分为以下几种类型:

(1)胸腺依赖淋巴细胞:胸腺依赖淋巴细胞(thymus dependent lymphocyte,T cell)来源于骨髓,但在胸腺发育成熟,占外周血淋巴细胞总数的 70%~75%。经相应抗原激活转化为代谢活跃的大淋巴细胞,增殖并分化为成熟的 T 淋巴细胞,可直接杀灭靶细胞,参与机体的细胞免疫。

(2)骨髓依赖淋巴细胞:骨髓依赖淋巴细胞(bone marrow-dependent lymphocyte,B cell)在骨髓发育成熟,占外周血淋巴细胞总数的 10%~15%。在相应抗原刺激下转化为大淋巴细胞,增殖并分化为浆细胞,分泌抗体与相应的抗原结合,中和抗原、阻止抗原与细胞结合、促进巨噬细胞吞噬、清除抗原 - 抗体复合物。参与机体的体液免疫。

(3)自然杀伤细胞:自然杀伤细胞(nature killer cell,NK cell)来源于骨髓,部分 NK 细胞含较大的嗜天青颗粒,因此也称为大颗粒淋巴细胞,约占外周血淋巴细胞总数的 10%。NK 细胞能直接杀伤靶细胞,不需要抗原的刺激和抗体、补体的参与。

三、血小板

血小板(blood platelet)是骨髓巨核细胞(megakaryocyte)胞质部分脱落的胞质小块,有质膜包裹,无细胞核,直径 2~4μm,外周血中多聚集成群,也可单个存在,呈双凸圆盘状,被激活时可伸出伪足(图 2-56、图 2-58)。血小板的中央部含大量的血小板颗粒,呈紫蓝色,称为颗粒区;周边部均质、呈浅蓝色,称为透明区。电镜下,颗粒区内有特殊颗粒、致密颗粒、溶酶体。特殊颗粒内含血小板因子Ⅳ、血小板源性生长因子;致密颗粒内含 5- 羟色胺、钙离子。透明区边缘环形分布有微管和微丝束,参与维持血小板正常形态,被激活时参与形成伪足。血小板内可见开放小管系和致密小管系,开放小管与血小板表面的质膜连续,增加血小板的表面积,利于摄取血浆物质和释放颗粒内容物;致密小管系为滑面内质网,收集钙离子和合成前列腺素;血小板的表面吸附多种凝血因子(图 2-62)。

血小板参与血液的凝血和止血功能,血管损伤导致内皮下组织结构暴露,激活血小板聚集、黏附,形成血小板血栓,血小板颗粒释放的血小板因子Ⅳ、5- 羟色胺等可以激活纤维蛋白原转化为纤维蛋白、红细胞聚集,形成混合血栓,封闭血管破损,避免大量失血。血小板的寿命为 10~14d。

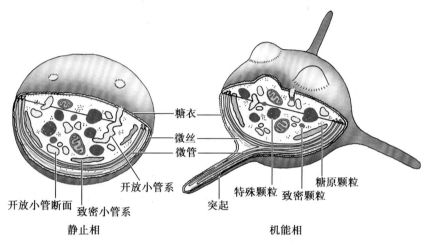

图 2-62　血小板超微结构模式图

四、淋巴

淋巴(lymph)由淋巴液和淋巴细胞组成,淋巴液是毛细淋巴管汇集的组织液,含周围组织的细胞产物,蛋白质含量低于血浆,最终经淋巴导管汇入大静脉。淋巴组织的淋巴细胞经淋巴管进入淋巴液;小肠上皮细胞吸收的脂肪酸和脂溶性物质,通过小肠绒毛中央乳糜管进入淋巴液形成乳糜微粒;因此,淋巴被认为是血浆循环的旁路。

五、骨髓与血细胞发生

外周血中的各种血细胞寿命有限,每天都有一定数量的血细胞衰老死亡,同时又有相同数量的血细胞生成并进入外周血,从而保持血细胞数量和质量的动态平衡。各种血细胞由造血细胞生成。人胚胎时期的卵黄囊、肝、脾、胸腺和骨髓均能造血;出生后,红骨髓是人类终身主要的造血器官。

(一)造血器官的演变

在胚胎发育第 3 周,人的原始血细胞在卵黄囊壁的血岛内发生。随着胚胎血液循环的建立,第 6 周血岛内的造血干细胞随血流迁入肝脏开始造血,第 12 周逐渐迁至脾内造血。胚胎后期至出生后,骨髓成为主要的造血器官。

1. **卵黄囊造血期**　人胚发育第 3 周,卵黄囊壁、体蒂和绒毛膜的胚外中胚层细胞聚集形成血岛(blood island),血岛成腔时,周边的细胞分化为成血管细胞(angioblast),进而增殖分化形成扁平的内皮细胞;中间的细胞变圆,与周边细胞脱离,分化为原始成血细胞(primitive hemoblast),即最早的造血干细胞,从而进入原始造血(primitive hematopoiesis)或胚胎造血(embryotic hematopoiesis)。原始造血的主要特点是造血向红细胞系方向分化。

2. 肝、脾、胸腺、淋巴结造血期　人胚发育第6周,胚内毛细血管网和胚外毛细血管网经体蒂相通,卵黄囊内造血干细胞开始随血液循环迁入肝脏并开始造血。肝脏造血早期主要以红细胞生成为主,胚胎发育第16周开始出现巨核细胞和粒细胞发生;胚胎发育第12周,部分造血干细胞迁移至脾,增殖分化产生各种血细胞。肝、脾造血表现为造血干细胞呈多向分化,称为定型性造血(definitive hematopoiesis)或成人造血(adult hematopoiesis)。胚胎发育第3个月,淋巴干细胞迁移至胸腺增殖分化为胸腺细胞,最终分化为T淋巴细胞。胚胎发育第16周,淋巴结内出现造血干细胞和淋巴干细胞,淋巴结终身可以产生淋巴细胞和浆细胞。

3. 骨髓造血期　胚胎发育第20周,骨髓开始出现造血,出生后1周,肝、脾造血功能开始逐渐下降,骨髓造血功能明显增强并保持终身。骨髓造血的方式为定型性造血,产生髓系细胞,包括红细胞、粒细胞、单核细胞与巨核细胞 - 血小板。

(二) 骨髓的结构

骨髓位于骨髓腔中,分为红骨髓和黄骨髓。红骨髓(red bone marrow)的主要构成为造血组织,黄骨髓主要为脂肪组织。胎儿和婴幼儿时期的骨髓均为红骨髓,大约从5岁开始长骨的骨髓腔内出现脂肪细胞,并随年龄增长而增多,逐渐由红骨髓变为黄骨髓,其造血功能也随之消失,但在黄骨髓中仍含少量造血干细胞,故仍有造血潜能。成人红骨髓主要分布在扁骨、不规则骨与长骨骨骺端的松质骨中。

红骨髓由造血组织和血窦组成。造血组织包括网状组织、造血细胞和基质细胞。网状组织的网状细胞与网状纤维构成造血组织的网架,网眼内充满不同发育阶段的各种血细胞以及少量巨噬细胞、成纤维细胞、脂肪细胞、骨髓基质干细胞等(图2-63)。血窦由动脉毛细血管进入骨髓后分支而成,其管腔大,形状不规则,窦壁衬贴有孔内皮,内皮细胞之间间隙较大,基膜不完整。

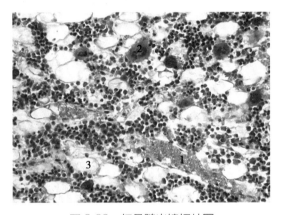

图 2-63　红骨髓光镜切片图
1. 血窦;2. 巨核细胞;3. 脂肪细胞。

(三) 造血干细胞与造血祖细胞

血细胞发生是造血干细胞在一定的造血诱导微环境和某些因素的调节下,先增殖分化为各类造血祖细胞,然后定向增殖分化为各种成熟血细胞的过程。

1. 造血干细胞　人胚发育第3周时,卵黄囊的血岛内出现腔隙,部分间充质细胞游离于腔内并发育分化为造血干细胞(hemopoietic stem cell)。成人体内的造血干细胞主要分布在红骨髓,在外周血和胎儿脐带血以及脾、肝、淋巴结也有极少量分布。

造血干细胞是生成各种血细胞的原始细胞,属于多能干细胞,可分化为不同类型的细胞群体,然后再发育为各血细胞系的祖细胞,如髓性造血干细胞分化出红细胞系、粒细胞单核细胞系、巨细胞系的造血祖细胞;淋巴性造血干细胞分化发育为各种淋巴细胞(图2-64)。

2. 造血祖细胞　造血祖细胞(hematopoietic progenitor cell)是由造血干细胞分化形成的定向干细胞,在不同的集落刺激因子作用下,分别分化为形态可辨的各种血细胞。根据其分化方向,造血祖细胞可分为以下5系:①髓系多向造血祖细胞(multipotential myeloid stem cell),为造血干细胞增殖、分化而来的早期祖细胞;②红系造血祖细胞(erythrocyte progenitor cell),由髓系多向造血祖细胞增殖、分化而来,向红细胞系方向分化;③粒细胞单核细胞系造血祖细胞(granulocyte/monocyte progenitor cell),由髓系多向造血祖细胞增殖、分化而来,是中性粒细胞、单核细胞共同的祖细胞;④巨核细胞系祖细胞(megakaryocyte progenitor cell),由髓系多向造血祖细胞增殖、分化而来,向巨核细胞和血小板定向分化;⑤淋巴系祖细胞(lymphoid progenitor cell),也称淋巴干细胞(lymphoid stem cell),由造血干细胞增殖、分化而来,在胸腺、骨髓和其他淋巴器官中增殖、分化为T细胞、B细胞和NK细胞(图2-64)。

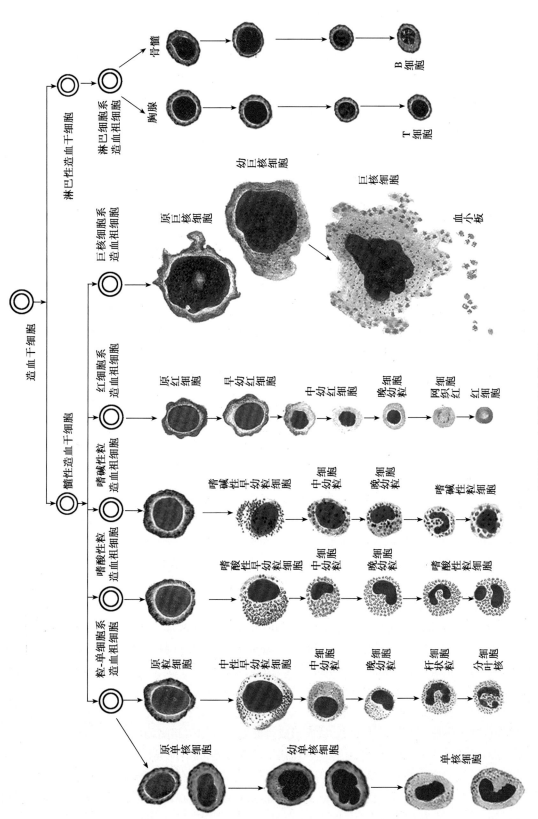

图 2-64　血细胞发生模式图

（四）血细胞发生的形态变化规律

血细胞发育分化的过程分为原始阶段、幼稚阶段和成熟阶段,幼稚阶段又分为早、中、晚3个时期。在整个发育分化过程中,细胞形态、结构的变化有一定的规律(图 2-64):①细胞由大变小,但巨核细胞由小变大。②细胞核由大变小,晚幼红细胞脱去细胞核发育为网织红细胞;粒细胞的核逐渐由圆形变为杆状,成熟阶段出现分叶核;巨核细胞核由小变大,然后分叶。③核染色质逐渐稠密,常染色质减少;HE 染色逐渐变深,核仁逐渐消失。④细胞质逐渐增多,除单核细胞和淋巴细胞外,细胞质嗜碱性减弱。⑤粒细胞的特殊颗粒、红细胞的血红蛋白、巨核细胞的血小板颗粒等特殊结构或成分则从无到有,逐渐增加。⑥除淋巴细胞保持分裂增殖能力外,其他细胞系的细胞分裂能力逐渐降低,最终消失。

（陈维平）

第五节 肌 组 织

肌组织(muscle tissue)主要由肌细胞构成。肌细胞之间有少量的结缔组织、血管、淋巴管和神经。肌细胞呈细长的纤维状,故常被称为肌纤维(muscle fiber)。肌细胞的细胞膜被称为肌膜(sarcolemma),其细胞质被称为肌质(sarcoplasm)。肌细胞均能收缩和舒张,其结构基础是其细胞质内充满由肌丝所构成的肌原纤维(myofibril)。根据结构和功能特点,肌组织分为骨骼肌、心肌和平滑肌3 种。其中,骨骼肌和心肌的表面有周期性的横纹,故又称为横纹肌(striated muscle);平滑肌表面无横纹。骨骼肌受躯体神经支配,属于随意肌;心肌和平滑肌受自主神经支配,又称为不随意肌。

一、骨骼肌

骨骼肌(skeletal muscle)一般附着于骨骼,但在一些需要意识支配的结构也有骨骼肌的分布,如食管上段、腹肌等。骨骼肌表面有一层由致密结缔组织构成的肌外膜(epimysium)。肌外膜的结缔组织伸入肌内,将其分隔为许多肌束,包裹肌束的结缔组织称肌束膜(perimysium)。分布在每条肌纤维外的结缔组织称肌内膜(endomysium)(图 2-65)。各层结缔组织膜对骨骼肌具有支持、连接、营养和功能调节作用。

（一）骨骼肌纤维的光镜结构

骨骼肌纤维一般呈细长的圆柱状,直径为 10~100μm,其长短不一,多为 1~40mm,长者可达10cm。其两端钝圆,与肌腱纤维相连接。有的肌纤维末端有分支,如表情肌和舌肌等。每条肌纤维的外面有基膜包裹。肌膜下方分布有几十或几百个细胞核,其数量因肌纤维的长短而异,短者核少,长者较多。细胞核呈扁椭圆形,染色较浅,核仁清晰。肌质中有大量沿肌纤维长轴平行排列、直径为1~2μm 的肌原纤维(myofibril)。每条肌原纤维均有与骨骼肌长轴相垂直的明暗相间的带,相邻肌原纤维上的带均整齐地排列在同一平面上,从而形成骨骼肌纤维明暗相间的周期性横纹(图 2-66)。暗带(dark band)长约 1.5μm,着色较浅,在偏光显微镜下呈双折光,为各向异性(anisotropic),故又被称 A带;油镜观察,可见暗带中央有一较明亮的窄带,为 H 带,H 带中央有一着色较深的薄膜,称 M 线(M line)或 M 膜(M membrane)。明带(light band)长约 0.8μm,着色浅,在偏光显微镜下呈单折光,为各向同性(isotropic),又被称为 I 带;油镜下,I 带中央可见一条暗线,实际是一薄膜,称为 Z 线(Z line)或 Z膜(Z membrane)。相邻两个 Z 膜之间的一段肌原纤维称为一个肌节(sarcomere),由 1/2 明带 + 暗带 +1/2 明带构成。肌节中暗带的长度恒定,为 1.5μm;明带的长度按照收缩或舒张的状态而变,最长可达

2μm。安静情况下,肌节的长度约 2μm,在收缩和舒张状况下,肌节长度的变化范围为 2.3~3.5μm。由数百个肌节递次排列构成肌原纤维,肌节是肌纤维结构和功能的基本单位(图 2-67)。

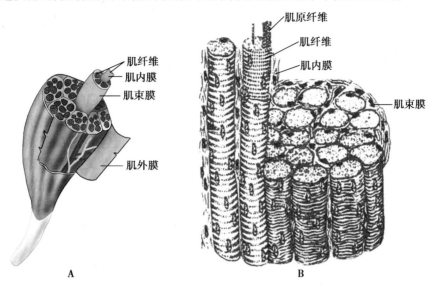

图 2-65 骨骼肌与周围结缔组织膜模式图
A. 一块骨骼肌;B. 一个肌束。

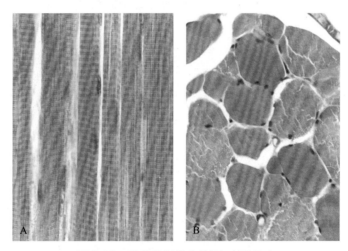

图 2-66 骨骼肌纤维光镜图 HE 染色
A. 纵切面;B. 横切面。

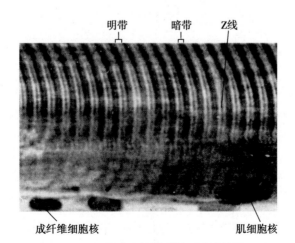

图 2-67 骨骼肌纤维(纵切面)油镜图

　　在骨骼肌细胞与基膜之间可见一种多突起的细胞,其核呈扁卵圆形、染色浅、核仁清晰,称肌卫星细胞(muscle satellite cell),在生长和损伤后的肌组织中数量较多或增多,成年时减少。肌卫星细胞是骨骼肌组织的干细胞,参与骨骼肌的再生。

　　(二)骨骼肌纤维的超微结构和分子构成

　　电子显微镜观察可见,骨骼肌纤维内有大量肌原纤维、横小管、肌质网、线粒体、糖原颗粒、肌红蛋白和少量脂滴。肌红蛋白的分子结构近似血红蛋白,能与氧结合,起到储存氧的作用。肌红蛋白与线粒体、糖原颗粒和脂滴等共同构成肌纤维收缩的供能系统。

　　1. 肌原纤维　由粗肌丝和细肌丝构成,两种肌丝沿肌纤维的长轴、并按规则的空间布局互相穿插平行排列。粗肌丝位于肌节中部,贯穿A带全长,在A带中央固定于M线,两端游离在细肌丝之间;细肌丝的一端附着在Z线上,另一端游离于粗肌丝之间,达H带之外缘。因此,明带只含细肌丝,H带只含粗肌丝,H带以外的暗带则是包括粗、细两种肌丝;肌原纤维的横断面上,可见1根粗肌丝的周围排列有6根细肌丝,而细肌丝则位于3根粗肌丝的中央(图2-68、图2-69)。

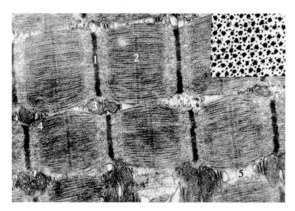

图2-68　骨骼肌纤维(纵切面)透射电镜像
右上框内为肌丝横切面;1. Z线;2. M线;3. 线粒体;
4. 三联体;5. 肌质网。

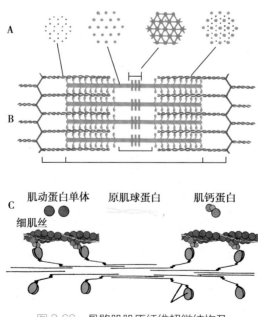

图2-69　骨骼肌肌原纤维超微结构及
肌丝分子构成示意图

（1）粗肌丝：粗肌丝（thick myofilament）长约1.5μm，直径约15nm，由250~360个肌球蛋白（myosin）分子集合而成（图2-69）。该分子形似豆芽状，由头和杆两部分组成，杆细长，头呈椭圆形，形似豆芽的两个豆瓣，在头和杆的连接处有两处类似关节样结构，可以朝向M线方向屈动。许多肌球蛋白分子平行排列，集合成束，组成一条粗肌丝。其中，肌球蛋白分子的杆均向着M膜，并以一定距离相错开，而头都朝向粗肌丝的两端并露于表面，称为横桥（cross bridge）。肌球蛋白分子的头具有ATP酶活性，能结合ATP，并有与肌动蛋白相结合的位点。若肌球蛋白头与细肌丝的肌动蛋白接触时，ATP酶被激活，分解ATP并释放能量，使横桥屈动。

（2）细肌丝：细肌丝（thin myofilament）长约1μm，直径约5nm，由肌动蛋白、原肌球蛋白和肌钙蛋白3种蛋白组成（图2-69）。在不同生理状况下，细肌丝这3种分子的不同位点与肌球蛋白头的位置关系，构成了收缩和舒张生理功能的分子基础。

肌动蛋白（actin）分子呈球形，相互连接成串珠；两条肌动蛋白链呈螺旋状相互绞合在一起，构成细肌丝的主要部分；在每一球形肌动蛋白链上，均有一与肌球蛋白互相结合的位点。原肌球蛋白（tropomyosin）分子细长呈丝状，是由两个多肽链相互缠绕而成的双股螺旋状分子，首尾相连形成长丝状，嵌于肌动蛋白双股螺旋链所形成的浅沟内（图2-69）。肌钙蛋白（troponin）是由3个球状亚单位构成的球形分子，1个肌钙蛋白分子附着于1个原肌球蛋白分子丝上。肌钙蛋白的3个亚单位是：①肌钙蛋白C亚单位（TnC），能结合Ca^{2+}；②肌钙蛋白T亚单位（TnT），能结合原肌球蛋白，在舒张状态下可将肌球蛋白头上的位点与肌动蛋白分子上的位点相隔开；③肌钙蛋白I亚单位（TnI），能抑制肌动蛋白与肌球蛋白结合。

2. 横小管　肌膜以垂直于骨骼肌纤维长轴的方向陷入肌质而形成的小管，环绕在每条肌原纤维的表面，称为横小管（transverse tubule），简称T小管。人的横小管位于I带与A带交界处，故一个肌节内有两个横小管；两栖类的横小管位于Z线水平。在每条肌纤维内，同一平面上的横小管互相通连。横小管可将运动终板的神经冲动传入肌纤维内，从而引起该肌纤维的收缩（图2-70）。

3. 肌质网　肌质网（sarcoplasmic reticulum）是肌纤维内特化的滑面内质网，位于横小管之间的肌原纤维表面。相邻横小管之间中部的肌质网大部分走向与肌纤维的长轴一致，故称之为纵小管（longitudinal tubule），简称L小管。纵小管末端膨大并互相通连，形成与横小管平行并紧密相贴的扁平囊状结构，此为终池（terminal cisterna）。每

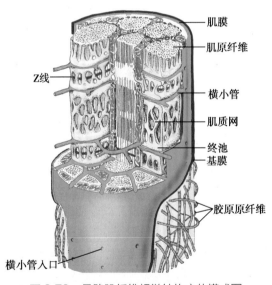

肌膜
肌原纤维
Z线
横小管
肌质网
终池
基膜
胶原原纤维
横小管入口

图2-70　骨骼肌纤维超微结构立体模式图

一条横小管与其两侧的终池，共同形成三联体（triad）（见图2-68、图2-70）。肌质网膜上有钙泵和钙通道，其中80%为钙泵，可将肌质内的Ca^{2+}逆浓度差泵入肌质网内。Ca^{2+}与膜上另一种蛋白颗粒收钙素（calseguestrin）相结合而储存起来，其Ca^{2+}浓度可达肌质中的千倍。当肌质网膜接受兴奋后，钙通道开放，大量的Ca^{2+}涌入肌质，使肌球蛋白的横桥与肌动蛋白结合并触发ATP酶，从而产生肌纤维的收缩。

4. 线粒体　肌质内有丰富的线粒体，分布于肌膜下、细胞核附近以及肌原纤维之间。线粒体产生的ATP为骨骼肌的收缩等生理功能提供能量（见图2-68）。肌质内线粒体的数量、大小、线粒体嵴和基粒（线粒体内膜内表面上突起的圆球形颗粒）等超微结构体现了骨骼肌纤维收缩能力的强弱。

（三）骨骼肌纤维的收缩机制

目前公认的骨骼肌纤维收缩的机制是肌丝滑动学说。该学说认为，肌纤维是由于细肌丝向粗肌

丝的 M 膜方向滑动,明带变窄,暗带长度不变,H 带变窄乃至消失,肌节变短,整个肌纤维变短。收缩过程可概括为:①当神经冲动传递到运动终板时,肌膜去极化而产生动作电位,于是,神经冲动沿横小管被传递到肌原纤维表面的三联体处。②该动作电位在三联体处经横小管传递到终池和肌质网,使肌质网内的 Ca^{2+} 经钙泵被释放到肌质内。③Ca^{2+} 与肌钙蛋白的 TnC 亚基结合,引起肌钙蛋白和原肌球蛋白的构型及位置发生变化,原肌球蛋白也随之移位,使球形肌动蛋白单体上的位点暴露出来。④肌球蛋白头上的位点与肌动蛋白上的位点接触。⑤在接触的瞬间,肌球蛋白分子头上的 ATP 酶被激活,分解 ATP 并放出能量。这种化学能转变成机械能,从而使肌球蛋白分子头向 M 膜方向倾斜,随之将细肌丝拉向 M 膜,肌节缩短,肌纤维收缩。⑥收缩结束后,肌质内的 Ca^{2+} 重新被泵回肌质网,肌钙蛋白等恢复原状,肌纤维松弛。从肌膜兴奋到肌纤维收缩之间的一系列变化,被称为兴奋收缩偶联(excitation contraction coupling),三联体就是这种偶联的关键结构。

二、心肌

心肌(cardiac muscle)分布于心脏和邻近心脏的大血管根部,其收缩具有自动节律性,缓慢而持久,不易疲劳。

(一)心肌纤维的光镜结构

心肌纤维呈短圆柱状,直径 10~20μm,长 80~150μm,有分支,并相互连接成网。其细胞核呈椭圆形,位于肌纤维的中央,染色较浅,多为 1 个,偶有 2 个。在核的两端可见脂褐素,且数量随年龄增长而增加。纵切面有明、暗相间的横纹(不如骨骼肌横纹明显),故也属横纹肌。肌原纤维较骨骼肌少,多分布在肌纤维的周边。两条心肌纤维相连处称为闰盘(intercalated disk),在 HE 染色的标本中呈着色较深的阶梯状粗线(图 2-71)。心肌纤维外方也有基膜和网状纤维包裹,心肌纤维之间有丰富的毛细血管,心肌纤维周围有疏松结缔组织和丰富的毛细血管。

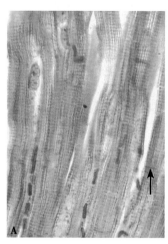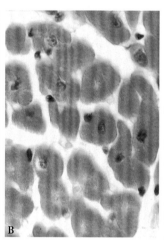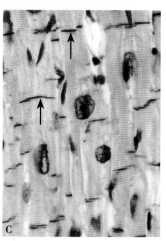

图 2-71　心肌纤维光镜像

A.纵切面　HE 染色;B.横切面　HE 染色;C.纵切面　Hemalum 染色;箭头示闰盘。

(二)心肌纤维超微结构

心肌纤维的超微结构与骨骼肌相似,也有规则排列的粗肌丝和细肌丝及其构成的肌节,有 A 带和 I 带,有 Z 膜,也有横小管和肌质网等结构。心肌纤维与骨骼肌纤维在超微结构上的主要不同点:①肌原纤维不如骨骼肌的规则、明显,粗细不等,界限不分明,其肌丝被横小管、肌质网和大量纵行排列的线粒体等分隔成粗细不等的肌丝束,导致横纹也不如骨骼肌的明显。②横小管口径较粗,位置相当于 Z 膜水平。③纵小管不如骨骼肌发达,其末端不形成膨大的终池,而是盲端略膨大,常以一侧的盲端与横小管相贴形成二联体（diad）（图 2-72、图 2-73），极少有三联体。④心肌细胞间于 Z 线水平形成连接结构闰盘（图 2-74），切面上呈阶梯状，其横位相接处有黏着小带和桥粒，起牢固的连接作用；纵位相接处有缝隙连接，便于细胞间化学信息的交流和电冲动的传导，使心房或心室的心肌纤维的收缩和舒张保持同步性，从而使心脏的泵血功能最大化。

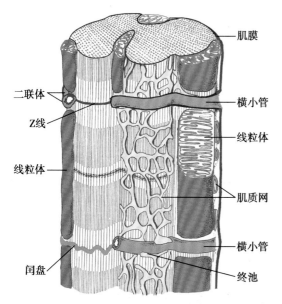

图 2-72 心肌纤维超微结构模式图

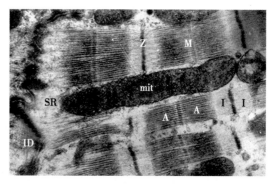

图 2-73 心肌纤维透射电镜图
A. 暗带；I. 明带；Z. Z 线；M. M 线；SR. 肌质网；
mit. 线粒体；ID. 闰盘。

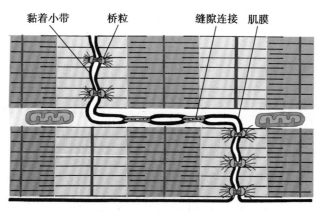

图 2-74 心肌纤维闰盘超微结构模式图

心肌纤维之间的间质成分的分布和排列是一个多层次、多方位的网络结构，称为心肌间质网络（myocardial matrix network），由心肌纤维间隙中的成纤维细胞产生和分泌的 I 型与 III 型胶原蛋白形成的纤维所组成。其中大部分为 I 型胶原蛋白形成的粗纤维，伸展和回弹性较小；III 型胶原蛋白形成的细纤维伸展和回弹性均较大。这两种纤维组成网络，不仅包绕每个心肌细胞，也连接相邻的心肌细胞、心肌细胞群和毛细血管。心肌细胞群之间的网络多呈螺旋式包绕。新生儿的胶原蛋白含量在左、右心室基本相同，而成人的右心室胶原蛋白含量较左心室高。心肌间质网络结构对维持固定各部心肌纤维定向排列、防止心肌纤维横向或侧向滑脱、保持心肌纤维舒缩伸展长度的一致性和协调性起重要作用。许多心肌疾病多发生心肌间质网络的变形和改建，从而影响心肌的舒缩功能和血液循环。

三、平滑肌

平滑肌广泛分布于血管和淋巴管的肌层、许多内脏器官以及某些器官的被膜内,收缩缓慢而持久。

(一)平滑肌纤维的光镜结构

平滑肌主要由平滑肌纤维构成。平滑肌纤维一般呈长梭形,平均长度为 200μm;其长度随器官而异,如小动脉壁的平滑肌纤维约长 20μm,妊娠期子宫的平滑肌最长,可达 500μm;细胞核 1 个,呈椭圆形或长杆状,着色较深,可见 1~2 个核仁,位于肌纤维中央,当平滑肌纤维收缩时,细胞核常呈螺旋状扭曲;细胞质嗜酸性,染色较深,无横纹(图 2-75)。

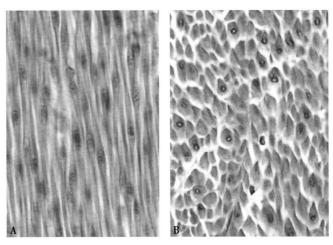

图 2-75　平滑肌纤维光镜图　HE 染色
A.纵切面;B.横切面。

(二)平滑肌纤维的超微结构

平滑肌纤维无肌原纤维,故其表面无明暗相间的横纹。电镜下可见细胞质内有大量密斑、密体、细肌丝、粗肌丝和中间丝(图 2-76)。密斑(dense patch)和密体(dense body)都是电子致密度较高的梭形小体,前者位于基膜下方,后者位于细胞质中。中间丝由结蛋白构成,连接于密体和密斑之间,形成梭形的细胞骨架。细肌丝由肌动蛋白构成,其一端连接于密斑或密体,另外一端游离在粗肌丝之间。粗肌丝由肌球蛋白构成,呈圆柱状,表面有成行排列的横桥,相邻的两行横桥屈动方向相反(图 2-77、图 2-78)。所以,密斑相当于骨骼肌纤维的 Z 膜。密斑与密体之间有结蛋白构成的中间丝连接,形成梭形细胞内骨架。在密斑之间可见有肌膜内陷形成的小凹(caveola),与细胞外相通,并沿细胞的长轴排列成带状,相当于骨骼肌的横小管,可传递冲动。肌质网不发达,呈泡状或管状,靠近小凹。平滑肌细胞核周围无肌丝,可见高尔基复合体,游离核糖体及糖原颗粒等。平滑肌纤维间主要以缝隙连接相结合,可使神经冲动在平滑肌细胞间迅速扩散,导致平滑肌纤维同时收缩或舒张,从而使互相连接的平滑肌纤维构成一个功能上的整体。

平滑肌纤维没有肌节,若干粗肌丝和细肌丝聚集形成肌丝单位,又称收缩单位(contractile unit)。一般认为,平滑肌纤维收缩机制与骨骼肌相似,也是通过肌丝滑动来实现的。平滑肌收缩时,肌纤维呈螺旋形扭曲,从而变短和增粗。

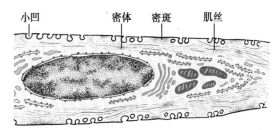

图 2-76　平滑肌纤维超微结构模式图

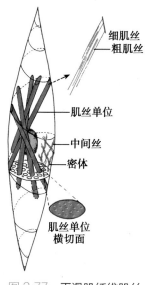

图 2-77　平滑肌纤维肌丝
单位组成示意图

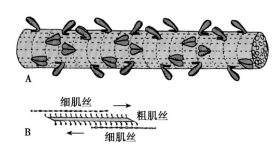

图 2-78　平滑肌纤维肌丝结构示意图
A. 粗肌丝表面横桥排列成行,相邻两行横桥划动方向
相反;B. 粗肌丝相邻两行横桥牵拉细肌丝,方向相反。

（郝利铭）

第六节　神经组织

神经组织(nerve tissue)是高度分化的组织,是构成人体神经系统的主要成分,广泛分布于人体各组织器官内。神经组织主要由神经细胞(nerve cell)和神经胶质细胞(neuroglial cell)组成。神经细胞是神经系统的形态和功能单位,也称为神经元(neuron),具有感受机体内外刺激、整合信息和传导神经冲动的能力。神经胶质细胞对神经元起到支持、保护、营养和绝缘等作用,并参与神经递质和活性物质的代谢。

一、神经元

神经元数量庞大,形态多样,种类繁多,由胞体和突起两部分组成(图 2-79)。

(一)神经元的结构

神经元形态多样,但都可以分为胞体和突起,后者又分树突和轴突 2 种;通常 1 个神经元可有 1 个或多个树突,但仅有 1 条轴突(图 2-80)。

1. **胞体**　神经元的胞体(soma)主要位于中枢神经系统的灰质及周围神经系统的神经节,是神经元的营养和代谢中心。其形态多样,呈圆形、锥体形、梭形或星形;其大小差异很大,小的直径仅 4~5μm,大的直径可达 150μm。胞体的结构与一般细胞相似,有细胞膜、细胞质和细胞核。

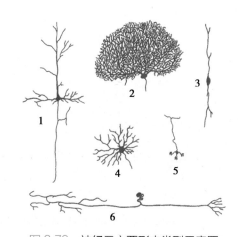

图 2-79　神经元主要形态类型示意图
1. 大脑锥体细胞;2. 小脑浦肯野细胞;3. 耳蜗神经节双极神经元;4. 脊髓多极神经元;5. 小脑颗粒细胞;6. 脊神经节假单极神经元。

神经元的细胞膜是可兴奋膜,具有接受刺激、处理信息以及产生和传导神经冲动的功能。神经元的细胞核大而圆,位于胞体中央,核膜明显,核内异染色质少,主要为常染色质,故着色浅,呈空泡状,核仁大而明显。神经元细胞质又称核周质(perikaryon),含有丰富的尼氏体和神经原纤维。尼氏体(Nissl body)分布于胞质内,颗粒状或斑块状,呈嗜碱性(图 2-81)。电镜下,尼氏体由许多平行排列的粗面内质网和游离核糖体构成(图 2-82)。神经元胞体内含大量尼氏体和发达的高尔基复合体,具有旺盛的蛋白质合成功能。神经原纤维(neurofibril)是神经元胞质内直径 2~3μm 并交织成网的丝状结构,在银染色切片中呈棕黑色细丝,并伸入树突和轴突(图 2-83)。电镜下,神经原纤维是由排列成束的神经丝和微管构成(图 2-82)。神经丝和微管与由肌动蛋白构成的微丝共同构成神经元的细胞骨架,除了具有支持作用外,还参与细胞内的物质转运。

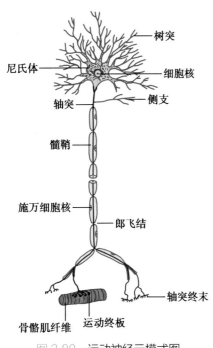

图 2-80   运动神经元模式图

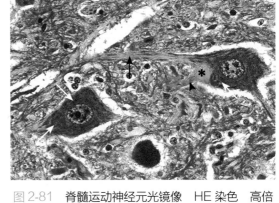

图 2-81   脊髓运动神经元光镜像   HE 染色   高倍
白长箭头示尼氏体,黑长箭头示树突;
黑短箭头示轴突;星号示轴丘。

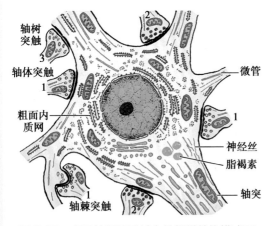

图 2-82   多极神经元及其突触超微结构模式图

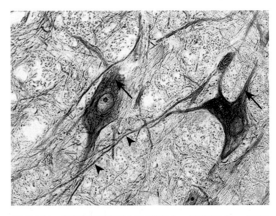

图 2-83   脊髓运动神经元光镜像   镀银染色   高倍
长箭头示神经原纤维;短箭头示神经纤维。

此外,核周质内还含有色素,最常见的是棕黄色的脂褐素(lipofuscin),为一种溶酶体的残余体,多为异物、脂滴或退化的细胞器,其数量随年龄增长逐渐增多。

2. **突起** 神经元的突起(process)自胞体发出,其长短、数量与形态因不同神经元而异,参与形成中枢神经系统的神经网络和通路以及遍布全身的神经。

(1)树突:树突(dendrite)一般从神经元胞体发出,常呈树枝状反复分支。树突内的结构与核周质基本相似,也含有尼氏体、神经丝、微管和微丝。有些神经元的树突分支上具有许多棘状的短小突起,称为树突棘(dendritic spine)(图2-84),是神经元之间形成突触的主要部位。树突的功能主要是接受刺激,并把神经冲动传向胞体。树突和树突棘使神经元接受刺激的表面积更为扩大。因此,神经元接受信息和整合信息的能力与其树突的分支程度以及树突棘的数目有密切关系。

(2)轴突:轴突(axon)呈细索状,可将神经冲动从胞体传向终末。轴突一般由胞体发出,有的也可由主树突干的基部发出。胞体发出轴突的部位常呈圆锥形,称轴丘(axon hillock)(见图2-81)。光镜下此区无尼氏体,染色淡。轴突一般比树突细,粗细均匀,有侧支呈直角分出。轴突的长短不一,短的仅数微米,长的可达1m以上。一般神经元的胞体越大,其轴突越长。轴突内无尼氏体和高尔基复合体,故不能合成蛋白质。轴突成分的更新及神经递质合成所需的蛋白质和酶由胞体内合成后,输送到轴突及其终末。

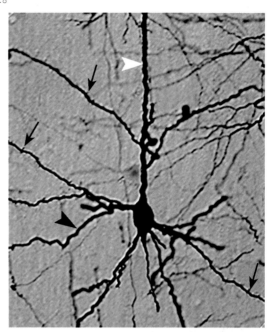

图2-84 大脑锥体细胞树突光镜像
生物素化葡聚糖胺染色 高倍
白短箭头示主树突;黑短箭头示基树突;
黑长箭头示树突棘。

轴突内的轴质是流动的,称为轴质流(axoplasmic flow)。轴突与胞体之间通过轴质流进行物质交换,轴突内这种物质转运称为轴突运输(axonal transport)。根据运输速度的不同,轴突运输分为快速轴突运输(fast axonal transport)(速度为100~400mm/d)和慢速轴突运输(slow axonal transport)(速度为1~4mm/d)两种;根据运输方向的不同,分为顺向轴突运输(anterograde axonal transport)(从胞体向轴突远端的运输)和逆向轴突运输(retrograde axonal transport)(从轴突末端向胞体的运输)(图2-85)。某些病毒或毒素(如狂犬病毒、脊髓灰质炎病毒、带状疱疹病毒和破伤风毒素等)进入轴突终末可通过逆向轴突运输迅速侵犯神经元胞体而致病。

(二)神经元的分类

神经元的分类有多种方法,常以神经元形态、轴突的长短、功能以及所释放的递质进行分类。

1. **根据突起的多少分类** ①多极神经元(multipolar neuron):有一个轴突和多个树突。②双极神经元(bipolar neuron):有两个突起,一个是树突,另一个是轴突。③假单极神经元(pseudounipolar neuron):从胞体发出一个突起,距胞体不远处又呈"T"形分为两支,一支分布到外周的其他组织和器官,称周围突(peripheral process),另一支进入中枢神经系统,称中枢突(central process)(图2-86);中枢突传出神经冲动,是轴突,周围突接受刺激,具有树突的功能,但因其细而长,在形态结构上与轴突不易分辨。

2. **根据神经元轴突的长短分类** ①高尔基Ⅰ型神经元(Golgi type Ⅰ neuron):神经元的胞体较大,轴突较长(可长达1m以上)。②高尔基Ⅱ型神经元(Golgi type Ⅱ neuron):神经元的胞体较小,轴突较短(仅数微米)。

3. **根据神经元的功能分类** ①感觉神经元(sensory neuron):又称传入神经元,多为假单极神经元,其接受体内、外的化学或物理性刺激,并将信息传向中枢。②运动神经元(motor neuron):或称传出神经元,一般为多极神经元,它把神经冲动传递给肌细胞或腺细胞。③中间神经元(interneuron):多为多极神经元,位于前2种神经元之间,具有信息加工和传递作用。机体对来自体内、外的刺激所作的反应均需这3种神经元参与,它们和感受器、效应器共同构成反射弧(图2-86)。动物越进化,其中间神经元越多。人的中间神经元约占神经元总数的99%,在中枢神经系统内构成复杂的神经元网络,是学习、记忆和思维的重要结构基础。

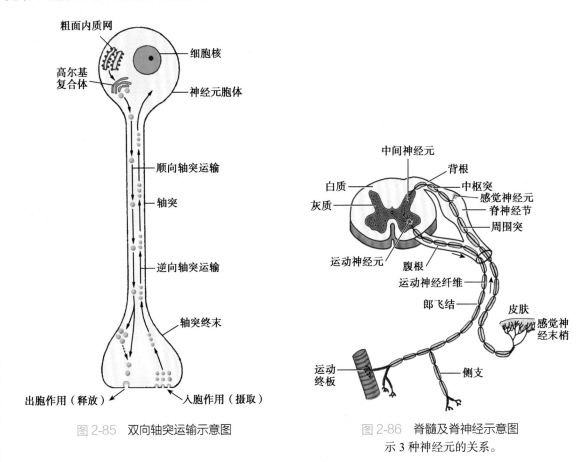

图 2-85　双向轴突运输示意图　　　　　　　　　图 2-86　脊髓及脊神经示意图
　　　　　　　　　　　　　　　　　　　　　　　　　　　　　　示 3 种神经元的关系。

4. 按神经元释放的神经递质或神经调质的化学性质分类　①胆碱能神经元:释放乙酰胆碱;②去甲肾上腺素能神经元:释放去甲肾上腺素;③胺能神经元:释放多巴胺等;④氨基酸能神经元:释放谷氨酸、γ- 氨基丁酸等;⑤肽能神经元:释放 P 物质、脑啡肽等神经肽。此外,一氧化氮和一氧化碳也是神经递质。通常每个神经元只释放一种神经递质,同时还可释放一种神经调质。神经调质可增强或削弱神经递质信息传递的效率。

二、突触

突触(synapse)是神经元与神经元之间,或神经元与效应细胞之间的一种特化的细胞连接,通过其传递作用实现细胞与细胞之间的通信。神经元之间借助突触彼此相互联系,构成机体复杂的神经网络,实现神经系统的各种功能活动。突触分为化学突触(chemical synapse)和电突触(electrical synapse)两大类,前者以神经递质作为通信的媒介,后者以电讯号作为传递信息的载体。在神经元之间的化学突触中,最常见的是一个神经元的轴突终末与另一个神经元的树突、树突棘或胞体连接,分别构成轴 - 树、轴 - 棘和轴 - 体突触(图2-87)。此外,还有轴 - 轴和树 - 树突触等。

（一）化学突触

化学突触由突触前成分、突触间隙和突触后成分 3 部分构成。突触前、后成分彼此相对的细胞膜分别称为突触前膜和突触后膜,两者之间的狭窄间隙为突触间隙。

1. **突触前成分** 突触前成分（presynaptic element）通常是神经元的轴突终末，包括突触前球状膨大和突触前膜（presynaptic membrane）两部分。光镜下，突触前成分为直径 0.5μm 至数微米不等的纽扣形结构，附着在另一神经元的胞体或树突上，在银染色标本中呈现棕黑色的圆形颗粒，称突触扣结（synaptic bouton）（图 2-87）。电镜下，突触前成分内含许多突触小泡（synapse vesicle），还有少量线粒体、滑面内质网、微管和微丝等。突触小泡的大小和形状不一，多为圆形，部分突触小泡呈扁平形（图 2-88）。突触小泡内含神经递质和 / 或神经调质。

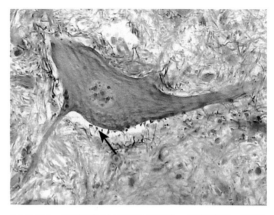

图 2-87 脊髓运动神经元光镜像 镀银染色 高倍 箭头示突触扣结。

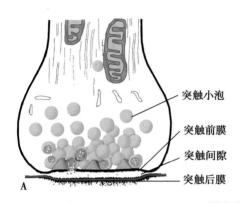

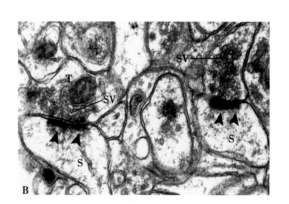

图 2-88 化学突触超微结构
A. 模式图；B. 电镜像
T. 轴突终末；S. 树突棘；SV. 突触小泡；箭头示突触后膜。

图中标注：突触小泡、突触前膜、突触间隙、突触后膜

2. **突触后成分** 突触后成分（postsynaptic element）是下一个神经元与突触前膜相对的细胞膜部分，主要为突触后膜（postsynaptic membrane，PSD）（图 2-88）。突触后膜胞质面附着有致密物，称为突触后致密物。突触后膜含有能与相应神经递质特异性结合的受体与离子通道，并聚集有多种调节突触传递的蛋白质和激酶。

3. **突触间隙** 突触间隙（synaptic cleft）位于突触前膜与突触后膜之间（图 2-88），宽 15~30nm，内含来自两侧穿膜蛋白的胞外部分和细胞外基质（如神经细胞黏附分子等），并含有降解神经递质的酶。

当神经冲动沿轴膜传至轴突终末时，可引起突触前膜上的钙通道开放，Ca^{2+} 由细胞外进入突触前成分内，在 ATP 的参与下突触小泡移至突触前膜并与其融合，通过出胞作用释放小泡内的神经递质到突触间隙。神经递质与突触后膜上相应的受体结合，引起与受体偶联的化学门控离子通道开放，使相应的离子进出，改变突触后膜两侧的离子分布，形成兴奋性或抑制性突触后电位，进而引起突触后神经元（或效应细胞）的相应活动。使突触后膜发生兴奋的突触称兴奋性突触（excitatory synapse），使突触后膜发生抑制的突触称抑制性突触（inhibitory synapse）。突触的兴奋或抑制，取决于神经递质及其受体的种类。神经递质在产生上述效应之后，在突触间隙内立即被相应的酶分解或被突触前成分重新摄取，使该神经递质的作用迅速消除，从而保证突触传递信息的灵敏性。

根据突触前膜和后膜的胞质面致密物质厚度不同，可将突触分为Ⅰ和Ⅱ两型。Ⅰ型突触后膜胞质面致密物质比前膜厚，二者厚度不对称，故又称为非对称性突触（asymmetrical synapse），其突触小泡呈球形，突触间隙较宽（20~50nm）（图 2-88）。一般认为Ⅰ型突触是兴奋性突触，主要分布在树突干上的轴 - 树突触。Ⅱ型突触前、后膜的致密物质较少，厚度近似，故称为对称性突触（symmetrical synapse)，突触小泡呈扁平形，突触间隙也较窄（10~20nm）。一般认为Ⅱ型突触是一种抑制性突触，多分布在胞体上的轴 - 体突触。

（二）电突触

电突触即缝隙连接（参见"上皮组织"），接触点的直径为 0.1~10μm，也有突触前膜、后膜及突触间隙。突触间隙仅 2~3nm，前、后膜内有连接蛋白（connexin）形成呈六角形的结构单位，跨越膜的全层，顶端露于膜的外表面，其中心形成与膜表面垂直的小管，直径约 2nm，允许直径<2nm 的物质自由通过。电突触处电阻小，通透性好，局部电流极易通过。电突触在传导冲动时不需要神经递质的介导，而以电讯号作为信息载体，具有双向快速传递的特点，有利于神经元的同步活动。

三、神经胶质细胞

神经胶质细胞（neuroglial cell）简称胶质细胞（glial cell），是神经组织中数量最多的一类细胞，广泛分布于中枢和周围神经系统，其数量超过神经元 10~50 倍。胶质细胞与神经元一样具有突起，但不分树突和轴突，没有传导神经冲动的功能。

（一）中枢神经系统的胶质细胞

依据胞核的形状、大小及染色的深浅，分为 3 种胶质细胞。星形胶质细胞的胞核最大，圆或椭圆形，染色较浅。少突胶质细胞的胞核较小，圆形，染色较深。而小胶质细胞的胞核最小，形态不规则或杆状，染色最深（图 2-89）。镀银染色或免疫细胞化学染色技术能显示细胞的全貌（图 2-90）。

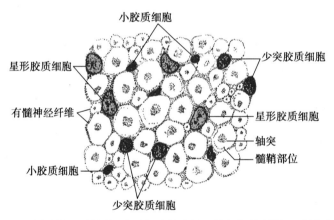

图 2-89　中枢神经系统神经胶质细胞的胞核及神经纤维（横切面）模式图

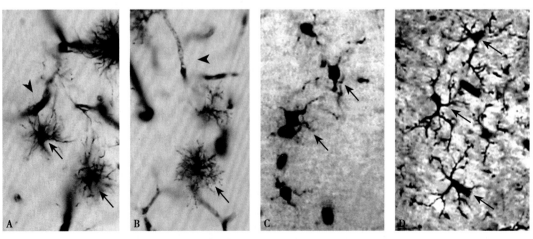

图 2-90　中枢神经系统胶质细胞光镜像　镀银染色，高倍
A.纤维性星形胶质细胞（长箭头）；B.原浆性星形胶质细胞（长箭头）；C.少突胶质细胞（长箭头）；
D.小胶质细胞（长箭头）。短箭头示血管。

1. **星形胶质细胞** 星形胶质细胞(astrocyte)是胶质细胞中体积最大、数量最多的一种。胞体呈星形,核圆或卵圆形、较大、染色较浅。胞质内含有神经胶质丝,参与细胞骨架的组成。从胞体发出的突起伸展充填在神经元胞体及其突起之间,主要起支持和绝缘等作用;而且,星形胶质细胞亦具有维持神经元的存活和促进神经突起生长的作用。有些胞突末端扩大形成脚板(foot plate)或终足(end foot),在脑和脊髓表面形成胶质界膜(图2-91),或贴附在毛细血管壁上,构成血-脑屏障的神经胶质膜。星形胶质细胞可分为两种:①纤维性星形胶质细胞(fibrous astrocyte),多分布于脑和脊髓的白质,其胞突长而直,分支较少,表面光滑(见图2-90A),神经胶质丝丰富。②原浆性星形胶质细胞(protoplasmic astrocyte),多分布在脑和脊髓的灰质,胞突较短粗,分支多,表面不光滑(见图2-90B),胞质内神经胶质丝较少。

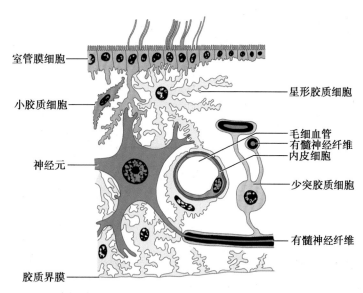

图2-91 中枢神经系统神经胶质细胞与神经元和毛细血管关系模式图

2. **少突胶质细胞** 少突胶质细胞(oligodendrocyte)分布在神经元胞体附近和神经纤维周围,其胞体较星形胶质细胞小,核卵圆形、染色质致密。在镀银染色标本中,少突胶质细胞的突起较少而得名(见图2-90C)。突起常呈串珠状,其末端扩展成扁平薄膜,包卷神经元的轴突并形成髓鞘,是中枢神经系统的髓鞘形成细胞(图2-91)。

3. **小胶质细胞** 小胶质细胞(microglia)是胶质细胞中最小的一种,数量少,占全部胶质细胞的5%~20%。胞体细长或椭圆形,其突起细长有分支,表面有许多小棘突(见图2-90D、图2-91)。中枢神经系统损伤时,小胶质细胞可被激活为具有吞噬能力的细胞,吞噬细胞碎屑及溃变的髓鞘。血液循环中的单核细胞亦侵入损伤区,转变为巨噬细胞,参与吞噬活动。由于小胶质细胞具有吞噬功能,既往认为它来源于血液中的单核细胞,属单核吞噬细胞系统,亦有研究表明小胶质细胞可能来源于胚胎期的卵黄囊间充质细胞。

4. **室管膜细胞** 室管膜细胞(ependymocyte)为覆盖在脑室及脊髓中央管腔面的单层立方或柱状细胞。其表面有微绒毛或纤毛(图2-91)。有的室管膜细胞基部发出细长突起伸向脑及脊髓深部,称伸长细胞(tanycyte)。室管膜细胞具有支持和保护作用,参与脑脊液形成,也有研究认为该部位的细胞具有神经干细胞的功能,是成年后神经元新生的主要来源。

(二)周围神经系统的胶质细胞

1. **施万细胞** 施万细胞(Schwann cell)曾称雪旺细胞,是周围神经系统的髓鞘形成细胞,包绕在神经轴突的周围,形成髓鞘和神经膜。此外,施万细胞具有合成和分泌多种神经营养因子,促进受损伤神经元存活及其轴突再生等作用。

2. **卫星细胞**　卫星细胞(satellite cell)是神经节内包裹神经元胞体的一层扁平或立方形细胞,故又称被囊细胞(capsular cell)。细胞核圆或卵圆形,染色质较浓密,因而细胞核染色较深;卫星细胞具有营养和保护神经节细胞的功能。

四、神经纤维

神经纤维(nerve fiber)是由神经元的长轴突及包绕在其外面的胶质细胞构成。根据是否有胶质细胞形成的髓鞘(myelin sheath),神经纤维分为有髓神经纤维(myelinated nerve fiber)和无髓神经纤维(unmyelinated nerve fiber)(图 2-92)。神经纤维主要构成中枢神经系统的白质和周围神经系统的脑神经、脊神经和自主神经。

(一)有髓神经纤维

1. **周围神经系统的有髓神经纤维**　由施万细胞包绕神经元轴突构成。髓鞘分成许多节段,各节段间的无髓鞘缩窄部称郎飞结(Ranvier node)(图 2-92)。相邻两个郎飞结之间的一段神经纤维称结间体(internode)。轴突越粗,其髓鞘也越厚,结间体也越长。每一结间体的髓鞘是由一个施万细胞呈同心圆状包卷轴突而形成,电镜下呈明暗相间的同心状细胞膜板层结构(图 2-93)。在常规 HE 染色标本上,髓鞘常因脂类被溶解而留下空隙,仅见残留的网状蛋白质。若用锇酸固定和染色,脂类被保存,髓鞘呈黑色。在其纵切面上常见一些漏斗形的斜裂,称髓鞘切迹(incisure of myelin)(图 2-94),又称施 - 兰切迹(Schmidt-Lantermann incisure),系髓鞘形成过程中残留的施万细胞胞质所致。

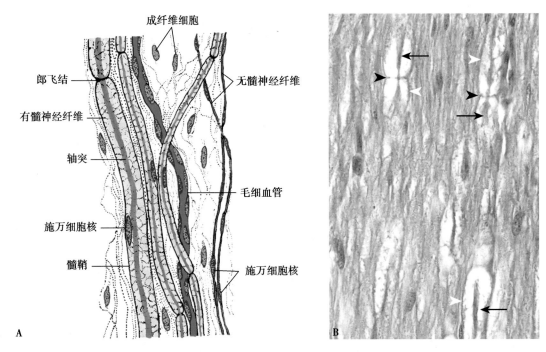

图 2-92　周围神经纤维结构
A. 模式图;B. 坐骨神经(纵切面)光镜像　HE 染色　高倍
黑长箭头示轴突;黑短箭头示郎飞结;白短箭头示神经膜。

施万细胞的胞核呈长卵圆形,其长轴与轴突平行,核周有少量胞质。因施万细胞包在轴突的外面,故又称神经膜细胞(neurilemmal cell),其外面包有一层基膜。施万细胞最外面的一层细胞膜与基膜合称神经膜(neurilemma)(图 2-92)。

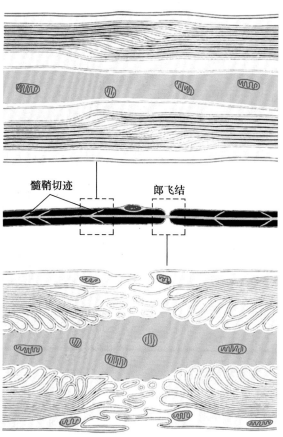

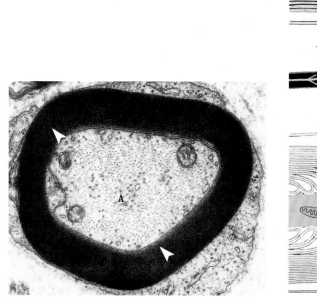

图 2-93　有髓神经纤维电镜像
A. 轴突；箭头示髓鞘板层。

图 2-94　郎飞结与髓鞘切迹模式图

有髓神经纤维形成过程中,伴随轴突一起生长的施万细胞表面凹陷成一纵沟,轴突位于纵沟内,沟缘的胞膜相贴形成轴突系膜(mesaxon)。此后轴突系膜不断伸长并反复包卷轴突,把胞质挤回胞体或挤到髓鞘的内、外侧及两端靠近郎飞结处,各层细胞膜相贴形成可达 50 层同心圆排列的板层髓鞘(图 2-95)。故髓鞘的实质是施万细胞的胞膜,属施万细胞的一部分。

2. 中枢神经系统的有髓神经纤维　其结构与周围神经系统的有髓神经纤维基本相同,不同的是其髓鞘不是由施万细胞形成,而是由少突胶质细胞突起末端的足板包卷轴突而形成。一个少突胶质细胞有多个突起可分别包卷多个轴突,其胞体位于神经纤维之间(图 2-96)。中枢神经系统内有髓神经纤维的外表面没有基膜,髓鞘内亦无髓鞘切迹。

有髓神经纤维的神经冲动传导速度快,轴突起始段产生的神经冲动(动作电位),通过郎飞结处的轴膜传导,从一个郎飞结跳到下一个郎飞结呈跳跃式传导。有髓神经纤维的结间体越长,神经冲动跳跃的距离也越大,传导速度也就越快。

(二) 无髓神经纤维

周围神经系统内的无髓神经纤维由神经元的细小轴突及包在其外面的施万细胞组成。电镜下可见施万细胞成串排列,胞体凹陷成许多纵沟,轴突单独或成束地陷在这些纵沟内,被施万细胞包裹,即一个施万细胞可包裹多条细小轴突(图 2-95E),不形成髓鞘,故无郎飞结。无髓神经纤维因无髓鞘和郎飞结,神经冲动只能沿着轴突的轴膜连续传导,故其传导速度比有髓神经纤维慢。

(三) 神经

周围神经系统中功能相关的神经纤维集合在一起,外包致密结缔组织,称为神经(nerve)。一条神经内只含有感觉(传入)神经纤维或运动(传出)神经纤维,则分别称为感觉神经或运动神经,但大多数神经同时含有感觉、运动和自主神经纤维,常称为混合神经。在结构上,多数神经同时含有髓和无髓两种神经纤维。由于有髓神经纤维的髓鞘含髓磷脂,故肉眼见神经通常呈白色。

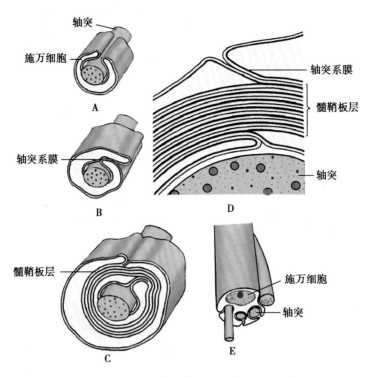

图 2-95   周围神经纤维髓鞘形成及其超微结构模式图
A~C. 髓鞘形成;D. 有髓神经纤维超微结构;E. 无髓神经纤维超微结构。

包裹在神经外面的一层致密结缔组织称神经外膜(epineurium)。神经内的神经纤维被结缔组织分隔成大小不等的神经纤维束,包裹每束神经纤维的结缔组织称神经束膜(perineurium)(图 2-97)。神经纤维束内的每条神经纤维又有薄层疏松结缔组织包裹,称神经内膜(endoneurium)。神经外膜内的纵行血管发出分支进入神经束膜,进而在神经内膜形成毛细血管网。神经内膜亦含有淋巴管。

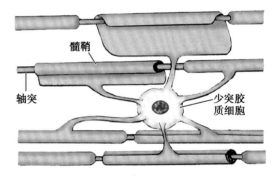

图 2-96   少突胶质细胞与中枢有髓
神经纤维关系模式图

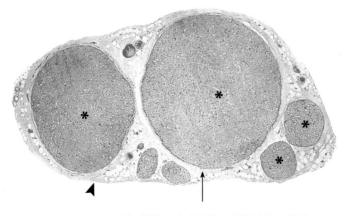

图 2-97   坐骨神经(横切面)光镜像   HE 染色   低倍
短箭头示神经外膜;长箭头示神经束膜;星号示神经纤维束。

五、神经末梢

神经末梢（nerve ending）是周围神经纤维的终末部分，分布于全身各种组织或器官内。按其功能，可分为感觉神经末梢和运动神经末梢两类。

（一）感觉神经末梢

感觉神经末梢（sensory nerve ending）是指感觉神经元周围突的终末部分，该终末与其他组织共同组成感受器。感觉神经末梢能接受内、外环境的各种刺激，并将刺激转化为神经冲动传向中枢，产生感觉。感觉神经末梢按其结构可分游离神经末梢和有被囊神经末梢两类。

1. 游离神经末梢　游离神经末梢（free nerve ending）结构简单，由较细的有髓神经纤维或无髓神经纤维的终末反复分支而成。在接近末梢处，髓鞘消失，其裸露的细支广泛分布在表皮、角膜和毛囊的上皮细胞之间，或分布在各型结缔组织内，如真皮、骨膜、脑膜、血管外膜、关节囊、肌腱、韧带、筋膜和牙髓等处。此类神经末梢能够感受冷、热、轻触和痛的刺激（图 2-98A）。

2. 有被囊神经末梢　有被囊神经末梢（encapsulated nerve ending）由感觉神经元周围突的终末外包裹结缔组织被囊构成，种类较多，常见的有如下几种：

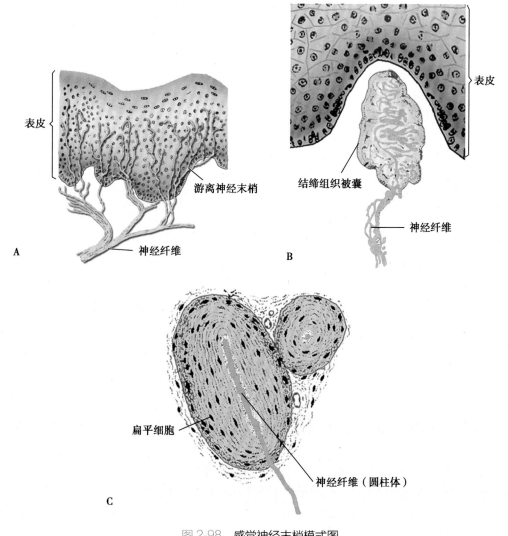

图 2-98　感觉神经末梢模式图
A. 游离神经末梢；B. 触觉小体；C. 环层小体。

　　(1) 触觉小体：触觉小体(tactile corpuscle)又称迈斯纳小体(Meissner corpuscle)，分布在皮肤真皮乳头内，以手指、足趾掌侧的皮肤居多，其数量可随年龄增长而逐渐减少。触觉小体呈卵圆形，长轴与皮肤表面垂直，外包结缔组织被囊，小体内有许多横列的扁平细胞。有髓神经纤维进入小体时失去髓鞘，并分成细支盘绕在扁平细胞间(图 2-98B)。触觉小体的主要功能是感受触觉。

　　(2) 环层小体：环层小体(lamellar corpuscle)又称帕奇尼小体(Pacinian corpuscle)，广泛分布在皮下组织、肠系膜、韧带和关节囊等处，主要感受压觉和振动觉。环层小体较大(直径 1~4mm)，卵圆形或球形，中央有一条均质状的圆柱体，周围由数十层呈同心圆排列的扁平细胞组成。有髓神经纤维进入小体时失去髓鞘，裸露的终末穿行于小体中央的圆柱体内(图 2-98C)。

　　(3) 肌梭：肌梭(muscle spindle)是分布在骨骼肌内的梭形结构，外有结缔组织被囊，内含若干条细小的骨骼肌纤维，称为梭内肌纤维。梭内肌纤维细胞核成串排列或集中在肌纤维中段而使该处膨大(图 2-99)，胞质内肌原纤维较少。感觉神经纤维进入肌梭时失去髓鞘，裸露的终末细支呈环状包绕梭内肌纤维的中段，或呈花枝样附着在近中段。肌梭内还有运动神经末梢分布在梭内肌纤维的两端(图 2-99A)。肌梭是一种本体感受器，主要感受肌纤维的伸缩变化，在调节骨骼肌的活动中起重要作用。

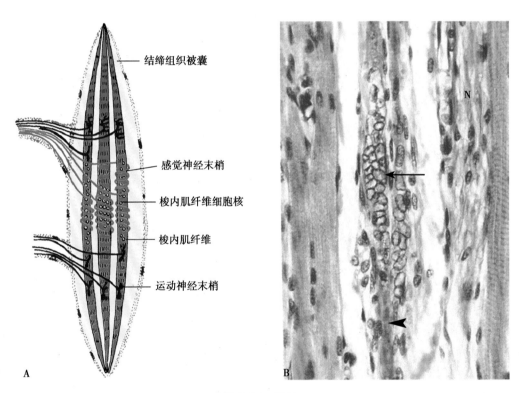

图 2-99　肌梭
A. 模式图；B. 光镜像　HE 染色　高倍。
N. 神经纤维；短箭头示梭内肌纤维；长箭头示梭内肌纤维细胞核。

(二) 运动神经末梢

　　运动神经末梢(motor nerve ending)是运动神经元的长轴突分布于肌组织和腺体内的终末部分，支配肌纤维的收缩和腺细胞的分泌。运动神经末梢又分躯体和内脏运动神经末梢两类。

　　1. 躯体运动神经末梢　躯体运动神经末梢(somatic motor nerve ending)分布于骨骼肌内。躯体运动神经元的胞体位于脊髓灰质前角或脑干，其轴突离开中枢神经系统后成为有髓鞘的躯体传出(运动)神经纤维。当神经纤维抵达骨骼肌时，髓鞘消失，其轴突反复分支，每个分支仅与一条骨骼肌纤维建立突触连接,此连接区域呈椭圆形板状隆起,称运动终板(motor end plate)或神经肌连接(neuromuscular junction)(图 2-100)。电镜下运动终板处,肌纤维的肌膜凹陷成浅槽,轴突分支终末嵌入浅槽内,此处的轴膜为突触前膜,与突触前膜相对的肌膜为突触后膜,二者之间的间隙为突触间隙(图 2-101)。轴突终末(突触前成分)内有许多含乙酰胆碱的圆形突触小泡,并有许多线粒体和一些微管、微丝。当神经冲动到达运动终板时,突触前膜钙通道开放,突触小泡与前膜融合,释放乙酰胆碱神经递质进入突触间隙。乙酰胆碱与突触后膜上的 N 受体结合,使肌膜的离子通道开放,产生兴奋性电活动,经横小管传导至整个肌纤维,引起肌纤维收缩。一根有髓运动神经纤维及其分支所支配的骨骼肌纤维数目多少不等,少者仅 1~2 条,多者可达上千条,通常将一个运动神经元的轴突及其分支所支配的全部骨骼肌纤维称为运动单位(motor unit)。

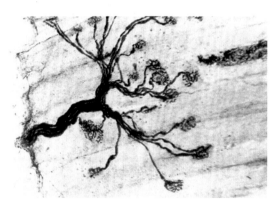

图 2-100　运动终板光镜像　骨骼肌压片
氯化金染色　高倍

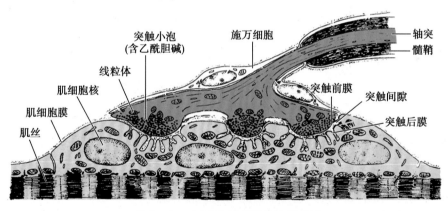

图 2-101　运动终板超微结构模式图

2. **内脏运动神经末梢**　内脏运动神经属自主神经的一部分,从中枢到效应器通常要经过 2 个神经元,中间经过自主神经节。第 1 个神经元称节前神经元,胞体位于脊髓灰质侧角或脑干核内,其轴突称节前纤维;第 2 个神经元称节后神经元,胞体位于自主神经节或神经丛内,其轴突称节后纤维。这些节后神经纤维分布在内脏及血管的平滑肌、心肌和腺细胞上,形成内脏运动神经末梢(visceral motor nerve ending)。这些内脏传出纤维多为无髓神经纤维,轴突很细,直径在 1μm 以下,无髓鞘。轴突终末结构简单,经反复分支,终末支呈串珠状膨大,称为膨体(varicosity),直径为 1~2μm(图 2-102)。电镜下可见膨体内含有许多突触小泡和线粒体;膨体的轴膜是突触前膜,与其相对应的效应细胞膜是突触后膜,膜上有神经递质的受体;突触间隙为 15~20nm。有的膨体和效应细胞之间的间隙在 80nm 以上,甚至可达数微米,相对应的部位没有突触后膜的特化结构,故称此种形式的突触为远距离突触(distant synapse)或称为非突触性化学传递(non-synaptic chemical transmission),以弥散形式产生效应。

自主神经元的递质主要有乙酰胆碱、去甲肾上腺素和肽类,当神经兴奋沿内脏传出神经纤维至末梢时,导致神经递质的释放,引起平滑肌和心肌收缩以及腺体的分泌。

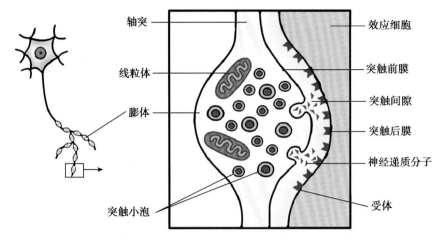

图 2-102   内脏运动神经纤维及其末梢与膨体超微结构示意图

（周德山）

 思考题

1. 试述被覆上皮的分类命名原则、结构特点与分布。

2. 光镜下如何分辨小肠黏膜单层柱状上皮和气管黏膜假复层纤毛柱状上皮?

3. 比较纤毛和微绒毛结构与功能的异同。

4. 手术后,皮肤的伤口在逐渐痊愈的过程中,结缔组织中哪些成分参与此过程? 每种成分各有什么作用?

5. 一些人若接触花粉,其皮肤将出现红肿并发痒,请问其表皮下方结缔组织内的哪些细胞参与了此过程? 若此人症状轻微,机体能否自愈,在此过程中还有哪些细胞参与了此过程? 这些细胞的功能各是什么?

6. 软骨组织和骨组织的组织学特点有什么共性和区别?

7. 类骨质和骨质的区别是什么? 各自的主要成分是什么?

8. 长骨的骨骺和骨干中骨板的排列方式有什么区别?

9. 如何在光镜下辨识白细胞?

10. 举例说明"血常规检查"的临床意义。

11. 肾是产生尿液的器官,如何理解"肾间质细胞产生促红细胞生成素,影响红骨髓的造血功能"?

12. 从超微结构的角度解释神经系统对骨骼肌功能影响的强弱。

13. 如何在显微镜下辨别骨骼肌、心肌和平滑肌?

14. 试比较树突与轴突的结构和功能特征。

15. 突触有哪些类型? 试述神经肌连接的光镜与电镜结构特征和骨骼肌兴奋收缩偶联过程。

16. 试比较周围神经系统和中枢神经系统有髓神经纤维的异同点。

第三章
人体各系统概述

第一节 运 动 系 统

运动系统（locomotor system）由骨、骨连结和骨骼肌组成，占成人体重的 60%~70%，不仅具有运动的功能，还具有支持、保护重要脏器及整个机体的功能。全身各部的骨通过骨连结组成人体骨骼，能支持体重，保护内脏，赋予人体基本形态。而骨骼肌跨过骨连结附着于相邻的骨，在神经系统支配下，收缩牵拉其所附着的骨，以骨连结为支点，产生杠杆运动。由此可见，骨和骨连结是运动系统的被动部分，而骨骼肌则是运动系统的主动部分。

一、骨学概述

骨（bone）是主要由骨组织（包括骨细胞和基质）构成的器官，是体内最坚硬的结缔组织，外被骨膜，内容骨髓，含有丰富的血管、淋巴管和神经，能不断进行新陈代谢和生长发育，具备修复、再生和改建的能力，经常锻炼可使骨变得强壮而富有弹性，能够耐受较大强度的应力变化而不致受伤；相反，长期不运动则易出现骨质疏松。骨的基质中有大量的钙盐和磷酸盐沉积，是钙、磷的储存库，可参与钙、磷代谢。此外，骨髓还具有造血功能。

（一）骨的分类

成人有 206 块骨，按部位可分为中轴骨（又被划分为颅骨、躯干骨两部分）和四肢骨两部分（图 3-1）。按形态，骨可分为长骨（long bone）、短骨（short bone）、扁骨（flat bone）和不规则骨（irregular bone）（图 3-2）。

此外，某些肌腱内会出现扁圆形小骨，称为籽骨（sesamoid bone），它们在运动中起到减少摩擦和改变肌肉牵拉方向的作用，如髌骨。

（二）骨的基本构造

骨由骨质（bone substance）、骨膜（periosteum）和骨髓（bone marrow）构成。

1. 骨质　按结构可分为骨密质（compact bone）和骨松质（spongy bone）。骨密质质地致密，抗压抗扭曲性强，分布于骨的表面，构成所有骨的外壳。骨松质呈多

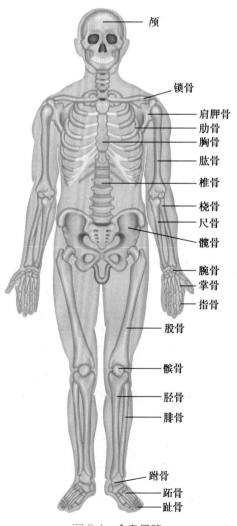

颅

锁骨

肩胛骨
肋骨
胸骨
肱骨

椎骨

桡骨
尺骨
髋骨

腕骨
掌骨
指骨

股骨

髌骨

胫骨
腓骨

跗骨
跖骨
趾骨

图 3-1　全身骨骼

孔海绵状,由相互交织的骨小梁(bone trabecula)排列而成,分布于骨的内部(图 3-2)。

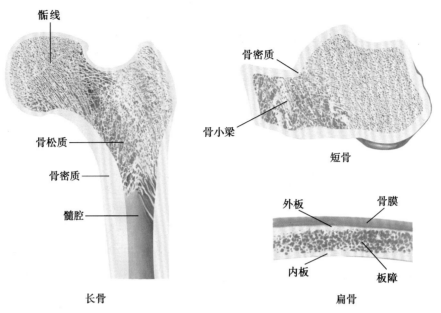

图 3-2 骨的内部结构

2. **骨膜** 由纤维结缔组织构成,富含血管、淋巴管及神经,对骨的新陈代谢和生长发育具有重要作用(图 3-3)。骨膜根据形态特点可分为内、外两层。外层致密,有许多胶原纤维束穿入骨质,使之固着于骨面;内层疏松,也称形成层。除骨的表面外,长骨骨干内部的骨髓腔和各骨内部的骨松质内也被覆着一层薄的结缔组织膜,称骨内膜(endosteum)。骨膜的内层和骨内膜都具有分化为成骨细胞和破骨细胞的能力,具有产生新骨质、破坏原骨质和重塑骨的功能。幼年期骨处于生长发育的旺盛时期,此时骨膜功能非常活跃;成年时骨膜的活动相对静止,主要功能在于维持骨的生理状态和作为成骨的储备。在骨折的愈合过程中,骨膜对骨有修复、再生和改建的能力。

3. **骨髓** 充填于骨髓腔和骨松质间隙内。按其组成成分和颜色可分为红骨髓和黄骨髓。红骨髓含有不同发育阶段的红细胞和其他幼稚型血细胞,呈红色,有造血和免疫功能。胎儿和幼儿的骨髓均为红骨髓,具有旺盛的造血功能。5 岁以后,长骨骨髓腔内的红骨髓逐渐被脂肪组织代替,呈黄色,称为黄骨髓,暂时失去造血能力。

(三)骨的血管、淋巴管和神经

1. **血管** 骨的血供很丰富。以长骨为例,在发育过程中会形成 4 组血管:滋养动、静脉,干骺端动、静脉,骺动、静脉,骨膜动、静脉(图 3-4)。

2. **淋巴管** 骨膜含有丰富的淋巴管,它们相互吻合形成骨膜淋巴网。许多骨膜淋巴管可通过管道深入到骨质。

3. **神经** 骨接受感觉神经的支配,因此骨伤会导致剧痛发生。感觉神经末梢广泛分布于骨膜,并伴滋养血管穿透骨质进入髓腔支配骨内膜、骨髓腔和骨骺。

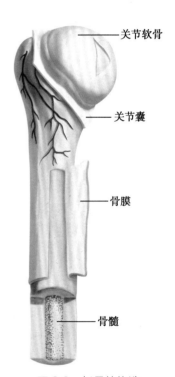

图 3-3 长骨的构造

4. 骨的化学成分及物理性质　骨主要由有机质和无机质组成。有机质约占骨重的 1/3（专指成年个体,幼年和老年人例外）,主要是由骨胶原纤维束和黏多糖蛋白等组成,赋予骨以弹性和韧性。无机质约占成年个体骨重的 2/3（幼年和老年人例外）,主要是磷酸钙,使骨坚硬挺实。骨随年龄的增长,其有机质和无机质比例在不断发生变化。幼年时期,骨的有机质和无机质含量对等,故弹性较大,柔软;成年时期骨的有机质和无机质的比例约为 3:7,它使得骨既具有较大的硬度又具有一定的弹性,性能上既能抵抗压力,又能抵抗变形。到老年期,骨的无机质所占比例增加,这使得骨的脆性增加,加之激素水平下降,影响到钙、磷的吸收和沉积,使骨组织的总量减少而呈现多孔性,此时的骨缺乏良好的弹性和韧性,受外力作用易发生骨折。

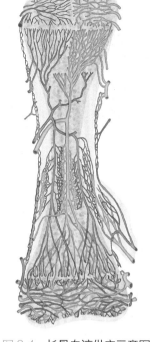

图 3-4　长骨血液供应示意图

二、关节学概述

机体的骨借助各种连结装置构成一个运动的有机体。这些连结装置被称为骨连结。

(一) 骨连结的分类

依据被连结骨之间是否存在允许自由活动的间隙,划分为直接连结和间接连结两大类(图 3-5)。

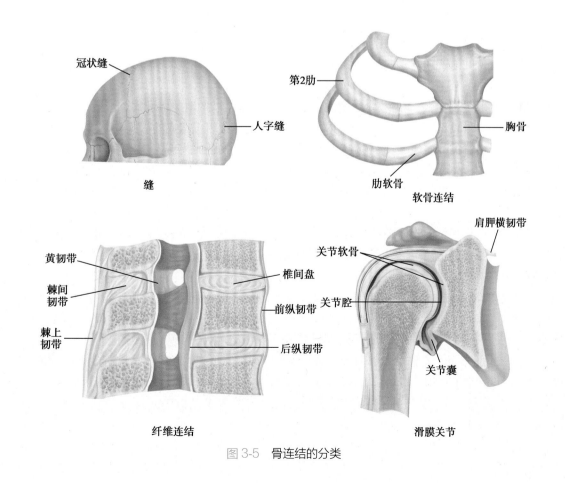

图 3-5　骨连结的分类

1. 直接连结　直接连结较牢固,骨与骨之间不存在允许活动的间隙,因此不能活动或仅限少许活动。根据连结结构的不同,其又可分为纤维连结(fibrous joint)、软骨连结(cartilaginous joint)和骨性结合(synostosis)3 类。

2. 间接连结　间接连结以被连结骨面之间互相分离,形成充以滑液的腔隙为特点。间接连结又称为关节(articulation)或滑膜关节(synovial joint),是骨连结的最高分化形式,具有较大的活动性。

（二）关节

1. 关节基本结构　包括关节面(articular surface)、关节囊(articular capsule)和关节腔(articular cavity)(图 3-6)。

（1）关节面:指参与关节构成的各相关骨相互接触面。每一关节至少包括 2 个关节面,一般为一凸一凹,凸者称为关节头,凹者称为关节窝。骨的关节面上被覆一层软骨,称为关节软骨(articular cartilage),多数属于透明软骨,也有少数为纤维软骨。关节软骨表面非常光滑,这样可以大大减少关节运动时骨面之间的摩擦;此外关节软骨具有良好的弹性和韧性,可以很好地缓冲运动过程中发生在相邻骨之间的震荡和冲击。

（2）关节囊:是指由结缔组织膜构成的,附着于关节面周缘的囊状结构。关节囊与骨膜相续连,由内、外两层构成。外层为致密结缔组织构成的纤维膜(fibrous membrane),纤维膜厚而结实,富含血管和神经,对关节起到很重要的保护作用。关节的功能会直接影响纤维膜的厚度。负重较大的下肢大关节,如膝关节和髋关节等,其在运动的基础上对关节的稳定性要求严格,因此这些关节的关节囊纤维膜厚而坚韧。相反,部分负重不大的关节,如上肢的肩关节和肘关节等,为了保持灵活的运动,关节囊纤维膜薄而松弛。关节囊内层为薄的疏松结缔组织构成的滑膜(synovial membrane)。滑膜衬覆于纤维膜的内面,其边缘附着于关节软骨的周缘。滑膜血供丰富,具有良好的分泌和吸收功能。滑膜分泌的液体称为滑液(synovial fluid)。滑液是透明的液体,呈弱碱性,存在于关节腔内,对关节面起着润滑作用;同时参与关节软骨及部分关节的关节内软骨(见下文"关节的辅助结构")的代谢活动。

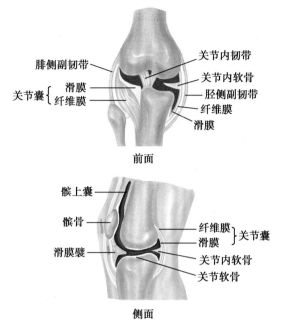

图 3-6　滑膜关节的构造

（3）关节腔:是指关节囊滑膜层与关节面一起围成的封闭腔隙。该腔为一潜在性的腔隙,腔内没有气体,呈负压状态,这使得形成关节的两关节面紧密相贴,有利于关节的稳定,腔内仅含少量由滑膜分泌的滑液。

2. 关节的辅助结构　除基本结构外,部分关节与其功能相适应,还形成了特殊的对于增加关节灵活性和稳固性有重要作用的辅助结构。常见的辅助结构有韧带、关节内软骨、滑膜襞和滑膜囊等。

（1）韧带(ligament):是连于相邻两骨之间的致密纤维结缔组织束或膜状结构,有加强关节的稳固或限制其过度运动的作用。根据其所处位置在关节囊内还是囊外,分为囊外韧带和囊内韧带。

（2）关节内软骨:存在形式有关节盘(articular disc)、关节半月板(meniscus)和关节唇(articular labrum)3 种形态。

关节盘衬于形成关节的两骨关节面之间,其周边附着于关节囊,将关节腔一分为二,如颞下颌关节。关节盘可呈圆盘状或楔形,它们填充在关节腔内,一方面具有稳定关节的作用,另一方面由于分割一个关节腔为两个,因此亦增加了关节的活动范围和形式。关节半月板呈半月形,它没有将关节腔完全分隔为两部分,仅填充在关节腔的周边,起到稳定关节的作用,如膝关节的内、外侧半月板。关节唇由纤维软骨构成,呈环状附着于关节窝的周缘,它具有加深关节窝,增大关节面,稳定关节的作用,如髋关节的髋臼唇。

(3)滑膜襞(synovial fold)和滑膜囊(synovial bursa):多数情况下,关节囊的滑膜层表面积大于纤维层表面积,因此滑膜层折叠形成滑膜褶皱而突入关节腔,这些滑膜褶皱被称为滑膜襞。滑膜襞在关节运动时,可随着关节腔的形状变化而及时填充关节腔的潜在空隙,对于稳定关节具有重要作用。有些关节的滑膜层可突破纤维膜呈囊状膨出,衬于肌腱与骨面之间来减少肌肉活动时与骨面之间的摩擦,称为滑膜囊,如膝关节的髌上囊。

3. **关节的运动** 滑膜关节的关节面虽然都呈现头窝吻合状态,但实际上形态多种多样,这就决定了关节运动形式的多样性。滑膜关节的运动多数是沿 3 个互相垂直的轴来进行的,具体形式有屈(flexion)和伸(extension);内收(adduction)和外展(abduction);旋转(rotation);环转(circumduction);移动(translation)。

4. **关节的分类** 关节一般按照 3 种方法进行分类,分类依据分别是参与构成关节的骨数目、运动时涉及的关节数及关节运动的轴数。按照参与构成关节的骨数目,关节被分成单关节(指仅由 2 块骨构成的关节)和复关节(3 块或更多骨构成的关节)。按照运动时涉及的关节数,关节被分成单动关节(指单个关节可独立运动,而不牵涉其他关节,如髋关节、肩关节等)和联动关节(指关节运动时必然牵涉其他关节同时运动,如双侧的颞下颌关节,椎间关节等)。最常用的关节分类是依据关节运动的轴数并结合关节面的形态进行划分,可分为以下 3 类(图 3-7):

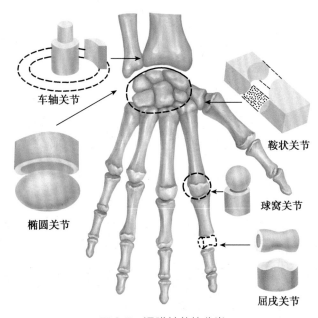

图 3-7 滑膜关节的分类

(1)单轴关节:指关节只能绕一个运动轴作一组运动的关节。
(2)双轴关节:指关节可围绕两个互相垂直的运动轴进行运动的关节。
(3)多轴关节:指关节可围绕两个以上的运动轴进行多方向运动的关节。

三、肌学概述

肌根据组织结构和功能不同,可分为骨骼肌、心肌和平滑肌。本节所讨论的肌仅限于与运动系统密切相关的骨骼肌。骨骼肌是运动系统的动力源,它的收缩舒张牵拉骨产生运动;骨骼肌的收缩受控于人的意志,故被称为随意肌。而主要分布于心壁的心肌和分布于内脏中空性器官及血管壁的平滑肌则不受控于人的意志,被称为不随意肌。

人体各部的运动精细而复杂,与之相应的是人体骨骼肌数目多,分布广。人体有 600 多块骨骼肌,约占体重的 40%。每块骨骼肌都具有各自的血供、淋巴引流和神经支配,能够执行一定的功能,因此每块骨骼肌都是一个器官。

(一)骨骼肌的构造和形态

每块骨骼肌都由肌腹和肌腱两部分构成。肌腹(muscle belly)为肌性部分,由肌纤维即肌细胞组成,具有收缩能力。肌腱(tendon)主要由平行致密的胶原纤维束构成,无收缩功能,但具有强大的抗张能力。骨骼肌多数借肌腱附着于骨。一部分骨骼肌不仅两端形成肌腱附着于骨,且在肌腹中间形成肌腱,这类肌腱被称为中间腱,如二腹肌、腹直肌等。

骨骼肌的形态多种多样,有长条形,宽扁形、短小形、环状轮匝形等。骨骼肌按照外形被分为 4 种,包括长肌、短肌、扁肌和轮匝肌(图 3-8)。肌束与骨骼肌长轴平行,收缩时显著缩短,可引起幅度较大的运动,多分布于四肢的为长肌(long muscle),如缝匠肌、股薄肌等。外形短小,收缩幅度较小,多分布于躯干深层的为短肌(short muscle)。呈宽扁薄片状,多分布于胸腹壁,执行运动功能同时保护内脏的为扁肌(flat muscle),如腹外斜肌、腹内斜肌等。有的扁肌的腱性部分亦呈薄膜状,被称为腱膜(aponeurosis)。由环形肌纤维构成,位于孔裂周围,收缩时可以关闭孔裂的为轮匝肌(orbicular muscle),如眼轮匝肌和口轮匝肌。

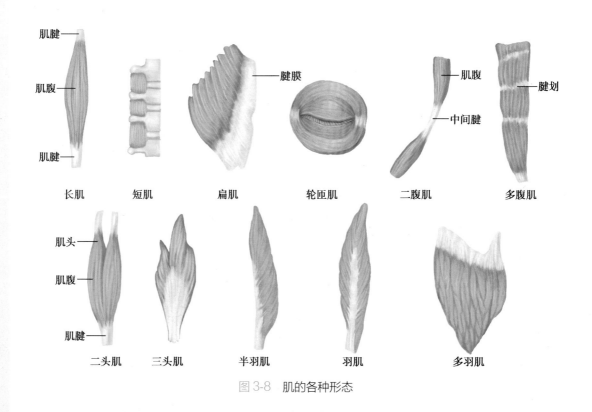

图 3-8　肌的各种形态

(二)骨骼肌的起止及配布

骨骼肌必须附着于不同的骨之间收缩形成运动,因此跨关节分布是其配布的基本特点。骨骼肌可以跨一个关节,亦可跨两个或多个关节。骨骼肌在收缩产生运动时,其在作为参照的相对固定的骨上的附着点称为起点(origin)或定点(fixed attachment);其在相对移动的骨上的附着点称为止点

（insertion）或动点（movable attachment）（图 3-9）。为了保证运动的协调、配合和可重复性，骨骼肌在配布上既有协同又有拮抗。以冠状轴上做屈伸运动的肌肉为例，屈肌肌群的肌肉相互协调发挥屈曲作用，这种在一个运动轴同侧配布具有相同作用的骨骼肌，称为协同肌（synergist）。屈曲的关节需要伸直，才能保证一个运动轴上运动的可重复性，因此需要在屈肌群的相对侧配布作用相反的伸肌肌群，屈肌和伸肌这种在作用上相互对抗的肌或肌群称为拮抗肌（antagonist）。

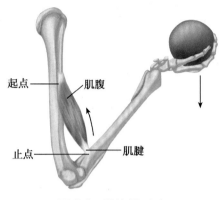

图 3-9　肌的起、止点

（三）骨骼肌的辅助装置

骨骼肌的辅助装置包括筋膜、滑膜囊、腱鞘和籽骨等，它们具有保持肌位置、保护和协助肌活动的作用。

第二节　呼 吸 系 统

呼吸系统（respiratory system）担负着机体的呼吸功能，能为机体提供新陈代谢所需要的氧气，同时将机体代谢产生的二氧化碳排出体外。胎儿在母体内的氧气来源和二氧化碳排出都是借助脐带经母体的呼吸系统实现的，从出生那一刻起，自己的呼吸系统正式开始工作。呼吸系统除气体交换功能外，还有发音、嗅觉、神经内分泌、协助静脉血回心和参与体内某些物质代谢等功能。

呼吸系统由呼吸道和肺组成（图 3-10），前者是供气体进出肺的通道，后者是气体交换的场所。呼吸道由鼻、咽、喉、气管和各级支气管组成。通常把鼻、咽及喉称为上呼吸道，把气管和各级支气管称为下呼吸道。肺是左、右成对的器官，近似圆锥形，由实质组织和间质组织组成，前者包括支气管树和肺泡；后者包括结缔组织、血管、淋巴管、淋巴结和神经等。

一、鼻

鼻（nose）可分为 3 部，即外鼻、鼻腔和鼻旁窦。它既是呼吸道的起始部，又是嗅觉器官。

二、喉

喉（larynx）由软骨和喉肌构成，它既是呼吸的管道，又是发音的器官。喉的支架是喉软骨，由甲状软骨、环状软骨、会厌软骨和成对的杓状软骨等构成。而喉肌是发音的动力器官,具有紧张或松弛声带,缩小或开大声门裂以及缩小喉口的作用。喉腔则是由喉壁(喉软骨、韧带和纤维膜、喉肌、喉黏膜等构成)围成的管腔,上与咽相通,下连气管,与肺相通。

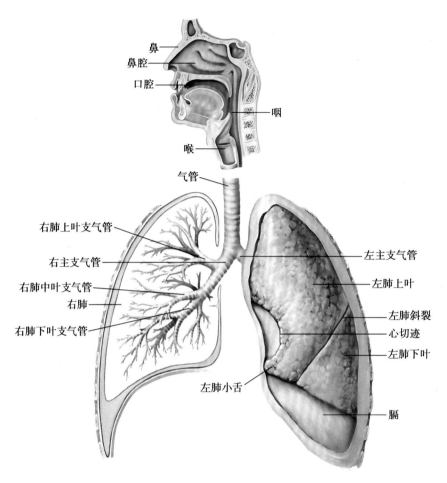

图 3-10　呼吸系统全貌

三、气管

气管(trachea)位于喉与左、右主支气管分叉处之间,分为颈部和胸部。

四、支气管

支气管(bronchi)是由气管分出的各级分支,其中一级分支为左、右主支气管。

五、肺

肺(lung)位于胸腔内,左、右各一,呈圆锥形,质地柔软呈海绵状,富有弹性,成人肺的重量约等于体重的 1/50,男性平均为 1 000~1 300g,女性平均为 800~1 000g。健康男性成人两肺的空气容量为 5 000~6 500mL,女性的小于男性。

第三节 消 化 系 统

消化系统(alimentary system)是消化食物、吸收营养物质为机体提供能量的系统。胎儿在母体内经脐带从母体获取营养物质,出生后则要靠自身的消化系统来获取营养物质。消化系统由消化管和消化腺两大部分组成。消化管从口腔起始,依次通过咽、食管、胃、小肠(十二指肠、空肠和回肠)和大肠(盲肠、阑尾、结肠、直肠和肛管),终于肛门。通常消化管以十二指肠和空肠的分界——十二指肠空肠曲为标志,分为上消化道(包括口腔、咽、食管、胃、十二指肠)和下消化道(空肠至肛门)。消化腺按体积的大小和位置不同,可分为大消化腺和小消化腺。大消化腺位于消化管壁外,成为一个独立的器官,所分泌的消化液经导管流入消化管腔内,如口腔周围的大唾液腺(腮腺、下颌下腺和舌下腺)、肝脏、胰腺。小消化腺分布于消化管壁内,位于黏膜层或黏膜下层,如食管腺、胃腺和肠腺等。消化管为食物摄入、残渣排出及消化、吸收提供通道和场所;消化腺则具有合成和分泌消化液参与消化食物的功能(图3-11)。

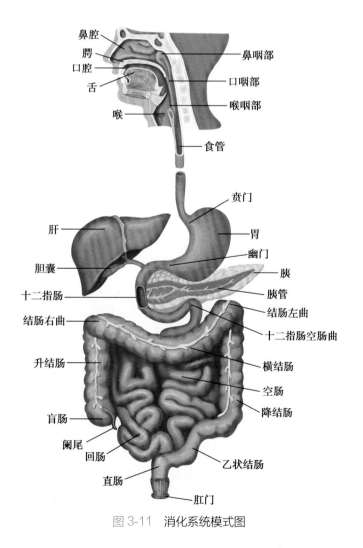

图 3-11 消化系统模式图

一、消化管

(一) 口腔

口腔 (oral cavity) 是消化管的起始部,其前壁为上、下唇,侧壁为颊,上壁为腭,下壁为口腔底。口腔向前经口唇围成的口裂通向外界,向后经咽峡与咽相通。口腔内含牙和舌。牙具有咀嚼食物和辅助发音作用,舌具有协助咀嚼和吞咽食物、感受味觉和辅助发音等功能。

口腔周围分布有唾液腺,能分泌并向口腔内排泄唾液。唾液腺分大唾液腺和小唾液腺。小唾液腺位于口腔黏膜内,如舌腺。大唾液腺有 3 对,包括腮腺、下颌下腺和舌下腺。

(二) 咽

咽 (pharynx) 是上宽下窄、前后略扁的漏斗形肌性管道,长约 12cm,向下与食管相连,可分为鼻咽、口咽和喉咽,其中口咽和喉咽是消化道与呼吸道的共同通道。

(三) 食管

食管 (esophagus) 是一前后扁平的肌性管状器官,是消化管各部中最狭窄的部分,长约 25cm,上接咽,下接胃。食管可分为颈部、胸部和腹部 3 段。

(四) 胃

胃 (stomach) 是消化管各部中最膨大的部分,上连食管,下连十二指肠。成人胃的容量约为 1 500mL。胃具有受纳食物和分泌胃液以及内分泌功能。胃的入口为贲门,出口为幽门,分为贲门部、胃底、胃体和幽门部。

(五) 小肠

小肠 (small intestine) 是消化管中最长的一段,在成人长 5~7m。上端起自胃的幽门,下端接盲肠,分为十二指肠、空肠和回肠 3 部。小肠是进行消化和吸收的重要器官,还具有内分泌功能。

(六) 大肠

大肠 (large intestine) 是消化管的下段,全长 1.5m,可分为盲肠、阑尾、结肠、直肠和肛管 5 部分。大肠的主要功能为吸收水分、维生素和无机盐,并将食物残渣形成粪便,排出体外。

二、消化腺

(一) 肝

肝 (liver) 是人体内最大的腺体,也是人体最大的消化腺。肝的血液供应十分丰富,活体的肝呈棕红色。肝的功能极为复杂,它是机体新陈代谢最活跃的器官,不仅参与蛋白质、脂类、糖类和维生素等物质的合成、转化和分解,而且还参与激素、药物等物质的转化和解毒。肝的主要功能是分泌胆汁,以促进脂肪的消化和吸收。此外,肝还具有吞噬、防御以及在胚胎时期造血等重要功能。

(二) 胰

胰 (pancreas) 是人体第二大消化腺,由外分泌部和内分泌部组成。胰腺的外分泌部能分泌胰液,参与食物中蛋白质、脂肪和糖类的消化;其内分泌部属于内分泌系统一部分,可调节血糖浓度。从形态上,胰由头、颈、体、尾 4 部分组成。

第四节　泌尿系统

　　泌尿系统（urinary system）的主要功能是通过产生的尿液排出机体代谢产生的废物。机体在代谢过程中会产生尿素、尿酸等含氮废物，它们对机体有害，必须及时排出；同时机体内多余的水、无机盐类等也需要及时排出体外。机体借助泌尿系统将这些代谢废物和多余的水、无机盐等排出体外，以维持机体内环境的平衡和稳定。此外，肾还有内分泌功能，其可产生促红细胞生成素、对血压有重要影响的肾素以及能调控钙和维生素 D 衍生物代谢的羟胆钙化醇等物质。

　　泌尿系统由肾、输尿管、膀胱和尿道组成。肾为实质性器官，左、右各一，是产生尿液的部位。输尿管为成对的肌性管道，负责将尿液输送到膀胱。膀胱是储存尿液的肌性囊状器官。而尿道最终将尿液排出体外（图 3-12）。

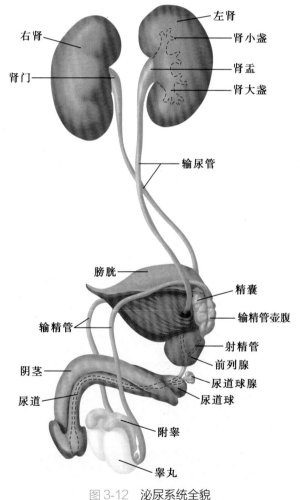

图 3-12　泌尿系统全貌

一、肾

　　肾（kidney）是实质性器官，左、右各一，形似蚕豆，位于腹后壁。肾上端宽而薄，下端厚而窄，重量

134~148g。

二、输尿管

输尿管(ureter)是成对的肌性管道,起自肾的肾盂,终于膀胱,长 20~30cm,管径 0.5~1.0 cm。全长分为输尿管腹部、盆部和壁内部。

三、膀胱

膀胱(urinary bladder)是储存尿液的肌性囊状器官,一般正常成年人的膀胱容量为 350~500mL。空虚的膀胱呈三棱锥体形,分尖、体、底和颈四部。

四、尿道

尿道(urethra)起自膀胱的尿道内口,止于尿道外口。成人男性尿道长 16~22cm,管径平均 5~7mm,分为前列腺部、膜部和海绵体部。女性尿道长 3~5cm,直径约 0.6cm。

第五节 生 殖 系 统

生殖系统(reproductive system)是生成生殖配子,繁殖后代和形成并保持第二性征的系统。生殖系统由内生殖器和外生殖器两部分组成。生殖腺、生殖管道和附属腺组成内生殖器;外生殖器则以两性交媾器官为主(图 3-13、图 3-14)。

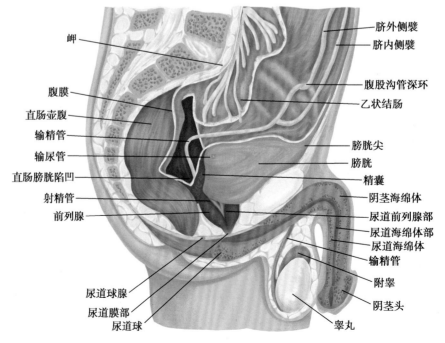

图 3-13 男性生殖系统概观

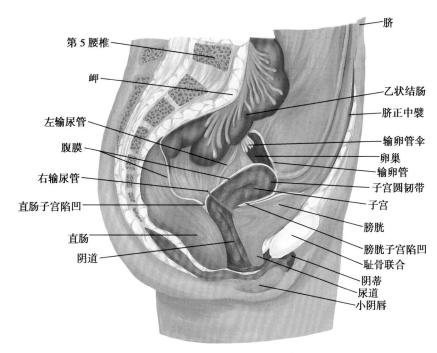

图 3-14 女性生殖系统概观

一、男性生殖系统

男性的内生殖器由生殖腺（睾丸）、输精管道（附睾、输精管、射精管和男性尿道）和附属腺体（前列腺、精囊和尿道球腺）组成。睾丸产生精子和分泌雄激素，输精管道则担负着暂时储存并将精子排出体外的功能。附属腺体的分泌液参与精液的组成，并供给精子营养及有利于精子的活动。男性外生殖器为阴茎和阴囊。

（一）男性内生殖器

1. **睾丸（testis）** 睾丸为男性的生殖腺，位于阴囊内，左、右各一，是产生男性生殖细胞精子和分泌雄激素的器官。

2. **附睾（epididymis）** 附睾呈新月形，分为附睾头、体和尾，其尾部移行为输精管。附睾为暂时储存精子的器官，并分泌附睾液供精子营养，促进精子进一步成熟。

3. **输精管（ductus deferens）** 输精管长度约 50cm，管壁厚，肌层发达而管腔细小，体表触及呈坚实圆索状，可分为睾丸部、精索部、腹股沟管部和盆部。输精管末端与精囊的排泄管汇合成射精管。

4. **射精管（ejaculatory duct）** 由输精管的末端与精囊的排泄管汇合而成，长约 2cm。

5. **精囊（seminal vesicle）** 精囊又称精囊腺，为成对的长椭圆形囊状器官，其排泄管与输精管末端汇合成射精管，分泌的液体参与精液的组成。

6. **前列腺（prostate）** 前列腺是不成对的实质性器官，大小和形状如栗子，包括底、体和尖三部，一般分为前、中、后和两侧叶，其分泌物是精液的主要组成成分。

7. **尿道球腺（bulbourethral gland）** 尿道球腺是一对豌豆大的球形腺体，分泌物有利于精子的活动，参与精液的组成。

（二）男性外生殖器

1. **阴囊（scrotum）** 阴囊是位于阴茎下方的囊袋状结构，可容纳睾丸、附睾等，能为精子的发育和生存提供合适的场所。

2. 阴茎（penis） 阴茎为男性的性交器官，分为头、体和根三部分，由 2 条阴茎海绵体和 1 条尿道海绵体组成。

二、女性生殖系统

女性的内生殖器包括生殖腺（卵巢）、输送管道（阴道、子宫和输卵管）以及附属腺体（前庭大腺）。外生殖器即女阴。

卵巢产生卵子和分泌雌、孕激素。输卵管担负着输送精子和卵子，为受精提供场所，运输受精卵到子宫，受精卵在子宫种植发育成胎儿；分娩时胎儿出子宫，经阴道娩出。

（一）女性内生殖器

1. 卵巢（ovary） 卵巢为女性生殖腺，左、右各一，呈卵圆形，略呈灰红色，是产生女性生殖细胞卵子和分泌雌激素的器官。

2. 输卵管（uterine tube） 输卵管是输送卵子的肌性管道，长 10~14cm，左、右各一，连于卵巢上端和子宫。其较为弯曲，全长可分为输卵管子宫部、输卵管峡、输卵管壶腹和输卵管漏斗 4 部分。

3. 子宫（uterus） 子宫是壁厚腔小的肌性器官，是胎儿发育的场所。成年未孕子宫呈前后稍扁、倒置的梨形，分为底、体、颈三部。

4. 阴道（vagina） 阴道为连接子宫和外生殖器的肌性管道，是女性的性交器官，也是月经排出和胎儿娩出的管道。

5. 前庭大腺（greater vestibular gland） 前庭大腺形如豌豆，分泌物有润滑阴道口的作用。

（二）女性外生殖器

女性外生殖器，即女阴，包括阴阜，大、小阴唇，阴道前庭，阴蒂和前庭球等。

第六节　脉　管　系　统

脉管系统（angiology）是由心血管系统和淋巴系统组成的封闭管道系统（图 3-15）。除角化组织、毛发和部分软骨等少数结构外，脉管系统广泛分布于人体各部。心血管系统由心、动脉、毛细血管和静脉组成，其内部流动的是血液。淋巴系统由淋巴管道、淋巴器官和淋巴组织构成，内部流动的液体称为淋巴液，淋巴液经淋巴管道向心流动，最终汇入心血管系统。

脉管系统的主要功能是物质运输和机体免疫。其物质运输功能体现于各方面，如消化系统吸收的营养物质需要运输至组织细胞供其利用，同时组织细胞产生的代谢产物、多余的水分需要运输到肾和皮肤等，以尿液和汗液形式排出体外，以保证身体持续不断的新陈代谢；呼吸系统吸收的氧气需要运输到全身器官的组织和细胞，同时组织和细胞代谢产生的二氧化碳需要被运输至肺，经气体交换排出；此外，内分泌器官和分散在体内各处的内分泌组织所分泌的激素也是由脉管系统输送至相应的靶器官发挥作用，实现体液调节。脉管系统的机体免疫功能亦称防御功能，体现在血液中白细胞的免疫防御、淋巴系统对外来微生物及自身癌变细胞的对抗和杀伤等。此外，脉管系统还具有内分泌功能，如脉管系统的心肌细胞、血管平滑肌细胞和内皮细胞等可产生和分泌心房利钠多肽及血管紧张素等多种生物活性物质，参与机体的功能调节。

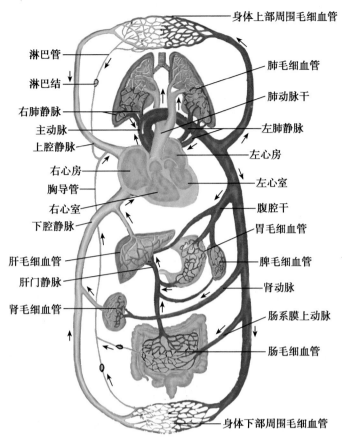

身体上部周围毛细血管

淋巴管

淋巴结

右肺静脉

主动脉

上腔静脉

右心房

胸导管

右心室

下腔静脉

肝毛细血管

肝门静脉

肾毛细血管

肺毛细血管

肺动脉干

左肺静脉

左心房

左心室

腹腔干

胃毛细血管

脾毛细血管

肾动脉

肠系膜上动脉

肠毛细血管

身体下部周围毛细血管

图 3-15　血液循环示意图

一、心血管系统

(一) 心血管系统的组成

心血管系统(cardiovascular system)由心、动脉、毛细血管和静脉组成。

1. 心(heart)　是心血管系统的动力源。心不停地收缩舒张,为血液循环提供动力。因此,心亦被称为心血管系统的"动力泵"。心为中空性器官,出生后,心内部被间隔分为互不相通的左、右两半(左半心和右半心),每半又各分为心房和心室,故心有四个腔:左心房、左心室、右心房和右心室。同侧心房和心室借房室口相通。心房接受静脉从外周回收的血液,心室发出动脉,将血液由动脉输向外周。

2. 动脉(artery)　是从心室发出的负责将血液由心输送到外周脏器的血管。动脉管壁较厚,有较大的弹性。动脉借助其弹性可发生扩张和回缩,借此可使心脏间断的射血变为血管系统中连续的血流,对于保证脏器的持续血供具有重要意义。动脉在行程中不断分支,由大动脉分为中等动脉,再分为小动脉和细小动脉,越分越细,最后移行为毛细血管。

3. 毛细血管(capillary)　是连通动脉末梢(细小动脉)和细小静脉起始部的血管。毛细血管数量庞大,管壁很薄,因此具有良好的通透性,利于血液和细胞间液(组织液)之间进行物质交换。因此,毛细血管是负责完成血液与组织液之间物质交换的血管。

4. 静脉(vein)　是由毛细血管汇合而成的负责收集外周血液并运送血液回心的血管。与动脉相比较,静脉管壁薄,管腔大,弹性小。静脉起始于毛细血管,由毛细血管首先汇聚形成细小静脉,后者再汇聚形成小静脉,如此逐渐汇合成中静脉、大静脉,最后注入心房。

(二) 人体的血液循环

人体的血液循环可分为体循环和肺循环两部分。

1. **体循环**　体循环中血液流经范围广,遍布全身各组织脏器,因此又称为大循环。体循环负责为全身各组织脏器提供氧气和营养,同时将各组织脏器代谢产生的代谢废物和二氧化碳带走。体循环起始于左心室,左心室内含营养物质和氧气丰富的动脉血进入人体最大动脉主动脉,经主动脉的各级分支将血液运输至各组织脏器,经毛细血管进行物质交换后动脉血转化为静脉血,后由细小静脉、小静脉等逐级汇聚,最终经上腔静脉和下腔静脉、腔静脉窦回流至右心房,这个循环过程构成大循环。经过大循环的血液氧气被消耗,却从组织液收集了细胞代谢产生的二氧化碳,因此血液由含氧丰富的动脉血转变为富含二氧化碳的静脉血。

2. **肺循环**　肺循环起始于右心室,静脉血液由右心室进入肺动脉,经肺动脉的各级分支最终到达肺毛细血管网,血液在此完成气体交换后,转变为含氧丰富的动脉血,后经由肺内细小静脉、小静脉汇合形成肺静脉(左、右肺各有 2 条肺静脉)将动脉血运回左心房,这个循环过程被称为肺循环,由于循环路径相对体循环范围小,所以又称小循环。

(三) 血管吻合及其功能意义

人体的血管除经动脉到毛细血管,然后到静脉的通路外,在动脉与动脉之间,静脉与静脉之间以及部分动脉与静脉之间,都可见到血管桥(被称为吻合支或交通支)将彼此连通,这种情况被称为血管吻合(vascular anastomosis)(图 3-16)。

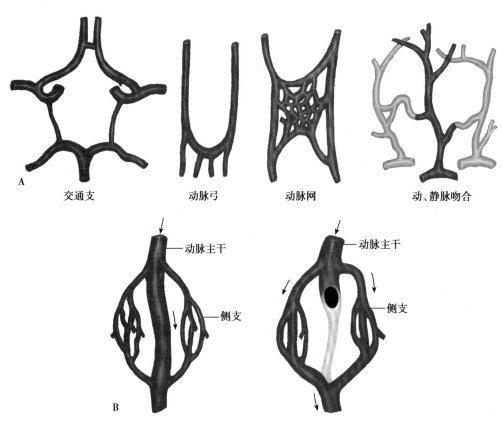

图 3-16　血管吻合和侧支循环示意图
A. 血管吻合形式;B. 侧支吻合和侧支循环

血管吻合的意义在于:防止个别血管血流暂时受阻(如压迫)导致脏器缺血,缩短循环时间以保证有效循环血量,以及根据机体所处的特定状态,在不同的组织器官间进行血流量调节等。血管吻合在人体广泛存在,静脉与静脉之间的吻合最丰富,称为静脉间吻合。动脉与动脉之间的吻合又分为主干之间的吻合(动脉间吻合)和同一主干的远近侧支间吻合(侧支吻合)两种形式。动静脉间吻合相对较少,主要见于肢体末梢、颜面部及生殖器等部位。

二、淋巴系统

淋巴系统(lymphatic system)由淋巴管道、淋巴组织和淋巴器官组成(图3-17)。淋巴管道和淋巴结的淋巴窦内含有淋巴液,简称为淋巴。淋巴来源于组织液,沿淋巴管道和淋巴结的淋巴窦向心流动,最终流入静脉。因此,淋巴系统是心血管系统的辅助系统,具有协助静脉引流组织液的功能。除此以外,淋巴系统的另外一个重要功能是参与机体免疫。收集组织液的毛细淋巴管拥有比毛细血管更宽大的内皮间隙,因此,细菌、病毒、寄生虫等致病微生物或癌细胞可通过这些间隙进入毛细淋巴管(毛细血管的内皮间隙小,致病微生物不易进入)随淋巴液向心流动。在此过程中途经多级淋巴结,淋巴结对于流经其中的淋巴具有过滤检查作用,当发现有致病原侵入时,会发生免疫应答对外来侵袭进行抵抗,从而保护机体。可见,淋巴系统的淋巴管功能主要在于协助静脉回收组织液,而淋巴器官和淋巴组织的功能则在于产生淋巴细胞、过滤淋巴液和进行免疫应答。

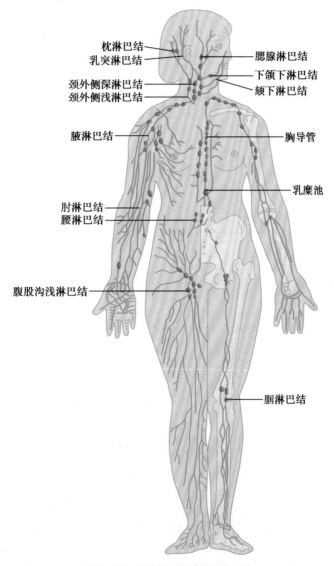

图3-17 全身的淋巴管和淋巴结

1. **淋巴管道(图3-18)** 包括毛细淋巴管、淋巴管、淋巴干和淋巴导管。毛细淋巴管以膨大的盲端起始,汇入淋巴管。淋巴管与静脉类似,注入淋巴结,由淋巴结发出形成淋巴干。淋巴干包括腰干、支气管纵隔干、锁骨下干、颈干各2条和1条肠干,共9条。淋巴干最后汇合成2条淋巴导管,即胸导管和右淋巴导管,分别注入左、右静脉角。

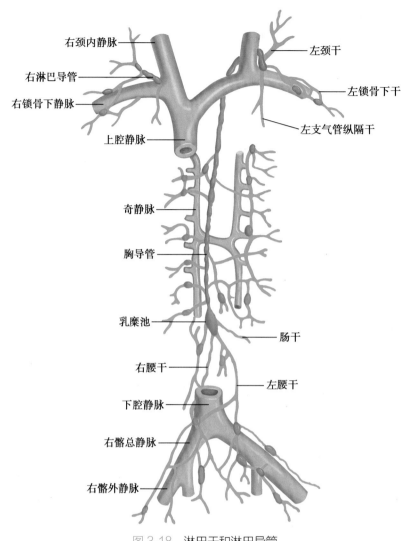

右颈内静脉

右淋巴导管

右锁骨下静脉

上腔静脉

奇静脉

胸导管

乳糜池

右腰干

下腔静脉

右髂总静脉

右髂外静脉

左颈干

左锁骨下干

左支气管纵隔干

肠干

左腰干

图 3-18   淋巴干和淋巴导管

2. **淋巴组织**   分为弥散淋巴组织和淋巴小结。

3. **淋巴器官**   包括淋巴结、胸腺、脾和扁桃体。其中胸腺(thymus)是中枢淋巴器官,具有培育 T 淋巴细胞和内分泌功能。脾(spleen)是人体最大的淋巴器官,具有储血、造血、清除衰老红细胞和进行免疫应答的功能。

第七节   感 觉 器 官

一、感受器和感觉器

机体要生存,必须随时感知内外环境的变化,做出适应性反应。例如,手指受到刺伤会立即缩回以避开伤害。这种感受内外环境变化(被称为刺激)的装置,称为感觉器(sensory organ)。它是由感受器(receptor)及其附属结构组成。感受器与感觉器两词有时通用,二者相同之处在于都是感受刺激的,不同之处在于感受器结构简单,有的仅由感觉神经的游离末梢构成,如痛觉感受器;有的结构稍复杂,由神经末梢周围包被一些组织结构共同形成,如触觉小体、环层小体等。感觉器的结构比感受器复杂,它不仅具有感受装置,还具有复杂的附属结构。例如视器(眼)是由眼球(感受器)和眼副器构成;前庭蜗器(耳)是由位置、平衡及声音感受器和附属的传导结构组成。

（一）感受器和感觉器的功能

感受器和感觉器都具有接受相应刺激并将其转变为神经冲动的功能。产生的神经冲动由周围感觉神经和中枢传导通路传到大脑皮质的特定部位,形成相应的感觉。由此可见,感受器和感觉器与神经系统的感觉功能密切相关。

（二）感受器的分类

1. 根据感受器所在的部位分为 3 类。

（1）外感受器(exteroceptor):分布在体表,感受来自外界环境的刺激,如痛、温、触、压、光、声等刺激。

（2）内感受器(interoceptor):分布在内脏器官和心血管等处,接受机体内环境的物理和化学刺激,如渗透压、压力、温度、离子和化合物浓度的变化等。

（3）本体感受器(proprioceptor):分布在肌、肌腱、关节和韧带等处,感受机体运动和平衡等信息。

2. 感受器根据接受刺激的性质分为 2 类。

（1）一般感受器:分布在全身各部,感受痛、温、触、压等一般感觉信息,以及肌、肌腱、关节本体感觉的感受器。

（2）特殊感受器:感受光、声、气味、味道和平衡信息的感受器(图 3-19)。

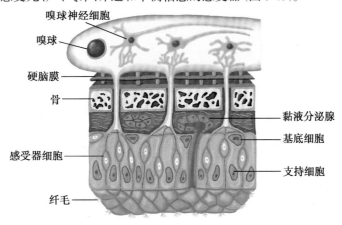

嗅觉感受器

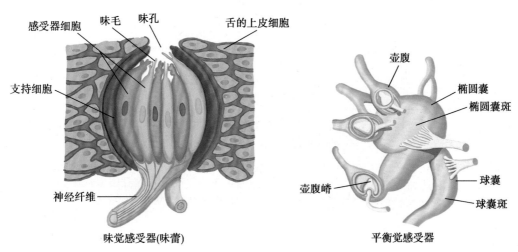

味觉感受器(味蕾)　　　　平衡觉感受器

图 3-19　感受器

二、视器

视器(visual organ),即眼(eye),由眼球和眼副器构成(图3-20),眼大部分位于眶内。眼球的功能是接受光刺激,将感受的光波刺激转变为神经冲动。眼副器位于眼球的周围和附近,包括眼睑、结膜、泪器、眼球外肌等,对眼球起到支持、保护和运动作用。

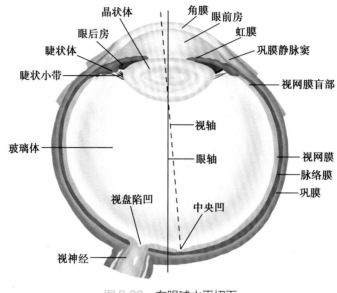

图 3-20　右眼球水平切面

三、前庭蜗器

前庭蜗器(vestibulocochlear organ),又称耳(ear),可分为外耳、中耳和内耳3部分(图3-21)。听感受器(听器)和位觉感受器(平衡器)位于内耳;外耳和中耳是声波的传导装置,是前庭蜗器的附属器。内耳内的听器是感受声波刺激的感受器,位觉器是感受头部位置变动、重力变化和运动速度刺激的感受器。

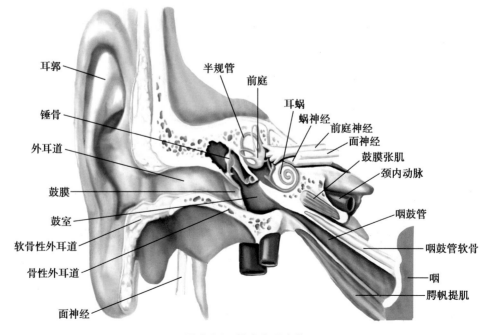

图 3-21　前庭窝器全貌

四、其他感受器

包括嗅器、味器和皮肤。

第八节 神 经 系 统

人体的神经系统(nervous system)由脑、脊髓以及附于脑和脊髓的周围神经组成,是人体最重要的调节系统。在各系统中,神经系统的结构和功能最为复杂,在体内起主导作用。人体其他各系统器官功能的发挥,都是在神经系统统一协调下完成的。机体某一生理功能的实现,需要各系统协同配合,神经系统在其中起着重要的协调作用,它的调节使得各系统达到与实现某一生理功能需要的状态,进而顺利完成这一生理功能。例如,当人面对一条恶犬,这时机体会出现呼吸加深加快、心跳加速、出汗、大量血液涌向心脑、胃肠供血则减少等一系列生理变化,这些反应都是为应付险情做准备的,这些反应的发生与神经系统及内分泌系统的调节存在密切关系。神经系统活动的基本方式是反射(reflex),反射的物质基础是反射弧(reflex arc),由感受器、传入神经、中枢、传出神经和效应器构成。神经系统通过与它相连的各种感受器接受内、外环境的的刺激,经传入神经传至中枢(脊髓和脑)的不同部位,经过整合后发出相应的神经冲动,经传出神经将冲动传至相应的效应器,产生各种反应,称反射。因此,神经系统既能使机体感受内、外环境的刺激,又能调节机体随时适应内、外环境的变化,对于维持机体生存具有重要的意义。

但人类神经系统功能远不止形成感觉和控制运动。人脑不仅含有与其他高等动物相似的感觉和运动中枢,而且拥有语言分析中枢以及与思维、意识活动相关的中枢。因此远远超越了一般动物脑的范畴,其功能涵盖思维、学习、记忆、情感等。它使得人类不仅能被动地适应环境的变化,而且能主动地认识世界并改造世界。

一、神经系统的区分

按照分布部位,神经系统被分为中枢部和周围部(图 3-22),二者在结构和功能上是一个整体。中枢部由位于颅腔内的脑和位于椎管内的脊髓两部分组成,又被称为中枢神经系统(central nervous system)。周围部由与脑相连的脑神经和与脊髓相连的脊神经两部分组成,又被称为周围神经系统(peripheral nervous system)。周围神经根据支配对象的不同,又分为躯体神经(somatic nerves)和内脏神经(visceral nerves)。前者分布于体表、骨、关节和骨骼肌等;后者分布于内脏器官、心血管及腺体等。周围神经根据其功能差异又分为感觉神经(sensory nerves)和运动神经(motor nerves)。前者将来自周围感受器的神经冲动传入中枢,故又称传入神经(afferent nerve);后者将发自中枢的神经冲动传出至周围的效应器,故又称传出神经(efferent nerve)。其中内脏神经中的传出神经,即内脏运动神经(visceral motor nerve),支配心肌、平滑肌和腺体,其活动不受人的主观意志控制,故又称自主神经(autonomic nerve),由交感神经和副交感神经两部分组成。

二、神经系统的组成

神经系统主要由神经组织构成。神经组织由两类主要的细胞组成,一类为神经细胞(nerve cell)

或称神经元(neuron);另一类为神经胶质细胞(neuroglial cell)或称神经胶质(neuroglia)。神经元是神经系统结构和功能的基本单位,具有传导神经冲动等诸多功能。神经元和神经胶质细胞的形态与分类参见第二章。

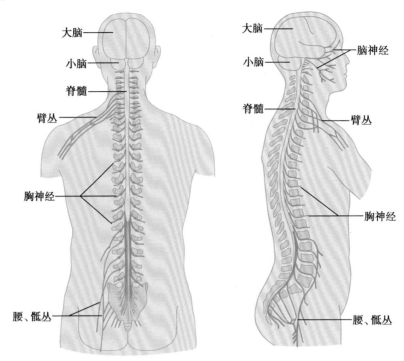

图 3-22　神经系统的区分

三、神经系统的常用术语

为了方便交流,统一表述,神经元胞体和突起形成的结构用如下术语表示。

1. **灰质**(gray matter)　在中枢部,神经元胞体及其树突的聚集部位,在新鲜标本中色泽灰暗,称为灰质。其中位于大脑和小脑表面的灰质又被称为皮质(cortex)。

2. **神经核**(nucleus)　形态和功能相似的神经元胞体在中枢聚集成团或柱,被称为神经核。

3. **白质**(white matter)　神经纤维在中枢部聚集的部位,因髓鞘含类脂质色泽明亮而被命名为白质。其中位于大脑和小脑皮质深部的白质被称为髓质(medulla)。

4. **神经纤维束**(nerve fasciculus)　白质中,凡起止、行程和功能基本相同的神经纤维聚集在一起被称为纤维束。

5. **神经节**(ganglion)　在周围部,神经元胞体聚集形成的结构被称为神经节。

6. **神经**(nerve)　神经纤维在周围部聚集成条索状结构被称为神经。

四、中枢神经系统

(一) 脊髓

脊髓(spinal cord)位于脊柱椎管内(图 3-23),上端与脑相连,全长 42~45cm,呈前、后稍扁的圆柱形,全长粗细不等,内部由灰质和白质两大部分组成。脊髓的功能包括作为神经冲动上、下行传导的中继站及脊髓固有反射的反射中枢。

(二) 脑

脑(brain)位于颅腔内,可分为 6 部分:端脑、间脑、中脑、脑桥、延髓和小脑(图 3-24)。其中延髓、

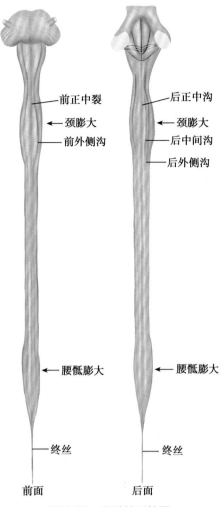

前正中裂
颈膨大
前外侧沟

后正中沟
颈膨大
后中间沟
后外侧沟

腰骶膨大

腰骶膨大

终丝

终丝

前面

后面

图 3-23　脊髓外形简图

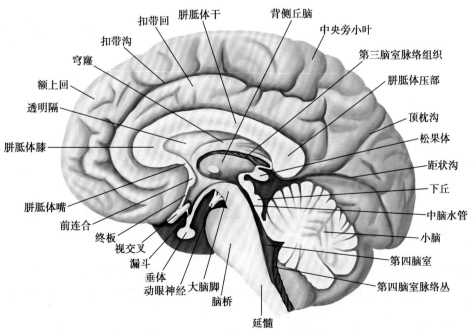

扣带回　　胼胝体干　　背侧丘脑

扣带沟　　　　　　　　　中央旁小叶

穹窿　　　　　　　　　　第三脑室脉络组织

额上回　　　　　　　　　胼胝体压部

透明隔　　　　　　　　　顶枕沟

胼胝体膝　　　　　　　　松果体

距状沟

下丘

胼胝体嘴　　　　　　　　中脑水管

前连合　　　　　　　　　小脑

终板　　　　　　　　　　第四脑室

视交叉　　　　　　　　　第四脑室脉络丛

漏斗

垂体

动眼神经　大脑脚

脑桥

延髓

图 3-24　脑的正中矢状切面

脑桥和中脑合称为脑干,是重要的生命中枢,可调控心血管和呼吸活动。小脑则维持身体平衡,对运动的协调起作用。间脑包括背侧丘脑、后丘脑、上丘脑、底丘脑和下丘脑5部分。端脑是脑的最高级部位,由左、右大脑半球构成。大脑半球表层为灰质,称大脑皮质,深部的白质称髓质,其内有灰质团块,称基底核。

五、周围神经系统

(一) 脊神经

脊神经(spinal nerve)与脊髓相连,共31对。31对脊神经分为5部分,分别是8对颈神经,12对胸神经,5对腰神经,5对骶神经和1对尾神经(图3-25)。

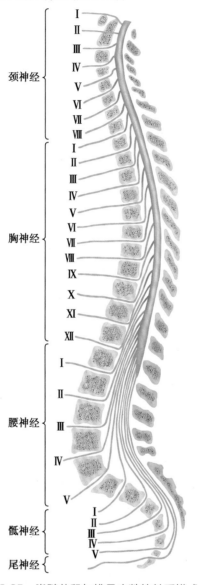

图3-25   脊髓节段与椎骨序数的关系模式图

脊神经一般分出脊膜支、交通支、后支和前支,其中前支粗大,除了胸神经前支保持原有的节段性走行和分布外,其余各部脊神经前支交织成丛,形成4个脊神经丛,即颈丛、臂丛、腰丛和骶丛。

(二) 脑神经

脑神经(cranial nerve)与脑的不同部分相连,共12对(图3-26),其排列顺序一般用罗马字母表示,具体如下: Ⅰ嗅神经, Ⅱ视神经, Ⅲ动眼神经, Ⅳ滑车神经, Ⅴ三叉神经, Ⅵ展神经, Ⅶ面神经, Ⅷ前庭蜗神经,Ⅸ舌咽神经,Ⅹ迷走神经,Ⅺ副神经,Ⅻ舌下神经。

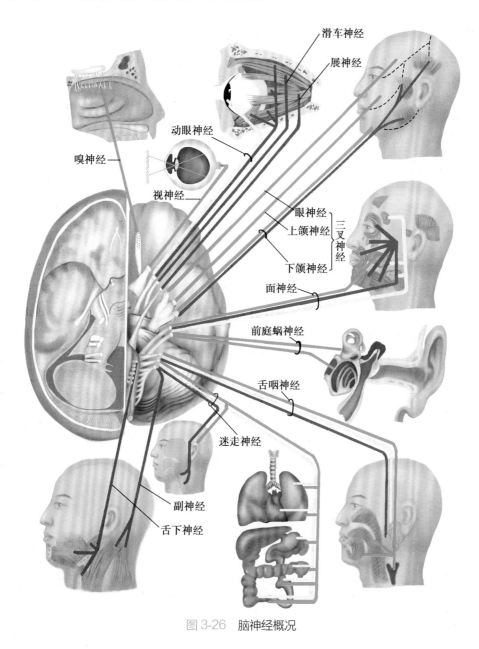

图 3-26 脑神经概况

第九节 内分泌系统

一、概述

内分泌系统(endocrine system)是机体的另一个调节系统,它与神经系统相辅相成,共同维持机体内环境的平衡与稳定,保证机体的生长发育和各种代谢活动的正常进行。

内分泌系统由内分泌腺和内分泌组织组成。内分泌腺包括垂体、甲状腺、甲状旁腺、肾上腺和松果体等。内分泌组织以细胞团分散于机体的器官或组织内，如胰内的胰岛、睾丸内的间质细胞、卵巢内的卵泡和黄体等（图3-27）。

内分泌腺和内分泌组织的内分泌细胞合成与分泌的特异性的具有调控功能的物质，被统称为激素（hormone）。激素生成后进入血液循环，到达特异性的靶器官或靶组织，并通过相应的受体发挥其调控作用。在结构上内分泌腺都具有非常丰富的血液供应，这与其旺盛的新陈代谢和激素的运输相关。激素作用缓慢但具有特异性，一种激素通常只作用于某种特定的细胞或组织，才能实现其功能。内分泌腺体或组织产生激素的种类取决于其内分泌细胞的种类，有的内分泌腺体只含一种内分泌细胞，如甲状腺，就只产生一种激素；有的内分泌腺含有多种内分泌细胞，那它就能产生多种激素，如垂体。一些内分泌腺终身发挥调控作用，如甲状腺、肾上腺等；而有些内分泌腺只在生长发育的特定阶段发挥调控作用，如松果体和胸腺，都是在幼年时期发挥调控作用，成年后则发生钙化萎缩而不再发挥作用。

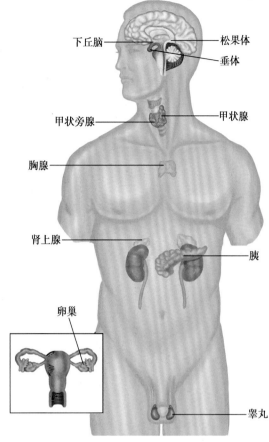

图 3-27　内分泌系统概观

二、内分泌器官

（一）垂体

垂体（pituitary gland）是机体内最重要的内分泌器官，分为腺垂体和神经垂体两部分，可分泌多种激素，包括生长激素、促甲状腺激素、促肾上腺皮质激素、促性腺激素。

（二）甲状腺

甲状腺（thyroid gland）呈"H"形，分左、右两侧叶和峡部，可分泌甲状腺素，调节机体基础代谢并影响生长和发育等。

（三）甲状旁腺

甲状旁腺（parathyroid gland）如黄豆大小，可调节钙、磷代谢，维持血钙平衡。

（四）肾上腺

肾上腺（suprarenal gland）是人体重要的内分泌腺，左、右各一，可分泌盐皮质激素、糖皮质激素和性激素等。

（黄菊芳）

思考题

1. 人体的系统包括哪些？
2. 动、静脉的异同点有哪些？
3. 人体神经系统是如何调控其他系统的？

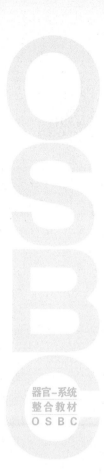

器官-系统
整合教材
OSBC

第二篇
细胞和组织的适应、损伤与修复及炎症反应

第四章
细胞和组织的适应与损伤

正常细胞和组织可以对内、外环境因素的刺激，通过自身调节机制作出形态、功能和代谢等方面的调整，以适应这种变化。如果上述刺激超过了细胞、组织和器官的耐受与适应能力，则会导致损伤。较轻的损伤是可逆性的，即消除刺激因子后，受到损伤的细胞可以恢复正常；但严重的损伤是不可逆的，可引起细胞死亡，包括坏死和凋亡。正常细胞、适应细胞、可逆性损伤细胞、不可逆性损伤细胞在形态学上是一个连续变化的过程，其界限有时不甚清楚，在一定条件下可以相互转化(图4-1)。适应性变化和损伤性变化是大多数疾病发生、发展过程中的基础性病理变化。

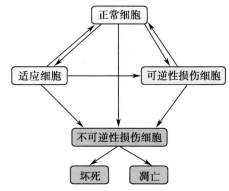

图4-1　正常细胞、适应细胞、可逆性损伤细胞和不可逆性损伤细胞之间的关系

第一节　细胞和组织的适应

适应(adaptation)是指细胞、组织和器官对于机体内、外环境中的持续性刺激因子和各种有害因子而产生的非损伤性应答反应。通过适应性反应，细胞和组织调整其功能、代谢和形态结构以达到新的平衡，避免损伤。在很多情况下，细胞仅表现为生理代谢性适应，并不出现形态学的改变，如饥饿时血糖不足则脂肪分解以供给能量。适应在形态学上一般表现为萎缩、肥大、增生和化生，涉及细胞数目、体积或分化等方面的改变(图4-2)。一般而言，去除刺激后，大多数适应细胞可逐渐恢复正常。

一、萎缩

萎缩(atrophy)是指已发育正常的细胞、组织或器官的体积缩小。萎缩时细胞合成代谢降低，能量需求减少，原有功能下降。组织与器官的萎缩，除了实质细胞(即组织和器官的功能性细胞)体积缩小外，还可以伴有实质细胞数量的减少。组织器官的未曾发育或发育不全不属于萎缩范畴。

（一）萎缩的类型

萎缩分为生理性萎缩和病理性萎缩两类。

1. 生理性萎缩(physiological atrophy)　见于胸腺青春期萎缩和生殖系统中卵巢、子宫及睾丸的更年期后萎缩等。大部分生理性萎缩时，细胞数量减少是通过细胞凋亡来实现的。

2. 病理性萎缩(pathological atrophy)　按其原因可分为以下几种。

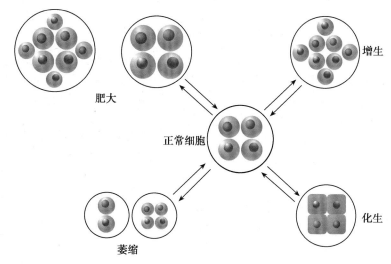

图 4-2　细胞和组织的适应类型

（1）营养不良性萎缩（atrophy due to indequate nutrition）：可因蛋白质摄入不足、消耗过多和血液供应不足引起。又分为：①全身营养不良性萎缩，主要见于长期饥饿、慢性消耗性疾病及恶性肿瘤患者，首先出现脂肪、肌肉萎缩，最后心脏、脑、肝和肾等重要器官也发生萎缩；②局部营养不良性萎缩，如脑动脉粥样硬化后，血管壁增厚、管腔变窄，脑组织缺乏足够血液供应引起脑萎缩。萎缩的细胞、组织和器官通过调节细胞体积、数量和功能，以适应血液供应和营养补给的不足。

（2）压迫性萎缩（atrophy due to pressure）：因组织与器官长期受压所致，其机制是受压组织和细胞缺血、缺氧。例如脑肿瘤推挤压迫，可致邻近正常脑组织萎缩；尿路梗阻时肾盂积水，压迫肾组织，引起肾皮质、髓质萎缩；右心功能不全时，肝小叶中央静脉及其周围血窦淤血，也会引起邻近肝细胞因受压而萎缩。

（3）失用性萎缩（atrophy due to decreased workload）：因器官、组织长期工作负荷减少和功能代谢低下所致。如四肢骨折后久卧不动，可引起患肢肌肉萎缩和骨质疏松。随着肢体重新正常活动，相应骨骼肌细胞会恢复正常大小和功能。

（4）去神经性萎缩（atrophy due to loss of innervation）：因运动神经元或轴突损伤引起效应器萎缩，如脑或脊髓神经损伤可致肌肉萎缩。其机制是肌肉失去了神经的运动调节作用，加之活动减少和骨骼肌细胞分解代谢加速所致。

（5）内分泌性萎缩（atrophy due to loss of endocrine stimulation）：由于内分泌腺功能下降引起靶器官细胞萎缩，如腺垂体功能减退时，甲状腺、肾上腺和性腺等都可萎缩。肿瘤的内分泌治疗，例如乳腺癌患者给予雌激素受体拮抗剂治疗，可致乳腺癌细胞萎缩。

（6）损伤性萎缩（atrophy due to injury）：细菌、病毒或自身免疫性疾病等引发的慢性炎症，造成组织持续性损伤，也可引起组织萎缩。例如，幽门螺杆菌感染或自身免疫性疾病引起的慢性萎缩性胃炎，就是损伤性萎缩的典型例子。

临床上，某种萎缩可由多种因素所致。如骨折后肌肉的萎缩，就可能是神经性、营养性、失用性，甚至是压迫性（如石膏固定过紧时）等诸因素共同作用的结果；而心、脑等的老年性萎缩，则兼有生理性萎缩和病理性萎缩性质。

（二）萎缩的病理变化

肉眼观，萎缩的器官体积缩小，重量减轻，色泽变深，表面血管迂曲。如大脑萎缩时脑回变窄，脑沟变深，皮质变薄，体积变小，重量减轻。光镜下，萎缩器官的实质细胞体积变小，有时还伴有数量变少；心肌细胞和肝细胞等萎缩细胞的胞质内可出现脂褐素颗粒（图 4-3），脂褐素是由细胞内未被彻底消化的富含磷脂的膜包被细胞器残体形成。当脂褐素明显增多时，整个器官可呈棕褐色，故有褐色萎缩之称。电镜下,萎缩细胞内的线粒体和内质网等细胞器数量明显减少,而自噬泡明显增多。自噬泡内的某些细胞碎片不能被消化,而以膜包绕的形式存在于细胞质,称为残余体,即光镜下所见的脂褐素。

在实质细胞萎缩的同时,间质细胞(即组织和器官的支持营养性细胞)可伴有一定程度的增生,例如纤维结缔组织细胞和脂肪细胞增生,以维持原有器官的正常外观,有时甚至比正常器官的体积还要大,此种情况称为假性肥大(pseudohypertrophy),可见于萎缩的胸腺或肌肉等。去除病因后,轻度病理性萎缩的细胞有可能恢复正常;如果病因不能消除,持续萎缩的细胞通过凋亡逐渐消失,导致器官体积逐渐变小。

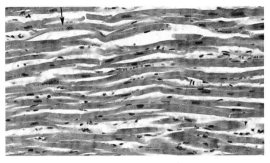

图 4-3　心肌细胞营养不良性萎缩
心肌细胞体积变小,胞质内可见脂褐素颗粒(箭头)。

二、肥大

由于功能增加,合成代谢旺盛,使细胞、组织或器官体积增大,称为肥大(hypertrophy)。组织和器官的肥大通常是由于实质细胞的体积增大所致,但也可伴有实质细胞数量的增加。

(一) 肥大的类型

肥大可分为生理性肥大和病理性肥大两种。由于器官和组织功能负荷过重所致的肥大,称为代偿性肥大(compensatory hypertrophy)或功能性肥大;由于内分泌激素过多而导致的效应器肥大,称为内分泌性肥大(endocrine hypertrophy)或激素性肥大。

1. 生理性肥大

(1)代偿性肥大:如生理状态下,举重运动员上肢骨骼肌的增粗增大。

(2)内分泌性肥大:如妊娠期由于雌、孕激素及其受体作用,子宫平滑肌细胞肥大,同时伴有细胞数量的增多,子宫从平时壁厚 0.4cm、重 100g 左右,可增大至壁厚 5cm、重量 1 000g。

2. 病理性肥大　高血压时心脏后负荷增加,可引起左室心肌肥大(图 4-4)。一侧肾脏切除后,另一侧的肾脏发生代偿肥大。病理性肥大也可见于过多的激素刺激引起,如雌激素水平过高引起的子宫肥大。

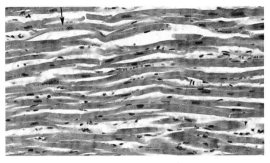

图 4-4　心脏向心性肥大
心脏横断面,示左心室壁及室间隔增厚,
乳头肌显著增粗,左心室腔相对较小。

(二) 肥大的病理变化

肥大的细胞体积增大,细胞核肥大深染,组织与器官体积均匀增大。细胞肥大的机制是细胞内许多原癌基因活化,刺激 RNA 和蛋白质合成,细胞器(如微丝、线粒体、内质网、高尔基复合体及溶酶体等)数量增多,结构蛋白合成活跃,细胞功能增强。但细胞肥大产生的功能代偿作用是有限度的。如心肌过度肥大时,可导致心肌细胞血液供应相对不足、甚至部分心肌纤维损伤,最终导致心肌整体负荷过重,诱发心功能不全(失代偿)。

三、增生

由于细胞有丝分裂活跃而致组织或器官内细胞数目增多的现象,称为增生(hyperplasia),常导致组织或器官的体积增大和功能活跃。增生多因细胞受到过多激素的刺激以及生长因子与受体过度表达所致,也与细胞凋亡被抑制有关,通常受到增殖基因、凋亡基因、激素和各种肽类生长因子及其受体的精细调控。

（一）增生的类型

根据其性质,可分为生理性增生和病理性增生两种。根据其原因,可分为代偿性增生（compensatory hyperplasia）或称功能性增生,以及内分泌性增生（endocrine hyperplasia）或称激素性增生两种。

1. 生理性增生

（1）代偿性增生:如高海拔地区空气氧含量低,机体骨髓红细胞前体细胞和外周血红细胞代偿增多。

（2）内分泌性增生:如正常女性青春期乳房小叶腺上皮以及月经周期子宫内膜腺体的增生。

2. 病理性增生　在组织损伤后的创伤愈合过程中,成纤维细胞、血管和实质细胞等增生以修复组织缺损。黏膜慢性炎症时,成纤维细胞、血管和实质细胞的过度增生可形成炎性息肉。

病理性增生还常见于过多激素刺激引起的增生,如雌激素水平过高引起的子宫内膜增生、乳腺增生,雄激素水平过高引起的前列腺增生。

增生不仅是实质细胞的适应性反应,也是间质细胞的重要适应性反应。如上述成纤维细胞和毛细血管内皮细胞等间质细胞通过增生达到修复的目的。实质细胞和间质细胞同时增生的情况也不少见,如雄激素代谢产物二氢睾酮可使男性前列腺腺体和间质纤维组织增生;雌激素分泌过多导致女性乳腺末梢导管和腺泡上皮及间质纤维组织增生。

（二）增生的病理变化

增生时细胞数量增多,细胞和细胞核形态正常或稍大。细胞增生通常为弥漫性,表现为增生的组织、器官均匀弥漫性增大。细胞增生也可呈局限性,例如在雌激素作用下,乳腺中形成单发或多发性增生结节。大部分病理性（如炎症时）的细胞增生,通常会因刺激因素的去除而停止。若细胞增生过度失去控制,则可能演变成肿瘤性增生。

（三）增生与肥大的关系

虽然肥大和增生是两种不同的病理过程或现象,但引起细胞、组织和器官增生与肥大的原因往往十分类似,因此两者常相伴存在。一般来说,组织、器官本身的细胞增殖能力决定它是单纯增生、单纯肥大还是相伴发生。对于细胞分裂增殖能力活跃的组织器官,如乳腺上皮细胞和胃黏膜上皮等,其在受到刺激时主要表现为细胞增生;对于无分裂增殖能力或分裂增殖能力极低的心肌、骨骼肌等,仅以细胞肥大形式来实现功能代偿;而对于增殖能力比较弱的组织,例如子宫肥大,则是平滑肌细胞体积增大（肥大）和细胞数目增多（增生）的共同结果。

四、化生

一种分化成熟的细胞类型被另一种分化成熟的细胞类型所取代的过程,称为化生（metaplasia）。通常只出现在分裂增殖能力较为活跃的细胞类型中。化生并不是由原来的成熟细胞直接转变而致,而是该处具有分裂增殖和多向分化潜能的幼稚未分化细胞、储备细胞等干细胞发生转分化（transdifferentiation）的结果,本质上是环境因素引起细胞某些基因活化或受到抑制而重编程（reprogramming）表达的产物,是组织、细胞成分分化和生长调节改变的形态学改变。这一过程可能是通过特定基因 DNA 的去甲基化或甲基化来实现的。

（一）化生的类型

化生有许多类型,通常发生在同源细胞之间,即上皮细胞之间或间叶细胞之间,一般是由特异性较低的细胞类型来取代特异性较高的细胞类型。上皮组织的化生在原因去除后或可恢复,而间叶组织的化生则大多数是不可逆的。

1. 上皮组织的化生

（1）鳞状上皮的化生:被覆上皮组织的化生以鳞状上皮化生（简称鳞化）最为常见（图4-5）。如吸烟者支气管假复层纤毛柱状上皮易发生鳞状上皮化生；唾液腺、胰腺、肾盂、膀胱和肝胆发生结石或维生素 A 缺乏时，被覆柱状上皮、立方上皮或尿路上皮都可化生为鳞状上皮。

（2）柱状上皮的化生：腺上皮组织的化生也较常见。慢性萎缩性胃炎时，胃黏膜上皮转变为含有帕内特细胞或杯状细胞的小肠或大肠黏膜上皮组织，称为肠上皮化生（图 4-6）；若胃体部或胃底部腺体由类似幽门腺的腺体所取代，则称为假幽门腺化生。慢性反流性食管炎时，食管下段鳞状上皮也可化生为胃型或肠型柱状上皮。慢性子宫颈炎时，宫颈鳞状上皮被子宫颈管黏膜柱状上皮取代，形成肉眼所见的宫颈"糜烂"。

2. **间叶组织的化生**　化生亦可发生于间叶组织。间叶组织中幼稚的成纤维细胞在损伤后可转变为成骨细胞或成软骨细胞，称为骨化生（图 4-7）或软骨化生。这类化生多见于骨化性肌炎等受损伤的软组织，也可见于某些肿瘤的间质。

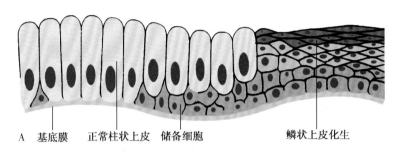

A　基底膜　　正常柱状上皮　储备细胞　　　　鳞状上皮化生

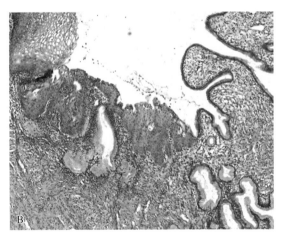

图 4-5　柱状（腺）上皮的鳞状上皮化生
A. 柱状（腺）上皮的鳞状上皮化生形态发生示意图；
B. 慢性宫颈炎时，子宫颈管的柱状上皮鳞状上皮化生。

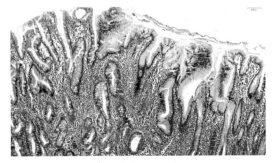

图 4-6　胃黏膜肠上皮化生
胃黏膜出现类似肠上皮的腺体（左侧），
可见较多杯状细胞。

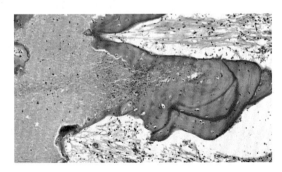

图 4-7　钙化及骨化
淋巴结结核，在干酪样坏死（左侧）的基础上
出现钙化及骨化（右侧边缘）。

（二）化生的意义

化生的生物学意义既有利也有弊。例如，呼吸道黏膜假复层纤毛柱状上皮化生为鳞状上皮后，由于细胞层次增多变厚，可增强局部抵御外界刺激的能力。但因鳞状上皮表面不具有柱状上皮的纤毛结构，故而削弱了黏膜的自净能力。此外，如果引起化生的因素持续存在，则可能引起细胞恶性变。例如，支气管化生的鳞状上皮是肺鳞癌的发病基础；胃黏膜肠上皮化生与胃腺癌的发生密切相关；慢性反流性食管炎时的柱状上皮化生，则是某些食管腺癌的组织学发生来源。就这个意义而言，某些化生属于多步骤肿瘤细胞演进过程中的癌前病变，是肿瘤发生过程中的一个重要环节。

第二节　细胞和组织损伤的原因与机制

当内外因素的刺激作用超过细胞和组织的适应能力后，可引起细胞和组织的损伤，其损伤的程度和病理学变化，不仅取决于损伤因子的性质、持续时间与强度，还取决于受损细胞的种类、所处状态、适应性和遗传性等因素。

一、损伤的原因

引起细胞和组织损伤的原因很多，大致可分为以下几大类。

（一）缺氧

缺氧是导致细胞和组织损伤较常见及较重要的因素之一。缺氧会导致细胞内氧化磷酸化过程发生障碍，从而引起代谢、功能和结构的变化。引起缺氧的原因主要包括：动脉粥样硬化、血栓形成或栓塞、血管受压等引发的局部缺血，导致细胞和组织的氧气及营养供给减少；心、肺功能衰竭导致血的氧合不足；贫血或一氧化碳中毒使血液携氧能力下降。

（二）生物因素

生物因素是导致细胞损伤的常见原因。包括各种病原生物，如细菌、病毒、立克次体、支原体、螺旋体、真菌、原虫和蠕虫等。它们造成组织、细胞损伤的机制也是多种多样的。病原生物侵入机体后不断运动，可造成机械性损伤。多数细菌通过释放内、外毒素或分泌某些酶，造成细胞损伤。病毒可寄生在细胞内，干扰宿主细胞的代谢过程或产生有害的蛋白质，损伤宿主细胞的结构与功能。有些微生物（例如结核分枝杆菌）则通过过敏反应造成组织损伤。

（三）物理因素

当环境中各种物理因素超过机体生理耐受时，便可导致细胞损伤。例如，高温、高辐射可导致中暑、烫伤或辐射损伤，寒冷导致冻伤，强大电流冲击造成电击伤，机械力破坏可引起创伤、骨折等。

（四）化学物质和药物因素

外源性化学物质（如强酸、强碱、有机磷等），以及内源性化学物质（如坏死细胞的分解产物、尿素、自由基等），都可以引起细胞的损伤性变化。某些药物、生物制剂等既可治疗和预防某些疾病，也可对细胞产生毒副作用。

（五）营养失衡

营养物质摄入不足或过多，都可致机体产生相应病变。如维生素 D、蛋白质和碘的缺乏，分别导致佝偻病、营养不良和地方性甲状腺肿；铁、锌、硒等微量元素的缺乏，引起红细胞和脑细胞发育障碍；长期摄入高热量、高脂肪的食物，则是引起肥胖、肝脂肪变和动脉粥样硬化的重要原因。

（六）神经内分泌因素

迷走神经长期功能紊乱与原发性高血压和溃疡病的发生密切相关；甲状腺功能亢进时，蛋白质消耗增加，机体的细胞和组织对感染、中毒的敏感性增加；糖尿病胰岛素分泌不足或靶细胞对胰岛素敏感性降低，引起碳水化合物、脂肪和蛋白质代谢紊乱以及血管病变。

（七）免疫因素

变态反应或超敏反应（如支气管哮喘、过敏性休克），以及自身免疫性疾病（如系统性红斑狼疮、类风湿关节炎）等，均可导致组织损伤。免疫缺陷病如艾滋病，可引起淋巴细胞破坏和免疫功能受损。

（八）遗传性缺陷

某些基因突变或染色体畸变，可以直接引起子代遗传病，如唐氏综合征、血友病、急性溶血性贫血（蚕豆病）等；有些遗传性缺陷可使子代容易罹患某些疾病（即遗传易感性）。

（九）社会 - 心理因素

冠状动脉粥样硬化性心脏病（简称"冠心病"）、原发性高血压、消化性溃疡病甚至某些肿瘤，都与社会 - 心理因素有着极其密切的关系，这些疾病称为心身疾病（psychosomatic disease）。对医务工作者来说，还要防止因医疗服务不当引起的医源性伤害，如医院获得性感染、药源性损伤等。

二、损伤的机制

各种原因引起的细胞、组织损伤的分子机制相当复杂。其机制主要体现在细胞膜和线粒体的损伤、自由基的蓄积和胞质内游离钙的增多、DNA 的损伤和蛋白质空间结构的异常等方面。它们相互作用或互为因果，导致细胞损伤的发生与发展。

（一）ATP 的缺少或耗竭

ATP 中的高能磷酸键对细胞膜的转运、蛋白质合成、脂质合成、磷脂脱酰基和再酰化等是必需的。ATP 由线粒体内 ADP 的氧化磷酸化和组织中葡萄糖的无氧酵解而产生，ATP 减少或耗竭在缺血和中毒引起的损伤中非常多见。

（二）生物膜的损伤

机械力的直接作用、酶性溶解、缺血缺氧、活性氧类物质、细菌毒素、补体成分、离子泵和离子通道的化学损伤等，都可破坏细胞生物膜的通透性和完整性。细胞膜性结构损伤的生化机制包括以下几个（图 4-8）。

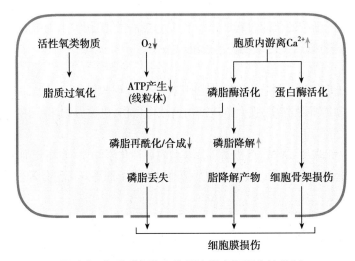

图 4-8　细胞膜损伤和胞质内游离钙损伤的机制

1. 磷脂合成下降　缺血缺氧会导致 ATP 合成减少,磷脂合成下降,这不仅影响细胞膜的结构,还影响线粒体膜的结构和功能,进一步导致 ATP 合成下降。

2. 磷脂降解增加　胞质内钙离子的增多,会激活磷脂酶,导致细胞膜和细胞器膜的磷脂降解,膜性结构损伤。

3. 活性氧　氧自由基可直接造成生物膜损伤。

4. 细胞骨架异常　细胞骨架蛋白锚定在细胞膜上,可以维持细胞正常结构、运动和信号传导。胞质内钙离子的增多会激活蛋白酶,导致细胞骨架蛋白降解,引起细胞膜损伤。

5. 脂质分解物质　在细胞受到损伤时,未酯化的游离脂肪酸、酰基肉毒碱、溶血磷脂等脂质降解产物,聚集在细胞内。这些物质对膜性结构有破坏作用,它们可通过插入到膜脂质双层中或同膜磷脂进行交换,引起膜通透性增加和电生理的改变。

细胞膜的损伤可导致膜渗透的失衡,液体和离子内流,胞质内物质流失。溶酶体膜的损伤会导致溶酶体酶的泄漏和激活,包括 RNA 酶、DNA 酶、蛋白酶、磷脂酶等多种酶类物质,导致细胞成分的降解,细胞坏死。线粒体膜的损伤会影响 ATP 合成。

(三) 线粒体损伤

线粒体是细胞内氧化磷酸化和 ATP 产生的主要场所,也是很多损伤因子的作用靶点。缺氧、化学毒物、射线等均可引起线粒体的损伤,使 ATP 合成减少。当 ATP 能量供应减少 5%~10% 时,便会对细胞产生明显的损伤效应。线粒体氧化磷酸化中止后,细胞产生酸中毒,最终导致细胞坏死。如果损伤因素导致线粒体内的细胞色素 C 等物质漏入细胞质内,其可启动细胞凋亡。线粒体损伤是细胞不可逆性损伤的重要早期标志。

(四) 氧自由基的积聚

自由基(free radical)是原子最外层偶数电子失去一个电子后形成的基团,具有强氧化活性。主要包括羟自由基 $OH \cdot$、超氧自由基 $O_2 \cdot$、次氯酸自由基 $CCl_3 \cdot$、一氧化氮自由基($NO \cdot$),以及不属于自由基的过氧化氢 H_2O_2 等。

自由基在细胞内主要通过如下机制产生:①紫外线和 X 射线等电离辐射可将水分子解离为 $OH \cdot$ 和 $H \cdot$;②外源性化学药物的分解代谢,如 CCl_4 可解离为 $CCl_3 \cdot$ 和 Cl^-;③将吸入的氧气还原成水而产生能量的过程中,产生少量 $O_2 \cdot$;④化合价可转化的金属离子(铁、铜)在细胞内氧化还原反应时,可产生自由基;⑤内皮细胞、巨噬细胞、神经细胞及其他细胞产生的 NO 是一种自由基,并可转化为活性更强的形式。

在生理状态下,氧自由基的产生和清除处于动态平衡。如果体内产生的自由基过多而清除能力不足或降低,蓄积的氧自由基可对细胞产生过氧化的毒性作用。自由基对组织细胞的损伤机制主要有 3 条途径:①自由基可对生物膜造成损伤。自由基作用于细胞生物膜上的不饱和脂肪酸,生成过氧化脂质,使细胞生物膜的结构受到破坏,严重时可引起生物膜破裂,导致细胞死亡。②自由基可对蛋白质造成损伤。自由基可使细胞内、外蛋白质分子之间发生交联或断裂,从而影响细胞的功能。它还可以使酶类蛋白质失去活性,从而干扰了细胞的代谢,造成细胞的损伤。③自由基可对 DNA 造成损伤。自由基与胸腺嘧啶发生反应,使细胞核及线粒体内的 DNA 单链断裂,导致基因突变。

(五) 细胞内钙的流入和钙内环境稳定的破坏

正常时细胞内游离钙与细胞内钙运转蛋白结合,贮存在内质网、线粒体等处的钙库内。细胞膜 ATP 钙泵和钙离子通道参与胞质内游离钙浓度的调节。细胞缺氧、中毒时,ATP 减少,钙离子交换蛋白直接或间接被激活,细胞膜对钙通透性增高,钙从细胞内泵出减少,钙离子内流净增加,加之线粒体和内质网快速释放钙,导致细胞内游离钙增多(细胞内钙超载),促进酶类物质活化而损伤细胞。例如,细胞中的磷脂、蛋白质、ATP 和 DNA 等分别被胞质内的磷脂酶、蛋白酶、ATP 酶和核酸酶等降解。细胞内高游离钙是许多因素损伤细胞的终末环节,并且是细胞死亡最终生物化学和形态学变化的潜在介导者(见图 4-8)。

三、常见损伤

(一) 缺血、缺氧引起的损伤

缺血、缺氧是细胞损伤最常见、最重要的中心环节(图4-9)。细胞缺血、缺氧会导致线粒体氧化磷酸化受抑,ATP形成减少,细胞膜钠-钾泵功能障碍,导致细胞水肿。此后,胞质内蛋白质合成和脂肪运出障碍,脂肪蓄积在细胞内,导致脂肪变。ATP减少同样会导致细胞膜钙泵功能低下,细胞内钙离子蓄积,激活多种酶类物质,造成生物膜结构和细胞骨架破坏。ATP减少还使无氧糖酵解增强,细胞酸中毒,溶酶体膜破裂,导致细胞自溶。缺血、缺氧也使氧自由基增多,引起脂质崩解,细胞骨架破坏。

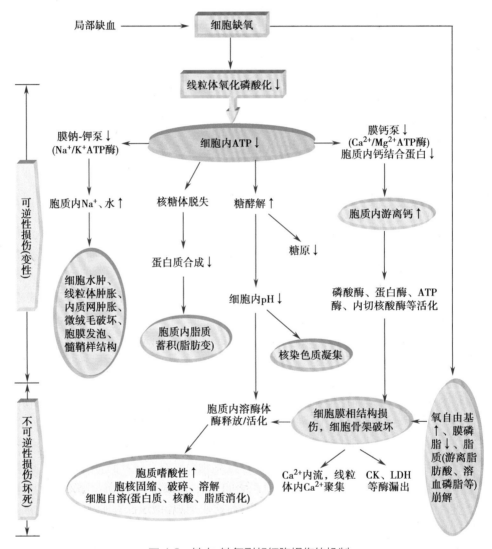

图4-9　缺血、缺氧引起细胞损伤的机制

血流阻断是缺血、缺氧最常见的诱因。通常缺血对组织的损伤比缺氧更迅速而严重,这是因为缺氧后细胞内无氧酵解尚能进行,而缺血时无氧酵解也中止的缘故。轻度而短暂的缺氧,可使细胞水肿和脂肪变;轻度但持续性缺氧,则可导致细胞凋亡;重度持续缺氧,可引发细胞坏死。

(二) 化学物质和药物引起的损伤

许多化学物质包括药物,都可造成细胞损伤。化学性损伤可分为全身性或局部性,前者如氯化物中毒,后者如接触强酸强碱对皮肤或黏膜的损伤。一些化学物质的作用还有器官特异性,如CCl_4引起的肝损伤。化学性损伤的途径有：①化学物本身具有直接细胞毒作用。例如，氰化物能迅速封闭线粒体的细胞色素氧化酶系统，导致猝死；氯化汞中毒时，汞与细胞膜含硫基蛋白结合，损害 ATP 酶依赖性膜转运功能；化学性抗肿瘤药物和抗生素也可通过类似的直接作用伤及细胞。②代谢产物对靶细胞的细胞毒作用。肝、肾、骨髓和心肌常是毒性代谢产物的靶器官，细胞色素 P450 复合功能酶在此代谢过程中起重要作用。如 CCl_4 本身并无活性，其在肝细胞被转化为毒性的 $\cdot CCl_3$ 自由基后，便引起滑面内质网肿胀，脂肪代谢障碍。③诱发过敏反应等免疫损伤，如青霉素引发 I 型变态反应。④诱发 DNA 损伤。

化学物质和药物的剂量、作用时间、吸收蓄积和代谢排出的部位以及代谢速率的个体差异等，分别影响化学性损伤的程度、速度及部位。

（三）缺血再灌注损伤

缺血区的血流重新恢复，称为再灌注（reperfusion）。血流再灌注时，有可能使处于可逆性损伤阶段的细胞恢复正常，但是却不能挽救已经进入不可逆性损伤阶段的细胞。血流再灌注的效应取决于缺血的严重程度和持续时间的长短。缺血再灌注可能对缺血组织带来新的损伤，临床上对心肌梗死和脑卒中进行治疗时，应当对再灌注引起的新损伤给予足够重视。缺血再灌注引起的损伤机制主要是：①再灌注后，实质细胞、内皮细胞和白细胞产生过多的氧自由基，会引起新的细胞损伤；②再灌注后，受损伤的组织释放细胞因子，引起中性粒细胞等炎症细胞浸润，并激活补体，造成炎性损伤。

第三节　细胞可逆性损伤

细胞发生损伤后，可发生一系列的形态和功能改变。按照损伤程度的不同，分为可逆性损伤和不可逆性损伤两大类。可逆性损伤多为细胞变性，不可逆性损伤则为细胞死亡，包括坏死和凋亡。

细胞可逆性损伤的形态学表现为变性和物质沉积。变性（degeneration）指细胞内或间质内出现异常物质或正常物质显著增多，并伴有不同程度的功能障碍。

一、细胞水肿

细胞水肿（celluar swelling）是指细胞内水分增多，导致细胞肿胀，也称为水样变性（hydropic degeneration）。其是由于感染、中毒、缺氧、高热等原因使细胞线粒体受损，ATP 生成减少，细胞膜钠泵功能随之降低，导致细胞内水分积聚。细胞水肿可见于全身各组织、器官的细胞，由于心肌细胞、肝细胞和肾小管上皮细胞代谢活跃，对氧和能量依赖性高，细胞水肿更为常见。

肉眼：细胞水肿的组织或器官体积增大，有包膜者包膜紧张，边缘变钝，切面隆起，边缘外翻，颜色变浅，无光泽。

光镜：细胞体积增大，胞质内水分增多，疏松呈网状（图 4-10），出现许多细小的红染颗粒，为肿大的线粒体和扩张的内质网。严重者核染色质变淡，细胞变大，变圆如气球状，称为气球样变性（ballooning degeneration），常见于病毒性肝炎。

电镜：细胞膜出现空泡，微绒毛变钝；胞质基质疏松变淡，线粒体肿胀，嵴变短、变小甚至消失；内质

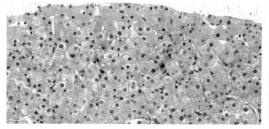

图 4-10　肝细胞水肿
肝细胞体积增大，胞质疏松呈网状。

网扩张,核糖体脱失,呈空泡状。

细胞水肿几乎是所有细胞损伤最早的表现形式,当病因消除可恢复正常。但如病因持续存在,严重者可能导致细胞死亡。

二、脂肪变

除脂肪细胞外的实质细胞内出现脂滴或脂滴显著增多,称为细胞的脂肪变(fatty change)或脂肪变性(fatty degeneration)。脂肪变多发生在肝细胞、心肌细胞、肾小管上皮细胞等代谢旺盛或耗氧较多的器官,以肝最为常见。脂滴主要为中性脂肪,也可有磷脂和胆固醇等。在石蜡制片过程中脂滴被有机溶剂所溶解,故在 HE 染色切片中呈边界清楚的透明空泡。在冷冻切片中,应用苏丹Ⅲ染色时脂滴呈橘红色,锇酸染色呈棕黑色。

电镜:脂滴呈电子密度较高、有界膜包绕的圆形小体,称为脂质体(liposome)。小脂滴可融合成大脂滴,失去界膜包绕而游离于胞质中。

(一) 肝脂肪变

肝是脂肪代谢的重要场所,脂肪代谢过程中的任何一个环节发生障碍,都可引起肝细胞脂肪变性。常与感染、酗酒、中毒、缺氧、高热、营养不良、糖尿病及肥胖等有关。相关机制包括①肝细胞质内脂肪酸增多:如高脂饮食或营养不良时体内脂肪组织分解,过多的游离脂肪酸经由血液入肝;或因缺氧致肝细胞乳酸大量转化为脂肪酸;或因氧化障碍使脂肪酸利用下降,脂肪酸相对增多。②甘油三酯合成过多:如大量饮酒可改变线粒体和滑面内质网的功能,促进 α-磷酸甘油合成新的甘油三酯。③脂蛋白、载脂蛋白减少:缺血、缺氧、中毒或营养不良时,肝细胞中脂蛋白、载脂蛋白合成减少,细胞输出脂肪受阻而堆积于细胞内。

肉眼:轻度肝脂肪变时,肉眼观无明显变化。随着病变的加重,肝细胞体积增大,被膜紧张,边缘变钝。切面隆起,呈淡黄色有油腻感。

光镜:肝细胞体积增大,胞质内出现大小不一的圆形空泡。有的空泡互相融合在一起形成大的空泡称脂囊,将肝细胞核挤向一边(图 4-11)。肝脂肪变在肝小叶内的分布与病因有一定的关系。在慢性肝淤血时,小叶中央区缺氧较重,脂肪变首先发生于此区;妊娠急性脂肪肝时,也以小叶中央区为明显;磷中毒时脂肪变常以小叶周边部为明显;严重的中毒和传染病时,脂肪变常累及全部肝细胞。

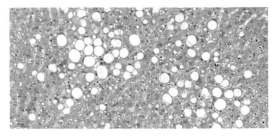

图 4-11　肝脂肪变
镜下肝细胞内可见大小不一的脂肪空泡,
将细胞核挤向一侧。

转归:肝脂肪变是可逆的,原因祛除后可恢复正常,如进一步发展,可能导致肝细胞坏死,进而纤维化甚至肝硬化。重度弥漫性肝细胞脂肪变时称为脂肪肝(fatty liver)。

(二) 心肌脂肪变

正常心肌细胞可含有少量脂滴,当发生脂肪变时则脂滴显著增多。心肌脂肪变常见于贫血、缺氧、中毒及严重感染(如白喉和细菌性痢疾等),分为局限性和弥漫性两种。局限性者常见于左心室内膜下近乳头肌处。由于心肌血管的分布特点,心肌受损或缺氧的程度不一,脂肪变的程度也不一。

肉眼:当心肌缺血缺氧等原因导致血管末梢分布区的部分心肌细胞发生脂肪变呈黄色,与未受累的暗红色心肌相间排列,状似虎皮斑纹,称为"虎斑心"(tigroid heart)。磷、砷中毒或严重感染如白喉时可发生弥漫性心肌脂肪变性,常累及两侧心室,心肌呈弥漫性淡黄色。

光镜:脂滴常位于心肌细胞核附近,呈细小的串珠样排列。

转归:轻度的心肌脂肪变是可逆的,如弥漫发生,可使心肌收缩力下降,导致心力衰竭。

鉴别：心肌脂肪浸润是指心外膜增生的脂肪组织可沿间质伸入心肌细胞间，又称脂肪心，并非心肌细胞脂肪变性。心肌脂肪浸润多见于高度肥胖者或饮啤酒过度者，大多无明显症状，重度心肌脂肪浸润可致心脏破裂，引发猝死。

（三）肾脂肪变

肾脂肪变是由于严重缺血、缺氧、重度贫血、中毒和某些肾疾病引起肾小球毛细血管基底膜受损，通透性增高，使脂蛋白漏出，肾小管上皮细胞特别是近曲小管上皮重吸收了大量的脂蛋白而导致肾脂肪变。

肉眼：可见肾体积增大，被膜紧张，切面可见浅黄色条纹，肾皮质增厚。

光镜：肾小管上皮细胞胞质内出现明显的脂滴，以近曲小管为重。脂滴常位于细胞基底部和核周围。

三、玻璃样变

玻璃样变（hyaline degeneration）又称透明变，是指在细胞内或间质中出现均质的蛋白性物质，在HE染色切片中红染均质、具有折光性、似磨玻璃样，故而得名。因此玻璃样变是一种形态学描述，不同的组织发生玻璃样变的原因和机制不同。根据其发生部位分为3类，即纤维结缔组织玻璃样变、细胞内玻璃样变和细小动脉壁玻璃样变。

1. 纤维结缔组织玻璃样变　由于某些损伤因子的作用和纤维组织过度增生，导致局部缺氧，胶原纤维肿胀，互相融合交联，形成玻璃样物质。在生理状况下，老年人的乳腺、子宫、睾丸等组织可发生退行性纤维组织的玻璃样变。在病理状况下，见于瘢痕组织（图4-12A）、动脉粥样硬化斑块、机化组织的玻璃样变及肺、肝、肾等组织器官的纤维化玻璃样变等。

肉眼：呈灰白、半透明，质地致密坚韧，缺乏弹性。

光镜：纤维细胞和血管明显减少甚至消失，胶原纤维增粗，并融合成均质化的无结构红染的磨玻璃样物质，呈片状或梁状分布。

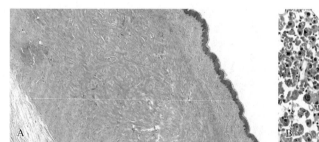
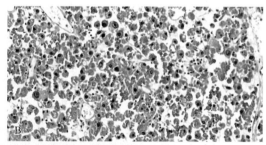
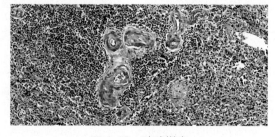

图4-12　玻璃样变

A. 纤维结缔组织的玻璃样变，呈无结构红染的玻璃样物质（瘢痕疙瘩）；B. 细胞内玻璃样变，浆细胞瘤的
Russell小体；C. 脾小动脉的玻璃样变，小动脉壁见红染的玻璃样物质沉积，管腔变窄。

2. 细胞内玻璃样变　是指细胞的胞质内出现过多的蛋白质并发生沉积，呈大小不一、圆形或不规则形的红染小体或团块。细胞内玻璃样变的原因各不相同，包括：①Mallory小体：在酒精性肝病时，可见肝细胞质内出现圆形或不规则形的红染玻璃样均质小体,是细胞内角蛋白聚积形成。② Russell小体(Russell body):是在慢性炎症或免疫性疾病时,浆细胞内出现的圆形、红染均质的玻璃样物质,是免疫球蛋白的蓄积(图 4-12B)。③肾小管上皮细胞内玻璃样小体:肾小球肾炎、感染、中毒及其他引起严重蛋白尿的情况下,在肾小管上皮细胞内可见大小不一的圆形、红染、均质的圆形透明小滴,是血浆蛋白经肾小球滤出后被肾小管上皮细胞吞饮蓄积而成。

3. 细小动脉壁玻璃样变　又称细动脉硬化,是指高血压或糖尿病时,肾、脾和视网膜等器官的细小动脉壁因长期痉挛,内膜发生缺血缺氧性损伤导致通透性增高,使血浆蛋白渗入内膜下并发生凝固沉积,形成均质、红染无结构的玻璃样物质(图 4-12C)。细小动脉管壁增厚、变硬、管腔狭窄,导致相应的组织或器官缺血缺氧,细小动脉可继发血栓形成、闭塞或扩张破裂出血。

四、淀粉样变

在细胞外间质内有淀粉样物质的异常沉积称为淀粉样变(amyloid change)或淀粉样变性(amyloid degeneration)。淀粉样物质是指一类蛋白质和黏多糖复合物,具有某些与淀粉类似的属性,如加碘呈棕褐色,再经硫酸处理后变成蓝色。

肉眼:病变组织呈灰白色、质地硬韧、富有弹性。

光镜:HE 染色呈淡伊红色、均匀一致、云雾状、无结构的蜡样物质。刚果红染色呈橘红色,偏振光下呈特征性的苹果绿色双折光。淀粉样纤维由 2~6 根原纤维叠积而成。原纤维直径 2~5nm,由富 β 褶片的蛋白单体聚集而成。

电镜:超微结构上淀粉样蛋白为随机排列、外径 7~10nm 的原纤维结构。

由淀粉样物质沉积引发的疾病称为淀粉样沉积症(amyloidosis)。按照病因分为原发性与继发性,按部位分为系统性和局灶性。

原发性淀粉样变性属于单克隆免疫球蛋白沉积病。沉积的免疫球蛋白由单克隆浆细胞产生,被巨噬细胞吞噬处理后释放沉积在器官和组织的血管及周围的细胞外基质中,导致器官结构和功能受损。包括累及单一器官或组织的局限性淀粉样变和累及多器官的系统性淀粉样变。后者约占淀粉样变的 80%,淀粉样纤维蛋白前体可以可溶性的形式释放入血,并沉积在不同的器官或组织,常见于心脏、肾、胃肠道、皮下、肝、周围神经、骨髓、淋巴结等组织。多数与浆细胞肿瘤有关;少数与 B 细胞淋巴瘤及 Sjögren 综合征有关。表现为肾病综合征、限制型心肌病、周围神经病变等。原发性局限性淀粉样变可发生在任何器官或组织,常见于睑结膜、舌、上呼吸道、肺、膀胱和皮肤等处,可见淀粉样物质沉积及浆细胞浸润。

继发性局灶性淀粉样变可见于甲状腺髓样癌(图 4-13)、阿尔茨海默病的脑组织、2 型糖尿病的胰岛内。继发性系统性淀粉样变常见于慢性炎症,如慢性结核病、慢性骨髓炎、类风湿关节炎等和某些恶性肿瘤,如霍奇金淋巴瘤。

基于不同的病因,淀粉样物质的实质也不同,是一大类形态学和特殊染色反应相同而化学结构不同的异质性物质。免疫组化或免疫荧光能识别沉积物的免疫球蛋白成分,并进行蛋白分型辅助诊断。

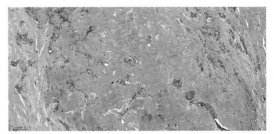

图 4-13　淀粉样变
甲状腺髓样癌中的淀粉样物质沉积。

五、黏液样变

组织间质内有黏多糖(透明质酸等)和蛋白质的沉积,称为黏液样变(mucoid change)或黏液样变性（mucoid degeneration）。

肉眼：组织肿胀、切面灰白、半透明、似胶冻状。

光镜：疏松的组织间质中充以灰蓝色黏液样基质，其中散在数量不等的多角形或星芒状纤维细胞，其胞质的突起常彼此相连（图 4-14）。

常见于急性风湿病、动脉粥样硬化的血管壁、间叶肿瘤（如神经纤维瘤、平滑肌瘤、脂肪肉瘤）等。甲状腺功能减退患者的全身真皮和皮下组织中有类黏液物质和水分沉积，称为黏液水肿（myxedema）。其形成的原因可能是甲状腺激素分泌减少，皮下间质

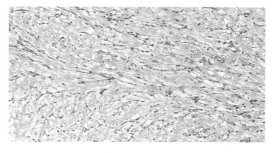

图 4-14　平滑肌瘤间质中的黏液样变

中的透明质酸降解发生障碍，导致大量透明质酸沉积于皮下形成类黏液物质蓄积。

一般情况下去除病因后，黏液样变多数可以恢复；但也可引起结缔组织增生，甚至组织或器官的硬化。

六、病理性色素沉着

有色物质（又称色素）在细胞内、外异常蓄积，称为病理性色素沉着（pathologic pigmentation）。内源性色素是由体内生成的，如含铁血黄素、脂褐素、黑色素和胆红素等；外源性色素是指由肺吸入或文身进入。色素可存在于细胞内、细胞间质或吞噬细胞内。

1. **含铁血黄素**（hemosiderin）　是由铁蛋白微粒集结而形成的色素颗粒，呈金黄色或棕黄色，大小、形状不一，具有折光性。可被普鲁士蓝或柏林蓝染成蓝色。此色素为血红蛋白被吞噬细胞吞噬后，经溶酶体分解、转化而成。正常的骨髓组织或脾内可有少量含铁血黄素。当左心衰竭导致肺淤血时，红细胞自肺泡壁毛细血管漏出，肺泡腔内可出现吞噬含铁血黄素的巨噬细胞，又称为心力衰竭细胞（heart failure cell），可在痰液中检出。在溶血性贫血时，大量红细胞被溶解破坏，可出现含铁血黄素在全身的沉积，尤其是在肝、脾、淋巴结和骨髓内。局部陈旧性出血，如子宫内膜异位性囊肿时可见明显的含铁血黄素沉着（图 4-15A）。

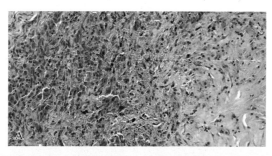

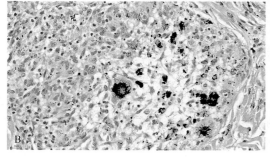
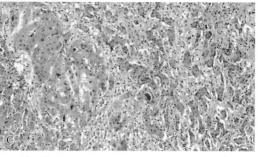

图 4-15　病理性色素沉着

A. 子宫内膜异位性囊肿中含铁血黄素沉着；B. 痣细胞团中见黑色素；C. 肝细胞内可见胆红素沉积。

2. **脂褐素(lipofuscin)** 　是细胞质的自噬溶酶体内不能被酶消化的残余(细胞器碎片)小体,为黄褐色的内源性色素,含有 50% 左右的脂质。常见于老年人、营养不良和慢性消耗性疾病患者的肝细胞、心肌细胞和神经元内,故又称老年性色素或消耗性色素。镜下可见黄褐色的细颗粒状色素位于细胞核周围(如肝细胞)或核的两端(如心肌细胞)(见图 4-3)。

3. **黑色素(melanin)** 　是由黑色素细胞合成的一种黑褐色的内源性色素。正常时广泛存在于皮肤、毛发、虹膜、脉络膜、脑的黑质、肾上腺髓质等处。黑色素的合成受垂体、肾上腺和性腺等激素调控。腺垂体分泌的促黑激素(MSH)和促肾上腺皮质激素(ACTH)能促进其合成,而肾上腺皮质激素则抑制 MSH 的释放。因此,肾上腺皮质功能低下(Addison)综合征的患者,因失去了对 MSH 的抑制作用以及垂体反馈性分泌 ACTH 增加,引起全身性皮肤色素沉着。局限性黑色素增加常见于色素痣(图 4-15B)、恶性黑色素瘤。

4. **胆红素(bilirubin)** 　胆红素是正常胆汁的主要色素,由血红蛋白衍生而来,是体内铁卟啉化合物的主要代谢产物,不含铁。疾病状态下由于胆红素代谢障碍,使其在细胞或组织内增多,可引起组织胆汁淤积(图 4-15C),临床上出现黄疸。

七、病理性钙化

在骨和牙齿以外的组织内出现固体钙盐沉积称为病理性钙化(pathologic calcification)。沉积的钙盐以磷酸钙为主,其次为碳酸钙。按照原因不同,病理性钙化可分为营养不良性钙化和转移性钙化两种类型。

肉眼:钙化灶呈灰白颗粒或团块状,质地坚硬。

光镜:HE 染色切片中呈蓝色颗粒状或团块状物质,硝酸银染成黑色。

1. **营养不良性钙化(dystrophic calcification)** 　较常见,指钙盐沉积在变性、坏死组织及异物中的现象。常发生于结核坏死灶、脂肪坏死灶、动脉粥样硬化斑块(图 4-16)、风湿病的心瓣膜、血栓、玻璃样变的结缔组织和死亡的寄生虫虫体或虫卵内等处。机体的钙、磷代谢无异常,血钙正常。营养不良性钙化可引起器官功能异常,动脉粥样硬化斑块的钙化可引起如心脏、脑、肾等重要器官的缺血性损害。心瓣膜钙化可造成心力衰竭。钙化的机制很复杂,例如血管钙化不仅涉及矿物质的沉淀,而且是一种严格调节、细胞介导的过程。在早期乳腺癌中,钙化灶是常见的影像学表现之一。大部分的乳腺癌钙化灶被认为属于营养不良性钙化,主要是由于局部肿瘤细胞的快速增长,致使肿瘤细胞缺血坏死以及局部微环境酸碱平衡的改变引起钙盐的沉积。

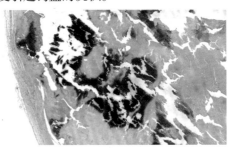

图 4-16 　病理性钙化
动脉粥样硬化斑块内可见钙化。

2. **转移性钙化(metastatic calcification)** 　较少见,指全身钙、磷代谢障碍,血钙、血磷增高所引起的某些正常组织内钙盐沉着。通常是继发于终末期肾脏疾病的磷和钙失调的结果。多见于继发性甲状旁腺功能亢进、过多摄入维生素 D 或骨肿瘤造成骨组织严重破坏时,大量骨钙入血,致血钙增高,钙盐沉积。转移性钙化的常见部位是正常器官或组织,如胃黏膜、肺泡壁、肾小管基底膜、关节软骨及周围。转移性钙化多无明显临床症状,但也可能引起器官病变,如肾小管的严重钙化可造成肾损害。

第四节　细　胞　死　亡

细胞受到严重损伤，导致细胞代谢、功能和形态学上不可逆的改变，细胞生命活动完全停止，称为细胞死亡（cell death）。坏死和凋亡是细胞死亡的两种主要形式。近年来提出细胞存在另外两种新的死亡形式，分别为自噬和焦亡。

一、坏死

坏死（necrosis）是指活体内局部组织和细胞的病理性死亡。坏死可因严重的致病因子作用直接引起，也可由可逆性损伤（变性）发展而来。坏死的组织细胞代谢停止，功能丧失，而且有细胞内的物质漏出至细胞外，引起周围组织产生炎症反应。在细胞水平上，坏死的特征是细胞和细胞器肿胀，ATP消耗，质膜通透性升高，释放大分子，最终导致细胞死亡。坏死的组织、细胞所发生的形态改变主要是由坏死的细胞被自身溶酶体消化或由坏死引起的中性粒细胞所产生的蛋白水解酶消化所致。

（一）形态学改变

肉眼：临床上把丧失存活能力的坏死组织称为失活组织（devitalized tissue）。坏死组织早期或范围较小时常难以辨认。通常坏死组织颜色污秽、无光泽、无弹性、无血管搏动，切开后无鲜血流出，温度较低，失去正常感觉（触觉、痛觉）及运动功能，对刺激无反应。不同时期、不同类型的坏死其大体变化不同。

镜下：细胞坏死早期形态学改变不明显，一般要在细胞坏死10h以上才能识别，电镜改变在2h后才能观察到。

由于细胞坏死后细胞膜的通透性增高，细胞内的一些酶可漏出到血液中，使某些酶活性增高。如心肌梗死后2h就可以在血液中检测到肌酸激酶、乳酸脱氢酶和谷草转氨酶的升高。肝细胞坏死时血清谷草转氨酶和谷丙转氨酶升高，胰腺坏死时血清淀粉酶升高。

1. 胞核的改变　细胞坏死最重要的形态变化是细胞核的变化，是病理学诊断细胞死亡的主要标志，表现为3种形态（图4-17）。①核固缩（pyknosis）：细胞核体积缩小，染色体边集，嗜碱性增强，但核膜仍存在；②核碎裂（karyorrhexis）：核膜破裂，核染色质崩解成许多大小不一的碎片，分散在胞质中；③核溶解（karyolysis）：核染色质溶解、消失。

上述坏死细胞核变化过程可以根据损伤因子的强弱和病变发展的速度而有所不同。当损伤因

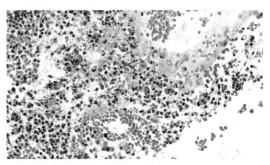

图4-17　坏死细胞核的形态改变
可见坏死细胞的核固缩、核碎裂以及核溶解。

子作用较弱且病变经过比较缓慢时，细胞核的变化可以遵循核固缩、核碎裂、核溶解的顺序依次发生。但如果损伤因子强烈，病变发展迅速，可以直接发生核碎裂甚至核溶解。

2. 细胞质和细胞膜的改变　细胞坏死时，胞质中的核糖体减少，嗜碱性减弱，胞质嗜酸性增强。最终细胞膜破裂分解，整个细胞溶解、消失。

3. 间质的改变　由于溶解酶的持续作用，细胞外基质和胶原纤维肿胀、崩解、液化。最后，整个坏

死组织形成一片模糊、结构不清的颗粒状红染物质,引起周边常见的充血、出血带和炎症反应。

（二）坏死的类型

1. 凝固性坏死（coagulative necrosis） 组织和细胞坏死后水分减少,蛋白质发生凝固,呈灰白、干燥、坚实的凝固状态,原有组织和细胞的轮廓依然保留,称为凝固性坏死。多见于心脏、肝、肾、脾等实质器官,常因缺血缺氧、细菌毒素等原因引起。

肉眼:早期病变因组织液进入坏死组织而肿胀、表面隆起,此后慢慢脱水变得干燥、坚实。坏死初期呈暗红色,最后呈灰白色或土黄色。坏死区边缘可出现一条炎性出血带,与正常组织形成明显分界。坏死的范围和形状往往与器官动脉的分布有关,一般呈扇形、三角形或楔形。

光镜:坏死区细胞出现核固缩、核碎裂和核溶解,胞质红染,仍可见组织结构轮廓。如肾的凝固性坏死仍可见肾小球和肾小管轮廓,但核溶解消失。坏死区周围可有充血、出血和炎症反应（图4-18）。

2. 液化性坏死（liquefactive necrosis） 坏死组织经酶解作用转变为液化状态,并在局部形成液化囊腔,称为液化性坏死。液化性坏死主要发生在蛋白质含量少、富含磷脂和水分的器官,如脑和脊髓;或者坏死区产生较多蛋白水解酶的组织,如胰腺组织坏死和局限性化脓性炎症的中性粒细胞均可释放大量的蛋白水解酶,使组织发生液化性坏死。脑组织的液化性坏死称为脑软化,局限性化脓性炎症引起的液化性坏死称为脓肿。

3. 特殊类型的坏死

（1）干酪样坏死（caseous necrosis）:是一种特殊类型的凝固性坏死,肉眼观呈淡黄色,质松软,细腻似奶酪,故称为干酪样坏死。主要见于结核病,也偶见于某些梗死、肿瘤和麻风的坏死灶内。镜下坏死组织分解彻底,结构消失,变成一片HE染色呈红染、细颗粒状、没有结构的物质（图4-19）。因坏死组织内的结核分枝杆菌含有蜡质,坏死不易被吸收,常常引起巨噬细胞增生,形成肉芽肿或发生营养不良性钙化。

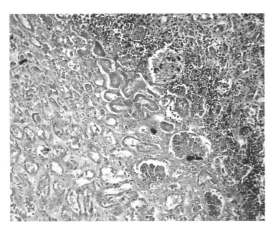

图4-18　肾凝固性坏死

坏死区肾组织结构轮廓尚可辨认,但细微结构消失。右上方可见炎症反应带和正常肾皮质。

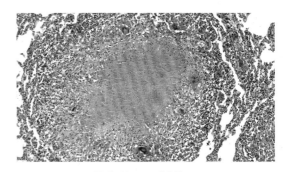

图4-19　干酪样坏死

肺结核结节中心为干酪样坏死,呈红染颗粒状无结构的坏死物,周围可见类上皮细胞和多核巨细胞。

（2）脂肪坏死（fatty necrosis）:是液化性坏死的一种特殊类型,主要有酶解性和外伤性两种。前者多见于急性胰腺炎,胰腺组织受损,胰液外溢,其中含有的脂肪酶被激活而使胰腺组织和胰周脂肪组织分解为脂肪酸和甘油,脂肪酸与钙盐结合形成钙皂（calcium saponification）。钙皂呈灰白色的斑点或斑块,颗粒或团块状,质地坚硬如石。可以出现在胰腺周边脂肪组织、腹壁和大网膜上,对诊断急性胰腺炎有重要的意义。镜下可见坏死的脂肪细胞被酶解后仅留下模糊轮廓,并伴有钙盐沉积。外伤性脂肪坏死常见于乳腺、臀部及躯干皮下。在外力作用下,脂肪细胞破裂,脂滴外溢,可引起周围发生慢性炎症和异物巨细胞反应,局部形成肿块。镜下见坏死区内有由脂滴融合形成的油囊,周围见多量吞噬脂肪的巨噬细胞,即泡沫细胞（foamy cell）。吞噬了脂质的单核巨噬细胞、组织细胞或平滑肌细胞,细胞体积增大,胞质内含有许多脂滴,在 HE 染色时呈空泡状,这种形态学改变的细胞称泡沫细胞。可见于动脉粥样硬化斑块内、脂肪坏死周边等处。

(3)纤维素样坏死(fibrinoid necrosis):旧称纤维素样变性,是指一种发生在结缔组织和小血管壁的胶原纤维的坏死。病变处组织结构消失,边界不清,呈小条、小块状 HE 染色强嗜酸性的无结构物质,有折光性,似纤维素样,故而得名。纤维素样坏死常见于变态反应性疾病,如急性风湿病、结节性多动脉炎和新月体性肾小球肾炎等,也可见于恶性高血压的小动脉壁(图 4-20)和消化性溃疡底部的动脉壁,这种坏死在不同疾病中的形成机制可能不同,可能是肿胀断裂的胶原纤维或沉积于结缔组织中的抗原-抗体复合物,也可能是由血管中渗出的纤维蛋白原转变而成的纤维素。

(4)坏疽(gangrene):是一种特殊类型的凝固性坏死,一般为大块组织坏死并继发腐败细菌的感染,从而形成黑色或暗绿色等特殊形态的坏死。由于腐败菌在分解坏死组织过程中产生硫化氢,可以与血红蛋白中的铁离子结合形成硫化铁,使坏死组织呈黑色或暗绿色。坏疽常发生在肢体或与外界相通的内脏。根据坏疽的形态特点,可分为干性坏疽、湿性坏疽和气性坏疽 3 种。

1)干性坏疽(dry gangrene):发生在体表组织或器官,如上肢或下肢的动脉粥样硬化、血栓闭塞性脉管炎和冻伤的肢体末端。因动脉部分或完全阻塞,肢体远端缺血性坏死,而静脉回流通畅,并且体表水分易蒸发,使坏死的肢体呈干燥、皱缩、坚实的黑色。坏死边缘发生炎症,使其与周围正常组织分界清楚。干性坏疽腐败程度较轻,发展缓慢,对机体危害相对较小(图 4-21)。

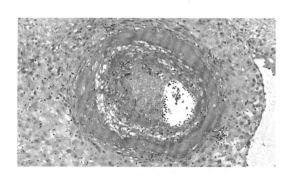

图 4-20 小血管壁的纤维素样坏死

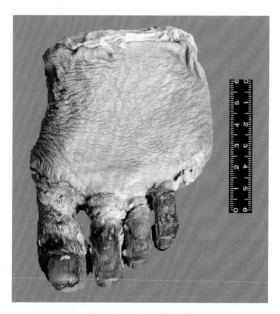

图 4-21 足干性坏疽
趾端坏死呈黑色,与正常组织分界清晰。

2)湿性坏疽(moist gangrene):坏疽组织或器官静脉回流受阻,淤血肿胀。由于坏死组织中水分含量多,腐败细菌感染严重,使局部坏死组织呈暗绿色、污黑色。与周围正常组织分界不清,腐败菌分解蛋白质产生的大量硫化氢、吲哚、粪臭素等造成恶臭。通常病变发展快,机体中毒症状严重,可引起中毒性休克甚至患者死亡。常见于与外界相通的内脏器官,如阑尾坏疽、肠坏疽、肺坏疽及子宫坏疽等,也可以见于严重淤血水肿的肢体。

3)气性坏疽(gas gangrene):主要见于深部开放性组织创伤,继发产气荚膜杆菌等厌氧菌感染,细菌分解坏死组织,产生大量气体,使坏死组织呈蜂窝状,污秽暗棕色,有"捻发感"。常见于战场上枪刀伤或自然灾害现场,病变一般发展迅速,中毒症状严重,需要及时清创、抗菌治疗等处理。

(三)坏死的结局

1. **溶解、吸收** 少量的组织或细胞坏死后,由坏死组织本身及其周围的中性粒细胞释放各种水解酶,使坏死组织溶解液化,由淋巴管、血管吸收或由吞噬细胞吞噬、消化而清除。局部组织通过修复,使功能和形态部分恢复。

2. **分离排出**　位于体表、体腔、自然管腔表面或内脏组织的坏死,不能被完全溶解吸收时,坏死组织可与周边组织分离、脱落或通过自然管腔排出,形成糜烂、溃疡、窦道、瘘管或空洞。

(1)糜烂(erosion):指发生在皮肤或黏膜组织的浅表性局限性坏死,分离排出后遗留的浅表缺损,如胃黏膜糜烂。

(2)溃疡(ulcer):指皮肤或黏膜组织深达真皮或黏膜下层甚至更深层的局限性坏死性缺损,如胃溃疡或十二指肠溃疡。

(3)窦道(sinus):指深部组织坏死向表面排出后形成一端开口于皮肤或黏膜的盲管,如肛门深部脓肿向体表穿破所形成的窦道。

(4)瘘管(fistula):指深部坏死组织向不同表面穿破,形成空腔器官之间或空腔器官与体表之间两端开口的管道,如肛门瘘管。

(5)空洞(cavity):指内脏局部的坏死组织溶解、液化,经过自然管道排出后所留下的空腔,如空洞性肺结核。

3. **机化(organization)**　指肉芽组织取代坏死组织及其他无生命物质(如血栓、异物、血肿、纤维素渗出物等)的过程,称为机化。最后形成瘢痕,少量的瘢痕组织也可被机体溶解吸收。

4. **包裹、钙化(encapsulation,calcification)**　坏死组织范围较大或难以完全溶解吸收或不能完全机化,肉芽组织在坏死组织的周边包绕进而纤维化的过程,称为纤维包裹。其中的坏死组织可继发营养不良性钙化,钙盐沉积在坏死组织中,称为坏死钙化,形成稳定的病灶,从而减少对机体的不利影响。如结核干酪样坏死的钙化。

(四) 坏死对机体的影响

1. **重要组织或器官的坏死**　如心肌梗死、脑梗死等,严重者可导致功能障碍甚至死亡。

2. **坏死组织或细胞的范围和数量**　如果坏死组织范围较大或坏死细胞数量较多,可造成严重的功能障碍或机体死亡;如果坏死组织或细胞范围小或数量少,受累器官功能不受影响或可以修复、恢复功能。

3. **坏死细胞和组织的再生与代偿功能**　如上皮组织的局限性坏死,可修复;心肌、脑的神经细胞一般坏死后不能再生,对机体的影响较大;肾有两侧,肺有多叶肺组织,代偿功能强,对机体的影响较小。

二、凋亡

细胞凋亡(apoptosis)是指活体内细胞在基因调控下发生的主动死亡过程,是多细胞有机体为调控机体发育、维护内环境稳定而有序变化的死亡过程。细胞首先接收、识别某些特殊的生理或病理性刺激信号,之后启动细胞特有的死亡程序,转录合成一组具有致死效应的蛋白质,从而导致细胞解体、死亡。可见于胚胎发育、正常组织代谢和很多病理状态。在机体内,细胞凋亡和细胞增殖维持着动态平衡,一旦平衡失调,将导致疾病的发生。如阿尔茨海默病、再生障碍性贫血、肿瘤、病毒感染等多种疾病中均有细胞凋亡通路的异常。

(一) 细胞凋亡的形态变化

细胞凋亡的形态学变化是多阶段的,往往涉及单个或几个细胞,其紧邻的细胞完好无损。首先出现的是凋亡细胞水分脱失,体积缩小,连接消失,与周围的细胞脱离。主要的形态学特征表现为核固缩、胞质浓缩,细胞骨架解体,其中细胞核的变化最为显著。

1. **细胞核的变化**　凋亡时核染色质浓缩,形成染色质块,并聚集在核的边缘,呈半球状、新月形或环形紧贴核膜排列,在电镜下呈高密度。细胞核进一步发生碎裂,形成多个核碎片。核 DNA 在核小体连接处断裂。

2. 细胞质的变化　胞质浓缩,出芽,细胞失去原有的特定形状,如微绒毛等,细胞膜皱缩外突,包裹细胞器和核片段,脱落形成凋亡小体(apoptotic body),最终被巨噬细胞或相邻的实质细胞吞噬后降解。在此过程中,细胞质膜和细胞器膜均保持完整,无内容物外溢,因此不引起周围的炎症反应。

凋亡细胞有时可发展为嗜酸性小体,表现为胞核浓缩、降解乃至消失,而胞质浓缩成为致密、深红染的圆形小体(图4-22)。常见于病毒性肝炎和肿瘤。有时凋亡小体和嗜酸性小体很难区别。

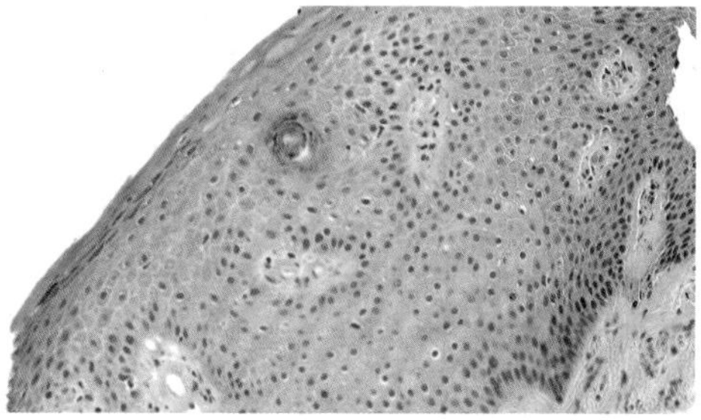

图4-22　表皮细胞凋亡
凋亡的表皮细胞细胞核消失,胞质浓缩
成为深红染的嗜酸性小体。

（二）细胞凋亡的生化特点

细胞凋亡具有独特的生化特征,它是一个消耗 ATP 的过程,需要一系列死亡基因的活化和以半胱氨酸天冬氨酸蛋白水解酶家族成员为代表的蛋白酶级联反应。凋亡过程的启动和信号转导需要钙离子的参与,细胞内 Ca²⁺ 水平升高。凋亡需要核酸内切酶的活化,细胞核 DNA 的降解以核小体(180~200bp)为单位进行,DNA 电泳呈阶梯状特征性条带。

（三）细胞凋亡与基因调控和信号转导

目前已经发现几十种基因参与凋亡的调控过程,如 *bax*、*p53*、*Fas*、肿瘤坏死因子(TNF)等可以促进细胞凋亡,*bcl-2*、*bcl-x*、*survivin* 等可以抑制凋亡。根据凋亡过程中 caspase 的参与情况,可将凋亡分为 3 种通路:由 caspase 8 代表的死亡受体途径,由 caspase 9 代表的线粒体途径和内质网途径。3 种通路交叉调节细胞凋亡。

（四）细胞凋亡与细胞坏死

细胞凋亡和细胞坏死是两种截然不同的过程和生物学现象,二者既有区别也有联系。如低浓度的自由基可诱发凋亡,高浓度的自由基则引起坏死。二者的区别见表4-1。

表 4-1　凋亡与坏死的比较

比较项目	凋亡	坏死
诱因	生理性或轻微病理性刺激,如衰老、生长因子缺乏、轻度缺血、缺氧等	重度的病理性刺激,如重度的缺血、缺氧,化学毒物中毒,感染等
死亡范围	单个或几个细胞死亡	大片细胞死亡
机制	基因调控的程序化主动死亡	基因调控的被动死亡
生化特征:耗能	依赖于 ATP 的耗能过程	不依赖于 ATP 的非耗能过程
DNA 降解	有序降解,核小体处剪切,形成180~200bp 或其倍数的片段,DNA 电泳呈阶梯状	DNA 随机降解,剪切片段大小不一,DNA 电泳呈涂片状
形态特征	细胞固缩,核染色质边集,细胞质膜和细胞器膜完整,细胞膜皱缩外突形成凋亡小体	细胞肿胀,核染色质结絮或边集,细胞质膜和细胞器膜溶解破裂,溶酶体酶释放,细胞自溶
周围反应	不引起周围组织的炎症反应和修复性增生	引起周围组织的炎症性反应或修复性增生

三、自噬

自噬(autophagy)是指细胞在内外环境压力的影响下,一些有待降解的物质如一些衰老损伤的细胞器、错误折叠的蛋白质和侵入的病原体等结构被包裹形成自噬性结构,通过一系列的演变最终被运送到溶酶体消化降解的过程。自噬也会导致细胞生命活动的停止。在阿尔茨海默病、帕金森病等神经退行性疾病中，常伴有胞内异常蛋白的积累，细胞自噬途径功能紊乱。近年来发现多种疾病，包括动脉粥样硬化、器官纤维化及一些肿瘤的发生发展过程均与自噬有一定相关性。

四、焦亡

焦亡（pyroptosis）是一种新发现的依赖于 gasdermin 蛋白家族成孔活性的细胞程序性炎症坏死。细胞焦亡在形态学上兼具细胞坏死和凋亡的部分特点，细胞核浓缩、染色质 DNA 随机断裂降解，细胞膜上出现众多孔隙，进而细胞膜失去调控物质进出的能力，内外离子平衡丧失，细胞发生渗透性肿胀进而膜破裂，释放出细胞内容物等活性物质，激发机体的免疫反应，募集更多的炎症细胞，引发炎症反应。最近的不少研究表明细胞焦亡普遍涉及感染性疾病、神经性疾病、动脉粥样硬化、自身免疫性等多种疾病的发生转归过程中，并且也参与癌症的发展进程。

（田新霞　贺慧颖）

思考题

1. 简述细胞和组织的适应性变化的形态学特点。
2. 举例说明化生的病理学意义。
3. 简述玻璃样变的病变特点、常见类型及其对机体的影响。
4. 比较细胞坏死与细胞凋亡的形态学特点。
5. 试述坏死的类型和形态学特点以及清除失活组织的临床意义。

第五章
损伤的修复

损伤的修复(repair)是指机体细胞和组织因损伤造成缺损,机体对缺损进行修补恢复的过程。修复可通过再生和纤维性修复两种形式完成。两种形式在多种组织同时损伤时通常同时存在。损伤修复后,可完全恢复(称为完全再生)或部分恢复原组织的结构和功能。修复过程中常伴有炎症反应。

第一节　再　　生

再生(regeneration)是指局部组织损伤后,由邻近的同种细胞通过增生完成修复的过程。根据发生原因和性质,可将再生分为生理性再生和病理性再生两类。

生理状态下,某些细胞不断老化、消亡,由同种细胞不断增生、补充,恢复原有组织结构和功能的再生,称为生理性再生。如脱落的皮肤表层角化细胞的补充;女性子宫内膜周期性剥离后的修复;衰老红细胞被清除后的补充。一般而言,生理性再生可实现完全性修复。

病理状态下,如创伤、炎症、缺血、中毒等,由同种细胞不断增生、补充,恢复原有组织结构和功能的再生,称为病理性再生。如皮肤烧伤后形成水疱剥脱后上皮的再生修复;病毒性肝炎时点状坏死引起周围正常肝细胞再生。

一、不同类型细胞的再生潜能

不同细胞种类,细胞周期时程不同,在单位时间里可进入细胞周期进行增殖的细胞数也不同,从而呈现出不同的再生潜能。总体而言,低等动物的细胞或组织的再生潜能强于高等动物的细胞或组织;幼稚组织的再生潜能强于成熟组织。

根据人体细胞的再生潜能不同,可将人体细胞分为3类。

1. **不稳定细胞**(labile cell) 又称持续分裂细胞(continuously dividing cell)。不稳定细胞再生能力非常强,能随时从细胞周期的静止期(G_0期)进入 DNA 合成前期(G_1期)和 DNA 合成期(S 期),在生理状态、病理状态下均可不断分裂增殖,更替衰亡或破坏的细胞。这类细胞包括呼吸道、消化道和泌尿生殖道等自然管腔的黏膜被覆细胞、表皮细胞、间皮细胞、淋巴及造血细胞等。

2. **稳定细胞**(stable cell) 又称静止细胞(quiescent cell)。稳定细胞具有较强的再生潜能。在生理状态下通常处于 G_0 期,无明显再生现象,但当同类细胞受损后,其可迅速由 G_0 期进入 G_1 期开始增殖。腺体或腺样器官的实质细胞(如肝、胰、肾上腺、甲状腺、汗腺、皮脂腺、唾液腺等)、肾小管上皮细胞、原始间叶细胞及其分化出来的细胞如成纤维细胞、内皮细胞等均属于此类细胞。平滑肌细胞、软骨细胞虽也属稳定细胞,但因再生能力较弱,实际修复意义不大。

3. 永久细胞(permanent cell)　又称非分裂细胞(nondividing cell)。该类细胞不具有或仅有非常弱的再生能力。永久细胞产生后,即一直处于细胞周期的 G_0 期。这类细胞包括神经细胞(含中枢神经的神经元和周围神经的节细胞)、心肌细胞和骨骼肌细胞。中枢神经的神经元和周围神经的节细胞受到破坏后均不能再生而形成永久性缺失。

不同类型细胞的再生潜能总结于表 5-1。

表 5-1　不同类型细胞的再生潜能

细胞类型	再生潜能	与细胞周期关系	举例
不稳定细胞	极强	在生理状态下频繁从 G_0 期进入 G_1 期	呼吸、消化、泌尿生殖道黏膜上皮,表皮、造血细胞等
稳定细胞	较强	生理状态下处于 G_0 期,受损伤后即进入 G_1 期	肝、胰、甲状腺、肾上腺、皮脂腺、汗腺、唾液腺等腺体及腺样器官的腺细胞、肾小管上皮细胞、内皮细胞,原始间叶细胞及其分化出的细胞如成纤维细胞、软骨细胞、平滑肌细胞等
永久细胞	无或弱	一直处于 G_0 期	神经细胞、心肌细胞、骨骼肌细胞

二、干细胞在再生中的作用

干细胞(stem cell)是机体发育过程中产生的具有持续自我更新、多向分化潜能的一类细胞。大部分干细胞每次分裂后,子代细胞之一(子代干细胞)仍保持上述干细胞特性,另一子代细胞(定向祖细胞)则定向分化为某种成熟类型细胞(终末分化细胞)。干细胞可分为胚胎干细胞(embryonic stem cell,ESC)和成体干细胞(adult stem cell)两种类型。当机体受到损伤时,为更好地适应机体修复的需要,干细胞的分裂方式也会发生改变,如可以直接分裂为 2 个子代干细胞或者 2 个定向祖细胞。尽管组织中的干细胞仅占细胞总数的 3% 以下且散在分布,但干细胞是组织细胞更新修复的必要条件,在细胞再生中发挥重要作用。当组织损伤后,干细胞可以进入损伤部位并分化成熟,修复损伤组织的结构及功能。现将一些主要干细胞在损伤中的作用列于表 5-2。

表 5-2　人成体干细胞主要类型、分布及分化方向

干细胞类型	主要分布部位	主要分化方向
造血干细胞	骨髓、外周血	骨髓和血液淋巴造血细胞
间充质干细胞	骨髓、外周血	骨、软骨、脂肪、肌肉及肌腱、心肌、真皮和神经
神经干细胞	主要分布在室管膜下区、海马齿状回、纹状体;在脊髓及大脑皮质、嗅球、胼胝体下区、小脑皮质等处也有少量分布	神经元、星形胶质细胞和少突胶质细胞
肝脏干细胞	胆管内或近胆管	肝细胞、胆管细胞
胰腺干细胞	胰岛、巢蛋白阳性细胞、卵圆形细胞、胆管细胞	β 细胞
骨骼肌干细胞	横纹肌中	横纹肌
表皮干细胞	表皮基底层、皮脂腺及毛囊隆突部	表皮、毛囊
肺上皮干细胞	气管、支气管、细支气管、肺泡	细支气管上皮细胞、Ⅱ 型肺泡细胞、Ⅰ 型肺泡细胞、肺神经内分泌细胞

续表

干细胞类型	主要分布部位	主要分化方向
脂肪干细胞	脂肪组织中	骨、软骨、脂肪细胞、内皮细胞等
角膜干细胞	角膜缘基底部	角膜上皮细胞
肠上皮干细胞	肠隐窝基底部	帕内特细胞、刷状缘上皮细胞、杯状细胞、神经内分泌细胞

三、组织的再生过程

一般而言,具有不稳定细胞和稳定细胞的各种组织,损伤在一定程度内,都可通过再生达到修复目的。再生的基本过程包括再生细胞的增殖、迁徙以及原有组织结构重建。

(一)上皮组织的再生

1. 被覆上皮的再生 包括鳞状上皮和柱状上皮的再生。

(1)鳞状上皮再生:现认为,表皮干细胞主要存在于表皮基底层,鳞状上皮缺损时,此处的干细胞增殖分化,并且创缘或底部的基底层细胞增生,逐渐向缺损中心迁移,形成单层上皮覆盖缺损表面后,增生分化为复层鳞状上皮。移行上皮的再生与鳞状上皮相同。

(2)柱状上皮再生:黏膜柱状上皮(如胃肠黏膜等的单层柱状上皮)、立方上皮等被覆上皮缺失后,通过邻近部位的基底部细胞增殖和干细胞增殖分化进行修补。新生的上皮细胞初始为立方形,然后逐渐增高变为柱状细胞。

2. 腺上皮的再生 虽然各类腺上皮均具有较强再生能力,但腺上皮再生与损伤程度密切相关。如果损伤后腺体基底膜保持完整,则残存细胞进行分裂补充,使受损的腺体结构完全恢复。如损伤后腺体构造完全破坏,则难以完全性修复。如肝脏被部分切除后,残存的肝细胞分裂增殖,肝脏体积可完全恢复到原有的体积,这就是异体移植部分肝脏可满足供体和受体双方肝脏功能需要的细胞学基础。当各种因素导致肝细胞发生坏死时,只要肝小叶网状纤维支架完好,无论坏死范围大小,坏死周围区残存的肝细胞都会分裂增生,沿网状纤维支架延伸,肝脏结构功能得以恢复,达到完全性修复。但是,如果肝细胞坏死导致肝小叶网状纤维支架塌陷,网状纤维胶原化或因肝细胞反复坏死,刺激肝小叶间隔纤维组织过度增生时,再生的肝细胞则不能形成肝小叶结构,只能形成排列紊乱的肝细胞结节,这也构成了肝炎后肝硬化发生的组织学基础。

目前已确认在肝脏存在干细胞,其具有向胆管上皮细胞和肝细胞分化的潜能。在肝衰竭、肝癌、慢性肝炎和肝硬化时,可见此种细胞明显增生,参与损伤肝脏的修复。

(二)纤维结缔组织的再生

纤维结缔组织损伤后 2~3d,由局部静止状态的纤维细胞活化形成的成纤维细胞,或由周围幼稚的未分化的原始间叶细胞分化形成的成纤维细胞,开始分裂增生。幼稚的成纤维细胞体积较大,细胞两端常有突起,胞质略呈嗜碱性。细胞核体积大而淡染,具有 1~2 个核仁。电镜下,可见胞质富含粗面内质网、核糖体,表明其合成蛋白质功能活跃。当成纤维细胞停止分裂,则开始合成并分泌前胶原蛋白,并形成胶原纤维。随着成纤维细胞逐渐成熟,细胞形态向长梭形转变,胞质逐渐减少,胞核逐渐深染、变细长,最终转变为静止的纤维细胞,完成纤维结缔组织的再生。

(三)血管组织的再生

1. 毛细血管及小血管的再生 毛细血管再生又称为血管形成。毛细血管再生是以出芽(budding)方式完成的。首先蛋白分解酶分解基底膜,内皮细胞在此分裂增生形成突起即幼芽,随着内皮细胞增生并前移,形成内皮细胞索,在血流冲击下,很快(一般仅需数小时)便可出现管腔,形成新生的毛细血管,其相互吻合即形成毛细血管网(图 5-1)。内皮细胞在增生、分化过程中,分泌 V 型胶原蛋白和层粘连蛋白及纤维连接蛋白,构成毛细血管基底膜的基板,邻近的成纤维细胞分泌基质,构成毛细血管基底膜的网板,成纤维细胞则成为血管外膜细胞。新生的毛细血管基底膜不完整,内皮细胞间隙较大,因此通透性较高。

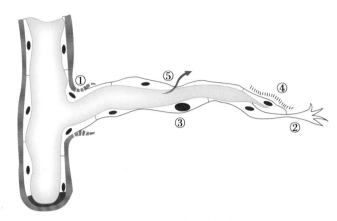

图 5-1   毛细血管再生模式图
①基底膜溶解;②细胞移动;③细胞增生;④血管管腔形成;⑤管壁通透性增加。

为适应功能的需要,部分毛细血管闭锁消失,部分毛细血管管壁增厚改建成小动脉、小静脉,其管壁平滑肌等成分可能由血管外未分化间叶细胞增生分化形成。

2. 大血管的再生   较大的血管离断后需手术吻合断端,吻合处的两侧内皮细胞分裂增生,相互连接,弥补缺失的内膜结构。血管中膜平滑肌细胞受到损伤后,由结缔组织增生修复(纤维性修复)。

(四) 肌组织的再生

横纹肌的再生与横纹肌肌膜是否完好、肌纤维是否完全断裂有关。横纹肌细胞损伤较轻且肌膜完好时,残存肌细胞可产生新的肌质和肌原纤维,恢复正常的细胞结构。横纹肌纤维若离断或肌膜破坏,断端虽然也有肌质和肌原纤维的产生,断端可呈花蕾状膨大,但仍无法连接肌纤维断端,只能由纤维结缔组织填充修复(瘢痕修复)。纤维瘢痕修复的横纹肌纤维仍可有一定收缩能力,经过锻炼基本可恢复功能。

平滑肌细胞有一定再生能力,小血管再生中平滑肌细胞可再生;但肠管或较大血管离断,管壁平滑肌则主要通过纤维瘢痕修复。

心肌细胞几乎没有再生能力,只能通过纤维瘢痕修复。

(五) 神经组织的再生

脑和脊髓内的神经细胞与周围神经节细胞损伤后不能再生,只能由胶质细胞和胶质纤维完成修复(即胶质瘢痕修复)。外周神经离断后,与其相连的神经细胞存活,则可以完全再生,即由两端的神经膜细胞增生将断端连接。其过程包括远近断端神经纤维髓鞘和轴突崩解吸收,两端神经鞘膜细胞增生将断端连接,近端的神经轴突以每天 1~3mm 的速度向远端延伸到达末梢鞘细胞,多余的轴突和神经膜细胞可被吸收消失(图 5-2)。

若神经纤维断裂两端距离>2.5cm,或神经纤维断端间有纤维瘢痕或其他组织隔阻,或截肢失去远端,再生的轴突不能到达远端,可与周围增生的结缔组织混杂

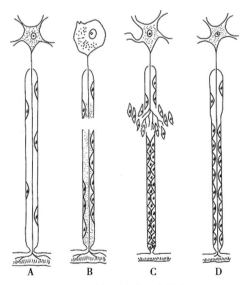

图 5-2   神经纤维再生模式图
A. 正常神经纤维;B. 神经纤维断裂,远端及近端髓鞘及轴突崩解;C. 神经膜细胞增生,轴突生长;D. 神经轴突到达末端,多余部分吸收消失。

成团,形成瘤样肿块,称为创伤性神经瘤(traumatic neuroma),导致顽固性疼痛。创伤性神经瘤本质上不是肿瘤。

（六）软骨和骨组织的再生

软骨再生起始于软骨膜,增生的细胞以后逐渐变为软骨母细胞,并产生软骨基质,软骨母细胞被埋在软骨陷窝内而变为静止的软骨细胞。软骨再生能力弱,软骨组织缺损较大时由纤维组织修补。骨组织再生能力强,骨折后可完全修复。

第二节 纤维性修复

纤维性修复(fibrous repair)是指由于细胞组织损伤过重,或有感染,不能用完全再生的方式加以修复,而以增生的成纤维细胞和新生的毛细血管组成的肉芽组织,进而转变成纤维组织进行修复的过程。纤维性修复又称瘢痕修复,见于再生能力弱或缺乏再生能力的组织,属于不完全修复,其基础是肉芽组织转变为纤维组织。

一、肉芽组织的形态及作用

（一）肉芽组织的形态

肉芽组织(granulation tissue)由新生薄壁毛细血管及增生的成纤维细胞构成,伴有炎症细胞浸润,肉眼观为鲜红色颗粒状,柔软湿润,触之易出血,形似鲜嫩的肉芽。

镜下可见大量由内皮细胞增生形成的实性细胞索及扩张的毛细血管,对着创面垂直生长,并以小动脉为轴心,在周围形成袢状弯曲的毛细血管网。新生毛细血管的内皮细胞核体积较大,呈椭圆形,向管腔内突出。这些毛细血管可为肉芽组织提供营养和氧分,输送白细胞,同时带走代谢产物,促进肉芽组织的形成和转化。毛细血管周围有许多新生的成纤维细胞,可分泌胶原,参与形成肉芽组织中的细胞外基质。此外,常有大量渗出液及炎症细胞。炎症细胞中常以巨噬细胞为主,也有多少不等的中性粒细胞及淋巴细胞。中性粒细胞能吞噬细菌及组织碎片;巨噬细胞能分泌 PDGF、FGF、TGF-β、IL-1 及 TNF,同时创面凝血时血小板释放 PDGF,可进一步刺激成纤维细胞及毛细血管增生;这些细胞可释放出各种蛋白水解酶,分解坏死组织及纤维蛋白。肉芽组织中一些成纤维细胞的胞质中含有沿细胞膜方向排列的肌动蛋白丝,此种细胞除有成纤维细胞的功能外,尚有平滑肌细胞的收缩功能,受前列腺素(PG)、缓激肽(bradykinin)、肾上腺素(epinephrine)以及去甲肾上腺素(norepinephrine)的调控,称肌成纤维细胞(myofibroblast)(图 5-3、图 5-4)。

（二）肉芽组织的作用及结局

肉芽组织在组织损伤修复过程中有以下重要作用:①抗感染,保护创面;②填补创口及其他组织缺损;③机化或包裹坏死、血栓、炎性渗出物及其他异物。

肉芽组织在组织损伤后 2~3d 即可出现自下向上(如体表创口)或从周围向中心(如组织内坏死)生长推进,填补创口或机化异物。随着时间的推移(如 1~2 周),肉芽组织按其生长的先后顺序逐渐成熟。其主要形态学标志为:①炎症细胞减少并逐渐消失;②部分毛细血管管腔闭塞、数目减少,按正常功能的需要,少数毛细血管管壁增厚,改建为小动脉和小静脉;③成纤维细胞产生越来越多的胶原纤维,同时成纤维细胞数目逐渐减少、胞核变细长而深染,变为纤维细胞;④时间再长,胶原纤维量更多,而且发生玻璃样变,细胞和毛细血管成分更少。至此,肉芽组织成熟为纤维结缔组织,并且逐渐转化为老化阶段的瘢痕组织。

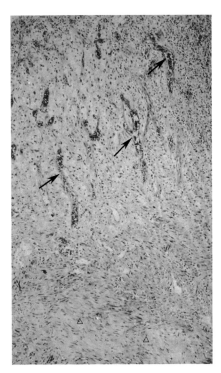

图 5-3　肉芽组织镜下结构（低倍）
显微镜下所示肉芽组织结构，可见多量
新生的毛细血管（↑），而组织深部毛细
血管数量减少，可见大量成纤维细胞及
胶原纤维（△）。

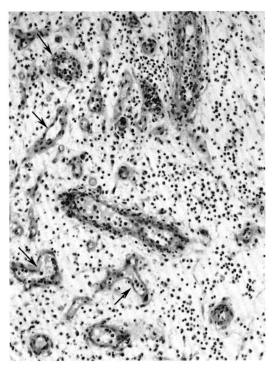

图 5-4　肉芽组织镜下结构（高倍）
显微镜所示肉芽组织局部结构，可见大量新生毛细
血管（↑），毛细血管间可见成纤维细胞及炎症细胞
浸润。

二、瘢痕组织的形态及作用

瘢痕组织（scar tissue）指肉芽组织经改建成熟形
成的纤维结缔组织，由大量平行或交错分布的胶原
纤维束组成。纤维束往往呈均质性红染，可发生玻
璃样变。纤维细胞稀少，核细长而深染，组织内血管
减少（图 5-5）。大体上局部呈收缩状态，颜色苍白或
灰白半透明，质硬韧，缺乏弹性。瘢痕组织的作用及
对机体的影响可概括为两方面。

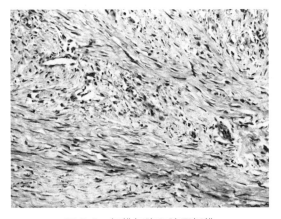

图 5-5　纤维细胞和胶原纤维

1. **瘢痕组织的形成对机体有利的一面**　①它能
把损伤的创口或其他缺损填补并连接起来，使组织
器官保持完整性；②由于瘢痕组织含大量胶原纤维，
虽然没有正常皮肤的抗拉力强，但比肉芽组织的抗
拉力要强得多，因而这种填补及连接也是相当牢固的，可使组织器官保持其坚固性。如果胶原形成不
足或承受力大而持久，加之瘢痕缺乏弹性，可造成瘢痕膨出，在腹壁可形成疝，在心壁可形成室壁瘤。

2. **瘢痕组织的形成对机体不利或有害的一面**　①瘢痕收缩，特别是发生于关节附近和重要器官
的瘢痕，常常引起腔室器官管腔狭窄、关节挛缩或活动受限，如十二指肠溃疡瘢痕可引起幽门梗阻，肾
的梗死后瘢痕可影响肾功能。关于瘢痕收缩的机制可能是由于其中的水分丧失或含有肌成纤维细胞
所致。常发生于手掌、足底和胸前。②瘢痕性粘连，特别是在器官之间或器官与体腔壁之间发生的纤

维性粘连,常常不同程度地影响其功能。如小肠在术后发生瘢痕性粘连可影响消化吸收功能。③瘢痕组织增生过度,又称肥大性瘢痕。肥大性瘢痕通常发生于深部及真皮层的热力学损伤或外伤。瘢痕生长迅速,含有丰富的肌成纤维细胞,但往往数个月后回缩。如果这种肥大性瘢痕不回缩,突出于皮肤表面并向周围不规则地扩延,称为瘢痕疙瘩(keloid)(临床上又常称为"蟹足肿")。其发生机制不清,一般认为与体质有关;也有人认为,可能与瘢痕中缺血缺氧,促使其中的肥大细胞分泌生长因子,使肉芽组织生长过度有关。

瘢痕组织内的胶原纤维在胶原酶的作用下,可以逐渐地分解、吸收,从而使瘢痕缩小、软化。胶原酶主要来自成纤维细胞、中性粒细胞和巨噬细胞等细胞。因此,要解决瘢痕收缩和器官硬化等的关键是在细胞生长调控和细胞外基质等分子病理水平上,阐明如何调控肉芽组织中胶原的合成和分泌以及如何加速瘢痕中胶原的分解与吸收。

第三节　修复的分子机制

目前已知影响修复的分子机制主要包含以下 3 方面:①生长因子及其受体;②细胞外基质的调控;③抑素与接触抑制。

一、生长因子及其受体在修复中的作用

不同组织细胞损伤后,会释放不同的生长因子。多数生长因子是由损伤部位炎症反应过程中激活的巨噬细胞和淋巴细胞分泌,也有些是由实质细胞和间质细胞(结缔组织)在炎症的刺激下分泌。生长因子通常与细胞膜上相应受体结合,受体随之活化,进而激活核转录因子,启动 DNA 合成,导致细胞分裂、增殖。一系列的因子通过自分泌和旁分泌在局部发挥作用,选择性地刺激不同细胞增生和分化,调节局部组织细胞的再生与分化,促进修复过程(表 5-3)。常见生长因子如下:

表 5-3　与修复有关的生长因子

功能	分子
对单核细胞具有趋化性	PDGF、FGF、TGF-β
影响成纤维细胞迁移	PDGF、EGF、FGF、TGF-β、TNF
影响成纤维细胞增殖	PDGF、EGF、FGF、TNF
影响分泌胶原酶	PDGF、FGF、EGF、TNF、TGF-β 抑制物
影响胶原合成	TGF-β、PDGF、TNF
影响血管生成	VEGF、Ang、FGF

1. **血小板源性生长因子**(platelet-derived growth factor,PDGF)　此分子因最初发现于血小板的 α 颗粒而得名,但也可以产生于血管平滑肌细胞、表皮细胞、皮肤成纤维细胞及肿瘤细胞等。其主要功能有:①促进有丝分裂,诱导细胞增殖;②趋化间充质细胞、单核细胞、中性粒细胞等向伤口迁移并发挥作用;③诱导Ⅲ、Ⅴ型胶原的合成和分泌,促进肉芽组织增生,刺激血管和上皮增生;④血管新生过程中,为稳定内皮细胞之间的通道,内皮细胞释放 PDGF-β 趋化 PDGF 受体 -β(PDGFR-β)阳性的周细胞。研究表明,PDGF-β 缺失后,导致周细胞缺乏,引起血管渗漏、弯曲、微动脉瘤形成和出血。

2. **成纤维细胞生长因子**(fibroblast growth factor, FGF)　FGF 及其受体的超家族控制着广泛的生物学功能。碱性成纤维细胞生长因子(bFGF)是最早发现的血管生成因子之一，与 FGF-1 一样，具有血管生成和动脉生成特性；FGF-9 在骨修复中刺激血管生成。FGF 可激活内皮细胞上的受体(FGFR)，可刺激内皮细胞增殖、迁移和蛋白激酶产生，促进新血管的形成和发育，或通过诱导其他细胞类型释放血管生成因子，间接刺激血管生成。

3. **表皮生长因子**(epidermal growth factor, EGF)　EGF 主要存在于人体各种体液和分泌物中，具有较强的促分裂活性，可促进上皮细胞、成纤维细胞、内皮细胞、胶质细胞和平滑肌细胞的增殖、迁移。

4. **转化生长因子**(transforming growth factor, TGF)　包括 TGF-α 和 TGF-β。TGF-α 与 EGF 的氨基酸序列同源达 33%~44%，其可与 EGF 受体结合而与 EGF 具有相同作用。不同浓度对成纤维细胞和平滑肌细胞作用不同，低浓度可诱导 PDGF 合成、分泌，促进细胞增殖；高浓度时可抑制 PDGF 受体表达而抑制细胞增殖。TGF-β 可由血小板、巨噬细胞、内皮细胞等产生，其对成纤维细胞和平滑肌细胞的促进作用受浓度的影响。TGF-β 低浓度时可以诱导 PDGF 生成，但高浓度时会抑制 PDGF 受体，从而影响其促生长的作用。另外，TGF-β 也可以直接促进成纤维细胞趋化及 I 型和 XI 型胶原合成，抑制胶原降解，促进纤维化。

5. **血管内皮生长因子**(vascular endothelial growth factor, VEGF)　VEGF 可促进血管增生，并明显增加血管通透性，是新生血管形成的主要诱导因子。在血管发育的早期，VEGF 与血管内皮细胞上的 VEGF 受体之一 VEGF-R2 结合，介导内皮细胞增殖和迁移，然后，VEGF 与另一个受体(VEGF-R1)结合并诱导毛细血管管腔形成。在发育成熟组织的生理性血管新生(如子宫内膜增殖)和病理性血管新生(如慢性炎症、创伤愈合、肿瘤、视网膜病变和早产等)过程中，VEGF 的作用最为重要。VEGF 的表达可由一些细胞因子和生长因子如 TGF-β、PDGF、TGF-α 等诱导，更令人关注的是，缺氧也是引起 VEGF 高表达的重要介导因子。

6. **肝细胞生长因子**(hepatocyte growth factor, HGF)　HGF 由成纤维细胞、间质细胞、血管内皮细胞等产生，作用于肝、胆管、肺、乳腺、皮肤、肾小管等的上皮细胞，具有促进细胞分化、迁移作用。

二、细胞外基质在修复中的作用

各种组织都有一定的细胞外基质(extracellular matrix, ECM)，可连接细胞、构成组织支架以维持组织正常结构和功能，对细胞的形态、分化、迁移、增殖和生物学功能具有调控作用。不稳定细胞和稳定细胞再生后，ECM 对其重新构建为正常组织结构有重要意义。此外，细胞外基质合成与降解的最终结果不仅导致了结缔组织的重构，而且又是慢性炎症和创伤愈合的重要特征。下面介绍其中几种主要成分：

1. **胶原蛋白**　胶原蛋白(collagen)是 ECM 的骨架成分，具有支架作用。胶原蛋白对细胞的生长、分化、细胞黏附及迁移均有明显影响。已知的胶原蛋白至少有 19 种。I、II、III 型胶原为间质性或纤维性胶原蛋白，体内分布较为广泛。IV、V、VI 型胶原为非纤维性胶原蛋白(无定形胶原蛋白)，存在于间质和基底膜内。

2. **弹性蛋白**　弹性蛋白(elastin)是弹性纤维的主要成分，组织器官内的弹性纤维由分子量为 70 000 的弹性蛋白构成其中轴，周围为微丝形成的网状结构围绕。成熟的弹性蛋白还含有交联结构，可调节弹性。弹性蛋白分布于多种组织，如大血管、皮肤、子宫和肺等，其主要作用是维持组织回缩能力。

3. **蛋白多糖**　蛋白多糖(proteoglycan)由核心蛋白和糖胺聚糖(glycosaminoglycan)构成，是 ECM 的重要成分之一。硫酸乙酰肝素(heparan sulfate)、硫酸软骨素(chondroitin sulfate)和硫酸皮肤素(dermatan sulfate)等系常见的蛋白多糖，它们对维持结缔组织的正常结构和通透性具有重要的调节作用。

4. **透明质酸**　透明质酸(hyaluronic acid)为一种酸性黏多糖，是大分子蛋白聚糖复合物的骨架，也是 ECM 的重要成分之一。其可结合大量的水分子形成高度水合的凝胶，在调节多种结缔组织尤其是关节软骨膨胀、抗压、反弹能力、润滑等方面发挥重要作用。迁移和增殖细胞周围 ECM 中的透明质酸,则可发挥抑制细胞间黏附、促进细胞迁移作用。

5. 黏附性糖蛋白　黏附性糖蛋白(adhesive glycoprotein)是一类大分子糖蛋白,它们能与其他细胞外基质和特异性的细胞表面蛋白结合,将不同的细胞外基质与细胞相互联系。

(1)纤维粘连蛋白(fibronectin):分子量约 450 000,来源于成纤维细胞、单核细胞、内皮细胞及其他细胞,是一种多功能黏附蛋白,通过和细胞表面 Fn 受体(整合素)结合来介导细胞之间或细胞与基质之间的黏着,这在创伤愈合、癌变和肿瘤转移中都有重要作用。纤维粘连蛋白亦可增强毛细血管内皮细胞等其他一些细胞对生长因子的敏感性,在促进细胞增殖中发挥作用。

(2)层粘连蛋白(laminin):分子质量约为 820 000,是基底膜中含量最丰富的大分子糖蛋白。层粘连蛋白既可与细胞表面的特异性受体结合,又可与基质成分如硫酸乙酰肝素和Ⅳ型胶原结合,还可介导细胞与结缔组织基质黏附。层粘连蛋白在调节细胞生长、增殖、分化及迁移中具有重要作用。

6. 整合素　整合素(integrin)与黏附性糖蛋白具有完全不同的结构,但其作用则与黏附性糖蛋白相同,即能与其他细胞外基质和特异性的细胞表面蛋白结合,将不同的细胞外基质与细胞相互联系,诱导某些细胞分化、促进某些细胞增殖等。

7. 基质细胞蛋白　基质细胞蛋白(matricellular protein)是一类能与基质蛋白、细胞表面受体、生长因子等多种因子相互作用的分泌蛋白家族,主要包括血小板反应蛋白、富含半胱氨酸的酸性分泌蛋白(secreted protein acidic and rich in cysteine, SPARC),又称骨粘连蛋白(osteonectin)、细胞黏合素(tenascin)、血栓黏合素(thromboadhesin)等。它们在抑制血管新生、介导细胞迁移、细胞黏附等方面发挥调节作用。

8. 基质金属蛋白酶　在细胞外基质的降解中,基质金属蛋白酶家族扮演了重要角色。金属蛋白酶家族包括①间质胶原酶:主要针对Ⅰ、Ⅱ、Ⅲ型纤维性胶原发挥降解作用;②明胶酶:又称Ⅳ型胶原酶,主要针对明胶及纤维粘连蛋白发挥降解作用;③溶基质蛋白酶(stromelysin):对蛋白多糖、层粘连蛋白、纤维粘连蛋白和无定形胶原等具有降解作用;④膜型基质金属蛋白酶:成纤维细胞、巨噬细胞、中性粒细胞、滑膜细胞和一些上皮细胞等均可分泌金属蛋白酶,PDGF、FGF、IL-1、TNF-α、吞噬作用和物理作用等多种因素对其分泌具有诱导作用。TGF-β 和类固醇在生理条件下对胶原酶活性具有抑制作用。在组织内金属蛋白酶以无活性的酶原形式分泌,次氯酸、纤溶酶等对其具有活化作用。特异性组织金属蛋白酶抑制剂(TIMP)家族对活化型金属蛋白酶具有抑制作用。大多数间质细胞可分泌TIMP,从而对基质金属蛋白酶的降解过程发挥调控作用。

组织修复过程除受生长因子与细胞外基质的影响外,再生细胞由静止期重新进入细胞周期的能力还受到细胞周期的调控,其中细胞周期调节蛋白和检查点分子蛋白的作用最为重要。细胞周期蛋白(cyclin)、周期蛋白依赖性激酶(cyclin dependent kinase, CDK)是细胞有丝分裂周期调控因子的核心。cyclin 家族包括 cyclin A、B、C、D 等。在不同细胞周期时相,细胞周期蛋白表达类型不同,形成不同的 cyclin-CDK 蛋白复合物,促进细胞分裂增殖。当 CDK 抑制蛋白(CDKI)通过竞争性结合周期蛋白而抑制 CDK 活性时,便阻止细胞周期向前进展。CDK 磷酸化状态与 CDK 活性有关,CDK 磷酸化可启动 DNA 的复制和诱发细胞有丝分裂。细胞周期检查点(checkpoint)具有调控 DNA 复制和染色体分配,控制细胞周期正常运行的作用。当增殖细胞在 DNA 修复或染色体分离障碍时,检查点系统可通过促进或抑制激活通路,启动或中止细胞周期运行,修复或清除突变的不良细胞。常见的检查点分子有 Rb 和 P53 等,其蛋白产物具有负调控细胞增殖的作用。

三、抑素与接触抑制

机体也具有抑制细胞增殖分裂的相应机制。抑素(chalone)是由组织中细胞产生的小分子蛋白质或多肽,部分可含有糖或 RNA。抑素具有组织特异性,任何组织都可能会产生一种特异的抑素抑制本身细胞的增殖。如 TGF-β 对上皮细胞即具有抑素样作用。A-干扰素(IFN-α)、前列腺素 E_2 和肝素在组织培养中对成纤维细胞及平滑肌细胞的增生也具有抑素样作用。也有研究显示,血管抑素

（angiostatin）、内皮抑素（endostatin）和血小板反应蛋白1（thrombospondin 1）等多种因子具有抑制血管内皮细胞生长作用。当抑素含量达到一定浓度时，可抑制同类细胞的增殖，若抑素浓度下降，则同类细胞增殖活跃。其作用机制为激活细胞膜腺苷环化酶，提高细胞内 cAMP 的浓度，降低细胞增殖所需的 ATP 供应；也可以通过 cAMP 依赖性蛋白激酶对蛋白质的磷酸化作用来实现。

接触抑制（contact inhibition）是指细胞在生长过程中相互接触时而停止分裂的现象。皮肤创伤后，缺损局部周围上皮细胞分裂增生迁移将创面填充至相互接触时，细胞停止生长，即表现出接触抑制的现象。肝脏部分切除后，肝细胞增生使肝脏体积达到原有大小时，肝细胞即停止生长，也表现出接触抑制。接触抑制的调节机制尚未阐明，细胞缝隙连接、桥粒等可能参与接触抑制的调控。

第四节　创伤愈合

创伤（trauma）是指机械等因素对人体组织或器官造成的破坏性损伤，包括闭合性创伤和开放性创伤。临床中以皮肤软组织和骨组织创伤最为常见。

创伤愈合（wound healing）指机体受创伤之后的恢复过程。此过程涉及组织炎症反应、血管应激收缩、凝血反应、组织细胞再生和纤维性修复等机制的复杂协同作用。

一、皮肤组织创伤愈合

轻度的创伤仅伤及皮肤表皮层，符合再生性修复。随着创伤程度的加重，伤及真皮层及以下组织，多数通过部分再生性修复或纤维性修复来愈合。但若伤口过大（一般认为直径超过20cm 时），伤者自身的表皮很难将伤口完全覆盖，则需要植皮。

另外，皮肤附属器（如毛囊、汗腺及皮脂腺等）若被完全破坏，则无法完全再生，故只能瘢痕修复。应注意，肌腱断裂修复初期也是瘢痕修复，但可随着良好的功能锻炼而不断改建，即胶原纤维可按原来肌腱纤维方向排列，最终达到功能恢复。

（一）基本过程

1. 创伤早期　数小时内，伤口局部便出现炎症反应，主要表现为充血、白细胞浸润和渗出液增多，故局部红肿疼痛。早期炎症细胞以中性粒细胞为主，约 3d 后以巨噬细胞为主。出血的伤口发生凝血反应，纤维蛋白原很快凝固形成凝块，有的凝块表面干燥形成痂皮，凝块及痂皮均有保护伤口的作用。

边缘的基底细胞于创伤发生 24h 内已开始增生，并由血凝块下向伤口中心迁移。这些细胞彼此相遇后停止迁移，于当前位置继续增生、分化形成鳞状上皮，覆盖于肉芽组织的表面。

2. 伤口收缩期　创伤发生 2~3d 后，伤口迅速缩小，直到 14d 左右停止。这主要由伤口边缘肌成纤维细胞不断增生产生的牵拉作用引起的。伤口收缩可以缩小创面，利于创伤愈合。但伤口缩小的程度因伤口部位、形状及大小而不同。

3. 肉芽组织增生期　从创伤发生第 2~3 天开始，肉芽组织从伤口底部及边缘长出，逐渐填平伤口。肉芽组织质脆且富含毛细血管，这些血管生长较快，且其方向大都呈袢状弯曲垂直于创面，故肉芽组织容易受损出血。但肉芽组织中没有神经，故无感觉。

健康的肉芽组织可提供上皮再生所需的营养及生长因子，因此对表皮再生十分重要。若肉芽组织生长迟缓，不能将伤口填平并形成瘢痕，则上皮再生也会延缓；另外，若存在异物及感染等刺激肉芽组织，导致其过度生长，高出于皮肤表面，同样会阻止表皮再生（此时临床常需将其切除）。

4. 瘢痕形成期　肉芽组织机化形成瘢痕。此过程始于创伤后第 5~6 天,先是成纤维细胞产生胶原纤维,其后一周,胶原纤维形成极为活跃,增生速度达到峰值后逐渐放缓。胶原纤维累积越来越多,导致肉芽组织逐步转变为瘢痕。此过程较慢,通常于伤后约 1 个月,瘢痕才可完全形成。

以上基本过程并不是完全分开的,如表皮的修复开始较早,但进展较慢,直到肉芽组织长满并机化成瘢痕后才结束,几乎贯穿了皮肤创伤修复的全程。

（二）创伤愈合的类型

通常根据皮肤组织受损和污染程度的不同,将其创伤愈合过程分为以下 3 种。

1. 一期愈合（primary healing）　见于损伤程度较轻,无感染,特别是创缘整齐,经缝合等处理之后伤口对合严密者,如手术切口。此种伤口中只有少量血凝块,炎症反应较轻,表皮通常于 1~2d 即可完成再生,而肉芽组织在第 2 天就可从伤口边缘和底部长出并很快将伤口填满,5~6d 形成胶原纤维（此时伤口达到临床愈合标准,可以拆线）,但此时切口内肉芽组织中的毛细血管和胶原纤维仍会继续增加,切口呈现鲜红色,可略高于皮肤。此时形成的临时性胞质溶胶中含有纤维蛋白、血浆纤维结合蛋白和Ⅲ型胶原蛋白等。第 2 周时,随着水肿、炎症的消退及血管数量的减少,瘢痕才开始逐渐"变白",Ⅲ型胶原蛋白转变为Ⅰ型胶原蛋白,此后胶原组织仍在增生,因此瘢痕的抗拉强度逐渐增强。起初,伤口的抗拉能力约为正常的 10%,随后 4 周,伤口的抗拉能力增加得很快,常于开始形成后的第 3 个月达到高峰(为正常的 70%~80%)。但一期愈合的总时间应算为 4 周,而不是 3 个月。因为表皮于第 4 周就已基本正常,仅留下一条白色线性瘢痕（图 5-6,注意瘢痕修复具有一定的个体差异）。综上,一期愈合的特点为:①恢复所需时间较短;②形成的瘢痕较少;③抗拉强度较大。

2. 二期愈合（secondary healing）　见于损伤程度较重,伴感染(大多数需要清创),创缘不齐,不易对合者。二期愈合也具有 3 个特点:①恢复所需时间较长(因感染较重,炎症反应明显,坏死组织和污染物较多,需要清创等,有的甚至需要暂时放置引流管);②形成的瘢痕较多(因伤口大,伤口收缩明显,肉芽组织增生较多等);③抗拉强度较弱(因瘢痕较大且恢复程度更差等)。一期愈合和二期愈合的对比见图 5-7。

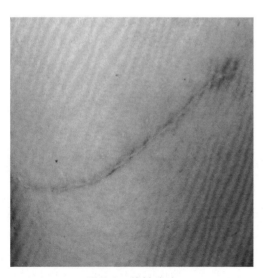

图 5-6　线性瘢痕

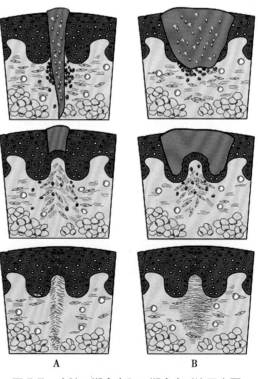

图 5-7　皮肤一期愈合和二期愈合对比示意图
A. 一期愈合;B. 二期愈合。

3. **痂下愈合(healing under scar)**   是指伤口表面先由血液、渗出物及坏死组织干燥形成硬痂,然后皮肤于痂皮下进行修复,最后痂皮在上皮修复完成后脱落的全过程。因表皮再生之前需要溶解痂皮,故痂下愈合的时间较长。痂皮的形成有利有弊:①痂皮较干燥,不利于细菌繁殖,对伤口有一定保护作用;②但如果痂皮下已经有较多的渗出物产生或者已经有细菌感染,痂皮会阻碍渗出物的排出,使感染加重,延迟愈合。

二、骨组织创伤愈合

骨折(fracture)是指骨组织的完整性和连续性的中断,多由创伤或骨骼疾病所致,临床上以创伤性骨折多见。

(一)骨折愈合的基本过程

若骨折断端复位固定良好,其愈合过程通常分为 4 个阶段(图 5-8),但四者之间不是截然分开的,而是相互交织逐渐演进的过程。

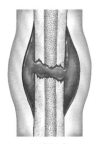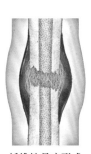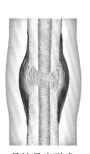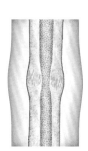

血肿形成   纤维性骨痂形成   骨性骨痂形成   骨痂改建

图 5-8   骨折创伤愈合分期

1. **血肿形成期**   骨折后,骨组织和骨髓中的血管破裂,数小时后,血肿可逐渐凝固。骨皮质和骨髓可因出血发生坏死。坏死范围较小者可被破骨细胞吸收,范围较大者将形成游离死骨片。

2. **纤维性骨痂形成期**   多发生于骨折后的 2~3d,血肿开始机化,即先出现肉芽组织和纤维组织的增生,继而发生纤维化形成纤维性骨痂(又称暂时性骨痂)。约 1 周后,纤维性骨痂可进一步分化,形成透明软骨。应注意,透明软骨的形成多见于骨外膜的骨痂区,而骨髓内骨痂区较少见,且骨痂内形成的透明软骨过多,会延缓骨折的愈合。

3. **骨性骨痂形成期**   上述纤维性骨痂内除成软骨细胞外,还含有成骨细胞等,它们逐渐形成类骨组织和软骨组织。随后骨盐沉积促进类骨组织转变为编织骨。应注意,软骨组织也可以通过软骨内化骨过程演变为骨组织。

4. **骨痂改建期**   刚形成的编织骨结构还不够致密,骨小梁排列紊乱,尚不能满足正常的功能需要。因此编织骨需要进一步改建成为板层骨。同时皮质骨和髓腔的正常关系也需重新修复。骨痂的改建过程是通过破骨细胞的溶骨作用和成骨细胞的成骨作用相互协调完成的。

(二)影响骨折愈合的因素

不同类型骨折的愈合效果可能不同。虽然骨的再生能力很强,但仍可能被骨折部位、错位程度等影响而愈合不良。其中,有 3 个因素对骨折的愈合至关重要。

1. **断端及时、正确的复位**   即将移位的骨折断端恢复至正常或近乎正常的解剖关系。此为骨折愈合的首要条件。

2. **断端及时、牢靠的固定**   复位后的骨折断端必须良好固定,否则会影响愈合。这是骨折愈合的关键。若骨折不能良好复位固定,断端会有多余软组织或赘生骨痂阻碍血液循环,纤维性骨痂较难转变为骨性骨痂,导致骨折处出现裂隙,两个断端仍能活动,形成骨不连接或者假关节。

3. 适当的功能锻炼和康复治疗 长期卧床除导致局部血供不良,延迟愈合外,还会引起骨骼和肌肉的失用性萎缩、关节强直等。如果伤情较重,长期无法离床,应结合具体情况进行局部按摩和功能锻炼。早期合理的功能锻炼和康复治疗可促进患肢血液循环、消除肿胀、减少肌肉萎缩、防止骨质疏松、关节僵硬和促进骨折愈合等,是恢复患肢功能的重要保证。

三、创伤愈合的影响因素

不同组织创伤愈合有一些共同的影响因素,可分为全身因素、局部因素。

1. 全身因素

(1)年龄:以骨折为例,通常儿童和青少年骨的弹性和韧性比老年人大,不易骨折或者程度较轻,并且儿童和青少年的骨组织再生能力更强,故发生相同程度的骨折时,比老年人愈合更快(此现象不仅见于骨组织,其他组织也如此)。这与老年人血管硬化、血供减少、代谢减慢等有很大关系。

(2)营养:如果组织再生所需的营养物质缺乏,会导致其再生能力降低、肉芽组织生长缓慢、伤口愈合不良等。这些营养因素如氨基酸(尤其是含硫氨基酸,如甲硫氨酸、胱氨酸)、维生素 C[对愈合非常重要,因为前胶原分子 α-多肽链中两个主要氨基酸(脯氨酸和赖氨酸)必须经羟化酶羟化,才能形成前胶原分子。而维生素 C 具有催化羟化酶的作用,故其缺乏会导致前胶原分子难以形成,从而影响组织再生]、锌元素(缺锌时愈合缓慢,机制尚不清楚,可能和锌参与氧化酶活性有关)。

(3)内分泌因素:如肾上腺糖皮质激素会抑制修复,而肾上腺盐皮质激素和甲状腺素则可以促进修复。应注意,糖尿病会严重影响组织的修复,原因可能有:①糖尿病会引起机体创伤区微血管病变和血管再生障碍,从而导致血供障碍;②高糖有利于病菌繁殖和感染扩散;③糖尿病时,白蛋白损失,机体免疫力下降,营养状态也很差;④体液失衡导致机体内环境稳定性失调,不利于物质运输和修复等。

2. 局部因素

(1)受损细胞种类:若创伤除损伤可再生细胞外,还损伤诸如神经细胞等不可再生细胞,那么伤口修复和修复后的功能则会受影响。

(2)感染和异物:创伤时大多伴有感染和异物,会严重影响组织修复。感染会导致渗出物增多,使伤口内压力增大,甚至加剧损伤。因此只有尽快通过引流和手术切除等除去渗出液、污染物和坏死组织等,才能进行正常的修复过程。

(3)局部血液循环:血液发挥着多方面的作用:①提供了创伤愈合所需的营养;②带来巨噬细胞和炎症介质等,从而抑制局部的感染,促进坏死物质的吸收和新组织的生成;③带走有害物质到肝、肾等处进行代谢等。因此必须保证伤口周围的血供,除西药和手术处理外,中医的理疗和热敷等方法若应用得当,也可以起到改善血液循环、促进修复的作用。

(4)神经支配:自主神经损伤也可导致局部血供障碍,阻碍组织修复。因此在处理伤口时一定注意是否存在神经损伤,同时也要避免造成二次损伤。

(5)电离辐射:可破坏正常细胞、损伤血管,从而抑制组织增生。因此要注意保护伤者,避免不必要的辐射暴露。

(6)机械性作用:各种原因导致的伤口局部压力升高或扭转,如绷带太紧、筋膜室综合征等,都会导致伤口裂开,延迟修复。

(7)瘢痕过度增生:会导致伤口膨胀、表面隆起,不仅影响外观,还会影响正常的愈合过程。

(王娅兰 梁智勇)

思考题

1. 举例说明根据人体细胞的再生潜能不同，人体细胞可以分成哪些不同类型？

2. 试分析手掌爆炸伤后各损伤处组织修复过程及后果。

3. 简述肉芽组织与瘢痕组织之间的联系和区别。

4. 简述在组织修复的过程中主要生长因子的功能。

5. 简述在组织修复的过程中主要细胞外基质成分的功能。

6. 请举例说明皮肤创伤愈合的分期及特点。

7. 请指出骨骼创伤愈合修复的 3 个关键因素及在满足 3 个因素时的修复过程。

第六章

炎　症

　　炎症是十分常见而又非常重要的基本病理过程，是高级生物体内天然存在的以防御为主的组织反应。当各种内、外源性损伤因子(也叫致炎因子)造成机体局部组织细胞损伤后，这时机体局部和全身会发生一系列复杂的反应，来局限和消灭病原因子，清除和吸收坏死物质，修复组织损伤。这种复杂的防御反应称为炎症反应。如果没有炎症反应，机体将不能控制感染和修复损伤，不能长期生存在充满致病因子的自然环境中。炎症是保护机体的，但是在某些情况下，炎症反应却对机体有害。

第一节　概　　述

一、炎症的概念

　　炎症(inflammation)是指具有血管系统的活体组织对各种损伤因子的刺激所发生的一种以防御为主的基本病理过程。微循环血管反应、血浆成分和白细胞渗出是炎症的重要特征。所有的炎症过程都有变质、渗出和增生三大基本病变。在炎症过程中，一方面损伤因子直接和间接造成组织与细胞的变性和坏死即是变质；另一方面通过血管反应和液体、白细胞渗出来稀释、局限、消除损伤因子，吸收和清除坏死的细胞与组织来对抗损伤，同时通过实质和间质细胞的再生与肉芽组织的增生使损伤组织得以修复。因此，炎症反应的全过程是一个以损伤开始，通过渗出抗损伤，清除有害物质，最后以修复告终的复杂病理过程。

　　炎症是损伤、抗损伤和修复的动态过程，包括如下步骤(图 6-1)：①各种损伤因子对机体的组织和细胞造成损伤；②在损伤周围组织中的前哨细胞(例如巨噬细胞)，识别损伤因子及组织坏死物，产生炎症介质；③炎症介质激活宿主的血管反应及白细胞反应，使损伤局部的血液循环中的白细胞及血浆蛋白渗出到损伤因子所在部位，稀释、中和、杀伤及清除有害物质；④炎症反应的消退与终止；⑤实质细胞和间质细胞增生，修复受损伤的组织。在某些炎症反应中，损伤和抗损伤贯穿始终。因此，要正确理解炎症本质和炎症的两面性具有重要的临床意义。

二、炎症的原因

　　所有引起炎症的原因，称为致炎因子。按照致炎因子的性质和类型不同分为以下 6 类。

　　1. **生物性因子**　是最常见的原因，包括细菌、病毒、真菌、衣原体、支原体、立克次体、螺旋体和寄生虫等。临床通常将生物性因子引起的炎症称为感染。病毒主要通过细胞内复制导致感染宿主细胞损伤或死亡，细菌及其毒素可激发炎症反应，寄生虫则通过其机械性游走、穿行和蛋白的抗原性诱发免疫反应,引起组织损伤。

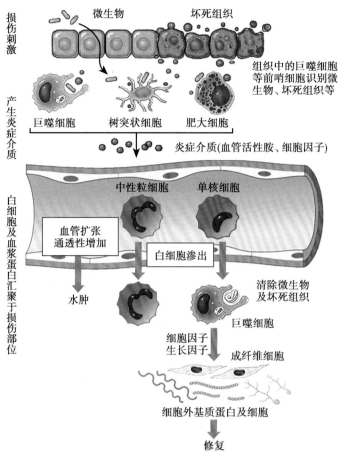

图 6-1　炎症反应的多步骤过程

2. 物理性因子　高温,如烧伤、烫伤;低温,如冻伤;机械性创伤,如切割伤、碾压伤;紫外线及放射线等。物理性因子的致炎作用与其种类、强度和作用时间有关。

3. 化学性因子　化学性因子包括外源性和内源性化学物质。外源性化学物质包括强酸、强碱、强氧化剂、芥子气等;内源性化学物质包括坏死组织的分解产物及在某些病理条件下堆积于体内的代谢产物,如尿素、尿酸盐等。

4. 免疫反应　免疫反应状态异常可以造成组织损伤,引发炎症。如系统性红斑狼疮、荨麻疹、肾小球肾炎、风湿病等。

5. 坏死组织　缺血或缺氧等原因可引起组织坏死,在新鲜梗死灶的边缘出现的充血出血带和炎细胞浸润即是炎症反应。

6. 异物　手术缝线、滑石粉等残留在体内,可导致组织炎症反应。

三、炎症的基本病理变化

无论是急性炎症还是慢性炎症,都存在着变质、渗出和增生三大基本病变。炎症病变早期一般以变质或渗出病变为主,后期以增生病变为主。炎症的这 3 种基本病理变化是相互联系的复杂病理过程。

1. 变质(alteration)　炎症局部组织发生的变性和坏死,称为变质。实质细胞的变质性改变包括细胞水肿、脂肪变性、凝固性坏死和液化性坏死;间质的变质性改变包括黏液样变性和纤维素样坏死等。变质反应的程度取决于致炎因子的类型、强度和机体的反应能力。

2. **渗出（exudation）** 炎症局部组织血管内的液体成分、纤维蛋白等血浆蛋白和白细胞通过血管壁进入组织、体腔、黏膜表面和体表的过程，称为渗出。所渗出的液体和细胞成分称为渗出液（exudate），其内含有丰富的抗体、补体、纤维蛋白和白细胞等成分。渗出是炎症最具有特征性的病变，在局部发挥重要的防御作用。渗出液的产生是血管壁通透性升高和白细胞主动游出的结果。

在临床工作中，渗出液需要与漏出液进行鉴别（表 6-1）。

表 6-1　渗出液与漏出液的比较

比较项目	渗出液	漏出液
原因	炎症	非炎症
蛋白量	>30g/L	<30g/L
细胞数	通常>500×10^6/L	通常<100×10^6/L
比重	>1.018（多数>1.020）	<1.018
外观	浑浊	清亮
凝固性	易自凝	不自凝

渗出液的意义：①稀释和中和毒素，减轻毒素对机体的损伤作用。②为局部浸润的白细胞带来营养物质，运走代谢产物。③渗出液中的抗体和补体成分可以消灭病原体。④渗出液中的纤维蛋白凝固成纤维素交织成网，限制病原微生物的扩散，并有利于白细胞发挥吞噬功能。纤维素网可以成为后期修复的支架，有利于成纤维细胞产生胶原纤维。⑤渗出液中的病原微生物和毒素随淋巴回流到达局部淋巴结，有利于细胞和体液免疫的产生。但渗出物过多有压迫和阻塞作用，例如过多的心包积液压迫心脏，严重的喉头水肿导致窒息。如果渗出物中的纤维素吸收不良可发生机化，例如大叶性肺炎引起的肺肉质变；心外膜的纤维素性炎机化造成心包脏、壁两层的粘连，形成缩窄性心包炎。

3. **增生（hyperplasia）** 在致炎因子、组织坏死的崩解产物或某些理化因子的刺激下，炎症局部的实质细胞和间质细胞增生来修复炎症损伤。增生多见于慢性炎症或者炎症后期，发挥限制炎症扩散和修复损伤组织的积极作用，但过度的增生也可对机体产生不利影响。

四、炎症的局部表现和全身反应

（一）炎症的局部表现

临床上，炎症局部可出现红、肿、热、痛和功能障碍五大指征。红是局部充血导致，早期为动脉性充血，呈鲜红色；后期发生静脉性充血，呈暗红色。肿是由于炎症充血、液体和细胞成分渗出，造成炎性水肿。热是当炎症早期动脉性充血时，血流加快、代谢增强、产热增多，使局部病变温度升高。疼痛是由于局部肿胀牵拉、压迫神经末梢和炎症介质的刺激等引起。局部实质细胞变性和坏死，局部肿胀造成的阻塞、压迫，还有疼痛引发的保护性反射等，均可引起局部病变组织和器官的功能障碍。

（二）炎症的全身反应

炎症病变主要发生在机体器官和组织的某个局部，但严重的炎症反应常导致明显的全身反应，主要包括急性期反应、发热、外周血白细胞计数增多，在严重感染时会出现休克。

1. **急性期反应** 是相关细胞因子水平升高的一种全身反应。在感染、组织损伤等应激原作用下短时间（数小时至数日）内，出现血清成分的某些变化，称为急性期反应（acute phase reaction）。急性期反应物大多数是蛋白质，称为急性期蛋白（acute phase protein，AP）。这时血浆中浓度增加的 AP 包括：α_1-抗胰蛋白酶、凝血因子Ⅷ、纤维蛋白原、纤溶酶原、血浆铜蓝蛋白、C 反应蛋白等。而血浆白蛋白及运铁蛋白等则减少。

2. **发热** 发热是炎症的临床标志。炎症时激活白细胞释放的白细胞介素 -1（IL-1）、白细胞介

素 -6（IL-6）和肿瘤坏死因子（TNF）等，引起局部和全身效应。IL-1 和 TNF 作用于下丘脑的体温调节中枢，诱导产生前列腺素，引起发热。

3. 外周血白细胞计数增多　细菌感染者以中性粒细胞计数升高为主，病毒感染或慢性炎症以淋巴细胞计数升高明显，嗜酸性粒细胞计数升高则见于寄生虫感染和过敏反应。血中白细胞计数升高主要是 IL-1 和 TNF 刺激白细胞从骨髓释放加速，以提高机体防御功能。在严重感染时，外周血液中常出现相对欠成熟的中性粒细胞比例增加的现象，临床称为核左移。持续较久的感染，还可以通过集落刺激因子的产生而促进骨髓造血前体细胞增殖。但多数病毒、立克次体、原虫、伤寒杆菌感染引起外周血白细胞数减少。

4. 休克　在大量组织损伤或感染播散至血液（败血症和脓毒血症）的情况下，大量的细胞因子如 TNF 出现在血液循环中，这些炎症介质的持续存在，对心脏和外周血管系统产生作用，从而引起有效循环血量明显下降，这一过程称为休克（shock）。这时全身会出现广泛的血管舒张、血管通透性增高、血管内血容量减少、心肌抑制、心排血量下降，甚至死亡。严重者激活凝血通路，产生全身微循环内的微血栓，又叫透明血栓，导致弥散性血管内凝血（DIC）。

（三）炎症的意义

炎症是机体重要的防御反应，积极作用包括：①限制病原微生物蔓延：渗出纤维素可有效限制病原微生物的扩散；炎性增生也具有限制炎症扩散的功能。②渗出液和白细胞可以稀释毒素，吞噬杀灭病原微生物，清除坏死组织。③炎性增生可以修复损伤组织。

但炎症对机体也具有潜在的危害性：①当炎症变质损伤严重时，可导致局部器官的功能障碍，例如急性重症肝炎的肝衰竭，类风湿关节炎反复发作可引起关节变形；②当渗出物过多时可以造成严重后果，例如大量的心包积液压迫心脏，可引起心脏压塞，甚至死亡；③炎症增生有时可造成严重的影响，例如反复发生的胃溃疡可造成幽门梗阻，大量呕吐可致碱中毒；④长期的慢性炎症刺激可以引起多种慢性疾病，例如肥胖、2 型糖尿病等；⑤"亚炎症"（sub-inflammation）是一种介于"机体平衡"和"慢性炎症"之间的低水平炎症，与癌症、衰老、肌肉退化等疾病进展有关。因此在临床治疗过程中，不仅需要消灭致炎因子，有时还要采取一定的措施控制炎症反应。

五、炎症的分类

炎症的分类方法多种多样，可以根据炎症累及的器官、病变的程度、炎症的基本病变和持续的时间等进行分类。

1. 依据炎症累及的器官进行分类和命名　在病变器官后加"炎"字，例如心肌炎、肝炎、肾炎等。还常用具体受累的解剖部位或致病因子等加以修饰，例如肾盂肾炎、肾小球肾炎、病毒性心肌炎、细菌性心肌炎。

2. 依据炎症病变的程度进行分类　分为轻度炎症、中度炎症、重度炎症。

3. 依据炎症的基本病变进行分类　分为变质性炎、渗出性炎和增生性炎。任何炎症都在一定程度上包含变质、渗出、增生这 3 种基本病变，但往往以一种病变为主，以变质为主时称为变质性炎，以渗出为主时称为渗出性炎，以增生为主时称为增生性炎。渗出性炎还可以根据渗出物的主要成分和病变特点，进一步分为浆液性炎、纤维素性炎、化脓性炎、出血性炎等，这些病变的特点将在本章第二节中详细讲述。

4. 依据炎症持续的时间进行分类

（1）超急性炎：多属于超敏反应性，历时数小时至数天。如青霉素药物过敏性反应，器官移植超急性排斥反应。

（2）急性炎：病程较短，一般数天至 1 个月。起病较急，局部病变以变性、坏死和渗出为主，炎症灶内以中性粒细胞的浸润为主，如急性阑尾炎、急性扁桃体炎、急性胆囊炎。

（3）亚急性炎：病程一至数个月。临床经过介于急性炎症和慢性炎症之间，大多数由急性炎症转化而来,如亚急性重型肝炎;也可一开始病变就比较缓和,如亚急性心内膜炎。

(4)慢性炎:病程在 6 个月以上至数年、数十年。可由急性炎症迁延而来,但大多都是单独发生,致炎因子一般为低毒力且常持续存在。慢性炎症灶内以淋巴细胞、浆细胞和单核巨噬细胞的浸润为主。如慢性胃炎、慢性支气管炎。

第二节　急性炎症

急性炎症大多表现为渗出为主的改变,少数为变质和增生为主的反应。渗出反应主要是血管反应和白细胞的渗出。急性炎症起病急,临床症状明显,经过时间短,常常仅几天,一般不超过 1 个月。

一、血管反应和液体渗出过程

急性炎症的血管反应包括:①血流动力学改变;②毛细血管壁通透性增加。血液中的液体成分、血浆蛋白和白细胞渗出到血管外组织和体腔的过程称为炎性渗出(inflammatory exudation)。

(一) 血流动力学改变(图 6-2)

1. 细动脉短暂收缩　损伤后立即出现,仅持续几秒钟,由神经调节和化学介质引起。

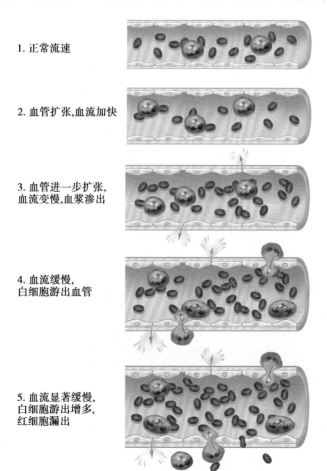

1. 正常流速

2. 血管扩张,血流加快

3. 血管进一步扩张,血流变慢,血浆渗出

4. 血流缓慢,白细胞游出血管

5. 血流显著缓慢,白细胞游出增多,红细胞漏出

图 6-2　血流动力学变化模式图

2. **血管扩张和血流加速** 首先细动脉扩张,然后毛细血管床开放,导致局部血流加快、血流量增加(炎性充血)和能量代谢增强,这是炎症局部组织发红和发热的原因。血管扩张的发生机制包括:①神经因素即轴突反射,刺激血管扩张;②体液因素,主要是组胺、一氧化氮(NO)、缓激肽和前列腺素等,作用于血管平滑肌而引起血管扩张。

3. **血流速度减慢** 血管通透性升高导致血浆渗出,小血管内红细胞浓集,血液黏稠度增加,血流阻力增大,血流速度减慢甚至血流淤滞。血流淤滞有利于白细胞靠近血管壁、黏附于血管内皮细胞表面并渗出到血管外。

血流动力学改变的速度取决于致炎因子的种类和严重程度。极轻度刺激引起的血流加快仅持续10~15min,然后逐渐恢复正常;轻度刺激下血流加快可持续数小时,随后血流速度减慢,甚至发生血流淤滞;较重的刺激可在15~30min内出现血流淤滞;而严重损伤可在几分钟内发生血流淤滞。此外,在炎症病灶的不同部位,血流动力学改变是不同的,例如烧伤病灶的中心已发生了血流淤滞,但病灶周边部血管可能仍处于扩张状态。

(二) 血管通透性增加

血管通透性增加促使液体血浆蛋白渗出。下列机制可引起血管通透性增加(图6-3)。

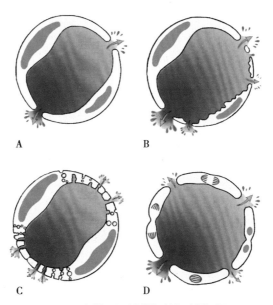

图6-3 血管通透性增加的机制模式图
A.内皮细胞收缩,累及细静脉;B.内皮细胞损伤,累及全部微循环;
C.穿胞作用增强,累及细静脉;D.再生内皮细胞,累及毛细血管。

1. **内皮细胞收缩** 经组胺、缓激肽、白三烯等炎症介质的刺激后,内皮细胞迅速发生收缩,出现0.5~1.0μm的缝隙,导致血管通透性增加。该过程持续时间较短,常发生于毛细血管后小静脉。

2. **内皮细胞损伤** 严重损伤刺激,如烧伤和化脓菌感染等可直接损伤内皮细胞,使之坏死及脱落,这时血管通透性迅速增加,可持续数小时到数天,直至形成血栓。另外,白细胞黏附于内皮细胞后被激活,释放具有毒性的氧代谢产物和蛋白水解酶,也可造成内皮细胞损伤和脱落。

3. **内皮细胞穿胞作用增强** 内皮细胞连接处的胞质内有相互连接的囊泡,形成穿胞通道。血浆液体成分通过穿胞通道穿越内皮细胞的现象称为穿胞作用(transcytosis)。血管内皮生长因子(VEGF)可引起内皮细胞穿胞通道数量增加及口径增大。

4. **新生毛细血管高通透性** 在炎症修复过程中,新生毛细血管其内皮细胞连接不健全,加之VEGF等因子的作用,使新生毛细血管具有高通透性。

上述引起血管通透性增加的机制可同时或先后起作用。通过血管壁通透性增加渗出的血浆蛋白液叫渗出液(exudate),其内含有丰富的抗体、补体、纤维蛋白等成分,有利于机体稀释和中和毒素、限制细菌扩散,还有利于白细胞发挥吞噬作用。

二、急性炎症过程中的白细胞反应

白细胞通过一系列复杂连续过程,游出血管到达炎症部位,发挥吞噬和清除致炎因子等作用。

(一) 白细胞渗出

白细胞通过血管壁游出到血管外的过程称为白细胞渗出(leukocyte exudation),这时渗出的白细胞称作炎症细胞(inflammatory cell)。白细胞的渗出是炎症反应最重要的特征,也是显微镜下诊断炎症的重要依据。白细胞渗出是复杂、连续的过程,包括白细胞从轴流进入边流(边集)、滚动、黏附、游出血管外,进而在趋化因子的作用下通过阿米巴运动方式到达炎症灶,在局部发挥重要的防御作用(图 6-4)。

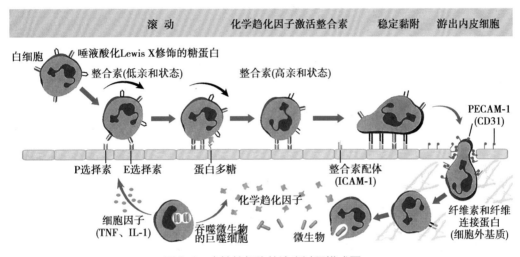

图 6-4　中性粒细胞的渗出过程模式图

1. 白细胞边集和滚动　在毛细血管后小静脉,随着血流缓慢和液体的渗出,白细胞到达血管边缘部,称为白细胞边集(leukocytic margination)。随后,白细胞与内皮细胞表面的黏附分子不断地发生结合和分离,白细胞在内皮细胞表面翻滚,称为白细胞滚动(leukocytic rolling)。介导白细胞滚动的黏附分子是选择素(selectin)。目前发现 3 种选择素:E 选择素,表达于内皮细胞;P 选择素,表达于内皮细胞和血小板;L 选择素,表达于白细胞。通常白细胞主要结合于炎症病灶处的血管内皮细胞并游出血管。内皮细胞的 P 和 E 选择素,通过与白细胞表面糖蛋白的唾液酸化 Lewis X 结合,介导中性粒细胞、单核细胞、T 淋巴细胞在内皮细胞表面的滚动。

2. 白细胞黏附　白细胞随着血管的扩张、血流变慢,由轴流进入边流,沿着血管壁滚动,进而与内皮黏附。当炎症损伤时,内皮细胞、巨噬细胞等释放化学趋化因子,激活附壁的白细胞,使其表面的整合素转变为高亲和力的构象形式。同时,内皮细胞被巨噬细胞释放的肿瘤坏死因子(tumor necrosis factor,TNF)和白细胞介素 1(interleukin-1,IL-1)等激活,整合素配体表达量增加。二者结合后,白细胞的骨架发生改变,使其紧密黏附于内皮细胞。

3. 白细胞游出　白细胞穿过血管壁进入周围组织的过程,称为白细胞游出(transmigration),通常发生在毛细血管后小静脉。黏附的白细胞在趋化因子的作用下,以阿米巴运动的方式从内皮细胞连接处游出。血小板内皮细胞黏附分子 -1(platelet endothelial cell adhesion molecule-1,PECAM-1)又称 CD31,参与介导二者结合而促使白细胞游出血管内皮。到达内皮细胞和基底膜之间的白细胞还可分泌胶原酶降解基底膜,最终白细胞进入周围组织中。炎症时渗出的白细胞有:中性粒细胞、淋巴细胞、单核细胞、嗜酸性粒细胞。

炎症的不同阶段游出的白细胞种类有所不同。急性炎症早期(24h内)中性粒细胞最先游出，24~48h后则以单核细胞浸润为主。此外，致炎因子不同，渗出的白细胞也不同，葡萄球菌和链球菌感染以中性粒细胞浸润为主，病毒感染以淋巴细胞浸润为主，过敏反应则以嗜酸性粒细胞浸润为主。

4. 趋化作用　白细胞向着趋化因子所在的部位作定向运动称为趋化作用(chemotaxis)。吸引白细胞定向移动的化学刺激物称为趋化因子(chemotactic factor)。趋化因子具有特异性，有些趋化因子只吸引中性粒细胞，而另一些趋化因子则吸引单核细胞或嗜酸性粒细胞。不同的炎症细胞对趋化因子的反应也不同，粒细胞和单核细胞对趋化因子的反应较明显，而淋巴细胞对趋化因子的反应则较弱。趋化因子是通过与白细胞表面的特异性G蛋白偶联受体相结合而发挥作用的，二者结合后，激活Rac/Rho/cdc42家族的GTP酶和一系列激酶，引起细胞移位。

(二)白细胞激活

白细胞通过多种受体来识别感染的微生物、坏死组织和细胞因子而被激活，然后通过吞噬作用和免疫作用发挥杀伤微生物和清除致炎因子的目的。

1. 吞噬作用　吞噬作用(phagocytosis)是指白细胞吞噬病原体、组织碎片和异物的过程。发挥吞噬作用的白细胞主要包括中性粒细胞和巨噬细胞。

吞噬过程包括识别及附着、胞吞、杀伤和降解3个阶段(图6-5)。

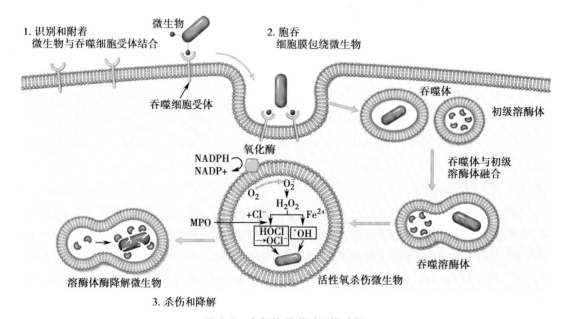

图6-5　白细胞吞噬过程模式图

(1)识别及附着(recognition and attachment)：吞噬细胞表面的甘露糖受体、清道夫受体和各种调理素受体都有识别、结合和摄入微生物的功能。调理素是指一类通过包裹微生物而增强吞噬细胞吞噬功能的血清蛋白质，包括抗体IgG的Fc段、补体C3b和凝集素。调理素包裹微生物而提高吞噬作用的过程，称为调理素化。

(2)胞吞(endocytosis)：吞噬细胞伸出伪足，伪足延伸和相互融合，将调理素化的细菌等颗粒状物体吞入胞质内。吞噬细胞的细胞膜包围吞噬物形成泡状小体，即吞噬体(phagosome)。吞噬体与初级溶酶体颗粒融合，形成吞噬溶酶体(phagolysosome)。

(3)杀伤和降解(killing and degradation)：进入吞噬溶酶体的细菌可通过依赖氧的机制和不依赖氧的机制被杀伤和降解。

依赖氧的机制是通过活性氧和活性氮杀伤微生物。活性氧由激活的白细胞还原型辅酶Ⅱ

（NADPH）氧化酶产生，后者使 NADPH 氧化而产生超氧负离子（O_2^-）。大多数超氧负离子经自发性歧化作用转变为过氧化氢（H_2O_2），H_2O_2 进一步被还原成高度活跃的羟自由基。H_2O_2 不足以杀灭细菌，中性粒细胞内的嗜天青颗粒中含有髓过氧化物酶（MPO），MPO 可催化 H_2O_2 和 Cl^- 产生次氯酸（$HOCl\cdot$）。$HOCl\cdot$ 是强氧化剂和杀菌因子。H_2O_2-MPO- 卤素是中性粒细胞最有效的杀菌系统。活性氮（主要是 NO）也参与微生物杀伤，作用机制与活性氧相似。

$$2O_2 + NADPH \xrightarrow{\text{NADPH 氧化酶}} 2O_2^- + NADP^+ + H^+$$

$$H_2O_2 + Cl^- \xrightarrow{\text{MPO}} HOCl\cdot + H_2O$$

对微生物的杀伤还可以通过不依赖氧机制：①溶酶体内的细菌通透性增加蛋白（bacterial permeability-increasing protein，BPI），通过激活磷脂酶和降解细胞膜磷脂，使细菌外膜通透性增加；②溶菌酶通过水解细菌糖肽外衣而杀伤病原微生物；③嗜酸性粒细胞的主要碱性蛋白（MBP），对许多寄生虫具有细胞毒性；④防御素（defensin）存在于白细胞颗粒中，通过对微生物细胞膜的损伤而杀伤病原微生物，微生物被杀死后，在吞噬溶酶体内被酸性水解酶降解。

2. 免疫作用　发挥免疫作用的细胞主要为单核细胞、淋巴细胞和浆细胞。抗原进入机体后，巨噬细胞将其吞噬处理，再把抗原呈递给 T 细胞和 B 细胞，免疫活化的淋巴细胞分别产生淋巴因子或抗体，发挥杀伤病原微生物的作用。

（三）白细胞介导的组织损伤作用

白细胞通过溶酶体酶来杀伤病原微生物，同时释放溶酶体酶、活性氧自由基造成组织损伤。例如肾小球肾炎、移植排斥反应、肺泡壁损伤后的纤维化等。

白细胞向胞外释放产物的机制包括：①溶酶体酶外溢；②溶酶体酶释放到细胞外；③一些吞噬的物质（如尿酸盐、二氧化硅）可损伤溶酶体膜，使酶释放出来。

（四）白细胞功能缺陷

任何影响白细胞黏附、化学趋化、吞入、杀伤和降解的先天性或后天性缺陷均可引起白细胞功能缺陷，导致炎症失控。

1. 黏附缺陷　白细胞黏附缺陷症（leukocyte adhesion deficiency，LAD）有 LAD-1 型和 LAD-2 型。LAD-2 型临床表现较 LAD-1 型轻，均表现为反复细菌感染。

2. 吞噬溶酶体形成障碍　表现为吞噬体与溶酶体融合发生障碍，引起严重的免疫缺陷和患者反复细菌感染，如白细胞异常色素减退综合征（Chediak-Higashi syndrome）。

3. 杀菌活性障碍　由于吞噬细胞 NADPH 氧化酶某种成分的基因缺陷，导致依赖活性氧杀伤机制的缺陷，可引起慢性肉芽肿性疾病。

4. 骨髓白细胞生成障碍　主要原因有再生障碍性贫血、肿瘤化疗和肿瘤广泛骨转移等造成白细胞数下降。

三、炎症介质的作用

炎症介质（inflammatory mediator）是参与和介导炎症反应的化学活性因子。炎症介质的共同特点如下：①可来自细胞或血浆；②多与靶细胞表面的受体结合，发挥其生物活性作用；③可进一步引起次级炎症介质释放，放大或抵消初级炎症介质的作用；④一种炎症介质可作用于一种或多种靶细胞；⑤炎症介质半衰期十分短暂，很快被酶降解灭活，或被拮抗分子抑制或清除。

（一）细胞释放的炎症介质

1. 血管活性胺　包括组胺（histamine）和 5- 羟色胺（serotonin，5-HT），由肥大细胞和嗜碱性粒细胞释放。组胺通过血管内皮细胞的 H_1 受体起作用，使细动脉扩张和细静脉通透性增加；5-HT 存在于血小板,血小板聚集并释放 5-HT,引起血管收缩。

　　2. **花生四烯酸代谢产物**　包括前列腺素(prostaglandins,PG)、白三烯(leukotriene,LT)和脂氧素(lipoxin,LX),参与炎症和凝血反应。花生四烯酸(arachidonic acid,AA)存在于细胞膜磷脂分子中,在磷脂酶的作用下释放。AA 通过环氧合酶途径产生前列腺素和凝血素,通过脂氧合酶途径产生白三烯和脂氧素(图 6-6)。

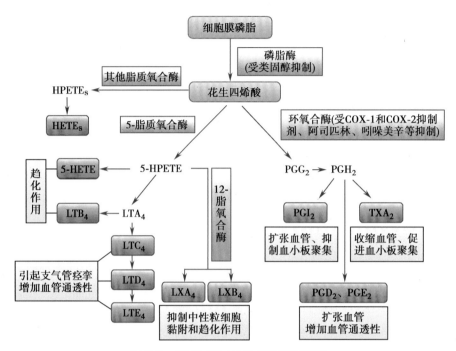

图 6-6　炎症过程中花生四烯酸的代谢

　　AA 通过环氧合酶途径生成的代谢产物包括 PGE_2、PGD_2、PGF_2、PGI_2 和凝血素 A_2(TXA_2)等,分别由特异性酶作用于中间产物而产生。TXA_2 主要由含有 TXA_2 合成酶的血小板产生,使血小板聚集和血管收缩。PGI_2 主要由血管内皮细胞产生,其可抑制血小板聚集和使血管扩张。PGD_2 主要由肥大细胞产生,PGD_2、PGE_2 协同作用,可以引起血管扩张并促进水肿发生。PG 还可引起发热和疼痛。PGE_2 使机体对疼痛的刺激更为敏感,并在感染过程中与细胞因子相互作用引起发热。

　　白三烯是 AA 通过脂氧合酶途径产生的,AA 首先转化为 5- 羟过氧化二十碳四烯酸(5-HPETE),然后再转化为白三烯 LTA_4、LTB_4、LTC_4、LTD_4、LTE_4 以及 5- 羟基二十碳四烯酸(5-HETE)等。5-HETE 是中性粒细胞的趋化因子。LTB_4 是中性粒细胞的趋化因子和白细胞功能反应(黏附于内皮细胞、产生氧自由基和释放溶酶体酶)的激活因子。LTC_4、LTD_4、LTE_4 主要由肥大细胞产生,可引起明显支气管痉挛和静脉血管通透性增加。

　　脂氧素也是 AA 通过脂氧合酶途径产生的,主要是抑制中性粒细胞的趋化反应及黏附于内皮细胞,与炎症的消散有关。很多抗炎药物通过抑制 AA 的代谢而发挥作用。非甾体抗炎药(例如阿司匹林和吲哚美辛)可抑制环氧合酶活性,抑制 PG 的产生,用于治疗疼痛和发热。齐留通(zileuton)可抑制脂氧合酶,抑制白三烯的产生,用于治疗哮喘。糖皮质类固醇可抑制磷脂酶 A_2、环氧合酶 -2(COX-2)、细胞因子(例如 IL-1 和 TNF-α)等的基因转录,发挥抗炎作用。

　　3. **血小板活化因子**(platelet activating factor,PAF)　PAF 是磷脂类炎症介质,具有激活血小板、增加血管通透性以及引起支气管收缩等作用。PAF 使血管扩张和小静脉通透性增加比组胺作用强100~10 000 倍。PAF 还可促进白细胞与内皮细胞黏附、白细胞趋化和脱颗粒反应。PAF 由嗜碱性粒细胞、血小板、中性粒细胞、单核巨噬细胞和血管内皮细胞产生。人工合成的 PAF 受体拮抗剂可抑制炎症反应。

4. **细胞因子**　细胞因子(cytokine)是由多种细胞产生的多肽类物质,主要由激活的淋巴细胞和巨噬细胞产生,参与免疫反应和炎症反应。TNF 和 IL-1 是介导炎症反应的两个重要细胞因子,主要由激活的巨噬细胞、肥大细胞和内皮细胞等产生,内毒素、免疫复合物和物理性因子等可以刺激 TNF 和 IL-1 的分泌。TNF 和 IL-1 均可促进内皮黏附分子的表达以及其他细胞因子的分泌,促进肝脏合成各种急性期蛋白,促进骨髓向末梢血液循环释放中性粒细胞,并可引起患者发热、嗜睡及心率加快等。

化学趋化因子(chemokine)是一类具有趋化作用的细胞因子,主要功能是刺激白细胞渗出以及调控白细胞在淋巴结和其他组织中的分布。

5. **活性氧**　中性粒细胞和巨噬细胞在炎症时合成和释放活性氧,杀死和降解吞噬的微生物及坏死物。但活性氧的大量释放可引发组织损伤。

6. **白细胞溶酶体酶**　中性粒细胞和单核细胞的各种溶酶体酶不仅可以杀伤和降解吞噬的微生物,还可引起组织损伤,如化脓性炎症的组织破坏。

7. **神经肽**　神经肽(例如 P 物质)是小分子蛋白,可传导疼痛,引起血管扩张和血管通透性增加。肺和胃肠道的神经纤维分泌较多的神经肽。

(二) 血浆中的炎症介质

血浆中存在着与炎症密切相关的三大系统。

1. **激肽系统**　缓激肽(bradykinin)可使细动脉扩张、血管通透性增加、支气管平滑肌收缩,并引起疼痛。激活的XII因子使前激肽原酶转变成激肽原酶,激肽原酶作用于血浆中激肽原,使其转化为缓激肽。

2. **补体系统**　补体可通过经典途径、替代途径和凝集素途径激活,产生炎症介质 C3a 和 C5a,发挥扩张血管和增加血管通透性、趋化白细胞、杀伤细菌等生物学功能。

3. **凝血系统/纤维蛋白溶解系统**　XII因子激活后,启动凝血系统,激活凝血酶(thrombin)、纤维蛋白多肽和凝血因子 X 等。凝血酶可以激活血管内皮细胞,促进白细胞黏附。凝血酶还可以剪切 C5 产生 C5a,把凝血和补体系统联系起来。凝血因子 Xa 可增加血管通透性并促进白细胞游出。纤维蛋白溶解系统启动后,激活纤溶酶(plasmin),产生的纤维蛋白降解产物可增加血管壁通透性和趋化白细胞。纤溶酶还可剪切 C3 产生 C3a,可使血管扩张和血管通透性增加。

主要炎症介质的作用小结于表 6-2。

表 6-2　主要炎症介质的作用

功能	炎症介质
血管扩张	前列腺素、NO、组胺
血管通透性升高	组胺和 5- 羟色胺、C3a 和 C5a、缓激肽、LTC_4、LTD_4、LTE_4、PAF、P 物质
趋化作用、白细胞渗出和激活	TNF、IL-1、化学趋化因子、C3a、C5a、LTB_4
发热	IL-1、TNF、前列腺素
疼痛	前列腺素、缓激肽、P 物质
组织损伤	白细胞溶酶体酶、活性氧、NO

四、急性炎症的病理学类型

根据炎症过程中的基本病变特点不同,将急性炎症分为变质性炎、渗出性炎和增生性炎。但这种分类是相对的,在实践中应该结合病因和病理学变化考虑。

(一) 变质性炎

变质性炎(alterative inflammation)是指炎症局部组织细胞以变性坏死为主要改变,渗出和增生改变较轻微的炎症反应。多见于由重症感染、毒素及化学毒物所引起。常发生在实质器官,如心、脑、肝等器官。由于实质细胞大量变性坏死,受累脏器功能严重障碍。例如流行性乙型脑炎是发生在脑实质的病毒性传染病,病变以神经细胞变性坏死并形成筛状软化灶为特征,可引起严重的中枢神经系统功能障碍;急性重症性肝炎时,肝细胞发生广泛的大片坏死,肝功能严重障碍;白喉杆菌感染,白喉外毒素可引起中毒性心肌炎,心肌细胞出现变性坏死导致心功能障碍;在机体抵抗力低下,大量结核分枝杆菌肺内繁殖引发肺炎时,肺组织内可形成大片的干酪样坏死等病变,这些均属于变质性炎。

（二）渗出性炎

渗出性炎（exudative inflammation）是以炎症灶内形成大量渗出物为特征的炎症。急性炎症大多数是渗出性炎。根据渗出物的主要成分和病变特点不同,可分为浆液性炎、纤维素性炎、化脓性炎和出血性炎。

1. 浆液性炎（serous inflammation）　以浆液渗出为其特征的炎症。病变组织有不同程度的炎性充血,明显水肿。浆液渗出物中含白蛋白、纤维蛋白及少量白细胞。好发部位为黏膜、浆膜、肺、疏松结缔组织和皮肤。浆液性炎常见于急性炎症早期,如毒蛇咬伤局部的炎性水肿、皮肤Ⅱ度烧伤出现的水疱;风湿病、结核病累及浆膜与滑膜时,可有大量浆液渗出,液体聚集于局部体腔。浆液性炎一般较轻。量少时,渗出的浆液多吸收消散。量多时可压迫器官,影响器官功能。如急性胸膜炎时的胸腔积液和心包炎时的心包积液。发生在喉头的浆液性炎可造成喉头水肿,引起窒息。

发生在黏膜表面的轻度浆液性炎又称浆液性卡他性炎。卡他（catarrh）是指渗出物沿黏膜表面顺势下流的意思,如感冒初期,鼻黏膜排出大量稀水样浆液性分泌物。这种卡他性炎也可以表现为脓性卡他和黏液性卡他。

2. 纤维素性炎（fibrinous inflammation）　以渗出物中含有大量纤维素为特征(图6-7)。常见病因有细菌性痢疾、白喉、大叶性肺炎、汞中毒和尿毒症。好发于浆膜、黏膜和肺。发生在心外膜的纤维素性炎,由于大量的纤维素渗出附着于心外膜的表面,呈绒毛样外观,故称绒毛心(shaggy heart)。发生在黏膜者,渗出的纤维素、白细胞和坏死脱落的黏膜上皮、细菌等混合在一起,形成灰白色膜状物,称假膜(pseudomembrane)。有的假膜牢固附着于黏膜而不易脱落(如咽喉部白喉);有的易脱落(如气管白喉,脱落的假膜可堵塞支气管而引起窒息)。发生于肺,如大叶性肺炎时,肺泡腔内有大量的纤维素渗出。这些纤维素性渗出物量少时可吸收、消散;量多而不能被完全溶解吸收时,则肉芽组织长入将其机化,使肺实变,形成机化性肺炎,也叫肺肉质变。

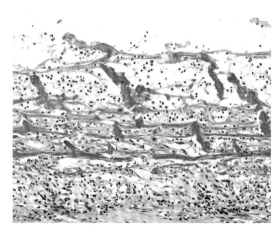

图6-7　纤维素性胸膜炎
镜下见大量纤维素渗出到胸膜表面,
并见炎症细胞浸润。

3. 化脓性炎（suppurative inflammation）　以大量中性粒细胞渗出伴不同程度的组织坏死和脓液形成为其特征。中性粒细胞坏死崩解后释放的溶酶体酶溶解坏死组织的过程称为化脓,溶解后形成的液体称为脓液。脓液是一种浑浊的凝乳状液体,呈灰黄色或黄绿色。脓液中的中性粒细胞除极少数仍有吞噬能力外,大多数细胞已发生变性和坏死,这种变性坏死的中性粒细胞称为脓细胞。化脓性炎症的病因主要由化脓菌引起,如葡萄球菌、链球菌、脑膜炎双球菌、淋球菌、大肠埃希氏菌等;由葡萄球菌引起的脓液较为浓稠,由链球菌引起的脓液较为稀薄。化脓性炎也可以由某些化学物质(如松节油)和机体的坏死组织引起,这时称无菌性化脓。临床上常见的化脓性炎症有皮肤的疖和痈、化脓性阑尾炎、化脓性脑膜炎等。化脓性炎主要根据病因和发生部位不同,分为如下类型:

（1）脓肿（abscess）:是局限性化脓性炎,主要特征为局部组织溶解坏死形成含脓的腔。好发部位是皮肤及内脏。主要由金黄色葡萄球菌引起,其产生的毒素使局部组织坏死,渗出的大量中性粒细胞崩解后释放出的蛋白溶解酶使坏死物质液化,形成含有脓液的腔。脓肿包括急性脓肿与慢性脓肿。急性脓肿周围组织明显充血、水肿及炎症细胞浸润。转为慢性后,脓肿周围有肉芽组织形成,即所谓脓肿膜。早期脓肿膜仍有生脓作用。久之,脓肿膜纤维组织增生,此时脓肿膜具有吸收脓液,限制炎症扩散作用。若病情进展,则脓肿膜内层不断有白细胞渗出,脓腔逐渐扩大,甚至形成溃疡、窦道和瘘管(图 6-8)。

(2) 蜂窝织炎(phlegmonous inflammation):是疏松组织的弥漫性化脓性炎。好发部位为皮下、肌肉、阑尾等处(图 6-9)。其病因主要由溶血性链球菌引起。炎症病灶与正常组织分界不清,临床上病情较重。若发生在颌下,还可因炎性水肿和细胞渗出导致局部张力过高,压迫喉头而致患者窒息。

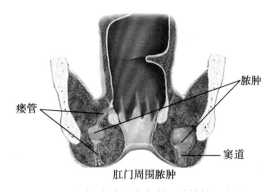

图 6-8　深部脓肿形成窦道和瘘管的示意图

(3) 表面化脓和积脓:浆膜或黏膜的化脓性炎,称为表面化脓。浆膜腔、空腔脏器及管道的化脓性炎伴脓液蓄积称为积脓,如化脓性脑膜炎(图 6-10),脓液可聚集在蛛网膜下隙脑膜表面;化脓性胆囊炎和化脓性输卵管炎时,脓液可积聚在胆囊腔和输卵管腔内形成积脓。

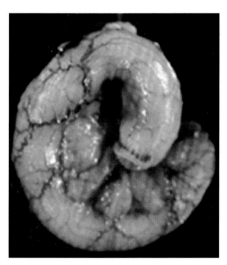

图 6-9　阑尾蜂窝织炎
阑尾肿胀,阑尾表面血管扩张充血。

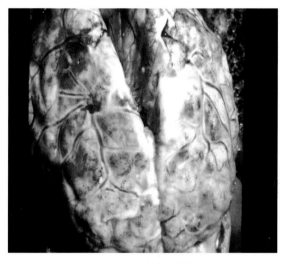

图 6-10　化脓性脑膜炎
脑表面可见血管扩张充血,大量黄色脓性
渗出物蓄积,覆盖脑沟、脑回。

4. **出血性炎**(hemorrhagic inflammation)　渗出物中含有大量红细胞为其基本特征。常见于毒性较强的病原微生物感染。这时的红细胞是被动漏出,主要原因是血管壁严重破坏,内皮细胞坏死脱落所致。常见于流行性出血热、钩端螺旋体病和鼠疫等严重的传染病。

上述各型炎症可以单独发生,亦可以合并存在,如浆液性纤维素性炎、纤维素性化脓性炎等。另外,在炎症的发展过程中,一种炎症类型可以转变成另一种炎症类型,如浆液性炎可以转变成纤维素性炎或化脓性炎。另外,卡他性炎由于渗出物性质不同又分为浆液性卡他、脓性卡他和黏液性卡他。

(三) 增生性炎

增生性炎(proliferative inflammation)一般是慢性炎症的表现(见下述)。但少数急性炎症时也会出现以增生为主的表现,如急性扁桃体炎、肠伤寒、急性肾炎等。肠伤寒病变中,回肠黏膜下的淋巴组织内单核巨噬细胞增生,肠黏膜肿胀。链球菌感染后的急性弥漫性增生性肾小球肾炎病变中,肾小球内系膜细胞和内皮细胞增生,引起肾小球滤过率降低,少尿和血压升高。

五、急性炎症的结局

大多数急性炎症能够痊愈,少数迁延为慢性炎症,极少数可蔓延扩散到全身,甚至威胁生命。

（一）痊愈

机体通过自身的防御反应和适当治疗,病因被消除,炎性渗出物及坏死组织被溶解液化、吸收或排出体外,病灶周围的细胞或组织通过再生进行修复,最终痊愈。包括完全痊愈和不完全痊愈。完全恢复原来的组织结构和功能,称为完全痊愈;如果组织坏死范围较大,则由肉芽组织增生修复,称为不完全痊愈。

（二）迁延不愈

机体抵抗力低下或治疗不彻底,致炎因子不能被清除而持续地损伤组织,造成炎症迁延不愈,使急性炎症转变成慢性炎症,病情可时轻时重。如急性阑尾炎转为慢性阑尾炎,急性肝炎转变成慢性肝炎等。

（三）蔓延扩散

在机体抵抗力低下,或病原微生物毒力强、数量多的情况下,病原微生物可不断繁殖,并沿组织间隙或脉管系统向周围和全身组织器官扩散。

1. 局部蔓延　炎症局部的病原微生物沿组织间隙或自然管道向周围组织或器官蔓延。如急性膀胱炎可向上蔓延到输尿管和肾盂。肾结核可从肾实质蔓延到肾盂、肾盏、输尿管到膀胱等。炎症局部蔓延可形成糜烂、溃疡、瘘管、窦道和空洞。

2. 淋巴道扩散　炎症灶内的病原微生物可随炎性渗出液回流或直接侵入淋巴管随淋巴液播散,引起淋巴管炎和局部淋巴结炎。例如足部感染时,腹股沟淋巴结可肿大,在足部感染灶和肿大的腹股沟淋巴结之间出现红线,即为淋巴管炎。病原微生物可进一步通过淋巴系统入血,引起血道扩散。

3. 血道扩散　炎症灶中的病原微生物可直接或通过淋巴道侵入血液循环,病原微生物的毒性产物也可进入血液循环,引起菌血症、毒血症、败血症和脓毒败血症。

（1）菌血症（bacteremia）:细菌由局部病灶入血,血液中可查到细菌,但无全身中毒症状出现。

（2）毒血症（toxemia）:细菌的毒素及代谢产物入血,引起全身中毒症状,如寒战、高热等,常伴有心、肝、肾等实质细胞变性或坏死,严重时甚至出现中毒性休克。血培养找不到细菌。

（3）败血症（septicemia）:侵入血液中的细菌大量生长繁殖并产生毒素,引起的全身中毒症状称为败血症。患者除有严重的毒血症临床表现外,还常出现黏膜、皮肤的多发性出血斑点,脾及全身淋巴结肿大等。血培养可查到细菌。

（4）脓毒败血症（pyemia）:化脓菌引起的败血症,除有败血症表现外,同时还在肺、肾、肝、脑等器官形成多个小脓肿,这些脓肿通常较小,较均匀散布在器官中。这些小脓肿也称为细菌栓塞性脓肿（embolic abscess）或转移性脓肿（metastatic abscess）。

第三节　慢　性　炎　症

慢性炎症是指持续数周甚至数年的炎症,多由急性炎症迁延而来;也可潜隐地逐渐发生而无急性炎症过程;或者在急性炎症反复发作的间期存在。慢性炎症根据形态学特点,将其分为两大类:非特异性慢性炎和肉芽肿性炎。

慢性炎症发生的原因包括:①病原微生物（如结核分枝杆菌、梅毒螺旋体等）很难清除,持续存在;

②长期暴露于内源性或外源性毒性因子,例如长期暴露于二氧化矽导致硅沉着病;③对自身组织产生免疫反应,如类风湿关节炎等。

一、非特异性慢性炎

(一)非特异性慢性炎的特点

非特异性慢性炎的主要特点是:①主要为巨噬细胞、淋巴细胞和浆细胞在炎症灶浸润;②组织破坏:主要由炎症细胞引起;③修复反应:成纤维细胞和血管内皮细胞等间质细胞的增生,以及被覆上皮和腺体等实质细胞的增生,替代和修复损伤的组织。慢性炎症的纤维结缔组织增生常伴有瘢痕形成,可造成管道性脏器的狭窄。在黏膜可形成炎性息肉,例如声带息肉、鼻息肉和宫颈息肉;在肺或其他脏器可形成炎症假瘤,其本质上是炎症,由肉芽组织、炎症细胞、增生的实质细胞和纤维结缔组织构成,表现为境界清楚的瘤样病变。

(二)主要的慢性炎症细胞

单核巨噬细胞系统的激活是慢性炎症的一个重要特征。单核巨噬细胞系统包括血液中的单核细胞和组织中的巨噬细胞,后者弥散分布于结缔组织或器官中,例如肝脏的 Kupffer 细胞、脾脏和淋巴结的窦组织细胞、肺泡的巨噬细胞、中枢神经系统的小胶质细胞等。单核细胞在血液中的生命期仅为1d,组织中巨噬细胞的生命期则为几个月到几年。急性炎症开始24~48h后,单核细胞在黏附分子和化学趋化因子的作用下,从血管中渗出并不断聚集到炎症灶,转化为巨噬细胞。巨噬细胞在某些细胞因子和氧化性类脂质的作用下延长生命期。

巨噬细胞在宿主防御和炎症反应中发挥如下功能:①吞噬消除病原微生物和坏死组织;②启动组织修复,参与瘢痕形成和组织纤维化;③分泌 TNF、IL-1、化学趋化因子等炎症介质,巨噬细胞是启动炎症反应并使炎症蔓延的重要细胞;④为 T 细胞呈递抗原物质,并参与 T 细胞介导的细胞免疫反应,杀伤微生物。

淋巴细胞是慢性炎症浸润的另一种炎症细胞。淋巴细胞在黏附分子和化学趋化因子介导下,从血液中渗出并迁移到炎症病灶处。在组织中,淋巴细胞接触到抗原后发挥细胞和体液免疫作用,亦可产生针对自身抗原的自身抗体;CD4+T 淋巴细胞接触到抗原后被激活,产生一系列细胞因子,促进炎症反应。此外,巨噬细胞吞噬并处理抗原后,将抗原呈递给 T 淋巴细胞,并产生 IL-12 刺激 T 淋巴细胞,激活的 T 淋巴细胞产生细胞因子 IFN-γ,反过来激活巨噬细胞。因此,淋巴细胞和巨噬细胞在慢性炎症过程中相互作用,使炎症反应周而复始、连绵不断。

肥大细胞在结缔组织中广泛分布,细胞表面存在免疫球蛋白IgE的Fc受体,在对食物、昆虫叮咬、药物过敏反应及炎症反应中发挥重要作用。

嗜酸性粒细胞浸润主要见于 IgE 介导的炎症反应(主要是过敏反应)和寄生虫感染。在化学趋化因子的作用下,嗜酸性粒细胞迁移到靶器官,嗜酸性颗粒中含有嗜碱性蛋白,是一种阳离子蛋白,对寄生虫有独特的毒性,可以引起上皮细胞的溶解坏死。

二、肉芽肿性炎

(一)肉芽肿性炎的概念

肉芽肿性炎(chronic granulomatous inflammation)以炎症局部巨噬细胞及其衍生细胞增生形成境界清楚的结节状病灶(即肉芽肿)为特征,是一种特殊类型的慢性炎症。肉芽肿一般直径在 0.5~2mm。巨噬细胞衍生的细胞包括上皮样细胞和多核巨噬细胞等。不同的致病因子往往引起形态不同的肉芽肿,病理学家常可根据肉芽肿形态特点做出病因诊断,例如根据典型的结核结节可以诊断结核病。如果肉芽肿形态不典型,确定病因还需要辅以特殊检查,如抗酸染色、细菌培养、血清学检查和聚合酶链反应(PCR)等。

肉芽肿性炎是一种对慢性感染(真菌感染、结核病、麻风病等)或对外来物质(如手术缝线或滑石粉)的保护反应。它可以限制由急性期反应中未被有效消化的外来物质引起的炎症,并防止其播散,因此保护了宿主组织。有些自身免疫性疾病(如类风湿关节炎)、克罗恩病和结节病(一种原因不明的疾病)也与肉芽肿相关。

(二)肉芽肿性炎的常见类型

1. 感染性肉芽肿　常见原因如下:①细菌感染:结核分枝杆菌和麻风分枝杆菌分别引起结核病和麻风病;②螺旋体感染:梅毒螺旋体引起梅毒;③真菌和寄生虫感染:组织胞浆菌、新型隐球菌和血吸虫感染等。

2. 异物性肉芽肿　手术缝线、石棉、滑石粉、隆乳填充物、痛风石等可以引起异物性肉芽肿。

3. 原因不明的肉芽肿　如结节病肉芽肿。

(三)肉芽肿的形成条件

异物性肉芽肿是由于异物刺激长期存在而形成的慢性炎症。感染性肉芽肿是由于某些病原微生物不易被消化,引起机体细胞免疫反应,巨噬细胞吞噬病原微生物后将抗原呈递给 T 淋巴细胞,并使其激活,产生细胞因子 IL-2 和 IFN-γ 等。IL-2 可进一步激活 T 淋巴细胞,IFN-γ 可使巨噬细胞转变成上皮样细胞和多核巨细胞。

(四)肉芽肿的形态特点

肉芽肿的主要成分是上皮样细胞和多核巨细胞,具有诊断意义。上皮样细胞的胞质丰富,呈淡粉红色,细胞界限不清,核呈圆形或长圆形,核内可有 1~2 个小核仁,因这种细胞形态与上皮细胞相似,故称上皮样细胞。上皮样细胞核内常染色质增多,核仁增大;线粒体、滑面内质网和溶酶体增多;粗面内质网、核糖体和高尔基复合体增多;细胞膜 Fc 和 C3b 受体减少,说明上皮样细胞具有向细胞外分泌的功能,而吞噬功能大大减弱。多核巨细胞的细胞核数可达几十个,甚至几百个。结核结节中的多核巨细胞又称为朗汉斯巨细胞,由上皮样细胞融合而来,其细胞核排列于细胞周边呈马蹄形或环形,胞质丰富。多核巨细胞还常见于不易消化的较大异物、尿酸盐等周围,细胞核杂乱无章地分布于细胞,又称异物巨细胞。

异物性肉芽肿的中心为异物,周围为数量不等的巨噬细胞、异物巨细胞、淋巴细胞和成纤维细胞等,形成结节状病灶(图 6-11)。

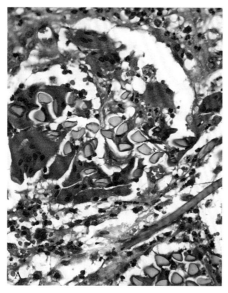
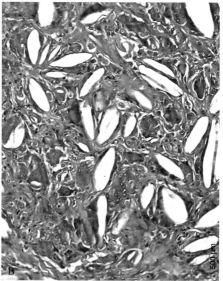

图 6-11　异物肉芽肿
A. 缝线肉芽肿;B. 脂质异物肉芽肿。

不同病因引起的感染性肉芽肿形态特点虽然基本相同,但也有不同点。典型的结核肉芽肿中心常为干酪样坏死,周围为放射状排列的上皮样细胞,并可见朗汉斯巨细胞掺杂于其中,周边有淋巴细胞浸润,结节周围纤维结缔组织包绕。麻风肉芽肿则可见多量含有麻风分枝杆菌的泡沫细胞聚集。

(杨 静 田东萍)

思考题

1. 炎症的基本病变有哪些? 举例说明它们之间的相互关系。
2. 为什么说炎症是一种以防御为主的反应?
3. 简述白细胞渗出的过程及其病理生物学意义。
4. 炎性渗出物中含有哪些成分? 各有什么意义?
5. 纤维素性炎症常发生在哪些部位? 各有何特点?
6. 简述脓肿和蜂窝织炎的临床病理特征的异同。
7. 试以皮肤疖肿为例,分析炎症的转归与结局。
8. 试举出 2~5 个感染性肉芽肿和异物肉芽肿的原因与形态特点。

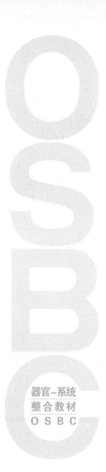

器官–系统
整合教材
O S B C

第三篇
人体解剖

第七章

骨　学

第一节　总　论

　　骨(bone)是人体重要器官之一,主要由骨组织构成。骨具有一定的形态和构造,坚硬而有弹性,有丰富的血管和神经,能不断进行新陈代谢和生长发育,并具有改建、修复和再生的能力。成人有206块骨,按部位分为颅骨、躯干骨和附肢骨(见图3-1),前两者统称为中轴骨,附肢骨包括上肢骨和下肢骨。

一、骨的分类

　　根据形态,骨分为长骨、短骨、扁骨和不规则骨4类(图7-1)。此外,尚有发生于肌腱内的骨称籽骨,如髌骨。

　　1. **长骨**(long bone)　呈长管状,分布于四肢。长骨分为一体两端,体又称骨干,为中间较细的部分,其内呈柱状的管腔称髓腔(medullary cavity),内有骨髓。骨干表面常有滋养孔。两端膨大称骺(epiphysis),有一光滑的关节面,活体时被关节软骨覆盖。骨干与骺相邻的部分称干骺端。幼年时长骨的骨干与骺之间有一层软骨称骺软骨或骺板。通过骺软骨的软骨细胞分裂增殖和骨化,长骨不断增长。成年后骺软骨完全骨化,骨干和骺融合,原来骺软骨部位形成一线状痕迹,称骺线(epiphyseal line)(图7-3)。

　　2. **短骨**(short bone)　近似立方形,主要分布于连接稳固且又灵活运动的部位。短骨常成群存在,如腕骨和跗骨。短骨有多个关节面构成微动的关节。

　　3. **扁骨**(flat bone)　呈板状,主要构成颅腔、胸腔和盆腔的壁,以保护腔内器官,如颅盖骨、胸骨和肋骨等。扁骨亦为骨骼肌的附着提供宽阔的骨面,如肩胛骨和肋骨。

　　4. **不规则骨**(irregular bone)　形状不规则,分布于颅底、面颅和脊柱,如椎骨、蝶骨和颞骨等。有些不规则骨内有含气的腔,称含气骨,如蝶骨和上颌骨等。含气骨内的空腔通常称窦,如上颌窦。

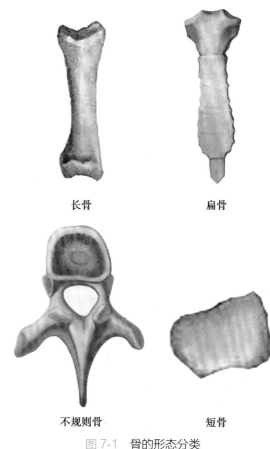

长骨　　　　　　　　扁骨

不规则骨　　　　　　短骨

图 7-1　骨的形态分类

此外,在与骨接触的肌腱内的扁圆形小骨,称籽骨(sesamoid bone),其体积小,在运动中起减少摩擦和转变肌牵引方向的作用,髌骨是人体最大的籽骨。

二、骨的表面形态

骨的表面常因受肌的牵拉、血管和神经的穿通以及邻近脏器的压迫等原因形成了特定的形态,如骨面突起(棘、隆起、粗隆、结节、嵴、髁和线等),骨面凹陷(窝、凹、沟、压迹和切迹等),骨内空腔(窦、房、管、道、口、孔和裂孔等)。

1. 骨两端的较圆的膨大称头(head)或小头(capitulum),头下略细的部分称颈(neck)。椭圆形的膨大称髁(condyle),髁上突出部分称上髁(epicondyle)。如股骨上端的股骨头和股骨颈,股骨下端的内、外侧髁和内、外上髁。

2. 骨的平滑面称面(surface),骨的边缘称缘(border),边缘缺损处称切迹(notch),如额骨的眶面、眶上缘、眶上切迹。

3. 骨明显的突起称突(process),如胸椎的棘突;较尖锐的突起称棘(spine),如坐骨棘。底部较宽的突起称隆起(eminence),如髂耻隆起;粗糙而低平的隆起称粗隆(tuberosity),如胫骨粗隆。圆的隆起称结节(tuber)或小结节(tubercle),如肱骨大结节和小结节;细长的隆起称嵴(crest),低而粗涩的嵴称线(line),如股骨的转子间线。

4. 骨面的凹陷大的称窝(fossa),如肩胛骨的冈上窝,小的称凹(fovea,foveola),如股骨头凹;细长的凹陷称沟(sulus),如肱骨下端的尺神经沟。

5. 骨内的空腔称腔(cavity)、窦(sinus)、房(antrum),小的称小房(cellular),如上颌骨的上颌窦、颞骨的乳突小房;腔的开口称口(aperture)或裂孔(foremen),不规则的开口称裂孔。

三、骨的构造

骨由骨质、骨膜、骨髓和神经、血管等构成(见图 3-2~ 图 3-4)。

1. **骨质(bone substance)** 是骨的主要部分,由坚硬的骨组织构成,按结构分为骨密质和骨松质。骨密质(compact bone)质地坚实致密,耐压性较强,配布于骨的表面。骨松质(spongy bone)呈海绵状,由相互交织的骨小梁排列而成。骨小梁的排列方式与骨所承受压力或张力的方向相适应,故能承受压力和张力。骨小梁之间有许多细小间隙,活体时充满骨髓。骨松质主要配布于长骨两端和短骨、扁骨、不规则骨的内部。颅盖骨表层的骨密质分别称外板和内板,二板之间的骨松质称板障,有板障静脉经过。

2. **骨膜(periosteum)** 分骨外膜和骨内膜。骨外膜为致密结缔组织膜,被覆于除关节面以外骨的表面,可分两层:外层较厚,由致密结缔组织构成,纤维粗大而致密,其中有许多纤维束穿内层进入骨质,起固定骨外膜的作用。内层疏松,含有成骨细胞和破骨细胞,分别具有产生新骨质和破坏骨质的功能,幼年期功能非常活跃,直接参与骨的生长;成年期转为静止状态。内层富含血管、淋巴管、神经,对骨起着营养作用。但是骨一旦发生损伤如骨折,骨膜又可重新恢复其功能,促进骨折的修复愈合。因此骨膜对骨的生长、营养及修复再生有重要作用。当骨膜剥离太多或损伤过大时,骨不易修复,不利于骨折愈合甚至可能坏死,故手术时要尽量保留骨膜。

骨内膜(endosteum)衬覆在骨髓腔内面和骨松质的骨小梁表面,为一薄层结缔组织膜,内含成骨细胞和破骨细胞,也有造骨和破骨的功能。

3. **骨髓(bone marrow)** 位于骨髓腔和骨松质间隙内,是人体最大的造血器官。骨髓主要由网状结缔组织和造血细胞组成,分红骨髓和黄骨髓两种。红骨髓(red bone marrow)含有大量发育阶段不同的红细胞和其他幼稚型的血细胞,呈红色,具有造血功能,主要生成红细胞、粒细胞、单核细胞和血小板等,胎儿和婴幼儿时期的骨髓都是红骨髓。大约从5岁开始,长骨骨干的骨髓腔内出现脂肪组织,并随年龄增长而增多,其内的红骨髓逐渐为脂肪组织所代替,呈黄色,称黄骨髓(yellow bone marrow),失去造血能力。但黄骨髓内尚存少量幼稚血细胞仍保持着造血潜能,故在如慢性失血过多或重度贫血时,黄骨髓又可逐渐转化为红骨髓而恢复造血功能。

人体短骨、扁骨、不规则骨和长骨骨骺的红骨髓一般是终身存在的,因此临床上常选择髂前上棘或髂后上棘行骨髓穿刺,获取骨髓以检查骨髓内血细胞状况以助诊断疾病。

四、骨的化学成分和物理性质

骨质的化学成分主要由有机质和无机质组成。有机质主要是骨胶原纤维和黏多糖蛋白等,构成骨的支架,赋予骨弹性和韧性;无机物质主要是碱性磷酸钙、碳酸钙、氟化钙和氯化钙等钙盐类无机物沉积在胶原纤维内,使骨坚硬挺实。有机质和无机质的有机结合,使骨坚实强韧并具有一定的硬度和弹性。脱钙骨(去掉无机质)仍具有原骨形状,但柔软有弹性;煅烧骨(去掉有机质)虽形状不变,但脆而易碎。两种成分的比例随年龄的增长而发生变化,从而决定骨的物理性质。幼儿时期骨含有机质和无机质约各占50%,故弹性较大,柔软,易发生变形,在外力作用下不易骨折或折而不断,称青枝骨折;成人骨的有机质和无机质比例约为3:7,是最为合适的比例,使骨的硬度、弹性和坚韧性达到最好,具有最大的抗压能力;老年人骨的无机质所占比例大,脆性增加,由于激素水平下降影响钙、磷的吸收和沉积,骨质出现多孔性,骨组织的总量减少,表现为骨质疏松,此时骨的脆性较大,易发生骨折,且多为完全性骨折。

五、骨的发生和修复

骨发生于中胚层的间充质,自胚胎第8周开始,间充质呈膜状分布、并逐渐骨化称膜化骨;或者首先发育为软骨并继续骨化称软骨化骨。故成骨过程可分为:

1. **膜化骨** 间充质膜内部分细胞分化为成骨细胞(osteoblast),产生骨胶原纤维和基质,基质内逐渐沉积钙构成骨质。初始化骨的部位称骨化点(中心),由此向外放射状增生,形成海绵状骨质。新生骨质周围的间充质膜即成为骨膜。骨膜下的成骨细胞不断形成新骨使骨不断加厚;骨化点边缘不断形成新骨质,使骨不断加宽。同时,破骨细胞(osteoclast)将已形成的骨质按计划进行破坏与吸收,成骨细胞再加以改造和重建,最终塑造成体骨的形态。颅顶骨和面顶骨的发生属于此型。

2. **软骨内成骨**(endochondral ossification)**(图7-2)** 间充质内首先形成软骨雏形(cartilage prototype),软骨外周的间充质形成软骨膜,膜下的部分细胞分化为成骨细胞。围绕软骨体中部产生的骨质称骨领。骨领处原有的软骨膜即成为骨膜。骨领生成的同时,有血管侵入软骨体中央,间充质跟随进入,形成红骨髓。进入的间充质细胞分化为成骨细胞与破骨细胞,开始造骨,此处即称原发骨化点(初级骨化中心)。中心区被破骨细胞破坏形成骨髓腔。胎儿出生前后,长骨骺处出现继发骨化点(次级骨化中心),在骺部开始造骨。骨膜、原发骨化点和继发骨化点不断造骨,分别形成骨干与骺,两者之间有骺软骨(epiphyseal cartilage)。外周的骨膜不断造骨使骨干不断加粗;骨髓腔内的造骨、破骨与重建则使骨髓腔逐渐扩大;骺软骨的不断增长和骨化促使骨不断加长。近成年时,骺软骨停止增长、全部骨化,在长骨干与骺之间遗留的线性痕迹,称为骺线(epiphyseal line)。骺则形成关节软骨,终身不骨化。四肢骨(锁骨除外)和颅底骨的发生属于此型。

六、骨的可塑性

骨的基本形态是由遗传因素决定的,但环境因素对骨的生长发育有重要的影响。影响骨生长发育的因素有神经、内分泌、营养、疾病及其他物理、化学因素。神经系统参与调节骨的营养过程,其功能加强时,可促进骨质增生、使骨坚韧粗壮;其功能减弱时,骨质变得疏松。神经损伤后的瘫痪患者骨出现脱钙、疏松和骨质吸收,甚至出现自发性骨折。内分泌对骨的发育影响较大,成年之前,若垂体生长激素分泌亢进,促进骨的过快生长则出现巨人症;若分泌不足,则发育停滞,出现侏儒症。成年人若垂体生长激素分泌亢进,出现肢端肥大症。维生素 D 促进肠道对钙、磷的吸收,若维生素 D 缺乏时,可影响骨的钙化,在儿童期间可形成佝偻病;在成年人则可出现骨质软化。体育锻炼可促进骨的生长发育;长期对骨的不正确压迫,如儿童不正确的姿势以及肿瘤的压迫,可引起骨变形,出现畸形。

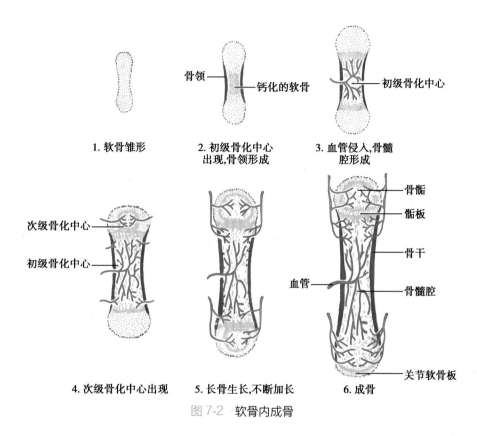

图 7-2　软骨内成骨

第二节　中　轴　骨

一、躯干骨

躯干骨共 51 块,包括 26 块脊柱骨(椎骨 24 块、1 块骶骨和 1 块尾骨)、1 块胸骨和 12 对肋,分别参与脊柱、骨盆和胸廓的构成。

(一) 椎骨

椎骨(vertebrae)在幼年时期有 32~34 块,包括颈椎 7 块,胸椎 12 块,腰椎 5 块,骶椎 5 块和尾椎 3~5 块。随着年龄增长,骶椎融合成 1 块骶骨,尾椎也骨化成 1 块尾骨,因此成人椎骨一般为 26 块。

1. 椎骨的一般形态　椎骨由前方的椎体和后方的椎弓两部分组成(图 7-3)。两者围成的孔称椎孔(vertebral foramen),各椎骨的椎孔相连构成椎管(vertebral canal),管内容纳脊髓及其被膜等。

(1)椎体(vertebral body):呈短圆柱形,是椎骨承重的主要部分。椎体的表面为薄层骨密质,内部为骨松质。

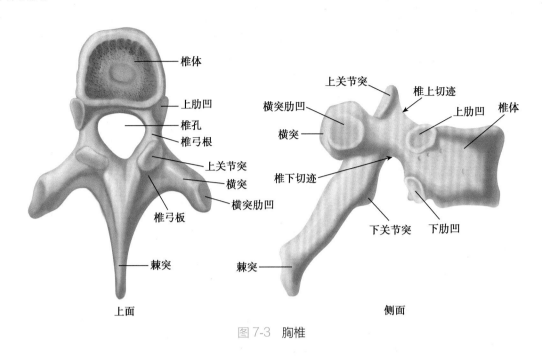

图 7-3　胸椎

(2)椎弓(vertebral arch):呈弓状,位于椎体后方,由两侧的椎弓根和后方的椎弓板构成。椎弓与椎体连接的缩窄部分,称为椎弓根。根的上、下缘各有一切迹,分别称椎上切迹和椎下切迹。相邻椎骨的上、下切迹,共同围成椎间孔(intervertebral foramen),有脊神经和血管通过。两侧椎弓根向后内扩展变宽,为椎弓板。从椎弓伸出 7 个突起:自椎弓后部正中向后方或后下方伸出的 1 个突起为棘突(spinous process);向两侧伸出的称横突(transverse process);自椎弓根与椎弓板连接处向上和向下各伸出 1 对突起,分别为上关节突(superior articular process)和下关节突(inferior articular process),每个关节突均有一关节面与相邻椎骨的关节突相关节。

2. 各部椎骨的特征

(1)颈椎(cervical vertebra):7 块颈椎,除第 1、2 颈椎形状特殊外,其余形态相似。椎体较小,横断面呈椭圆形,椎孔较大,呈三角形(图 7-4)。第 3~7 颈椎椎体上面侧缘向上突起称椎体钩,其与上位椎体下面的两侧凹陷形成钩椎关节。横突根部有横突孔(transverse foramen),有椎动、静脉通过;横突末端分叉成前、后结节。第 6 颈椎横突的前结节较大,颈总动脉经其前面上行,故称颈动脉结节,当头部受伤严重出血时,可用手指在此压迫颈总动脉暂时止血。上、下关节突的关节面近似水平位。第 2~6 颈椎棘突短而分叉。

第 1 颈椎又称寰椎(atlas)(图 7-5),呈环状,由前弓、后弓和侧块组成,无椎体、棘突和上、下关节突。前弓较短,其后面有齿突凹,与第 2 颈椎的齿突相关节;后弓较长,上面有横行的椎动脉沟,有同名动脉通过。侧块上面有椭圆形的上关节面,与枕髁相关节;下面有稍凹的圆形的下关节面,与第 2 颈椎相关节。

第 2 颈椎又称枢椎(axis)(图 7-6),具有椎体、椎弓等结构,显著特点是椎体向上伸出一指状突起,称

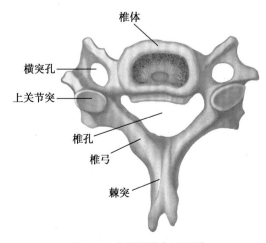

图 7-4　典型颈椎(上面观)

齿突(dens)。齿突的前、后面有关节面,前关节面与寰椎的齿突凹相关节,后关节面与韧带相接。

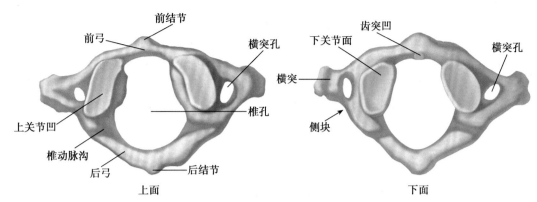

图 7-5　寰椎(上面观)

第 7 颈椎又称隆椎,显著特点是棘突较长,末端不分叉,活体上易扪及,因此常作为临床上计算椎骨数目和针灸取穴的重要标志。

(2)胸椎(thoracic vertebra)(图 7-3):椎体横断面呈心形,其侧面后份近上缘和下缘处各有一半圆形的浅凹,分别称为上肋凹和下肋凹,与肋头相关节。横突末端前有横突肋凹,与肋结节相关节。关节突的关节面几乎呈冠状位,上关节突关节面朝向后,下关节突关节面朝向前。棘突较长,斜向后下,呈叠瓦状排列。

(3)腰椎(lumbar vertebra)(图 7-7):椎体粗大,横断面呈肾形,无肋凹。椎孔大而呈三角形。上、下关节突的关节面呈矢状位。棘突宽而短,呈板状,水平伸向后方,各棘突之间的间隙较宽,临床上可在此处作腰椎穿刺术。

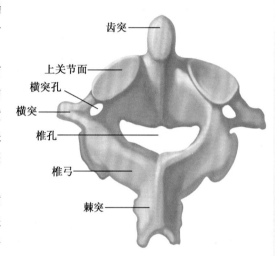

图 7-6　枢椎(上面观)

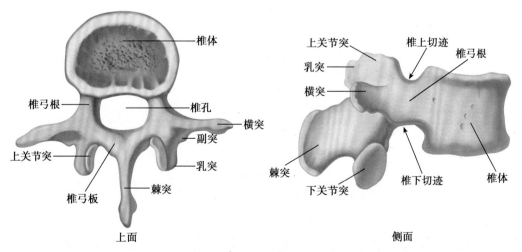

图 7-7　腰椎

(4)骶骨(sacrum)(图 7-8):由 5 块骶椎融合而成,呈倒三角形,分为一底一尖前后两面两侧缘。底朝上,与第 5 腰椎相连结,骶骨底前缘向前突出,称骶岬(promontory of sacrum),是产科骨盆测量的重要标志。尖向下,与尾骨相接。骶骨前面光滑凹陷,中部有 4 条横线,是各骶椎体融合的痕迹。横线两端有 4 对骶前孔。骶骨后面粗糙隆凸,正中线上的骨嵴,称骶正中嵴,是骶椎棘突融合而成。嵴的两旁有 4 对骶后孔。骶前、后孔均与骶管相通,分别有骶神经的前支和后支通过。

　　骶管为骶椎的椎孔纵贯而成,上通椎管,其下端的裂孔称骶管裂孔(sacral hiatus)。裂孔两侧有向下突出的骶角(sacral cornu),临床上进行骶管麻醉常以骶角作为确定骶管裂孔位置的标志。骶骨的外侧面上宽下窄,上份有耳状面与髋骨的耳状面构成骶髂关节;耳状面后方的骨面凹凸不平,称骶粗隆。

　　(5)尾骨(coccyx)(图 7-8):由 3~4 块退化的尾椎融合而成。上接骶骨,下端游离为尾骨尖。

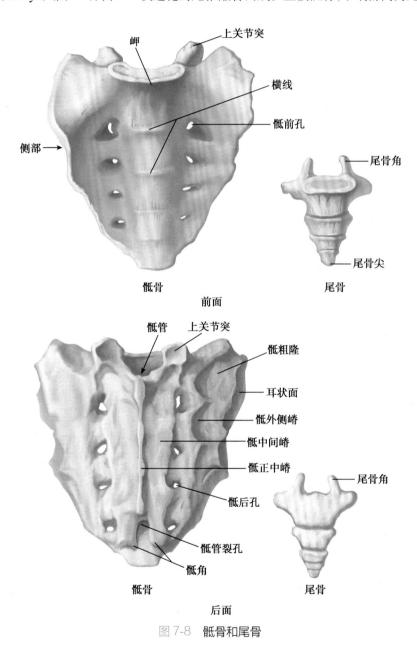

图 7-8　骶骨和尾骨

（二）胸骨

　　胸骨(sternum)位于胸前壁的正中,为长而扁、上宽下窄的扁骨。前面微凸,后面稍凹。自上而下可分为胸骨柄、胸骨体和剑突 3 部分(图 7-9)。

　　胸骨柄近似三角形,上宽下窄。上缘中份稍凹陷为颈静脉切迹,两侧有与锁骨连结的锁切迹。柄外侧缘上份与第 1 肋软骨相连接。胸骨柄与体连接处向前微凸,称胸骨角(sternal angle),可在体表扪到,其两侧与第 2 肋软骨相连接,是胸前部计数肋的重要标志。胸骨体为长方形骨板,外侧缘有 2~7 肋切迹,分别与第 2~7 肋软骨构成关节。剑突扁而薄,下端游离,形状变化较大。

（三）肋

肋（rib）由肋骨和肋软骨组成,共 12 对。

1. **肋骨**（costal bone）**（图 7-10）**　属扁骨。典型的肋骨分为一体两端。前端稍宽接肋软骨,后端稍膨大,称肋头（costal head）,有关节面与胸椎上、下肋凹相关节。肋头外侧略缩窄部,称肋颈（costal neck）。肋颈外侧端向后方的粗糙隆起,称肋结节（costal tubercle）,有关节面与相应的胸椎横突肋凹相关节。肋体介于肋结节与肋骨前端之间,呈弓形弯曲,分内、外两面和上、下两缘,内面近下缘处有肋沟,有肋间血管和神经经过。肋体后份曲度最大的部位称肋角。

第 1 肋骨较特殊,扁、宽而短,无肋角和肋沟,分上、下面和内、外缘。上面朝前上方,在近内缘处有前斜角肌结节,为前斜角肌附着处。结节的前、后方各有一浅沟,分别为锁骨下静脉和动脉经过的压迹。第 2 肋骨为过渡型。第 11、12 肋骨无肋结节、肋颈和肋角。

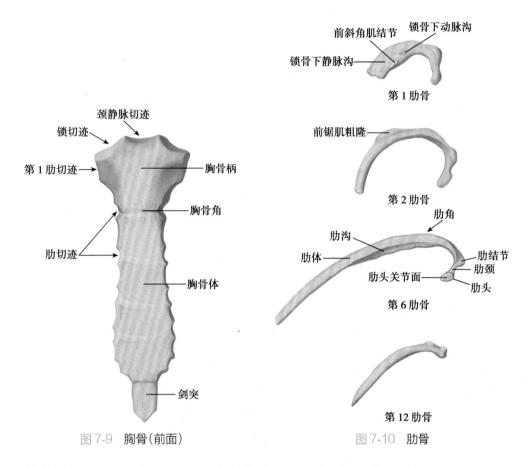

图 7-9　胸骨（前面）　　　　图 7-10　肋骨

2. **肋软骨**（costal cartilage）　位于肋骨的前端,由透明软骨构成,终身不骨化。

第 1~7 对肋借肋软骨与胸骨直接相连,称真肋;第 8~12 肋与胸骨不直接相连,称假肋。其中第 8~10 肋前端借肋软骨依次与上位肋软骨相连,形成肋弓（costal arch）,而第 11、12 肋的前端游离于腹壁肌层中,故称浮肋。

二、颅骨

颅骨由 23 块形状与大小不同的扁骨和不规则骨组成（中耳的 3 对听小骨未计入）。除下颌骨及舌骨外,其余各骨借缝或软骨牢固连结。以眶上缘和外耳门上缘的连线为界线,颅骨分脑颅和面颅两部分。脑颅位于颅的后上部,构成颅腔,容纳脑。面颅为颅的前下部分,包含眶腔、鼻腔、口腔等结构。

（一）脑颅骨

脑颅骨共有 8 块,其中不成对的有额骨、筛骨、蝶骨和枕骨,成对的有顶骨和颞骨。它们共同围成颅腔。颅腔的顶是穹窿形的颅盖,由前方的额骨,后方的枕骨和二者之间的顶骨构成。颅腔的底前部中央由筛骨、两侧由额骨组成;后部由位于中央的蝶骨,后方的枕骨以及两侧的颞骨构成。

1. 额骨（frontal bone） 位于颅的前上方,形成眶的上部,可分为 3 部分:额鳞、眶部和鼻部。它前与筛骨和鼻骨相连,后通过冠状缝与顶骨相连。额骨前下方有空腔,称额窦（frontal sinus）。

2. 筛骨（ethmoid bone）（图 7-11） 为最脆弱的含气骨。位于两眶之间,蝶骨体的前方,构成颅腔的底和鼻腔的顶、外侧壁和鼻中隔。此骨在额状切面上呈"巾"字形,分为筛板、垂直板和筛骨迷路 3 部分。

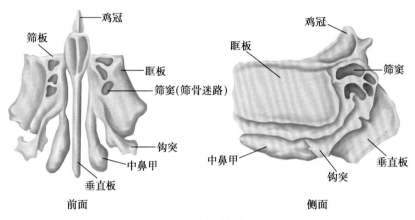

图 7-11 筛骨

（1）筛板:呈水平位,构成鼻腔的顶。板的中央有向上突起的鸡冠;两侧为筛板,筛板上有许多筛孔（cribriform foramina）,为嗅神经根丝通过。

（2）垂直板（图 7-11）:自筛板正中向下突入鼻腔,呈矢状位,构成骨性鼻中隔的上部。

（3）筛骨迷路:位于垂直板的两侧,由菲薄骨板围成的许多小腔,称筛窦（ethmoidal sinus）。迷路内侧壁上有上、下两个卷曲的薄骨片,分别称上鼻甲和中鼻甲（图 7-14）。迷路外侧壁是薄而光滑的眶板,构成眶内侧壁的大部分。

3. 蝶骨（sphenoid bone） 位于颅底中央,形似蝴蝶,分为蝶骨体、大翼、小翼和翼突 4 部分（图 7-12）。

（1）蝶骨体:位于中间的立方形骨块,内有含气空腔,称为蝶窦（sphenoidal sinus）。

（2）蝶骨大翼:由蝶骨体向两侧发出,向上外方扩展。大翼根部由前向后外有圆孔、卵圆孔和棘孔,有神经和血管通过。

（3）蝶骨小翼:由蝶骨体向前外伸出。小翼与体交界处有视神经管（optic canal）,小翼与大翼间的裂隙为眶上裂。

（4）蝶骨翼突:从体和大翼相交处向下伸出、向后敞开成为翼突内侧板和翼突外侧板。翼突根部矢状方向贯通的细管称翼管,向前通入翼腭窝。

4. 枕骨（occipital bone） 位于颅的后下份,呈勺状,其前下份有枕骨大孔（foramen magnum of occipital bone）,借此孔枕骨分为 4 部,前为基底部,后为枕鳞,两侧为侧部。侧部的下方有椭圆形突起称枕髁,枕髁与寰椎的上关节面相关节。

5. 顶骨（parietal bone） 位于颅顶中部、左右各一。

6. 颞骨（temporal bone） 左右各一,介于蝶骨和枕骨之间,参与构成颅底和颅腔的侧壁（图 7-13）。以外耳道为中心,颞骨可分为 3 部分:鳞部为外耳门前上方的鱼鳞状骨片;岩部称锥体,呈三面锥体形,尖伸向前内方,插入枕骨与蝶骨之间,内藏位听器。锥体的后面中央有内耳门（internal acoustic pore）,

通入内耳道。锥体的底部向下伸出乳突(mastoid process);鼓部为一方形骨板,组成外耳道的前壁和下壁。

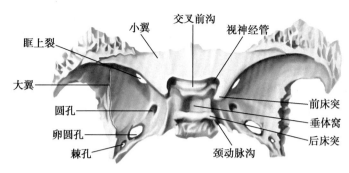

图 7-12 蝶骨

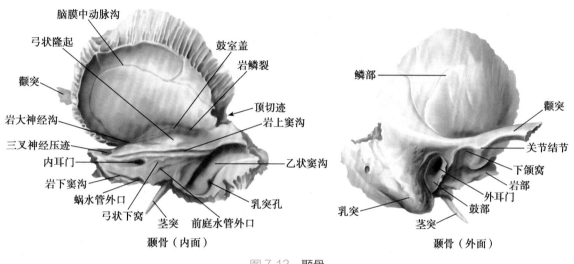

图 7-13 颞骨

（二）面颅骨

15 块面颅骨,成对的有鼻骨、上颌骨、泪骨、颧骨、腭骨和下鼻甲,不成对的面颅骨有下颌骨、犁骨和舌骨。面颅骨以上颌骨为中心排列,腭骨位于上颌骨的后方;颧骨位于上颌骨的外上方;鼻骨位于两侧上颌骨上部之间,构成鼻背;泪骨位于上颌骨上部的后外方;下鼻甲位于上颌骨的内侧;犁骨位于蝶骨体的下方,构成骨性鼻中隔的后下部。

1. **上颌骨**(maxilla) 成对,位于面部中央,构成鼻腔外侧壁、口腔的顶以及眶下壁的大部分(图 7-14)。上颌骨分为 1 体和 4 个突起,上颌体为上颌骨的中央部,呈三面锥体形,其内的空腔称上颌窦(maxillary sinus)。自体的前面向上的突起,称额突,接额骨;向外侧的突起称颧突,接颧骨;向下的突起称牙槽突,呈弓形,下缘有牙槽;自体的内侧面水平向内伸出的突起称腭突,近似三角形,参与构成骨腭的前份。

2. **下颌骨**(mandible)(图 7-15) 为面颅骨中最大的一块,呈马蹄铁形,分一体两支:

（1）下颌体:呈弓形、凸向前,上缘构成牙槽弓(alveolar arch),有容纳下颌牙的牙槽。体外面的正中凸向前,为颏隆凸,为人类所特有;靠外侧约对第 2 前磨牙根的下方有颏孔(mental foramen)。体内面的正中处有几个小突起,称颏棘。

（2）下颌支:是由体向后上伸出的方形骨板。下颌支后缘与下颌体下缘相交处,称下颌角(mandibular angle)。下颌支的上端被下颌切迹分隔形成两个突起,前方的称冠突,后方的称髁突。髁突的上端膨大为下颌头(head of mandible),与颞骨下颌窝相关节。下颌支内面中部有下颌孔(mandibular foramen),

由此通入下颌体内的下颌管,向前通颏孔。下牙槽血管和神经从下颌孔入下颌管,从颏孔穿出。

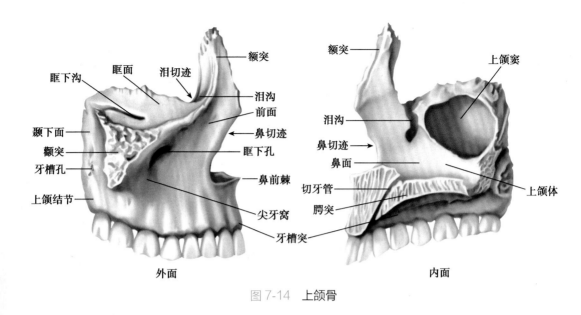

图 7-14   上颌骨

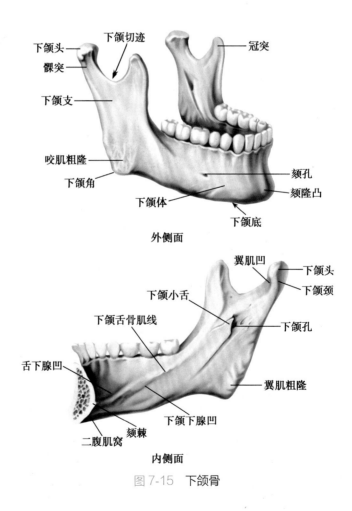

图 7-15   下颌骨

3. 舌骨(hyoid bone)(**图 7-16**)   位于下颌骨的下后方和喉的上方,呈马蹄铁形。舌骨是一块游离的面颅骨,借韧带和肌与颅骨相连。其中间较宽的部分为舌骨体,由体向后外伸出的长突为大角,向上后伸出的短小突起为小角。舌骨体和大角可在体表扪到。

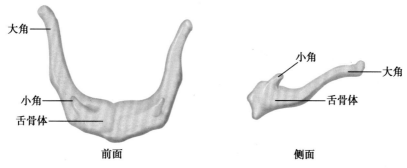

图 7-16　舌骨

（三）颅的整体观

除下颌骨和舌骨外，颅骨借膜和软骨牢固结合成一整体，容纳、保护脑，几乎不能活动。

1. **颅的顶面观**　呈卵圆形，前狭后宽，光滑隆凸。在额骨与两侧顶骨之间连接构成冠状缝（coronal suture）。左、右顶骨之间有矢状缝（sagittal suture）。顶骨和枕骨之间有人字缝（lambdoid suture）。

2. **颅的前面观（图 7-17）**　可见额骨和面颅诸骨，分为额区、眶、骨性鼻腔和骨性口腔。

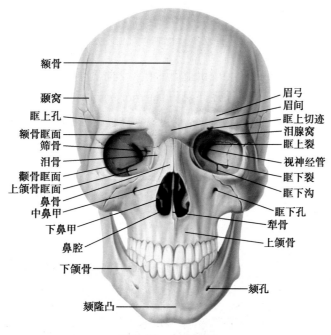

图 7-17　颅前面观

（1）额区：为眶以上的部分，由额鳞构成。两侧可见隆起的额结节，其下方有与眶上缘平行的弓形隆起，称眉弓。左、右眉弓间的平坦部称眉间。眉弓与眉间为重要的体表标志。

（2）眶（orbit）：容纳眼球及其附属结构，呈四面锥体形的腔，可分一尖一底以及上、下、内、外四壁。

1）底：即眶口，略呈四边形，朝向前外方。眶上缘的中内 1/3 交界处有眶上孔或眶上切迹；眶下缘中点下方约 1cm 处有眶下孔。

2）尖：指向后内方，尖端有一圆形的视神经管，通入颅中窝。

3）上壁：薄而光滑，是颅前窝的底。其前外侧份有泪腺窝，容纳泪腺。

4）下壁：邻接上颌窦。下壁与外侧壁交界处后份有眶下裂（inferior orbital fissure），裂中部有前行的眶下沟，沟向前通眶下管开口于眶下孔。

5）内侧壁：极薄，呈矢状位，与筛窦和鼻腔相邻。其前下份有泪囊窝，容纳泪囊。此窝向下经鼻泪管(nasolacrimal canal)通鼻腔。

6)外侧壁:较厚,斜向后内,其后部与上、下壁之间分别有眶上裂和眶下裂。前者通颅中窝,后者通颞下窝和翼腭窝。

(3)骨性鼻腔(bony nasal cavity)(图7-17、图7-18):位于面部中央,介于两眶和上颌骨之间,由犁骨和筛骨垂直板构成的骨性鼻中隔,将其分为左、右两半。鼻腔顶主要由筛板构成,借筛孔通颅前窝。底由骨腭构成,前端有切牙管通口腔。骨性鼻腔的前口称梨状孔;后口为鼻后孔,与鼻咽部相通。

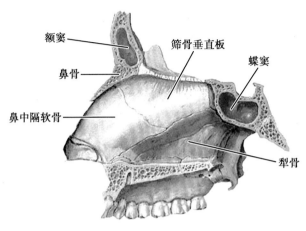

图7-18　鼻腔内侧壁

骨性鼻腔的外侧壁结构复杂(图7-19),由上而下有3个向下卷曲的骨片,依次称上鼻甲(superior nasal concha)、中鼻甲(middle nasal concha)、下鼻甲(inferior nasal concha)。每个鼻甲下方的间隙为鼻道,分别称上鼻道(superior nasal meatus)、中鼻道(middle nasal meatus)、下鼻道(inferior nasal meatus)。上鼻甲后上方与蝶骨之间的小间隙称蝶筛隐窝(sphenoethmoidal recess)。中鼻甲后方有蝶腭孔,通向翼腭窝。

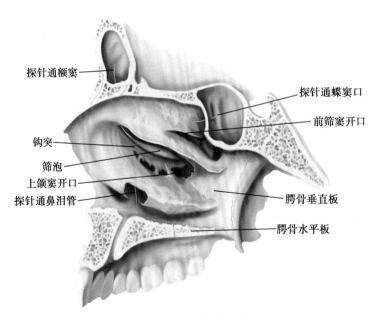

图7-19　鼻腔外侧壁

(4)鼻旁窦(paranasal sinus):位于鼻腔周围的额骨、上颌骨、筛骨和蝶骨内含空气的腔,都开口于鼻腔,对减轻颅骨重量和发音共鸣起一定的作用。

1）额窦（frontal sinus）：位于额骨内、眉弓深面，左右各一，窦口向后下开口于中鼻道前部。

2）筛窦（ethmoidal sinus）：位于筛骨迷路内，呈蜂窝状，按位置分前、中、后 3 群，前、中群开口于中鼻道，后群开口于上鼻道。

3）蝶窦（sphenoidal sinus）：居蝶骨体内，被薄骨内板隔成左、右两腔，向前开口于蝶筛隐窝。

4）上颌窦（maxillary sinus）：最大，位于上颌骨体内，窦顶为眶下壁，底为上颌骨牙槽突，与第 1、2 磨牙及第 2 前磨牙紧邻。前壁骨质最薄。内侧壁即鼻腔外侧壁，借上颌窦裂孔开口于中鼻道。窦口高于窦底，故窦内积液时直立位不易引流。

（5）骨性口腔（bony oral cavity）：由上颌骨、腭骨及下颌骨围成。顶为骨腭，前壁和外侧壁由上、下颌骨的牙槽突及牙围成，向后通咽，底缺空，由软组织封闭。

3. **颅的侧面观**（图 7-20） 由额骨、蝶骨、顶骨、颞骨及枕骨构成，还可见面颅的颧骨和上、下颌骨。此面中部下方有外耳门。外耳门后方为乳突，前方是颧弓（zygomatic arch），二者在体表均可摸到，是重要的骨性标志。颧弓将颅侧面分为上方的颞窝和下方的颞下窝。

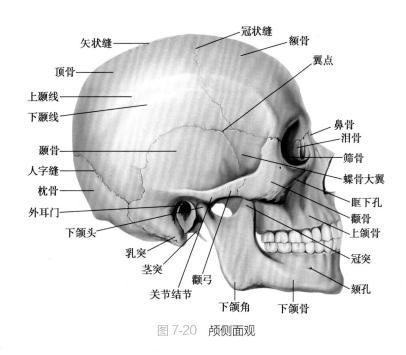

图 7-20 颅侧面观

（1）颞窝（temporal fossa）：颞窝的前下部较薄，其中以额、顶、颞、蝶骨的会合处最薄弱，此处常构成 H 形的缝，称翼点（pterion），其内面有脑膜中动脉前支通过，骨折时易受损伤，导致颅内出血。

（2）颞下窝（infratemporal fossa）：指颧弓平面以下、上颌骨体和颧骨后方的不规则间隙，容纳咀嚼肌和血管、神经等，向上与颞窝相通。窝前壁为上颌骨体和颧骨，内侧壁为翼突外侧板，外侧壁为下颌支，下壁与后壁空缺。此窝向上经卵圆孔和棘孔与颅中窝相通，向前借眶下裂入眶，向内侧借上颌骨与蝶骨翼突之间呈纵形的翼上颌裂通入翼腭窝。

（3）翼腭窝（pterygopalatine fossa）：为上颌体、蝶骨翼突和腭骨之间的间隙，深藏于颞下窝内侧，前方有上颌骨，后方有蝶骨翼突，内侧以腭骨垂直板与鼻腔分隔。此窝向外侧借翼上颌裂通颞下窝，向前借眶下裂通眶，向内侧借腭骨与蝶骨围成的蝶腭孔通鼻腔，向后借圆孔通颅中窝，借翼管通颅底外面，向下移行为腭大管，并经腭大孔通口腔。

4. **颅底内面观** 颅底内面高低不平，呈三级阶梯状的窝。前部最高，后部最低，以蝶骨小翼和颞骨岩部分为颅前窝、颅中窝和颅后窝，窝中有很多孔、裂，大都与颅底外面相通（图 7-21）。

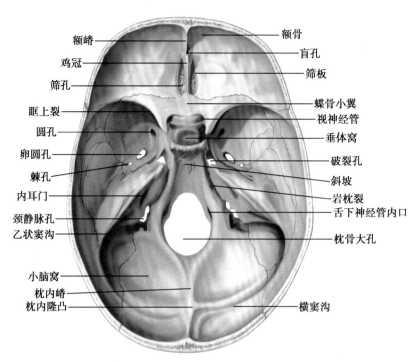

图 7-21 颅底内面观

（1）颅前窝（anterior cranial fossa）：由额骨眶部、筛骨筛板和蝶骨小翼构成。中央低凹部分是筛骨的筛板。筛板正中有高耸的鸡冠；两侧有15～20个筛孔通鼻腔，此处薄弱，颅前窝骨折多发生于此，可有血液甚至脑脊液经鼻腔流出。

（2）颅中窝（middle cranial fossa）：由蝶骨体及大翼、颞骨岩部等构成。中间狭窄、两侧宽广，形似蝴蝶。颅中窝中央为蝶骨体，上面凹陷称垂体窝（hypophysial fossa），容纳垂体。垂体窝的后方有横行的骨隆起叫鞍背，垂体窝及其后方鞍背统称为蝶鞍（sella turcica）。垂体窝前方有视交叉前沟，沟的两侧有与眶相通的视神经管。视神经管外侧有眶上裂。鞍背两侧角称为后床突，视神经管外侧向后伸出的突起为前床突。蝶鞍两侧有矢状位的浅沟称颈动脉沟，沟向前外侧有眶上裂；沟后端有破裂孔（foramen lacerum）和位于颞骨岩部尖端的颈动脉管内口。在颈动脉沟外侧，由前向后依次为圆孔、卵圆孔和棘孔。脑膜中动脉沟自棘孔向外上方走行。颞骨弓状隆起与颞鳞之间的薄骨板为鼓室盖，岩部前面近尖端处有一浅压迹，称三叉神经压迹（trigeminal impression），三叉神经节位于此处。

（3）颅后窝（posterior cranial fossa）：最深，主要由枕骨和颞骨岩部后面构成。窝的中央有枕骨大孔（foramen magnum of occipital bone），孔的前上方的平坦斜面称斜坡。孔的两侧缘前部有舌下神经管内口；孔的后上方有十字形隆起，称枕内隆凸（internal occipital protuberance）。由此向上的浅沟为上矢状窦沟，向两侧续于横窦沟，再转向前下内改名乙状窦沟，后者终于颈静脉孔（jugular foramen）。颞骨后面中央有内耳门（internal acoustic pore），通入内耳道，有面神经和前庭蜗神经通过。

5. 颅底外面观   颅底外面高低不平，结构复杂，有许多神经血管通过的孔、裂（图7-22）。由前向后可见：由两侧牙槽突合成的牙槽弓和由上颌骨腭突与腭骨水平板构成的骨腭。骨腭正中有腭中缝，其前端有切牙孔，通入切牙管。骨腭后缘两侧有腭大孔。骨腭后方可见鼻后孔及鼻中隔。鼻后孔两侧为翼突内侧板、翼突外侧板。翼突外侧板根部后外方有卵圆孔和棘孔。颅底后部中央可见枕骨大孔，孔前方为枕骨基底部，与蝶骨体直接结合；孔两侧有椭圆形关节面称枕髁，枕髁前外侧有舌下神经管外口。枕髁外侧，枕骨与颞骨岩部交界处有不规则的颈静脉孔，其前方为颈动脉管外口。颈静脉孔的后外侧有细长的茎突，茎突根部后方有茎乳孔。颧弓根部后方有下颌窝，与下颌头相关节，窝前缘的隆起，称关节结节。蝶骨、枕骨基底部和颞骨岩部汇合处围成不规则的破裂孔，活体为软骨所封闭。

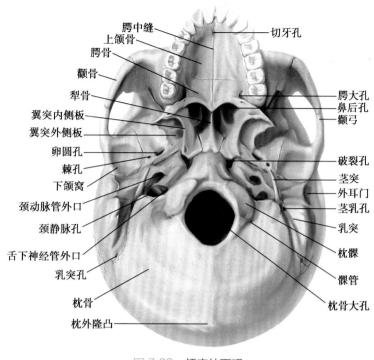

图 7-22　颅底外面观

(四) 新生儿颅的特点

胎儿时期由于脑和感觉器官发育较早,而咀嚼和呼吸器官尤其是鼻旁窦尚不发达。因此,脑颅比面颅大得多,新生儿面颅是脑颅的 1/8,而成人面颅却是脑颅的 1/4。新生儿颅的额结节、顶结节和枕鳞都是骨化中心部位,发育明显,故从颅顶观察,新生儿颅呈五角形。新生儿眉弓和乳突不明显,额骨正中缝尚未愈合,眶间距离较宽,梨状孔小,上、下颌骨均不发达,牙及鼻旁窦也未发育,故口、鼻腔均较小(图 7-23)。

新生儿颅顶各骨尚未发育完全,骨与骨之间的间隙由结缔组织膜封闭,在多骨交接处结缔组织膜较大,称颅囟(cranial fontanelle)。其中,前囟(anterior fontanelle)最大,呈菱形,位于矢状缝与冠状缝相交接处。后囟(posterior fontanelle)位于矢状缝与人字缝相交处,呈三角形。此外,还有顶骨前下角处的前外侧囟和顶骨后下角处的后外侧囟。前囟在 1~2 岁时闭合,其余各囟都在生后不久闭合。

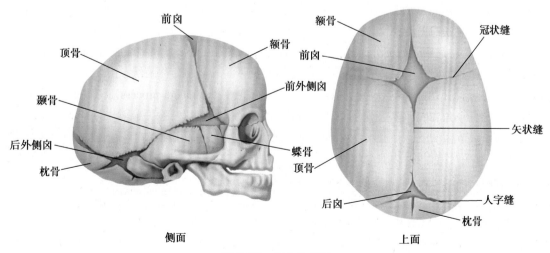

图 7-23　新生儿颅骨

第三节　附　肢　骨

附肢骨包括上肢骨和下肢骨。上、下肢骨各分为与躯干骨连结的肢带骨和能自由活动的自由肢骨两部分。它们的数目和排列方式基本相同。但由于人类直立,四肢的功能发生分化,上肢骨结构轻巧,连结灵活,利于进行精巧的劳动;而下肢骨结构粗大,连结稳固,利于完成负重及支持运动的功能。

一、上肢骨

上肢骨分为与躯干连接的上肢带骨和自由上肢骨两部分。上肢带骨包括锁骨和肩胛骨;自由上肢骨包括肱骨、桡骨与尺骨、腕骨、掌骨和指骨。

(一)上肢带骨

1. 锁骨(clavicle)(图7-24)　略呈"∼"形弯曲,横架在胸廓前上方,全长可在体表扪到。内侧端粗大为胸骨端,与胸骨柄相接;外侧端扁平为肩峰端,与肩胛骨的肩峰相接。上面光滑,下面粗糙。锁骨体的内2/3与外1/3交界处,易发生骨折。

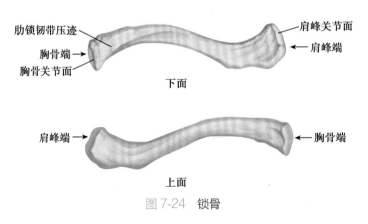

图7-24　锁骨

2. 肩胛骨(scapula)(图7-25)　为三角形的扁骨,贴于胸廓第2~7肋的后外侧。肩胛骨分前后两面、三缘、三角。前面对向胸廓又称肋面,呈一大浅窝,称肩胛下窝;后面有横行隆起的骨嵴称肩胛冈(spine of scapula),将肩胛骨后面分为冈上窝和冈下窝。肩胛冈外侧端呈扁平突起,称肩峰(acromion)。肩胛骨内侧缘薄,对向脊柱,又称脊柱缘;肩胛骨外侧缘厚,邻近腋窝,称腋缘;上缘短,靠外侧有一切迹称肩胛切迹。肩胛切迹外侧有一凸向前的指状突起称喙突(coracoid process)。肩胛骨三缘交界处形成肩胛骨的三个角:外侧角、上角和下角。外侧角粗大呈梨形浅窝,称关节盂(glenoid cavity),与肱骨头相关节。关节盂的上、下方各有一粗糙隆起,分别称盂上结节和盂下结节。内侧缘和上缘交界处为肩胛骨上角,平对第2肋;内侧缘和外侧缘交界处为下角,约平第7肋或第7肋间隙,为计数肋骨的标志。肩胛冈、肩峰、喙突、肩胛骨下角及内侧缘都可在体表扪到。

(二)自由上肢骨

1. 肱骨(humerus)(图7-26)　是长骨,分为一体和上、下两端。上端为呈半球形的朝向上内的肱骨头(head of humerus),与肩胛骨的关节盂相关节。头周围的环形浅沟称解剖颈(anatomical neck)。在肱骨头外侧和前方各有一隆起,分别是大结节和小结节,它们各向下延伸成一纵嵴,称为大结节嵴和小结节嵴。两结节之间有一纵沟称结节间沟。肱骨上端与体交界处稍细,称外科颈(surgical neck),是肱骨骨折的易发部位。肱骨体中部的外侧面有一粗糙骨面,为三角肌粗隆;肱骨体后面中部有一内上斜向外下的浅沟,称桡神经沟(sulcus for radial nerve),有桡神经和肱深动、静脉沿此沟经过,肱骨中段骨折时容易损伤桡神经。

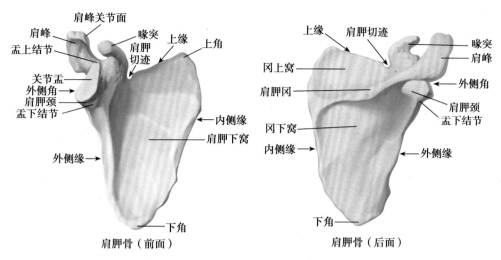

图 7-25 肩胛骨

肱骨下端前后稍扁,外侧呈圆形突起,称肱骨小头(capitulum of humerus);内侧呈滑车状突起,称肱骨滑车(trochlea of humerus);肱骨小头外侧和肱骨滑车的内侧各有一突起,分别称外上髁(lateral epicondyle)和内上髁(medial epicondyle)。内上髁后面的浅沟,称尺神经沟(sulcus for ulnar nerve),有尺神经通过。肱骨滑车和肱骨小头前面上方有一窝分别称冠突窝(coronoid fossa)和桡窝;滑车后面的上方有一深窝称鹰嘴窝(olecranon fossa),伸肘时容纳尺骨鹰嘴。

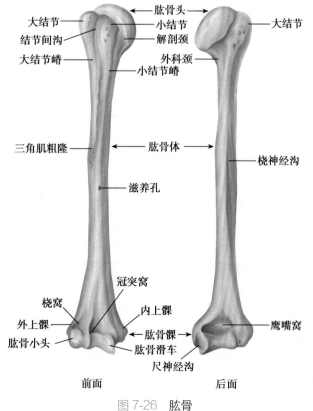

图 7-26 肱骨

2. **桡骨**(radius)(图 7-27)　位于前臂外侧,上端小、下端大。桡骨上端稍膨大称桡骨头,头上面有关节凹与肱骨小头相关节;头周围有环状关节面与尺骨的桡切迹相关节。桡骨头下方的缩窄为桡骨颈(neck of radius),颈内下的隆突称桡骨粗隆(radial tuberosity)。桡骨体呈三棱柱形,内侧为锐利的骨间缘。桡骨下端内侧有弧形凹陷的关节面称尺切迹(ulnar notch),与尺骨头相关节。下端外侧向下的突起称桡骨茎突(styloid process of radius),体表可扪及;下端的下面有腕关节面与腕骨相关节。

3. **尺骨**(ulna)(图 7-27)　位于前臂内侧,上端大、下端小。尺骨上端向前的凹陷称滑车切迹(trochlear notch),切迹后上方的突起称鹰嘴(olecranon),切迹前方的突起称冠突(coronoid process)。上端的外侧有桡切迹,与桡骨头相关节。冠突前下方的粗糙隆起称尺骨粗隆。尺骨体外侧为锐利的骨间缘。尺骨下端称尺骨头(head of ulna),其前、外、后三面有环状关节面(articular circumference),与桡骨的尺骨切迹相关节。头后内侧向下的突起称尺骨茎突(styloid process of ulna),在体表可扪及。尺骨全长在体表均可触及。

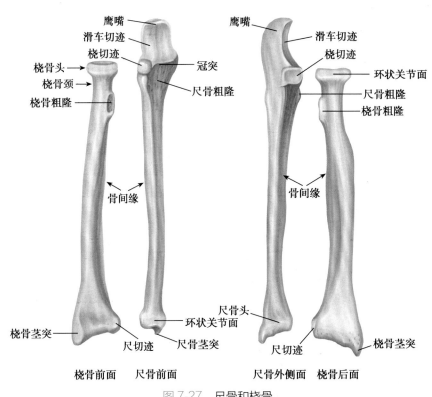

图 7-27　尺骨和桡骨

4. **手骨**　包括腕骨、掌骨和指骨(图 7-28)。

(1)腕骨(carpal bone):属短骨,共 8 块,排成两列。近侧列从外侧向内侧依次为:手舟骨(scaphoid bone)、月骨(lunate bone)、三角骨(triquetral bone)和豌豆骨(pisiform bone);远侧列从外侧向内侧依次为:大多角骨(trapezium bone)、小多角骨(trapezoid bone)、头状骨(capitate bone)和钩骨(hamate bone)。8 块腕骨构成掌面凹陷的腕骨沟(carpal groove)。

(2)掌骨(metacarpal bone):属长骨,有 5 块,从桡侧向尺侧依次为第 1~5 掌骨。每掌骨都可分为底、体、头三部。底与腕骨相关节,头与指骨相关节。第 1 掌骨底为鞍状关节面,与大多角骨相关节。

(3)指骨(phalanx):属长骨,共 14 块。除拇指为 2 节指骨外,其余各指均为 3 节,分为近节指骨、中节指骨和远节指骨。远节指骨远端掌面膨大粗糙,称远节指骨粗隆。

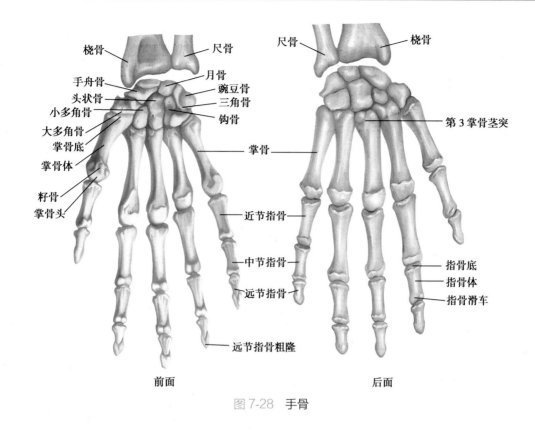

图 7-28　手骨

二、下肢骨

（一）下肢带骨

髋骨（hip bone）（图 7-29）成对，是不规则骨，由髂骨、坐骨和耻骨组成。一般在 16 岁以前，髂骨、坐骨和耻骨之间借软骨结合，成年后骨化融为一块骨。髋骨上份扁阔，中份窄厚，外侧面有一大而深的窝称髋臼（acetabulum），其下缘的缺口称髋臼切迹。髋骨前下部的大孔，称闭孔（obturator foramen）。

1. **髂骨（ilium）**　位于髋骨的上部，分下方的髂骨体和后上方的髂骨翼两部分。髂骨体肥厚，参加构成髋臼上 2/5。髂骨翼扁宽，其弓形上缘称髂嵴（iliac crest），全长可在皮下摸到。髂嵴的前、后端分别称髂前上棘（anterior superior iliac spine）和髂后上棘（posterior superior iliac spine），均可在体表扪及，是重要的骨性标志。髂前上、下棘的下方各有一突起，称髂前下棘（anterior inferior iliac spine）和髂后下棘（posterior inferior iliac spine）。髂前上棘后方 5~7cm 处，髂嵴向外的突起称髂结节（iliac tubercle）。髂骨翼内面的浅窝称髂窝，其下界为弓状线（arcuate line），翼后下方粗糙的耳状面与骶骨的耳状面相关节。

2. **坐骨（ischium）**　构成髋骨的后下部，分为坐骨体及坐骨支。坐骨体构成髋臼的后下 2/5，后部有三角形的突起称坐骨棘（ischial spine）。坐骨棘上方的大切迹为坐骨大切迹（greater sciatic notch）；坐骨棘下方有较小的坐骨小切迹（lesser sciatic notch）。坐骨小切迹下方有一粗糙而肥厚的粗隆称坐骨结节（ischial tuberosity），在活体容易扪及，是重要的骨性标志。自坐骨结节向前上伸出的突起称坐骨支，与耻骨下支围成闭孔。

3. **耻骨（pubis）**　构成髋骨前下部分，分为体和上、下 2 支。耻骨体构成髋臼的前下部。由体向前下内方伸出的突起称耻骨上支，继而以锐角转折向下外方形成耻骨下支。耻骨上支的上缘锐利，称耻骨梳（pectin pubis），其前端终于耻骨结节（pubic tubercle），从耻骨结节到中线的粗钝骨缘称耻骨嵴（pubic crest）。耻骨下支内侧椭圆形的粗糙面称耻骨联合面。耻骨和坐骨共同围成闭孔。

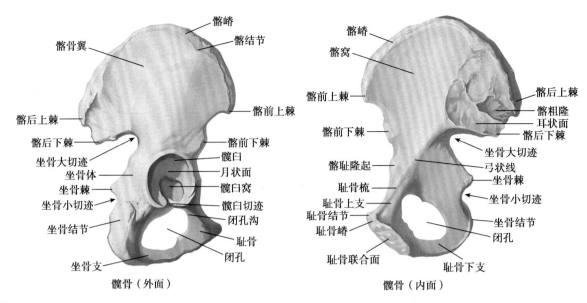

图 7-29   髋骨

(二) 自由下肢骨

1. **股骨**(femur)(图 7-30)   位于大腿,为全身最长、最粗大的长骨,其长度约为身高的 1/4,分为体及上、下两端。股骨上端有朝向内上呈球形的股骨头(femoral head),与髋臼相关节。头下外方较细部分为股骨颈(neck of femur),其下端接股骨体。颈与体连接处外上方粗大的隆起为大转子(greater trochanter),后内侧的隆起为小转子(lesser trochanter)。两个转子之间,在前面有转子间线(intertrochanteric line),在后面有粗糙的转子间嵴(intertrochanteric crest)。大转子是重要的体表标志,可在体表扪到。股骨体略弓凸向前,前面光滑,其后面有纵行骨嵴,为粗线(linea aspera)。粗线向上外延续为粗糙的臀肌粗隆。粗线向下分叉,分叉之间的骨面为腘面(popliteal surface)。在粗线中点附近有向下开口的滋养孔。

股骨下端膨大形成内侧髁(medial condyle)和外侧髁(lateral condyle)。两髁间的凹陷为髁间窝(intercondylar fossa)。内、外侧髁的侧面各有较小的隆起,分别称内上髁(medial epicondyle)和外上髁(lateral epicondyle)。位于内上髁上方的小突起,称收肌结节(adductor tubercle)。

2. **髌骨**(patella)(图 7-31)   为人体最大的籽骨,位于股骨下端前面,在股四头肌腱内。上宽下尖,前面粗糙,后面光滑,与股骨髌面相关节。

3. **胫骨**(tibia)(图 7-32)   为三棱状粗大的长骨,位于小腿内侧,分为一体两端。胫骨上端膨大,向两侧突出构成内侧髁(medial condyle)和外侧髁(lateral condyle)。两髁上面有关节面,与股骨内、外侧髁相关节。外侧髁的后下方,有腓关节面与腓骨头相关节。上端的前面有一粗隆,称胫骨粗隆(tibial tuberosity),是髌韧带的附着处。胫骨体呈三棱柱形,外侧缘为骨间缘,前缘锐利,体的内侧面光滑,前缘和内侧面位于皮下,体表能扪到。下端稍膨大,其内侧向下的突起称内踝(medial malleolus),在体表可扪到;下端的下面有关节面与跗骨构成踝关节;下端的外侧的切迹为腓切迹。

4. **腓骨**(fibula)(图 7-32)   细长,位于胫骨外后方,分为一体两端。上端稍膨大,称腓骨头(fibula head);头下方缩细,称腓骨颈(neck of fibula)。中份为腓骨体;下端向下伸出的三角形突起称外踝(lateral malleolus),为重要体表标志。

5. **足骨**   包括跗骨、跖骨和趾骨(图 7-33)。

(1) 跗骨(tarsal bone):共 7 块,属短骨,排为前、中、后 3 列。后列有前上方的距骨和后下方的跟骨;中列为足舟骨;前列由内侧向外侧为内侧楔骨、中间楔骨、外侧楔骨和骰骨。跟骨后端稍大为跟骨结节;足舟骨内下方的隆起为舟骨粗隆,是重要的体表标志。

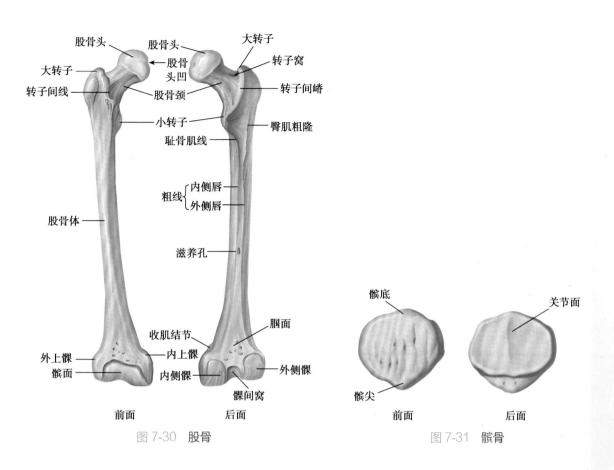

图 7-30 股骨

图 7-31 髌骨

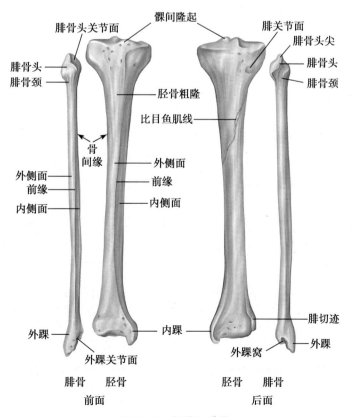

图 7-32 胫骨和腓骨

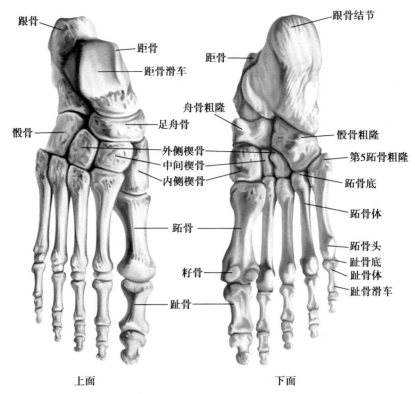

图 7-33　足骨

（2）跖骨（metatarsal bone）：属长骨，共 5 块，由内侧向外侧依次称第 1~5 跖骨。第 5 跖骨底外侧份突向后，称第 5 跖骨粗隆，在体表可扪到。

（3）趾骨（phalange of toe）：为长骨，共 14 块。跗趾为 2 节，较粗，其他各趾为 3 节，较细小。

（袁琼兰）

思考题

1. 简述颅中窝的形态特点、孔、裂等结构。
2. 简述一般椎骨的形态特点以及胸椎、颈椎的特点。
3. 简述在体表可摸到的体表骨性结构。
4. 简述股骨、胫骨、髋骨、肩胛骨、肱骨、尺骨、桡骨的形态特点。

第八章

关 节 学

第一节 总 论

骨与骨之间借纤维结缔组织、软骨或骨相连,形成骨连结(joint)。按骨连结的不同方式,可分为直接连结和间接连结(见图3-5)。

一、直接连结

直接连结的两相对骨面之间无腔隙,连结较牢固,不活动或少许活动。这种连结可分为纤维连结(fibrous joint)、软骨连结(cartilaginous joint)和骨性结合(synosteosis)3类。

(一) 纤维连结

两骨之间以纤维结缔组织相连结,可分为两种。

1. 韧带连结(syndesmosis) 连接两骨的纤维结缔组织呈条索状或膜板状,如椎骨棘突之间的棘间韧带、前臂骨间膜等。

2. 缝(suture) 两骨间借少量纤维结缔组织相连,如颅的矢状缝和冠状缝等。如果缝骨化,则成为骨性结合。

(二) 软骨连结

两骨之间借软骨相连结,可分为两种。

1. 透明软骨结合(synchondrosis) 如长骨骨干与骺之间的骺软骨、蝶骨与枕骨的结合等,多见于幼年发育时期,随着年龄增长,可骨化形成骨性结合。

2. 纤维软骨联合(symphysis) 如椎骨的椎体之间的椎间盘,及耻骨联合等。

(三) 骨性结合

两骨间以骨组织连结,常由纤维连结或透明软骨骨化而成,如骶椎椎骨之间的骨性结合以及髂骨、耻骨、坐骨之间在髋臼处的骨性结合等。

二、间接连结

间接连结又称为关节(articulation)或滑膜关节(synovial joint),是骨连结的最高分化形式。其相对骨面间互相分离,充以滑液的腔隙仅借其周围的结缔组织囊相连结,因此一般具有较大的活动性。关节的构造包括关节的基本构造和关节的辅助结构(见图3-6)。

(一) 关节的基本构造

每个关节都具有关节面、关节囊和关节腔3种基本结构。

1. 关节面(articular surface) 是参与组成关节的各相关骨的接触面。每一关节至少包括两个关节面,一般为一凸一凹,凸者称为关节头,凹者称为关节窝。关节面上被覆关节软骨(articular cartilage)。关

195

节软骨多数由透明软骨构成,少数为纤维软骨,其厚薄因不同关节和不同年龄而异,通常为 2~7mm。关节软骨无血管、神经及淋巴管分布,其营养由关节腔内的滑液和关节滑膜层血管渗透而来。关节软骨光滑而富有弹性,不仅使粗糙不平的关节面变为光滑,同时可减少运动时关节面之间的摩擦,缓冲震荡和冲击。

2. **关节囊**(articular capsule) 是由纤维结缔组织膜构成的囊,附着于关节周围,并与骨膜融合续连,它包围关节,封闭关节腔,可分为内、外两层。

外层为纤维膜(fibrous membrane),厚而坚韧,由致密结缔组织构成,含有丰富的血管和神经。纤维膜的厚薄通常与关节的功能有关,如下肢关节的负重较大,相对稳固,其关节囊的纤维膜则坚韧而紧张。而上肢关节运动灵活,则纤维膜薄而松弛。纤维膜在某些部位明显增厚形成韧带,以增强关节的稳固,限制其过度运动。

内层为滑膜(synovial membrane),由薄而柔润的疏松结缔组织膜构成,衬贴于纤维膜的内面,其边缘附着于关节软骨的周缘,包被关节内除关节软骨、关节唇和关节盘以外的所有结构。滑膜表面有时形成许多小突起,称为滑膜绒毛(synovial villi),多见于关节囊附着部的附近。滑膜富含血管网,能产生滑液(synovial fluid)。滑液是透明的蛋清样液体,呈弱碱性,它为关节腔内提供了液态环境,不仅能增加润滑,而且也是关节软骨、半月板等新陈代谢的重要媒介。

3. **关节腔**(articular cavity) 为关节囊滑膜层和关节面共同围成的密闭腔隙。腔内含有少量滑液,可减少运动时关节面之间的摩擦。关节腔内呈负压,对维持关节的稳固有一定作用。

(二) 关节的辅助结构

除了具备上述基本结构外,部分关节为适应其功能还形成了特殊的辅助结构,以增加关节的灵活性或稳固性。

1. **韧带**(ligament) 是连于相邻两骨之间的致密纤维结缔组织束,有加强关节的稳固或限制其过度运动的作用。位于关节囊外的称囊外韧带,有的与囊相贴,为囊的局部纤维增厚,如髋关节的髂股韧带;有的与囊不相贴,分离存在,如膝关节的腓侧副韧带;有的是关节周围肌腱的直接延续,如膝关节的髌韧带。位于关节囊内的称囊内韧带,有滑膜包裹,如膝关节内的交叉韧带等。

2. **关节盘**(articular disc)**和关节唇**(articular labrum) 是关节腔两种不同形态的纤维软骨。

关节盘位于两骨的关节面之间,其周缘附着于关节囊,将关节腔分成两部。关节盘多呈圆盘状,中部稍薄,周缘略厚。有的关节盘呈半月形,称关节半月板。关节盘可调整关节面更为适配,减少外力对关节的冲击和震荡。此外,分隔而成的两个腔可增加关节运动的形式和范围。

关节唇是附着于关节窝周缘的纤维软骨环,可加深关节窝,增大关节面,增加关节的稳固性,如髋臼唇等。

3. **滑膜襞**(synovial fold)**和滑膜囊**(synovial bursa) 有些关节囊的滑膜表面积大于纤维膜,滑膜重叠卷折并突入关节腔形成滑膜襞。有时此襞内含脂肪,则形成滑膜脂垫。在关节运动时,关节腔的形状、容积、压力发生改变,滑膜脂垫可起调节或填充作用。滑膜襞和滑膜脂垫增大了滑膜的面积,有利于滑液的分泌和吸收。有时滑膜也可从关节囊纤维膜的薄弱或缺如处作囊状膨出,充填于肌腱与骨面之间,形成滑膜囊,可减少肌肉活动时与骨面之间的摩擦。

(三) 关节的运动

关节面的复杂形态、运动轴的数量和位置,决定了关节的运动形式和范围。关节的运动形式基本上是沿 3 个互相垂直的轴所作的运动。

1. **移动**(translation) 是最简单的一个骨关节面在另一骨关节面的滑动,如跗跖关节、腕骨间关节等。其实即便小的跗骨或腕骨运动时,也涉及多轴向的运动,用连续放射摄影技术观察,都显示了明显的旋转和角度运动。

2. **屈**(flexion)**和伸**(extension) 通常是指关节沿冠状轴进行的运动。运动时相关节的两骨之间的角度变小称为屈,角度增大称为伸。一般关节的屈是指向腹侧面成角,而膝关节则相反,小腿向后贴近大腿的运动称为膝关节的屈,反之称为伸。在手部,由于拇指几乎与其他四指成直角,拇指背面朝向外侧,故该关节的屈伸运动是围绕矢状轴进行,拇指与手掌面的角度减小称为屈,反之称为伸。在踝关节,足尖上抬,足背向小腿前面靠拢为伸,亦称背屈(dorsiflexion);足尖下垂为屈,亦称跖屈(plantarflexion)。

3. **内收(adduction)和外展(abduction)**　是关节沿矢状轴进行的运动。运动时骨向正中矢状面靠拢称为内收,远离正中矢状面称为外展。对于手指和足趾的收展,则人为地规定以中指和第2趾为中轴的靠拢或散开的运动。而拇指的收展是围绕冠状轴进行,拇指向示指靠拢称为内收,远离示指称为外展。

4. **旋转(rotation)**　是关节沿垂直轴进行的运动。如肱骨围绕骨中心轴向前内侧旋转,称旋内(medial rotation),而向后外侧旋转,则称旋外(lateral rotation)。在前臂桡骨对尺骨的旋前、旋后运动,则是围绕桡骨头中心到尺骨茎突基底部的轴线旋转,将手背转向前方的运动称旋前(pronation),将手掌恢复到向前而手背转向后方的运动称旋后(supination)。足底转向内侧的运动为内翻,反之为外翻。

5. **环转(circumduction)**　运动骨的上端在原位转动,下端则作圆周运动,运动时全骨描绘出一圆锥形的轨迹。能沿两轴以上运动的关节均可作环转运动,如肩关节、髋关节和桡腕关节等。环转运动实际上是屈、展、伸、收依次结合的连续动作。

（四）关节的分类

关节有多种分类,有的按构成关节的骨数目分成单关节(两块骨构成)和复关节(两块以上的骨构成)。有的按一个或多个关节同时运动的方式分成单动关节(如肘关节、肩关节等)和联动关节(如两侧的颞下颌关节等)。常用的关节分类则按关节运动轴的数目和关节面的形态分为以下3类(见图3-7)。

1. **单轴关节**　关节只能绕一个运动轴作一组运动,包括两种形式。

(1)屈戌关节(hinge joint):又名滑车关节。一骨关节头呈滑车状,另一骨有相应的关节窝。通常只能绕冠状轴作屈、伸运动,如指骨间关节。

(2)车轴关节(trochoid joint,pivot joint):由圆柱状的关节头与凹面状的关节窝构成,关节窝常由骨和韧带连成环。可沿垂直轴作旋转运动,如寰枢正中关节和桡尺近侧关节等。

2. **双轴关节**　关节能绕两个互相垂直的运动轴作两组运动,也可作环转运动。包括两种形式。

(1)椭圆关节(ellipsoidal joint):关节头呈椭圆形凸面,关节窝呈相应椭圆形凹面,可沿冠状轴作屈、伸运动,沿矢状轴作收、展运动,并可作环转运动,如桡腕关节和寰枕关节等。

(2)鞍状关节(sellar joint,saddle joint):两骨的关节面均呈马鞍状,互为关节头和关节窝。鞍状关节有两个运动轴,可沿两轴作屈、伸、收、展和环转运动,如拇指腕掌关节。

3. **多轴关节**　关节具有两个以上的运动轴,可作多方向的运动。通常也有两种形式。

(1)球窝关节(ball and socket joint,spheroidal joint):关节头较大,呈球形,关节窝浅而小,与关节头的接触面积不到1/3,如肩关节。可作屈、伸、收、展、旋内、旋外和环转运动。也有的关节窝特别深,包绕关节头的大部分,虽然也属于球窝关节,但运动范围受到一定限制,如髋关节。掌指关节亦属球窝关节,因其侧副韧带较强,旋转运动受限。

(2)平面关节(plane joint):两骨的关节面均较平坦而光滑,但仍有一定的弧度,也可列入多轴关节,可作多轴性的滑动或转动,如腕骨间关节和跗跖关节等。

第二节　中轴骨的连结

中轴骨的连结包括躯干骨的连结和颅骨的连结。

一、躯干骨的连结

躯干骨的连结包括椎骨间的连结形成的脊柱和由 12 块胸椎、12 对肋和 1 块胸骨连结构成的胸廓。

(一) 脊柱

脊柱（vertebral column）由 24 块椎骨、1 块骶骨和 1 块尾骨借骨连结形成，构成人体的中轴，上承载颅，下连肢带骨。各椎骨之间借韧带、软骨和关节相连，可分为椎体间连结和椎弓间连结。

1. 椎体间连结 椎体之间借椎间盘及前、后纵韧带相连。

（1）椎间盘（intervertebral disc）：是连结相邻两个椎体的纤维软骨盘（第 1、2 颈椎之间除外），成人有 23 个椎间盘。椎间盘由两部分构成，中央部为髓核（nucleus pulposus），是柔软而富有弹性的胶状物质，为胚胎时脊索的残留物。周围部为纤维环（annulus fibrosus），由多层纤维软骨环按同心圆排列组成，环绕在髓核周围，富于坚韧性，牢固连结各椎体上、下面，保护髓核并限制髓核向周围膨出。椎间盘既坚韧又富弹性，承受压力时被压缩，除去压力后又复原，具有"弹性垫"样作用，可缓冲外力对脊柱的震荡和冲击，也可增加脊柱的运动幅度。23 个椎间盘的厚薄各不相同，以中胸部较薄，颈部较厚，而腰部最厚，所以颈、腰椎的活动度较大。颈、腰部的椎间盘前厚后薄，胸部的则与此相反。其厚薄和大小可随年龄而异。当纤维环破裂时，髓核容易向后外侧脱出，突入椎管或椎间孔，压迫相邻的脊髓或神经根引起牵涉性痛，临床称为椎间盘脱出症。由于脊柱前屈活动多，特别是腰部活动度大，相应的椎间盘受挤压机会多，故椎间盘脱出多发生在腰部（图 8-1）。

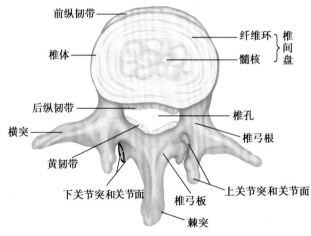

图 8-1 椎间盘和关节突（腰椎上面）

（2）前纵韧带（anterior longitudinal ligament）：是椎体前面延伸的一束纤维束，宽而坚韧，上自枕骨大孔前缘，下达第 1 或第 2 骶椎椎体。其纤维牢固地附着于椎体和椎间盘，有防止脊柱过度后伸和椎间盘向前脱出的作用。

（3）后纵韧带（posterior longitudinal ligament）：位于椎管内椎体及椎间盘的后面，窄而坚韧。起自枢椎并与覆盖枢椎椎体的覆膜相续，下达骶骨。与椎间盘纤维环及椎体上下缘紧密连结，而与椎体结合较为疏松，有限制脊柱过度前屈的作用。

2. 椎弓间连结 包括椎弓板、棘突、横突间的韧带连结和上、下关节突间的滑膜关节连结（图 8-2）。

（1）黄韧带（ligamenta flava）：位于椎管内，连结相邻两椎弓板间的韧带，由黄色的弹性纤维构成。黄韧带协助围成椎管，并有限制脊柱过度前屈的作用（图 8-3）。

（2）棘间韧带（interspinal ligament）：连结相邻棘突间的薄层纤维，附着于棘突根部到棘突尖。向前与黄韧带、向后与棘上韧带相移行。棘间韧带可限制脊柱过度前屈。

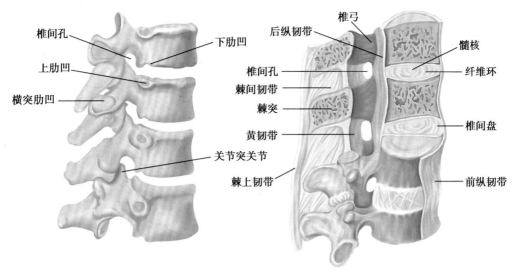

图 8-2 椎骨间的连结

（3）棘上韧带（supraspinal ligament）和项韧带（ligamentum nuchae）：棘上韧带是连结胸、腰、骶椎各棘突尖之间的纵行韧带，前方与棘间韧带相融合，有限制脊柱前屈的作用。在颈部，从颈椎棘突尖向后扩展成三角形板状的弹性膜层，称为项韧带。项韧带常被认为与棘上韧带和颈椎棘突间韧带同源，向上附着于枕外隆凸及枕外嵴，向下达第 7 颈椎棘突并续于棘上韧带，是颈部肌肉附着的双层致密弹性纤维隔（图 8-4）。

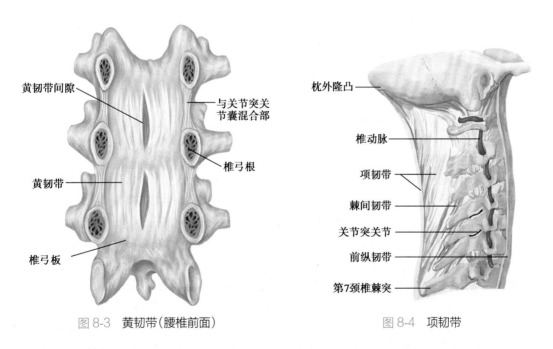

图 8-3 黄韧带（腰椎前面）　　　　　　图 8-4 项韧带

（4）横突间韧带（intertransverse ligament）：位于相邻椎骨横突间的纤维索，部分与横突间肌混合。可限制脊柱过度侧屈。

（5）关节突关节（zygapophyseal joint）：由相邻椎骨上、下关节突的关节面构成，属平面关节，只能作轻微滑动。

3. 寰椎与枕骨及枢椎的关节

（1）寰枕关节（atlantooccipital joint）：为两侧枕髁与寰椎侧块的上关节凹构成的联合关节，属双轴性椭圆关节。两侧关节同时活动，可使头作俯仰和侧屈运动（图 8-5）。

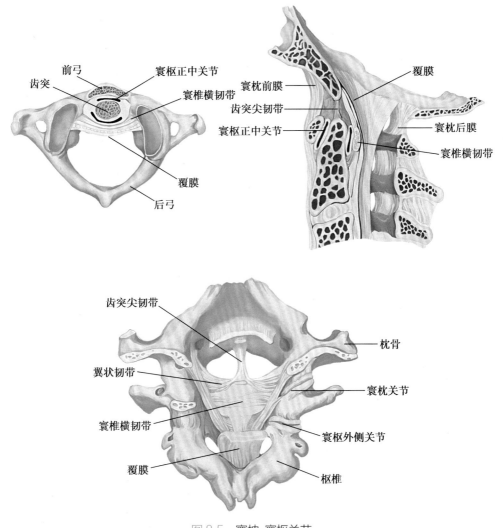

图 8-5　寰枕、寰枢关节

　　(2) 寰枢关节 (atlantoaxial joint): 包括 3 个关节, 即 2 个在寰椎侧块的寰枢外侧关节和 1 个在正中的寰枢正中关节。寰枢外侧关节由寰椎侧块的下关节面与枢椎上关节面构成, 关节囊的后部及内侧均有韧带加强。寰枢正中关节由齿突与寰椎前弓后方的齿突凹和寰椎横韧带构成。寰枢关节沿齿突垂直轴运动, 使头连同寰椎进行旋转。寰枕、寰枢关节的联合活动能使头作俯仰、侧屈和旋转运动。

　　4. 脊柱的整体观　脊柱的功能是支持躯干和保护脊髓。成年男性脊柱长约 70cm, 女性的略短, 约 60cm。其长度可因姿势不同而略有差异, 静卧比站立时可长出 2~3cm, 这是由于站立时椎间盘被压缩所致。椎间盘的总厚度约为脊柱全长的 1/4。在老年人可因椎间盘胶原成分改变而变薄, 骨质疏松致椎体加宽而高度减小, 以及脊柱肌肉动力学下降致胸曲和颈曲的凸度增加, 直接导致脊柱的长度减小。

　　(1) 脊柱前面观: 从前面观察脊柱, 自第 2 颈椎到第 4 腰椎的椎体宽度自上而下随负载增加而逐渐加宽。到骶骨耳状面以下, 由于重力经髂骨传到下肢骨, 椎体已无承重意义, 体积也逐渐缩小(图 8-6)。

　　(2) 脊柱后面观: 从后面观察脊柱, 可见所有椎骨棘突连贯形成纵嵴, 位于背部正中线上。颈椎棘突短而分叉, 近水平位。胸椎棘突细长, 斜向后下方, 呈叠瓦状。腰椎棘突呈板状, 水平伸向后方。

　　(3) 脊柱侧面观: 从侧面观察脊柱, 可见成人脊柱有颈、胸、腰、骶 4 个生理性弯曲。其中, 颈曲和腰曲凸向前, 胸曲和骶曲凸向后。这些弯曲增大了脊柱的弹性, 对维持人体的重心稳定和减轻震荡有重要意义。在胎儿时已形成胸曲和骶曲, 颈曲和腰曲是在出生后获得的。婴儿的抬头、坐起及站立行走对颈曲和腰曲的改变产生明显影响。脊柱的每一个弯曲都有功能意义: 颈曲支持头的抬起, 腰曲使身体重心垂线后移,保持稳固的直立姿势,而胸曲和骶曲在一定意义上扩大了胸腔和盆腔的容积。

5. 脊柱的运动　脊柱的运动在相邻两椎骨之间是有限的,但整个脊柱的活动范围较大,可作屈、伸、侧屈、旋转和环转运动。脊柱各部的运动性质和范围不同,这主要取决于关节突关节的方向和形状、椎间盘的厚度、韧带的位置及厚薄等,同时也与年龄、性别和锻炼程度有关。在颈部,颈椎关节突的关节面略呈水平位,关节囊松弛,椎间盘较厚,故屈伸及旋转运动的幅度较大。在胸部,胸椎与肋骨相连,椎间盘较薄,关节突的关节面呈冠状位,棘突呈叠瓦状,这些因素限制了胸椎的运动,故活动范围较小。在腰部,椎间盘最厚,屈伸运动灵活,关节突的关节面几乎呈矢状位,限制了旋转运动。由于颈、腰部运动灵活,故损伤也较多见。

（二）胸廓

胸廓（thoracic cage）由 12 块胸椎、12 对肋、1块胸骨和它们之间的连结共同构成。它上窄下宽,前后扁平,由于胸椎椎体前凸,水平切面上呈肾形。构成胸廓的主要关节有肋椎关节和胸肋关节。

1. 肋椎关节（costovertebral joint）　肋骨与脊柱的连结包括肋头和椎体的连结（称为肋头关节）以及肋结节和横突的连结（称为肋横突关节）。这两个关节在功能上是联合关节,运动时肋骨沿肋头至肋结节的轴线旋转,使肋上升或下降,以增加或缩小胸廓的前后径和横径,从而改变胸腔的容积,有助于呼吸（图 8-7）。

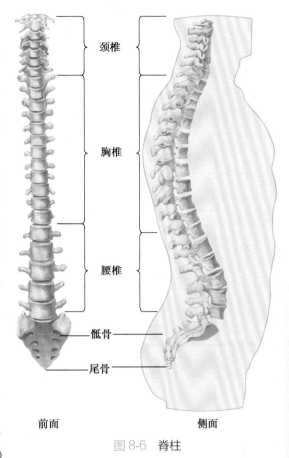

图 8-6　脊柱

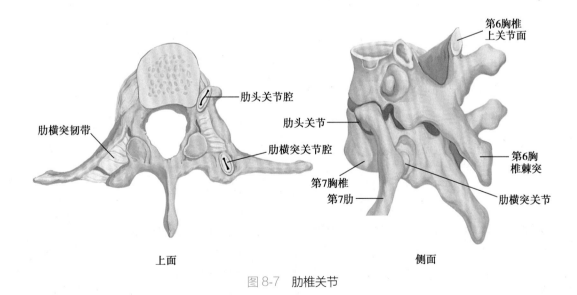

图 8-7　肋椎关节

（1）肋头关节（joint of costal head）:由肋头的关节面与相邻胸椎椎体边缘的肋凹（常称半关节面）构成,属于微动关节且有肋头辐状韧带和关节内韧带加强。

（2）肋横突关节（costotransverse joint）:由肋结节关节面与相应椎骨的横突肋凹构成,也属于微动关节。有肋横突韧带、囊韧带、肋横突上韧带和肋横突外侧韧带等加强。

2. **胸肋关节**(sternocostal joint)　由第2~7肋软骨与胸骨相应的肋切迹构成,属微动关节。第1肋与胸骨柄之间的连结是一种特殊的不动关节;第8~10肋软骨的前端不直接与胸骨相连,而依次与上位肋软骨形成软骨连结,在两侧各形成一个肋弓;第11、12肋的前端游离于腹壁肌肉之中(图8-8)。

3. **胸廓的整体观及其功能**　成人胸廓近似圆锥形,容纳胸腔脏器。胸廓有上、下两口和前、后、外侧壁。胸廓上口较小,由胸骨柄上缘、第1肋和第1胸椎椎体围成,是胸腔与颈部的通道。由于胸廓上口的平面与第1肋的方向一致,向前下倾斜,故胸骨柄上缘约平对第2胸椎体下缘。胸廓下口宽而不整,由第12胸椎、第11及12肋前端、肋弓和剑突围成,膈肌封闭胸腔底。两侧肋弓在中线构成向下开放的胸骨下角。角的尖部有剑突,剑突又将胸骨下角分成了左、右剑肋角。剑突尖约平对第10胸椎下缘。胸廓前壁最短,由胸骨、肋软骨及肋骨前端构成。后壁较长,由胸椎和肋角内侧的部分肋骨构成。外侧壁最长,由肋骨体构成。相邻两肋之间称肋间隙,共11对(图8-9)。

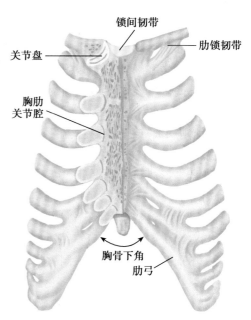

图8-8　胸肋关节和胸锁关节

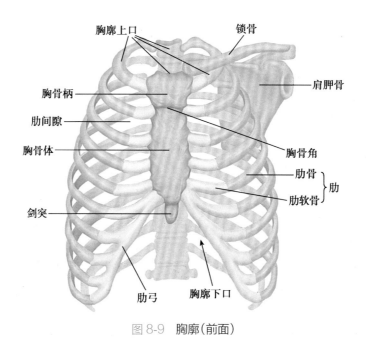

图8-9　胸廓(前面)

胸廓除保护、支持功能外,主要参与呼吸运动。吸气时,在肌作用下,肋的前部抬高,伴以胸骨上升,从而加大了胸廓的前后径。肋上提时,肋体向外扩展,加大胸廓横径,使胸腔容积增大。呼气时,在重力和肌作用下,胸廓作相反的运动,使胸腔容积减小。胸腔容积的改变,促成了肺呼吸。

二、颅骨的连结

颅骨的连结可分为纤维连结、软骨连结和滑膜关节3种。

（一）颅骨的纤维连结和软骨连结

各颅骨之间借缝、软骨和骨相连结,较为牢固。

颅盖诸骨是在膜的基础上骨化的,骨与骨之间留有薄层结缔组织膜构成缝,有冠状缝、矢状缝、人字缝和蝶顶缝等。随着年龄的增长,有的缝可发生骨化而成为骨性结合。

颅底诸骨是在软骨基础上骨化的,骨与骨之间的连结是软骨性的,如成年前蝶骨体后面与枕骨基底部之间的蝶枕软骨结合;此外,尚有蝶岩、岩枕软骨结合等。随着年龄的增长都先后骨化而成为骨性结合。

（二）颅骨的滑膜关节

颅骨的滑膜关节为颞下颌关节（temporomandibular joint）,又称下颌关节,由下颌骨的下颌头与颞骨的下颌窝和关节结节构成。其关节面表面覆盖纤维软骨。关节囊松弛,上方附着于下颌窝和关节结节的周围,下方附着于下颌颈。囊外有外侧韧带加强。关节囊内有纤维软骨构成的关节盘,盘呈椭圆形,上面如鞍状,前凹后凸,与关节结节和下颌窝的形状相对应。关节盘的周缘与关节囊相连,将关节腔分为上、下两部分。关节囊的前份较薄弱,下颌关节易向前脱位（图8-10）。

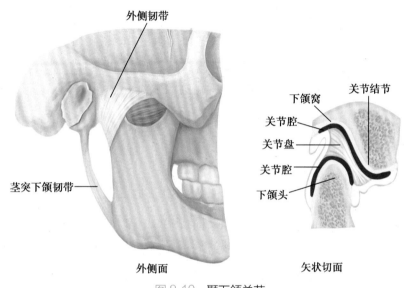

图8-10　颞下颌关节

颞下颌关节属于联合关节,两侧必须同时运动。下颌骨可作上提、下降、前进、后退和侧方运动。其中,下颌骨的上提和下降运动发生在下关节腔,前进和后退运动发生在上关节腔,侧方运动是一侧的下颌头对关节盘作旋转运动,而对侧的下颌头和关节盘一起对关节窝作前进运动。张口是下颌骨下降并伴有向前的运动,闭口则是下颌骨上提并伴下颌头和关节盘一起滑回关节窝的运动。

第三节　附肢骨的连结

附肢的主要功能是支持和运动,故附肢骨的连结以滑膜关节为主。人类由于直立,上肢获得了适于抓握和操作的很大活动度,因而上肢关节以运动的灵活为主;下肢起着支持身体的重要作用,所以下肢关节以运动的稳定为主。

一、上肢骨的连结

上肢骨的连结包括上肢带连结和自由上肢骨连结。

(一)上肢带连结

1. 胸锁关节(sternoclavicular joint)　是上肢骨与躯干骨连结的唯一关节。由锁骨的胸骨端与胸骨的锁切迹及第1肋软骨的上面构成,属于多轴关节。关节囊坚韧并由胸锁前、后韧带,锁间韧带、肋锁韧带等囊外韧带加强。囊内有纤维软骨构成的关节盘,将关节腔分为外上和内下两部分。关节盘使关节头和关节窝相适应,由于关节盘下缘附着于第1肋软骨,所以能阻止锁骨向内上方脱位。胸锁关节允许锁骨外侧端向前、向后运动20°~30°,向上、向下运动约60°,并绕冠状轴作微小的旋转和环转运动。胸锁关节的活动度虽小,但以此为支点扩大了上肢的活动范围(图8-11)。

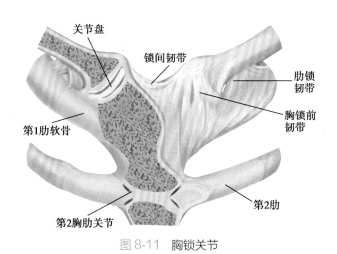

图 8-11　胸锁关节

2. 肩锁关节(acromioclavicular joint)　由锁骨的肩峰端与肩峰的关节面构成。关节的上方有肩锁韧带加强,关节囊和锁骨下方有坚韧的喙锁韧带连于喙突。囊内的关节盘常出现于关节上部,部分地分隔关节。肩锁关节属于平面关节,关节活动度小,是肩胛骨活动的支点。

3. 喙肩韧带(coracoacromial ligament)　为三角形的扁韧带,连于肩胛骨的喙突与肩峰之间,它与喙突、肩峰共同构成喙肩弓,架于肩关节上方,有防止肱骨头向上脱位的作用。

(二)自由上肢骨连结

1. 肩关节(shoulder joint)　由肱骨头与肩胛骨关节盂构成,也称盂肱关节。肱骨头近似圆球,关节盂浅而小。关节盂周缘有纤维软骨构成的盂唇,加深关节窝,仍仅能容纳肱骨头的1/4~1/3。因此,肩关节的运动幅度大而稳固性较差。关节周围的肌肉、韧带对其稳固性起了重要作用(图8-12)。

肩关节囊薄而松弛,其肩胛骨端附着于关节盂缘,肱骨端附于肱骨解剖颈,在内侧可达肱骨外科颈。肱二头肌长头腱起于盂上结节,在关节囊内越过肱骨头上方,经结节间沟穿出关节囊。关节囊的上壁有喙肱韧带,从喙突根部至肱骨大结节前面,与冈上肌腱交织在一起而融入关节囊的纤维层。囊的前壁和后壁也有许多肌腱加入,以增加关节的稳固性。囊的下壁相对较为薄弱,没有肌腱和韧带加强,故肩关节脱位时,肱骨头常从下壁脱出,发生前下方脱位。

肩关节是典型的多轴球窝关节,为全身最灵活的关节,可作三轴运动,即冠状轴上的屈和伸,矢状轴上的收和展,垂直轴上旋内、旋外及环转运动。臂外展超过40°~60°,继续抬高至180°时,常伴随胸锁与肩锁关节的运动及肩胛骨的旋转运动。

2. 肘关节(elbow joint)　是由肱骨下端与尺骨和桡骨上端构成的复关节,包括3个关节。

(1)肱尺关节(humeroulnar joint):由肱骨滑车和尺骨滑车切迹构成。

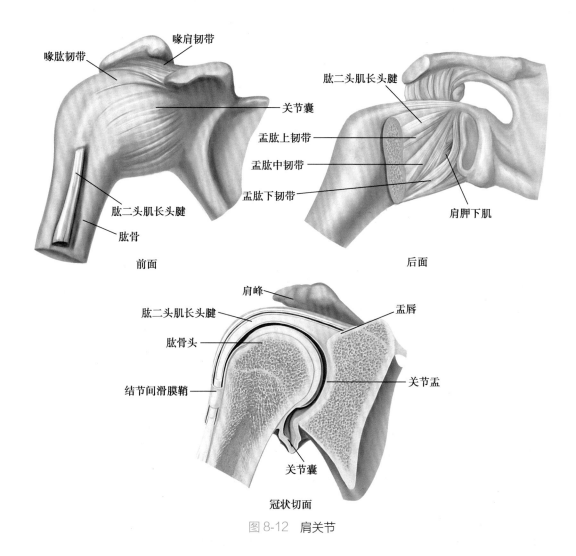

喙肩韧带

喙肱韧带

肱二头肌长头腱

关节囊

盂肱上韧带

盂肱中韧带

盂肱下韧带

肩胛下肌

肱二头肌长头腱

肱骨

前面

后面

肩峰

肱二头肌长头腱

盂唇

肱骨头

关节盂

结节间滑膜鞘

关节囊

冠状切面

图 8-12　肩关节

（2）肱桡关节（humeroradial joint）：由肱骨小头和桡骨关节凹构成。

（3）桡尺近侧关节（proximal radioulnar joint）：由桡骨环状关节面和尺骨桡切迹构成。

上述 3 个关节包在一个关节囊内，肘关节囊前、后壁薄而松弛，两侧壁厚而紧张，并有韧带加强。囊的后壁最薄弱，故常见桡、尺两骨向后脱位，移向肱骨的后上方（图 8-13）。

肘关节的韧带有：

（1）桡侧副韧带（radial collateral ligament）：位于囊的桡侧，由肱骨外上髁向下扩展，止于桡骨环状韧带。

（2）尺侧副韧带（ulnar collateral ligament）：位于囊的尺侧，由肱骨内上髁向下呈扇形扩展，止于尺骨滑车切迹内侧缘。

（3）桡骨环状韧带（annular ligament of radius）：位于桡骨环状关节面的周围，两端附着于尺骨桡切迹的前、后缘，与尺骨桡切迹共同构成一个上口大、下口小的骨纤维环来容纳桡骨头，防止桡骨头脱出。

肘关节的运动以肱尺关节为主，允许作屈、伸运动，尺骨在肱骨滑车上运动，桡骨头在肱骨小头上运动。因肱骨滑车的内侧缘更为向前下突出，超过外侧缘约 6mm，使关节的运动轴斜向下外，当伸前臂时，前臂偏向外侧，与上臂形成约 163° 的"提携角"。肘关节的提携角使关节处于伸位时，前臂远离正中线，增大了运动幅度；关节处于屈位时，前臂贴近正中线，有利于生活和劳动的操作。肱桡关节能作屈、伸和旋前、旋后运动，桡尺近侧关节与桡尺远侧关节联合可使前臂旋前和旋后。

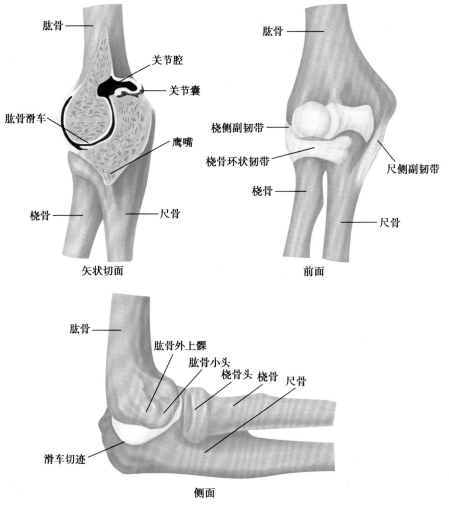

图 8-13 肘关节

肱骨内、外上髁和尺骨鹰嘴都易在体表扪及。当肘关节伸直时,此三点位于一条直线上,当肘关节屈至 90° 时,此三点的连线构成一尖端朝下的等腰三角形。肘关节发生脱位时,鹰嘴移位,三点位置关系发生改变。而肱骨髁上骨折时,三点位置关系不变。

3. 桡尺连结 桡、尺骨借桡尺近侧关节、桡尺远侧关节和前臂骨间膜相连。

(1) 前臂骨间膜 (interosseous membrane of forearm):连结尺骨和桡骨的骨间缘之间的坚韧纤维膜。纤维方向是从桡骨斜向下内达尺骨。当前臂处于旋前或旋后位时,骨间膜松弛。前臂处于半旋前位时,骨间膜最紧张,这也是骨间膜的最大宽度。因此,处理前臂骨折时,应将前臂固定于半旋前或半旋后位,以防骨间膜挛缩,影响前臂愈后的旋转功能 (图 8-14)。

(2) 桡尺近侧关节(见上文"肘关节")。

(3) 桡尺远侧关节 (distal radioulnar joint):由尺骨头环状关节面构成关节头,由桡骨的尺切迹及自下缘至尺骨茎突根部的关节盘共同构成关节窝。关节盘为三角形纤维软骨板,将尺骨头与腕骨隔开。

桡尺近侧和远侧关节是联合关节,前臂可作旋转运动,其旋转轴为通过桡骨头中心至尺骨头中心的连线。运动时,桡骨头在原位自转,而桡骨下端连同关节盘围绕尺骨头旋转,实际上只是桡骨作旋转运动。当桡骨转至尺骨前方并与之相交叉时,手背向前,称为旋前;与此相反的运动,即桡骨转回到尺骨外侧,称为旋后。

4. 手关节 (joint of hand) 包括桡腕关节、腕骨间关节、腕掌关节、掌骨间关节、掌指关节和指间关节 (图 8-15)。

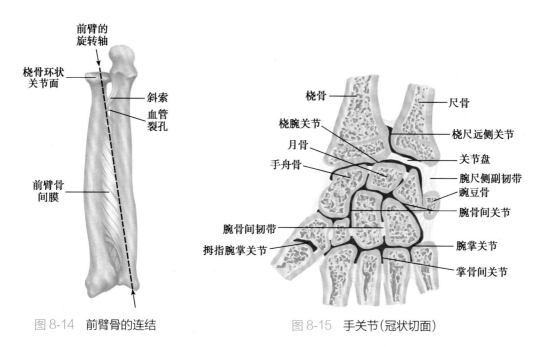

图 8-14　前臂骨的连结　　　　　　图 8-15　手关节（冠状切面）

（1）桡腕关节（radiocarpal joint）：又称腕关节（wrist joint），是典型的椭圆关节。由手的舟骨、月骨和三角骨的近侧关节面作为关节头，桡骨的腕关节面和尺骨头下方的关节盘作为关节窝而构成。关节囊松弛，关节的前、后和两侧均有韧带加强，其中掌侧韧带最为坚韧，所以腕的后伸运动受限。桡腕关节可作屈、伸、展、收及环转运动。

（2）腕骨间关节（intercarpal joint）：为相邻各腕骨之间构成的关节，可分为近侧列腕骨间关节、远侧列腕骨间关节和两列腕骨之间的腕中关节。各腕骨之间借韧带连结成一整体，各关节腔彼此相通，只能作轻微的滑动和转动，属微动关节。腕骨间关节和桡腕关节通常联合运动，并受相同肌肉的作用。

（3）腕掌关节（carpometacarpal joint）：由远侧列腕骨与 5 个掌骨底构成。除拇指和小指的腕掌关节外，其余各指的腕掌关节运动范围极小。

拇指腕掌关节（carpometacarpal joint of thumb）由大多角骨与第 1 掌骨底构成的鞍状关节，为人类及灵长目动物所特有。关节囊厚而松弛，可作屈、伸、收、展、环转和对掌运动。由于第 1 掌骨的位置向内侧旋转了近 90°，故拇指的屈、伸运动发生在冠状面上，即拇指在手掌平面上向掌心靠拢为屈，离开掌心为伸。而拇指的收、展运动发生在矢状面上，即拇指在与手掌垂直的平面上离开示指为展，靠拢示指为收。对掌运动则是拇指向掌心、拇指尖与其余四指尖掌侧面相接触的运动。这一运动加深了手掌的凹陷，是人类进行握持和精细操作时所必需的主要动作。

（4）掌骨间关节（intermetacarpal joint）：是第 2~5 掌骨底相互之间的平面关节，其关节腔与腕掌关节腔交通。

（5）掌指关节（metacarpophalangeal joint）：共 5 个，由掌骨头与近节指骨底构成。关节囊薄而松弛，其前、后有韧带增强，掌侧韧带较坚韧。囊的两侧有侧副韧带，在屈指时紧张，伸指时松弛。当指处于伸位时，掌指关节可作屈、伸、收、展及环转运动。当掌指关节处于屈位时，仅允许作屈、伸运动。手指的收、展是以通过中指的正中线为准的，向中线靠拢为收，远离中线为展。当手握拳时，掌指关节显露于手背的凸出处是掌骨头。

（6）指骨间关节（interphalangeal joint）：共 9 个，由各指相邻两节指骨的底和滑车构成，是典型的屈戌关节。关节囊松弛，两侧有韧带加强，只能作屈、伸运动。指屈曲时，指背凸出的部分是指骨滑车。

二、下肢骨的连结

下肢骨的连结包括下肢带连结和自由下肢骨连结。

（一）下肢带连结

1. **骶髂关节**（sacroiliac joint）　由骶骨和髂骨的耳状面构成,关节面凹凸不平,结合十分紧密。关节囊紧张,有骶髂前、后韧带加强。关节后上方有骶髂骨间韧带充填和连结。骶髂关节具有相当大的稳固性,以适应支持体重的功能。妊娠妇女其活动度可稍增大。

2. **髋骨与脊柱间的韧带连结**　髋骨与脊柱之间常借下列韧带加固。

（1）髂腰韧带（iliolumbar ligament）:强韧肥厚,由第 5 腰椎横突横行放散至髂嵴的后上部。

（2）骶结节韧带（sacrotuberous ligament）:位于骨盆后方,起自骶、尾骨的侧缘,呈扇形,集中附着于坐骨结节内侧缘。

（3）骶棘韧带（sacrospinous ligament）:位于骶结节韧带的前方,起自骶、尾骨侧缘,呈三角形,止于坐骨棘,其起始部为骶结节韧带所遮掩。

骶棘韧带与坐骨大切迹围成坐骨大孔,骶棘韧带、骶结节韧带和坐骨小切迹围成坐骨小孔,有肌肉、血管和神经等从盆腔经坐骨大、小孔达臀部和会阴（图 8-16）。

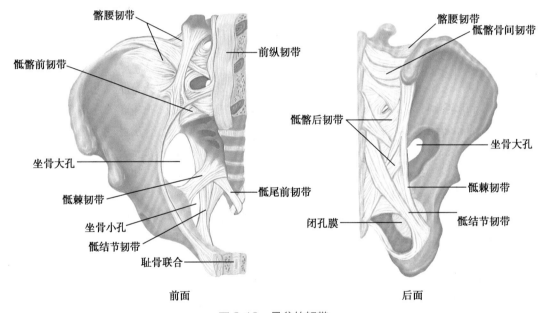

前面　　　　　　　　　　后面

图 8-16　骨盆的韧带

3. **耻骨联合**（pubic symphysis）　由两侧耻骨联合面借纤维软骨构成的耻骨间盘连结构成。耻骨间盘中往往出现一矢状位的裂隙,女性较男性的厚,裂隙也较大,孕妇和经产妇尤为显著。在耻骨联合的上、下方分别有连结两侧耻骨的耻骨上韧带和耻骨弓状韧带（图 8-17）。耻骨联合的活动甚微,但在分娩过程中,耻骨间盘中的裂隙增宽,以增大骨盆的径线。

4. **髋骨的固有韧带**　亦即闭孔膜（obturator membrane）,它封闭闭孔并为盆内外肌肉提供附着。膜的上部与闭孔沟围成闭膜管（obturator canal）,有神经、血管通过。

5. **骨盆**（pelvis）　由左右髋骨和骶、尾骨以及其间的骨连结

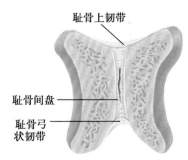

图 8-17　耻骨联合（冠状切面）

构成。人体直立时,骨盆向前倾斜,两侧髂前上棘与两耻骨结节位于同一冠状面内,此时尾骨尖与耻骨联合上缘位于同一水平面上。骨盆可由骶骨岬向两侧经弓状线、耻骨梳、耻骨结节至耻骨联合上缘构成的环形界线,分为上方的大骨盆或又称假骨盆,和下方的小骨盆或又称真骨盆。

(1)大骨盆(greater pelvis):由界线上方的髂骨翼和骶骨构成。由于骨盆向前倾斜状,故大骨盆几乎没有前壁。

(2)小骨盆(lesser pelvis):是大骨盆向下延伸的骨性狭窄部,可分为骨盆上口、骨盆下口和骨盆腔。骨盆上口由上述界线围成,呈圆形或卵圆形。骨盆下口由尾骨尖、骶结节韧带、坐骨结节、坐骨支、耻骨支和耻骨联合下缘围成,呈菱形。两侧坐骨支与耻骨下支连成耻骨弓,它们之间的夹角称为耻骨下角。骨盆上、下口之间的腔称为骨盆腔。小骨盆腔也称为固有盆腔,该腔内有直肠、膀胱和部分生殖器官。小骨盆腔是一前壁短,侧壁和后壁较长的弯曲通道,其中轴为骨盆轴,分娩时,胎儿循此轴娩出(图 8-18)。

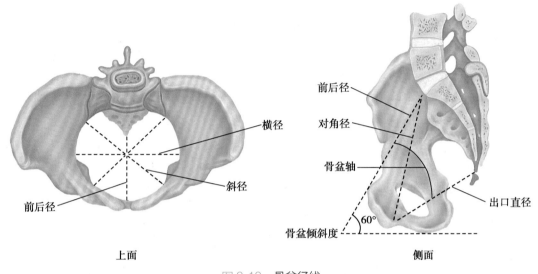

图 8-18　骨盆径线

骨盆是躯干与自由下肢骨之间的骨性成分,起着传导重力和支持、保护盆腔脏器的作用。骨盆的性别差异在人的全身骨骼中是最为显著的,甚至在胎儿时期的耻骨弓就有明显性别差异。骨盆的性别差异与其功能有关,虽然骨盆的主要功能是运动,但女性骨盆还要适合分娩的需要,因此女性骨盆外形短而宽,骨盆上口近似圆形,较宽大,骨盆下口和耻骨下角较大,女性耻骨下角可达 90°~100°,男性则为 70°~75°。

（二）自由下肢骨连结

1. 髋关节(hip joint)　由髋臼与股骨头构成,属多轴的球窝关节(图 8-19)。髋臼的周缘附有由纤维软骨构成的髋臼唇(acetabular labrum),以加深髋臼。髋臼切迹被髋臼横韧带封闭,使半月形的髋臼关节面扩大为环形以紧抱股骨头。髋臼窝内充填有脂肪组织。

髋关节的关节囊坚韧致密,向上附着于髋臼周缘及髋臼横韧带,向下附着于股骨颈,前面达转子间线,后面包裹股骨颈的内侧 2/3,使股骨颈骨折有囊内、囊外骨折之分。关节囊周围有多条韧带加强。

(1)髂股韧带(iliofemoral ligament):最为强健,起自髂前下棘,呈人字形向下经囊的前方止于转子间线。可限制大腿过伸,对维持人体直立姿势有很大作用。

(2)股骨头韧带(ligament of the head of the femur):位于关节囊内,股骨头凹和髋臼横韧带之间,为滑膜所包被,内含营养股骨头的血管。当大腿半屈并内收时,韧带紧张,外展时韧带松弛。

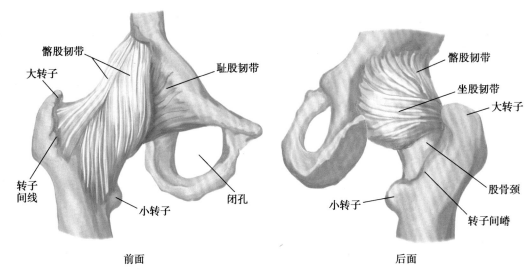

图 8-19 髋关节

（3）耻股韧带（pubofemoral ligament）：由耻骨上支向外下于关节囊前下壁与髂股韧带的深部融合。可限制大腿的外展及旋外运动。

（4）坐股韧带（ischiofemoral ligament）：加强关节囊的后部，起自坐骨体斜向外上与关节囊融合，附着于大转子根部。可限制大腿的旋内运动。

（5）轮匝带：是关节囊的深层纤维围绕股骨颈的环形增厚，可约束股骨头向外脱出。

髋关节可作三轴的屈、伸、展、收、旋内、旋外以及环转运动。由于股骨头深藏于髋臼窝内，关节囊相对紧张而坚韧，又受多条韧带限制，其运动幅度远不及肩关节，而具有较大的稳固性，以适应其承重和行走的功能。髋关节囊的后下部相对较薄弱，脱位时，股骨头易向下方脱出（图 8-20）。

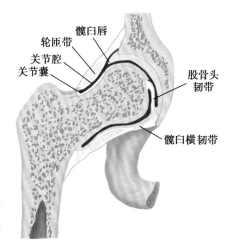

图 8-20 髋关节（冠状切面）

2. **膝关节**（knee joint） 由股骨下端、胫骨上端和髌骨构成，是人体最大、最复杂的关节。髌骨与股骨的髌面相接，股骨的内、外侧髁分别与胫骨的内、外侧髁相对。膝关节的关节囊薄而松弛，附着于各关节面的周缘，周围有韧带加固，以增加关节的稳定性（图 8-21）。

（1）髌韧带（patellar ligament）：为股四头肌腱的中央部纤维索，自髌骨向下止于胫骨粗隆。

（2）腓侧副韧带（fibular collateral ligament）：为条索状坚韧的纤维索，起自股骨外上髁，向下延伸至腓骨头。韧带表面大部分被股二头肌腱所遮盖，与外侧半月板不直接相连。

（3）胫侧副韧带（tibial collateral ligament）：呈宽扁束状，位于膝关节内侧后份。起自股骨内上髁，向下附着于胫骨内侧髁及相邻骨体，与关节囊和内侧半月板紧密结合。

胫侧副韧带和腓侧副韧带在伸膝时紧张，屈膝时松弛，半屈膝时最松弛。因此，在半屈膝位允许膝关节作少许旋内和旋外运动。

（4）腘斜韧带（oblique popliteal ligament）：由半膜肌腱延伸而来，起自胫骨内侧髁，斜向外上方，止于股骨外上髁，部分纤维与关节囊融合，可防止膝关节过伸。

（5）膝交叉韧带（cruciate ligament）：位于膝关节中央稍后方，非常强韧，由滑膜衬覆，可分为前、后两条（图 8-22）。

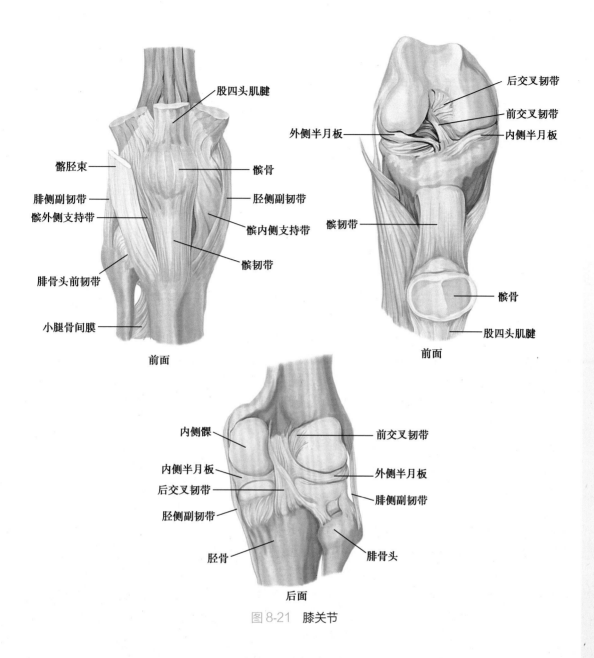

股四头肌腱

髂胫束

腓侧副韧带

髌外侧支持带

腓骨头前韧带

小腿骨间膜

髌骨

胫侧副韧带

髌内侧支持带

髌韧带

前面

后交叉韧带

前交叉韧带

外侧半月板

内侧半月板

髌韧带

髌骨

股四头肌腱

前面

内侧髁

内侧半月板

后交叉韧带

胫侧副韧带

胫骨

前交叉韧带

外侧半月板

腓侧副韧带

腓骨头

后面

图 8-21　膝关节

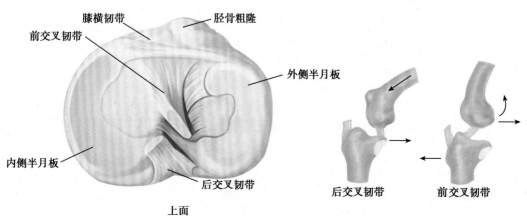

膝横韧带

前交叉韧带

胫骨粗隆

外侧半月板

内侧半月板

后交叉韧带

上面

后交叉韧带

前交叉韧带

图 8-22　膝关节内韧带和软骨

1）前交叉韧带（anterior cruciate ligament）：起自胫骨髁间隆起的前方内侧，与外侧半月板的前角愈着，斜向后上方外侧，纤维呈扇形附着于股骨外侧髁的内侧面。

2）后交叉韧带（posterior cruciate ligament）：较前交叉韧带短而强韧，并较垂直。起自胫骨髁间隆起的后方，斜向前上方内侧，附着于股骨内侧髁的外侧面。

膝交叉韧带牢固地连结股骨和胫骨，可防止胫骨沿股骨向前、后移位。前交叉韧带在伸膝时最紧张，能防止胫骨前移。后交叉韧带在屈膝时最紧张，可防止胫骨后移。

（6）半月板（meniscus）：是垫在股骨内、外侧髁与胫骨内、外侧髁关节面之间的两块半月形纤维软骨板，分别称为内、外侧半月板。

1）内侧半月板（medial meniscus）：较大，呈 C 形，前窄后宽，外缘与关节囊及胫侧副韧带紧密相连。

2）外侧半月板（lateral meniscus）：较小，近似 O 形，外缘亦与关节囊相连。

半月板能加深关节窝，使关节面更加适应，增加膝关节的稳固性；与股骨髁一起对胫骨作旋转运动，增加膝关节的运动形式；能缓冲压力，吸收震荡，起弹性垫的作用。

（7）滑膜襞与滑膜囊：膝关节囊的滑膜层是全身关节中最宽阔、最复杂的，附着于该关节各骨的关节面周缘，覆盖关节内除了关节软骨和半月板以外的所有结构。滑膜在髌骨上缘的上方，向上突起形成深达 5cm 左右的髌上囊，于股四头肌腱和股骨体下部之间。在髌骨下方的中线两侧，部分滑膜层突向关节腔内，形成一对翼状襞（alar fold），襞内含有脂肪组织，充填关节腔内的空隙。还有不与关节腔相通的滑液囊，如位于髌韧带与胫骨上端之间的髌下深囊。

3. 胫腓连结　胫、腓两骨之间的连结紧密，上端由胫骨的腓关节面与腓骨头构成微动的胫腓关节，两骨干之间有坚韧的小腿骨间膜相连，下端借胫腓前、后韧带构成坚强的韧带连结。小腿两骨间的活动度甚小。

4. 足关节（joint of foot）　包括距小腿（踝）关节、跗骨间关节、跗跖关节、跖骨间关节、跖趾关节和趾骨间关节（图 8-23）。

（1）距小腿关节（talocrural joint）：亦称踝关节（ankle joint），由胫、腓骨的下端与距骨滑车构成。踝关节的关节囊附着于各关节面的周围，囊的前、后壁薄而松弛，两侧有韧带增厚加强。内侧韧带（medial ligament）（或称三角韧带）为坚韧的三角形纤维索，起自内踝尖，向下呈扇形展开，止于足舟骨、距骨和跟骨。外侧韧带（lateral ligament）由不连续的 3 条独立韧带组成，前为距腓前韧带（anterior talofibular ligament），中为跟腓韧带（calcaneofibular ligament），后为距腓后韧带（posterior talofibular ligament），3 条韧带均起自外踝，分别向前、向下和向后内止于距骨及跟骨，均较薄弱（图 8-24）。

踝关节能作背屈（伸）和跖屈（屈）运动。距骨滑车前宽后窄，当背屈时，较宽的滑车前部嵌入关节窝内，踝关节较稳定。当跖屈时，由于较窄的滑车后部进入关节窝内，足能作轻微的侧方运动，关节不够稳定，故踝关节扭伤多发生在跖屈（如下山、下坡、下楼梯）的情况。

（2）跗骨间关节（intertarsal joint）：是跗骨诸骨之间的关节，以距跟关节（talocalcanean joint）（也称距下关节 subtalar joint）、距跟舟关节（talocalcaneonavicular joint）和跟骰关节（calcaneocuboid joint）较为重要。

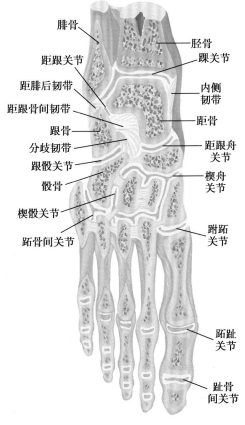

腓骨
胫骨
距跟关节
踝关节
距腓后韧带
内侧韧带
距跟骨间韧带
距骨
跟骨
分歧韧带
距跟舟关节
跟骰关节
楔舟关节
骰骨
楔骰关节
跗跖关节
跖骨间关节
跖趾关节
趾骨间关节

图 8-23　足关节（水平切面）

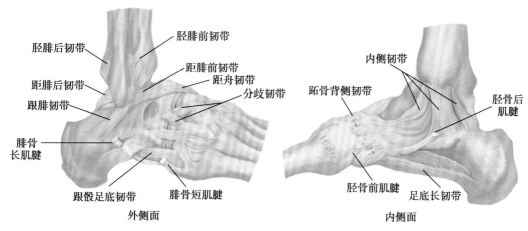

图 8-24　踝关节周围韧带

距跟关节和距跟舟关节在功能上是联合关节,在运动时,跟骨与舟骨连同其余的足骨一起对距骨作内翻或外翻运动。足的内侧缘提起,足底转向内侧称为内翻;足的外侧缘提起,足底转向外侧称为外翻。内、外翻常与踝关节协同运动,即内翻常伴有足的跖屈,外翻常伴有足的背屈。跟骰关节和距跟舟关节联合构成跗横关节(transverse tarsal joint),又称 Chopart 关节,其关节线横过跗骨中份,呈横位的 S 形,内侧部凸向前,外侧部凸向后。实际上这两个关节的关节腔互不相通,在解剖学上是两个独立的关节,临床上常可沿此线进行足的离断。

跗骨各骨之间还借许多坚强的韧带连结,主要的韧带有:跟舟足底韧带(plantar calcaneonavicular ligament)(又称跳跃韧带 spring ligament),为宽而肥厚的纤维带,位于足底,连结于跟骨与足舟骨之间,对维持足的内侧纵弓起了重要作用。另一条为分歧韧带(bifurcated ligament),为强韧的 Y 形韧带,起自跟骨前部背面,向前分为两股,分别止于足的舟骨和骰骨。在足底尚有一些其他的韧带,连结跟骨、骰骨和跖骨底,对维持足弓都有重要意义。

(3)跗跖关节(tarsometatarsal joint):又称 Lisfranc 关节,由 3 块楔骨和骰骨的前端与 5 块跖骨的底构成,属平面关节,可作轻微滑动。在内侧楔骨和第 1 跖骨之间可有轻微的屈、伸运动。

(4)跖骨间关节(intermetatarsal joint):由第 2~5 跖骨底的毗邻面借韧带连结构成,属平面关节,活动甚微。而第 1、2 跖骨底之间并未相连,在这一点上踇趾与拇指相似。

(5)跖趾关节(metatarsophalangeal joint):由跖骨头与近节趾骨底构成,可作轻微的屈、伸、收、展运动。

(6)趾骨间关节(interphalangeal joint):由各趾相邻的两节趾骨的底与滑车构成,可作屈、伸运动。

5. **足弓(arch of foot)**　跗骨和跖骨借其连结形成凸向上的弓,称为足弓。足弓习惯上可分为前后方向的内、外侧纵弓和内外方向的一个横弓(图 8-25)。

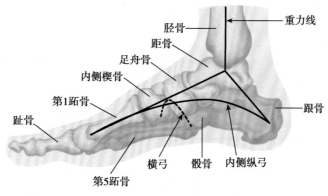

图 8-25　足弓

内侧纵弓由跟骨、距骨、舟骨、3 块楔骨和内侧的 3 块跖骨连结构成,弓的最高点为距骨头。内侧纵弓前端的承重点在第 1 跖骨头,后端的承重点是跟骨结节。内侧纵弓比外侧纵弓高,活动性大,更具有弹性。

外侧纵弓由跟骨、骰骨和外侧的 2 块跖骨连结构成,弓的最高点在骰骨。外侧纵弓的运动幅度非常有限,活动度较小,适于传递重力和推力,而不是吸收这些力。

横弓由骰骨、3 块楔骨和跖骨连结构成,弓的最高点在中间楔骨。

足弓增加了足的弹性,使足成为具有弹性的"三脚架",在行走和跳跃时发挥弹性和缓冲震荡的作用。同时足弓还可保护足底的血管、神经免受压迫。足弓的维持除了依靠各骨的连结之外,足底的韧带以及长、短肌腱的牵引对维持足弓也起着重要作用。这些韧带虽然十分坚韧,但缺乏主动收缩能力,一旦被拉长或受损,足弓便有可能塌陷,成为扁平足。

(刘尚清)

思考题

1. 关节的基本构造与辅助结构有哪些? 全身哪些关节含关节盘?
2. 试述肩、肘、膝关节的构成、特点和运动。
3. 试述椎骨间的连结。

第九章

肌　学

第一节　总　论

肌(muscle)根据组织结构与功能可分为心肌、平滑肌和骨骼肌。心肌(cardiac muscle)为构成心壁的主要部分,平滑肌(smooth muscle)主要分布于血管壁及内脏中空性器官,骨骼肌(skeletal muscle)主要存在于躯干和四肢处。心肌和平滑肌由内脏神经支配,不直接受人的意志控制,属于不随意肌(involuntary muscle);而骨骼肌由躯体神经支配,直接受意志控制,又称为随意肌(voluntary muscle)。

本章肌学所述为骨骼肌。骨骼肌是运动系统的动力部分,多数附着于骨骼,少部分附着于皮肤也称为皮肌。人体的骨骼肌广泛分布于身体各部,依部位可分为头颈肌、躯干肌和四肢肌,有 600 余块,约占体重的 40%。每块骨骼肌均具有一定的位置、形态、结构和辅助装置,并有丰富的血管和淋巴管分布,接受神经支配执行一定的功能,因此每块肌都可视为一个器官。

一、肌的形态和构造

骨骼肌由中间的肌腹(muscle belly)和两端的肌腱(tendon)组成。肌腹主要由横纹肌纤维束构成,色红而柔软,有收缩能力。肌腱主要由平行致密的胶原纤维束组成,色白、强韧但无收缩功能,其抗张强度为肌腹的 100 多倍。骨骼肌借肌腱附着于骨骼。

肌的形态多样,按外形分为长肌、短肌、扁肌和轮匝肌 4 种(见图 3-8)。长肌(long muscle)肌束多与肌的长轴平行,收缩时显著缩短,可引起大幅度运动,多见于四肢。有些长肌起端有 2 个以上的头,然后汇合成 1 个肌腹,称为二头肌、三头肌或四头肌;有些长肌的肌腹可被中间腱分成 2 部分,如肩胛舌骨肌等,或由数个腱划分成多部分,如腹直肌;还有些长肌肌束斜行排布于肌腱的两侧或单侧,形如鸟的羽毛或半侧鸟羽毛,称为羽肌或半羽肌,如趾长屈肌、趾长伸肌等,多个小的半羽肌或羽肌组成多羽肌,如三角肌等。短肌(short muscle)外形小而短,具有明显的节段性,收缩幅度较小,多见于躯干深层。扁肌(flat muscle)呈宽扁薄片状,也称阔肌,除运动功能外,还兼具保护内脏的作用,多见于胸腹壁,其腱性部分亦呈薄膜状,称腱膜(aponeurosis)。轮匝肌(orbicular muscle)主要由环形的肌纤维构成,分布于孔裂周围,收缩时可关闭孔裂。

二、肌的起止、配置和作用

骨骼肌通常以两端的肌腱附于两块或两块以上的骨,中间越过一个或多个关节,肌收缩时,两块骨彼此靠近或分离而产生运动。运动时其中一块骨的位置相对固定,而另一块骨相对移动。肌在固定骨上的附着点称为起点或定点;在移动骨上的附着点则称为止点或动点(见图 3-9)。一般情况下,靠近身体正中面或者位于四肢部近侧端的附着点为起点,另一侧为止点。当然,肌的定点和动点是相对的,在一定条件下可以互相转换。

肌的配置方式与关节运动轴密切相关,在一个运动轴的相对侧至少有两组作用相反的肌或肌群,这两组相互对抗的肌或肌群称为拮抗肌(antagonist);而位于关节运动轴同侧且作用相同的两块或多块肌,称为协同肌(synergist)。关节的运动轴数目不同,其周围配置的肌组数量也不相同。单轴关节通常配置两组肌,如肘关节和膝关节,有屈肌组和伸肌组;双轴关节周围有四组肌,如桡腕关节,除有屈、伸肌组外,还有内收和外展肌组;三轴关节周围有六组肌,如肩关节和髋关节,除有屈、伸、收、展四组肌外,还有旋内和旋外两组肌。这些肌组在神经系统的作用下彼此协调,相互配合,共同完成关节各种运动。此外,一块肌也可以与两个以上的关节运动有关,如股四头肌,同时越过髋关节和膝关节的前方,其功能既能屈髋关节,又能伸膝关节。

三、肌的功能检查

肌收缩时,表现为肌腹缩短变粗,牵引骨骼进而产生运动。临床上通过触诊可以初步了解肌的收缩情况,但仅限于浅表肌,且在相对静止状态下进行;肌电图可以在肌处于安静或收缩状态下检测深、浅层骨骼肌的随意运动功能。

四、肌的命名

骨骼肌通常根据其位置、形态、大小、起止点、作用或肌束走行方向等进行命名。按位置命名,如肋间内肌、肋间外肌等;按形态命名,如斜方肌、三角肌等;按位置和形态综合命名,如肱二头肌、小腿三头肌等;按位置和大小综合命名,如胸大肌、臀大肌等;按起止点命名,如胸锁乳突肌、肩胛舌骨肌等;按作用命名,如旋后肌、拇收肌等;按位置和肌束走行方向命名,如腹外斜肌、腹横肌等。了解肌的命名原则有助于对肌的学习和记忆。

五、肌的辅助装置

肌的周围有筋膜、滑膜囊、腱鞘和籽骨等辅助装置,具有保持肌的位置、保护和协助肌活动的作用。
(一)筋膜
筋膜(fascia)由结缔组织构成,分为浅筋膜和深筋膜(图 9-1)。

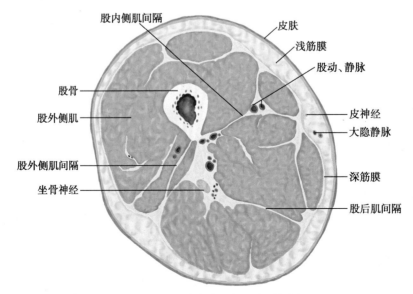

图 9-1　大腿中部水平切面(示筋膜)

1. **浅筋膜**（superficial fascia） 位于真皮之下，又称皮下筋膜、皮下组织或皮下脂肪，包被全身各部，由疏松结缔组织构成，富含脂肪；浅筋膜内有浅动脉、皮下静脉、皮神经及淋巴管走行，有些局部还有乳腺和皮肌。

2. **深筋膜**（deep fascia） 位于浅筋膜的深面，又称固有筋膜，由致密结缔组织构成。深筋膜与肌的关系非常密切，可随肌的分层而分层：在四肢部，深筋膜深入肌群之间，并附着于骨，形成肌间隔，可将不同的肌群分隔开来，肌间隔与包被肌群的深筋膜共同构成肌筋膜鞘，保证肌群能单独进行活动；在腕部和踝部，深筋膜增厚附着于骨形成支持带，对经过其深部的肌腱有支持和约束的作用；在某些部位，还可作为肌的附着点。深筋膜也会包绕血管、神经等形成血管神经鞘。疾病状态下，深筋膜可以潴留脓液、限制炎症的扩散，临床上根据深筋膜的层次和分布往往能够推测积液蔓延的方向。

（二）滑膜囊

滑膜囊（synovial bursa）为封闭的结缔组织囊，壁薄，内含滑液，多位于肌或肌腱与骨相接触处，可减少2者之间的摩擦。关节附近的滑膜囊可与关节腔相通。滑膜囊炎症会影响肢体局部的运动功能。

（三）腱鞘

腱鞘（tendinous sheath）是包绕在肌腱外面的鞘管，存在于活动度较大的部位，如腕、踝、手指和足趾等处（图9-2）。腱鞘分为纤维层和滑膜层两部分：纤维层（fibrous layer）又称腱纤维鞘（fibrous sheath of tendon），位于腱鞘外层，是深筋膜增厚所构成的骨纤维性管道，起着滑车和约束肌腱的作用；滑膜层（synovial layer）又称腱滑膜鞘（synovial sheath of tendon），位于腱鞘内层，是由滑膜构成的双层圆筒形鞘，其内层覆盖肌腱表面为脏层，外层紧贴纤维层内面和骨面为壁层，脏、壁两层之间形成腔隙，内含少量滑液。肌腱借脏、壁两层滑膜能自由滑动。腱滑膜鞘从骨面移行到肌腱的部分，称为腱系膜（mesotendon），有供应肌腱的血管通过。若手指等不恰当地作长期、过度且快速的活动，可导致腱鞘损伤，产生疼痛并影响肌腱的活动，临床上称为腱鞘炎。

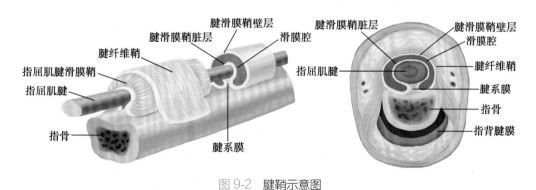

图 9-2 腱鞘示意图

（四）籽骨

籽骨（sesamoid bone）是由肌腱骨化而成的扁圆形小骨，存在于某些关节周围，在运动中可减少肌腱与骨面的摩擦、改变骨骼肌的牵引方向等。髌骨是全身最大的籽骨。

第二节 头 肌

头肌（muscle of head）分为面肌和咀嚼肌两部分（表9-1）。

表 9-1　头肌的起止点、主要作用和神经支配

肌群	肌名		起点	止点	主要作用	神经支配
面肌	枕额肌	额腹	帽状腱膜	眉部皮肤	提眉,形成额部皱纹	面神经
		枕腹	枕骨	帽状腱膜	后牵帽状腱膜	
	眼轮匝肌		位于眼裂周围		闭合眼裂	
	口轮匝肌		环绕口裂周围		闭合口裂	
	提上唇肌		上唇上方的骨面	口角或唇的皮肤等	提上唇	
	提口角肌				提口角	
	颧肌				提上唇与口角	
	降口角肌		下唇下方的下颌骨前面		降口角	
	降下唇肌				降下唇	
	颊肌		面颊深层		使唇、颊贴紧牙齿,帮助咀嚼和吸吮,牵拉口角向外侧	
	鼻肌		分布鼻孔周围		开大或缩小鼻孔	
咀嚼肌	咬肌		颧弓	下颌骨的咬肌粗隆	上提下颌骨(闭口);使下颌骨向前或向后运动	三叉神经
	颞肌		颞窝	下颌骨冠突		
	翼内肌		翼突窝	下颌角内面的翼肌粗隆		
	翼外肌		翼突外侧面	下颌颈	两侧同时收缩作张口运动;一侧收缩使下颌移向对侧	

一、面肌

　　面肌(facial muscle)为扁薄的皮肌,位置表浅,大多起于颅骨的不同部位,止于面部皮肤,分布于面部口、眼、鼻等孔裂周围,可分为环形肌和辐射状肌两种,能够闭合或开大上述孔裂,并可牵动面部皮肤而显示喜、怒、哀、乐等各种表情,也称表情肌。

　　(一)颅顶肌

　　颅顶肌(epicranius)为颅顶部阔而薄的肌,主要有枕额肌(图 9-3、图 9-4)。枕额肌(occipitofrontalis)左、右各一块,由前部的额腹、后部的枕腹及中间的帽状腱膜(galea aponeurotica)构成。

　　(二)眼轮匝肌

　　眼轮匝肌(orbicularis oculi)位于眼裂周围,呈椭圆形,可分为眶部、睑部和泪囊部(图 9-5)。睑部肌纤维收缩时可眨眼,与眶部肌纤维共同收缩时使眼裂闭合;泪囊部肌纤维收缩时可扩大泪囊,使囊内产生负压,以利泪液流出。

　　(三)口周围肌

　　人类口周围肌高度分化,形成复杂的肌群,包括环形肌和辐射状肌。口轮匝肌(orbicularis oris)为环绕口裂的环形肌,收缩时能闭口,并使上、下唇与牙贴紧(图 9-3)。辐射状肌中较重要的是颊肌(buccinator)(图 9-4),收缩时使唇、颊贴紧牙齿,并外拉口角,能帮助咀嚼和吸吮;与口轮匝肌共同作用,可做吹口哨的动作,故又称吹奏肌。

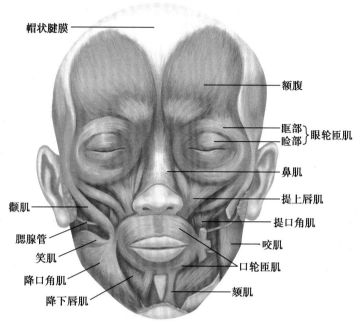

图 9-3　头肌（前面）

帽状腱膜

额腹

眶部 ⎱
睑部 ⎰ 眼轮匝肌

鼻肌

提上唇肌

提口角肌

咬肌

口轮匝肌

颏肌

颧肌

腮腺管

笑肌

降口角肌

降下唇肌

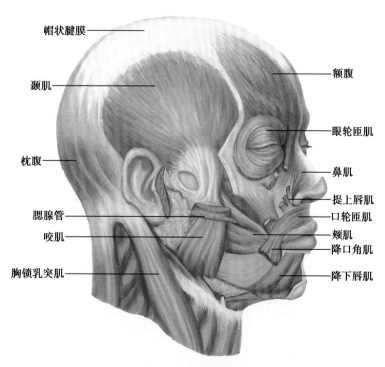

图 9-4　头肌（侧面）

帽状腱膜

额腹

颞肌

眼轮匝肌

枕腹

鼻肌

提上唇肌

腮腺管

口轮匝肌

咬肌

颊肌

胸锁乳突肌

降口角肌

降下唇肌

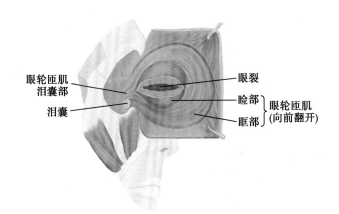

图 9-5　眼轮匝肌分部

二、咀嚼肌

咀嚼肌(masticatory muscle)包括咬肌、颞肌、翼内肌和翼外肌,配布在颞下颌关节周围,起于颅骨不同部位,止于下颌骨,参与咀嚼运动。

（一）咬肌

咬肌(masseter)起自颧弓的下缘和内面,肌纤维斜向后下止于咬肌粗隆(图 9-6)。收缩时上提下颌骨,并使其向前运动。

（二）颞肌

颞肌(temporalis)起自颞窝,肌束呈扇形向下会聚,经颧弓深面,止于下颌骨冠突(图 9-4)。收缩时上提下颌骨,并向后牵拉下颌骨。

（三）翼内肌

翼内肌(medial pterygoid)起自翼突窝,止于下颌骨翼肌粗隆(图 9-6)。收缩时上提下颌骨,并向前牵拉下颌骨。

（四）翼外肌

翼外肌(lateral pterygoid)位于颞下窝内,起自蝶骨大翼下面和翼突外侧面,向后外止于下颌颈(图 9-6)。两侧肌同时收缩使下颌头连同关节盘向前,做张口运动;一侧肌收缩则使下颌骨向对侧运动。

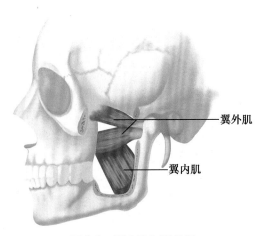

图 9-6　翼内肌和翼外肌

第三节 颈 肌

颈肌依其所在位置分为颈浅肌与颈外侧肌、颈前肌、颈深肌三群(表9-2)。

表9-2 颈肌的起止点、主要作用和神经支配

肌群		肌名	起点	止点	主要作用	神经支配
颈浅肌与颈外侧肌		颈阔肌	三角肌和胸大肌的深筋膜	口角、下颌骨下缘及面部皮肤	拉口角及下颌向下	面神经
		胸锁乳突肌	胸骨柄前面、锁骨的胸骨端	颞骨乳突	一侧收缩使头向同侧倾斜;两侧收缩使头后仰	副神经
颈前肌	舌骨上肌群	二腹肌	前腹:下颌体内面 后腹:乳突	舌骨	上提舌骨,可使舌升高;当舌骨固定时,可张口	前腹:三叉神经 后腹:面神经
		下颌舌骨肌	下颌体内面			三叉神经
		茎突舌骨肌	茎突			面神经
		颏舌骨肌	下颌骨颏棘			第1颈神经前支
	舌骨下肌群	胸骨舌骨肌	与肌名称一致		下降舌骨和喉	颈襻
		肩胛舌骨肌				
		胸骨甲状肌				
		甲状舌骨肌				
颈深肌外侧群(内侧群略)		前斜角肌	颈椎横突	第1肋上面	使颈侧屈或前屈;上提第1、2肋助吸气	颈神经前支
		中斜角肌				
		后斜角肌		第2肋上面		

一、颈浅肌与颈外侧肌

(一)颈阔肌

颈阔肌(platysma)位于颈部浅筋膜中,属于皮肌,薄而宽阔(图9-7)。收缩时紧张颈部皮肤,牵拉口角及下颌向下。

(二)胸锁乳突肌

胸锁乳突肌(sternocleidomastoid)位于颈部两侧皮下,大部分被颈阔肌所覆盖,在颈部形成明显的标志(图9-7)。一侧肌收缩时使头向同侧倾斜,并使脸转向对侧;两侧肌同时收缩使头后仰。

二、颈前肌

颈前肌分为舌骨上肌群和舌骨下肌群。

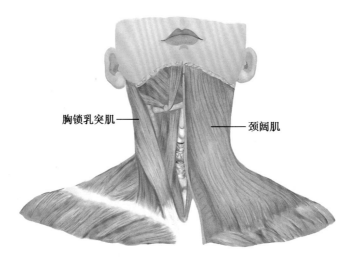

胸锁乳突肌　　　　　　　　　　　　　颈阔肌

图 9-7　颈浅肌与颈外侧肌(前面)

（一）舌骨上肌群

位于舌骨和下颌骨之间,每侧 4 块肌,均止于舌骨(图 9-8~图 9-10)。作用是上提舌骨,并使舌升高;当舌骨固定时,拉下颌骨向下张口。

1. **二腹肌(digastric)**　位于下颌骨下方。前腹起于下颌骨的二腹肌窝,斜向后下方;后腹起于乳突内侧,斜向前下;前、后腹以中间腱相连,中间腱借筋膜形成的滑车而系于舌骨。

2. **下颌舌骨肌(mylohyoid)**　位于二腹肌前腹深面,为三角形扁肌,起自下颌骨体的下颌舌骨肌线,与对侧肌在正中线汇合,组成口腔底。

3. **茎突舌骨肌(stylohyoid)**　起于茎突,在二腹肌后腹之上并与之伴行。

4. **颏舌骨肌(geniohyoid)**　起于下颌骨颏棘,在下颌舌骨肌深面走行。

（二）舌骨下肌群

位于舌骨下方正中线两侧,喉、气管、甲状腺的前方,每侧 4 块肌,可分浅、深两层(图 9-8、图 9-9)。作用是下降舌骨和喉。

1. **胸骨舌骨肌(sternohyoid)**　位于颈部正中线两侧,为薄片带状肌。

2. **肩胛舌骨肌(omohyoid)**　位于胸骨舌骨肌外侧,呈细长带状,分为上腹和下腹,由中间腱相连。

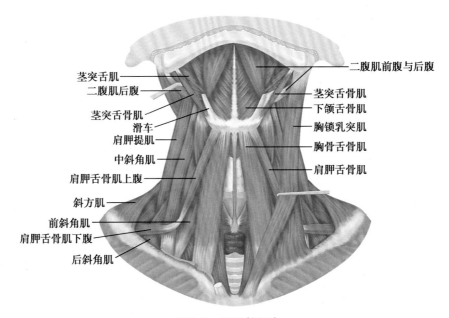

茎突舌肌　　　　　　　　　　　　　　　二腹肌前腹与后腹
二腹肌后腹　　　　　　　　　　　　　　茎突舌骨肌
茎突舌骨肌　　　　　　　　　　　　　　下颌舌骨肌
滑车　　　　　　　　　　　　　　　　　胸锁乳突肌
肩胛提肌　　　　　　　　　　　　　　　胸骨舌骨肌
中斜角肌
肩胛舌骨肌上腹　　　　　　　　　　　　肩胛舌骨肌
斜方肌
前斜角肌
肩胛舌骨肌下腹
后斜角肌

图 9-8　颈肌(前面)

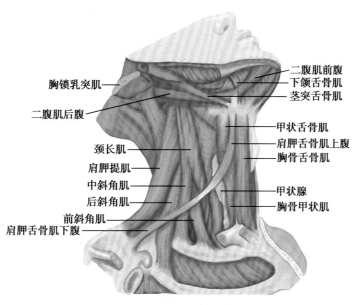

图 9-9 颈肌(侧面)

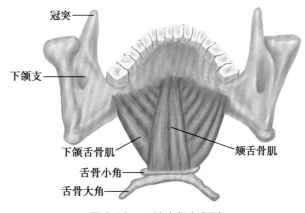

图 9-10 口腔底部(后面)

3. **胸骨甲状肌**(sternothyroid) 位于胸骨舌骨肌深面。

4. **甲状舌骨肌**(thyrohyoid) 位于胸骨甲状肌上方、胸骨舌骨肌深面。

三、颈深肌

颈深肌分为外侧群和内侧群。

（一）外侧群

外侧群肌位于脊柱颈段的两侧,主要有前斜角肌(scalenus anterior)、中斜角肌(scalenus medius)和后斜角肌(scalenus posterior)。前、中斜角肌与第 1 肋之间形成斜角肌间隙(scalenus interspace),内有锁骨下动脉和臂丛穿过(图 9-13)。

（二）内侧群

内侧群肌位于脊柱颈段前面,每侧有头长肌(longus scapitis)、颈长肌(longus colli)、头前直肌(rectus capitis anterior)和头外侧直肌(rectus capitis lateralis),合称椎前肌,能屈头部、屈颈部(图 9-11)。

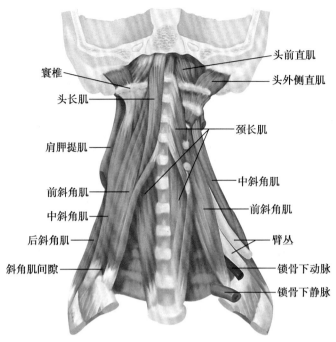

图 9-11　颈深肌群

第四节　躯　干　肌

躯干肌依部位分为背肌、胸肌、膈肌、腹肌和会阴肌。会阴肌在生殖系统中学习。

一、背肌

背肌依层次分为背浅肌和背深肌两群（表 9-3）。

表 9-3　背肌的起止点、主要作用和神经支配

肌群	肌名	起点	止点	主要作用	神经支配
背浅肌	斜方肌	上项线、枕外隆凸、项韧带和全部胸椎棘突	锁骨外侧 1/3、肩峰、肩胛冈	拉肩胛骨向脊柱靠拢；如果肩胛骨固定，作用同胸锁乳突肌	副神经
	背阔肌	下 6 个胸椎棘突、全部腰椎棘突及髂嵴后部等	肱骨小结节嵴	使肩关节后伸、内收及旋内	胸背神经
	肩胛提肌	上位颈椎横突	肩胛骨上角和内侧缘上部	上提肩胛骨	肩胛背神经
	菱形肌	下位 2 个颈椎和上位 4 个胸椎棘突	肩胛骨内侧缘	牵引肩胛骨向内上并向脊柱靠拢	

续表

肌群	肌名	起点	止点	主要作用	神经支配
背深肌	竖脊肌	骶骨背面、髂嵴后部和腰椎棘突	肋骨、椎骨及颞骨乳突等	一侧肌收缩使脊柱向同侧屈；两侧同时收缩使脊柱后伸和仰头	脊神经后支
	夹肌	项韧带下半、下位颈椎棘突、上位胸椎棘突及棘上韧带	上位 2~3 颈椎横突、乳突和上项线	使头向同侧旋转或后仰	颈神经后支

（一）背浅肌

背浅肌起自脊柱的不同部位，止于上肢带骨或肱骨，又可分为两层，浅层有斜方肌和背阔肌，深面为肩胛提肌和菱形肌（图 9-12）。

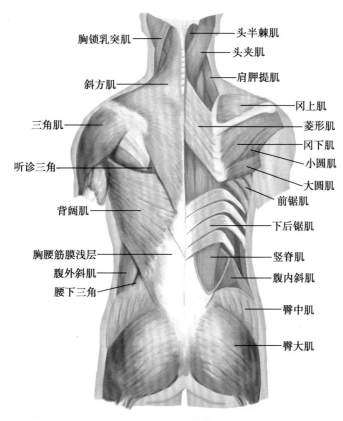

图 9-12 背肌

1. **斜方肌**（trapezius） 位于项部和背上部，为三角形的阔肌，左右两侧合在一起呈斜方形。斜方肌上部纤维斜向外下方，中部纤维平行向外侧，下部纤维斜向外上方，作用为拉肩胛骨向脊柱靠拢；上部肌束还可上提肩胛骨，下部肌束拉肩胛骨下降；如果肩胛骨固定，一侧收缩使颈向同侧屈、脸转向对侧，两侧同时收缩使头后仰。

2. **背阔肌**（latissimus dorsi） 位于背下半部及胸的后外侧，为全身最大的扁肌，肌纤维向外上方集中，止于肱骨小结节嵴。作用为肩关节后伸、内收及旋内；上肢上举固定时，可做引体向上。

3. **肩胛提肌**（levator scapulae） 位于项部两侧、斜方肌的深面。收缩时可上提肩胛骨；如肩胛骨固定，使颈向同侧屈。

4. **菱形肌**（rhomboideus） 位于斜方肌的深面，为菱形的阔肌，肌纤维行向外下止于肩胛骨内侧缘。收缩时可牵引肩胛骨向内上并向脊柱靠拢。

（二）背深肌

背深肌位于脊柱两侧，分为长肌和短肌。长肌位置较浅，主要有竖脊肌和夹肌（图9-12）；短肌位于深部。

1. **竖脊肌**（erector spinae）　位于脊柱棘突两侧、斜方肌和背阔肌深面。一侧肌收缩可使脊柱向同侧屈；两侧同时收缩可使脊柱后伸和仰头。

2. **夹肌**（splenius）　位于斜方肌深面。一侧肌收缩可使头向同侧旋转，两侧同时收缩可使头后仰。

（三）背部筋膜

被覆于背部深层肌的深筋膜特别发达，称为胸腰筋膜（thoracolumbar fascia）。在腰部，胸腰筋膜明显增厚，可分为浅、中、深3层，向内侧包裹竖脊肌和腰方肌（图9-13）。3层筋膜于腰方肌外侧缘愈合，是腹内斜肌和腹横肌的起点。胸腰筋膜在腰部剧烈运动中受损，是腰背劳损病因之一。

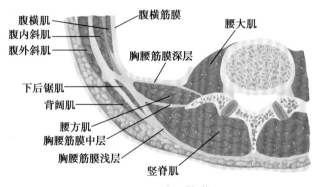

图9-13　胸腰筋膜

二、胸肌

胸肌包括胸上肢肌和胸固有肌2群，参与构成胸壁（表9-4）。

表9-4　胸肌与膈肌的起止点、主要作用和神经支配

肌群	肌名	起点	止点	主要作用	神经支配
胸上肢肌	胸大肌	锁骨内侧2/3段、胸骨前面、第1~6肋软骨前面等	肱骨大结节嵴	使肩关节内收、旋内和前屈	胸内、外侧神经
	胸小肌	第3~5肋骨	肩胛骨喙突	拉肩胛骨向前下方	胸内侧神经
	前锯肌	上8或9个肋骨外面	肩胛骨内侧缘和下角	拉肩胛骨向前并紧贴胸廓	胸长神经
胸固有肌	肋间外肌	上位肋骨下缘	下位肋骨上缘	提肋助吸气	肋间神经
	肋间内肌	下位肋骨上缘	上位肋骨下缘	降肋助呼气	
	肋间最内肌				
	胸横肌	胸骨下部	第2~6肋内面		
膈肌	胸骨部	剑突后面	中心腱	助呼吸，增加腹压	膈神经
	肋部	下6对肋			
	腰部	上2~3个腰椎			

（一）胸上肢肌

1. 胸大肌（pectoralis major）　位于胸廓前上部浅层,呈扇形,起自锁骨内侧 2/3 段、胸骨前面和第 1~6 肋软骨前面等,各部肌束向外侧聚合,止于肱骨大结节嵴(图 9-14)。肌收缩时拉肩关节内收和旋内,锁骨部肌束还可前屈肩关节;如上肢上举固定,可牵引躯体向上,与背阔肌一起做引体向上,也可提肋助吸气。

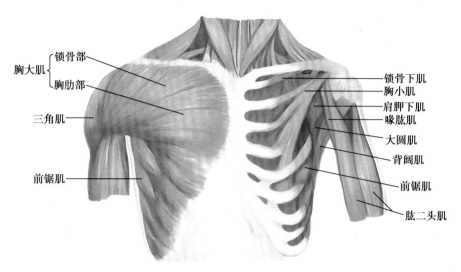

图 9-14　胸肌

2. 胸小肌（pectoralis minor）　位于胸大肌深面,起自第 3~5 肋,向上外方止于肩胛骨喙突(图 9-14)。肌收缩时拉肩胛骨向前下方;当肩胛骨固定时可提肋助吸气。

3. 前锯肌（serratus anterior）　以肌齿起自上 8~9 个肋外面,向后绕胸廓侧面,止于肩胛骨内侧缘和下角(图 9-15)。肌收缩时拉肩胛骨向前并紧贴胸廓,下部肌束可拉肩胛骨下角旋外,助臂上举;当肩胛骨固定时可提肋助深吸气。此肌瘫痪时,肩胛骨下角离开胸廓而突出于皮下,称为"翼状肩"。

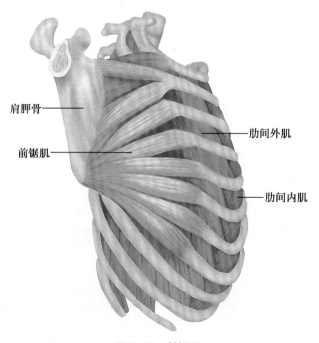

图 9-15　前锯肌

（二）胸固有肌

1. 肋间外肌（intercostales externi） 位于各肋间隙的浅层，共 11 对（图 9-15）。起于肋下缘，斜向前下止于相邻下一肋上缘，其前部肌束仅达肋与肋软骨的结合处，而在肋软骨间隙处移行为结缔组织膜，称肋间外膜（external intercostal membrane）。收缩时提肋，并使胸廓纵径及横径皆扩大，助吸气。

2. 肋间内肌（intercostales interni） 位于肋间外肌的深面（图 9-15）。起于下位肋的上缘，斜向前上止于相邻上一肋下缘，前部肌束达胸骨外侧缘，而后部肌束仅达肋角，自此移行为结缔组织膜，称肋间内膜（internal intercostal membrane）。收缩时降肋助呼气。

3. 肋间最内肌（intercostales intimi） 位于肋间隙中份、肋间内肌深面，其肌束方向和作用与肋间内肌相同。

4. 胸横肌（transversus thoracis） 位于胸前壁的内面。起于胸骨下部，向上外止于第 2~6 肋的内面。收缩时降肋助呼气。

三、膈肌

膈肌（diaphragm）位于胸、腹腔之间，为向上膨隆呈穹窿状的扁薄阔肌。膈肌周边为肌性部，中央为腱膜称中心腱。肌性部起自胸廓下口的周缘和腰椎前面，依部位分为胸骨部、肋部和腰部，各部肌束均向内止于中心腱（图 9-16、图 9-17）。

膈肌上有 3 个裂孔：主动脉裂孔（aortic hiatus of diaphragm）位于第 12 胸椎体前方，左右两个膈脚与脊柱之间，有主动脉和胸导管穿过；食管裂孔（esophageal hiatus of diaphragm）位于主动脉裂孔左前上方，约平第 10 胸椎水平，有食管和迷走神经穿过；腔静脉孔（vena caval foramen of diaphragm）位于食管裂孔右前上方的中心腱内，约平第 8 胸椎水平，有下腔静脉穿过。

膈肌的 3 个起始部之间留有三角形的小间隙，仅覆盖结缔组织，属于薄弱区，主要是胸肋三角（sternocostal triangle），有腹壁上血管和淋巴管通过，以及腰肋三角（lumbocostal triangle）。

膈肌是主要的呼吸肌，收缩时，膈肌穹窿下降，胸腔容积扩大助吸气；松弛时，膈肌穹窿上升恢复原位，胸腔容积减小助呼气。膈肌与腹肌同时收缩时，则增加腹压，可协助排便、呕吐及分娩等活动。

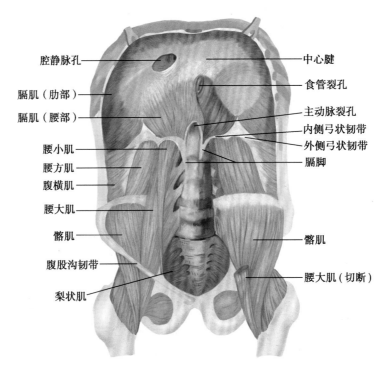

图 9-16　膈肌与腹后壁肌

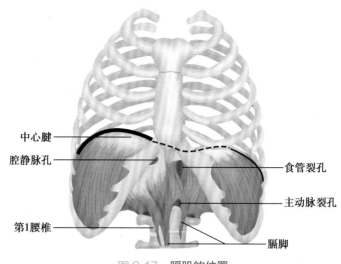

中心腱

腔静脉孔

第1腰椎

食管裂孔

主动脉裂孔

膈脚

图 9-17　膈肌的位置

四、腹肌

腹肌位于胸廓与骨盆之间,按部位分为前外侧群和后群,参与腹壁的组成(表 9-5)。

表 9-5　腹肌的起止点、主要作用和神经支配

肌群	肌名	起点	止点	主要作用	神经支配
前外侧群	腹外斜肌	下 8 位肋外面	髂嵴前部、腹股沟韧带、白线	保护腹腔脏器,维持腹压。收缩时,增加腹压;使脊柱前屈、侧屈及旋转;降肋助呼气	第 5~11 肋间神经、肋下神经、髂腹下神经、髂腹股沟神经
	腹内斜肌	胸腰筋膜、髂嵴和腹股沟韧带外侧 1/2	白线		
	腹横肌	下 6 对肋软骨内面、胸腰筋膜、髂嵴和腹股沟韧带外侧 1/3			
	腹直肌	耻骨联合、耻骨嵴	胸骨剑突、第 5~7 肋软骨前面		第 5~11 肋间神经、肋下神经
后群	腰方肌	髂嵴后份	第 12 肋、第 1~4 腰椎横突	降第 12 肋;使脊柱侧屈	腰神经前支

(一) 前外侧群

前外侧群肌构成腹腔的前外侧壁,包括腹外斜肌、腹内斜肌、腹横肌和腹直肌(图 9-18、图 9-19)。

1. **腹外斜肌**(obliquus externus abdominis)　位于腹前外侧壁浅层。起于下 8 位肋骨的外面,与背阔肌、前锯肌的肌齿交错,由外上斜向前内下方,后下部肌束止于髂嵴前部,其余肌束向内移行为腱膜,并经腹直肌前面,参与构成腹直肌鞘前层,止于白线。腱膜的下缘卷曲增厚,连于髂前上棘与耻骨结节之间,称为腹股沟韧带(inguinal ligament)。腹股沟韧带内侧端的一部分纤维向后下方返折止于耻骨梳,称腔隙韧带(lacunar ligament),又称陷窝韧带。腔隙韧带向外侧延伸并附于耻骨梳,称耻骨梳韧带(pectineal ligament)。在耻骨结节外上方,腹外斜肌腱膜在此形成三角形的裂孔,称腹股沟管浅环(superficial inguinal ring),也称腹股沟管皮下环。

2. **腹内斜肌**(obliquus internus abdominis)　位于腹外斜肌深面。起于胸腰筋膜、髂嵴和腹股沟韧带外侧 1/2,肌束呈扇形走行,后部肌束几乎垂直向上止于下位 3 个肋骨;大部分肌束向前上方移行

为腱膜,在腹直肌外侧缘分为前、后两层包裹腹直肌,参与构成腹直肌鞘前层及后层,止于白线;下部肌束呈弓形行向前下,越过男性精索或女性子宫圆韧带移行为腱膜,与腹横肌腱膜下部结合,形成腹股沟镰(inguinal falx),又称联合腱(conjoined tendon),止于耻骨梳内侧端及耻骨结节附近。男性腹内斜肌最下部发出细散的肌束,与腹横肌最下部的肌束一起包绕精索和睾丸,称为提睾肌(cremaster),能反射性上提睾丸。

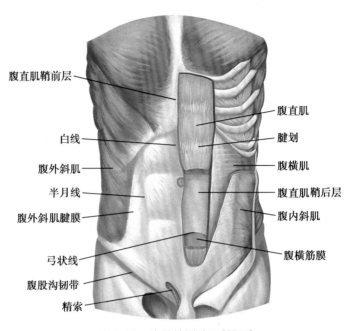

图 9-18　腹前外侧壁肌(前面)

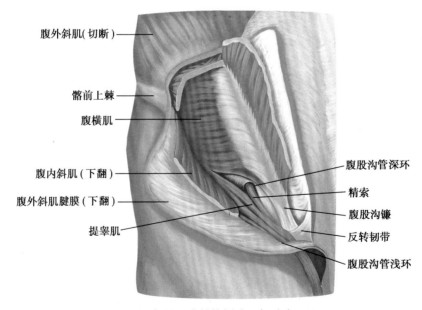

图 9-19　腹前外侧壁肌(下部)

3. **腹横肌**(transversus abdominis)　位于腹内斜肌深面。起于下 6 对肋软骨的内面、胸腰筋膜、髂嵴和腹股沟韧带外侧 1/3,横行向前内侧移行为腱膜,行于腹直肌后面,参与构成腹直肌鞘后层,向内止于白线。

4. **腹直肌**(rectus abdominis)　位于腹前壁正中线两侧,被腹直肌鞘包裹,上宽下窄。起于耻骨联合和耻骨嵴,向上止于胸骨剑突和第 5~7 肋软骨前面。腹直肌全长被 3~4 条横行的腱划(tendinous intersection)分成多个肌腹,腱划由结缔组织构成,与腹直肌鞘前层紧密结合,而腹直肌后面是游离的。

腹直肌鞘(sheath of rectus abdominis)位于腹前壁,分为前、后两层。前层由腹外斜肌腱膜与腹内斜肌腱膜的前层构成;后层由腹内斜肌腱膜的后层与腹横肌腱膜构成。在脐以下 4~5cm 处,3 块扁肌的腱膜全部行于腹直肌前面,而腹直肌鞘后层下部缺如,形成一凸向上方的弧形下缘,称弓状线(arcuate line),又称半环线,此线以下腹直肌后面与腹横筋膜直接相贴(图 9-20)。

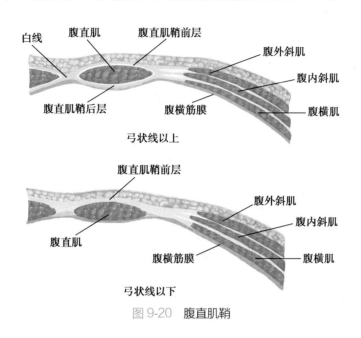

图 9-20　腹直肌鞘

(二) 后群

后群有腰大肌和腰方肌。腰大肌将在下肢肌中学习。

腰方肌(quadratus lumborum)位于腹后壁,腰大肌外侧,呈长方形,起于髂嵴后份,向上止于第 12 肋和第 1~4 腰椎横突(图 9-16)。收缩时可下降第 12 肋,并使脊柱侧屈。

(三) 白线

白线(linea alba)位于腹前壁正中线上,由两侧腹直肌鞘腱膜的纤维交织而成,上方起于剑突,下方止于耻骨联合(图 9-18、图 9-20)。白线上宽下窄,坚韧而缺少血管,约在中点处有疏松的瘢痕组织区,即脐环(umbilical ring)。脐环为胚胎时脐带附着处,是腹壁的一个薄弱点,若腹腔脏器经此处膨出,可发生脐疝。

(四) 腹股沟管和腹股沟三角

腹股沟管(inguinal canal)位于腹前外侧壁下部,腹股沟韧带内侧半上方,为腹前外侧壁 3 层扁肌和腱之间的一条裂隙,由外上斜向内下,长约 4.5cm,内有男性精索或女性子宫圆韧带通过(图 9-19)。腹股沟管有两口和四壁。内口称腹股沟管深环(deep inguinal ring),位于腹股沟韧带中点上方约 1.5cm 处,是腹横筋膜向外突而形成的卵圆形孔裂;外口即腹股沟管浅环。腹股沟管前壁由腹外斜肌腱膜和腹内斜肌构成;后壁为腹横筋膜和腹股沟镰;上壁由腹内斜肌和腹横肌的弓状下缘覆盖;下壁即腹股沟韧带。

腹股沟三角(inguinal triangle)也叫海氏三角,位于腹前壁下部,由腹直肌外侧缘、腹股沟韧带和腹壁下动脉围成三角样区域。

腹股沟管和腹股沟三角都是腹壁下部的薄弱区,在病理情况下,腹腔内容物经腹股沟管深环进入腹股沟管,再经浅环突出,下降入阴囊部,称为腹股沟斜疝;若腹腔内容物不经过深环,而是从腹股沟三角处膨出,则称为腹股沟直疝。

（五）腹部筋膜

腹部筋膜包括浅筋膜、深筋膜和腹内筋膜。

1. **浅筋膜** 在上腹部为一层,在脐平面以下可分为浅、深两层。浅层内含大量脂肪,称为 Camper 筋膜,向下与股部浅筋膜、会阴浅筋膜及阴囊肉膜相续;深层为膜性层,富含弹性纤维,称为 Scarpa 筋膜,向下与股部阔筋膜愈着。

2. **深筋膜** 可分为数层,分别覆盖在前外侧群各肌的表面和深面。

3. **腹内筋膜** 贴附在腹腔各壁的内面。其中腹横筋膜(transverse fascia)范围较大,衬贴于腹横肌的深面(图 9-20)。

第五节　上　肢　肌

上肢肌分为上肢带肌、臂肌、前臂肌和手肌。

一、上肢带肌

上肢带肌有 6 块,配布于肩关节周围,均起于上肢带骨,止于肱骨,功能为运动肩关节,并能增强关节的稳固性(表 9-6,图 9-21、图 9-22)。

表 9-6　上肢带肌的起止点、主要作用和神经支配

肌群	肌名	起点	止点	主要作用	神经支配
浅层	三角肌	锁骨外侧 1/3、肩峰和肩胛冈	肱骨三角肌粗隆	使肩关节外展	腋神经
深层	冈上肌	肩胛骨冈上窝	肱骨大结节		肩胛上神经
	冈下肌	肩胛骨冈下窝		使肩关节旋外	
	小圆肌	肩胛骨外侧缘上 2/3 背面			腋神经
	大圆肌	肩胛骨下角背面	肱骨小结节嵴	使肩关节后伸、内收和旋内	肩胛下神经
	肩胛下肌	肩胛下窝	肱骨小结节	使肩关节内收、旋内	

（一）三角肌

三角肌(deltoid)位于肩部,呈三角形。肌覆盖肩关节,形成肩部的圆隆外形,主要作用是外展肩关节,前部肌束可使肩关节屈和旋内,后部肌束可使肩关节伸和旋外。若此肌瘫痪,表现为肩峰突出于皮下,肩部呈方形。

（二）冈上肌

冈上肌(supraspinatus)位于斜方肌深面。起于肩胛骨冈上窝,向外侧经肩峰和喙肩韧带下方汇合,越过肩关节上方,止于肱骨大结节上部,作用是外展肩关节。

（三）冈下肌

冈下肌(infraspinatus)位于冈下窝内。向外侧经肩关节囊的后面,止于肱骨大结节中部,作用是使肩关节旋外。

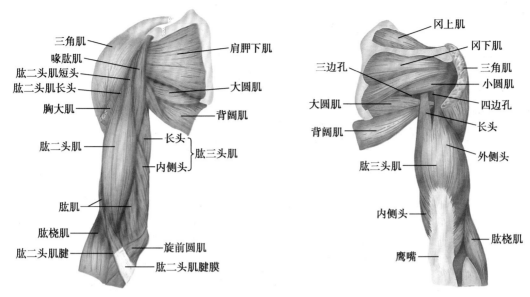

图 9-21　上肢带肌与臂肌前群　　　　图 9-22　上肢带肌与臂肌后群

（四）小圆肌

小圆肌（teres minor）位于冈下肌下方。起于肩胛骨外侧缘上 2/3 的背面,向上外方经肩关节囊的后面,止于肱骨大结节下部,作用是使肩关节旋外。

（五）大圆肌

大圆肌（teres major）位于小圆肌下方。起于肩胛骨下角背面,向上外方集中,经臂的内侧、肱三头肌长头前面,止于肱骨小结节嵴,作用是使肩关节后伸、内收和旋内。

（六）肩胛下肌

肩胛下肌（subscapularis）位于肩胛骨前面。起于肩胛下窝,肌束向上外方经肩关节囊前面,止于肱骨小结节,作用是使肩关节内收和旋内。

肩胛下肌、冈上肌、冈下肌和小圆肌的肌腱与关节囊紧贴,且有许多腱纤维与关节囊融合,形成"肌腱袖（musculo-tendinous cuff）",能稳定肩关节。

臂上部内侧和胸外侧壁之间有锥体形腔隙称为腋窝（axillary fossa）。腋窝顶由锁骨、肩胛骨上缘和第 1 肋围成三角形间隙,由颈部通向上肢的腋动脉、腋静脉和臂丛等经此进入腋窝。腋窝内有大量的脂肪及淋巴结、淋巴管等。

三边孔（trilateral foramen）是由位于上方的肩胛下肌（或小圆肌）、下方的大圆肌和外侧的肱三头肌长头围成的三角形间隙,有旋肩胛动脉通过;四边孔（quadrilateral foramen）是由位于上方的肩胛下肌（或小圆肌）、下方的大圆肌、外侧的肱骨上端和内侧的肱三头肌长头围成的间隙,有旋肱后血管和腋神经通过。

二、臂肌

臂肌分前、后两群（表 9-7,图 9-21、图 9-22）。

（一）前群

前群又可分 2 层,肱二头肌位于浅层,肱肌和喙肱肌在深层。

1. 肱二头肌（biceps brachii） 呈梭形,近侧端有 2 个头,长头以长腱起于肩胛骨盂上结节,穿入肩关节囊内,经肱骨结节间沟下降;短头在长头内侧,与喙肱肌共同以扁腱起于肩胛骨喙突。2 个头在臂下部汇合成一个肌腹,向下止于桡骨粗隆。作用是屈肘关节;当前臂在旋前位时,能使肘关节旋后;协助屈肩关节。

表 9-7　臂肌的起止点、主要作用和神经支配

肌群	肌名	起点	止点	主要作用	神经支配
前群	肱二头肌	长头:肩胛骨盂上结节; 短头:肩胛骨喙突	桡骨粗隆	屈肘关节,使前臂旋后;协助屈肩关节	肌皮神经
	喙肱肌	肩胛骨喙突	肱骨中部内侧	使肩关节前屈和内收	
	肱肌	肱骨体下半前面	尺骨粗隆	屈肘关节	
后群	肱三头肌	长头:肩胛骨盂下结节 内侧头:桡神经沟内下方骨面 外侧头:桡神经沟外上方骨面	尺骨鹰嘴	伸肘关节;协助肩关节伸及内收(长头)	桡神经

2. **喙肱肌**(coracobrachialis)　位于臂上 1/2 的前内侧,在肱二头肌短头后内方。起于肩胛骨喙突,止于肱骨中部的内侧,作用是使肩关节前屈和内收。

3. **肱肌**(brachialis)　位于肱二头肌下半部深面。起于肱骨体下半前面,止于尺骨粗隆,作用是屈肘关节。

（二）后群

肱三头肌(triceps brachii)近侧端有 3 个头,长头起于肩胛骨盂下结节,向下行经大、小圆肌之间;外侧头与内侧头分别起于肱骨后面桡神经沟的外上方和内下方骨面,于长头深面下降。3 个头向下会聚为一坚韧的肌腱止于尺骨鹰嘴。作用是伸肘关节,长头还可使肩关节伸和内收。

三、前臂肌

前臂肌位于桡、尺骨的周围,也分为前(屈肌)、后(伸肌)两群。前臂肌多数是长肌,肌腹位于前臂近侧,细长的肌腱位于远侧。主要作用为运动肘关节、腕关节和手关节(表 9-8)。

表 9-8　前臂肌的起止点、主要作用和神经支配

肌群		肌名	起点	止点	主要作用	神经支配
前群	第一层	肱桡肌	肱骨外上髁上方	桡骨茎突	屈肘关节	桡神经
		旋前圆肌	肱骨内上髁、前臂深筋膜	桡骨外侧面中部	使前臂旋前;屈肘	正中神经
		桡侧腕屈肌		第 2 掌骨底面	屈和外展腕;屈肘	
		掌长肌		掌腱膜	屈腕;紧张掌腱膜	
		尺侧腕屈肌		豌豆骨	屈和内收腕;屈肘	尺神经
	第二层	指浅屈肌	肱骨内上髁和尺、桡骨前面	第 2~5 指中节指骨体两侧	屈第 2~5 指近侧指骨间关节和掌指关节;屈腕和屈肘	正中神经
	第三层	指深屈肌	尺骨上端前面、附近骨间膜	第 2~5 指远节指骨底掌面	屈第 2~5 指指骨间关节和掌指关节;屈腕	正中神经 尺神经
		拇长屈肌	桡骨上端前面、附近骨间膜	拇指远节指骨底掌面	屈拇指指骨间关节和掌指关节	正中神经
	第四层	旋前方肌	尺骨下 1/4 的前面	桡骨下端前面	使前臂旋前	

续表

肌群		肌名	起点	止点	主要作用	神经支配
后群	浅层	桡侧腕长伸肌	肱骨外上髁及邻近深筋膜	第2掌骨底	伸和外展腕	桡神经
		桡侧腕短伸肌		第3掌骨底		
		指伸肌		第2~5指中节和远节指骨底	伸第2~5指和伸腕	
		小指伸肌		小指中节和远节指骨底	伸小指	
		尺侧腕伸肌		第5掌骨底	伸和内收腕	
	深层	旋后肌	肱骨外上髁、尺骨近侧端	桡骨上1/3的前面	使前臂旋后	
		拇长展肌	桡、尺骨和骨间膜的背面	第1掌骨底	与名称一致	
		拇短伸肌		拇指近节指骨底		
		拇长伸肌		拇指远节指骨底		
		示指伸肌		示指指背腱膜		

（一）前群

前群共 9 块肌,分为 4 层排列(图 9-23、图 9-24)。

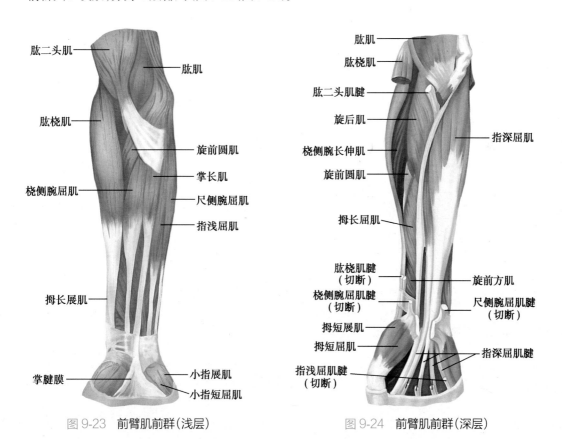

图 9-23 前臂肌前群(浅层)   图 9-24 前臂肌前群(深层)

第一层(浅层)有 5 块肌,自桡侧向尺侧依次为:

1. **肱桡肌**(brachioradialis) 起于肱骨外上髁上方,止于桡骨茎突。作用是屈肘关节;当前臂处于旋前位时使其旋后。

以下 4 块肌共同以屈肌总腱起于肱骨内上髁及前臂深筋膜。

2. **旋前圆肌**(pronator teres) 止于桡骨外侧面中部。作用是使前臂旋前,协助屈肘关节。

3. **桡侧腕屈肌**(flexor carpi radialis) 以长肌腱止于第 2 掌骨底。作用是使腕关节屈和外展;屈肘关节。

4. **掌长肌**(palmaris longus) 肌腹小而肌腱细长,向下连于掌腱膜。作用是屈腕关节,并紧张掌腱膜。

5. **尺侧腕屈肌**(flexor carpi ulnaris) 止于豌豆骨。作用是使腕关节屈和内收;屈肘关节。

第二层只有 1 块肌。

6. **指浅屈肌**(flexor digitorum superficialis) 上端被浅层肌所覆盖。起于肱骨内上髁和尺、桡骨前面,向下移行为 4 条肌腱,经腕管入手掌,每条腱在近节指骨中部处分为两脚,分别止于第 2~5 指的中节指骨体两侧。作用是屈第 2~5 指近侧指骨间关节和掌指关节;屈腕关节和肘关节。

第三层有 2 块肌。

7. **拇长屈肌**(flexor pollicis longus) 位于外侧半,起于桡骨前面及前臂骨间膜,向下行经腕管入手掌,止于拇指远节指骨底掌面。作用是屈拇指指骨间关节,屈掌指关节。

8. **指深屈肌**(flexor digitorum profundus) 位于内侧半,起于尺骨上端前面及前臂骨间膜,向下移行为 4 条肌腱,经腕管入手掌,穿指浅屈肌各相应肌腱两脚之间,分别止于第 2~5 指远节指骨底。作用是屈第 2~5 指远侧指骨间关节、近侧指骨间关节和掌指关节;屈腕关节。

第四层只有 1 块肌。

9. **旋前方肌**(pronator quadratus) 呈四方形小扁肌。起于尺骨下部前面,肌束横行,止于桡骨下端前面。作用是使前臂旋前。

(二) 后群

共 10 块肌,分为浅、深 2 层排列(图 9-25、图 9-26)。

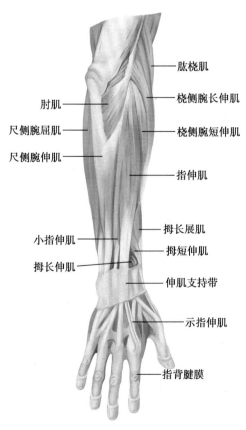

肱桡肌
桡侧腕长伸肌
肘肌
尺侧腕屈肌
桡侧腕短伸肌
尺侧腕伸肌
指伸肌
拇长展肌
小指伸肌
拇短伸肌
拇长伸肌
伸肌支持带
示指伸肌
指背腱膜

图 9-25 前臂肌后群(浅层)

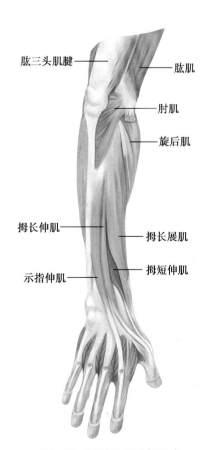

肱三头肌腱
肱肌
肘肌
旋后肌
拇长伸肌
拇长展肌
示指伸肌
拇短伸肌

图 9-26 前臂肌后群(深层)

浅层有 5 块肌,以共同的肌腱即伸肌总腱,起于肱骨外上髁及邻近深筋膜,自桡侧向尺侧依次为:

1. **桡侧腕长伸肌**(extensor carpi radialis longus)　向下以长腱止于第 2 掌骨底。

2. **桡侧腕短伸肌**(extensor carpi radialis brevis)　止于第 3 掌骨底。

上述 2 肌的主要作用是使腕关节伸和外展。

3. **指伸肌**(extensor digitorum)　向下分为 4 条腱,经手背分别至第 2~5 指,各腱至指背时扩展为扁形的指背腱膜,止于中节和远节指骨底。作用是伸第 2~5 指骨间关节,伸腕关节。

4. **小指伸肌**(extensor digiti minimi)　是一条细长的肌,肌腱移行为指背腱膜,止于小指中节和远节指骨底。作用是伸小指。

5. **尺侧腕伸肌**(extensor carpi ulnaris)　止于第 5 掌骨底。作用是使腕关节伸和内收。

深层有 5 块肌,从上外向下内依次为:

6. **旋后肌**(supinator)　位置较深,起于肱骨外上髁和尺骨近侧端,斜向下外并向前包绕桡骨,止于桡骨上 1/3 的前面。作用是使前臂旋后。

以下 4 肌皆起于桡骨、尺骨和骨间膜的背面,各肌的作用与名称一致。

7. **拇长展肌**(abductor pollicis longus)　止于第 1 掌骨底。

8. **拇短伸肌**(extensor pollicis brevis)　止于拇指近节指骨底。

9. **拇长伸肌**(extensor pollicis longus)　止于拇指远节指骨底。

10. **示指伸肌**(extensor indicis)　止于示指的指背腱膜。

四、手肌

手肌均位于手的掌侧,是一些短小的肌,作用为运动手指。手肌可分为外侧、中间和内侧 3 群(表 9-9)。

表 9-9　手肌的起止点、主要作用和神经支配

肌群	肌名	起点	止点	主要作用	神经支配
外侧群	拇短展肌	屈肌支持带、舟骨	拇指近节指骨底	外展拇指	正中神经
	拇短屈肌	屈肌支持带、大多角骨		屈拇指近节指骨	
	拇对掌肌		第 1 掌骨	使拇指对掌	
	拇收肌	屈肌支持带、头状骨、第 3 掌骨	拇指近节指骨	内收拇指、屈拇指近节指骨	尺神经
内侧群	小指展肌	屈肌支持带、豌豆骨	小指近节指骨底	外展小指	
	小指短屈肌	屈肌支持带、钩骨		屈小指	
	小指对掌肌		第 5 掌骨内侧	使小指对掌	
中间群	蚓状肌	指深屈肌腱	第 2~5 指指背腱膜	屈第 2~5 指掌指关节和伸其指骨间关节	正中神经,尺神经
	骨间掌侧肌	第 2 掌骨内侧面和第 4、5 掌骨外侧面	第 2、4、5 指指背腱膜	内收第 2、4、5 指;屈第 2、4、5 指掌指关节和伸其指骨间关节	尺神经
	骨间背侧肌	第 1~5 掌骨相邻侧	第 2~4 指指背腱膜	固定第 3 指,外展第 2、4 指;屈第 2~4 指掌指关节和伸其指骨间关节	

(一) 外侧群

外侧群肌发达,在手掌拇指侧形成隆起,称鱼际(thenar),有 4 块肌,分为浅、深 2 层排列(图 9-27)。

各肌的作用与其名称一致。

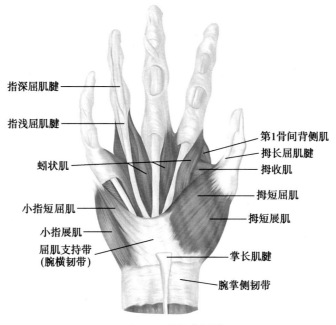

图 9-27　手肌（浅层）

1. **拇短展肌**（abductor pollicis brevis）　位于浅层外侧。
2. **拇短屈肌**（flexor pollicis brevis）　位于浅层内侧。
3. **拇对掌肌**（opponens pollicis）　位于拇短展肌的深面。
4. **拇收肌**（adductor pollicis）　位于拇对掌肌的内侧。

（二）内侧群

内侧群肌位于手掌小指侧,也形成一隆起,称小鱼际（hypothenar）,有 3 块肌,分为浅、深 2 层排列（图 9-27）。各肌的作用与名称一致。

1. **小指展肌**（abductor digiti minimi）　位于浅层内侧。
2. **小指短屈肌**（flexor digiti minimi brevis）　位于浅层外侧。
3. **小指对掌肌**（opponens digiti minimi）　位于上述 2 肌深面。

（三）中间群

中间群位于掌心,包括蚓状肌和骨间肌（图 9-28、图 9-29）。

1. **蚓状肌**（lumbricales）　为 4 条细束状小肌,位于手掌中部,掌腱膜的深面。第 1、2 蚓状肌分别起于第 2、3 指深屈肌腱外侧,第 3、4 蚓状肌分别起于第 3~5 指深屈肌腱相邻侧,4 条肌分别经第 2~5 指掌指关节外侧,止于指背腱膜。作用是屈第 2~5 指掌指关节和伸其指骨间关节。

2. **骨间掌侧肌**（palmar interossei）　有 3 块,位于指深屈肌腱和蚓状肌的深面,第 2、4、5 掌骨的掌侧面。分别起于第 2 掌骨内侧面和第 4、5 掌骨外侧面,经第 2、4、5 指近节指骨底相应侧,止于指背腱膜。作用是内收第 2、4、5 指（即向中指靠拢）;屈第 2、4、5 指的掌指关节,伸指骨间关节。

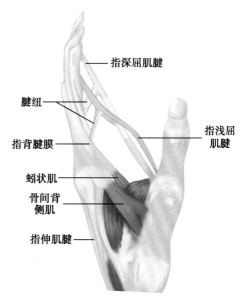

图 9-28　屈肌腱和指背腱膜

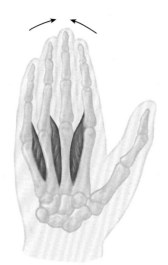
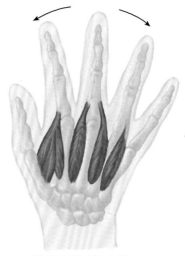

骨间掌侧肌作用示意图　　　　　　　骨间背侧肌作用示意图

图 9-29　骨间肌

3. 骨间背侧肌（dorsal interossei）　有 4 块,位于 4 个掌骨间隙的背侧。起于第 1~5 掌骨的相邻侧,分别经第 2 指近节指骨底外侧、第 3 指近节指骨底两侧和第 4 指近节指骨底内侧,止于第 2~4 指的指背腱膜。作用是固定第 3 指,外展第 2、4 指(即远离中指);屈第 2~4 指的掌指关节,伸指骨间关节。

手固有肌主要功能为完成手的精细动作;而来自前臂的长肌(外部肌)完成手和手指的用力运动。前臂肌和手肌共同作用,使手完成一系列重要动作,如抓、捏、握持、夹、提等。

腕管(carpal canal)位于腕掌侧,由屈肌支持带(为腕前深筋膜增厚形成)和腕骨沟围成。管内有指浅屈肌腱、指深屈肌腱、拇长屈肌腱和正中神经通过。

第六节　下　肢　肌

下肢肌分为髋肌、大腿肌、小腿肌和足肌。下肢肌相比上肢肌更为粗壮,功能主要是维持直立姿势、支持体重和行走。

一、髋肌

髋肌又称盆带肌,主要起于骨盆的内面和外面,越过髋关节,止于股骨上部,主要作用是运动髋关节。按所在部位和作用可分为前群、后群(表 9-10)。

表 9-10　髋肌的起止点、主要作用和神经支配

肌群	肌名		起点	止点	主要作用	神经支配
前群	髂腰肌	髂肌	髂窝	股骨小转子	使髋关节前屈和旋外;下肢固定时,可使躯干前屈	腰丛神经
		腰大肌	腰椎体侧面、横突			
	阔筋膜张肌		髂前上棘	胫骨外侧髁	紧张阔筋膜和屈髋关节	臀上神经

续表

肌群	肌名	起点	止点	主要作用	神经支配
后群	臀大肌	髂骨翼外面、骶骨背面	髂胫束、臀肌粗隆	使髋关节伸和旋外	臀下神经
	臀中肌	髂骨翼外面	股骨大转子	使髋关节外展、旋内（前部肌束）和旋外（后部肌束）	臀上神经
	臀小肌				
	梨状肌	骶骨前面、骶前孔外侧		使髋关节外展和旋外	骶丛分支
	闭孔内肌	闭孔膜内面及其周围骨面	股骨转子窝		
	股方肌	坐骨结节	股骨转子间嵴	使髋关节旋外	
	闭孔外肌	闭孔膜外面及其周围骨面	股骨转子窝		闭孔神经

（一）前群

前群有 2 块肌（图 9-30）。

1. 髂腰肌（iliopsoas）　由腰大肌和髂肌组成。腰大肌（psoas major）在脊柱腰部两侧,起于腰椎体侧面和横突；髂肌（iliacus）在腰大肌外侧,呈扇形,起于髂窝。2 肌向下汇合,经腹股沟韧带深面,止于股骨小转子。作用是使髋关节前屈和旋外；当下肢固定时,可使躯干前屈,如仰卧起坐。

2. 阔筋膜张肌（tensor fasciae latae）　位于大腿上部前外侧。起于髂前上棘,肌腹在阔筋膜 2 层之间,向下移行为髂胫束,止于胫骨外侧髁。作用是紧张阔筋膜,屈髋关节。

（二）后群

后群肌位于臀部,故又称臀肌,有 7 块（图 9-31~ 图 9-34）。

1. 臀大肌（gluteus maximus）　位于臀部浅层,大而肥厚。起于髂骨翼外面和骶骨背面,斜向下外止于髂胫束和股骨臀肌粗隆。作用是使髋关节伸和旋外；下肢固定时能伸直躯干,防止躯干前倾。

2. 臀中肌（gluteus medius）　前上部位于皮下,后下部位于臀大肌深面。

3. 臀小肌（gluteus minimus）　位于臀中肌深面。

臀中肌和臀小肌都呈扇形,起自髂骨翼外面,肌束向下形成短腱,止于股骨大转子。2 肌作用是使髋关节外展,前部肌束可使髋关节旋内,后部肌束使髋关节旋外。

4. 梨状肌（piriformis）　位于臀中肌的下方。起于盆内骶骨前面、骶前孔的外侧,向外走行穿坐骨大孔达臀部,止于股骨大转子尖端。作用是使髋关节外展和旋外。

5. 闭孔内肌（obturator internus）　起于闭孔膜内面及其周围骨面,向后集中穿坐骨小孔出骨盆后,呈直角转折向外侧,与其上、下方的上孖肌和下孖肌部分融合,止于转子窝。作用是使髋关节旋外。

6. 股方肌（quadratus femoris）　位于闭孔外肌浅面。起于坐骨结节,向外止于转子间嵴。作用是使髋关节旋外。

7. 闭孔外肌（obturator externus）　位于股方肌深面。起于闭孔膜外面及其周围骨面,经股骨颈后方,止于转子窝。作用是使髋关节旋外。

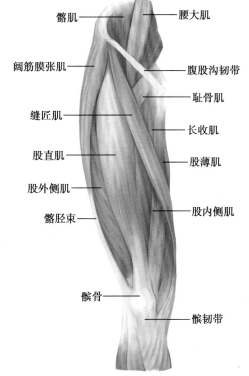

髂肌　　　　　腰大肌

阔筋膜张肌　　　腹股沟韧带

缝匠肌　　　　　耻骨肌

股直肌　　　　　长收肌

股外侧肌　　　　股薄肌

髂胫束　　　　　股内侧肌

髌骨

髌韧带

图 9-30　髋肌、大腿肌前群及内侧群

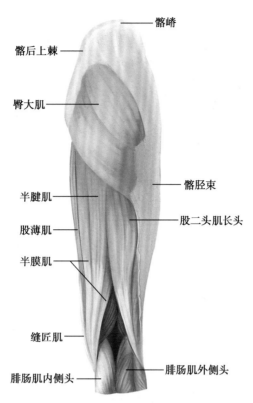

图 9-31 髋肌和大腿肌后群（浅层）

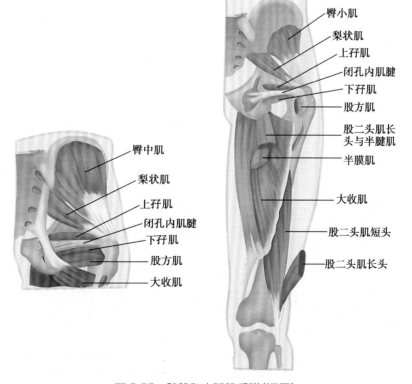

图 9-32 髋肌和大腿肌后群（深层）

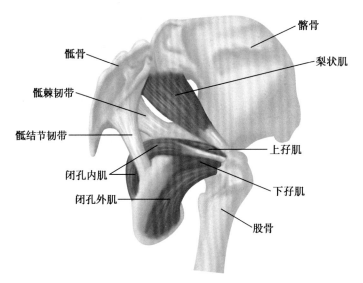

图 9-33　臀肌深层（后面、外面及下面观）

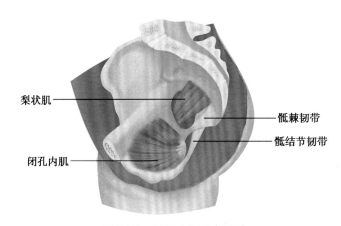

图 9-34　骨盆内面肌（右侧）

　　位于臀大肌的深面、梨状肌上下两缘和坐骨大孔之间有梨状肌上孔（suprapiriformi foramen）和梨状肌下孔（infrapiriform foramen）。梨状肌上孔上缘为骨性的坐骨大切迹上部，下缘为梨状肌，有臀上血管和神经穿过；梨状肌下孔上缘为梨状肌，下缘为坐骨棘和骶棘韧带，有坐骨神经、股后皮神经、臀下血管和神经、阴部内血管和阴部神经等穿过。

二、大腿肌

　　大腿肌分为前群、内侧群和后群（表 9-11）。

表 9-11　大腿肌的起止点、主要作用和神经支配

肌群	肌名	起点	止点	主要作用	神经支配
前群	缝匠肌	髂前上棘	胫骨上端内侧面	屈髋、屈膝关节，使已屈的膝关节旋内	股神经
	股四头肌	髂前下棘、股骨粗线内外侧唇、股骨体前面	胫骨粗隆	屈髋关节和伸膝关节	

续表

肌群	肌名	起点	止点	主要作用		神经支配
内侧群	耻骨肌	耻骨支和坐骨支前面	股骨的耻骨肌线	使髋关节内收和旋外		股神经、闭孔神经
	股薄肌		胫骨上端内侧面			闭孔神经
	长收肌		股骨粗线			
	短收肌					
	大收肌	耻骨支、坐骨支、坐骨结节	股骨粗线和收肌结节			
后群	股二头肌	长头：坐骨结节短头：股骨粗线	腓骨头	屈膝、伸髋	使已屈的膝关节旋外	坐骨神经
	半腱肌	坐骨结节	胫骨上端内侧		使已屈的膝关节旋内	
	半膜肌		胫骨内侧髁后面			

（一）前群

前群有 2 块肌（图 9-30）。

1. **缝匠肌**（sartorius） 位于大腿前面及内侧面浅层，呈扁带状，是全身最长的肌。起于髂前上棘，经大腿前面斜向下内，止于胫骨上端内侧面。作用是屈髋关节和屈膝关节，并使已屈的膝关节旋内。

2. **股四头肌**（quadriceps femoris） 位于大腿前面，是全身最大的肌。有 4 个头：股直肌起于髂前下棘；股内侧肌和股外侧肌分别起于股骨粗线内、外侧唇；股中间肌在股直肌深面和股内、外侧肌之间，起于股骨体前面。4 个头向下形成一个肌腱，包绕髌骨的前面和两侧面，向下续为髌韧带，止于胫骨粗隆。作用是屈髋关节、伸膝关节。

（二）内侧群

内侧群肌有 5 块，分层排列，位于大腿内侧面，均起于耻骨支、坐骨支和坐骨结节等骨面，股薄肌止于胫骨上端内侧面，其他各肌均止于股骨，大收肌还有一个腱止于股骨的收肌结节（图 9-35）。作用是使髋关节内收和旋外。

1. **耻骨肌**（pectineus） 位于髂腰肌内侧，呈长方形的短肌。

2. **长收肌**（adductor longus） 位于耻骨肌内侧，呈三角形。

3. **股薄肌**（gracilis） 位于最内侧，为长肌。

4. **短收肌**（adductor brevis） 位于耻骨肌和长收肌深面，呈近似三角形的扁肌。

5. **大收肌**（adductor magnus） 位于上述肌的深面，大而厚，呈三角形。大收肌止于收肌结节的腱与股骨之间形成一裂孔，称为收肌腱裂孔，为收肌管的下口，向下通腘窝，有股血管穿过。

（三）后群

后群肌共 3 块。均起于坐骨结节，向下越过髋关节和膝关节后面（图 9-33）。作用是屈膝关节，伸髋关节；当屈膝时股二头肌可使膝关节旋外，而半腱肌和半膜肌可使膝关节旋内。

1. **股二头肌**（biceps femoris） 位于股后部外侧。有两个头，长头起于坐骨结节，短头起于股骨粗线，以长腱止于腓骨头。

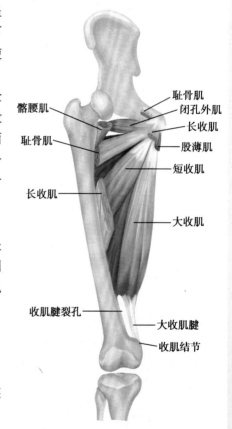

髂腰肌
耻骨肌
长收肌
收肌腱裂孔

耻骨肌
闭孔外肌
长收肌
股薄肌
短收肌
大收肌
大收肌腱
收肌结节

图 9-35 大腿肌内侧群（深层）

2. **半腱肌**（semitendinosus）　位于股后部内侧。其肌腱细长，约占肌的下半，止于胫骨上端内侧。

3. **半膜肌**（semimembranosus）　位于半腱肌深面。其上部是呈扁薄状的腱膜，几乎占肌的一半，下端以腱止于胫骨内侧髁后面。

三、小腿肌

小腿肌分为前群、外侧群和后群（表 9-12）。

表 9-12　小腿肌的起止点、主要作用和神经支配

肌群		肌名	起点	止点	主要作用		神经支配
前群		胫骨前肌	胫骨上端外侧面	内侧楔骨内侧面、第 1 跖骨底	伸踝关节（背屈）	使足内翻	腓深神经
		踇长伸肌	胫、腓骨上端和骨间膜前面	踇趾远节趾骨底背面		伸踇趾	
		趾长伸肌	腓骨前面、胫骨上端和小腿骨间膜	第 2~5 趾中、远节趾骨底		伸第 2~5 趾	
外侧群		腓骨长肌	腓骨外侧面	内侧楔骨、第 1 跖骨底	屈踝关节（跖屈）和使足外翻		腓浅神经
		腓骨短肌		第 5 跖骨粗隆			
后群	浅层	腓肠肌	股骨内、外上髁后面	跟骨	屈踝关节和膝关节		胫神经
		比目鱼肌	腓骨后面上部、胫骨比目鱼肌线				
	深层	腘肌	股骨外侧髁外侧面上缘	胫骨比目鱼肌线以上骨面	屈膝关节和使小腿旋内		
		趾长屈肌	胫骨后面中 1/3	第 2~5 趾远节趾骨底	屈踝关节	屈第 2~5 趾	
		胫骨后肌	小腿骨间膜后面上 2/3 和胫、腓骨	足舟骨粗隆及楔骨		使足内翻	
		踇长屈肌	腓骨后面下 2/3	踇趾远节趾骨底		屈踇趾	

（一）前群

前群有 3 块肌（图 9-36）。

1. **胫骨前肌**（tibialis anterior）　起于胫骨上端外侧面，向下经伸肌上、下支持带深面，止于内侧楔骨内侧面和第 1 跖骨底。作用是伸踝关节（背屈），使足内翻。

2. **趾长伸肌**（extensor digitorum longus）　起于腓骨前面、胫骨上端和小腿骨间膜，向下经伸肌上、下支持带深面至足背，分成 4 条腱至第 2~5 趾背，形成趾背腱膜止于中节、远节趾骨底。作用是伸踝关节，伸第 2~5 趾。

3. **踇长伸肌**（extensor hallucis longus）　位于以上 2 肌之间，起于胫、腓骨上端和骨间膜前面，止于踇趾远节趾骨底的背面。作用是伸踝关节和伸踇趾。

（二）外侧群

外侧群有 2 块肌，即腓骨长肌（peroneus longus）和腓骨短肌（peroneus brevis）。皆起于腓骨外侧面，长肌起点较高，并掩盖短肌。2 肌经外踝后方转向前，在跟骨外侧面处分开，腓骨短肌腱向前止于第 5 跖骨粗隆；腓骨长肌腱绕至足底，并斜行向足内侧，止于内侧楔骨和第 1 跖骨底（图 9-36）。作用是屈踝关节（跖屈），使足外翻。

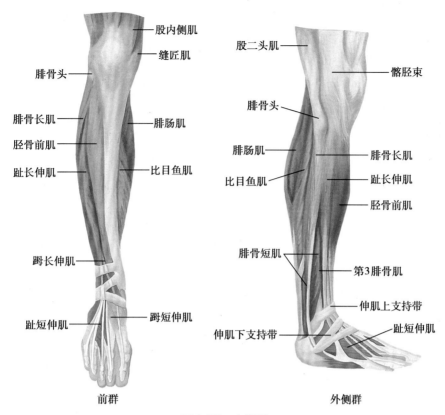

图 9-36　小腿肌

(三) 后群

后群有 5 块肌,分浅、深 2 层,浅层是强大的小腿三头肌,深层有 4 块肌(图 9-37)。

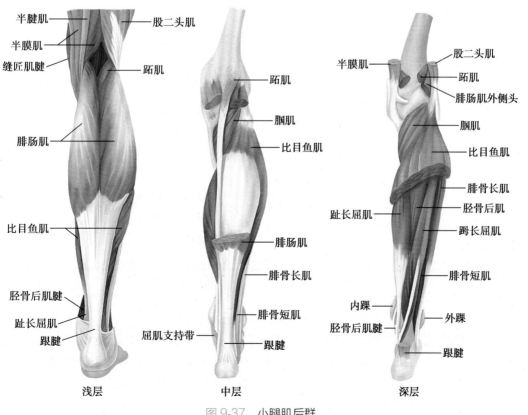

图 9-37　小腿肌后群

1. 小腿三头肌(triceps surae) 由浅层的腓肠肌(gastrocnemius)和深层的比目鱼肌(soleus)组成。腓肠肌内、外侧头分别起于股骨内、外上髁后面,两头会合后约在小腿中点处移行为腱性结构;比目鱼肌位置较深,起于腓骨后面的上部和胫骨比目鱼肌线,向下移行为肌腱。两个肌腱共同合成粗大的跟腱(tendo calcaneus)止于跟骨。作用是屈踝关节和膝关节;站立时可固定上述 2 关节,防止身体前倾。

2. 腘肌(popliteus) 斜位于腘窝底。起于股骨外侧髁外侧面上缘,止于胫骨比目鱼肌线以上骨面。作用是屈膝关节,并使小腿旋内。

3. 趾长屈肌(flexor digitorum longus) 位于胫侧。起于胫骨后面中 1/3,向下移行为长腱,经内踝后方、屈肌支持带深面至足底,分为 4 条肌腱,止于第 2~5 趾的远节趾骨底。作用是屈踝关节,屈第 2~5 趾。

4. 踇长屈肌(flexor hallucis longus) 起于腓骨后面下 2/3,经内踝后方至足底,止于踇趾远节趾骨底。作用是屈踝关节,屈踇趾。

5. 胫骨后肌(tibialis posterior) 位于趾长屈肌和踇长屈肌之间。起于小腿骨间膜后面上 2/3 及胫、腓骨,经内踝后方至足底内侧,止于足舟骨粗隆及楔骨。作用是屈踝关节,使足内翻。

四、足肌

足肌分为足背肌和足底肌(表 9-13)。

表 9-13 足肌的起止点、主要作用和神经支配

肌群		肌名	起点	止点	主要作用	神经支配
足背肌		趾短伸肌	跟骨	第 2~5 趾近节趾骨底	伸第 2~5 趾	腓深神经
		踇短伸肌		踇趾近节趾骨底	伸踇趾	
足底肌	内侧群	踇展肌	跟骨、足舟骨		外展和屈踇趾	足底内侧神经
		踇短屈肌	内侧楔骨		屈踇趾	
		踇收肌	第 2~4 趾骨底		内收和屈踇趾	
	外侧群	小趾展肌	跟骨	小趾近节趾骨底	外展和屈小趾	足底外侧神经
		小趾短屈肌	第 5 趾骨底		屈小趾	
	中间群	趾短屈肌	跟骨	第 2~5 中节趾骨底	屈第 2~5 趾	足底内侧神经
		足底方肌		趾长屈肌腱		足底外侧神经
		蚓状肌	趾长屈肌腱	趾背腱膜	屈跖趾关节和伸趾间关节	足底内、外侧神经
		骨间足底肌	第 3~5 跖骨内侧半	第 3~5 近节趾骨底和趾背腱膜	内收第 3~5 趾,并屈跖趾关节和伸趾骨间关节	足底外侧神经
		骨间背侧肌	跖骨相对缘	第 2~4 近节趾骨底和趾背腱膜	外展第 2~4 趾,并屈跖趾关节和伸趾骨间关节	

足背肌较弱小,包括伸踇趾的踇短伸肌和伸第 2~4 趾的趾短伸肌。

足底肌的配布和作用与手掌肌相似,也分为内侧群、外侧群和中间群,但无与拇指和小指相当的对掌肌。内侧群有踇展肌、踇短屈肌和踇收肌;外侧群有小趾展肌和小趾短屈肌;中间群由浅入深排列,分别有趾短屈肌、足底方肌、4 条蚓状肌、3 块骨间足底肌和 4 块骨间背侧肌。各肌的作用同其名,主要作用在于维持足弓(图 9-38)。

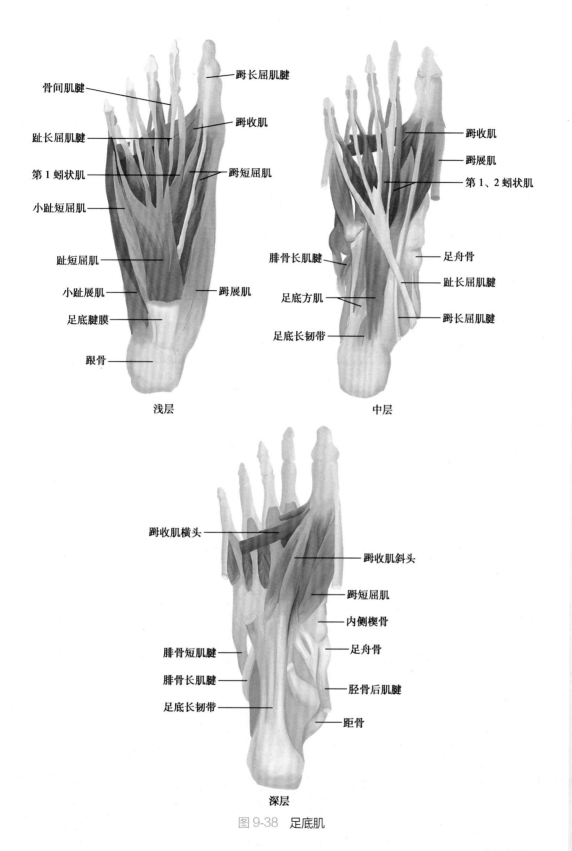

骨间肌腱

拇长屈肌腱

趾长屈肌腱

拇收肌

第 1 蚓状肌

拇短屈肌

小趾短屈肌

趾短屈肌

小趾展肌

拇展肌

足底腱膜

跟骨

浅层

拇收肌

拇展肌

第 1、2 蚓状肌

腓骨长肌腱

足舟骨

足底方肌

趾长屈肌腱

足底长韧带

拇长屈肌腱

中层

拇收肌横头

拇收肌斜头

拇短屈肌

内侧楔骨

腓骨短肌腱

足舟骨

腓骨长肌腱

胫骨后肌腱

足底长韧带

距骨

深层

图 9-38　足底肌

（马志健）

思考题

1. 简述骨骼肌的形态、构造及辅助装置。
2. 试述咀嚼肌有哪些，各有何作用？
3. 试分析胸锁乳突肌、斜方肌、背阔肌、竖脊肌、胸大肌和前锯肌的主要作用。
4. 试述膈肌的位置，有何特殊结构及功能？
5. 简述腹前外侧群肌的构成及其共同作用。
6. 试分析运动下列关节的肌：肩关节、肘关节、腕关节。
7. 试分析运动下列关节的肌：髋关节、膝关节、踝关节。

第十章
内脏学总论

在解剖学中,将位于胸、腹和盆腔内的消化、呼吸、泌尿和生殖4个系统的器官称为内脏(viscera),研究内脏各器官的位置、形态结构和功能的科学称为内脏学(splanchnology)。某些与内脏密切相关的结构,如胸膜、腹膜和会阴等,也归于内脏学范畴。内脏各系统在形态结构、位置、功能和发生上,都具有密切的联系和某些相似之处。

在形态结构上,内脏各系统都由一套连续的管道和一个或几个实质性器官组成,并且都通过孔道直接或间接地与外界相通。

在位置上,内脏大部分器官位于胸腔、腹腔和盆腔内。消化、呼吸系统的部分器官则位于头颈部,泌尿、生殖和消化系统的部分器官位于会阴部。

在功能上,内脏器官主要是进行物质代谢和繁殖后代。其中,消化系统的功能是消化食物,吸收营养物质,并将食物残渣形成粪便排出体外;呼吸系统是从空气中摄取氧气并将体内产生的二氧化碳排出体外;泌尿系统是把机体在物质代谢过程中所产生的代谢产物,特别是含氮的物质(如尿酸、尿素等)和多余的水、盐等形成尿液,排出体外;生殖系统能产生生殖细胞和分泌性激素,并进行生殖活动,借以繁殖后代。

第一节　胸部的标志线和腹部的分区

内脏大部分器官在胸、腹和盆腔内占据相对固定的位置,而掌握内脏器官的正常位置,对于临床诊断检查有重要实用意义。为了描述胸、腹腔内各器官的位置及其体表投影,通常在胸、腹部体表确定一些标志线和划分一些区域(图 10-1)。

一、胸部的标志线

1. **前正中线**(anterior median line)　沿身体前面正中线所作的垂直线。
2. **胸骨线**(sternal line)　沿胸骨最宽处的外侧缘所作的垂直线。
3. **锁骨中线**(midclavicular line)　经锁骨中点向下所作的垂直线。
4. **胸骨旁线**(parasternal line)　经胸骨线与锁骨中线之间连线的中点所作的垂直线。
5. **腋前线**(anterior axillary line)　沿腋前襞向下所作的垂直线。
6. **腋中线**(midaxillary line)　沿腋前、后线之间连线的中点所作的垂直线。
7. **腋后线**(posterior axillary line)　沿腋后襞向下所作的垂直线。
8. **肩胛线**(scapular line)　经肩胛骨下角所作的垂直线。

9. **后正中线（posterior median line）** 经身体后面正中线即沿各椎骨棘突所作的垂直线。

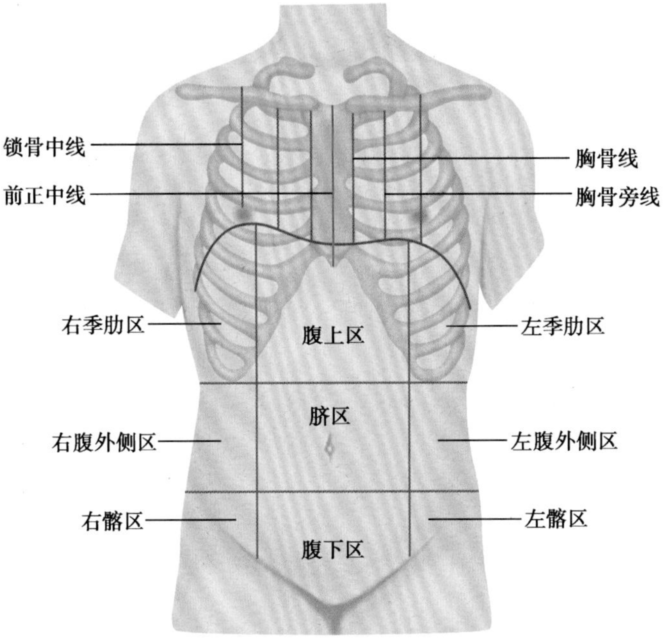
锁骨中线
前正中线
胸骨线
胸骨旁线
右季肋区
腹上区
左季肋区
脐区
右腹外侧区
左腹外侧区
右髂区
左髂区
腹下区

图 10-1　胸、腹部的标志线及分区

二、腹部的分区

为便于描述腹腔脏器的位置，可将腹部分成若干区域，方法较多。临床上常用的简便方法是通过脐分别作一水平面和矢状面，将腹部分为左上腹、右上腹、左下腹和右下腹 4 个区。更实用的是 9 区分法，即通过两侧肋弓最低点所作的肋下平面和通过两侧髂结节所作的结节间平面将腹部分成上腹部、中腹部和下腹部，再由经两侧腹股沟韧带中点所作的 2 个矢状面，将腹部分成 9 个区域，包括上腹部的腹上区和左、右季肋区，中腹部的脐区和左、右腹外侧（腰）区，下腹部的腹下（耻）区和左、右髂（腹股沟）区（图 10-1）。

第二节　内脏的一般形态构造

内脏各器官从基本构造上来看，可分为中空性器官和实质性器官两大类。

一、中空性器官

此类器官呈管状或囊状，内部均有空腔，如消化道的胃、空肠，呼吸道的气管、支气管，泌尿道的输尿管、膀胱和生殖道的输精管、输卵管、子宫等。中空性器官的管壁由数层组织构成，其中，消化道各器官的壁均由 4 层组织构成，而呼吸道、泌尿道和生殖道各器官的壁由 3 层组织构成。以消化管为例，由内向外依次为：黏膜、黏膜下层、肌层和外膜（图 10-2）。

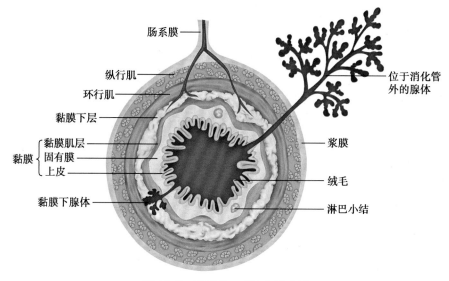

图 10-2　肠壁的一般构造模式图

二、实质性器官

此类器官内部没有特定的空腔,多属腺组织,表面包以结缔组织的被膜或浆膜,如肝、胰、肾及生殖腺等。结缔组织被膜深入器官实质内,将器官的实质分割成若干个小单位,称小叶,如肝小叶。分布于实质性器官的血管、神经和淋巴管,以及该器官的导管等出入器官处,常有一凹陷,称为该器官的门(hilum),如肺门和肝门等。

(李文春)

思考题

1. 内脏主要包括哪几个系统?

2. 胸部的标志线有哪些?

3. 简述腹部的分区。

4. 内脏各器官从基本构造上可分为哪两大类?

5. 如何理解器官的门?

第十一章
消 化 系 统

消化系统（alimentary system）由消化管和消化腺组成。消化管（alimentary canal）是指从口腔到肛门的管道，可分为口腔、咽、食管、胃、小肠和大肠。临床上通常把从口腔到十二指肠的这部分管道称上消化道，空肠以下的部分称下消化道。消化腺（alimentary gland）按体积的大小和位置不同，可分为大消化腺和小消化腺两种。大消化腺位于消化管壁外，成为一个独立的器官，所分泌的消化液经导管流入消化管腔内，如大唾液腺、肝和胰。小消化腺分布于消化管壁内，位于黏膜层或黏膜下层，如唇腺、舌腺、食管腺、胃腺和肠腺等（见图 3-11）。

第一节 口 腔

口腔（oral cavity）是消化管的起始部，其前壁为上、下唇，侧壁为颊，上壁为腭，下壁为口腔底。口腔向前经口唇围成的口裂通向外界，向后经咽峡与咽相通。整个口腔借上、下牙弓和牙龈分为前外侧部的口腔前庭（oral vestibule）和后内侧部的固有口腔（oral cavity proper）（图 11-1）。

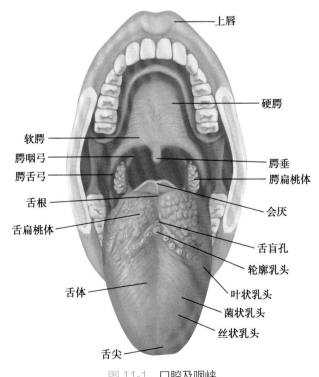

图 11-1　口腔及咽峡

一、口唇

口唇(oral lip)分上唇和下唇。口唇的游离缘是皮肤与黏膜的移行部,称唇红。在上唇外面中线处有一纵行浅沟称人中(philtrum),上唇外面的两侧与颊部交界处,各有一浅沟称鼻唇沟(nasolabial sulcus)。在口裂的两侧,上、下唇结合处形成口角。在上、下唇内面正中线上,分别有上、下唇系带从口唇连于牙龈基部。

二、颊

颊(cheek)是口腔的两侧壁,其构造与唇相似。在上颌第二磨牙牙冠相对的颊黏膜上有腮腺管乳头(papilla of parotid duct),其上有腮腺管的开口。

三、腭

腭(palate)分硬腭和软腭2部分。硬腭(hard palate)位于腭的前2/3,主要由骨腭及表面覆盖的黏膜构成。软腭(soft palate)位于腭的后1/3,主要由腭腱膜、腭肌和黏膜构成。软腭的后份斜向后下称腭帆(velum palatinum)。腭帆后缘游离,其中部有垂向下方的突起,称腭垂(uvula)或悬雍垂。自腭帆两侧各向下方分出两条黏膜皱襞,前方的一对为腭舌弓(palatoglossal arch),后方的一对为腭咽弓(palatopharyngeal arch)。两弓间的三角形凹陷区称扁桃体窝,窝内容纳腭扁桃体。腭垂、腭帆游离缘、两侧的腭舌弓及舌根共同围成咽峡(isthmus of fauces),它是口腔和咽之间的狭窄部,也是两者的分界(图11-1)。

四、牙

牙(teeth)是人体最坚硬的器官,具有咀嚼食物和辅助发音等作用。牙镶嵌于上、下颌骨的牙槽内,分别排列成上牙弓(upper dental arch)和下牙弓(lower dental arch)。

(一)牙的种类和排列

人的一生中先后有两组牙发生,第一组称乳牙,第二组称恒牙。乳牙(deciduous teeth)一般在出生后6个月时开始萌出,到3岁左右出齐,共20颗,上、下颌各10颗。6岁左右,乳牙开始脱落,逐渐更换成恒牙(permanent teeth)。恒牙中,第一磨牙首先长出,除第三磨牙外,其他各牙约在14岁出齐。第三磨牙萌出时间最晚,有的要迟至28岁或更晚,故又称迟牙(wisdom tooth)。恒牙全部出齐共32颗,上、下颌各16颗。牙的萌出和脱落时间见表11-1。

根据牙的形状和功能,乳牙和恒牙均可分切牙(incisor),尖牙(canine tooth)和磨牙(molar)3种。恒牙又分为磨牙和前磨牙(premolar)。切牙、尖牙分别用于咬切和撕扯食物,磨牙和前磨牙则有研磨及粉碎食物的功能。

表 11-1　牙的萌出和脱落时间表

牙的种类	牙	萌出时间	脱落时间
乳牙	乳中切牙	6~8 个月	7 岁
	乳侧切牙	6~10 个月	8 岁
	乳尖牙	16~20 个月	12 岁
	第一乳磨牙	12~16 个月	10 岁
	第二乳磨牙	20~30 个月	11~12 岁

续表

牙的种类	牙	萌出时间	脱落时间
恒牙	中切牙	6~8 岁	
	侧切牙	7~9 岁	
	尖牙	9~12 岁	
	第一前磨牙	10~12 岁	
	第二前磨牙	10~12 岁	
	第一磨牙	6~7 岁	
	第二磨牙	11~13 岁	
	第三磨牙	17~25 岁或更迟	

乳牙与恒牙的名称及排列顺序如图 11-2、图 11-3 所示。乳牙在上、下颌的左、右半侧各 5 颗,共计 20 颗。恒牙在上、下颌的左、右半侧各 8 颗,共计 32 颗。临床上,为了记录牙的位置,常以被检查者的方位为准,以 "+" 记号划分成 4 区,并以罗马数字 I~V 标示乳牙,用阿拉伯数字 1~8 标示恒牙,如 "Ⅴ|" 则表示右下颌第二乳磨牙,"|6" 表示左上颌第一磨牙。

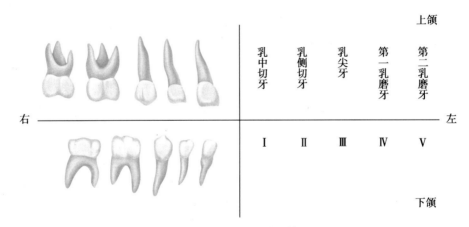

图 11-2　乳牙的名称及符号

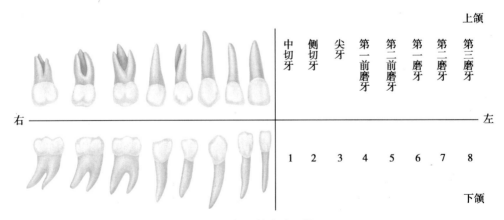

图 11-3　恒牙的名称及符号

(二) 牙的形态

牙的形状和大小虽然各不相同,但其基本形态是相同的。即每个牙均可分为牙冠(crown of tooth)、牙根(root of tooth)和牙颈(neck of tooth)3 部分(图 11-4)。牙冠是露出于牙龈以外的部分;牙根是嵌入牙槽内的部分;牙颈是牙冠与牙根之间的部分,被牙龈所包绕。牙冠和牙颈内部的腔隙称牙冠腔（pulp chamber）。牙根内的细管称牙根管（root canal），此管开口于牙根尖端的牙根尖孔（apical foramen）。牙的血管和神经通过牙根尖孔和牙根管进入牙冠腔。牙根管与牙冠腔合称牙腔（dental cavity）或牙髓腔（pulp cavity），其内容纳牙髓。

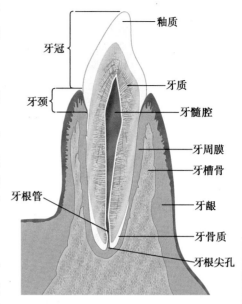

图 11-4　下颌切牙（矢状切面）

（三）牙组织

牙由牙质（dentine）、釉质（enamel）、牙骨质（cement）和牙髓（dental pulp）组成。牙质构成牙的大部分，呈淡黄色，硬度仅次于釉质，却大于牙骨质。在牙冠部的牙质外面覆有釉质，为人体内最坚硬的组织。在牙根及牙颈的牙质外面包有牙骨质，其结构与骨组织类似。牙髓位于牙腔内，由结缔组织、神经和血管共同组成（图 11-4）。由于牙髓内含有丰富的感觉神经末梢，所以牙髓发炎时可引起剧烈的疼痛。

（四）牙周组织

牙周组织包括牙周膜（periodontal membrane）、牙槽骨（alveolar bone）和牙龈（gingiva）3 部分，对牙起保护、固定和支持作用。牙周膜是介于牙槽骨与牙根之间的致密结缔组织膜，具有固定牙根和缓解咀嚼时所产生压力的作用。牙龈是口腔黏膜的一部分，紧贴于牙颈周围及邻近的牙槽骨上，因缺少黏膜下层，直接与骨膜紧密相连，故牙龈不能移动（图 11-4）。

五、舌

舌（tongue）是位于口腔底的肌性器官，由骨骼肌交织而成，表面被覆黏膜，有协助咀嚼、吞咽、感受味觉和发音等功能。

（一）舌的形态

舌分舌体（body of tongue）和舌根（root of tongue）2 部分，二者在舌背以向前开放的 V 形的界沟（sulcus limitans）为界。界沟的尖端处有一小凹称舌盲孔（foramen cecum of tongue），是胚胎时期甲状舌管的遗迹。舌体占舌的前 2/3，为界沟之前可游离活动的部分，其前端为舌尖（apex of tongue）。舌根占舌的后 1/3，以舌肌固定于舌骨和下颌骨等处（图 11-5）。

（二）舌黏膜

舌体背面黏膜呈淡红色，其表面可见许多小突起，称为舌乳头（papilla of tougue）。舌乳头分为丝状乳头（filiform papilla）、菌状乳头（fungiform papilla）、叶状乳头（foliate papilla）和轮廓乳头（vallate papilla）4 种。丝状乳头数目最多，遍布于舌背前 2/3；菌状乳头散在于丝状乳头之间，多见于舌尖和舌侧缘；叶状乳头位于舌侧缘的后部，腭舌弓的前方，每侧为 4~8 条并列的叶片形黏膜皱襞，小儿较清楚；轮廓乳头体积最大，排列于界沟前方。轮廓乳头、菌状乳头、叶状乳头以及软腭、会厌等处的黏膜上皮中含有味蕾，为味觉感受器，具有感受酸、甜、苦、咸等味觉功能。由于丝状乳头中无味蕾，故无味觉的功能。舌根背面黏膜表面，可见由淋巴组织组成的大小不等的丘状隆起，称舌扁桃体（lingual tonsil）（图 11-5）。舌下面黏膜在舌的正中线上，形成一黏膜皱襞，向下连于口腔底前部称舌系带（frenulum of tongue）。在舌系带根部的两侧各有一小黏膜隆起称舌下阜（sublingual caruncle），其上有下颌下腺管和舌下腺大管的开口。由舌下阜向口底后外侧延续的带状黏膜皱襞称舌下襞（sublingual fold），其深面藏有舌下腺。舌下腺小管开口于舌下襞表面（图 11-6）。

（三）舌肌

舌肌为骨骼肌，分舌内肌（intrinsic lingual muscle）和舌外肌（extrinsic lingual muscle）。舌内肌的

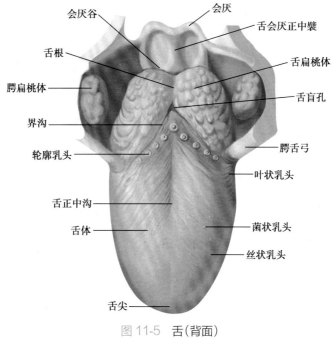

图 11-5　舌(背面)

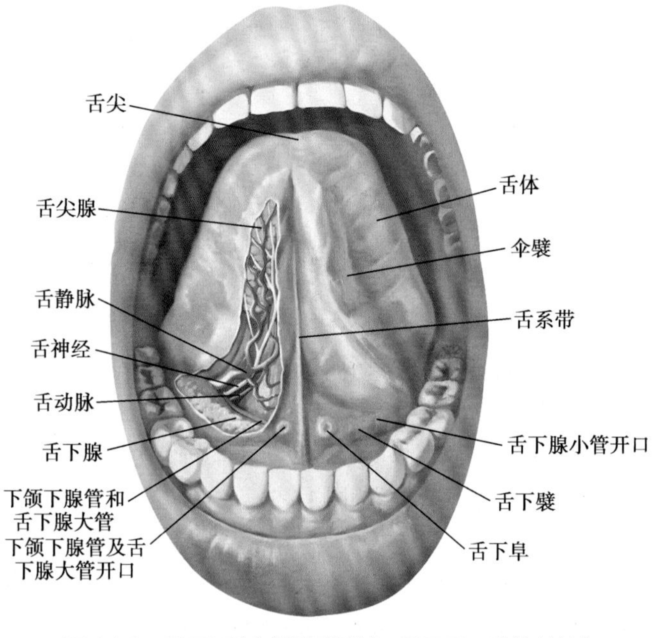

图 11-6　舌下面(右侧黏膜剥离,显示舌下腺等结构)

起、止点均在舌内,有纵肌、横肌和垂直肌,收缩时可改变舌的形态。舌外肌起于舌周围各骨,止于舌内,有颏舌肌、舌骨舌肌和茎突舌肌等,收缩时可改变舌的位置。其中,以颏舌肌(genioglossus)在临床上较为重要,起自下颌体后面的颏棘,止于舌正中线两侧。两侧颏舌肌同时收缩,拉舌向前下方,即伸舌;单侧收缩可使舌尖伸向对侧。如一侧颏舌肌瘫痪,令患者伸舌时,舌尖偏向瘫痪侧。

六、唾液腺

唾液腺(salivary gland)位于口腔周围,分泌的唾液经导管排入口腔。唾液腺分大、小两类。小唾液腺(minor salivary gland)位于口腔各部黏膜内,属黏液腺,如唇腺、颊腺和舌腺等。大唾液腺(major salivary gland)有 3 对(图 11-7)。

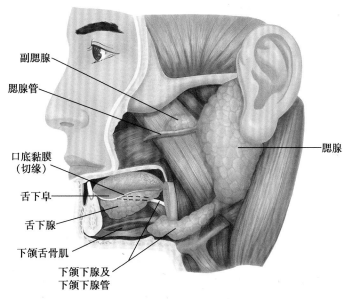

副腮腺

腮腺管

口底黏膜
（切缘）

舌下阜

舌下腺

下颌舌骨肌

下颌下腺及
下颌下腺管

腮腺

图 11-7　大唾液腺

（一）腮腺

腮腺（parotid gland）最大，分为浅部和深部。浅部略呈三角形，上达颧弓，下至下颌角，前至咬肌后 1/3 的浅面，后续腺的深部。深部伸入下颌支与胸锁乳突肌之间的下颌后窝内。腮腺管（parotid duct）自腮腺浅部前缘发出，于颧弓下一横指处向前横越咬肌表面，至咬肌前缘处弯向内侧，开口于平对上颌第二磨牙牙冠处颊黏膜上的腮腺管乳头。

（二）下颌下腺

下颌下腺（submandibular gland）呈扁椭圆形。位于下颌体下缘及二腹肌前、后腹所围成的下颌下三角内，其导管自腺的内侧面发出，沿口腔底黏膜深面前行，开口于舌下阜。

（三）舌下腺

舌下腺（sublingual gland）位于口腔底舌下襞的深面。舌下腺导管有大、小 2 种，大管有 1 条，与下颌下腺管共同开口于舌下阜，小管有 5~15 条，直接开口于舌下襞黏膜表面。

第二节　咽

一、咽的位置和形态

咽（pharynx）是消化管上端扩大的部分，是消化管与呼吸道的共同通道。咽呈上宽下窄、前后略扁的漏斗形肌性管道，长约 12cm。咽位于第 1~6 颈椎前方，上端附着于颅底，下端约在第 6 颈椎下缘或环状软骨的高度移行于食管。咽的前壁不完整，自上向下有通向鼻腔、口腔和喉腔的开口（图 11-8）。

二、咽的分部

咽以腭帆游离缘和会厌上缘平面为界，分为鼻咽、口咽和喉咽 3 部。其中，口咽和喉咽两部分是消化管与呼吸道的共同通道。

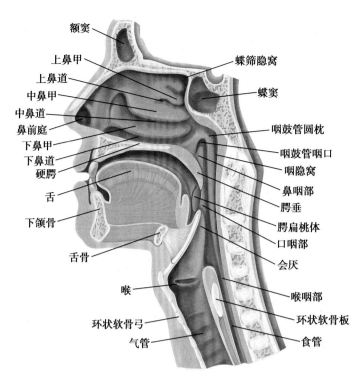

额窦
上鼻甲
上鼻道
中鼻甲
中鼻道
鼻前庭
下鼻甲
下鼻道
硬腭
舌
下颌骨
舌骨
喉
环状软骨弓
气管

蝶筛隐窝
蝶窦
咽鼓管圆枕
咽鼓管咽口
咽隐窝
鼻咽部
腭垂
腭扁桃体
口咽部
会厌
喉咽部
环状软骨板
食管

图 11-8　头颈部正中矢状切面

(一) 鼻咽

鼻咽(nasopharynx)位于鼻腔后方,上达颅底,下至腭帆游离缘平面续口咽,向前经鼻后孔通鼻腔(图 11-8)。鼻咽的两侧壁上,于下鼻甲后方约 1cm 处各有一咽鼓管咽口(pharyngeal opening of auditory tube),咽腔经此口通过咽鼓管与中耳的鼓室相通。咽部感染时,细菌可经咽鼓管波及中耳,引起中耳炎。由于小儿的咽鼓管较短而宽,且略呈水平位,故儿童患急性中耳炎远较成人为多。咽鼓管咽口前、上、后方的弧形隆起称咽鼓管圆枕(tubal torus),它是寻找咽鼓管咽口的标志。咽鼓管圆枕后方与咽后壁之间的纵行深窝称咽隐窝(pharyngeal recess),是鼻咽癌的好发部位。位于咽鼓管咽口周围至软腭之间的许多颗粒状淋巴组织,称咽鼓管扁桃体(tubal tonsil)。鼻咽上壁后部的黏膜内有丰富的淋巴组织称咽扁桃体(pharyngeal tonsil),幼儿时期较发达,6~7 岁时开始萎缩,约至 10 岁以后完全退化。

(二) 口咽

口咽(oropharynx)位于腭帆游离缘与会厌上缘平面之间,向前经咽峡与口腔相通,上续鼻咽部,下通喉咽部。口咽的前壁有一呈矢状位的黏膜皱襞称舌会厌正中襞(median glossoepiglottic fold),连于舌根后部正中与会厌之间。舌会厌正中襞两侧的深窝称会厌谷(epiglottic vallecula),为异物易停留处(图 11-6)。腭扁桃体(palatine tonsil)位于口咽侧壁的扁桃体窝内,具有防御功能。咽后上方的咽扁桃体、咽两侧壁的咽鼓管扁桃体、腭扁桃体和舌根处的舌扁桃体,共同构成咽淋巴环,对消化道和呼吸道具有防御功能。

(三) 喉咽

喉咽(laryngopharynx)是咽的最下部,上起自会厌上缘平面,下至第 6 颈椎体下缘平面与食管相续。喉咽的前壁上份有喉口通入喉腔。在喉口的两侧各有一深窝称梨状隐窝(piriform recess),常为异物滞留之处(图 11-9)。

(四) 咽壁肌

咽肌为骨骼肌,包括咽缩肌和咽提肌。咽缩肌包括上、中、下 3 部,呈叠瓦状排列。当吞咽时,各咽缩肌自上而下依次收缩,即将食团推向食管。咽提肌位于咽缩肌深部,肌纤维纵行,起自茎突(茎突咽肌)、咽鼓管软骨(咽鼓管咽肌)及腭骨(腭咽肌),止于咽壁及甲状软骨上缘。咽提肌收缩时,上提咽和喉,舌根后压,会厌封闭喉口,食团越过会厌,经喉咽进入食管(图 11-9、图 11-10)。

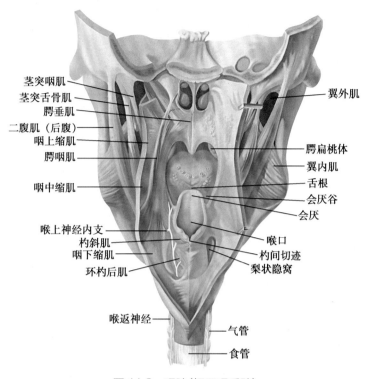

图 11-9　咽腔(切开咽后壁)

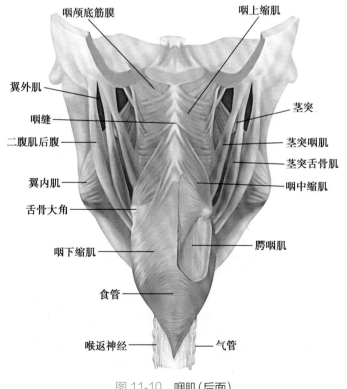

图 11-10　咽肌(后面)

第三节 食 管

一、食管的位置和分部

食管(esophagus)是一前后扁平的肌性管状器官,是消化管各部中最狭窄的部分,长约25cm。食管上端在第6颈椎体下缘平面与咽相接,下端约平第11胸椎体高度,与胃的贲门连接。食管可分为颈部、胸部和腹部(图11-11)。颈部长约5cm,自食管起始端至平对胸骨颈静脉切迹平面。胸部长18~20cm,位于胸骨颈静脉切迹平面至膈的食管裂孔之间。腹部仅1~2cm,自食管裂孔至贲门。

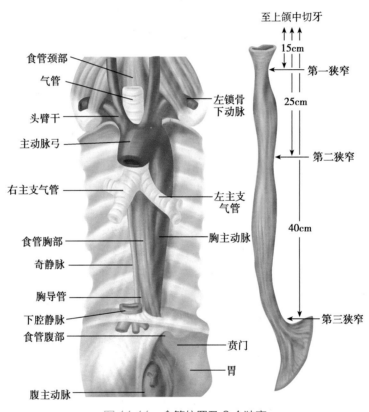

图 11-11　食管位置及 3 个狭窄

二、食管的狭窄部

在形态上,食管最重要的特点是有3处生理性狭窄。第1狭窄为食管的起始处,相当于第6颈椎体下缘水平,距中切牙约15cm;第2狭窄为食管在左主支气管的后方与其交叉处,相当于第4、5胸椎体之间水平,距中切牙约25cm;第3狭窄为食管通过膈的食管裂孔处,相当于第10胸椎水平,距中切牙约40cm。上述狭窄部是食管异物易滞留和食管癌的好发部位(图11-11)。

第四节 胃

胃（stomach）是消化管各部中最膨大的部分，上连食管，下续十二指肠。成人胃容量约1 500ml。胃除有受纳食物和分泌胃液的作用外，还有内分泌功能。

一、胃的形态和分部

胃的形态可受体位、体型、年龄、性别和胃的充盈状态等多种因素的影响。胃在完全空虚时略呈管状，高度充盈时可呈球囊形。

胃分前、后壁，大、小弯，入、出口（图11-12）。胃前壁朝向前上方，后壁朝向后下方。胃小弯（lesser curvature of stomach）凹向右上方，其最低点弯度明显折转处称角切迹（angular incisure）。胃大弯（greater curvature of stomach）大部分凸向左下方。胃的近端与食管连接处是胃的入口，称贲门（cardia）。贲门的左侧，食管末端左缘与胃底所形成的锐角称贲门切迹（cardiac incisure）。胃的远端接续十二指肠处，是胃的出口，称幽门（pylorus）。在幽门表面有一缩窄的环行沟，幽门前静脉常横过幽门前方，是胃手术时确定幽门的标志。

通常将胃分为4部：贲门附近的部分称贲门部（cardiac part），界域不明显；贲门平面以上，向左上方膨出的部分为胃底（fundus of stomach），临床上有时称胃穹窿（fornix of stomach）；自胃底向下至角切迹处的中间部分称胃体（body of stomach）；胃体下界与幽门之间的部分称幽门部（pyloric part），临床上也称胃窦。幽门部的大弯侧有一不甚明显的浅沟称中间沟，将幽门部分为右侧的幽门管（pyloric canal）和左侧的幽门窦（pyloric antrum）。幽门窦通常位于胃的最低部，胃溃疡和胃癌多发生于胃的幽门窦近胃小弯处（图11-12、图11-13）。

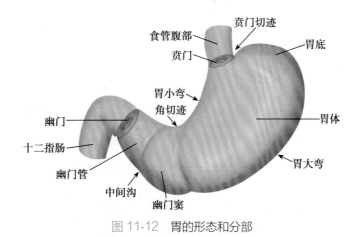

图11-12 胃的形态和分部

二、胃的位置

胃的位置常因体型、体位和充盈程度不同而有较大变化。通常，胃在中等程度充盈时，大部分位于左季肋区，小部分位于腹上区。胃前壁右侧部与肝左叶和方叶相邻，左侧部与膈相邻，被左肋弓掩盖。在剑突的下方,部分胃前壁直接与腹前壁相贴,是临床上进行胃触诊的部位。胃后壁与胰、横结肠、左肾上部和左肾上腺相邻,胃底与膈和脾相邻。胃的贲门和幽门的位置比较固定,贲门位于第11胸椎体左侧,幽门约在第1腰椎体右侧。胃大弯的位置较低,其最低点一般在脐平面。

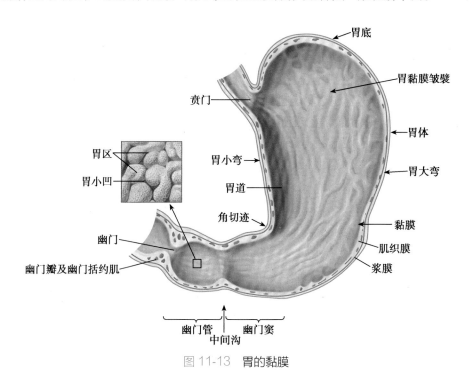

图 11-13　胃的黏膜

三、胃壁的结构

胃壁分黏膜、黏膜下层、肌层和浆膜4层。黏膜层柔软,血供丰富,胃空虚时形成许多皱襞,充盈时变平坦。在幽门处的黏膜形成环形的皱襞称幽门瓣(pyloric valve)(图11-13)。黏膜下层由疏松结缔组织构成,内有丰富的血管、淋巴管和神经丛,当胃扩张和蠕动时起缓冲作用。肌层较厚,由外纵、中环、内斜的3层平滑肌构成(图11-14)。环行肌环绕于胃的全部,在幽门瓣的深面较厚称幽门括约肌(pyloric sphincter),与幽门瓣一起有延缓胃内容物排空和防止肠内容物反流至胃的作用。胃的外膜层为浆膜。临床上常将胃壁的4层一起称为全层,将肌层和浆膜两层合称为浆肌层。

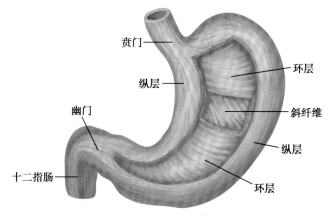

图 11-14　胃壁的肌层

第五节 小 肠

小肠(small intestine)是消化管中最长的一段,在成人长 5~7m。上端起于胃幽门,下端接续盲肠,分为十二指肠、空肠和回肠 3 部。

一、十二指肠

十二指肠(duodenum)介于胃与空肠之间,由于相当于十二个手指并列横向的长度而得名,全长约 25cm。十二指肠整体上呈 C 形,包绕胰头(图 11-15),可分上部、降部、水平部和升部。

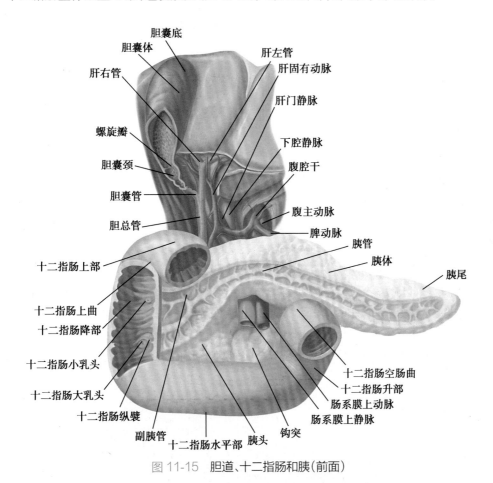

图 11-15 胆道、十二指肠和胰(前面)

(一)上部

上部(superior part)长约 5cm,起自胃的幽门,水平行向右后方,至肝门下方、胆囊颈的后下方,急转向下,移行为降部。上部与降部转折处形成的弯曲称十二指肠上曲(superior duodenal flexure)。十二指肠上部近侧与幽门相连接的一段肠管,由于其肠壁薄,管径大,黏膜面光滑平坦,无环状襞,故临床常称此段为十二指肠球(duodenal bulb of duodenum),是十二指肠溃疡及穿孔的好发部位。

(二) 降部

降部(descending part)长 7~8cm,起自十二指肠上曲,垂直下行于第 1~3 腰椎体和胰头的右侧,至第 3 腰椎体右侧下端,弯向左行,移行为水平部,转折处的弯曲称十二指肠下曲(inferior duodenal flexure)。降部的黏膜形成发达的环状襞,其中份后内侧壁上有一纵行的皱襞称十二指肠纵襞(longitudinal fold of duodenum),其下端的圆形隆起称十二指肠大乳头(major duodenal papilla),为肝胰壶腹的开口处。在大乳头上方 1~2cm 处,有时可见到十二指肠小乳头(minor duodenal papilla),是副胰管的开口处(图 11-15)。

(三) 水平部

水平部(horizontal part)又称下部,长约 10cm,起自十二指肠下曲,横过下腔静脉和第 3 腰椎体的前方,至腹主动脉前方、第 3 腰椎体左前方,移行于升部。肠系膜上动、静脉紧贴此部前面下行,在某些情况下,肠系膜上动脉可压迫该部引起十二指肠梗阻。

(四) 升部

升部(ascending part)仅 2~3cm,自水平部末端起始,斜向左上方,至第 2 腰椎体左侧转向下,移行为空肠。十二指肠与空肠间转折处形成的弯曲称十二指肠空肠曲(duodenojejunal flexure)。十二指肠空肠曲的上后壁被一束由肌纤维和结缔组织构成的十二指肠悬肌(suspensory muscle of duodenum)固定于右膈脚上。十二指肠悬肌和包绕其下段表面的腹膜皱襞共同构成十二指肠悬韧带(suspensory ligament of duodenum),又称屈氏韧带(ligament of Treitz)。在腹部外科手术中,屈氏韧带可作为确定空肠起始的重要标志。

二、空肠与回肠

空肠(jejunum)和回肠(ileum)上端起自十二指肠空肠曲,下端接续盲肠。空肠和回肠一起被肠系膜悬系于腹后壁,合称为系膜小肠,有系膜附着的边缘称系膜缘,其相对缘称对系膜缘或游离缘。

空肠和回肠的形态结构不完全一致,但变化是逐渐发生的,故两者间无明显界限。一般是将系膜小肠的近侧 2/5 称空肠,远侧 3/5 称回肠。从位置上看,空肠常位于左腰区和脐区;回肠多位于脐区、右腹股沟区和盆腔内。从外观上看,空肠管径较大,管壁较厚,血管较多;而回肠管径较小,管壁较薄,血管较少。肠系膜内血管的分布也有区别,空肠的动脉弓级数较少(有 1~2 级),直血管较长;而回肠的动脉弓级数较多(可达 4~5 级),直血管较短(图 11-16)。从组织结构上看,空、回肠都具有消化管典型的 4 层结构。在黏膜固有层和黏膜下组织内含有两种淋巴滤泡即孤立淋巴滤泡(solitary lymphatic follicle)和集合淋巴滤泡(aggregated lymphatic follicle),前者散在于空肠和回肠的黏膜内,后者多见于回肠下部(图 11-16)。肠伤寒的病变发生于集合淋巴滤泡,可并发肠穿孔或肠出血。

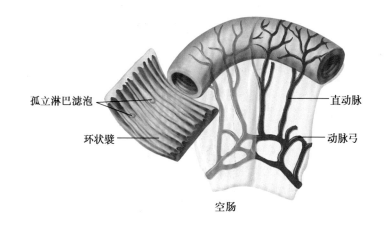

孤立淋巴滤泡　　　　　　　直动脉

环状襞　　　　　　　动脉弓

空肠

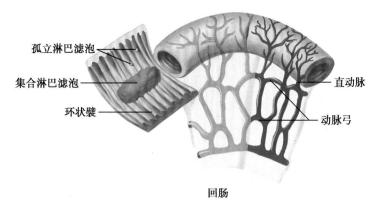

回肠

图 11-16 空肠与回肠

此外,约 2% 的成人在距回肠末端 0.3~1m 范围的回肠对系膜缘上,有长 2~5cm 的囊状突起,自肠壁向外突出,称 Meckel 憩室。Meckel 憩室易发炎或合并溃疡穿孔,因其位置靠近阑尾,故症状与阑尾炎相似。

第六节 大 肠

大肠(large intestine)是消化管的下段,全长 1.5m,全程围绕于空肠、回肠的周围,可分为盲肠、阑尾、结肠、直肠和肛管 5 部分(见图 3-11)。大肠的主要功能为吸收水分、维生素和无机盐,并将食物残渣形成粪便,排出体外。

盲肠和结肠具有 3 种特征性结构,即结肠带、结肠袋和肠脂垂(图 11-17)。结肠带(colic band)由肠壁的纵行肌增厚所形成,沿大肠的纵轴平行排列,分为独立带、网膜带和系膜带 3 条,均汇集于阑尾根部。结肠袋(haustrum of colon)是肠壁由横沟隔开向外膨出的囊状突起。肠脂垂(epiploic appendice)是沿结肠带两侧分布的许多小突起,由浆膜及其所包含的脂肪组织形成。在腹部手术中,鉴别大、小肠主要依据大肠的上述 3 个特征。

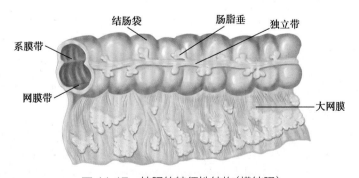

图 11-17 结肠的特征性结构(横结肠)

一、盲肠

盲肠(cecum)是大肠的起始部,长 6~8cm,其下端为盲端,上续升结肠,左侧与回肠相连接。盲肠主要位于右髂窝内。回肠末端向盲肠的开口,称回盲口(ileocecal orifice)。此处肠壁内的环行肌增厚,并覆以黏膜而形成上、下两片半月形的皱襞,称回盲瓣(ileocecal valve),此瓣的作用为阻止小肠内容物过快地流入大肠,以便食物在小肠内充分消化吸收,并可防止盲肠内容物逆流回小肠。在回盲口下方约 2cm 处,有阑尾的开口(图 11-18)。

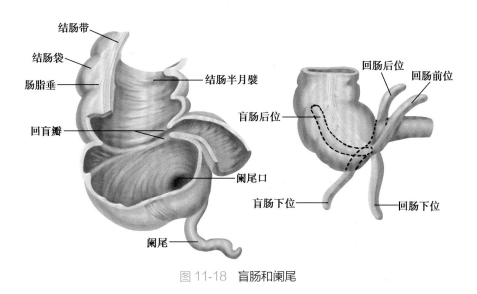

图 11-18　盲肠和阑尾

二、阑尾

阑尾(vermiform appendix)是从盲肠下端后内侧壁向外延伸的一条细管状器官,因外形酷似蚯蚓,故又称蚓突,一般长 5~7cm。阑尾根部较固定,多数在回盲口的后下方约 2cm 处开口于盲肠,此口为阑尾口。阑尾口的下缘有一条半月形黏膜皱襞称阑尾瓣,该瓣有防止粪块或异物坠入阑尾腔的作用。阑尾尖端为游离盲端,移动性大,所以阑尾位置不固定。通常阑尾与盲肠一起位于右髂窝内,少数情况可随盲肠位置变化而出现异位阑尾。阑尾在右髂窝内,与回盲部的位置关系有多种,即可在回肠下、盲肠后、盲肠下、回肠前及回肠后位等(图 11-18)。阑尾位置变化较多,手术中有时寻找困难,由于 3 条结肠带均在阑尾根部集中,故沿结肠带向下追踪,是寻找阑尾的可靠方法。阑尾根部的体表投影点,通常在右髂前上棘与脐连线的中、外 1/3 交点处,该点称 McBurney 点。有时也以 Lanz 点表示,即左、右髂前上棘连线的右、中 1/3 交点处。

三、结肠

结肠(colon)是介于盲肠与直肠之间的一段大肠,整体呈 M 形,包绕于空、回肠周围。结肠分为升结肠、横结肠、降结肠和乙状结肠 4 部分(图 11-19)。

（一）升结肠

升结肠(ascending colon)长约 15cm,在右髂窝处,起自盲肠上端,沿腰方肌和右肾前面上升至肝右叶下方,转折向左前下方移行于横结肠,转折处的弯曲称结肠右曲(right colic flexure)(或称肝曲)。

（二）横结肠

横结肠(transverse colon)长约 50cm,起自结肠右曲,先行向左前下方,后略转向左后上方,形成一略向下垂的弓形弯曲,至左季肋区,在脾脏面下份处,折转成结肠左曲(left colic flexure)(或称脾曲),向下续于降结肠。

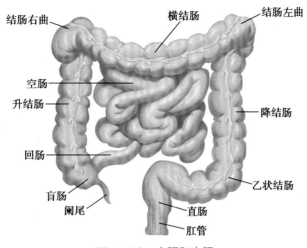

图 11-19　小肠和大肠

（三）降结肠

降结肠（descending colon）长约 25cm，起自结肠左曲，沿左肾外侧缘和腰方肌前面下降，至左髂嵴处续于乙状结肠。

（四）乙状结肠

乙状结肠（sigmoid colon）长约 40cm，在左髂嵴处起自降结肠，沿左髂窝转入盆腔内，全长呈乙字形弯曲，至第 3 骶椎平面续于直肠。

四、直肠

直肠（rectum）是消化管位于盆腔下部的一段，全长 10~14cm。直肠在第 3 骶椎前方起自乙状结肠，沿骶、尾骨前面下行，穿过盆膈移行于肛管。直肠并不直，在矢状面上形成两个弯曲：直肠骶曲（sacral flexure of rectum）是直肠上段沿着骶尾骨的盆面下降，形成一个突向后方的弓形弯曲，距肛门7~9cm；直肠会阴曲（perineal flexure of rectum）是直肠末段绕过尾骨尖，转向后下方，形成一个突向前方的弓形弯曲，距肛门 3~5cm。在冠状面上也有 3 个突向侧方的弯曲，但不恒定，一般中间较大的一个凸向左侧，上、下两个凸向右侧（图 11-20）。当临床进行直肠镜、乙状结肠镜检查时，应注意这些弯曲部位，以免损伤肠壁。

直肠上端与乙状结肠交接处管径较细，向下肠腔显著膨大，称直肠壶腹（ampulla of rectum）。直肠内面有 3 个直肠横襞（Houston 瓣），由黏膜及环行肌构成，具有阻挡粪便下移的作用。最上方的直肠横襞接近直肠与乙状结肠交界处，位于直肠左侧壁上，距肛门约 11cm；中间的直肠横襞大而明显，位置恒定，通常位于直肠壶腹稍上方的直肠右前壁上，距肛门约 7cm。最下方的直肠横襞位置不恒定，一般多位于直肠左侧壁上，距肛门约 5cm（图 11-21）。

五、肛管

肛管（anal canal）长约 4cm，上界为直肠穿过盆膈的平面，下界为肛门。肛管被肛门括约肌所包绕，平时处于收缩状态，有控制排便的作用。

肛管内面有 6~10 条纵行的黏膜皱襞，称肛柱（anal column）。各肛柱下端彼此借半月形黏膜皱襞相连，此襞称肛瓣（anal valve）。每一肛瓣与其相邻的两个肛柱下端之间形成开口向上的隐窝称肛窦（anal sinus），肛窦内往往积存粪屑，感染后易引起肛窦炎。通常将各肛柱上端的连线称肛直肠线(anorectal line),即直肠与肛管的分界线;将连接各肛柱下端与各肛瓣边缘的锯齿状环行线称齿状线(dentate line)(图 11-21)。

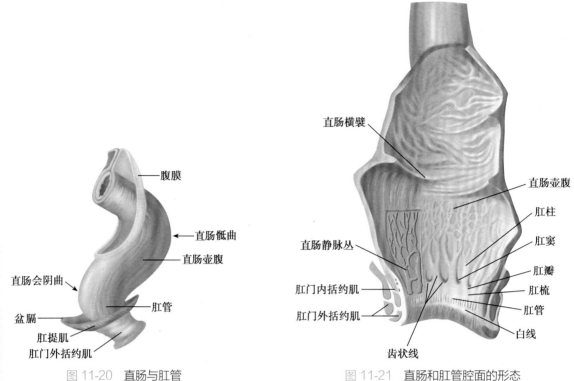

图 11-20　直肠与肛管　　　　　图 11-21　直肠和肛管腔面的形态

　　齿状线以上的肛管内表面为黏膜,由内胚层的泄殖腔演化而来。齿状线以下的肛管内表面为皮肤,由外胚层的原肛演化而来。此外,齿状线上、下部分的肠管在动脉来源、静脉回流、淋巴引流以及神经分布等方面都不相同,这在临床上具有很大的实际意义。

　　在齿状线下方有一宽约 1cm 的环状区域称肛梳(anal pecten)(或称痔环 haemorrhoidal ring),肛梳下缘有一不甚明显的环行线称白线(linea alba)(或称 Hilton 线),肛门(anus)是肛管的下口(图 11-21)。肛梳部的皮下组织和肛柱部的黏膜下层内含有丰富的静脉丛,有时可因某种病理原因而形成静脉曲张,向肛管腔内突起称为痔。发生在齿状线以上的痔称内痔,发生在齿状线以下的称外痔,也有跨越于齿状线上、下的称混合痔。由于神经分布的不同,所以内痔不疼,而外痔疼痛剧烈。

　　肛管周围有肛门内、外括约肌和肛提肌等。肛门内括约肌(sphincter ani internus)是由肠壁环行肌增厚形成的平滑肌;肛门外括约肌(sphincter ani externus)为骨骼肌,位于肛管平滑肌层之外,围绕整个肛管。肛门外括约肌受意识支配,有较强的控制排便功能。肛门外括约肌按其纤维所在部位,可分为皮下部(subcutaneous part)、浅部(superficial part)和深部(deep part)。浅部和深部是控制排便的重要肌束。肛门外括约肌的浅部和深部、直肠下份的纵行肌、肛门内括约肌以及肛提肌等,共同构成一围绕肛管的强大肌环称肛直肠环,此环对肛管起着极重要的括约作用,若手术损伤将导致大便失禁。

第七节　肝

　　肝(liver)是人体内最大的腺体,也是人体内最大的实质性器官。我国成年人肝的重量男性为

1 230~1 450g,女性为 1 100~1 300g,占体重的 1/50~1/40。肝的长(左右径)×宽(上下径)×厚(前后径)约为 258mm×152mm×58mm。肝的质地柔软而脆弱,易受外力冲击而破裂,从而引起腹腔内大出血。肝的功能极为复杂,它是机体新陈代谢最活跃的器官,不仅参与蛋白质、脂类、糖类和维生素等物质的合成、转化与分解,而且还参与激素、药物等物质的转化和解毒。

一、肝的形态

肝呈不规则的楔形,可分为上、下两面,前、后、左、右 4 缘。肝上面膨隆,与膈相接触,故又称膈面(diaphragmatic surface)(图 11-22)。膈面有矢状位的镰状韧带(falciform ligament)附着,借此将肝分为左、右两叶。肝左叶(left lobe of liver)小而薄,肝右叶(right lobe of liver)大而厚。冠状韧带(coronary ligament)呈冠状位,分前、后两层。肝膈面后部冠状韧带两层之间没有腹膜被覆的部分称裸区,裸区的左侧部分有一较宽的沟,称为腔静脉沟,内有下腔静脉通过。肝下面凹凸不平,邻接一些腹腔器官,又称脏面(图 11-23)。脏面中部有略呈 H 形的 3 条沟,其中间的横沟称肝门(porta hepatis),位于肝脏面正中,有肝左、右管,肝固有动脉左、右支,肝门静脉左、右支和肝的神经、淋巴管出入,又称第一肝门。出入肝门的这些结构被结缔组织包绕,构成肝蒂。左侧的纵沟较窄而深,沟的前部内有肝圆韧带通过,称肝圆韧带裂(fissure for ligamentum teres hepatis);后部容纳静脉韧带,称静脉韧带裂(fissure for ligamentum venosum)。肝圆韧带(ligamentum teres hepatis)由胎儿时期的脐静脉闭锁而成,经肝镰状韧带的游离缘内行至脐。静脉韧带(ligamentum venosum)由胎儿时期的静脉导管闭锁而成。右侧的纵沟较宽而浅,沟的前部为一浅窝,容纳胆囊,故称胆囊窝(fossa for gallbladder);后部为腔静脉沟(sulcus for vena cava),容纳下腔静脉。在腔静脉沟的上端处,有肝左、中间、右静脉出肝后立即注入下腔静脉,临床上常称此处为第二肝门(secondary porta of liver)。

在肝的脏面,借 H 形的沟、裂和窝将肝分为 4 个叶:肝左叶位于肝圆韧带裂与静脉韧带裂的左侧,即左纵沟的左侧;肝右叶位于胆囊窝与腔静脉沟的右侧,即右纵沟的右侧;方叶(quadrate lobe)位于肝门之前,肝圆韧带裂与胆囊窝之间;尾状叶(caudate lobe)位于肝门之后,静脉韧带裂与腔静脉沟之间。肝脏面的肝左叶与肝膈面的一致。肝脏面的肝右叶、方叶和尾状叶一起,相当于肝膈面的肝右叶。

肝的前缘是肝的脏面与膈面之间的分界线,薄而锐利。在胆囊窝处,肝前缘上有一胆囊切迹,胆囊底常在此处露出肝前缘;在肝圆韧带通过处,肝前缘有一肝圆韧带切迹(notch for ligamentum teres hepatis),或称脐切迹。肝后缘钝圆,朝向脊柱。肝的右缘是肝右叶的右下缘,亦钝圆。肝的左缘即肝左叶的左缘,薄而锐利(图 11-23)。

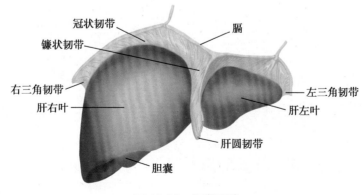

图 11-22　肝(膈面)

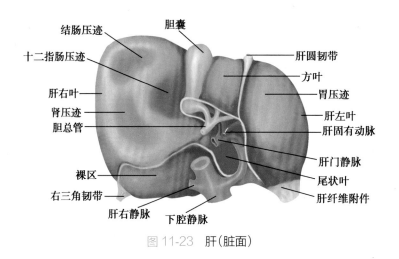

图 11-23　肝(脏面)

二、肝的位置

　　肝大部分位于右季肋区和腹上区,小部分位于左季肋区。肝的膈面前部分被肋所掩盖,仅在腹上区的左、右肋弓之间,有一小部分露出于剑突之下,直接与腹前壁相接触。当腹上区和右季肋区遭到暴力冲击或肋骨骨折时,肝可能被损伤而破裂。

　　肝上界与膈穹窿一致,可用 3 点的连线来表示:即右锁骨中线与第 5 肋的交点,前正中线与剑胸结合线的交点,左锁骨中线与第 5 肋间隙的交点。肝下界与肝前缘一致,右侧与右肋弓一致;中部位于剑突下约 3cm;左侧被肋弓掩盖。故在查体时,在右肋弓下不能触到肝。幼儿由于腹腔容积较小,肝下缘常低于右肋弓下 1.5~2cm,到 7 岁以后,在右肋弓下不能触到,若能触及时,则应考虑为病理性肝大。

三、肝的分叶与分段

　　肝按外形可分为肝左叶、肝右叶、方叶和尾状叶。肝内有 4 套管道,形成两个系统,即 Glisson 系统和肝静脉系统(图 11-24)。肝门静脉、肝固有动脉和肝管的各级分支在肝内的走行、分支和配布基本一致,并有 Glisson 囊包绕,共同组成 Glisson 系统。

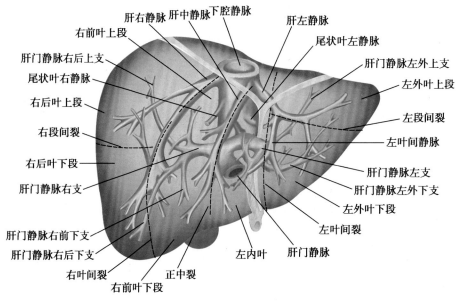

图 11-24　肝内管道与肝裂

按照 Couinaud 肝段划分法,可将肝分为左、右半肝,进一步再分成尾状叶、左外叶、左内叶、右前叶与右后叶 5 个叶和肝尾状叶(段Ⅰ)、左外叶上段(段Ⅱ)、左外叶下段(段Ⅲ)、左内叶(段Ⅳ)、右前叶下段(段Ⅴ)、右前叶上段(段Ⅷ)、右后叶下段(段Ⅵ)、右后叶上段(段Ⅶ)8 个段(表 11-2,图 11-25)。临床上可根据叶、段的区分对肝的疾病进行较为精确的定位诊断,也可施行肝叶或肝段切除,因此了解肝的分叶和分段具有重要的临床意义。

表 11-2　Couinaud 肝段

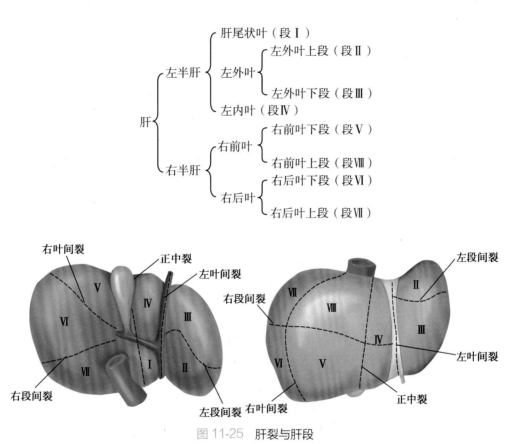

图 11-25　肝裂与肝段

四、肝外胆道系统

肝外胆道系统是指走出肝门之外的胆道系统,包括胆囊和输胆管道(肝左管、肝右管、肝总管和胆总管)。这些管道与肝内胆道一起,将肝分泌的胆汁输送到十二指肠腔(图 11-26)。

(一)胆囊

胆囊(gallbladder)为贮存和浓缩胆汁的囊状器官,呈长梨形,长 8~12cm,宽 3~5cm,容量 40~60ml。胆囊位于肝脏面的胆囊窝内,其上面借结缔组织与肝相连,下面覆以浆膜。胆囊分底、体、颈、管 4 部分(图 11-26),胆囊底(fundus of gallbladder)是胆囊突向前下方的盲端,常在肝前缘的胆囊切迹处露出。胆囊底的体表投影位于右锁骨中线与右肋弓交点附近。胆囊发炎时,该处可有压痛。胆囊体(body of gallbladder)是胆囊的主体部分,与底之间无明显界限。胆囊颈(neck of gallbladder)是胆囊体向后下延续并变细的部分,常以直角向左下弯行,移行于胆囊管。胆囊管(cystic duct)比胆囊颈稍细,长 3~4cm,直径 0.2~0.3cm,在肝十二指肠韧带内与其左侧的肝总管汇合,形成胆总管。胆囊管、肝总管和肝的脏面所围成的三角形区域称胆囊三角(或称 Calot 三角),三角内常有胆囊动脉通过,因此该三角是胆囊手术中寻找胆囊动脉的标志。

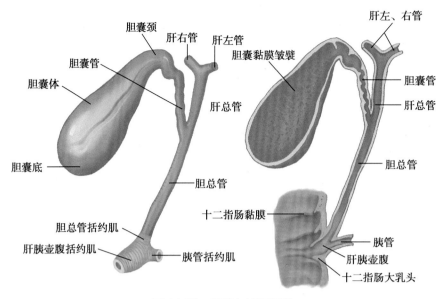

图 11-26　胆囊与输胆管道

（二）肝管与肝总管

肝左、右管分别由左、右半肝内的毛细胆管逐渐汇合而成，走出肝门之后汇合成肝总管。肝总管（common hepatic duct）长约 3cm，下行于肝十二指肠韧带内，并在韧带内与胆囊管以锐角汇合成胆总管（图 11-26、图 11-27）。

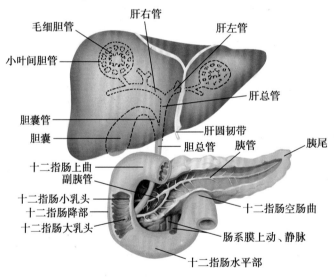

图 11-27　胆道、十二指肠和胰

（三）胆总管

胆总管（common bile duct）由肝总管和胆囊管汇合而成，长 4~8cm，直径 0.6~0.8cm，在肝十二指肠韧带内下行于肝固有动脉的右侧、肝门静脉的前方，向下经十二指肠上部的后方，降至胰头后方，再转向十二指肠降部中份，在此处的十二指肠后内侧壁内与胰管汇合，形成一略膨大的共同管道称肝胰壶腹（hepatopancreatic ampulla）（或称 Vater 壶腹），开口于十二指肠大乳头（图 11-26）。在肝胰壶腹周围有肝胰壶腹括约肌（sphincter of hepatopancreatic ampulla）包绕，在胆总管末段及胰管末段周围亦有少量平滑肌包绕，这 3 部分括约肌统称为 Oddi 括约肌（图 11-26）。Oddi 括约肌平时保持收缩状态，由肝分泌的胆汁经肝左管、肝右管、肝总管、胆囊管进入胆囊内贮存。进食后，尤其进高脂肪食物，在神经体液因素调节下,胆囊收缩,Oddi 括约肌舒张,使胆汁自胆囊内经胆囊管、胆总管、肝胰壶腹、十二指肠大乳头,排入十二指肠腔内(图 11-27)。

第八节 胰

胰(pancreas)是人体第二大消化腺,由外分泌部和内分泌部组成。

一、胰的位置

胰是一个狭长的腺体,质地柔软,长 17~20cm,宽 3~5cm,厚 1.5~2.5cm,重 82~117g。位于腹上区和左季肋区,横置于第 1~2 腰椎体前方,并紧贴于腹后壁。胰的上缘约平脐上 10cm,下缘约相当于脐上 5cm 处。其右端被十二指肠环抱,左端抵达脾门。由于胰的位置较深,前方有胃、横结肠和大网膜等遮盖,故胰病变时,在早期腹壁体征不明显,从而增加了诊断的困难性。

二、胰的分部

胰可分头、颈、体、尾 4 部分(图 11-28),各部之间无明显界限。

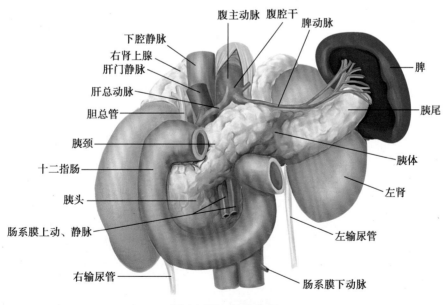

图 11-28　胰的分部

胰头(head of pancreas)为胰右端膨大部分,位于第 2 腰椎体的右前方,其上、下方和右侧被十二指肠包绕。在胰头下部有一向左后上方的钩突(uncinate process),将肝门静脉起始部和肠系膜上动、静脉夹在胰头与钩突之间。胰头肿大时,可压迫肝门静脉起始部,影响其血液回流,可出现腹水、脾大等症状。在胰头右后方与十二指肠降部之间常有胆总管经过,有时胆总管可部分或全部被胰头实质所包埋。当胰头肿大压迫胆总管时可影响胆汁排出,发生阻塞性黄疸。

胰颈（neck of pancreas）是位于胰头与胰体之间狭窄扁薄部分，长 2~2.5cm。

胰体（body of pancreas）位于胰颈与胰尾之间，横位于第 1 腰椎体前方。胰体的前面隔网膜囊与胃相邻，故胃后壁癌肿或溃疡穿孔常与胰体粘连。

胰尾（tail of pancreas）较细，行向左上方至左季肋区，在脾门下方与脾的脏面相接触。因胰尾各面均包有腹膜，此点可作为与胰体分界的标志。

胰管（pancreatic duct）位于胰实质内，偏背侧，其走行与胰的长轴一致，从胰尾经胰体走向胰头，沿途接受许多小叶间导管，最后于十二指肠降部的后内侧壁内与胆总管汇合成肝胰壶腹，开口于十二指肠大乳头。在胰头上部常可见一小管，行于胰管上方，称副胰管（accessory pancreatic duct），开口于十二指肠小乳头（图 11-27）。

（李文春）

思考题

1. 试述咽的位置、分部及交通。

2. 试述食管的位置、分部及生理性狭窄。

3. 试述胃的形态、分部和位置。

4. 试述阑尾的位置、体表投影和手术时寻找阑尾的可靠方法。

5. 肝外胆道包括哪些？试述进食后胆汁的产生与排出途径。

第十二章

呼吸系统

呼吸系统（respiratory system）由呼吸道和肺组成（见图 3-10）。呼吸道包括鼻、咽、喉、气管和各级支气管，通常将鼻、咽、喉称上呼吸道，气管和各级支气管称下呼吸道。呼吸系统的主要功能是进行气体交换，即吸入氧，呼出二氧化碳。

第一节　鼻

鼻（nose）是呼吸道的起始部，也是嗅觉器官，由外鼻、鼻腔和鼻旁窦 3 部分组成。

一、外鼻

外鼻（external nose）位于面部中央，呈三棱锥体形，以鼻骨和软骨作支架，外被皮肤，内覆黏膜。外鼻上端位于两眼间的狭窄部分，称鼻根，中部称鼻背，下端称鼻尖。鼻尖两侧呈半圆形的隆起，称鼻翼，在呼吸困难时，可见鼻翼扇动。从鼻翼向外下方到口角的浅沟，称鼻唇沟。

二、鼻腔

鼻腔（nasal cavity）以骨和软骨为支架，内衬黏膜，被鼻中隔分为左、右两半。鼻中隔（nasal septum）由筛骨垂直板、犁骨、鼻中隔软骨及其表面的黏膜组成，是左、右鼻腔共同的内侧壁，垂直居正中者较少，常偏向一侧。鼻中隔前下部有一易出血区（Little 区），此区血管丰富且位置表浅，约 90% 的鼻出血发生于此区。

鼻腔向前经鼻孔通外界，向后经鼻后孔通鼻咽部。每侧鼻腔以鼻阈为界，分为鼻前庭和固有鼻腔（图 12-1）。

1. **鼻前庭**（nasal vestibule）　相当于鼻翼所围成的空间，其内衬以皮肤，生有鼻毛，有过滤灰尘和净化吸入空气等功能。鼻前庭皮肤富有皮脂腺和汗腺，是疖肿的好发部位。

2. **固有鼻腔**（proper nasal cavity）　是鼻腔的主体，由骨性和软骨性鼻腔覆以黏膜而成。其外侧壁自上而下有上、中、下 3 个突向鼻腔的鼻甲，分别称上鼻甲、中鼻甲和下鼻甲。各鼻甲下方的裂隙，分别称上鼻道、中鼻道和下鼻道。上鼻甲后上方与蝶骨体之间的凹陷，称蝶筛隐窝。下鼻道的前部有鼻泪管开口。鼻腔顶壁邻接颅前窝，当颅前窝（筛板）骨折时，脑脊液及血液可由鼻腔流出。

鼻黏膜按其生理功能分为嗅区与呼吸区。嗅区位于上鼻甲以及其相对应的鼻中隔黏膜，活体苍白或淡黄色，内含嗅细胞，司嗅觉功能。呼吸区范围较大，为黏膜覆盖除嗅区以外的部分，活体呈淡红色,内含丰富的静脉丛、鼻腺和纤毛,对吸入的空气有加温、湿润和净化等作用。

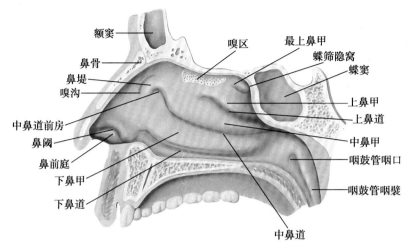

图 12-1　鼻腔外侧壁(右侧)

三、鼻旁窦

鼻旁窦(paranasal sinus)又称副鼻窦,由骨性鼻旁窦内衬黏膜而成,共 4 对,即上颌窦、蝶窦、筛窦和额窦(图 12-2、图 12-3)。鼻旁窦的黏膜有丰富的血管,能协助调节吸入空气的温、湿度,对发音起共鸣作用。

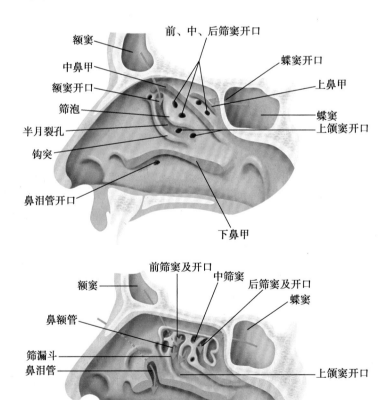

图 12-2　鼻旁窦开口(上、中、下鼻甲及筛骨迷路内侧壁切除)

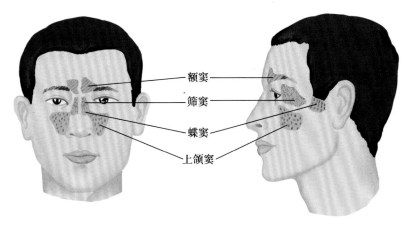

图 12-3 鼻旁窦体表投影

额窦位于额骨体内,眉弓深方。筛窦由筛骨迷路内的筛小房组成,又分前、中、后 3 群。上颌窦位于上颌骨体内。上颌窦、额窦和筛窦的前、中群开口于中鼻道;筛窦的后群开口于上鼻道。蝶窦位于蝶骨体内,被中隔分为左、右两腔,分别开口于同侧蝶筛隐窝。鼻旁窦黏膜与鼻腔黏膜连续,鼻腔炎症时可蔓延至鼻旁窦,引起鼻窦炎。上颌窦是鼻旁窦中最大的一对,因其开口高于窦底,窦口狭窄,故发炎时常引流不畅,易积脓。此外,上颌窦底邻近上颌磨牙牙根,此处骨质菲薄,牙根感染常波及上颌窦,引起牙源性上颌窦炎。

第二节 喉

喉(larynx)既是呼吸的管道,又是发音器官,主要由喉软骨和喉肌构成。喉位于颈前部中份,上连舌骨,下接气管。成人喉的位置平对第 3~6 颈椎高度,女性和小儿的位置较高。喉前方被皮肤、颈筋膜和舌骨下肌群所覆盖,后方紧邻喉咽部,两侧邻颈部大血管、神经和甲状腺侧叶等。喉可随吞咽和发音而上、下移动。

一、喉软骨

喉的软骨构成喉的支架,包括甲状软骨、环状软骨、会厌软骨和成对的杓状软骨。

1. **甲状软骨**(thyroid cartilage) 是最大的喉软骨,由左、右软骨板融合而成。两板前缘以直角(女性为钝角)相连形成前角。前角上端向前突出,称喉结(laryngeal prominence),成年男性尤为明显。板的后缘游离,向上、下的突起称上角和下角。上角借韧带与舌骨大角相连,下角与环状软骨构成环甲关节(图 12-4)。

2. **环状软骨**(cricoid cartilage) 位于甲状软骨的下方,向下连接气管。形似指环,其前部低窄,称环状软骨弓,平对第 6 颈椎;后部高阔,称环状软骨板。环状软骨是喉和气管中唯一完整的软骨环,可支撑呼吸道,保持其畅通,损伤后易引起喉狭窄(图 12-5)。

3. **会厌软骨**(epiglottic cartilage) 由弹性软骨构成,位于舌骨体后方,形似树叶,上宽下窄,上端游离,下端借韧带连于甲状软骨前角内面的上部。表面被覆黏膜构成会厌。会厌是喉口的活瓣,吞咽运动时,喉随咽上提并向前移动,会厌封闭喉口,以阻止食物、唾液误入喉腔并引导其进入喉咽部。

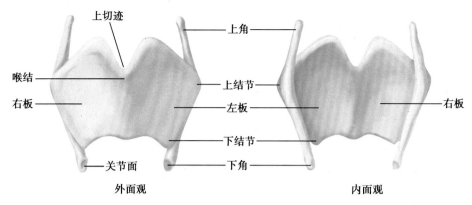

图 12-4 甲状软骨

4. 杓状软骨（arytenoid cartilage） 成对，形似三棱锥体状，可分 1 尖、1 底和 2 突。尖向上，底朝下与环状软骨板相关节。底向前方的突起，称声带突，有声韧带附着；向外侧的突起，称肌突，有喉肌附着（图 12-5）。

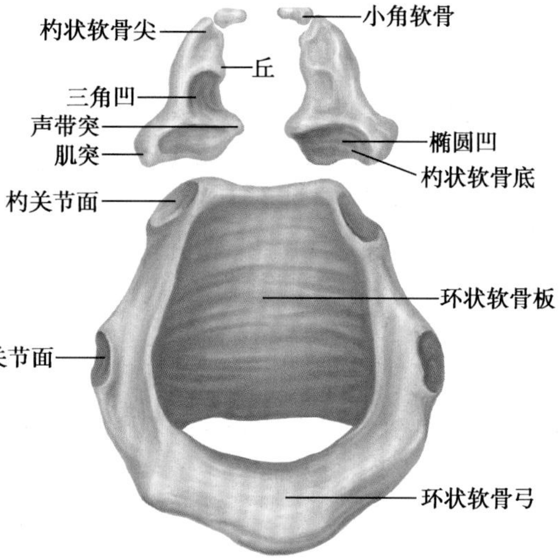

二、喉的连结

喉的连结包括喉软骨之间以及喉软骨与舌骨和气管间的连结（图 12-6、图 12-7）。

1. 甲状舌骨膜 是连于甲状软骨上缘与舌骨间的结缔组织膜。

2. 环甲关节（cricothyroid joint） 由甲状软骨下角与环状软骨侧方的关节面构成，属于联合关节。甲状软骨沿冠状轴作前倾和复位运动，使声带紧张或松弛。

图 12-5 环状软骨和杓状软骨（前面）

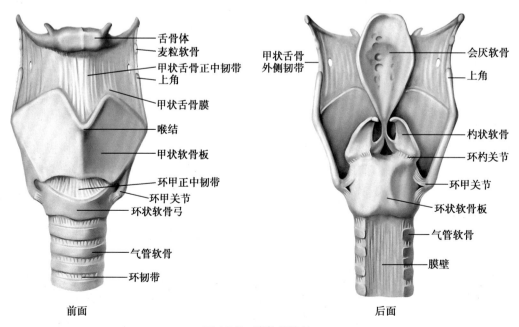

图 12-6 喉软骨连结

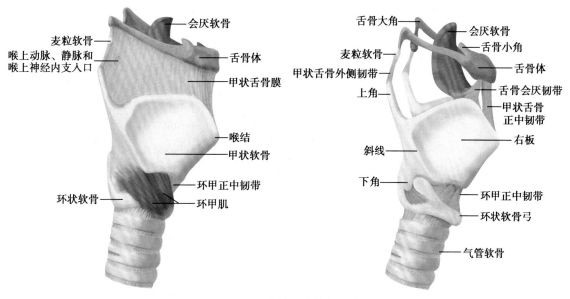

图 12-7　喉软骨连结(侧面)

3. **环构关节**(cricoarytenoid joint)　由杓状软骨底和环状软骨板上缘的关节面构成。杓状软骨沿垂直轴作旋转和滑动,使声门裂开大或缩小。

4. **弹性圆锥**(conus elasticus)　由弹性纤维组成的膜状结构,位于环状软骨弓上缘、甲状软骨前角后面和杓状软骨声带突之间,呈上窄下宽的圆锥状(图 12-8)。其上缘游离,紧张于甲状软骨前角后面与声带突之间,称声韧带(vocal ligament),是构成声襞的基础。弹性圆锥前部正中增厚的部分,称环甲正中韧带,当发生急性喉阻塞时可在此处进行穿刺或切开,建立暂时的呼吸通道。

三、喉肌

喉肌(muscle of larynx)属于骨骼肌,附着于喉软骨的表面。按功能可分为 2 群,一群作用于环甲关节,使声带紧张或松弛;另一群作用于环构关节,使声门裂开大或缩小(图 12-9~图 12-11)。喉肌可控制发音的强弱和调节音调的高低(表 12-1)。

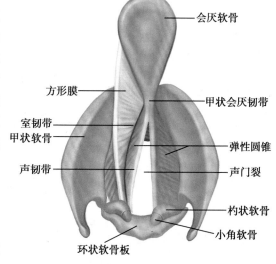

图 12-8　方形膜和弹性圆锥(上面)

表 12-1　喉肌的名称、起止和主要作用

名称	起止	主要作用
环甲肌	起于环状软骨弓前外侧面,止于甲状软骨下角和下缘	紧张声带
环杓后肌	起于环状软骨板后面,止于杓状软骨肌突	开大声门裂,紧张声带
环杓侧肌	起于环状软骨上缘和外面,止于杓状软骨肌突	声门裂变窄
甲杓肌	起于甲状软骨前角后面,止于杓状软骨外侧面	松弛声带,缩小声门裂
杓横肌	肌束横行连于两侧杓状软骨肌突和外侧缘	缩小喉口和喉前庭,紧张声带
杓斜肌	起于杓状软骨肌突,止于对侧杓状软骨尖	缩小喉口和声门裂
杓会厌肌	起于杓状软骨尖,止于会厌软骨及甲状会厌韧带	拉会厌向后下,关闭喉口

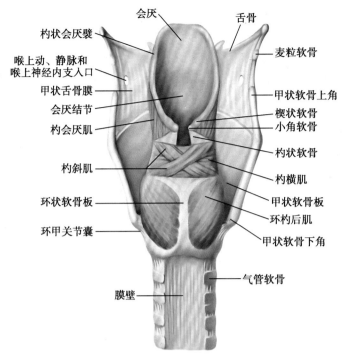

图 12-9　喉肌(后面)

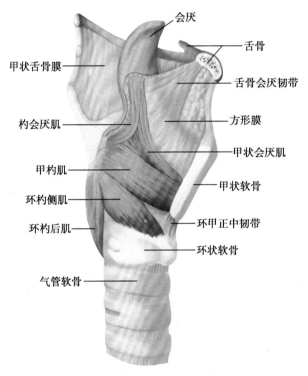

图 12-10　喉肌(侧面)

四、喉腔

　　喉腔(laryngeal cavity)是由喉软骨、韧带、纤维膜、喉肌和喉黏膜等共同围成的管腔。向上经喉口通喉咽部,向下通气管(图 12-12)。喉的入口称喉口,朝向后上方,由会厌上缘、杓状会厌襞和杓间切迹共同围成。

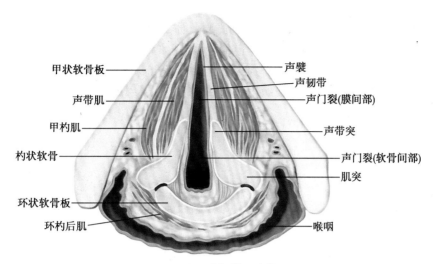

图 12-11 声韧带及声带肌

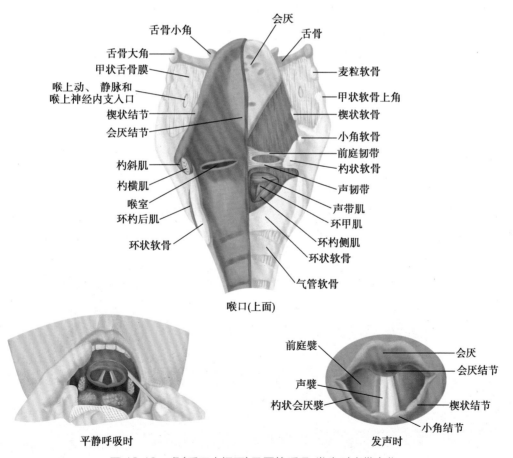

图 12-12 喉（后正中切开）及平静呼吸、发声时声带变化

在喉腔中部的侧壁上，有上、下两对呈矢状位的黏膜皱襞突入腔内。上方的 1 对称前庭襞（vestibular fold），活体呈粉红色，其间的裂隙称前庭裂（rima vestibule）。下方的 1 对称声襞（vocal fold），比前庭襞更为突向喉腔，在活体颜色较白，左、右声襞及杓状软骨底和声带突之间的裂隙，称声门裂（fissure of glottis），是喉腔最狭窄的部位。声门裂在两侧声襞之间的部分，称膜间部，在杓状软骨

底和声带突之间的部分称软骨间部。通常所称的声带（vocal cord）是由声襞及其襞内的声韧带和声带肌构成。

喉腔借前庭襞和声襞分为 3 部分。喉口至前庭襞平面之间的部分，称喉前庭（vestibule of larynx）。前庭襞平面至声襞平面间的部分是喉中间腔，其向两侧突出的梭形隐窝，称喉室（ventricle of larynx）。声襞平面至环状软骨下缘平面间的部分，称声门下腔（infraglottic cavity），向下通气管。声门下腔的黏膜下组织疏松，炎症时易引起喉水肿。婴幼儿喉腔窄小，水肿时易引起喉阻塞，造成呼吸困难。

第三节　气管和支气管

气管和支气管是连接喉与肺之间的管道，主要以 "C" 形的透明软骨为支架，以保持其开放状态。相邻软骨间借韧带连接。

一、气管

气管（trachea）位于喉与气管杈之间，上接环状软骨，经颈部正中下行入胸腔，在胸骨角平面（平对第 4 胸椎体下缘）分为左、右主支气管（图 12-13）。分叉处称气管杈（bifurcation of trachea），其内面形成向上凸的纵嵴，呈半月状，称气管隆嵴（carina of trachea），略偏向左侧，是气管镜检查的重要标志（图 12-14）。

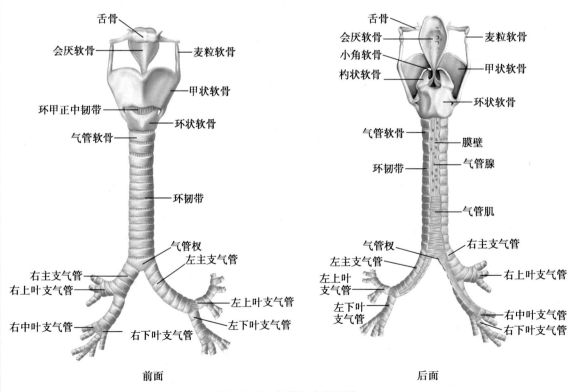

前面　　　　　　　　　　后面

图 12-13　气管与主支气管

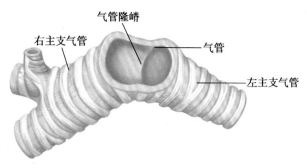

图 12-14 气管隆嵴

气管由 14~17 个"C"字形的气管软骨环以及连接各环之间的平滑肌和结缔组织构成,内面衬以黏膜。各气管软骨环后壁的缺口由平滑肌和结缔组织膜封闭,称膜壁。

根据行程,气管全长以胸廓上口为界可分为颈、胸两部。环状软骨可作为向下检查气管软骨环的标志。临床急性喉阻塞时,常在第 3~5 气管软骨环处行气管切开术。

二、支气管

支气管(bronchi)指由气管分出的各级分支,其中一级分支是左、右主支气管。

1. 右主支气管 短粗,较陡直,与气管中线延长线间呈 25°~30° 夹角,经右肺门入肺。因气管隆嵴偏左,右肺通气量较大等因素,气管异物易坠入右主支气管。

2. 左主支气管 细长,走行倾斜,与气管中线延长线间呈 40°~50° 夹角,经左肺门入肺。

第四节 肺

一、肺的形态

肺(lung)位于胸腔内,纵隔两侧及膈的上方,分为左肺和右肺。左肺因心偏左,较狭长;右肺因受肝位置的影响,宽而短。肺质软而轻,呈海绵状,富有弹性。幼儿肺呈淡红色,随着年龄增长,吸入空气中的尘埃沉积增多,肺的颜色逐渐变为灰暗或蓝黑色,并出现蓝黑色斑,吸烟者尤甚。肺内含空气,比重<1,浮水不沉。未经呼吸的肺,肺内不含空气,比重>1,入水则沉底。法医常用此特点来判断新生儿是否宫内死亡。

肺呈圆锥形,有 1 尖、1 底、2 面(肋面、纵隔面)和 3 缘(前缘、后缘、下缘)(图 12-15)。

肺尖(apex of lung)圆钝,经胸廓上口突至颈根部,超出锁骨内侧 1/3 段上方 2~3cm。肺底又称膈面,向上方凹陷,与膈穹窿一致。肋面贴近肋和肋间肌,圆凸而广阔。肺的内侧面朝向纵隔,亦称纵隔面。纵隔面的中部凹陷称肺门(hilum of lung),有主支气管、肺动脉、肺静脉、支气管血管、淋巴管和神经等进出。这些结构被结缔组织包绕,称肺根(root of lung)。肺根内诸结构的排列,自前向后依次为肺静脉、肺动脉和主支气管。自上而下,左肺根内依次为肺动脉、主支气管及肺静脉;右肺根内为上叶支气管、肺动脉及肺静脉(图 12-16)。前缘锐薄,左肺前缘下份有心切迹,切迹下方的突出部分称左肺小舌。后缘较圆钝。肋面与底的交界处称下缘。

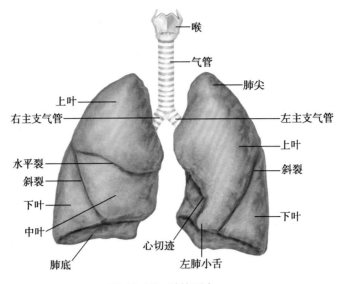

图 12-15　肺的形态

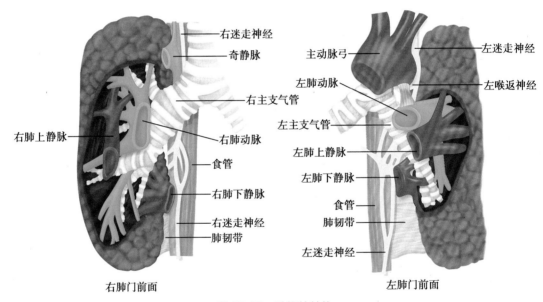

右肺门前面　　　　　　　　　　　　　　　　　　左肺门前面

图 12-16　肺根的结构

　　肺借肺裂分叶（图 12-15），左肺借斜裂（自后上斜向前下）分为上、下两叶；右肺除斜裂外，还有水平裂，将右肺分为上、中、下 3 叶。

二、支气管肺段

　　左、右主支气管在肺门附近分出肺叶支气管，入肺叶后即分为肺段支气管。支气管在肺内反复分支达 23~25 级，如此繁复分支呈树状，故称支气管树（bronchial tree）（图 12-17）。每个肺段支气管及其分支和它所属的肺组织共同构成一个支气管肺段（bronchopulmonary segment），简称肺段（图 12-18）。肺段整体呈圆锥形，尖向肺门，底在肺的表面。各肺段有其固有位置，相邻肺段间仅以薄层结缔组织隔开。

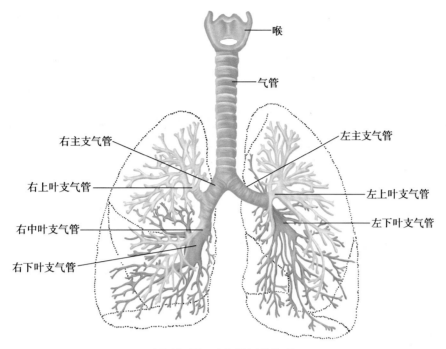

喉

气管

右主支气管

右上叶支气管

右中叶支气管

右下叶支气管

左主支气管

左上叶支气管

左下叶支气管

图 12-17 支气管树整体观

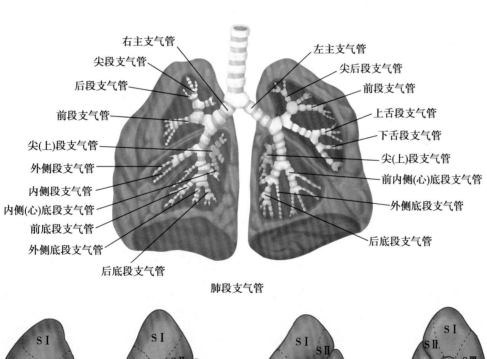

右主支气管

尖段支气管

后段支气管

前段支气管

尖(上)段支气管

外侧段支气管

内侧段支气管

内侧(心)底段支气管

前底段支气管

外侧底段支气管

后底段支气管

左主支气管

尖后段支气管

前段支气管

上舌段支气管

下舌段支气管

尖(上)段支气管

前内侧(心)底段支气管

外侧底段支气管

后底段支气管

肺段支气管

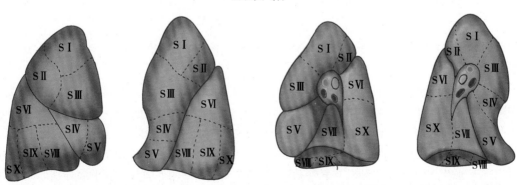

两肺外侧面

两肺纵隔面

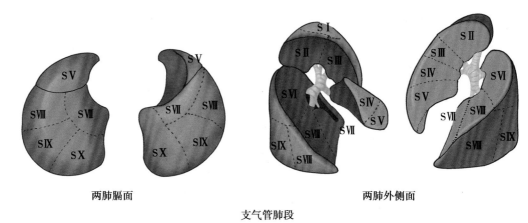

两肺膈面　　　　　　　　　　两肺外侧面

支气管肺段

图 12-18　肺段支气管与支气管肺段

按肺段支气管的分支分布,通常左、右肺各分 10 个肺段(表 12-2)。有时因左肺出现共干肺段支气管,如尖段与后段、内侧底段与前底段支气管共干,此时左肺只有 8 个支气管肺段。

表 12-2　支气管肺段

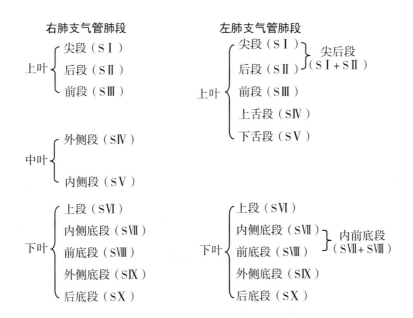

三、支气管及肺段的血液供应

肺有两套血管系统:肺血管系统和支气管血管系统。肺血管为功能性血管,参与气体交换;支气管血管为营养性血管,供给氧气和营养物质。

肺动脉(pulmonary artery)经肺门入肺,其分支在肺内伴支气管分支分布,最后形成毛细血管网,包绕在肺泡周围。

支气管动脉(bronchial artery)通常有 1~4 支,左侧主要起自胸主动脉和主动脉弓,右侧主要起自第 3~5 肋间后动脉。在肺门处支气管动脉互相吻合,广泛交通成网。进入肺内随支气管分支而分布,经肺段门进入肺段,形成 1~3 支肺段支气管动脉,最终在支气管壁的外膜和黏膜下层分别形成毛细血管网。管壁内的毛细血管一部分汇入肺静脉,另一部分则形成支气管静脉,左侧注入半奇静脉,右侧注入奇静脉。

第五节　胸　　膜

胸膜(pleura)是衬覆于胸壁内面、膈上面、纵隔两侧面和肺表面的一层浆膜。依据衬覆部位不同,将胸膜分为壁胸膜和脏胸膜(图 12-19)。

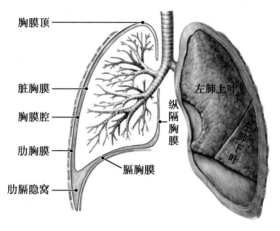

图 12-19　胸膜与胸膜腔示意图

一、壁胸膜

壁胸膜(parietal pleura)衬覆于胸壁内面、膈上面和纵隔两侧面。依其所衬覆部位不同,分为 4 部分:包在肺尖上方的部分称胸膜顶(cupula of pleura),突入颈根部,高出锁骨内侧 1/3 段上方 2~3cm(图 12-20);衬覆于胸壁内面的部分称肋胸膜(costal pleura);覆盖于膈上面的部分称膈胸膜(diaphragmatic pleura);呈矢状位贴覆于纵隔两侧的部分称纵隔胸膜(mediastinal pleura)。

二、脏胸膜

脏胸膜(visceral pleura)或称肺胸膜(pulmonary pleura),被覆在肺表面,与肺实质紧密结合,并折入左、右肺斜裂和右肺水平裂内,包被各肺叶。在肺根的下方,脏、壁胸膜移行部形成双层的胸膜皱襞,称肺韧带(pulmonary ligament),对肺有固定作用,是手术中的标志性结构。

三、胸膜腔

脏、壁胸膜在肺根处互相移行、延续,围成 2 个完全封闭的腔隙,称胸膜腔(pleural cavity)。正常情况下,胸膜腔内呈负压,仅含少量液体,以减少呼吸时的摩擦。

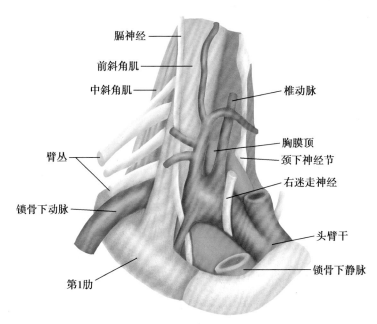

膈神经

前斜角肌

中斜角肌

椎动脉

臂丛

胸膜顶

颈下神经节

右迷走神经

锁骨下动脉

头臂干

锁骨下静脉

第1肋

图 12-20　胸膜顶的位置与毗邻

四、胸膜隐窝

壁胸膜各部转折处存有一定的间隙,即使在深吸气时肺缘也达不到其内,这些间隙称胸膜隐窝(pleural recess)。左侧肋胸膜与纵隔胸膜在前方的转折处与左肺前内缘之间为肋纵隔隐窝(costomediastinal recess)。肋胸膜与膈胸膜转折处形成的半环形间隙称肋膈隐窝(costodiaphragmatic recess),呈半环状,是容量最大、位置最深的胸膜隐窝,深吸气时也不能完全被肺所充满。因此,胸膜腔积液常积聚于此。

五、胸膜与肺的体表投影

(一)胸膜的体表投影

1. 胸膜前界的体表投影　两侧均从锁骨中、内 1/3 交界处上方约 2.5cm 的胸膜顶起始,斜向内下,在第 2 胸肋关节水平向中线靠拢,在正中线附近垂直向下。右侧于第 6 胸肋关节处转向外侧,移行于下界;左侧自第 4 胸肋关节处转向外下,在距胸骨左缘 2~2.5cm 处下行,于左侧第 6 肋软骨后方移行于下界。因此,两侧胸膜前界在第 2 胸肋关节以上、胸骨柄后方形成一倒三角形区,称胸腺区(region of thymus);在第 4 胸肋关节以下、胸骨体下部和第 4~5 肋软骨后方形成的三角形区,称心包区(pericardial region)。此区心包前面未被胸膜遮盖,因此,左剑肋角处是临床进行心包穿刺术的安全区(图 12-21)。

2. 胸膜下界的体表投影　右侧自第 6 胸肋关节的后方、左侧自第 6 肋软骨的后方,两侧均转向外下方,在锁骨中线与第 8 肋相交,腋中线与第 10 肋相交,肩胛线与第 11 肋相交,终于第 12 胸椎高度(图 12-21)。

(二)肺的体表投影

两肺前缘的体表投影与胸膜前界大致相同,两肺下缘较胸膜下界在各标志线上高约 2 个肋,即在锁骨中线与第 6 肋相交,腋中线与第 8 肋相交,肩胛线与第 10 肋相交,最后在脊柱侧方终于第 11 胸椎棘突平面。

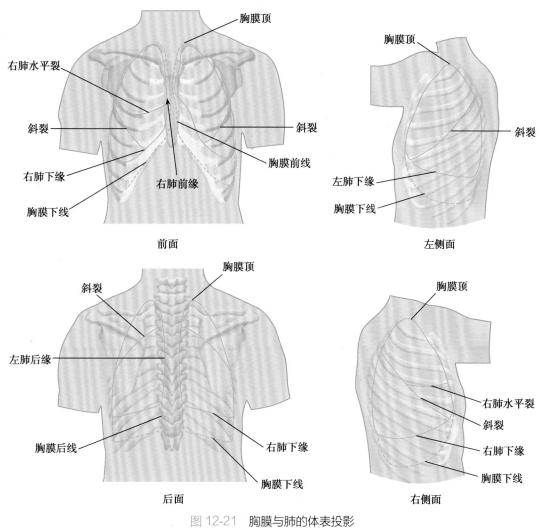

图 12-21　胸膜与肺的体表投影

第六节　纵　　隔

纵隔(mediastinum)是两侧纵隔胸膜间的全部器官、结构和结缔组织的总称(图 12-22、图 12-23)。上界是胸廓上口,下界是膈,前界是胸骨,后界是脊柱胸段,两侧界是纵隔胸膜。解剖学上通常采用四分法:以胸骨角平面为界,将纵隔分为上、下纵隔;下纵隔又以心包为界,分为前、中、后纵隔(图 12-24)。

一、上纵隔

上纵隔位于胸廓上口与胸骨角平面之间,前界是胸骨柄,后界是第 1~4 胸椎及椎间盘,两侧界是纵隔胸膜。其内容由前向后有胸腺,左、右头臂静脉,上腔静脉,主动脉弓及其 3 大分支,膈神经,迷走神经,喉返神经以及后方的气管,食管和胸导管等(图 12-22、图 12-23)。

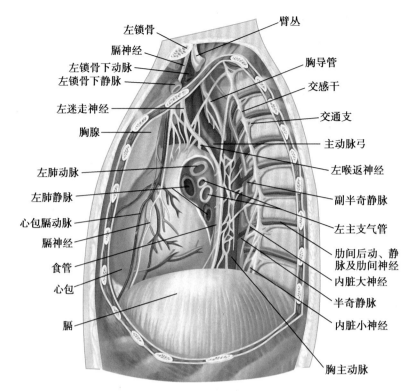

左锁骨
膈神经
左锁骨下动脉
左锁骨下静脉
左迷走神经
胸腺
左肺动脉
左肺静脉
心包膈动脉
膈神经
食管
心包
膈

臂丛
胸导管
交感干
交通支
主动脉弓
左喉返神经
副半奇静脉
左主支气管
肋间后动、静脉及肋间神经
内脏大神经
半奇静脉
内脏小神经
胸主动脉

图 12-22　纵隔左侧面观

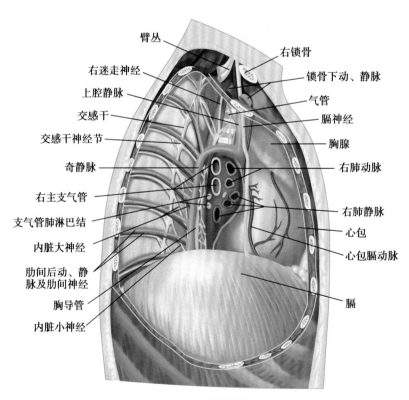

臂丛
右迷走神经
上腔静脉
交感干
交感干神经节
奇静脉
右主支气管
支气管肺淋巴结
内脏大神经
肋间后动、静脉及肋间神经
胸导管
内脏小神经

右锁骨
锁骨下动、静脉
气管
膈神经
胸腺
右肺动脉
右肺静脉
心包
心包膈动脉
膈

图 12-23　纵隔右侧面观

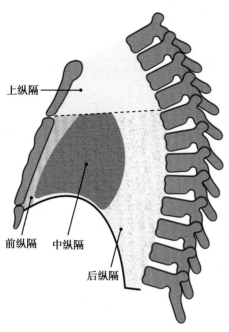

图 12-24 纵隔分区示意图

二、下纵隔

下纵隔位于胸骨角平面与膈之间,上界是上纵隔的下界,下界是膈,两侧界是纵隔胸膜。下纵隔又分为 3 部分,胸骨体与心包前壁之间是前纵隔,心包连同其包裹的心所在部位是中纵隔,心包后壁与脊柱胸段之间是后纵隔(图 12-22、图 12-23)。

1. **前纵隔** 包括胸腺下部、纵隔前淋巴结及疏松结缔组织等。

2. **中纵隔** 容纳心及出入心的大血管、膈神经、心包膈血管、心神经丛及淋巴结等。

3. **后纵隔** 容纳气管权及左、右主支气管,食管,胸主动脉,胸导管,奇静脉和半奇静脉,迷走神经,交感干及其发出的内脏大、小神经等。

(高洪泉)

思考题

1. 鼻旁窦有哪些? 各开口于何处?

2. 气管异物多坠入哪一侧主支气管? 为什么?

3. 壁胸膜包括哪几部分? 什么是肋膈隐窝?

4. 什么是纵隔? 纵隔是如何分区的? 各区的主要结构有哪些?

第十三章

泌 尿 系 统

泌尿系统（urinary system）由肾、输尿管、膀胱和尿道组成，主要功能是排出机体新陈代谢过程中所产生的部分废物和多余的水分，保持机体内环境的平衡和稳定。肾生成尿液，经输尿管输送至膀胱储存，当尿液达到一定量后，再经尿道排出体外（见图 3-12）。当肾功能发生障碍时，代谢产物蓄积体内，破坏内环境的相对恒定，严重时出现尿毒症而危及生命。

此外，肾还有内分泌功能，能产生红细胞生成素、对血压有重要影响的肾素以及调控钙和维生素 D 衍生物代谢的羟胆钙化醇等物质。

第一节　肾

一、肾的形态

肾（kidney）是实质性器官，左、右各一，形似蚕豆，位于腹后壁。因受肝的影响，右肾较左肾低 1~2cm。肾分内、外侧两缘，前后两面及上下两端。内侧缘中部呈四边形的凹陷称肾门（renal hilum），为肾的血管、神经、淋巴管及肾盂（renal pelvis）出入之门户。肾门诸结构为结缔组织包裹，称肾蒂（renal pedicle），右肾蒂较左肾蒂短，是因为下腔静脉靠近右肾的缘故。肾蒂内各结构的排列关系，自前向后顺序为：肾静脉、肾动脉和肾盂末端；自上而下顺序是：肾动脉、肾静脉和肾盂。由肾门伸入肾实质的空陷称肾窦（renal sinus），为肾血管、肾小盏、肾大盏、肾盂和脂肪等所占据。肾门是肾窦的开口，肾窦是肾门的延续。肾的前面凸向前外侧，后面紧贴腹后壁，上端宽而薄，下端窄而厚，肾长 9.9cm（8~14cm）、宽 5.9cm（5~7cm）、厚 4cm（3~5cm），重 134~150g（图 13-1）。

二、肾的位置和毗邻

肾位于脊柱两侧，腹膜后间隙内，属腹膜外位器官。成年人，左肾在第 12 胸椎体上缘至第 3 腰椎体上缘之间；右肾则在第 12 胸椎体下缘至第 3 腰椎体下缘之间（图 13-2）。两肾上端相距较近，距正中线平均 3.8cm；下端相距较远，距正中线平均 7.2cm。左、右两侧的第 12 肋分别斜过左肾后面中部和右肾后面上部。肾门约在第 1 腰椎体平面，相当于第 9 肋软骨前端高度，在正中线外侧约 5cm。竖脊肌外缘与第 12 肋的夹角处，称肾区（renal region）。肾病患者触压和叩击该处可引起疼痛（图 13-3）。

肾上腺位于两肾的上方，二者虽共为肾筋膜包绕，但其间被疏松的结缔组织所分隔。故肾上腺位于肾纤维膜之外，肾下垂时，肾上腺可不随肾下降。左肾前上部与胃底后面相邻，中部与胰尾和脾血管相接触，下部邻接空肠和结肠左曲。右肾前上部与肝相邻，下部与结肠右曲相接触，内侧缘邻接十二指肠降部。两肾后面的上 1/3 与膈相邻,下部自内侧向外侧与腰大肌、腰方肌及腹横肌相毗邻(图 13-4)。

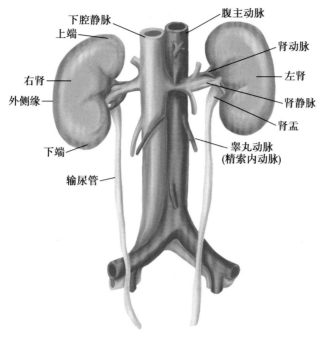

图 13-1　肾和输尿管

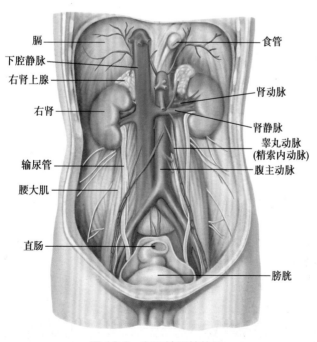

图 13-2　肾和输尿管位置

三、肾的被膜

肾的表面由内向外依次有纤维囊、脂肪囊和肾筋膜包被(图 13-5、图 13-6)。

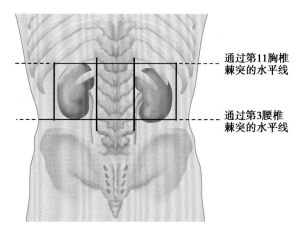

图 13-3　肾的体表投影

通过第11胸椎
棘突的水平线

通过第3腰椎
棘突的水平线

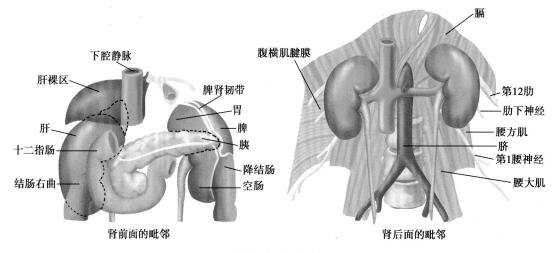

肾前面的毗邻

肾后面的毗邻

图 13-4　肾的毗邻

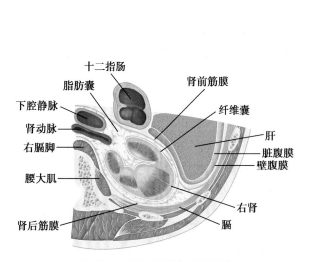

图 13-5　肾的被膜（水平切面）

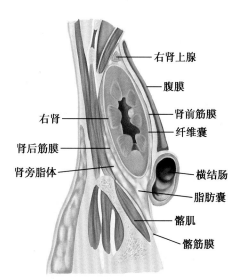

图 13-6　肾的被膜（矢状切面）

(一) 纤维囊

纤维囊 (fibrous capsule) 为坚韧而致密的、包裹于肾实质表面的薄层结缔组织膜,由致密结缔组织和弹性纤维构成。肾破裂或部分切除时需缝合此膜。在肾门处,此膜分为两层,一层贴于肾实质表面,另一层包被肾窦内结构表面,并移行为肾血管鞘,随血管进入肾实质。纤维囊与肾实质连结疏松,易于剥离,如剥离困难即为病理现象。

(二) 脂肪囊

脂肪囊 (fatty renal capsule) 又称肾床,是位于纤维囊外周的脂肪层,在肾的边缘部和下端周围脂肪较为丰富。脂肪经肾门伸入至肾窦内。临床上作肾囊封闭,就是将药液注入肾脂肪囊内。

(三) 肾筋膜

肾筋膜 (renal fascia) 位于脂肪囊的外面,包被肾上腺和肾的周围,由它发出的一些结缔组织小梁穿脂肪囊与纤维囊相连,有固定肾脏的功能。位于肾前、后面的肾筋膜分别称为肾前筋膜 (prerenal fascia) 和肾后筋膜 (retrorenal fascia),二者在肾上腺上方和肾外侧缘处均互相愈着,在肾的下方则互相分离,其间有输尿管通过。在肾的内侧,肾前筋膜被覆肾血管的表面,并与腹主动脉和下腔静脉表面的结缔组织及对侧的肾前筋膜相移行。肾后筋膜向内侧经肾血管和输尿管的后方,与腰大肌表面筋膜汇合并向内附于椎体和椎间盘筋膜。由于肾筋膜下方完全开放,当肾周脂肪少或肾的固定结构薄弱时,可产生肾下垂或游走肾。肾积脓或肾周围炎症,脓液可沿肾前、后筋膜之间向下蔓延至髂窝或大腿根部。

四、肾的结构

从肾的冠状切面看,肾实质可分位于表层的肾皮质 (renal cortex) 和深层的肾髓质 (renal medulla) (图 13-7)。肾皮质厚 1~1.5cm,新鲜标本为红褐色,富含血管并可见许多红色点状细小颗粒,由肾小体 (renal corpuscle) 与肾小管 (renal tubule) 组成。肾髓质色淡红,约占肾实质厚度的 2/3。可见 15~20 个呈圆锥形、底朝皮质、尖向肾窦、光泽致密、有许多颜色较深放射状条纹的肾锥体 (renal pyramid)。肾锥体的条纹由肾直小管和血管平行排列形成。2~3 个肾锥体尖端合并成肾乳头 (renal papilla),并突入肾小盏 (minor renal calice)。肾乳头顶端有许多小孔称乳头孔,肾产生的尿液经乳头孔流入肾小盏。伸入肾锥体之间的皮质称肾柱 (renal column)。肾小盏位于肾窦内,呈漏斗形,共有 7~8 个,其边缘包绕肾乳头,以承接乳头孔排出的尿液。在肾窦内,2~3 个肾小盏合成一个肾大盏 (major renal calice),再由 2~3 个肾大盏汇合形成一个肾盂 (renal pelvis)。肾盂为前后扁平的漏斗状结构,离开肾门向下弯行,约在第 2 腰椎上缘水平,逐渐变细与输尿管相移行。

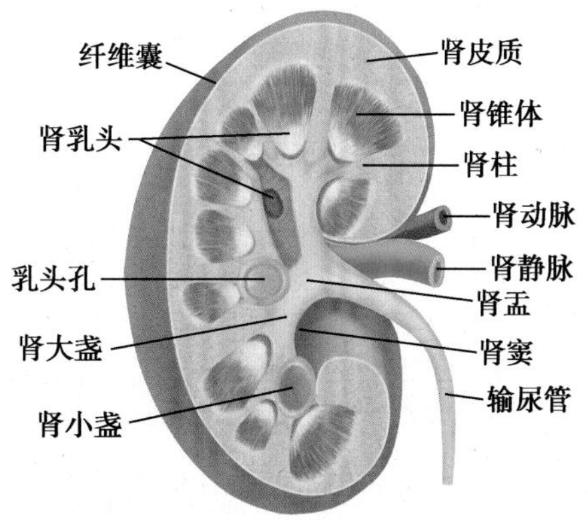

图 13-7　肾的结构 (冠状切面)

五、肾段血管与肾段

肾动脉在肾门处通常分为前支和后支。前支较粗,再分出 4 个分支,与后支一起进入肾实质内。这些分支在肾内呈节段性分布,称肾段动脉 (segmental artery)。每支肾段动脉分布到一定区域的肾实质,称为肾段 (renal segment)。每个肾分 5 个肾段,即上段、上前段、下前段、下段和后段。各肾段由其同名动脉供应,各肾段间有少血管的段间组织分隔,称乏血管带。肾段动脉阻塞可导致肾坏死。肾内静脉无一定节段性,互相间有丰富的吻合支 (图 13-8)。

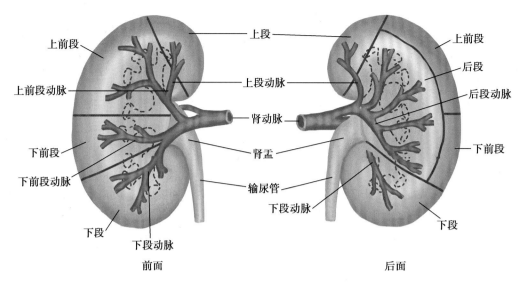

图 13-8　肾段与肾段动脉

第二节　输尿管道

一、输尿管

输尿管(ureter)是成对的细长肌性管道,属腹膜外位器官。输尿管约平第 2 腰椎体上缘与肾盂相连,下端终于膀胱。长 20~30cm,管径平均 0.5~1.0cm。输尿管全长分 3 部即腹部、输尿管盆部和输尿管壁内部(图 13-2、图 13-9)。

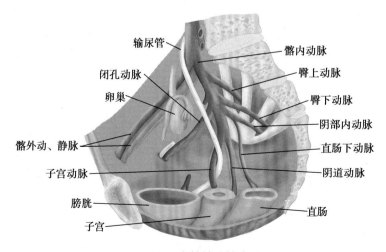

图 13-9　女性输尿管盆段

输尿管腹部(abdominal part of the ureter)起自肾盂下端,经腰大肌前面下行至其中点附近,与睾丸血管(男性)或卵巢血管(女性)交叉,通常血管在其前方走行,达骨盆入口处。在此处,左输尿管越过左髂总动脉末端前方；右输尿管则经过右髂外动脉起始部的前方。

输尿管盆部（pelvic part of the ureter）自小骨盆入口处，经盆腔侧壁和髂内血管、腰骶干和骶髂关节前方下行，跨过闭孔神经血管束，达坐骨棘水平。男性输尿管走向前、内、下方，经直肠前外侧壁与膀胱后壁之间下行，在输精管后外方与之交叉，从膀胱底外上角向内下穿入膀胱壁。两侧输尿管达膀胱后壁时相距约 5cm。女性输尿管经子宫颈外侧约 2.5cm 处，从子宫动脉后下方绕过，行向下内至膀胱底穿入膀胱壁内。

输尿管壁内部（intramural part of the ureter）是位于膀胱壁内，长约 1.5cm 斜行的输尿管部分。在膀胱空虚时，膀胱三角区的两输尿管口间距约 2.5cm。当膀胱充盈时，膀胱内压的升高可引起壁内部的管腔闭合，可阻止尿液由膀胱向输尿管反流。

输尿管全程有 3 处狭窄：①上狭窄，位于肾盂输尿管移行处；②中狭窄，位于骨盆上口，输尿管跨过髂血管处；③下狭窄，在输尿管的壁内部，此处为最窄处，管径只有 0.2~0.3cm。

二、膀胱

膀胱（urinary bladder）是储存尿液的肌性囊状器官，其形状、大小、位置和壁的厚度随尿液充盈程度而异。一般正常成年人的膀胱容量为 350~500ml，超过 500ml 时，因膀胱壁张力过大而产生疼痛。膀胱的最大容量为 800ml，新生儿膀胱容量约为成人的 1/10，女性的容量小于男性，老年人因膀胱肌张力低而容量增大。

（一）膀胱的形态

空虚的膀胱呈三棱锥体形，分尖、体、底和颈四部。膀胱尖（apex of bladder）朝向前上方。膀胱的后面朝向后下方，呈三角形，为膀胱底（fundus of bladder）。膀胱尖与底之间为膀胱体（body of bladder）。膀胱的最下部称膀胱颈（neck of bladder），与男性的前列腺底或与女性的盆膈相邻（图 13-10）。

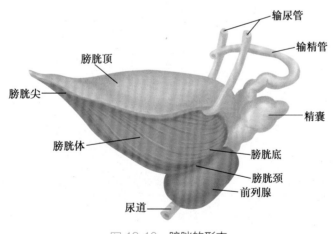

图 13-10 膀胱的形态

（二）膀胱的内面结构

膀胱内面被覆黏膜，大部分黏膜与肌层连结疏松，当膀胱收缩时，黏膜形成许多皱襞，膀胱冲盈时皱襞消失。而在膀胱底内面有一个呈三角形的区域，位于左、右输尿管口和尿道内口之间，此处膀胱黏膜与肌层紧密连接，缺少黏膜下层组织，无论膀胱扩张或收缩，始终保持平滑，称膀胱三角（trigone of bladder），是肿瘤、结核和炎症的好发部位。两个输尿管口之间的横行皱襞称输尿管间襞（interureteric fold），膀胱镜下为一苍白带，是临床寻找输尿管口的标志。在男性尿道内口后方的膀胱三角处，受前列腺中叶推挤形成的纵嵴状隆起称膀胱垂（vesical uvula）（图 13-11）。

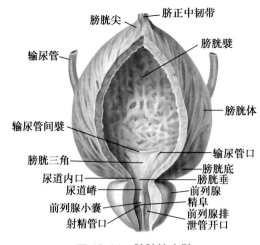

图 13-11　膀胱的内壁

(三) 膀胱的位置

膀胱前方为耻骨联合,膀胱与耻骨联合之间为膀胱前隙或耻骨后隙。在男性,膀胱的后方与精囊、输精管壶腹和直肠相毗邻;在女性,膀胱的后方与子宫和阴道相邻接。空虚时膀胱全部位于盆腔内,充盈时膀胱腹膜返折线可上移至耻骨联合上方,此时,可在耻骨联合上方行穿刺术,不会伤及腹膜和污染腹膜腔。新生儿膀胱的位置高于成年人,尿道内口在耻骨联合上缘水平。老年人的膀胱位置较低(图 13-12)。

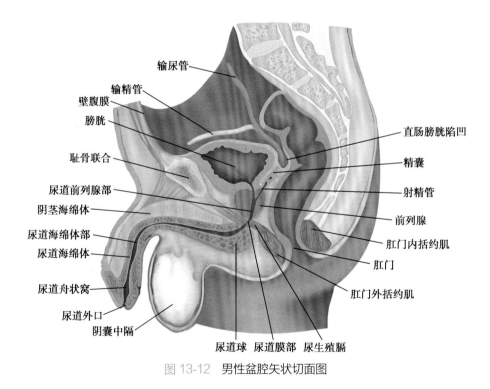

图 13-12　男性盆腔矢状切面图

三、尿道

男性尿道详见第十四章。女性尿道(female urethra)长 3~5cm,直径约 0.6cm,较男性尿道短、宽而直。女性尿道约平耻骨联合下缘,起于尿道内口(internal urethral orifice),向前下方走行,穿过尿生殖膈,开口于阴道前庭的尿道外口(external urethral orifice)。尿道外口位于阴道口的前方、阴蒂的后方 2~2.5cm 处,被尿道阴道括约肌环绕。在尿道下端有尿道旁腺,其导管开口于尿道外口后部 (图 13-13)。

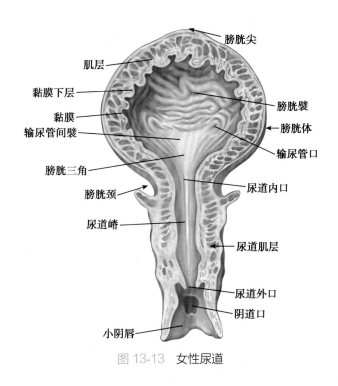

图 13-13 女性尿道

（洪乐鹏）

思考题

1. 简述尿液的产生及排出体外的途径。

2. 膀胱穿刺时,膀胱应处于什么状态? 为什么?

3. 某患者腹部发生剧烈绞痛,经入院诊断为肾盂输尿管结石,请考虑: ①结石易嵌在何处? ②结石经什么途径排出体外?

第十四章
男性生殖系统

生殖系统（reproductive system）主司繁殖子代和促使形成并维持第二性征。男女两性的生殖系统均分为内生殖器和外生殖器，内生殖器由生殖腺、生殖管道和附属腺组成；外生殖器则以两性交媾的器官为主（表 14-1）。

表 14-1　生殖系统分部概况

分部		男性生殖系统	女性生殖系统
内生殖器	生殖腺	睾丸	卵巢
	生殖管道	附睾、输精管、射精管、男性尿道	输卵管、子宫、阴道
	附属腺	精囊、前列腺、尿道球腺	前庭大腺
外生殖器		阴囊、阴茎	女阴

男性内生殖器由生殖腺（睾丸）、生殖管道（附睾、输精管、射精管、男性尿道）和附属腺（精囊、前列腺、尿道球腺）组成。睾丸产生精子和分泌雄激素；精子先贮存于附睾内，然后经由输精管、射精管和尿道至体外。精囊、前列腺和尿道球腺的分泌液参与精液的组成，供给精子营养和有利于精子的活动。男性外生殖器为阴囊和阴茎，前者容纳睾丸和附睾，后者内有男性尿道（见图 3-13）。

第一节　男性内生殖器

一、睾丸

睾丸（testis）是分泌雄激素和产生精子的器官，位于阴囊内，左右各一，一般右侧比左侧略高。睾丸表面光滑，呈微扁的椭圆形实质器官，有前后两缘、上下两端和内外侧两面。前缘游离，后缘与附睾体相贴，有睾丸门，是血管、神经和淋巴管出入处。上端被附睾头遮盖，下端游离。外侧面贴阴囊腔的外侧壁，较隆凸；内侧面贴阴囊中隔，较平坦。成人一侧睾丸重 10~18g；新生儿的睾丸相对较大，在青春期之前发育很缓慢，在青春期迅速发育并性成熟；老年人的睾丸功能退化，萎缩变小（图 14-1）。

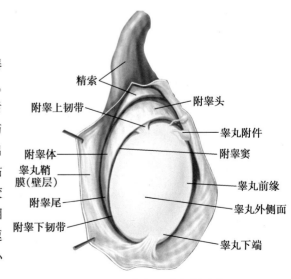

图 14-1　睾丸及附睾（右侧）

　　睾丸由浅至深有 3 层膜样结构,表层为浆膜(鞘膜脏层),第 2 层是白膜(tunica albuginea),第 3 层为血管膜。白膜致密坚韧,在后缘睾丸门处增厚并形成睾丸纵隔(mediastinum testis);从纵隔发出许多扇骨样的睾丸小隔(septulum testis),呈扇形,放射状伸入睾丸实质并直达白膜,将睾丸实质分为100~200 个睾丸小叶(lobule of testis)。每个小叶表层均为结缔组织血管膜。在小叶深部,有 1~4 条盘曲的生精小管(seminiferous tubule),生精细胞通过增殖和减数分裂产生精子;生精小管之间是富含血管的结缔组织,内有分泌雄激素的间质细胞。生精小管在睾丸小叶出口附近变成精直小管(straight seminiferous tubule),后者进入睾丸纵隔并汇织成睾丸网(rete testis),从睾丸网发出 12~20 条睾丸输出小管(efferent ductule of testis)。

二、附睾

　　附睾(epididymis)是暂时储存、营养并孵育精子使其成熟的器官,呈新月形,紧贴睾丸上端和后缘。附睾自上而下分为头、体和尾 3 部:睾丸输出小管进入附睾后盘曲并重叠成膨大的附睾头,汇合成一条附睾管;附睾管长约 6m,迂曲下行形成附睾体,下端变直称附睾尾;附睾尾向后上转折移行为输精管。附睾管内腔面为假复层柱状上皮,上皮外周是一层平滑肌,后者收缩产生蠕动,推动精子向输精管移动(图 14-1、图 14-2)。

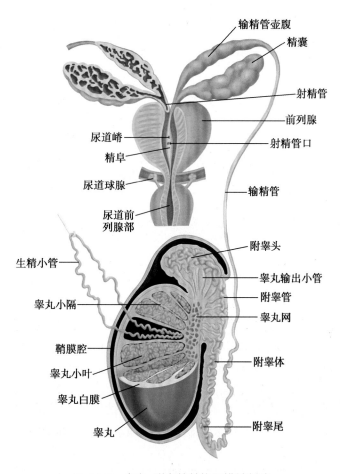

图 14-2　睾丸、附睾的结构及排精径路

三、输精管和射精管

（一）输精管

输精管（ductus deferens）是附睾管的直接延续，长度约 50cm，管径约 3mm；管壁肌层较发达，管腔窄小。输精管按行程分为 4 部。

1. **睾丸部**　最短，较迂曲；始于附睾尾，沿睾丸后缘和附睾的内侧上行至睾丸上端平面。

2. **皮下精索部**　从睾丸上端至腹股沟管浅环之间，在精索内并位于其他结构的后内侧；此段位置表浅，易于触及，临床绝育术常在此结扎。

3. **腹股沟管部**　在腹股沟管内，从腹股沟管浅环至深环，仍然行于精索内。

4. **盆部**　最长，从腹股沟管深环（腹前壁下界）进入髂窝，弯向内下，越过髂外动、静脉，沿盆侧壁在腹膜外行向后下，然后向内转折并跨过同侧输尿管末端前内方，两侧输精管在膀胱底后面、直肠前面之间彼此靠近，在此膨大形成输精管壶腹（ampulla of deferent duct）（图 14-3）。输精管壶腹末端变细，与同侧精囊的输出管汇合成射精管。

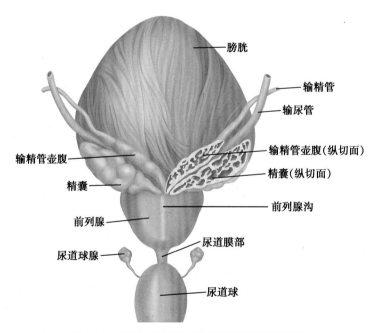

图 14-3　膀胱、前列腺、精囊和尿道球腺（后面）

（二）精索

精索（spermatic cord）是从腹股沟管深环至睾丸上端的柔软圆索状结构，左右各一。精索内主要有输精管和睾丸动脉、蔓状静脉丛、输精管血管、神经、淋巴管以及腹膜形成物鞘韧带等，其表层的 3 层被膜从内向外依次为精索内筋膜、提睾肌和精索外筋膜。

（三）射精管

射精管（ejaculatory duct）由输精管腹壶末端与同侧精囊的输出管（在前列腺底后部）汇合而成，左右各一，长约 2cm，向前内下方穿入前列腺实质，开口于尿道前列腺部后壁（图 14-4）。射精管管壁上含有平滑肌纤维。

四、精囊

精囊（seminal vesicle）又称精囊腺，左右各一，位于膀胱底的后方，输精管壶腹的外下侧。其由迂

曲的管道组成,长椭圆形,表面凹凸不平;其输出管与输精管壶腹的末端汇合成射精管。精囊分泌的
液体参与精液的组成(图 14-3、图 14-4)。

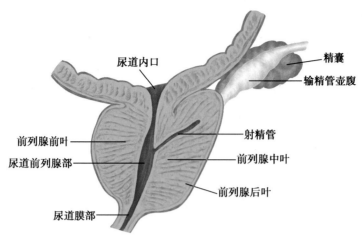

图 14-4　前列腺和射精管(纵切面)

五、前列腺

　　前列腺(prostate)是由腺组织和平滑肌组织构成的一个实质性器官,质韧,重 8~20g,色淡红;位于
膀胱颈与尿生殖膈之间,上方与膀胱颈、精囊和输精管壶腹相邻,前方邻耻骨联合,后方邻直肠壶腹。
　　前列腺呈前部和两侧圆凸、后面平坦的倒置栗子形;横径约 4cm,前后径约 2cm,垂直径约 3cm。
上部宽大称为前列腺底,下端尖细为前列腺尖,与尿生殖膈相贴。底与尖之间的部分为前列腺体。体
的后面平坦,正中有一纵行浅沟,称前列腺沟(sulcus of prostate),是活体经肛直肠指检的标志。男性尿
道从前列腺底中央偏前处穿入,纵贯下行并由前列腺尖穿出。在近前列腺底的后缘处,双侧的射精管
穿入前列腺,斜向前内下方,开口于尿道前列腺部后壁的精阜上。前列腺的输出管开口于尿道前列腺
部后壁尿道嵴两侧(图 14-3、图 14-4)。
　　前列腺分为 5 叶:前叶、中叶、后叶和两侧叶(图 14-5)。前叶很小,位于尿道前方和左、右侧叶之
间;中叶呈楔形,位于尿道和射精管之间;左、右侧叶分别位于尿道、中叶和前叶两侧;后叶位于中叶
和侧叶的后方,是前列腺肿瘤易发部位。

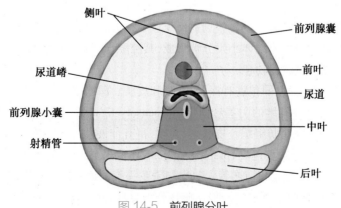

图 14-5　前列腺分叶

　　前列腺的腺组织进入青春期后才迅速生长并发育成熟,分泌物是精液的主要成分。青春期及以
后发生在中叶和侧叶的前列腺增生容易压迫尿道,临床表现为排尿困难甚至尿潴留;中老年人腺部逐

渐退化,结缔组织增生并可导致其肥大。

六、尿道球腺

尿道球腺(bulbourethral gland)位于尿生殖膈的会阴深横肌内,成对,球形,近豌豆大;一对输出管开口于尿道球部,其分泌物参与精液的组成。

七、精液

精液(semen)由输精管道的各部和附属腺(特别是前列腺和精囊)的分泌物组成,含大量精子细胞,呈乳白色,弱碱性。健康成年男性一次射精 2~5mL,含精子 3 亿~5 亿个;若有活力的精子过少,则可致男性不育症。

第二节　男性外生殖器

一、阴茎

阴茎(penis)呈圆柱状,分为根、体和头 3 部分。阴茎根呈飞鸟形,两侧的翼部固定在耻骨下支和坐骨支。中部为阴茎体呈圆柱形,被韧带悬于耻骨联合的前下方。阴茎前端膨大称阴茎头(glans penis),尖端有呈矢状位的裂隙称为尿道外口(external urethral orifice);在头与体交界的狭窄处,几乎呈完整环形的凹陷带称为阴茎颈(又称阴茎冠状沟);冠状沟为阴茎皮肤与阴茎头黏膜上皮的交界移行区域,也是临床磺胺类药物过敏导致急性皮肤损害的好发区,临床易被误诊。

阴茎由 2 条阴茎海绵体和 1 条尿道海绵体组成(图 14-6)。阴茎海绵体(cavernous body of penis)构成阴茎的背侧部,为一对紧密相贴、两端尖细的圆柱体,前端嵌入阴茎头后面的凹陷内,后端向两侧伸出称为阴茎脚(crus of penis),参与构成阴茎根并附着在耻骨下支和坐骨支。尿道海绵体(cavernous body of urethra)位于 2 条阴茎海绵体的腹侧,因尿道纵贯其全长命名,其前端膨大为阴茎头;后端膨大部称为尿道球(bulb of urethra),位于阴茎部正中,表面包绕有球海绵体肌,附着于尿生殖膈下面。在每一个海绵体的表面,都完整地包裹着一层坚韧的纤维膜,称为海绵体白膜。海绵体内部有可以被血液充满的潜在窦状腔隙,并由众多海绵体小梁分隔形成,其腔隙与动静脉血管相通;当在神经控制下,腔隙内充满血液时,阴茎变粗变硬而勃起。

阴茎体部 3 个海绵体外面共同包裹有深、浅筋膜和皮肤。深筋膜在阴茎前端逐渐变薄消失;在阴茎根处,深筋膜形成富含弹性纤维的阴茎悬韧带(suspensory ligament of penis),将阴茎悬吊于耻骨联合前面。浅筋膜疏松,几乎无脂肪组织。皮肤薄,柔软,富有伸展性。在阴茎颈部,皮肤返折形成双层的环形皱襞包绕阴茎头,称为阴茎包皮(prepuce of penis)。包皮内层和阴茎头之间的窄隙称包皮腔,腔内容易存留包皮垢并形成炎症和粘连等。包皮与阴茎头腹侧面中线处连有一纵向皱襞,称包皮系带(frenulum of prepuce),系带内富含感觉神经,临床作包皮环切手术时,若损伤包皮系带,则会影响阴茎的勃起功能(图 14-7);系带两侧均有浅沟,在其根部与阴茎冠状沟的“C”字形左右侧端相续,相续处深陷成一对的隐窝,不易清洁的隐窝及其附近区域则是临床冠状沟慢性炎症的好发部位,冠状沟慢性炎症会影响性功能。

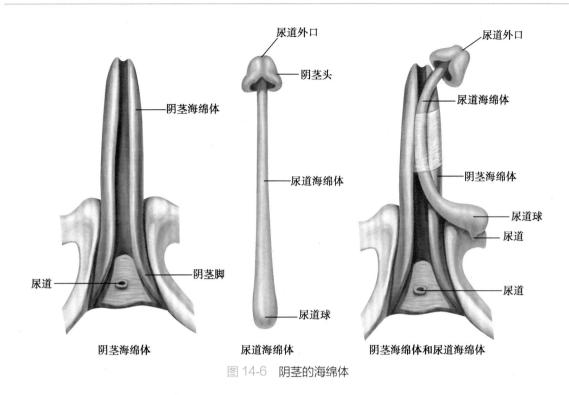

图 14-6　阴茎的海绵体

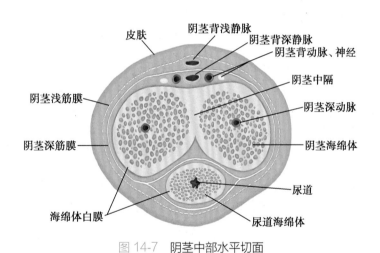

图 14-7　阴茎中部水平切面

　　幼儿包皮较长,常包裹整个阴茎头。阴茎随着年龄的增长而发育,包皮逐渐向后退缩,包皮口逐渐扩大,使阴茎头可完全显露。在青春期及以后,当阴茎勃起后,若包皮不能自然后退并完全暴露出阴茎头,则称为包皮过长;若由于包皮口过小致使阴茎头无法完全露出,则称为包茎。在男性的各年龄段,都要注意外生殖器卫生和行为健康,经常清洗包皮腔并保持其清洁状态,在婴幼儿照护和洗浴时常被忽视而引发包皮粘连,长期慢性炎症还可导致阴茎癌。

二、阴囊

　　阴囊(scrotum)是位于阴茎后下方的皮肤囊袋,由皮肤和肉膜组成(图 14-8)。皮肤薄而柔软,颜色较深,有少量阴毛;皮脂腺发达,分泌物可有特殊气味。肉膜(dartos coat)为浅筋膜,与腹前外侧壁的 Scarpa 筋膜和会阴部的 Colles 筋膜相延续;内含有平滑肌纤维,随外界温度变化而舒缩,以调节阴囊内的温度,有利于精子的发育与生存。阴囊皮肤表面沿中线有纵行的阴囊缝,对应的肉膜向深部发出阴囊中隔(septum of scrotum)将阴囊分为左、右两腔,分别容纳两侧的睾丸、附睾及精索等。

　　阴囊深面有包被睾丸和精索的被膜,由外向内:①精索外筋膜(external spermatic fascia)为腹外斜肌表面筋膜向下的延续;②提睾肌(cremaster)来自腹内斜肌和腹横肌的肌纤维束;③精索内筋膜(internal spermatic fascia)为腹横筋膜的延续;④睾丸鞘膜(tunica vaginalis of testis)来自腹膜,分为壁层和脏层;壁层紧贴精索内筋膜内面,脏层包贴睾丸和附睾表面;两层在睾丸后缘处返折移行;二者之间的腔隙即为鞘膜腔(vaginal cavity),内有少量浆液;精索内的鞘韧带闭锁前,是腹膜腔与同侧鞘膜腔之间的潜在管状腹膜通道。

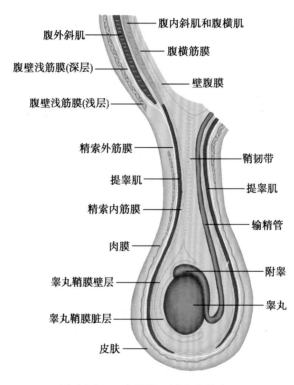

图 14-8　阴囊结构及其内容模式图

第三节　男性尿道

　　男性尿道(male urethra)兼有排精和排尿功能,起自膀胱的尿道内口,止于阴茎头的尿道外口。成人尿道管径平均 5~7mm,长 16~22cm;一般分为前列腺部、尿道膜部和海绵体部 3 部分(图 14-9)。

一、前列腺部

　　前列腺部(prostatic part)为尿道穿过前列腺的部分,长约 3cm;后壁有一纵行隆起称为尿道嵴(urethral crest),嵴中部隆起称为精阜(seminal colliculus)。精阜中央小凹称为前列腺小囊(prostatic utricle),两侧各有一个细小的射精管口。精阜两侧的尿道黏膜上有许多细小的前列腺输出管开口。

二、尿道膜部

尿道膜部（membranous part of urethra）为尿道穿过尿生殖膈的部分，长约 1.5cm；周围有属于横纹肌的尿道外括约肌环绕，该肌有控制排尿的作用。尿道膜部位置比较固定，骨盆骨折时易损伤此部。临床上将尿道前列腺部和膜部合称为后尿道。

三、海绵体部

海绵体部（cavernous part）为尿道穿过尿道海绵体的部分，长 12~17cm，临床上称为前尿道。在尿道海绵体的尿道球内，尿道最宽称为尿道球部，有尿道球腺开口。阴茎头内的尿道扩大部称为尿道舟状窝（navicular fossa of urethra）。

尿道有 3 个狭窄、3 个膨大和 2 个弯曲。3 个狭窄分别是尿道内口、尿道膜部和尿道外口，尿道结石易嵌顿在这些狭窄部位。3 个膨大是尿道前列腺部、尿道球部和尿道舟状窝。一个弯曲是凸向后下方、位于耻骨联合下方 2cm 处恒定的耻骨下弯（subpubic curvature），包括尿道的前列腺部、尿道膜部和海绵体部的起始段；另一个弯曲是凸向前上方、位于耻骨联合前下方阴茎根与阴茎体之间的耻骨前弯（prepubic curvature），阴茎勃起或将阴茎向上提起时，此弯曲变直而消失（图 14-9）。临床上行膀胱镜检查或导尿时若注意这些解剖特点，能尽量减少对尿道的损伤。

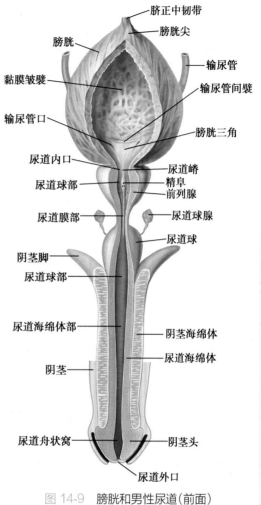

图 14-9　膀胱和男性尿道（前面）

（孙国刚）

思考题

1. 试述男性生殖系统的组成及主要功能。
2. 试述精子的产生和排出体外的途径。
3. 前列腺位于何处？如何触摸和判断前列腺？前列腺增生与肥大可产生什么后果？
4. 男性尿道分几部分？有哪些狭窄和弯曲？何谓前尿道、后尿道？
5. 自阴囊皮肤经哪些层次结构才能到达睾丸鞘膜腔？先天性鞘膜腔积液是如何形成的？
6. 阴茎由哪些结构组成？什么叫阴茎包皮和包皮系带？

第十五章
女性生殖系统及腹膜

女性生殖系统分内生殖器和外生殖器。内生殖器包括卵巢、输卵管、子宫及阴道：卵巢是女性生殖腺，可产生卵子和分泌雌激素；输卵管为输送卵子的管道和卵子受精的部位；子宫是孕育胎儿的器官并可定期产生和排出月经；阴道为性交、月经排出和胎儿娩出的通道。外生殖器包括阴阜、大阴唇、小阴唇、阴蒂、前庭球、前庭大腺和阴道前庭等。

第一节　女性内生殖器

一、卵巢

卵巢（ovary）（图 15-1）位于盆腔子宫两侧的卵巢窝（髂内、外动脉夹角处）内，被子宫阔韧带后层的腹膜所包裹。胚胎时期，卵巢沿腹后壁逐渐下移至盆腔；出生时达小骨盆入口以上的髂窝下部；儿童早期到达卵巢窝。新生儿卵巢位置较高，并呈斜位。未产妇直立时其长轴为垂直位，经产妇随着子宫位置的变化而改变。到老年时位置最低。

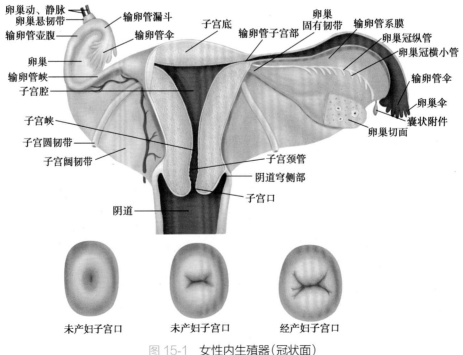

图 15-1　女性内生殖器（冠状面）

卵巢为成对实质性器官,左、右各一,略呈灰红色。分内、外侧面,前、后缘,上、下端。内侧面与小肠相邻;外侧面与盆腔侧壁相贴;前缘为系膜缘,借系膜附着于子宫阔韧带后层,其中央有一裂隙称卵巢门(ovarian hilus),卵巢的血管、淋巴管、神经由此出入;后缘为游离缘,较隆凸;上端圆钝,与输卵管伞靠近叫输卵管端;下端尖细,借卵巢固有韧带连于输卵管与子宫结合处的后下方,称子宫端。卵巢的形态与大小随年龄而异。新生儿卵巢可呈圆柱形或带状。成年人卵巢呈扁卵圆形,长约3cm,重4~5g。幼年时卵巢表面光滑,性成熟期卵巢体积最大,但由于排卵,其表面变得凹凸不平。35~40岁卵巢逐渐缩小,50岁左右,可缩小至成人体积的1/2。

卵巢实质由浅层的皮质和深层的髓质构成。髓质无卵泡,主要由结缔组织、血管、淋巴管和神经组成。皮质占卵巢大部分,以结缔组织为基质,内有大小不等数以万计的卵泡,成熟的卵泡以破溃的方式将卵细胞从卵巢表面排入腹膜腔,一般一个月经周期(28天)只排一个卵细胞。卵泡数目很多,出生时2个卵巢有30万~40万个,但女性一生中只有400~500个卵泡能发育成熟。卵巢分泌的激素主要是雌激素和黄体酮(孕酮)。雌激素可刺激子宫、阴道和乳腺的生长以及维持女性第二性征。孕酮能使子宫内膜增厚,为受精卵的植入作准备,同时使乳腺逐渐发育以备授乳。卵巢为肿瘤的好发部位。

卵巢在盆腔内的位置主要靠韧带来维持。卵巢悬韧带(suspensory ligament of ovary)起自小骨盆缘,向下连至卵巢的输卵管端,内含卵巢血管、淋巴管、神经以及少量结缔组织和平滑肌纤维。卵巢悬韧带是寻找卵巢血管的标志,临床称此韧带为骨盆漏斗韧带。卵巢固有韧带(proper ligament of ovary)(又称卵巢子宫索)由结缔组织和平滑肌束构成,自卵巢下端连于子宫与输卵管结合处的后下方,其表面被腹膜所包,形成一腹膜皱襞。此外,子宫阔韧带的后层覆盖卵巢和卵巢固有韧带,也起到固定卵巢作用。

二、输卵管

输卵管(uterine tube)(图15-1)为一对细长而弯曲的管道,长10~12cm,管的直径平均为5mm。输卵管连于子宫底两侧,藏于子宫阔韧带上缘内,内端开口于子宫腔,为输卵管子宫口。外端游离,开口于腹膜腔,为输卵管腹腔口。输卵管由外侧向内侧可分为4部分。

(一) 输卵管漏斗

输卵管漏斗(infundibulum of uterine tube)为输卵管外端扩大的部分,呈漏斗状。游离缘有许多指状突起,称输卵管伞(fimbria of uterine tube),覆盖于卵巢表面。其中有一较长的叫卵巢伞(ovarian fimbria),循阔韧带边缘延至卵巢。有人认为卵巢伞可能是卵细胞进入输卵管腹腔口的途径。漏斗末端中央有输卵管腹腔口(abdominal orifice of uterine tube),开口于腹膜腔,卵巢排出的卵子由此进入输卵管。

(二) 输卵管壶腹

输卵管壶腹(ampulla of uterine tube)是由输卵管漏斗向内延续的部分,管径较粗,是输卵管最长的一段,约占输卵管全长的2/3。该部管壁最薄,弯曲而行,卵细胞在此受精后,向内侧经输卵管进入子宫着床。若受精卵由于各种原因未能移入子宫腔,而在输卵管中发育,称输卵管妊娠,为宫外孕的一种。

(三) 输卵管峡

输卵管峡(isthmus of uterine tube)是由输卵管壶腹向内侧延续的狭窄部,短而直,约占输卵管全长的1/3。输卵管结扎术常在此处进行。由于此部输卵管的管壁较厚,管径近似子宫圆韧带,且两者距离较近,故手术时应注意区分。

(四) 输卵管子宫部

输卵管子宫部为输卵管通过子宫壁内的一段,全长仅1cm,开口于子宫腔,称输卵管子宫口(uterine orifice of uterine tube)。

　　输卵管炎症引起输卵管狭窄或阻塞,是女性继发性不孕症的重要因素。由于右侧输卵管与阑尾及右输尿管的第 2 个狭窄处位置比较靠近,故右侧输卵管炎、阑尾炎及右侧输尿管结石的疼痛部位很接近,在临床上应注意区分。

三、子宫

　　子宫(uterus)壁厚、腔小。其形态、位置与结构随年龄、妊娠和月经周期发生变化。

(一) 形态

　　成人子宫呈前后略扁的倒置梨形(图 15-1、见图 3-14),长 7~8cm,宽 4~5cm,厚 2~3cm,重 40~50g。子宫分前后两面、左右两缘。前面与膀胱毗邻;后面与直肠相对;两侧缘均圆钝,朝向盆腔的侧壁。子宫可分为底、体、峡、颈 4 部:位于两侧输卵管子宫口以上的部分称为子宫底(fundus of uterus);子宫下端狭窄的部分为子宫颈(neck of uterus);宫颈上端短而狭细的部分为子宫峡(isthmus of uterus);子宫峡与子宫底之间的部分为子宫体(body of uterus)。成人子宫颈长 2.5~3cm,下 1/3 突入阴道的部分为子宫颈阴道部(vaginal part of cervix),末端有平滑而隆起的周缘,其中央有子宫口与阴道相通。未产妇此口平滑呈椭圆形,经产妇为不规则的横裂状。子宫口的前缘叫前唇,短而厚;后缘叫后唇,长而隆凸。由于子宫颈的前倾关系,前唇低于后唇。子宫颈上 2/3 位于阴道以上,称为子宫颈阴道上部(supravaginal part of cervix)。

　　子宫峡在非妊娠期长约 1cm,妊娠期间,特别是中期以后,子宫峡逐渐伸展、变长,形成子宫下段。妊娠末期子宫峡可延至 7~11cm,且壁逐渐变薄,容积逐渐增大,产科常在此处剖宫取胎,可避免进入腹膜腔,减少感染机会(图 15-2)。

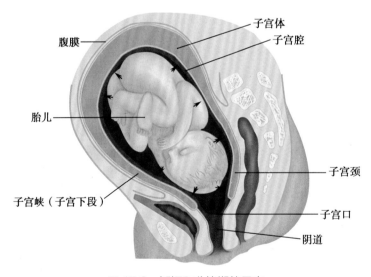

图 15-2　妊娠和分娩期的子宫

　　子宫的内腔称子宫腔(cavity of uterus),平均长约 7cm,自上而下可分为子宫体腔、峡管和子宫颈管 3 部分。子宫体腔在子宫底与子宫体内,呈前后略扁的三角形裂隙,底向上,两外侧角通输卵管,尖向下移行于峡管。峡管为子宫峡的内腔,呈漏斗形,向下续为子宫颈管(canal of cervix of uterus)。子宫颈管在子宫颈内,上、下两端细狭,中间较宽阔,全长呈梭形。其上口与峡管相连;下口叫子宫口(orifice of uterus),与阴道相通。

(二) 位置

　　子宫位于盆腔的中央,膀胱与直肠之间,子宫底位于小骨盆入口平面以下,子宫颈在坐骨棘平面稍上方接阴道。两侧有输卵管、卵巢固有韧带及子宫圆韧带等。成年女子,子宫正常位置为轻度的前倾和前屈(图 15-2)。前倾是指子宫的长轴与阴道长轴之间向前开放的夹角,正常近直角,角度过小为子宫极度前倾,过大则为子宫后倾;前屈则是子宫体与颈之间弯曲形成的钝角(120°~130°)。当直立时,子宫底伏于膀胱上,几乎与地面平行,但多偏向右侧。子宫的后倾与后屈,临床上称为子宫后位,常因分娩损伤,产后仰卧过久使子宫复位不良所致。

子宫的活动幅度较大,膀胱和直肠充盈程度可影响其位置:当膀胱高度充盈而直肠空虚时,迫使子宫底伸直向上;反之,可使子宫底前倾更甚;膀胱、直肠两者都充盈时,则推子宫向上。

（三）子宫壁的结构

子宫壁由内向外可分为黏膜、肌层和浆膜 3 层。肌层最厚,由平滑肌构成。黏膜又称子宫内膜,子宫体腔的黏膜随月经周期增生和脱落,而子宫颈管的黏膜则不随月经周期变化。浆膜是腹膜的脏层。

（四）固定装置

维持子宫正常位置的主要韧带有 4 条(图 15-3)。

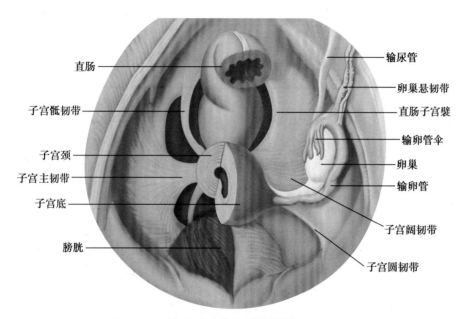

图 15-3　子宫的固定装置

1. **子宫阔韧带**(broad ligament of uterus)　位于子宫两侧,由 2 层腹膜构成,呈冠状位。其内侧缘于子宫侧缘处移行为子宫前后面的腹膜;外侧缘移行为盆侧壁腹膜;上缘游离,包裹输卵管;下缘移行为盆底腹膜。阔韧带后层包有卵巢,前后两层之间含有子宫圆韧带、卵巢固有韧带以及血管、淋巴管、神经和结缔组织等。阔韧带可限制子宫向两侧移动。子宫阔韧带根据附着部位不同,可分为上方的输卵管系膜,后方的卵巢系膜和下方的子宫系膜 3 部分(图 15-4)。

2. **子宫圆韧带**(round ligament of uterus)　子宫圆韧带呈圆索状,质坚硬,由平滑肌和结缔组织构成。起自子宫与输卵管结合处的前下方,卵巢固有韧带附着点的前面。在阔韧带前叶的覆盖下向前外侧弯行,经腹股沟管深环入腹股沟管,出浅环,止于大阴唇及阴阜的皮下组织。它是维持子宫前倾的主要结构。

3. **子宫主韧带**(cardinal ligament of uterus)　也称为子宫旁组织,由子宫阔韧带下部的结缔组织和平滑肌纤维构成,自子宫颈连至骨盆侧壁。它是维持子宫颈正常位置,防止子宫脱垂的主要结构。

4. **子宫骶韧带**(uterosacral ligament)　又名直肠子宫韧带。由平滑肌和结缔组织构成,起自子宫颈后面,向后绕过直肠,止于骶骨前面的筋膜。韧带表面覆有腹膜形成弧形的直肠子宫襞。此韧带有牵引子宫向后上的作用,协同子宫圆韧带维持子宫的前倾前屈位。

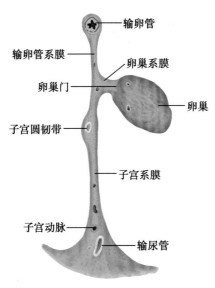

图 15-4　子宫阔韧带（纵切面）

除上述韧带外，盆底肌和子宫周围的结缔组织对子宫的固定也起重要作用。如果子宫固定装置薄弱或损伤，可导致位置异常，或出现不同程度的子宫脱垂。

（五）年龄变化

新生儿子宫高于小骨盆上口（此时输卵管和卵巢位于髂窝），子宫颈的长度约为子宫体长的 1 倍且较粗。性成熟前期，子宫迅速发育，壁增厚。性成熟期，子宫颈和子宫体的长度几乎相等。经产妇的子宫，除各径和内腔都增大外，重量可增加 1 倍，绝经期后子宫缩小，壁也变薄。

四、阴道

阴道（vagina）（图 15-2）为前后略扁的管状器官，有导入精液、排出月经和娩出胎儿的作用。

阴道分为前、后壁，上、下端。前壁较短，后壁较长，平时前后壁相贴使内腔狭窄。阴道上端宽大，呈穹窿状环绕子宫颈称为阴道穹（fornix of vagina），可分为前穹、后穹和 2 个侧穹 4 部分。阴道后穹最深，精液多积存于此处。阴道后穹与直肠子宫陷凹之间仅隔以阴道后壁和一层腹膜。当腹膜炎症渗出或宫外孕破裂时，可经阴道后穹穿刺或引流，以帮助诊断和治疗。阴道下端较狭窄，以阴道口开口于阴道前庭。处女的阴道口周围有一环行的黏膜皱襞，称处女膜（hymen），其形状及厚薄因人而异，常见的形状有唇状、伞状、环状、筛状等。处女膜破裂后，阴道口周围留有处女膜痕，个别女性处女膜厚而无孔，称处女膜闭锁或处女膜无孔，这种情况当月经初潮时会造成经血潴留，需手术治疗。

阴道位于盆腔中央，子宫的下方，大部在尿生殖膈以上，仅一小部分穿尿生殖膈位于会阴区，膈内的尿道阴道括约肌和肛提肌的内侧肌纤维束对阴道有闭合括约作用。阴道前方有膀胱、尿道及输尿管下端。阴道后壁的上 1/4，仅以一层较薄的腹膜与直肠子宫陷凹相隔；中 2/4 借含有静脉丛的疏松结缔组织与直肠壶腹部相贴；下 1/4 与肛管之间被会阴中心腱分隔。如阴道前、后两壁有损伤，可发生尿道阴道瘘或直肠阴道瘘，致使尿液或粪便进入阴道。

五、前庭大腺

前庭大腺（greater vestibular gland）或称巴氏腺（Bartholin gland）（图 15-5），位于大阴唇后部、前庭球后端深面，形如豌豆，被球海绵体肌覆盖。前庭大腺导管向内侧开口于阴道前庭，分泌液有润滑阴道的作用。此腺正常情况下不易触到,感染时可肿大形成脓肿,如腺体导管阻塞,可导致前庭大腺囊肿,临床上常称巴氏腺囊肿。

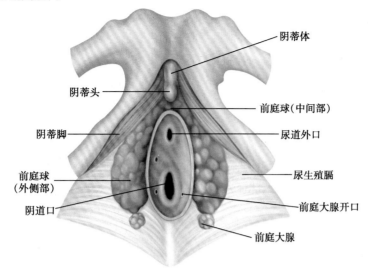

图 15-5　阴蒂、前庭球和前庭大腺

第二节　女性外生殖器

女性外生殖器,即女阴(female pudendum)或(vulva)(图 15-6),包括以下结构。

一、阴阜

阴阜(mons pubis)是位于耻骨联合前面的皮肤隆起,内含较多的脂肪组织,性成熟期以后,皮肤表面生有阴毛,呈尖端向下的三角形分布(图 15-6)。

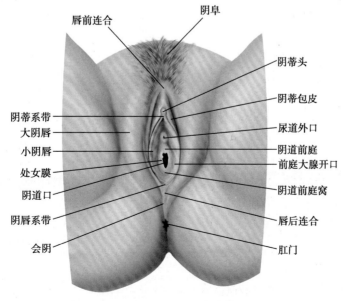

图 15-6　女性外生殖器

二、大阴唇

大阴唇（greater lip of pudendum）为一对纵行隆起的皮肤皱襞，外侧面颜色较深，内侧面光滑湿润。大阴唇的前、后端左右连合，称为唇前连合和唇后连合（图 15-6）。

三、小阴唇

小阴唇（lesser lip of pudendum）位于大阴唇的内侧，是一对较薄的皮肤皱襞，表面光滑无毛，富有弹性。每侧小阴唇前端分成前、后两个皱襞，前者左右会合构成阴蒂包皮；后者在阴蒂下方左右会合形成阴蒂系带。两侧小阴唇的后端彼此连合形成阴唇系带（图 15-6）。

四、阴道前庭

阴道前庭（vaginal vestibule）是指两侧小阴唇之间的菱形裂隙。前部有尿道外口，后部有阴道口。在小阴唇与处女膜之间的沟内，相当于小阴唇中、后 1/3 交界处，左右各有一前庭大腺导管的开口（图 15-6）。

五、阴蒂

阴蒂（clitoris）由两个阴蒂海绵体前端在正中线靠拢形成。阴蒂海绵体相当于男性的阴茎海绵体，呈圆柱形。它以阴蒂脚附着于耻骨下支和坐骨支的骨膜上，向前会合，构成阴蒂体，表面被阴蒂包皮所覆盖，露在包皮外面的部分，称阴蒂头，富有感觉神经末梢，感觉敏锐（图 15-5、图 15-6）。

六、前庭球

前庭球（bulb of vestibule）相当于男性的尿道海绵体，分为中间部和 2 个外侧部。外侧部较大，前端细小，后端圆钝，位于尿道口和阴道口的两侧；中间部细小，参与构成阴蒂头，连接两外侧部的前端，呈弓形位于尿道外口与阴蒂之间的皮下（图 15-5）。

第三节　乳　房

乳房（breast）为哺乳动物和人类特有的腺体。人的乳房在小儿和男性不发达，女性在青春期后开始发育成长。妊娠和哺乳期的乳房有分泌活动。

一、位置

乳房位于胸前部，胸大肌和胸肌筋膜的表面，上起第 2~3 肋，下至第 6~7 肋，内侧可达胸骨侧缘，外侧可伸展到腋中线。乳房与胸肌筋膜之间的间隙称为乳房后间隙，可用于隆乳术时将假体植入。

二、形态

成年未产妇乳房呈半球形,紧张而有弹性,乳房中央有圆形突出,称乳头(nipple),通常位于第 4 肋间隙或第 5 肋与锁骨中线相交处。乳头表面有许多小窝,窝内有输乳管的开口,为输乳孔。乳头周围有色素较深的皮肤环形区,称乳晕(areola of breast)。乳晕区有许多小圆形突起的乳晕腺,可分泌脂状物润滑乳头(图 15-7)。乳头和乳晕的皮肤薄弱,容易损伤,哺乳期尤应注意清洁,以防感染。乳房的形态大小随年龄变化而不同,妊娠期和哺乳期乳腺增生,乳房明显增大;停止哺乳以后,乳腺开始萎缩,乳房变小;老年妇女乳房萎缩更加明显。

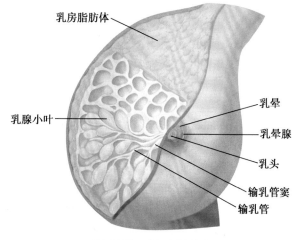

图 15-7 成年女性乳房

三、结构

乳房由皮肤、乳腺和脂肪组织构成(图 15-8)。乳腺被脂肪组织分隔成 12~20 个囊状乳腺叶(lobe of mammary gland),以乳头为中心呈放射状排列。每叶有一个排泄管,为输乳管(lactiferous duct),在近乳头处输乳管扩大成为输乳管窦(lactiferous sinus),其末端变细开口于乳头为输乳孔。乳房手术时,宜尽量采取放射状切口,以减少对乳腺的损伤。

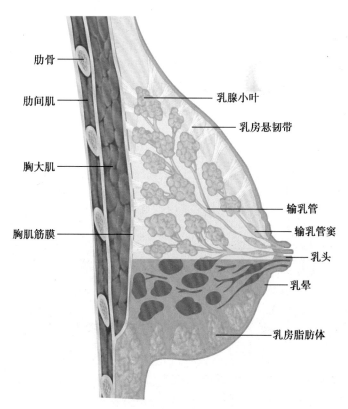

图 15-8 女性乳房矢状切面

胸壁浅筋膜不仅形成乳腺的包囊,而且还伸向乳腺组织中形成小叶间隔,对腺组织和脂肪组织起支持的作用。小叶间隔中许多纤维束附着于皮肤、乳腺和胸肌筋膜之间,称为乳房悬韧带(suspensory ligament of breast)或 Cooper 韧带(图 15-8),对乳腺起支持作用。当有癌细胞浸润时,结缔组织小束缩短,牵引皮肤而形成许多小凹陷,是乳腺癌变征象之一。

第四节　会　　阴

　　会阴(perineum)指封闭骨盆下口的所有软组织。其境界与骨盆下口一致,呈菱形,前为耻骨联合下缘,后为尾骨尖,两侧为耻骨下支、坐骨支、坐骨结节和骶结节韧带。以两侧坐骨结节之间的连线为界,可将此区分为前、后两个三角:前方的称尿生殖三角,男性有尿道通过,女性有尿道和阴道通过;后方的称肛门三角,有肛管通过。

　　临床上,习惯将肛门和外生殖器之间的狭小区域称作会阴,即狭义的会阴。在此区皮肤的深层,尿生殖三角后界的中点与肛门之间有一腱性结构,称会阴中心腱(perineal central tendon),又称会阴体(perineal body),它是会阴肌群的附着点,女性比男性更具弹性,有利于分娩。

一、会阴的肌

(一) 肛门三角区的肌

　　1. **肛提肌**(levator ani muscle)　为一对宽而薄的肌,两侧会合成漏斗状,从下方封闭骨盆(图 15-9)。该肌起自小骨盆侧壁的筋膜(肛提肌腱弓),肌纤维向后内下行走,止于直肠壁及会阴中心腱至尾骨尖的中线上。在两侧肛提肌前内缘之间有三角形的盆膈裂孔,该孔被尿生殖膈从下方封闭。肛提肌的作用主要是加强和提起盆底,承托盆腔脏器。有些纤维呈袢状从后面套绕直肠,可向前牵引肛门,协助肛门内、外括约肌紧缩肛门,在女性也可紧缩阴道口。

　　2. **尾骨肌**(coccygeus)　起自坐骨棘盆面和骶棘韧带,肌纤维呈扇形止于骶、尾骨的外侧缘(图 15-9)。

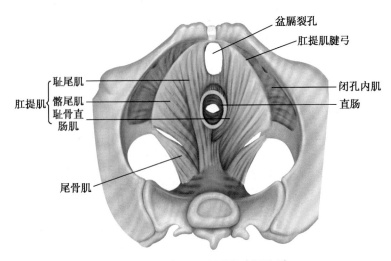

图 15-9　肛提肌和尾骨肌(上面观)

　　3. **肛门外括约肌**(sphincter ani externus)　为环绕肛门的骨骼肌,由浅向深可分为皮下部、浅部和深部。

（二）尿生殖三角区的肌

分浅、深2层，浅层肌包括会阴浅横肌、球海绵体肌和坐骨海绵体肌（图15-10、图15-11）。深层肌包括会阴深横肌和尿道括约肌（图15-12）。

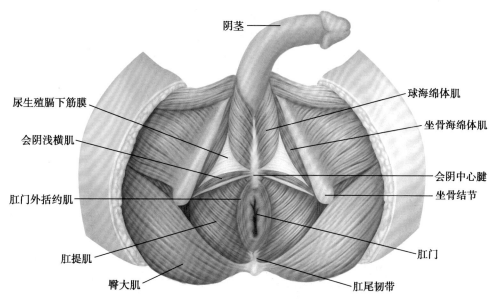

图 15-10 男会阴肌（浅层上面观）

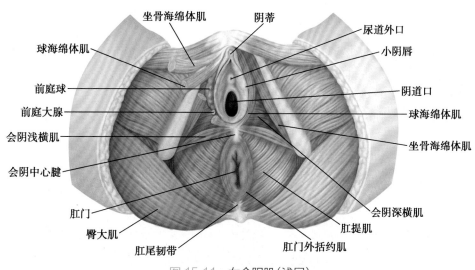

图 15-11 女会阴肌（浅层）

1. **会阴浅横肌**（superficial transverse muscle of perineum） 为一对小肌，起自坐骨结节，向内止于会阴中心腱并固定此腱。

2. **球海绵体肌**（bulbocavernosus muscle） 包绕尿道球及尿道海绵体后部。起自会阴中心腱及尿道球下面的中线，止于阴茎背面的筋膜。收缩时挤压尿道使之缩短缩小，协助排尿和排精，并参与阴茎的勃起；在女性，肌纤维环绕阴道口和尿道口，并覆盖前庭球和阴蒂海绵体，称阴道括约肌，收缩时缩小阴道口，引起阴蒂勃起。

3. **坐骨海绵体肌**（ischiocavernosus） 覆盖于阴茎脚的表面。起自坐骨结节，止于阴茎脚下面。在男性，收缩时压迫阴茎海绵体根部，以助阴茎勃起，故又称阴茎勃起肌。在女性此肌较薄弱，可帮助阴蒂勃起，称阴蒂勃起肌。

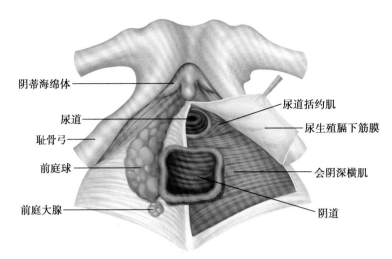

图 15-12 女会阴肌（深层）

4. **会阴深横肌**（deep transverse muscle of perineum） 起自两侧耻骨下支和坐骨支，肌纤维在尿生殖膈上、下筋膜之间向对侧横行，部分纤维止于会阴中心腱。此肌收缩时可加强会阴中心腱的稳固性。

5. **尿道括约肌**（sphincter of urethra） 在会阴深横肌的前部，肌束围绕尿道膜部，是尿道的随意括约肌。在女性，围绕尿道和阴道，又称尿道阴道括约肌，可紧缩尿道和阴道。

二、会阴的筋膜

（一）肛门三角区的筋膜

包括浅、深筋膜。浅筋膜为含有大量脂肪的疏松结缔组织，充填于坐骨结节与肛门之间的坐骨肛门窝内。深筋膜为臀筋膜向会阴的延续，覆于坐骨肛门窝各壁。紧贴于肛提肌和尾骨肌下面的部分，称盆膈下筋膜。盆膈肌的盆面，盆筋膜覆盖在肛提肌和尾骨肌上面的部分，称盆膈上筋膜。由肛提肌、尾骨肌和覆盖在此二肌上下面的盆膈上、下筋膜组成盆膈（pelvic diaphragm）。（图 15-13）

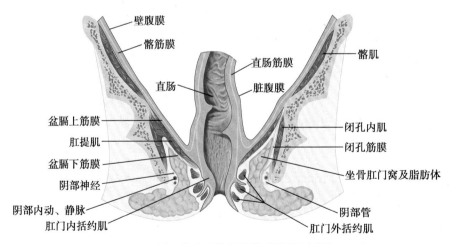

图 15-13 盆腔冠状切面模式图（经直肠）

（二）尿生殖三角的筋膜

包括浅、深 2 部分（图 15-14）。

浅筋膜分 2 层，浅层为含脂肪的疏松结缔组织，与腹壁下部和下肢的浅筋膜相续；深层呈膜状，称会阴浅筋膜，又称 Colles 筋膜，向前上方与阴囊肉膜、阴茎浅筋膜及腹前壁的浅筋膜深层相延续，向两侧附着于耻骨弓,向后附着于尿生殖膈后缘。

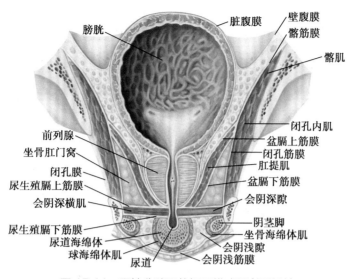

图 15-14　男性盆腔冠状切面模式图(经膀胱)

深筋膜亦分为2层,包被于会阴深横肌和尿道膜部括约肌的上面和下面,分别称尿生殖膈上筋膜和尿生殖膈下筋膜,共同组成尿生殖膈(urogenital diaphragm),封闭盆膈裂孔。两层筋膜在尿生殖三角肌的前缘互相融合,在两侧缘附着于耻骨弓,并在后缘与会阴浅筋膜互相愈合。

会阴浅筋膜与尿生殖膈下筋膜之间形成会阴浅隙(superficial perineal space),内有尿生殖三角浅层肌及布于会阴的神经和血管,此外,在男性,有尿道球和阴茎脚;在女性,前庭球、阴蒂脚和前庭大腺也位于浅隙内。尿生殖膈上、下筋膜之间形成会阴深隙(deep perineal space),内有会阴深横肌和分布于阴茎(阴蒂)的神经和血管,此外,在男性有尿道穿过,尿道球腺也位于深隙内;在女性,有尿道和阴道穿过。

第五节　腹　　膜

一、概述

腹膜(peritoneum)(图 15-15)为全身面积最大的浆膜,薄而光滑,呈半透明状。衬于腹、盆壁内表面的部分称壁腹膜(parietal peritoneum)或腹膜壁层;覆盖腹、盆腔脏器表面的部分称脏腹膜(visceral peritoneum)或腹膜脏层。脏腹膜与壁腹膜互相延续、移行,共同围成不规则的潜在性腔隙,称为腹膜腔(peritoneal cavity)。男性腹膜腔为一封闭的腔隙;女性腹膜腔则借输卵管腹腔口经输卵管、子宫、阴道与外界相通。

腹腔和腹膜腔在解剖学上是两个不同而又相关的概念。腹腔是指小骨盆上口以上由腹壁围成的腔,而腹膜腔则是脏、壁腹膜之间的潜在性腔隙,其中含少量浆液。腹腔内的脏器实际上均位于腹膜腔之外,临床应用时对这两个概念的区分常不严格,但手术者应对两个腔的概念有明确的认识。

腹膜具有分泌、吸收、保护、支持、修复和固定脏器等功能。一般认为,腹上部腹膜的吸收力较下部强,所以腹部炎症或手术后的患者多取半卧位,使有害液体流至下腹部,以减缓腹膜对有害物质的

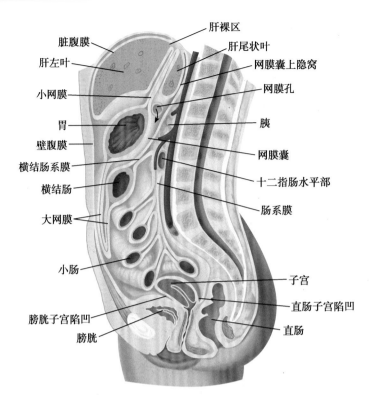

图 15-15 腹膜腔正中矢状切面模式图（女性）

吸收。腹膜和腹膜腔内浆液中含有大量巨噬细胞,有防御功能。腹膜还具有很强的修复和再生能力,所分泌浆液中纤维素的粘连作用,可促进伤口的愈合和炎症的局限,但若手术操作粗暴,也可因此作用而造成肠袢纤维性粘连等后遗症。腹膜所形成的韧带、系膜等结构还有固定和支持脏器的作用。

二、腹膜与腹、盆腔脏器的关系

根据腹膜覆盖脏器范围的不同,可将腹、盆腔脏器分为腹膜内位器官、腹膜间位器官和腹膜外位器官 3 种类型(图 15-16)。

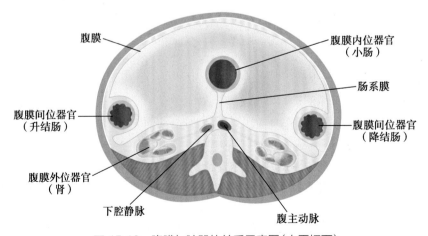

图 15-16 腹膜与脏器的关系示意图（水平切面）

1. **腹膜内位器官** 是指器官各面几乎均被腹膜所覆盖。如胃、十二指肠上部、空肠、回肠、盲肠、阑尾、横结肠、乙状结肠、脾、卵巢、输卵管等。

2. **腹膜间位器官** 是指大部分被腹膜覆盖的器官,如肝、胆囊、升结肠、降结肠、直肠上段、子宫、膀胱等。

3. **腹膜外位器官** 是指仅一面被腹膜覆盖,其余面均不覆盖腹膜的器官,如肾、肾上腺、输尿管、胰、十二指肠降部和下部、直肠中下部等。

掌握脏器与腹膜的关系有重要的临床意义,如腹膜内位器官,若行手术必须通过腹膜腔。而肾、输尿管等腹膜外位器官则不必打开腹膜腔便可进行手术,从而避免腹膜腔的感染或粘连。

三、腹膜形成的结构

介于器官之间或器官与体壁之间的腹膜在移行过程中形成许多结构,这些结构不仅对器官起着连接和固定的作用,也是血管、神经等出入脏器的途径。

(一)网膜

网膜(omentum)由与胃大弯和胃小弯相连的腹膜构成,其间夹有血管、神经、淋巴管及结缔组织等,包括小网膜和大网膜(图 15-17)。

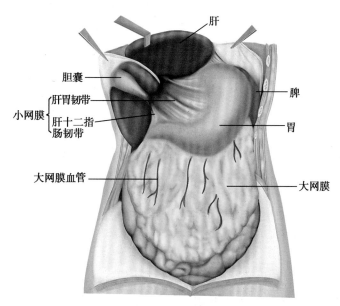

图 15-17 网膜

1. **小网膜**(lesser omentum) 自肝门向下移行至胃小弯和十二指肠上部的双层腹膜结构。其左侧部从肝门至胃小弯,也称肝胃韧带(hepatogastric ligament),其内含有胃左和胃右血管、淋巴结及至胃的神经等。小网膜的右侧部连接肝门与十二指肠上部,也称肝十二指肠韧带(hepatoduodenal ligament),其内走行出入肝的重要管道,即右前方的胆总管、左前方的肝固有动脉和二者后方的肝门静脉,上述管道周围伴有淋巴管、神经丛和淋巴结。小网膜游离缘后方为网膜孔(omental foramen),通过网膜孔可进入胃后方的网膜囊。

2. **大网膜**(greater omentum) 连于胃大弯和横结肠之间的4层腹膜结构,覆盖于空肠、回肠和横结肠前方,其左缘与胃脾韧带相连续。胃前、后壁的脏腹膜自胃大弯和十二指肠上部向下延续构成大网膜的前叶(双层腹膜),下垂至横结肠时,不完全贴附于横结肠的表面,这一段大网膜前叶又称为胃结肠韧带(gastrocolic ligament)。大网膜前叶继续下垂一段后,向后反折向上则形成大网膜的后叶(双层腹膜),向后上连于横结肠并叠合成为横结肠的系膜。大网膜前叶或后叶的两层腹膜间含有许多血管分支,胃大弯下约 1cm 处可见胃网膜左、右血管,它们分别向胃及大网膜发出分支,沿大网膜血管分支附近多有脂肪沉积并含许多巨噬细胞,后者有重要的防御功能。活体状态下,大网膜的下垂部分常可移动位置,当腹膜腔内有炎症时,常由于大网膜的粘连、包绕,限制了炎症的扩散。小儿的大网膜较短而不易发挥上述作用,故常易患弥漫性腹膜炎。

3. **网膜囊和网膜孔** 网膜囊(omental bursa)是位于小网膜和胃后方的扁窄间隙(图 15-18)。网膜囊上壁为肝尾状叶及膈下方的腹膜,下壁为大网膜的前、后叶返折部。前壁由上向下依次为小网膜、胃后壁腹膜和大网膜前叶。后壁由下向上依次为大网膜后叶、横结肠及其系膜以及覆盖在胰、左肾、左肾上腺等处的腹膜。左侧壁为脾、胃脾韧带和脾肾韧带。网膜囊右侧借网膜孔与腹膜腔其余部分相通。网膜囊位置较深,胃后壁穿孔时,胃内容物常局限于网膜囊内,给早期诊断带来一定困难。

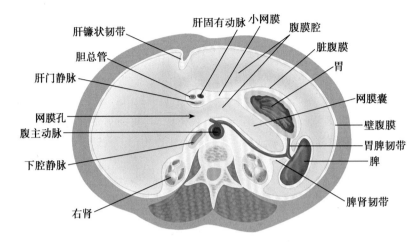

图 15-18 网膜孔和网膜囊(经第 1 腰椎水平切面)

网膜孔(omental foramen)又称 Winslow 孔,约在第 12 胸椎至第 2 腰椎体前方的范围内,网膜孔上界为肝尾状叶,下界为十二指肠上部,前界为肝十二指肠韧带,后界为腹膜覆盖的下腔静脉。成人网膜孔可容 1~2 指。

(二)系膜

将器官固定于腹、盆壁的双层腹膜结构称系膜,其内含有出入器官的血管、神经及淋巴管和淋巴结等(图 15-19)。

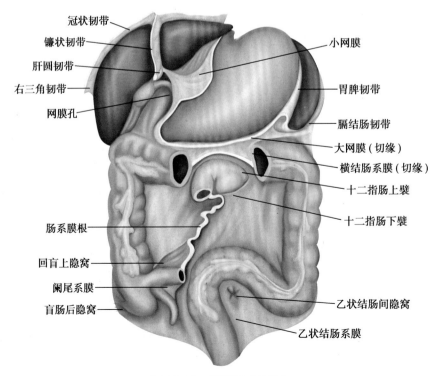

图 15-19 腹膜形成的结构

1. **肠系膜**（mesentery） 将空、回肠固定于腹后壁的双层腹膜结构,面积较大,呈扇形,其附着于腹后壁的部分称肠系膜根（radix of mesentery）,长约 15cm,自第 2 腰椎左侧起,斜向右下跨过脊柱及其前方结构,止于右骶髂关节前方。系膜的肠缘连空、回肠,长达 5~7m,由于小肠系膜根与肠缘长度悬殊,故有利于空、回肠的活动,可促进消化和吸收,但当肠蠕动失调时易造成系膜和肠袢的扭转等急腹症。系膜的两层腹膜间含有肠系膜上血管的分支和属支、淋巴管、神经丛及脂肪,还有大量的肠系膜淋巴结。

2. **阑尾系膜**（mesoappendix） 呈三角形,将阑尾连于肠系膜下方,阑尾的血管、淋巴管、神经走行于系膜的游离缘内,故阑尾切除时,应从系膜游离缘进行血管结扎。

3. **横结肠系膜**（transverse mesocolon） 其根部自结肠右曲起始,向左跨右肾中部、十二指肠降部、胰头等器官前方,沿胰前缘达左肾前方,至结肠左曲止。横结肠系膜内含有中结肠血管、淋巴管、淋巴结和神经丛等。

4. **乙状结肠系膜**（sigmoid mesocolon） 其根部附着于左髂窝和骨盆左后壁。系膜较长,故乙状结肠活动度较大,是系膜扭转的易发部位。系膜内含有乙状结肠和直肠上血管、淋巴管、淋巴结和神经丛等。

（三）韧带

腹膜所形成的韧带指连接腹、盆壁与脏器之间或连接相邻脏器之间的腹膜结构,多数为双层腹膜,少数为单层腹膜,对脏器有固定作用。有的韧带内含血管和神经等。

1. **肝的韧带** 位于肝下方的肝胃韧带和肝十二指肠韧带前已述及,肝上方有镰状韧带、冠状韧带和左、右三角韧带。

镰状韧带（falciform ligament）是位于膈穹窿下方与肝上面之间呈矢状位的双层腹膜结构,位于前正中线右侧,侧面观呈镰刀状。其游离的下缘肥厚,内含肝圆韧带（ligamentum teres hepatis）,后者由胚胎时期脐静脉闭锁后形成。由于镰状韧带偏中线右侧,脐上腹壁正中切口需向脐方向延长时,应偏向中线左侧,避免伤及肝圆韧带及其中的血管。

冠状韧带（coronary ligament）呈冠状位,分前、后两层,由膈下及肝上面的腹膜移行而成。前层向前与镰状韧带相延续,前、后两层相隔较远处未被腹膜覆盖的肝表面称为肝裸区（bare area of liver）。冠状韧带左、右两端处,前、后两层彼此黏合增厚形成了左、右三角韧带。

2. **脾的韧带** 包括胃脾韧带、脾肾韧带和膈脾韧带。

胃脾韧带（gastrosplenic ligament）是连于胃底和脾门之间的双层腹膜结构,向下与大网膜左侧部连续,韧带内含胃短血管和胃网膜左血管起始段及脾和胰的淋巴管、淋巴结等。

脾肾韧带（splenorenal ligament）是自脾门至左肾前面的双层腹膜结构,韧带内含有胰尾及脾血管、淋巴管、神经丛等。

膈脾韧带（phrenicosplenic ligament）为连于脾的后端和膈之间的双层腹膜,与脾肾韧带上份相移行。

3. **胃的韧带** 包括肝胃韧带、胃脾韧带、胃结肠韧带和胃膈韧带等,前三者如前述。胃膈韧带（gastrophrenic ligament）是胃贲门左侧、食管腹段连于膈下面的腹膜结构。

（四）腹膜的皱襞、隐窝和陷凹

腹膜皱襞是脏器之间或脏器与腹壁之间腹膜形成的隆起,深部常有血管走行。在腹膜皱襞之间或皱襞与腹、盆壁之间的凹陷称隐窝,较大的隐窝则称陷凹。

1. **腹后壁的皱襞和隐窝**（图 15-19） 皱襞和隐窝的大小、深浅和形态可随年龄不同或腹膜外脂肪的多少而变化,个体间差异较大。常见的有十二指肠上皱襞,位于十二指肠升部左侧,此皱襞深面为口向下方的十二指肠上隐窝（国人 50% 有此窝）,与十二指肠下皱襞深面口向上的十二指肠下隐窝（国人 75% 存在）相对。盲肠后隐窝位于盲肠后方,盲肠后位的阑尾常位于其内。乙状结肠间隐窝位于乙状结肠左后方,在乙状结肠系膜与腹后壁之间,其后壁内有左输尿管经过。肝肾隐窝位于肝右叶下方与右肾之间,仰卧时为腹膜腔最低处,是液体易于积聚的部位。腹膜皱襞和隐窝较发达处,为内疝的好发部位。

2. **腹前壁的皱襞和隐窝**(图 15-20) 腹前壁内面有 5 条腹膜皱襞,均位于脐以下。脐正中襞(median umbilical fold)位于脐与膀胱尖之间,内含脐尿管闭锁后形成的脐正中韧带。脐内侧襞(medial umbilical fold)位于脐正中襞两侧,左右各一,内含脐动脉闭锁后形成的脐内侧韧带。脐外侧襞(lateral umbilical fold)左右各一,分别位于左、右脐内侧襞的外侧,内含腹壁下动脉,故又称腹壁动脉襞。在腹股沟韧带上方,上述皱襞之间形成 3 对浅凹,由中线向外侧依次为膀胱上窝、腹股沟内侧窝和腹股沟外侧窝,后两窝分别与腹股沟管浅环及腹股沟管深环的位置相对应。

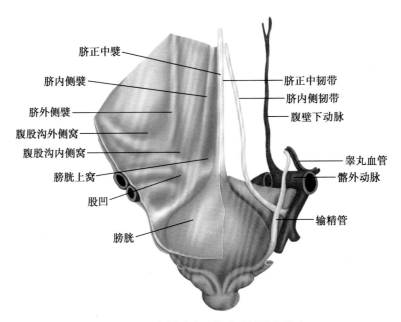

图 15-20   腹前壁内面的腹膜皱襞及隐窝

3. **腹膜陷凹** 主要的腹膜陷凹位于盆腔内,男性在膀胱与直肠之间有直肠膀胱陷凹(rectovesical pouch);女性在膀胱与子宫之间有膀胱子宫陷凹(vesicouterine pouch),直肠与子宫之间为直肠子宫陷凹(rectouterine pouch),也称 Douglas 腔,较深,与阴道后穹间仅隔以薄的阴道壁,凹底距肛门约 3.5cm。站立或半卧位时,男性直肠膀胱陷凹和女性直肠子宫陷凹是腹膜腔最低部位,故积液多存在于这些陷凹内(图 15-15)。

四、腹膜腔的分区和间隙

腹膜腔借横结肠及其系膜分为结肠上区与结肠下区。

(一) 结肠上区

结肠上区(supracolic compartment)又称膈下间隙(subphrenic space),为膈与横结肠及其系膜之间的区域,以肝为界,划分为肝上间隙与肝下间隙(图 15-21)。

1. **肝上间隙** 指肝膈面的腹膜与膈下面腹膜之间的间隙。此间隙借镰状韧带分为左肝上间隙(left suprahepatic space)与右肝上间隙(right suprahepatic space),前者被左冠状韧带再将其划分为前、后两部,即左冠状韧带前方的左肝上前间隙(anterior left suprahepatic space)和左冠状韧带后方的左肝上后间隙(posterior left suprahepatic space)。冠状韧带前、后层之间的裸区与膈之间称膈下腹膜外间隙,此隙主要位于肝右叶的后方。

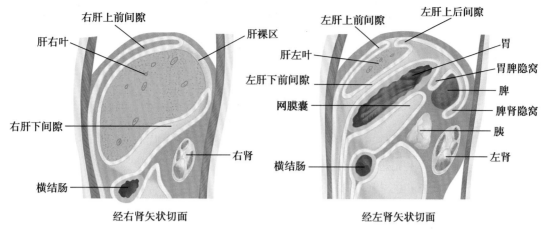

右肝上前间隙　　　　　　　　　左肝上前间隙　　左肝上后间隙

肝右叶　　　　　　　　　肝裸区　　　　　　　　　胃

肝左叶　　　　　　　　　胃脾隐窝

左肝下前间隙　　　　　　　　　脾

网膜囊　　　　　　　　　脾肾隐窝

右肝下间隙　　　　　　　　　胰

右肾　　　　　　　　　左肾

横结肠　　　　　　横结肠

经右肾矢状切面　　　　　　　　　经左肾矢状切面

图 15-21　结肠上区的间隙示意图(矢状切面)

2. **肝下间隙**　指肝脏面的腹膜同横结肠表面的腹膜及横结肠系膜之间的间隙。借肝圆韧带分为左肝下间隙(left subhepatic space)与右肝下间隙(right subhepatic space),前者再借小网膜和胃分为左肝下前间隙(anterior left subhepatic space)和左肝下后间隙(posterior left subhepatic space)即网膜囊;右肝下间隙亦称肝肾隐窝,通过网膜孔与左肝下后间隙交通,并可向下与结肠下区之右结肠旁沟相通。

上述间隙中任何一个发生脓肿时,均称膈下脓肿,其中以肝上、下间隙脓肿较为多见。膈下腹膜外间隙常为肝穿刺行肝内胆管造影术进针的部位。

(二) 结肠下区

结肠下区为横结肠及其系膜与盆底之间的区域,包括左、右结肠旁沟与左、右肠系膜窦四个间隙(图 15-22)。

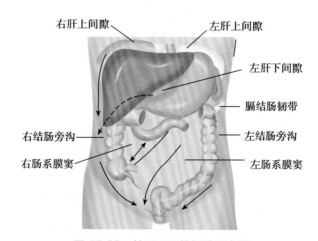

右肝上间隙　　　　　　左肝上间隙

左肝下间隙

膈结肠韧带

右结肠旁沟　　　　　　左结肠旁沟

右肠系膜窦　　　　　　左肠系膜窦

图 15-22　结肠下区的间隙示意图

1. **结肠旁沟**　左结肠旁沟位于降结肠左侧与左侧腹壁之间,其上方因有左膈结肠韧带而不与膈下间隙交通,向下可与左髂窝和盆腔相交通。右结肠旁沟位于升结肠右侧与右侧腹壁之间,因右膈结肠韧带发育差或缺失(不发育)而向上同膈下间隙交通,其下份亦经右髂窝与盆腔交通,故炎症时的脓液可经右结肠旁沟达右髂窝,甚至进入骨盆;反之,阑尾炎时的脓液可经右结肠旁沟到达膈下间隙,形成膈下脓肿。

2. **肠系膜窦**　左肠系膜窦为肠系膜根左侧同降结肠右侧壁之间的斜方形间隙,此窦上界为横结肠与横结肠系膜之左侧半,下界为乙状结肠及其系膜,后界为腹后壁,向下与腹膜腔盆部相通,如有积液可沿乙状结肠向下流入盆腔。右肠系膜窦为位于肠系膜根右侧与升结肠左侧之间的三角形间隙,上界为横结肠及其系膜右侧半,后界亦为腹后壁,此窦下方有回肠末端相隔,故间隙内的炎性渗出物常积存于局部,向下不能直接通向盆腔。

（武志兵）

思考题

1. 女性内生殖器包括哪些结构?

2. 试述子宫的位置、形态及固定装置。

3. 试述卵子、受精卵的排出和胎儿娩出途径。

4. 腹膜形成的结构有哪些?

第十六章
心血管系统

心血管系统由心和血管组成,其中血管包括动脉、毛细血管和静脉(见图 3-15)。

第一节　心

心(heart)是一个中空的肌性器官,在生命过程中始终不停地、有节律地跳动,推动血液周而复始循环往复。中国人成年男性正常心约重(284±50)g,女性约重(258±49)g。心的形状、大小、重量和位置受年龄、性别、体形、体位以及功能状态等多种因素的影响。

一、心的位置和外形

心位于胸腔的中纵隔内,介于左、右肺之间,外面裹以心包。心约 2/3 位于前正中线的左侧,约 1/3 位于前正中线的右侧(图 16-1)。心前方与胸骨体和第 2~6 肋软骨相对;后方与第 5~8 胸椎平对,与食管、迷走神经和胸主动脉相邻;两侧隔着胸膜腔和肺相邻;上方为出入心的大血管;下方借心包邻

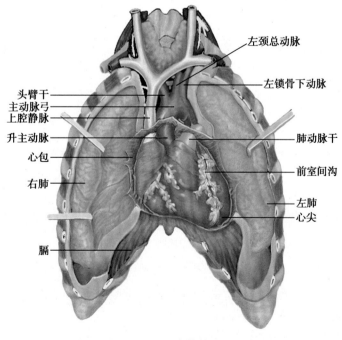

图 16-1　心的位置

贴于膈。心底朝向右后上方,心尖向左前下方。心的长轴自右肩斜向左肋下部,与身体正中矢状面呈45°。心底部被出入心的大血管根部以及心包反折缘所固定,心室部分游离则较为活动。

心的外形似前后略扁的倒置的圆锥体,可分为一尖(心尖)、一底(心底)、两面(胸肋面和膈面)、三缘(右缘、左缘和下缘),心的表面尚有4条沟(冠状沟、前、后室间和房间沟)(图16-2、图16-3)。

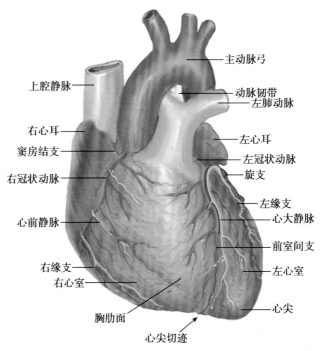

图 16-2 心的外形和血管(前面观)

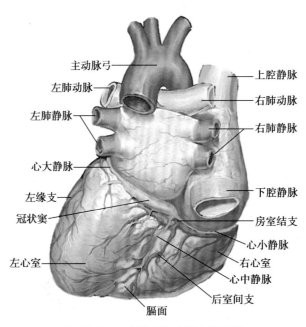

图 16-3 心的外形和血管(后面观)

心尖(cardiac apex)由左心室构成,外形圆钝,末端游离,朝向左前下方,平对左侧胸前壁第5肋间隙锁骨中线内侧1~2cm处,并在此处可扪及心尖搏动。

心底(cardiac base)大部分由左心房、小部分由右心房组成,朝向右后上方。心底部有出入心的大血管相连,上腔静脉和下腔静脉从上下注入右心房;左、右两对肺静脉从两侧注入左心房。心底后面隔心包后壁与食管、迷走神经和胸主动脉等相邻。

　　心的胸肋面(前面)大部分由右心室和右心房构成,左侧小部分由左心室和左心耳构成,朝向前上方。心前面大部分隔心包被肺和胸膜所遮盖;小部分隔心包与胸骨体下部和左侧第4~6肋软骨相邻,未被胸膜所遮盖,称心包裸区。故临床上紧贴胸骨左缘在第4或第5肋间隙进行心内注射,一般不会伤及胸膜和肺。前面上部可见起于右心室的肺动脉干行向左上方,起于左心室的升主动脉在肺动脉干后方向右上方走行。

　　心的膈面(下面)大部分由左心室、小部分由右心室构成,略呈三角形,几乎呈水平位,朝向后下方,隔心包与膈相邻。

　　心的右缘由右心房构成,近垂直位;心的左缘(钝缘)居于胸肋面和肺之间,斜向左下方,大部分由左心室、上方小部分由左心耳构成;心的下缘(锐缘)接近水平位,介于胸肋面和膈面之间,由右心室及心尖构成。心的左、右缘形态圆钝,隔心包分别与两侧膈神经、心包膈血管、纵隔胸膜以及肺相邻。

　　心的表面有4条沟,沟内大多有脂肪组织和血管填充,可作为4个心腔的表面分界。冠状沟(coronary sulcus)(房室沟)几乎呈额状位,近似环形,靠近心底处,前方被肺动脉干所中断,是右上方的心房与左下方的心室的表面分界。前室间沟(anterior interventricular groove)位于心的胸肋面,为起自冠状沟肺动脉干左侧缘至心尖稍右侧的浅沟,是左、右心室在心前面的表面分界。后室间沟(posterior interventricular groove)位于心的膈面,为起自冠状沟至心尖稍右侧的浅沟,是左、右心室在心膈面的表面分界。前、后室间沟在心尖右侧会合处稍凹陷,称心尖切迹(cardiac apical incisure)。在心底,右心房与右上、下肺静脉交界处的不明显纵行浅沟,称后房间沟(posterior interatrial sulcus),与房间隔后缘一致,是左、右心房的表面分界。后房间沟、后室间沟与冠状沟的交汇区域,称房室交点(atrioventricular crux),是心表面的一个重要标志,其深面有重要的血管和神经等结构。

二、心腔

　　心包括左、右半心,每半心各分为心房和心室,因此心有左、右心房和左、右心室4个腔。心在发育过程中出现沿心轴轻度向左旋转,故左半心位于右半心的左后方。

(一) 右心房

　　右心房(right atrium)(图16-4)位于心的右上部,壁薄(平均厚0.2cm)而腔大,可分前、后两部。前部为固有心房,由原始心房衍变而来,其前上部呈锥形突出的盲囊部分,称右心耳(right auricle),遮盖升主动脉根部的右侧面;后部为腔静脉窦(sinus venarum cavarum),由原始静脉窦右角发育而成。两部之间在心的表面以界沟(sulcus limitans)为界,在心腔内面以界嵴(crista terminalis)为界。界沟是右心房表面的一条由上腔静脉根部至下腔静脉根部的纵行浅沟。在右心房腔面,有与界沟相对应的纵行肌隆起,称界嵴,其横部起自上腔静脉口前内方的房间隔,横行向外至上腔静脉口前外面,移行于界嵴垂直部,后者与下腔静脉瓣相续。

　　1. 固有心房构成右心房的前部,腔面粗糙不平,有许多起自界嵴,向前外方走行,大致平行的肌隆起,止于右房室口,称梳状肌(pectinate muscle)。梳状肌之间的心房壁较薄。在右心耳内面,梳状肌交错成网状,当心功能障碍时,心耳处血流缓慢,血液易淤积形成血栓。固有心房的左前下方有右房室口(right atrioventricular orifice),其大小约可容纳3个指尖,通向右心室。

　　2. 腔静脉窦位于右心房的后部,内面光滑,无肌性隆起。内有3个入口。上腔静脉口(orifice of superior vena cava)从上方开口于腔静脉窦的上部,在上腔静脉与右心耳交界处,即界沟上1/3的心外膜下有窦房结,在手术剥离上腔静脉根部时,应避免损伤窦房结及其血管。下腔静脉口(orifice of inferior vena cava)从下方开口于腔静脉窦的下部,其前缘有下腔静脉瓣(valve of inferior vena cava),呈半月形,延伸至卵圆窝前缘,该瓣膜在胚胎时期有引导血液经卵圆孔流向左心房的作用。冠状窦口

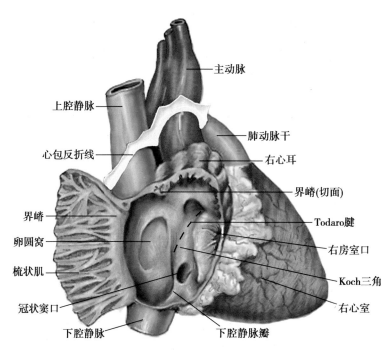

图 16-4　右心房内面观(虚线示托达罗腱的位置)

(orifice of coronary sinus)位于下腔静脉口与右房室口之间,相当于房室交点区的深面。冠状窦口的后缘有半月形的冠状窦瓣(valve of coronary sinus),出现率为 70%。此外,在右心房的许多部位还可见一些直径<0.5mm 的小孔,为心最小静脉的开口。

　　右心房的后内侧壁主要由房间隔构成。房间隔右侧面中下部有一卵圆形凹陷,称卵圆窝(fossa ovalis),为胚胎时期卵圆孔闭合后的遗迹。其边缘隆起称卵圆窝缘,前下壁更明显。卵圆窝底较薄弱,厚约 0.1cm,是房间隔缺损的好发部位,也是从右心房进入左心房心导管穿刺的理想部位。房间隔前上部的右心房内侧壁,由主动脉窦向右心房凸起而成主动脉隆凸,为心导管术的重要标志。右心房的冠状窦口前内缘、三尖瓣隔侧尖附着缘和托达罗腱之间的三角区,称科赫三角(Koch triangle)。托达罗腱(Todaro tendon)为下腔静脉口前方心内膜下的一个腱性结构,向前经房间隔附着于右纤维三角,向后与下腔静脉瓣相延续。科赫三角的前部心内膜深面为房室结,其尖部对着膜性室间隔的房室部,是心脏外科手术中定位房室结位置的一个重要标志。

　　(二) 右心室

　　右心室(right ventricle)(图 16-5)位于右心房的左前下方,位于胸骨左缘第 4、5 肋软骨的后方,在胸骨旁第 4 肋间隙作心内注射多注入右心室。右心室前壁紧邻胸廓,介于右冠状窦沟、前室间沟、心右缘和肺动脉口之间,构成心胸肋面的大部分。右心室是心腔最靠前的部分,前壁较薄,壁厚0.3~0.4cm,供应血管相对较少,通常是右心室手术的切口部位。

　　右心室腔呈锥形,底为右房室口和肺动脉口,尖向左前下方。在右房室口与肺动脉口之间,右心室腔被一弓形的肌性隆起,即室上嵴(supraventricular crest)分为右心室流入道和流出道两部分。若室上嵴肥厚,可造成流出道狭窄。

　　1. 右心室流入道　又称固有心腔(窦部),是血液从右房室口流至右心室腔的通道,从右房室口延伸至右心室尖。流入道室壁腔面凹凸不平,有许多纵横交错排列的肌隆起,称肉柱(trabeculae carneae)。有基部附着于室壁、尖端突入心室腔的锥体形肌隆起,称乳头肌(papillary muscle)。右心室乳头肌有前、后和隔侧 3 组:前乳头肌 1~5 个,位于右心室前壁中下部,由其尖端发出 5~10 条细索样的腱索呈放射状连于三尖瓣前、后尖;后乳头肌较小,多数为 2~3 个,位于下壁,发出腱索多数连于三尖瓣后尖;隔侧乳头肌小但数目较多,位于室间隔右侧面中上部,发出腱索连于三尖瓣隔侧尖。前乳头肌根部有一弓形肌束横过右心室腔至室间隔下部,称隔缘肉柱(septomarginal trabecula)[节制索

（moderator band）]，构成右心室流入道的下界，有防止心室过度扩张的功能，其内有房室束的右束支及供应前乳头肌的血管通过。在右心室手术时，应避免损伤隔缘肉柱，以免发生右束支传导阻滞。

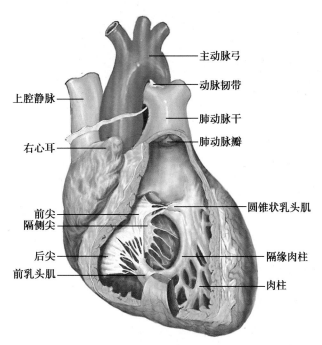

图 16-5　右心室内部结构

　　右心室流入道的入口为右房室口（right atrioventricular orifice），呈卵圆形，其周缘由致密结缔组织构成的三尖瓣环围绕。三尖瓣（tricuspid valve）[右房室瓣（right atrioventricular valve）]基底附于三尖瓣环，瓣游离缘垂入室腔。三尖瓣被三个深陷的切迹分为近似三角形的瓣叶，依其位置分别称为前瓣（尖）、后瓣（尖）和隔侧瓣（尖）。位于相邻两个瓣膜之间的瓣膜组织称为连合，相应三个瓣膜连合分别为前内侧连合、后内侧连合和外侧连合，连合处也有腱索附着。各瓣膜游离缘和心室面之间借多条由结缔组织细索构成的腱索（chordae tendineae）连于室壁上的乳头肌。三尖瓣环、瓣膜、腱索和乳头肌在功能上是一个整体，称三尖瓣复合体（tricuspid complex），共同保证血液的单向流动。当心室收缩时，三尖瓣因环口缩小和血液推动互相对合，封闭右房室口，同时因乳头肌收缩和腱索牵拉，使瓣膜紧密闭合而不致翻向心房，从而防止血液倒流入心房。三尖瓣复合体的任何部分发生病变，均可导致血流动力学上的改变。

　　2. 右心室流出道　又称动脉圆锥或漏斗部，为血液经右心室流入肺动脉的通道，位于右心室前上方，腔面光滑无肉柱，其向上逐渐变细形似圆锥形，称动脉圆锥（conus arteriosus），其下界为室上嵴，前壁为右心室前壁，内侧壁为室间隔。流出道上端的出口为肺动脉口（orifice of pulmonary trunk），通肺动脉干。肺动脉口周缘有 3 个彼此相连的半月形纤维环为肺动脉环，环上附有 3 个袋口向上的半月形瓣膜，称肺动脉瓣（valve of pulmonary trunk）（图 16-5、图 16-6）。每个瓣游离缘朝向肺动脉干方向，其中央有一增厚部分，称半月瓣小结（nodule of semilunar valve）。肺动脉瓣与肺动脉壁之间的袋状间隙称肺动脉窦（sinus of pulmonary trunk）。当心室收缩时，血液冲开肺动脉瓣进入肺动脉干；当心室舒张时，肺动脉窦被倒流的血流充盈，使 3 个肺动脉瓣相互靠拢，肺动脉口关闭，阻止血液反流入右心室。

　　（三）左心房

　　左心房（left atrium）（图 16-7）是心腔中最靠后上方的部分，位于右心房的左后方，构成心底的大部分。前方有升主动脉和肺动脉，后方与食管相毗邻。根据胚胎发育来源，左心房亦可分为前部的左心耳和后部的左心房窦。

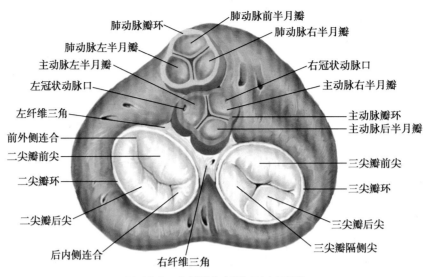

图 16-6 心瓣膜和纤维环(上面观)

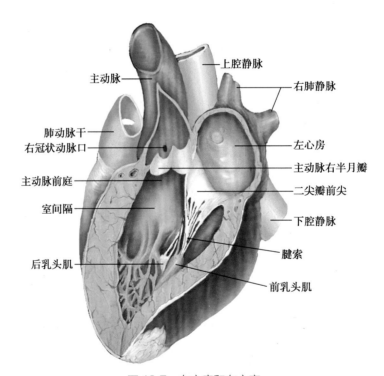

图 16-7 左心房和左心室

1. 左心耳(left auricle)较右心耳狭长,壁厚,边缘有几个深陷的切迹。突向左前方,覆盖于肺动脉干根部左侧及左冠状窦前部,因其与二尖瓣邻近,是心外科手术最常入路之一。左心耳内腔面也因梳状肌交错成网而凹凸不平,但梳状肌没有右心耳发达且分布不均。

2. 左心房窦又称固有心房,腔壁光滑,厚约 0.3cm,其后壁两侧各有一对肺静脉口,开口处没有静脉瓣,但心房肌可围绕肺静脉延伸 1~2cm,具有括约肌样作用。前下部借左房室口通左心室。

(四) 左心室

左心室(left ventricle)(图 16-7)位于右心室的左后方。壁厚 0.9~1.2cm,约为右心室壁厚度的 3 倍。左心室腔呈细长的圆锥形,其尖为解剖学心尖;锥底向上,左、右侧分别为左房室口和主动脉口所占据。左心室前壁介于前室间沟、左房室沟和左冠状动脉旋支的左缘支三者之间的区域内血管较少，是左心室手术的入路部位。在左心室各壁之间或室壁与乳头肌之间，常有一些游离于室腔的细索状结构，称左室条索或假腱索，多从室间隔至后乳头肌、左室前壁和前乳头肌，其内大都含有浦肯野纤维，为左束支分支。左心室腔面也有肉柱，但较右心室细小，心壁肌最薄处为心尖处。左心室以二尖瓣前瓣（尖）为界，分为左后方的流入道和右前方的流出道。

1. **左心室流入道**　亦称左心室窦部，位于二尖瓣前尖的左后方。流入道的入口为左房室口（left atrioventricular orifice），口周缘的致密结缔组织环为二尖瓣环（bicuspid annulus）。二尖瓣（mitral valve）[左房室瓣（left atrioventricular valve）]基底附于二尖瓣环，游离缘垂入室腔。瓣膜被两个深陷的切迹分为前、后瓣（尖）。前尖呈半卵圆形，较大，位于前内侧，介于左房室口与主动脉口之间，临床上常称大瓣。后尖较小，略似长条形，位于前尖的左后方，临床上常称小瓣。在两切迹相对处，前尖和后尖在内、外侧端互相融合，称前外侧连合和后内侧连合，融合部长 0.5~1.0cm。二尖瓣前、后尖的边缘及室面借数条腱索附着于乳头肌上。左心室的乳头肌较右心室强大，分前、后两组：前乳头肌和后乳头肌。前乳头肌 1~5 个，位于左心室前外侧壁中部，常为单个粗大的锥状肌束。后乳头肌 1~5 个，位于左心室后壁内侧部。前乳头肌发出数条腱索连于二尖瓣前、后尖的外侧半和前外侧连合；后乳头肌发出数条腱索连于二尖瓣前、后尖的内侧半和后内侧连合。乳头肌的正常排列位置几乎与左心室壁平行，这对保证二尖瓣前、后尖有效闭合十分重要。当左心室收缩时，乳头肌对腱索产生垂直的牵拉力，使二尖瓣有效靠拢闭合，心射血时又限制瓣尖翻向心房。二尖瓣环、二尖瓣、腱索和乳头肌合称二尖瓣复合体（mitral complex）。

2. **左心室流出道**　又称主动脉前庭（aortic vestibule）、主动脉圆锥、或主动脉下窦，为心室腔的前内侧部分，由室间隔上部和二尖瓣前尖围成，室间隔构成流出道的前内侧壁，二尖瓣前尖构成后外侧壁。流出道室壁平滑无肉柱，缺乏收缩性与伸展性。流出道的出口为主动脉口（aortic orifice），位于左房室口的右前方。口周缘有 3 个彼此相连的、由半环形纤维束构成的主动脉瓣环，瓣环上附有 3 个袋口向上，呈半月形的瓣膜，称主动脉瓣（aortic valve）。瓣膜大而坚韧，根据方位可分别称主动脉左、右、后半月瓣，每瓣游离缘的中央也增厚形成半月瓣小结。每个瓣膜相对应的主动脉壁向外略膨出，半月瓣与主动脉壁之间的袋状间隙称主动脉窦（aortic sinus），分为主动脉左、右和后 3 个窦。其中主动脉左、右窦的主动脉壁上，分别有左、右冠状动脉开口。

心腔内的瓣膜，是保障血液定向流动的结构基础。当心室收缩时，左、右心室内压力增高，血流会推动二尖瓣和三尖瓣分别关闭左房室口和右房室口，同时血流冲开主动脉口和肺动脉口分别射入主动脉和肺动脉；当心室舒张时，由于主动脉壁和肺动脉壁的弹性回缩，血液充满主动脉窦和肺动脉窦，使瓣膜关闭，防止血液逆流入心室，同时二尖瓣和三尖瓣开放，使心房内的血液经房室口流入心室，随后进入下一个心动周期，如此循环往复不停息。由此可见，心如同一个"动力泵"，各瓣膜如同泵的"阀门"。如果因为病变等原因，引起各瓣膜闭锁不全或不能完全开放（即狭窄）时，会导致心腔内血流动力学改变，产生病理性心脏杂音以及其他症状。

三、心的构造

（一）心纤维性支架

心纤维性支架，又称心纤维骨骼，由致密结缔组织构成，位于房室口、肺动脉口和主动脉口的周围。心纤维性支架质地坚韧而富有弹性，为心肌纤维和心瓣膜提供附着处，在心肌运动中起支持和稳定作用。心纤维性支架包括 4 个瓣纤维环（肺动脉瓣环、主动脉瓣环、三尖瓣环、二尖瓣环），两个纤维三角（左纤维三角和右纤维三角）以及圆锥韧带、室间隔膜部和瓣膜间隔等（图 16-8）。

1. **纤维环**（annulus fibrosus）包括二尖瓣环、三尖瓣环、主动脉瓣环和肺动脉瓣环，分别位于左房室口、右房室口、主动脉口和肺动脉口周围的结缔组织环，为心房肌、心室肌和各瓣膜的附着处。

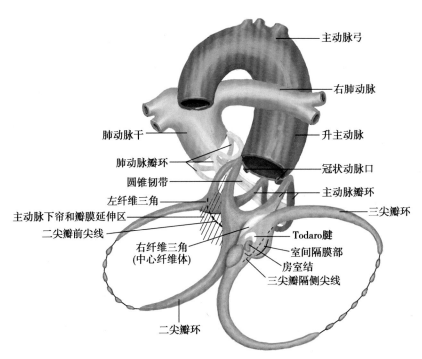

图 16-8　心纤维支架模式图

　　二尖瓣环、三尖瓣环和主动脉环彼此靠近,肺动脉环位于较高平面,借圆锥韧带(漏斗腱)与主动脉瓣环相连。主动脉瓣环和肺动脉瓣环各自由 3 个弧形的瓣环首尾相接连接而成,位于 3 个半月瓣的基底部。主动脉瓣环左瓣环和后瓣环之间的三角形致密结缔组织板,称瓣膜间隔,向下与二尖瓣前尖相连续,同时向左延伸连接左纤维三角,向右连接右纤维三角。4 个纤维环的方位不一。二尖瓣环和三尖瓣环的平面与身体正中面约呈 45° 角;主动脉瓣环平面朝右前方,肺动脉瓣环朝左前方,二者几乎呈直角相交。

　　2. 纤维三角(fibrous trigone)左、右各一。右纤维三角(right fibrous trigone)位于二尖瓣环、三尖瓣环和主动脉后瓣环之间,向下附着于室间隔肌部,向前方与室间隔膜部相延续,略呈三角形或前宽后窄的楔形。由于右纤维三角位于心的中央部位,又称中心纤维体(central fibrous body),其前面与室间隔膜部相延续,后面有时发出托达罗腱,呈白色索状,位于右心房心内膜的深面,在接近下腔静脉末端时,纤维分散而终止。房室束穿过中心纤维体的右上面,向下经室间隔膜部和肌部交界处离开中心纤维体。中心纤维体与房室结、房室束的关系非常密切,已为临床所重视。房室束穿右纤维三角前行,当三角变性硬化时可压迫房室束,造成房室传导阻滞。心内手术,尤其在处理二尖瓣后内侧连合、主动脉瓣后瓣以及室间隔缺损时,应特别注意避免损伤房室束。左纤维三角(left fibrous trigone)位于二尖瓣环与主动脉左瓣环之间,也呈三角形,面积较小,其前方与主动脉左瓣环相连,向后发出纤维带,与右纤维三角的纤维带共同组成二尖瓣环。左纤维三角位于二尖瓣前外侧连合之前,外侧与左冠状动脉旋支相邻近,是二尖瓣手术时的重要标志,也是冠状动脉易损部位。

　　(二) 心壁

　　心壁分 3 层,即心内膜、心肌和心外膜。

　　1. 心内膜(endocardium)是衬贴于心腔内面的一层滑润的薄膜,由内皮细胞和内皮下层构成。内皮与大血管的内皮相延续。内皮下层位于基膜外,由结缔组织构成,其外层较厚,靠近心肌层,也称心内膜下层,为疏松结缔组织,内含小血管、淋巴管、神经以及心传导系的分支。心瓣膜由双层内皮及其间薄层结缔组织构成,由心内膜向心腔内折叠形成。

　　2. 心肌(cardiac muscle)(图 16-9)是构成心壁的主体,由心肌纤维和心肌间质组成。心肌纤维呈束状或分层;心肌间质包括心肌胶原、弹性纤维、血管、淋巴管、神经纤维等,充填于心肌纤维之间。心肌层包括心房肌和心室肌两部分,二者附着于心的纤维环支架,但却被心的纤维环支架分隔开来而不延续,故心房肌、心室肌不会同时收缩。心房肌束呈网格状,形成许多梳状的嵴称梳状肌。心房肌较薄,分浅层和深层两层。浅层为环绕心房的横行肌束;深层为心房所固有,呈襻状或环状,有一部分纤维环绕心耳、腔静脉口、肺静脉口以及卵圆窝周围,具有一定的括约作用。研究发现,心房肌具有分泌心房利钠尿多肽的功能。心室肌较厚,特别是左心室尤为明显,可分浅层、中层和深层3层。浅层肌起自纤维环和纤维三角,斜行向心尖。前面的肌束自上斜向左下,后面的肌束自左斜向右,在心尖处捻转形成心涡后即转入深层移行为纵行的深层肌,上行续于肉柱以及乳头肌,再附着于纤维环。中层肌亦起自纤维环,肌束呈环形,为左、右心室所固有,左心室环形肌特别发达。

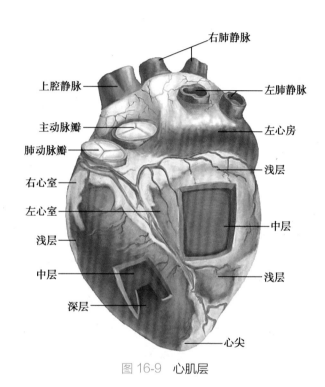

图 16-9　心肌层

3. 心外膜(epicardium)为浆膜性心包的脏层,包裹于心肌层表面。表层被覆一层扁平上皮细胞,其深面为薄层结缔组织,与大血管外膜相续。

(三)心间隔

心的间隔分隔心腔,左、右心房之间为房间隔,左、右心室之间为室间隔(图16-10、图16-11),右心房和左心室之间为房室隔。

1. 房间隔(interatrial septum)介于左、右心房之间。房间隔朝左前方倾斜,较薄,由两层心内膜中间夹以结缔组织和少量心肌所构成,其前缘与升主动脉后面相对应,后缘与心表面的房间沟一致。房间隔右侧面中下部有卵圆窝,是房间隔的最薄弱处。

2. 室间隔(interventricular septum)位于左、右心室之间。室间隔上方呈斜位,随后向下至心尖沿顺时针方向作螺旋状扭转,其前部较弯曲,后部较平直,这种扭曲使室间隔中部明显突向右心室。室间隔可分为肌部和膜部两部分。

(1)肌部(muscular part):占据室间隔的大部分,由心肌组织覆盖两侧心内膜组成,厚1~2cm,其左侧面心内膜深面有房室束的左束支及其分支通过,右侧面有房室束的右束支通过,其表面有薄层心肌覆盖。

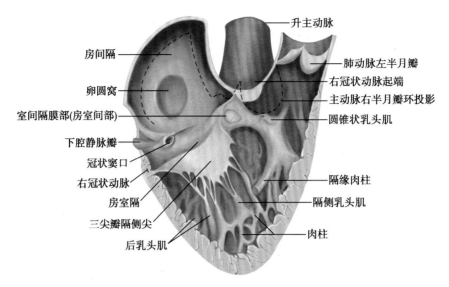

图 16-10　房间隔与室间隔（右侧面）

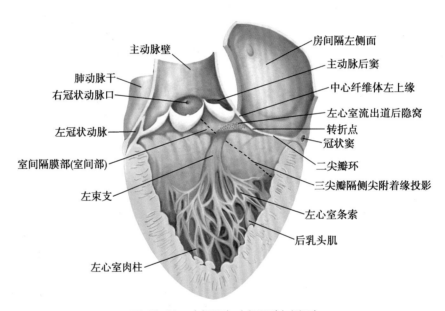

图 16-11　房间隔与室间隔（左侧面）

（2）膜部（membranous part）：是室间隔上方一个不规则的膜性结构，面积约 0.8cm^2，位于心房和心室交界部位，其上界为主动脉右瓣和后瓣下缘，前缘和下缘为室间隔肌部，后缘为右心房壁。室间隔膜部右侧面被三尖瓣膜隔侧尖附着，将其分为后上部和前下部。后上部位于右心房与左心室之间，称房室部；前下部位于左心室和右心室之间，称室间部。室间部范围很小，位于室上嵴下方，其后上方以三尖瓣隔侧尖附着缘与房间隔相邻，下方是肌性室间隔的嵴，前方漏斗部肌肉，是室间隔缺损的好发部位。室间隔前、后缘与前、后室间沟相当，室间隔膜部后下缘处有房室束通过，其位置关系具有重要的临床意义。

3. 房室隔（atrioventricular septum）为房间隔和室间隔之间的过渡、重叠区域（图 16-12、图 16-13）。其上界是间隔上的二尖瓣环，下界为三尖瓣隔侧尖附着缘，前界右侧为室上嵴，左侧为主动脉右窦环，后界为冠状窦口前缘至三尖瓣隔侧尖的垂线。房室隔右侧面全部属于右心房，左侧面则属于左心室流入道后部和流出道前部，大致呈前窄后宽的三角形。在房室隔前部，室间隔膜部后下缘处有房室束，与三尖瓣隔侧尖附着缘相交叉；在前部的后端，中心纤维体的右侧有房室结。

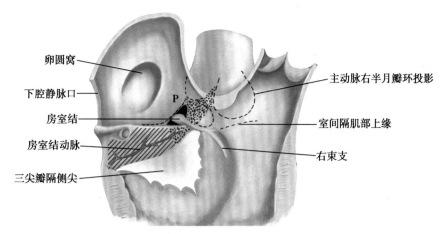

图 16-12 房间隔右侧面示意图
P. 转折点；点区．房间隔前部；斜线区．房间隔后部。

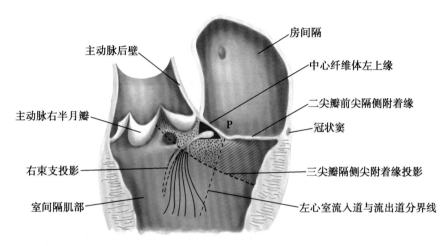

图 16-13 房间隔右侧面示意图
P. 转折点；点区．房间隔前部；斜线区．房间隔后部。

四、心传导系

心肌细胞按形态和功能分为普通心肌细胞和特殊心肌细胞。普通心肌细胞是构成心房壁和心室壁的主要部分，主收缩功能。特殊心肌细胞具有自律性和传导性，主要功能是产生和传导兴奋，控制心的节律性活动。心传导系（conduction system of heart）位于心壁内，主要由特殊分化的心肌细胞组成，包括窦房结、结间束、房室结区、房室结、房室束及其分支和浦肯野纤维（图 16-14）。

（一）窦房结

窦房结（sinuatrial node）是心的正常起搏点，位于上腔静脉根部与右心房交界处界沟上 1/3 的心外膜深面，略呈长椭圆形或梭形，长轴与界沟平行。窦房结动脉沿着结的长轴贯穿其中央，结内有交感和副交感神经分布。窦房结细胞主要有起搏细胞（pacemaker cell，P 细胞）和过渡细胞（transitional cell，T 细胞），还有丰富的胶原纤维，形成网状支架。

（二）结间束

窦房结细胞产生的兴奋如何传导到心房和房室结，长期以来一直有争议。有学者提出窦房结和房室结之间存在特殊的结间束传导通路，左、右心房之间也有房间束相连，但迄今形态学方面的证据尚不充分。通常认为结间束（internodal tract）有 3 条。

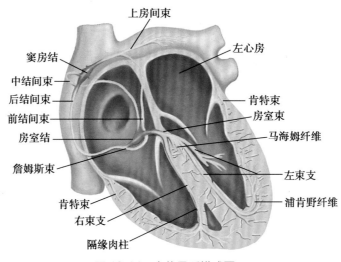

图 16-14　心传导系模式图

1. 前结间束由窦房结头端分出,向左弓状绕上腔静脉前方和右心房前壁,至房间隔上缘分为两束。一束左行延伸分布至左心房前壁,称上房间束,即 Bachmann 束;另一束为降支,下行入房间隔,经卵圆窝前方下行至房室结上缘。

2. 中结间束即 Wenchebach 束,由窦房结右上缘发出,向右后方弓状绕过上腔静脉后面,进入房间隔,经卵圆窝前方(前结间束降支后方)止于房室结上端。

3. 后结间束又称 Thorel 束,由窦房结下端发出,在界嵴内向下行,再转向下内经下腔静脉瓣、越冠状窦口上方,至房室结后缘,在行程中有纤维分布到右心房壁。

(三) 房室交界区

房室交界区(atrioventricular junction region),又称房室结区(atrioventricular node region),是心传导系在心房和心室连接部位的特殊分化心肌结构,其范围基本与房间隔右侧面的科赫三角一致。该区包括 3 部分: 房室结、房室结心房扩展部和房室束近侧部,各部之间无明显分界(图 16-15)。

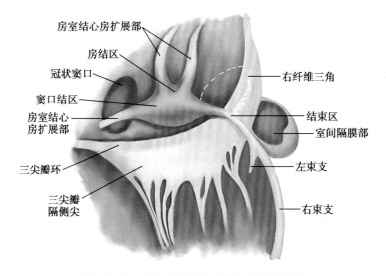

图 16-15　房室交界区的位置和分部示意图

房室结(atrioventricular node)是房室交界区的中央部分,为一个呈矢状位的扁椭圆形结构,位于房间隔右侧面下部和冠状窦口前上方的心内膜下,相当于科赫三角的尖端,表面有薄层心房肌和心内膜覆盖,左下方邻近右纤维三角。在房室结的后上端和右侧面有数条纤维束延伸至房间隔和冠状窦口周围,构成房室结的心房扩展部。房室结前端变细传入中心纤维体,形成房室束近侧部。

房室交界区是兴奋从心房传向心室的必经之路,可将窦房结传来的兴奋短暂延搁再传至心室,使心房肌和心室肌依次先后收缩。正常情况下,房室结不产生冲动,当窦房结不能产生冲动或传导阻滞时,房室结也可产生节律较慢的冲动,即产生室性心律。因此,房室结是重要的次级起搏点,许多复杂的心律失常在房室交界区发生,这一区域具有重要的临床意义。

(四)房室束

房室束(atrioventricular bundle)又称希氏束(His bundle),起自房室结前端,穿入中心纤维体(右纤维三角),沿室间隔膜部的后下缘前行,从主干陆续发出左束支的部分纤维,最后在室间隔肌部上缘分为左、右束支,分别入左心室和右心室。

1. 左束支(left bundle branch)发自房室束的分叉部,呈扁带状沿室间隔左侧心内膜深面走行,在主动脉右瓣和后瓣联合处,分为前组、后组和间隔组3组:①前组,即左室前支,较细,行向前乳头肌根部、室间隔前部、左心室前壁和侧壁;②后组,即左室后支,较粗大,行向后乳头肌、室间隔后部;③间隔组(支),位于左室前、后支夹角内,由左室前、后支发出的数条细纤维构成,并呈网状,分布于室间隔下部心肌。

2. 右束支(right bundle branch)起于房室束分叉部的末端,为较长的圆索状纤维束,在室间隔右侧面的心内膜下向前下方弯行,经右心室圆锥乳头肌后方,向下进入隔缘肉柱(节制索),到达右心室前乳头肌根部,分支分布于右心室壁。

(五)Purkinje 纤维

浦肯野纤维(Purkinje fiber)是左、右束支的分支在心内膜深面的终末纤维,互相交织成心内膜下浦肯野纤维网,与心肌纤维相连,司心肌纤维的收缩。房室束、束支和浦肯野纤维的功能是将心房传来的兴奋迅速传播到整个心室。

五、心的血管

心的血液供应来自左、右冠状动脉,回流的静脉血大部分经冠状窦注入右心房,小部分直接注入右心房,极少部分直接注入各心腔。

(一)冠状动脉

营养心的动脉来自升主动脉根部的左、右冠状动脉(见图16-2、图16-3)。

1. 左冠状动脉(left coronary artery)起自主动脉左窦,主干很短,长0.5~1cm,向左行于左心耳与肺动脉干之间,沿冠状沟行向左前方,随即分为前室间支和旋支。左冠状动脉主干分叉处常发出对角支,斜行向左下,分布于左心室前壁一部分。

(1)前室间支(anterior interventricular branch):又称前降支,沿前室间沟下行,末端多数绕过心尖切迹转向心隔面的后室间沟下1/3,与来自右冠状动脉的后室间支末端吻合。前室间支向其左侧、右侧和深面发出3组小分支,分布于左心室前壁大部、心尖、右心室前壁小部分、室间隔前2/3区域以及心传导系的右束支和左束支的前半。前室间支的主要分支如下:

1)左室前支:以3~5支多见,主要分布于左心室前壁、左心室前乳头肌和心尖部。

2)右室前支:短小,分布于右心室前壁靠近前室间沟区域。右室前支的第1支常在肺动脉瓣水平处发出,分布到动脉圆锥,称为左圆锥支,与来自右冠状动脉的右圆锥支吻合形成动脉环,称Vieussens环(Vieussens arterial ring),是常见的侧支循环。

3)室间隔前支:以12~17支多见,起自前室间支的深面,分布于室间隔的前2/3。

(2)旋支(circumflex branch):由左冠状动脉主干发出后沿冠状沟左行,绕过心左缘至左心室膈面,多在心左缘与后室间沟之间的中点附近分支而终。旋支及其分支分布于左心室前壁一部分、左心室侧壁、左心室后壁的一部分以及左心房。有时可发出窦房结支和房室结支。旋支有以下主要分支。

1）左缘支：较恒定，分支供应心左缘及附近的左心室壁。

2）左室后支：多数为 1 支，分布于左心室膈面的外侧部。

3）窦房结支：约 40% 起于旋支的起始段，多以逆时针方向从上腔静脉口后方绕至前面，从窦房结尾端穿入结内。

4）心房支：为一些细小分支，分布于左心房前壁、外侧壁和后壁。

5）左房旋支：起自旋支近侧段，分布于左心房后壁。

2. 右冠状动脉（right coronary artery）起自主动脉右窦，行于右心耳与肺动脉干根部之间，沿冠状沟向右行至房室交点处附近或右侧，分为后室间支和右旋支，分布于右心房、右心室前壁大部分、右心室侧壁和后壁全部、左心室后壁的一部分和室间隔后 1/3，包括左束支的后半以及房室结和窦房结。

（1）后室间支（posterior interventricular branch）：亦称后降支，较粗，是右冠状动脉主干的延续，沿后室间沟下行，多数止于后室间沟下 1/3，小部分止于中 1/3 或心尖切迹，可与来自左冠状动脉的前室间支吻合。后室间支分支供应后室间沟附近左、右心室后壁和室间隔后下 1/3。

（2）右旋支（right circumflex branch）：也称左室后支（posterior branch of left ventricle），较细，是右冠状动脉的另一终支，止于房室交点与心左缘之间，也可有细支与左旋支吻合，分布于左心室后壁。

（3）右缘支（right marginal branch）：是右冠状动脉在心右缘下端处的分支，粗大且恒定，分布于附近右室壁。左缘支和右缘支均较粗大且恒定，冠状动脉造影时可作为辨认心缘的重要标志。

（4）窦房结支：约 60% 起于右冠状动脉的起始段，向上经右心房内侧壁至上腔静脉口处，绕上腔静脉口传入分布于窦房结。

（5）右圆锥支：从右冠状动脉分出后，行向左下方与来自左冠状动脉的左圆锥支吻合成 Vieussens 环，为左、右冠状动脉之间最重要的侧支循环通路。

（6）房室结支：约 90% 由右冠状动脉在房室交点处的"U"形弯曲的顶点发出后，向深部分布于房室结和房室束。

3. **冠状动脉的分布类型** 左、右冠状动脉的分支在胸肋面的分布相对恒定，但在膈面分布范围有较大的变异。根据 Schlesinger 分型原则，以后室间沟为标志，可将冠状动脉的分布类型分为 3 型（图 16-16）。

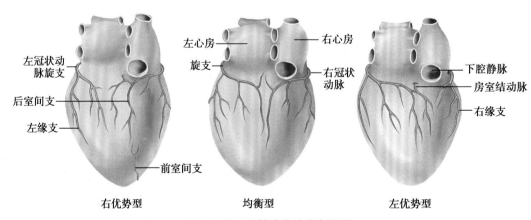

图 16-16 冠状动脉的分布类型

（1）右优势型：在心室膈面，右冠状动脉除发出后室间支外，还发分支越过房室交点和后室间沟，分布于左心室膈面的一部分或全部，此型较多见。

（2）均衡型：在心室膈面以后室间沟为分界，左、右冠状动脉各自供应本侧心室。后室间支为左或右冠状动脉的终支，亦或同时来自左、右冠状动脉。

（3）左优势型：左冠状动脉较大，除发分支布于左心室膈面外，还越过房室交点和后室间沟，发出分支分布于右心室膈面的一部分。后室间支和房室结动脉均发自左冠状动脉。此型较少见。

　　左优势型患者左冠状动脉受阻后,后果比较严重,不但左室各壁及室间隔发生大面积心肌梗死,而且会影响心传导系的大部分血供,造成严重心律失常。

　　4. 壁冠状动脉　冠状动脉主干及其主要分支位置表浅,大部分行走于心外膜下脂肪中或心外膜深面。但有时冠状动脉的主干或分支中的某一段表面被浅层心肌,即心肌桥所掩盖,该段动脉称为壁冠状动脉(图 16-17),多见于前、后室间支。一般认为,壁冠状动脉受心肌桥保护,局部承受的应力较小,心舒张时也可能控制血管,使之不致过度扩张,也较少发生动脉硬化。在冠状动脉手术和选择性冠状动脉造影时,应注意壁冠状动脉的存在。

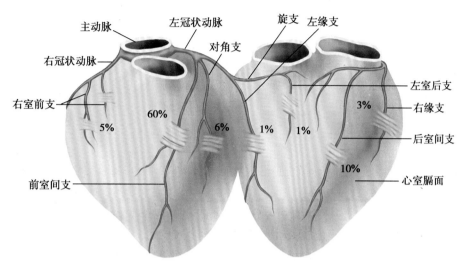

图 16-17　心肌桥的分布示意图

(二) 心的静脉

　　心的静脉可分为浅静脉和深静脉,吻合非常丰富。浅静脉起于心肌各部,在心外膜下汇合成网,最后大部分由冠状窦收集汇入右心房。冠状窦除接受心大、中、小静脉等主要属支外,还接受一些小静脉属支(图 16-18)。深静脉起于心肌层,直接汇入心腔。

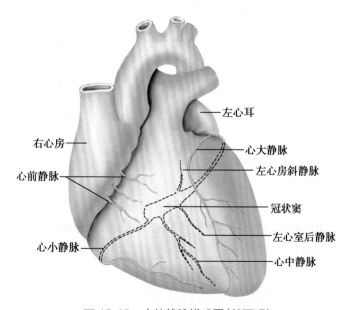

图 16-18　心的静脉模式图(前面观)

　　1. 冠状窦(coronary sinus)位于心膈面冠状沟内,以左房斜静脉与心大静脉汇合处为起点,在左心

房和左心室之间膨大,右端借冠状窦口开口于右心房。窦口有冠状窦瓣,可防止血液逆流。冠状窦的属支如下:

(1)心大静脉(great cardiac vein):与左冠状动脉的前室间支伴行于前室间沟,斜向左上至冠状沟,向左绕过心左缘至心膈面,于左房斜静脉注入处向右延续为冠状窦。心大静脉收集左心室前面、右心室前壁一部分、室间隔前部、心左缘、左心房前外侧壁、左心耳以及大动脉根部的静脉血。

(2)心中静脉(middle cardiac vein):起于心尖部,与右冠状动脉后室间支伴行于后室间沟,向上注入冠状窦右端。心中静脉主要收纳左、右心室后壁,室间隔后部,心尖部以及部分心室前壁的静脉血。

(3)心小静脉(small cardiac vein):起于心下缘,在冠状沟内与右冠状动脉伴行,绕过心右缘向左注入冠状窦右端或心中静脉,接受心锐缘以及部分右心室前、后壁的静脉血。

2. 心前静脉(anterior cardiac vein)即右室前静脉,起于右心室前壁,有1~4支,向上跨越冠状沟直接开口于右心房。有些心前静脉与心小静脉吻合。

3. 心最小静脉(smallest cardiac vein)亦称特贝西乌斯静脉,是心壁内的小静脉,由心壁肌层的毛细血管开始,直接开口于各心腔,直径约1mm。心最小静脉没有静脉瓣。冠状动脉阻塞时,心最小静脉可成为心肌从心室腔获得血液供应的一条途径,对心肌内层有一定的保护作用。

(三)冠状血管的吻合

冠状动脉吻合类型可分为壁内侧副血管、冠状动脉分支间吻合以及冠状动脉与心外动脉之间的吻合。

1. **壁内侧副血管**　是心壁内特殊血管与心腔之间的交通,包括心最小静脉、动脉心腔血管和心肌窦状隙(图16-19)。动脉心腔血管是冠状动脉与心腔之间直接交通的血管,直径200~1 000μm,组织结构上相当于动静脉吻合。心肌窦状隙由小动脉分支和毛细血管分出的薄壁血管构成,呈不规则的网状,其间有吻合管连接。

2. **冠状动脉分支间的吻合**　同侧冠状动脉各分支和左、右冠状动脉分支之间均有广泛的吻合,即存在于整个心壁,在右室前面、心尖部、心房壁、房间隔和室间隔吻合更为丰富。最主要的吻合见于室间隔肌部和房间隔。亦可见于室间沟附近的心室壁、房室交点和心房壁间等处。

3. **冠状动脉与心外动脉的吻合**　冠状动脉通过升主动脉壁动脉网、肺动脉壁动脉网和心房动脉网直接吻合,也有通过心包动脉网间接与心外动脉吻合。

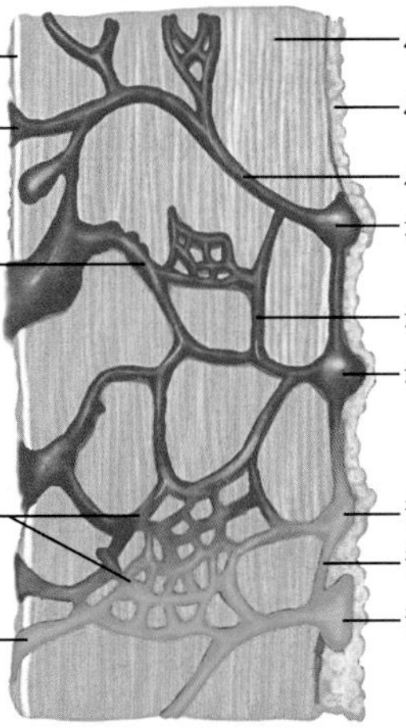

图16-19　心肌壁内循环模式图

六、心的神经

心的神经包括心的运动神经和心的感觉神经。

1. 心的运动神经有交感神经和副交感神经。交感神经来自两侧的颈上、中、下交感神经节发出的心支,副交感神经来自双侧迷走神经的心支。交感神经和副交感神经的心支在主动脉弓下缘和气管杈前方交织形成心浅丛和心深丛,再由心浅丛和心深丛发出纤维支配心脏。交感神经分布于窦房结、房室结和冠状动脉,并随冠状动脉及其分支至心室肌。交感神经兴奋引起窦房结发放冲动频率增加,房室传导加快,心室收缩力加强,并可使冠状动脉扩张。副交感神经分布于窦房结、心房肌、房室结和冠状动脉。副交感神经兴奋可抑制房室传导,使心跳变慢,心房、心室肌收缩力降低。

2. 心的感觉神经有两个传导途径:①位于迷走神经中的感觉神经纤维,主要传导心的内脏感觉至延髓孤束核、迷走神经背核和网状结构,其作用是反射性地引起心跳减慢;②位于交感神经中的感觉神经纤维与心脏痛觉有关。心的痛觉信息经心感觉神经纤维传至胸1~6节段的脊髓后角。

七、心包

心包(pericardium)是包裹心及出入心的大血管根部的圆锥形纤维浆膜囊,可分为内、外两层。外层为纤维心包,内层为浆膜心包(图 16-20)。

(一)纤维心包

纤维心包(fibrous pericardium)为心包的外层,由坚韧的纤维结缔组织构成,向上包裹出入心的升主动脉、肺动脉干、上腔静脉和肺静脉的根部,并与这些血管的外膜相移行,向下与膈的中心腱紧密相连。

(二)浆膜心包

浆膜心包(serous pericardium)为心包的内层,分为脏层和壁层。壁层紧密相贴于纤维心包的内面。脏层覆于心肌层的表面,形成心外膜。脏、壁两层在出入心的大血管根部互相移行。脏、壁层之间的潜在性腔隙为心包腔(pericardial cavity),内含少量浆液,起润滑作用,减少摩擦。

(三)心包窦

由浆膜心包壁层和脏层反折处形成的间隙,称心包窦,为心包腔的一部分,主要包括以下结构。

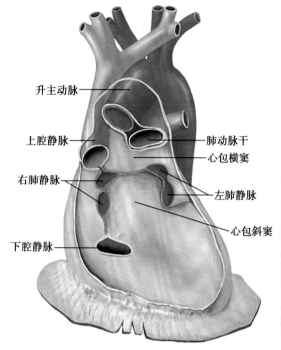

图 16-20 心包

1. 心包横窦(transverse sinus of pericardium)为心包腔在升主动脉和肺动脉干后方与上腔静脉和左心房前壁之间的横行空隙。在心直视手术时可在心包横窦钳夹主动脉和肺动脉以阻断血流。

2. 心包斜窦(oblique sinus of pericardium)为位于左心房后壁、左右肺静脉、下腔静脉与后心包后壁之间的腔隙,上端闭锁,形似开口向下的盲囊。

3. 心包前下窦(anterior inferior sinus of pericardium)位于心包腔的前下部,心包前壁与膈之间的交角处,由心包前壁移行至下壁所形成。人体直立时,该处为心包腔的最低部位,心包积液常存于此,是心包穿刺比较安全的部位。

心包对心具有保护作用,正常时可防止心过度扩大。由于纤维心包伸缩性很小,心包腔内若大量积液可限制心的舒缩运动,影响血液回流。心包脏、壁两层可因炎症互相粘连或增厚,从而影响心的功能。

八、心的体表投影

心外形的体表投影个体差异较大,可因体位而变化。通常在胸前壁采用 4 点连线法来确定心的外形(图 16-21)。

1. 左上点在左侧第 2 肋软骨下缘,距胸骨左缘 1.2cm 处。

2. 右上点在右侧第 3 肋软骨上缘,距胸骨右缘 1cm 处。

3. 左下点在左侧第 5 肋间隙,距前正中线 7~9cm(或左锁骨中线内侧 1~2cm)处,相当于心尖部。

4. 右下点在右侧第 6 胸肋关节处。

左、右上点连线为心上界;左、右下点连线为心下界;右上、下点之间微向右凸的弧形连线为心右界;左上、下点之间微向左凸的弧形连线为心左界。了解心脏的正常体表投影,对判断心的大小和位置有临床实用意义。

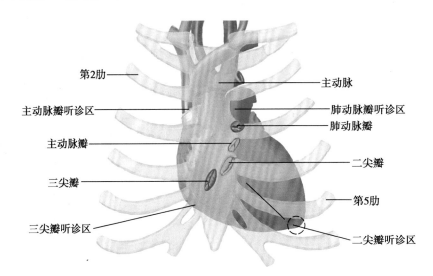

图 16-21   心的体表投影

第二节 动   脉

　　动脉（artery）是从心室运送血液离心的血管。起自左心室的主动脉及其各级分支运送着动脉血（即含氧饱和的血液），至全身毛细血管进行物质交换。

　　动脉干的分支离开主干进入器官前的一段动脉，称器官外动脉；进入器官内的一段动脉，称器官内动脉。

　　器官外动脉分布规律有：①动脉的配布与人体的结构相适应，基本左右对称分布。②人体每一大局部都有 1~2 支动脉干，如头颈部有颈总动脉，胸部有胸主动脉，腹部有腹主动脉，上肢有腋动脉等。③躯干部有体壁和内脏之分，动脉也分壁支和脏支。其中壁支常常保留原始的分节状态，如腰动脉、肋间后动脉（图 16-22）。④动脉常有静脉和神经伴行，构成血管神经束，有的还包有结缔组织鞘，四肢血管神经束的行程一般与长骨平行。⑤动脉行程中多位于身体的屈侧、深部和安全隐蔽的部位，如由骨、肌以及筋膜所形成的沟或管内，避免受到损伤。⑥动脉常以最短距离到达所分布的器官，但有个别例外，如睾丸动脉，这与胚胎发生有关。⑦动脉配布的形式与器官的形态有关。容积经常发生变化

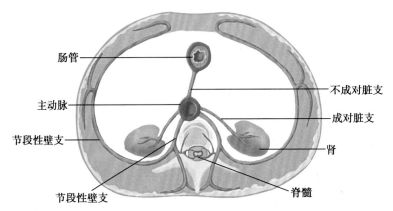

图 16-22   躯干部动脉分布模式图

的器官如胃、肠等,其动脉多在器官外形成弓状的血管吻合,再分支进入器官。某些位置较固定的实质性器官如肝、肾等,其动脉常从脏器的凹侧即脏器的"门"进入。⑧动脉的管径有时不完全决定于其所供血器官的大小,而与该器官的功能有关(如肾动脉等)。

　　器官内动脉的配布与器官的构造有关。在实质性器官的动脉常从其凹陷穿入,可呈放射型(如肾)、纵行型(如肌)和集中型(如骨骺)分布。具有分叶结构的器官(如肺、肝、肾等),动脉自"门"进入,分支呈放射型分布到各叶。动脉分支的分布区与脏器的分叶有关,可作为器官分叶或分段的基础。在中空或管状器官,其动脉可呈放射型(如脊髓)、横行型(如肠)或纵行型(如输尿管)分布(图16-23)。

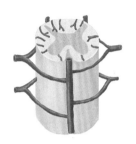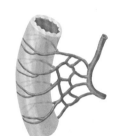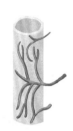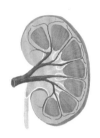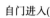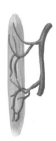

放射型分布(脊髓)　　横行型分布(肠管)　　纵行型分布(输尿管)　　自门进入(肾)　　纵行型分布(肌)

图 16-23　器官内动脉分布模式图

一、肺循环的动脉

起自右心室的肺动脉干及其分支,输送静脉血(含二氧化碳较多的血液)至肺进行气体交换。

二、体循环的动脉

　　升主动脉(ascending aorta)起自主动脉口,是主动脉起始段,平对胸骨左缘第3肋间处后方,在心包内向右前上方斜行,至右侧第2胸肋关节高度移行为主动脉弓,在起始部分别发出左、右冠状动脉。

　　主动脉弓(arch of aorta)是升主动脉的延续,弓形弯向左后方,跨越左肺根上方,至第4胸椎体下缘向下移行为降主动脉。主动脉弓的最高处可抵达胸骨柄中部。主动脉弓管壁的外膜下有丰富的神经末梢,可以感受血压的变化,称压力感受器。主动脉弓下方,靠近动脉韧带处有2~3个粟粒状小体,称主动脉小球(aortic glomera),是化学感受器,可感受血液中二氧化碳分压、氧分压的变化。主动脉弓的凸侧自右向左发出3大分支,分别为头臂干、左颈总动脉和左锁骨下动脉。头臂干(brachiocephalic trunk)又称无名动脉(innominate artery),短而粗,向右上方斜行至右侧胸锁关节的后方,分为右颈总动脉和右锁骨下动脉。

　　降主动脉(descending aorta)为主动脉弓的延续,自第4胸椎体下缘下行,沿脊柱前方下降,在第12胸椎体前方,穿膈的主动脉裂孔,继续下行至第4腰椎体下缘处分为左、右髂总动脉。膈的主动脉裂孔将降主动脉分为上、下两段,其中位于胸腔内的部分称胸主动脉(图16-24),位于腹腔内的部分称腹主动脉(图16-25)。

（一）头颈部的动脉

头颈部的动脉主干为颈总动脉和锁骨下动脉。

1. 颈总动脉(common carotid artery)是头颈部的主要动脉干,左侧起自主动脉弓,右侧起自头臂干。两侧颈总动脉经胸锁关节后方至胸锁乳突肌深面,沿食管、气管和咽、喉的外侧上行,至甲状软骨上缘水平,分为颈内动脉和颈外动脉。同侧颈总动脉与颈内静脉、迷走神经共同包在颈动脉鞘内。颈总动脉在胸锁乳突肌中部以下位置表浅。头颈部大出血时,可在胸锁乳突肌的前缘,平环状软骨向后内,将颈总动脉压向第 6 颈椎横突的颈动脉结节,可暂时急救止血。在颈总动脉分叉处及其附近,有颈动脉窦和颈动脉小球两个重要结构。

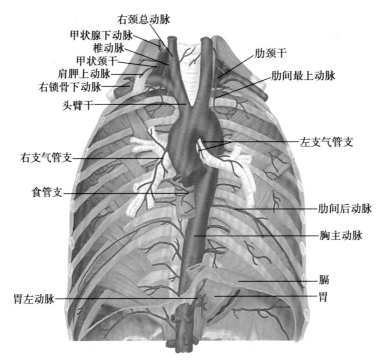

图 16-24　胸主动脉及其分支

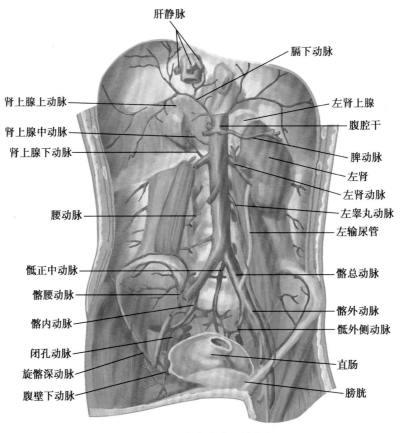

图 16-25　腹主动脉及其分支

颈动脉窦（carotid sinus）为颈总动脉末端和颈内动脉起始部的膨大部分。窦壁的外膜内有感受压力变化的游离神经末梢，称压力感受器。当血压增高时，可引起窦壁扩张，进而刺激窦壁内压力感受器，通过中枢反射性地引起心跳减慢以及末梢血管扩张，使血压下降。

颈动脉小球（carotid glomus）是一个扁椭圆形小体，借结缔组织连于颈总动脉分叉处后方，属化学感受器，可感受血液中二氧化碳和氧分压的变化。当血液中二氧化碳分压升高或氧分压降低时，可反射性地促使呼吸加深加快，以保持血液中二氧化碳和氧含量的平衡。

（1）颈外动脉（external carotid artery）：平甲状软骨上缘，起自颈总动脉（图16-26），初位于颈内动脉的前内侧，后从前方转至外侧，向上穿腮腺至下颌颈处分为颞浅动脉和上颌动脉两个终支。颈外动脉发出8条分支。

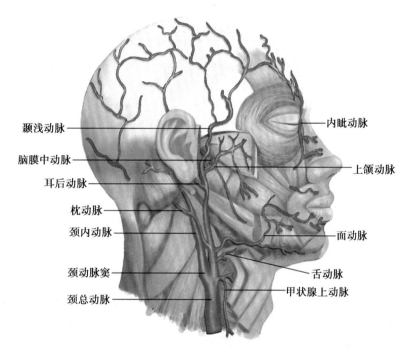

图 16-26　颈外动脉及其分支

1）甲状腺上动脉（superior thyroid artery）：起自颈外动脉起始部的前方，行向前下行至甲状腺侧叶上端，分布于喉和甲状腺。

2）舌动脉（lingual artery）：平舌骨大角处发自颈外动脉的前方，行向前内，经舌骨舌肌深面入舌，分布于舌和腭扁桃体等。

3）面动脉（facial artery）：在舌动脉稍上方自颈外动脉的前方发出，经下颌下腺深面至咬肌前缘，绕下颌骨体下缘至面部，沿口角和鼻翼外侧迂曲上行至内眦，续为内眦动脉（angular artery）。面动脉分支分布于腭扁桃体、下颌下腺和面部等。面动脉在咬肌前缘绕下颌体下缘处位置表浅，在活体可摸到其搏动，面部出血时可在此压迫止血。

4）颞浅动脉（superficial temporal artery）：在外耳门前方穿腮腺上行，越颧弓根部至颞部皮下，分支分布于腮腺和额、颞、顶部软组织。在耳屏前方、颧弓根部可触及颞浅动脉搏动，头皮前外侧部出血时，可在此处压迫止血。

5）上颌动脉（maxillary artery）：在腮腺实质内，平下颌颈处发自颈外动脉，经下颌颈深面进入颞下窝，在翼内、外肌之间行向前内至翼腭窝，沿途分支分布于外耳道、鼓室、牙、牙龈、鼻腔、腭、颊、咀嚼肌等处。在下颌颈深面的前方，尚向下发出下牙槽动脉（inferior alveolar artery），经下颌孔入下颌管，自颏孔穿出后续为颏动脉，分布于下颌骨、牙龈等处；还向上发出脑膜中动脉（middle meningeal artery），经翼外肌深面,穿棘孔入颅腔,分前、后两支,分布于颅骨和硬脑膜。脑膜中动脉前支较粗,经翼点的内面,当颞区骨折时可受损伤引起硬脑膜外血肿。

　　6)枕动脉(occipital artery):与面动脉的起点相对,起自颈外动脉后壁,在乳突根部的内侧向后至枕部,分布于枕部。

　　7)耳后动脉(posterior auricular artery):在二腹肌后腹上缘高度起自颈外动脉后壁,上升至耳郭后面,分布于耳后。

　　8)咽升动脉(ascending pharyngeal artery):发自颈外动脉起始部的内侧壁,沿咽侧壁上升达颅底,分布于咽和颅底。

　　(2)颈内动脉(internal carotid artery):上升达颅底,经颞骨岩部的颈动脉管进入颅腔,分支分布于脑和视器(详见中枢神经系统)。颈内动脉在颈部无分支。

　　2. 锁骨下动脉(subclavian artery)左侧起自主动脉弓,右侧起自头臂干(图16-27),在胸锁关节后方斜向外至颈根部,呈弓状跨越胸膜顶前方,再向外穿斜角肌间隙,行至第1肋外侧缘续为腋动脉。当上肢出血时,可在锁骨中点上方的锁骨上窝处将该动脉向后下方压迫至第1肋进行止血。主要分支如下:

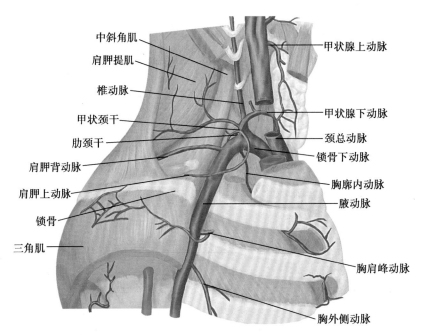

图 16-27　锁骨下动脉及其分支

　　(1)椎动脉(vertebral artery):起于前斜角肌内侧,向上穿第6~1颈椎横突孔,经枕骨大孔进入颅后窝,分布脑和脊髓(详见中枢神经系统)。

　　(2)胸廓内动脉(internal thoracic artery):与椎动脉起点相对,起于锁骨下动脉的下面,向下进入胸腔,沿第1~6肋软骨后方(距胸骨外侧缘约1cm处)下行,分布于胸前壁、心包、膈及乳房。在第6肋间隙附近分为肌膈动脉和腹壁上动脉,沿途还发出6条肋间前支。腹壁上动脉(superior epigastric artery)经胸肋三角穿膈至腹直肌鞘内,沿腹直肌后面下行,与腹壁下动脉吻合,分支分布于腹直肌和腹膜等。肌膈动脉(musculophrenic artery)行于第7~9肋软骨的后面,穿膈后终于最下两个肋间隙,分支分布于下5个肋间隙、膈和腹壁肌。

　　(3)甲状颈干(thyrocervical trunk):为一短干,在椎动脉的外侧、前斜角肌内侧缘附近起始,随即分为数支,其中主要分支有:甲状腺下动脉(inferior thyroid artery)向内上走行,在环状软骨平面,横过颈动脉鞘后方,折向下内至甲状腺侧叶的下端,分数支进入甲状腺,分布于甲状腺、咽和食管上部等。肩胛上动脉行向外下,跨越前斜角肌及臂丛,经冈上窝至冈下窝,分布于冈上肌、冈下肌等。颈横动脉(或直接起自锁骨下动脉)行向外,经前斜角肌前至肩胛提肌前缘,分布于项背部肌。

(4)肋颈干(costocervical trunk):起自甲状颈干外侧,向后行至第1肋颈处,分支分布于颈深部肌和第1、2肋间隙等。

(二)上肢的动脉

1. **腋动脉(axillary artery)**　是锁骨下动脉的延续,在第1肋外侧缘,经腋窝的深部内,至大圆肌下缘移行为肱动脉。起始部发出胸上动脉,分布于第1、2肋间隙。主要分支如图16-28所示。

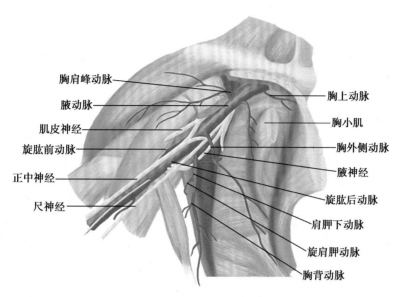

图 16-28　腋动脉及其分支

(1)胸肩峰动脉(thoracoacromial artery):在胸小肌上缘起自腋动脉,穿出锁胸筋膜后形成数个分支,分布于三角肌、胸大肌、胸小肌和肩关节。

(2)胸外侧动脉(lateral thoracic artery):沿胸小肌下缘伴胸长神经走行,分布于胸大肌、胸小肌、前锯肌和乳房。

(3)肩胛下动脉(subscapular artery):在肩胛下肌下缘附近起自腋动脉,行向后下方,分为胸背动脉和旋肩胛动脉。胸背动脉伴胸背神经走行,分布于前锯肌和背阔肌,旋肩胛动脉穿三边孔至冈下窝,分布于冈下肌群、肩胛下肌。肩胛上动脉、旋肩胛动脉及肩胛背动脉(颈横动脉的降支,行于肩胛骨内侧缘)相互吻合形成肩胛动脉网。

(4)旋肱后动脉(posterior humeral circumflex artery):伴腋神经穿四边孔后行,绕肱骨外科颈至三角肌、肩关节等处,并与旋肱前动脉吻合。

(5)旋肱前动脉(anterior humeral circumflex artery):经肱骨外科颈前方至肩关节和邻近肌。

2. **肱动脉(brachial artery)**　与正中神经伴行,沿肱二头肌内侧沟下行至肘窝,平桡骨颈高度分为桡动脉和尺动脉(图16-29)。肱动脉位置表浅,在肱二头肌内侧沟可触到肱动脉搏动。当前臂和手外伤出血时,可在臂中部将肱动脉压向肱骨以暂时止血。肱动脉的主要分支有肱深动脉(deep brachial artery),由肱动脉

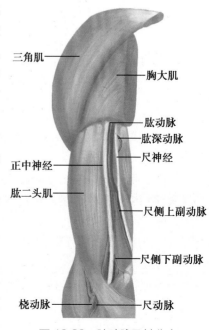

图 16-29　肱动脉及其分支

的起始部发出,斜向后外下方,伴桡神经沿桡神经沟下行,分支分布于肱三头肌和肱骨,并参与肘关节动脉网的组成。尺侧上副动脉、尺侧下副动脉以及肱骨滋养动脉,营养臂肌和肱骨。

3. **桡动脉(radial artery)(图 16-30)** 先经肱桡肌和旋前圆肌、后经肱桡肌腱和桡侧腕屈肌腱之间下行,再绕桡骨茎突转向手背,继续穿第 1 掌骨间隙至手掌的深部,发出拇主要动脉后,其末端与尺动脉掌深支吻合成掌深弓。桡动脉下端位置表浅,可在桡骨茎突内上方触及其搏动。桡动脉的主要分支有:拇主要动脉(principal artery of thumb)于手掌深部分出 3 支,分布于拇指掌面两侧缘和示指桡侧缘。另外还发出桡侧返动脉参与构成肘关节动脉网;掌浅支与尺动脉末端吻合构成掌浅弓等。

4. **尺动脉(ulnar artery)(图 16-30、图 16-31)** 在旋前圆肌深面斜向内下,沿尺侧腕屈肌与指浅屈肌之间下行,经豌豆骨的桡侧和腕横韧带的浅面至手掌。其末端与桡动脉的掌浅支吻合构成掌浅弓。尺动脉沿途发出肌支至前臂内侧群肌和参与形成肘关节动脉网外,还发出:骨间总动脉(common interosseous artery)为一短干,平桡骨粗隆处起自尺动脉,在前臂骨间膜上缘分为骨间前动脉和骨间后动脉,分别沿骨间膜的前、后面下行,沿途分布至前臂肌和桡、尺骨;掌深支(deep palmar branch)在豌豆骨的远侧起自尺动脉,穿小鱼际肌至掌深部,与桡动脉末端吻合构成掌深弓。

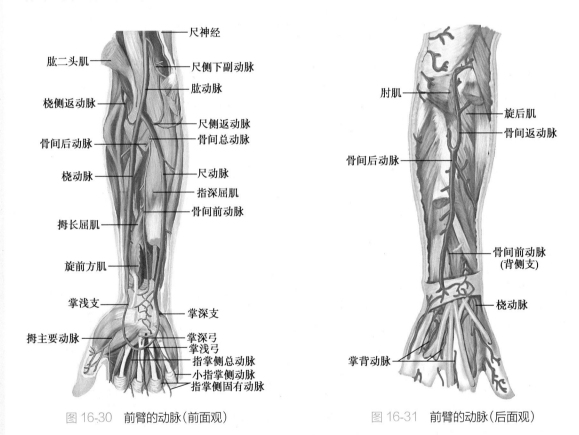

图 16-30 前臂的动脉(前面观)　　　　　　　图 16-31 前臂的动脉(后面观)

5. **掌浅弓(superficial palmar arch)** 由尺动脉的末端和桡动脉的掌浅支吻合构成,位于掌腱膜的深面(图 16-32)。在弓的凸缘发出 3 条指掌侧总动脉(common palmar digital artery)和 1 条小指尺掌侧动脉。每条指掌侧总动脉再分两支指掌侧固有动脉(proper palmar digital artery)至第 2~5 指的相对缘。小指尺掌侧动脉分布至小指掌面尺侧缘。

6. **掌深弓(deep palmar arch)** 由桡动脉的末端和尺动脉的掌深支吻合构成,位于手掌的指深屈肌腱深面(图 16-32、图 16-33)。在掌浅弓近侧,约平腕掌关节高度,由掌深弓的凸缘发出 3 条掌心动脉,沿第 2~4 掌骨间隙至掌指关节附近,分别注入相应的指掌侧总动脉。

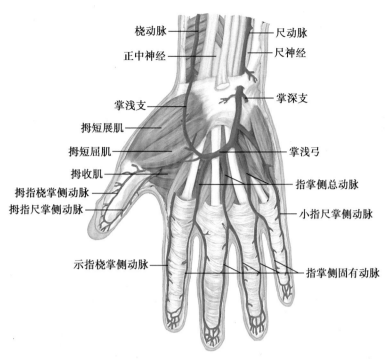

桡动脉 —— 尺动脉

正中神经 —— 尺神经

掌浅支 —— 掌深支

拇短展肌

拇短屈肌 —— 掌浅弓

拇收肌

拇指桡掌侧动脉 —— 指掌侧总动脉

拇指尺掌侧动脉 —— 小指尺掌侧动脉

示指桡掌侧动脉 —— 指掌侧固有动脉

图 16-32 手的动脉（掌侧面浅层）

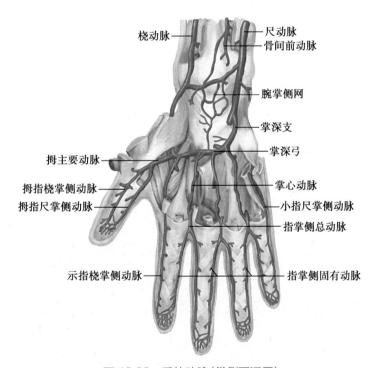

桡动脉 —— 尺动脉

骨间前动脉

腕掌侧网

掌深支

掌深弓

拇主要动脉

拇指桡掌侧动脉 —— 掌心动脉

拇指尺掌侧动脉 —— 小指尺掌侧动脉

指掌侧总动脉

示指桡掌侧动脉 —— 指掌侧固有动脉

图 16-33 手的动脉（掌侧面深层）

（三）胸部的动脉

　　胸主动脉（thoracic aorta）（图 16-24）是胸部的动脉主干，位于胸腔后纵隔内，在第 4 胸椎体下缘左侧续于主动脉弓，先沿脊柱的左侧下行，逐渐转至脊柱前方，达第 12 胸椎高度处，穿膈的主动脉裂孔，移行为腹主动脉。胸主动脉的分支有壁支和脏支两类。

　　1. **脏支**　细小，包括支气管支、食管支和心包支等，分别分布于气管、食管、心包等处。

　　2. **壁支**　包括 9 对肋间后动脉和 1 对肋下动脉。肋间后动脉（posterior intercostal artery）位于第

3~11 肋间隙(第 1、2 肋间动脉来自锁骨下动脉的肋颈干),肋下动脉位于第 12 肋下缘。它们由胸主动脉的后壁发出后,在脊柱两侧分为前、后两支。后支较小,向后分布于脊髓及其被膜、背部肌和背部皮肤;前支在相应肋沟内与同名静脉和肋间神经伴行,分布于第 3 肋间以下胸壁和腹壁上部,并与胸廓内动脉的分支形成吻合。

(四)腹部的动脉

腹主动脉(abdominal aorta)是腹部的动脉主干,在膈的主动脉裂孔处续于胸主动脉,沿脊柱前方下降,至第 4 腰椎体的下缘处分为左、右髂总动脉(图 16-25)。腹主动脉的右侧有下腔静脉伴行,前方有胰、十二指肠水平部和小肠系膜根跨越。腹主动脉的分支有脏支和壁支两类。

1. **壁支**   主要有 4 对腰动脉(lumbar artery),分布于腹壁肌群及皮肤、脊髓及其被膜。还有 1 对膈下动脉,分支分布至膈下面、腹后壁、肾上腺;1 条骶正中动脉,沿骶骨前面下降,分布至盆部后壁。

2. **脏支**   多而粗,可分为成对和不成对两种。

(1)成对的脏支:包括肾上腺中动脉、肾动脉、睾丸动脉(男性)或卵巢动脉(女性)。

1)肾上腺中动脉(middle suprarenal artery):平第 1 腰椎的高度起自腹主动脉侧壁,分布于肾上腺,并与肾上腺上动脉(发自膈下动脉)和肾上腺下动脉(起自肾动脉)在肾上腺内相吻合。

2)肾动脉(renal artery):较粗大,平第 1~2 腰椎之间的椎间盘高度起自腹主动脉侧壁,横行向外至肾门处,分前、后两干进入肾,在肾窦内再进一步分支为肾段动脉,分布于肾实质。在进入肾门之前还发出肾上腺下动脉至肾上腺。

3)睾丸动脉(testicular artery):细而长,在肾动脉起始处稍下方发自腹主动脉的前壁,沿腰大肌的前面斜向外下,经由腹股沟管深环进入腹股沟管,参与精索组成,再随精索进入阴囊,又称精索内动脉(internal spermatic artery),分布于睾丸和附睾等。在女性,相应的动脉称卵巢动脉(ovarian artery),经卵巢悬韧带下行进入盆腔,分布于卵巢和输卵管,并与子宫动脉的卵巢支吻合。

(2)不成对的脏支:包括腹腔干、肠系膜上动脉和肠系膜下动脉。

1)腹腔干(celiac trunk):又称腹腔动脉,为一粗短动脉干,在膈的主动脉裂孔稍下方,约平第 12 胸椎高度起自腹主动脉的前壁,随即分为 3 条较大的分支(图 16-34、图 16-35)。

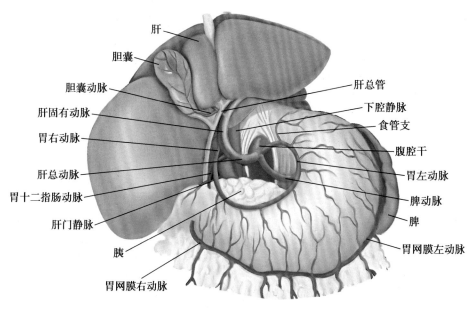

图 16-34   腹腔干及其分支(胃前面)

①胃左动脉(left gastric artery):较细,行向左上方至贲门附近,沿胃小弯在小网膜两层之间转向右行,并与胃右动脉吻合,沿途分支至食管腹段、贲门和胃小弯侧胃壁。

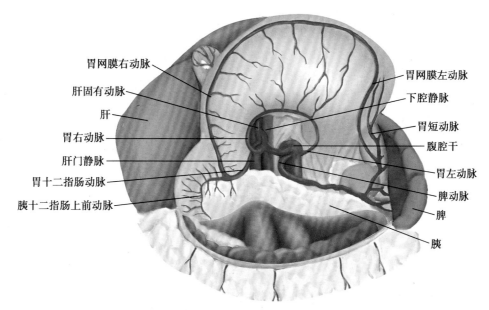

胃网膜右动脉
肝固有动脉
肝
胃右动脉
肝门静脉
胃十二指肠动脉
胰十二指肠上前动脉

胃网膜左动脉
下腔静脉
胃短动脉
腹腔干
胃左动脉
脾动脉
脾
胰

图 16-35　腹腔干及其分支(胃后面)

②肝总动脉(common hepatic artery)：自腹腔干发出后,向右行至十二指肠上部的上缘进入肝十二指肠韧带,分为肝固有动脉和胃十二指肠动脉。肝固有动脉(proper hepatic artery)行于肝十二指肠韧带内,随后分出胃右动脉(right gastric artery)沿胃小弯自右向左行,与胃左动脉吻合,沿途分支至胃小弯侧的胃壁。肝固有动脉主干在肝门静脉的前方、胆总管的左侧上行至肝门附近,分为肝左、右支经肝门进入肝左、右叶。肝右支在入肝门前发出胆囊动脉(cystic artery)经胆囊三角(Calot 三角)至胆囊。胃十二指肠动脉(gastroduodenal artery)在十二指肠上部后方,下行至幽门下缘处分为胃网膜右动脉和胰十二指肠上动脉。胃网膜右动脉(right gastroepiploic artery)沿胃大弯自右向左行于大网膜前两层之间,并与胃网膜左动脉吻合,分支至胃大弯侧的胃壁和大网膜。胰十二指肠上动脉(superior pancreaticoduodenal artery)又分前、后两支,分别在胰头与十二指肠降部之间的前方和后方下行,并与胰十二指肠下动脉的前、后支吻合,分布于胰头和十二指肠。

③脾动脉(splenic artery)：沿胰的上缘迂曲向左至脾门,分数支入脾,沿途还发出多条细小的胰支分布于胰体和胰尾。入脾门前脾动脉发出 3~5 条胃短动脉和 1 条胃网膜左动脉。胃短动脉(shortgastric artery)经胃脾韧带分布至胃底。胃网膜左动脉(left gastroepiploic artery)沿胃大弯自左向右,在大网膜前两层之间与胃网膜右动脉吻合,分支分布至胃大弯侧的胃壁和大网膜。多数人还发出 1~2 条细小的胃后动脉(posteriorgastric artery)经胃膈韧带分布到胃贲门部后壁。

2)肠系膜上动脉(superior mesenteric artery)：在腹腔干的稍下方,约平第 1 腰椎的高度起自腹主动脉的前壁(图 16-36),经胰颈的后方下行,越过十二指肠水平部的前面进入小肠系膜根,再向右髂窝斜行。其分支如下：

①胰十二指肠下动脉(inferior pancreaticoduodenal artery)：行于胰头和十二指肠降部之间,分前、后两支上行与胰十二指肠上动脉的前、后支吻合,分布于胰和十二指肠。

②空肠动脉(jejunal artery)和回肠动脉(ileal artery)：共 13~18 支,由肠系膜上动脉的左侧壁发出,行于小肠系膜内,反复分支吻合形成多级动脉弓,由最后一级动脉弓发出直行小支进入肠壁,分布于空肠(多为 1~3 级动脉弓)和回肠(多为 3~5 级动脉弓)。

③回结肠动脉(ileocolic artery)：为肠系膜上动脉右侧壁发出的最下方的一支动脉,斜向右下至盲肠附近,分数支至回肠末段、盲肠、阑尾以及升结肠。其中至阑尾的分支称阑尾动脉(appendicular artery)(图 16-37),经回肠末端的后方进入阑尾系膜,沿系膜的游离缘分支营养阑尾。

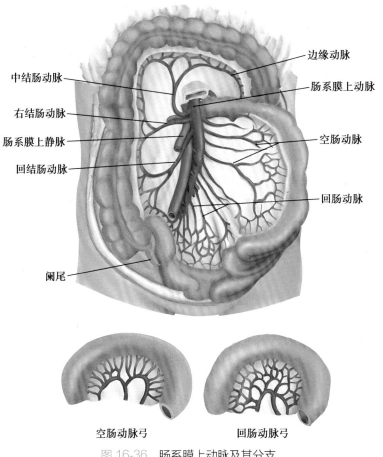

图 16-36　肠系膜上动脉及其分支

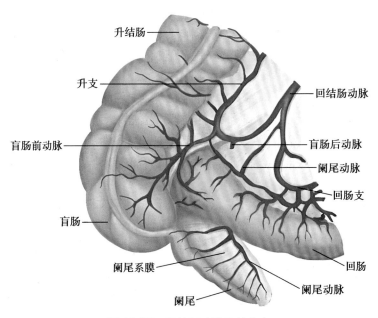

图 16-37　回结肠动脉及其分支

④右结肠动脉(right colic artery)：在回结肠动脉的上方发自肠系膜上动脉的右侧壁，沿腹后壁行向右，分升、降两支分别与回结肠动脉和中结肠动脉吻合，分布于升结肠。

⑤中结肠动脉(middle colic artery)：在胰的下缘附近起自肠系膜上动脉，向前稍偏右侧进入横结肠系膜，分左、右两支分别与右结肠动脉和左结肠动脉吻合，分支营养横结肠。

3)肠系膜下动脉(inferior mesenteric artery)：约平第3腰椎处发自腹主动脉的前壁(图16-38)，行向左下方至左髂窝，后进入乙状结肠系膜至直肠上部。

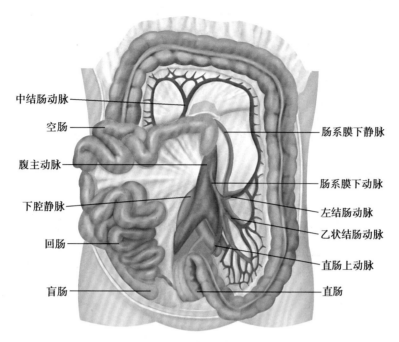

中结肠动脉
空肠
腹主动脉
下腔静脉
回肠
盲肠
肠系膜下静脉
肠系膜下动脉
左结肠动脉
乙状结肠动脉
直肠上动脉
直肠

图 16-38　肠系膜下动脉及其分支

①左结肠动脉(left colic artery)：向左横行，跨过左侧输尿管前方至降结肠附近，分升、降两支与中结肠动脉和乙状结肠动脉吻合，分支分布于降结肠。

②乙状结肠动脉(sigmoid artery)：常为2~3支，斜向左下方进入乙状结肠系膜内，互相吻合成动脉弓，分支分布到乙状结肠，并与左结肠动脉和直肠上动脉吻合。

③直肠上动脉(superior rectal artery)：为肠系膜下动脉的直接延续，在乙状结肠系膜内下行，至第3骶椎处分为左、右两支，沿直肠两侧分布于直肠上部，并在直肠的表面和壁内与直肠下动脉的分支吻合。

（五）盆部的动脉

髂总动脉(common iliac artery)平第4腰椎体下缘由腹主动脉分出后，沿腰大肌内侧向外下方斜行，至骶髂关节处分为髂内动脉和髂外动脉，分布至盆部和下肢(图16-39、图16-40、图16-41)。

1. 髂内动脉(internal iliac artery)　是盆部的动脉主干，较短，沿盆侧壁下行，分布范围包括盆内脏器以及盆壁。其分支有脏支和壁支两种。

（1）壁支

1)闭孔动脉(obturator artery)：沿骨盆侧壁行向前下，穿闭膜管至大腿内侧，分支分布至大腿肌内侧群和髋关节等处。闭孔动脉在穿闭膜管之前还发出耻骨支，与腹壁下动脉的耻骨支吻合。

2)臀上动脉(superior gluteal artery)和臀下动脉(inferior gluteal artery)：分别经梨状肌上孔和梨状肌下孔穿出，分支分布于臀部肌群和髋关节。

此外，髂内动脉沿盆壁还发出髂腰动脉和骶外侧动脉，分支分布至髂腰肌、盆部后壁以及骶管内结构。

（2）脏支

1)脐动脉(umbilical artery)：是胚胎时期的动脉干，由髂内动脉的起始部发出，走向内下方，远侧段出生后闭锁,形成脐内侧韧带(脐动脉索),近侧段管腔未闭与髂内动脉相连,发出 2~3 支膀胱上动脉(superior vesical artery),分布于膀胱中部和上部。

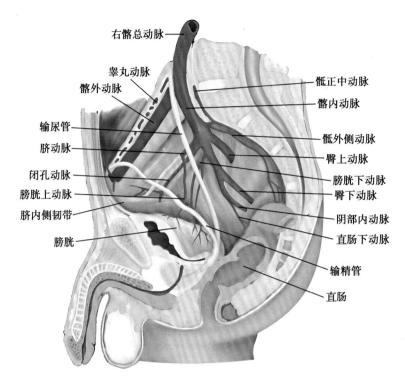

图 16-39　男性盆腔的动脉(右侧)

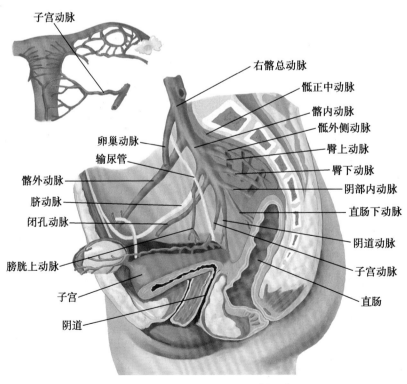

图 16-40　女性盆腔的动脉(右侧)

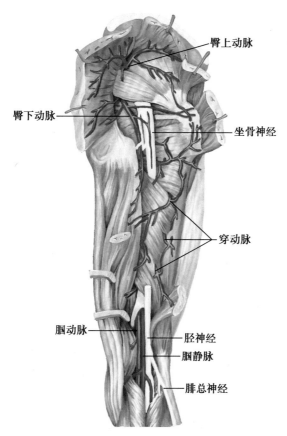

图 16-41　臀部和股后部的动脉

2）膀胱下动脉（inferior vesical artery）：与膀胱上动脉的分支有较多吻合。在男性，分布于膀胱底、精囊、前列腺和输尿管末段；在女性，分布于膀胱底和阴道。

3）直肠下动脉（inferior rectal artery）：细小，分布于直肠下部及其周围组织结构，并与直肠上动脉的分支吻合。

4）子宫动脉（uterine artery）：沿盆侧壁下行，进入子宫阔韧带底部的两层腹膜间，在子宫颈的外侧约 2cm 处，从输尿管的前上方跨越并与输尿管交叉，再沿子宫侧缘迂曲上行至子宫底。子宫动脉分支营养子宫、输卵管和卵巢，且与卵巢动脉的分支吻合。

5）阴部内动脉（internal pudendal artery）：在梨状肌和骶丛前方下行，经梨状肌下孔出盆腔，再穿坐骨小孔进入坐骨肛门窝，发出肛动脉、会阴动脉、阴茎（蒂）背动脉，分支分布于肛门、外生殖器和会阴部等处（图 16-42）。

2. 髂外动脉（external iliac artery）　沿腰大肌的内侧缘下行，经腹股沟韧带中点深面至股前部，移行为股动脉。髂外动脉在腹股沟韧带稍上方发出腹壁下动脉（inferior epigastric artery），经腹股沟管深环内侧斜向内上，入腹直肌鞘内，沿腹直肌后面与腹壁上动脉吻合，并分布至腹直肌等处。髂外动脉还发出旋髂深动脉，在腹股沟韧带外侧半的后方斜向外上方至髂前上棘，再沿髂嵴行向后方，分布于邻近肌和髂嵴。

（六）下肢的动脉

1. 股动脉（femoral artery）　是髂外动脉的直接延续，是下肢的动脉主干（图 16-43）。股动脉在股三角内下行，进入收肌管，穿收肌腱裂孔至腘窝，移行为腘动脉。股动脉在股三角处位置表浅，在活体上可触及其搏动。当下肢外伤出血时，可在腹股沟韧带中点稍下方压迫股动脉止血。股动脉的主要分支为股深动脉。股深动脉（deep femoral artery）是股动脉的最大分支，在腹股沟韧带中点下方 2~5cm 处发自股动脉的后壁或外侧壁，行向后内下方，发出旋股内侧动脉至内收肌群和髋关节；旋股外侧动脉在股直肌深面分支至大腿前群肌及膝关节；穿动脉(3~4 条)至股后部，分布于大腿肌后群和内侧群以及股骨。此外，股动脉还发出腹壁浅动脉分布于腹前壁下部浅筋膜和皮肤；旋髂浅动脉分布于髂前上棘附近的皮肤、浅筋膜和淋巴结。

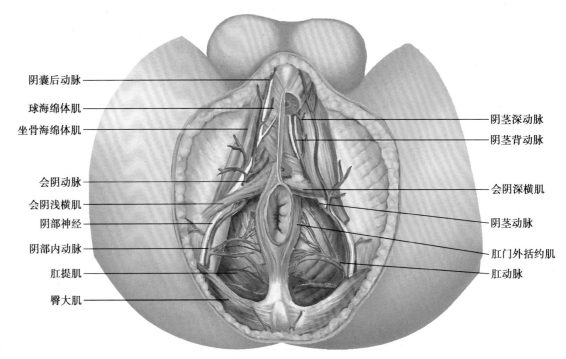

阴囊后动脉
球海绵体肌
坐骨海绵体肌
会阴动脉
会阴浅横肌
阴部神经
阴部内动脉
肛提肌
臀大肌

阴茎深动脉
阴茎背动脉
会阴深横肌
阴茎动脉
肛门外括约肌
肛动脉

图 16-42　会阴部的动脉(男性)

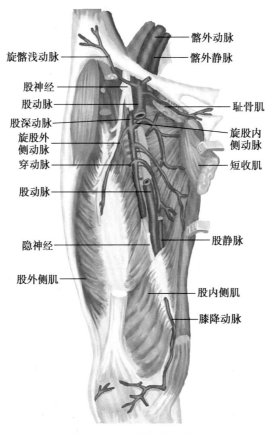

旋髂浅动脉
股神经
股动脉
股深动脉
旋股外侧动脉
穿动脉
股动脉
隐神经
股外侧肌

髂外动脉
髂外静脉
耻骨肌
旋股内侧动脉
短收肌
股静脉
股内侧肌
膝降动脉

图 16-43　股动脉及其分支

2. **腘动脉（popliteal artery）**　在收肌腱裂孔处续于股动脉,在腘窝的深部紧靠膝关节囊后壁下行,至腘肌的下缘分为胫前动脉和胫后动脉(图 16-44)。腘动脉在腘窝内发出膝上内、外侧动脉,膝中动脉,膝下内、外侧动脉等关节支和肌支,分布至膝关节和附近诸肌,并参与膝关节动脉网的组成。

3. **胫后动脉（posterior tibial artery）**　是腘动脉的直接延续(图 16-44),沿小腿后群肌浅、深层之间下行,至内踝后方与跟骨结节之间转至足底,分为足底内侧动脉和足底外侧动脉(图 16-45)。胫后动脉分支分布于小腿后群肌、外侧群肌和足底。胫后动脉的主要分支如下。

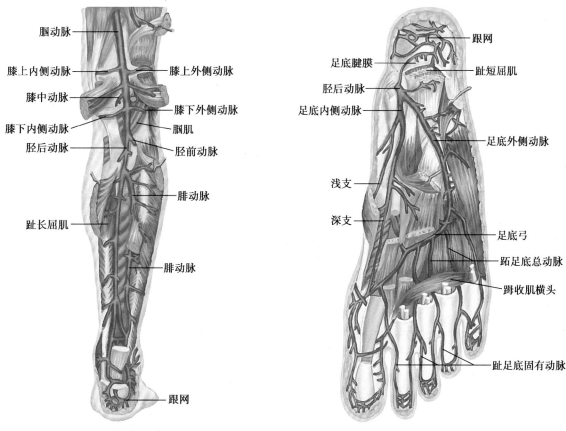

图 16-44　小腿的动脉(右侧,后面)　　　　图 16-45　足底的动脉(右侧)

（1）腓动脉（peroneal artery）:在腘肌下缘 2~3cm 处起自胫后动脉,沿腓骨内侧下行至外踝,分布于腓、胫骨及邻近肌。

（2）足底内侧动脉:较细,沿足底的内侧前行,分布于足底内侧部。

（3）足底外侧动脉:较粗,沿足底的外侧前行至第 5 跖骨底,再转向内侧至第 1 跖骨间隙,与足背动脉的足底深支吻合,形成足底动脉弓。由足底动脉弓发出 4 条跖足底总动脉,向前至跖趾关节处,又分别分为两支趾足底固有动脉,分布于足趾。

4. **胫前动脉（anterior tibial artery）(图 16-46)**　是腘动脉的另一终支,穿小腿骨间膜上部裂孔至小腿前面,在小腿前群肌之间下行,至踝关节前方移行为足背动脉。胫前动脉分支营养小腿前群肌,并参与构成膝关节动脉网。

5. **足背动脉（dorsal artery of foot）**　是胫前动脉的直接延续(图 16-47),经踝关节的前方,前行至第 1 跖骨间隙处,分为第 1 跖背动脉和足底深支。足背动脉位置表浅,在内、外踝连线中点的深面可触及搏动,足背出血时可在此处压迫足背动脉进行止血。足背动脉的主要分支如下:

（1）弓状动脉:沿跖骨底弓形向外走行,在凸侧发出 3 支跖背动脉,后者再向前各分出两支细小的趾背动脉,分布于足背和第 2~5 趾背侧的相对缘。

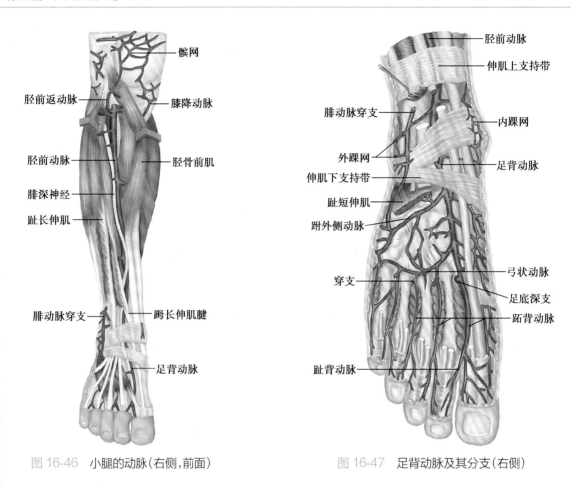

图 16-46   小腿的动脉（右侧，前面）   图 16-47   足背动脉及其分支（右侧）

（2）足底深支：穿第 1 跖骨间隙至足底，与足底外侧动脉末端吻合成足底弓。

（3）第 1 跖背动脉：是足背动脉的终支，沿第 1 跖骨间隙前行，分支分布于第 1 趾背的两侧缘和第 2 趾背的内侧缘。

第三节　静　脉

静脉（vein）是运送血液回心的血管，起于毛细血管的静脉端，由起初细小的静脉逐渐汇集形成小、中、大静脉，逐渐增粗，最终汇入心房。

静脉的数量比动脉多，在结构和配布上有相似之处，但因各自功能不同，静脉还具有自身的特点：①在自起始部位向心汇集过程中，细小的静脉逐渐汇合形成较粗大的静脉，这些小静脉称为大静脉的属支。②静脉壁薄而软，管腔粗大，弹性小，收缩力弱，压力较低，血流缓慢。在标本上，静脉管壁塌陷，且常有淤血。③体循环的静脉可分为浅静脉和深静脉。浅静脉位于皮下浅筋膜内，又称皮下静脉，位置表浅，常用于静脉注射、输液和采血。浅静脉多不与动脉伴行，最终注入深静脉。深静脉位于深筋膜深面或体腔内，多数与动脉伴行，称伴行静脉。深静脉的名称、行程大多数与伴行动脉相同，收集范围与伴行动脉的分布范围大体一致。有些动脉有两条静脉伴行。④静脉的吻合丰富，可在浅静脉之间、深静脉之间以及浅、深静脉之间形成吻合或交通，有利于侧支循环的建立。在手和足等部位，浅静脉之间可吻合形成静脉网；在容积经常变化的脏器（如膀胱、食管、直肠等）周围以及脊柱椎管内外等部位,深静脉可环绕吻合形成静脉丛,以保证血流通畅。⑤静脉瓣(venous valve):附着于静脉管壁内,常成对,形如半月状小袋,游离缘朝向心(图16-48)。静脉瓣有保证血液向心回流和防止血液逆流的作用。人体受重力影响较大的四肢,尤其是下肢静脉的瓣膜多,但某些部位较大的静脉瓣膜少或无瓣膜,如头颈部的静脉和肝门静脉等。⑥结构特殊的静脉:如硬脑膜窦(sinus of dura mater)位于颅腔内硬脑膜的内外两层之间,窦腔面衬有内皮,窦壁无平滑肌,无瓣膜,外伤时出血难以止血;板障静脉(diploic vein)位于颅骨板障的沟槽内,壁薄,无瓣膜,经导血管与颅内、外静脉相交通(图16-49)。

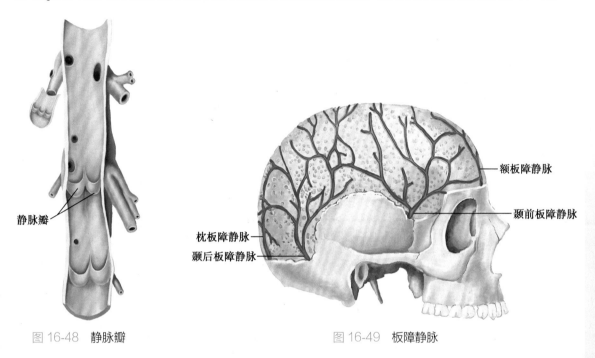

图 16-48　静脉瓣　　　　　　　　　　　　　图 16-49　板障静脉

全身的静脉可分为肺循环的静脉和体循环的静脉。

一、肺循环的静脉

肺静脉(pulmonary vein)每侧2条,分别称为左、右上肺静脉和左、右下肺静脉。左上肺静脉收集左肺上叶的血液,左下肺静脉收集左肺下叶的血液,右上肺静脉收集右肺上、中叶的血液,右下肺静脉收集右肺下叶的血液。每条肺静脉收集肺部血液后走出肺门,横行向内穿过纤维心包,注入左心房后部,将含氧丰富的血液输送入左心房。

二、体循环的静脉

体循环的静脉包括上腔静脉系、下腔静脉系和心静脉系。

(一)上腔静脉系

上腔静脉及其属支组成上腔静脉系,收集头部、颈部、上肢、胸部(心和肺除外)以及部分腹部的血液。

1. 头颈部静脉　包括面静脉、颞浅静脉、颈前静脉、颈外静脉、颈内静脉、锁骨下静脉以及颅内静脉等(图16-50)。

(1)面静脉(facial vein):起自内眦静脉(图16-51),伴行于面动脉后方,下行至下颌角下方接受下颌后静脉前支,跨过颈内、外动脉的表面,再下行至舌骨大角附近注入颈内静脉。面静脉既可通过眼上静脉和眼下静脉与海绵窦交通,也可通过面深静脉经翼静脉丛与海绵窦交通。面静脉无静脉瓣,又与颅内海绵窦交通。故当面部,特别是鼻根与两侧口角之间的三角形区域(危险三角)发生化脓性感染时,若处理不当(如挤压等)可能导致颅内感染。

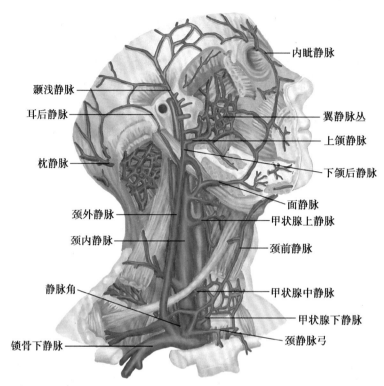

图 16-50　头颈部静脉

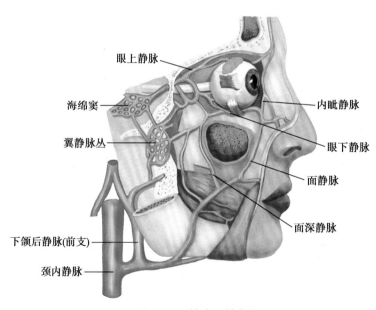

图 16-51　面静脉及其交通

(2)下颌后静脉(retromandibular vein):由颞浅静脉与上颌静脉汇合形成,穿行于腮腺内,至腮腺下端分为前支和后支。前支向前下方注入面静脉,后支与耳后静脉和枕静脉汇合成颈外静脉。上颌静脉起于颞肌、翼外肌与翼内肌之间的翼静脉丛(pterygoid venous plexus),向前通过面深静脉与面静脉相通,向上经卵圆孔以及破裂孔的导血管与颅内海绵窦相交通。颞浅静脉与上颌静脉收集同名动脉分布区域的静脉血。

(3)颈前静脉(anterior jugular vein):起自颏下部的浅静脉,沿颈前正中线两侧下降,在胸锁乳突肌下方注入颈外静脉或锁骨下静脉。两侧颈前静脉在胸骨颈静脉切迹上方常形成一条横行的吻合支，称颈静脉弓（jugular venous arch），行气管切开手术时应予注意，防止切断。

(4) 颈外静脉（external jugular vein）：是颈部最粗的浅静脉，主要收集头皮和面部的静脉血，由下颌后静脉的后支、耳后静脉和枕静脉在下颌角附近的腮腺内汇合而成，沿胸锁乳突肌表面斜行向下，在锁骨上方穿过颈深筋膜，注入锁骨下静脉或静脉角。颈外静脉位置表浅，可作静脉穿刺。

(5) 颈内静脉（internal jugular vein）：为颈部最粗大的静脉干，收集颅骨、脑膜、脑、视器、前庭蜗器、面部和颈部大部分区域的静脉血。颈内静脉续于乙状窦，先在颈内动脉外侧、后在颈总动脉外侧伴行于颈动脉鞘内，至胸锁关节后方与锁骨下静脉汇合成头臂静脉。颈内静脉的属支包括颅内的属支和颅外的属支。颅内的属支收集来自脑膜、脑、颅骨、视器和前庭蜗器等处的静脉血。颅外的属支主要有面静脉、下颌后静脉、舌静脉、咽静脉、甲状腺上、中静脉等。颈内静脉壁附着于颈动脉鞘内，并通过颈动脉鞘与周围的颈深筋膜和肩胛舌骨肌中间腱相连，使其管腔常处于开放状态，有利于头颈部的血液回流。但当颈内静脉出现开放性损伤时，由于其创口不能自行闭合，加之胸腔的负压吸引，可能把空气吸入静脉导致空气栓塞。

(6) 锁骨下静脉（subclavian vein）：自第 1 肋外侧缘续于腋静脉，沿前斜角肌前面行向内侧，至胸锁关节后方与同侧的颈内静脉汇合成头臂静脉。锁骨下静脉的属支有腋静脉和颈外静脉。锁骨下静脉壁与第 1 肋骨骨膜及附近肌肉表面的筋膜结合紧密，位置固定，管腔较大，便于静脉穿刺和长期放置导管输液，也是中心静脉压测量时常用的入路。

2. **上肢静脉** 分浅、深两类，均有丰富的静脉瓣。浅静脉位于皮下浅筋膜内，深静脉与动脉伴行于上肢肌群之间。

(1) 上肢浅静脉：包括头静脉、贵要静脉、肘正中静脉及其属支（图 16-52、图 16-53）。临床上常用手背静脉网、前臂和肘部前面的浅静脉取血、输液和注射药物。

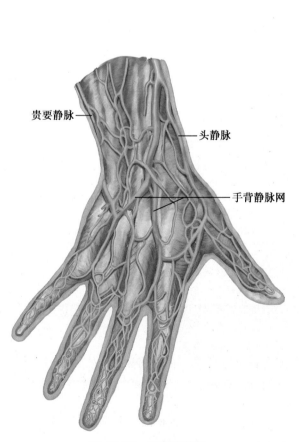

图 16-52　手背浅静脉

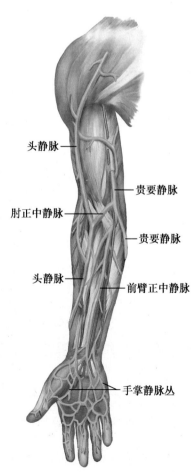

图 16-53　上肢浅静脉

1）头静脉（cephalic vein）：起于手背静脉网的桡侧，在桡腕关节上方逐渐转至前臂上部和肘窝的前面，继续沿肱二头肌外侧沟上行，再经三角肌与胸大肌间沟行至锁骨下窝，穿锁胸筋膜汇入腋静脉或锁骨下静脉。在肘窝处，头静脉借肘正中静脉与贵要静脉交通。头静脉收纳手和前臂桡侧浅层结构的静脉血。

2）贵要静脉（basilic vein）：起于手背静脉网的尺侧，在前臂的后内侧面上行，在肘部转至前面，接受肘正中静脉后，再经肱二头肌内侧沟上行至臂的中部，穿深筋膜汇入肱静脉，或伴肱静脉上行，注入腋静脉。贵要静脉收纳手和前臂尺侧浅层结构的静脉血。

3）肘正中静脉（median cubital vein）：粗而短，变异较多，常连接头静脉和贵要静脉，斜行位于肘部前面皮下，并收纳前臂正中静脉。临床常经肘部浅静脉取血、输液或药物注射。

4）前臂正中静脉（median antebrachial vein）：起自手掌静脉丛，在前臂前面上行注入肘正中静脉，收集手掌侧和前臂前面浅层结构的静脉血。该静脉有时分叉分别注入头静脉和贵要静脉，有时缺如。

5）指背静脉：沿手指的两侧走行至手背，形成 3 条掌背静脉，再交叉吻合形成手背静脉网。

（2）上肢深静脉：与同名动脉伴行，通常成对，位于动脉两侧，并有短的横行静脉通连。因为上肢的静脉血大多经浅静脉回流，所以上肢的深静脉相对较细。腋静脉（axillary vein）由两条肱静脉在大圆肌下缘汇合而成，位于腋动脉前内侧，上行至第 1 肋外缘，续为锁骨下静脉。腋静脉收集上肢的浅静脉、深静脉以及胸外侧部静脉的血液。

3. **胸部静脉**　主要有上腔静脉、头臂静脉、奇静脉及其属支以及脊柱静脉。

（1）上腔静脉（superior vena cava）：是一条粗大的静脉干（图 16-54），成人长 5~7cm，由左、右头臂静脉在右侧第 1 肋软骨与胸骨结合处的后方汇合而成，沿升主动脉右侧垂直下降，在右侧第 2 胸肋关节后方穿纤维心包，平右侧第 3 胸肋关节下缘处注入右心房。在穿入纤维心包前有奇静脉汇入。

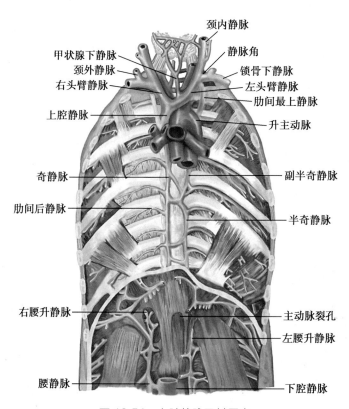

图 16-54　上腔静脉及其属支

（2）头臂静脉（brachiocephalic vein）：又称无名静脉，左右各一，由同侧的颈内静脉和锁骨下静脉在胸锁关节后方汇合形成，汇合处形成的夹角称静脉角（venous angle），是淋巴导管的注入部位。右头臂静脉短而垂直,左头臂静脉比右头臂静脉长,向右下斜越左锁骨下动脉、左颈总动脉和头臂干的前面,至右侧第1胸肋结合处与右头臂静脉汇合成上腔静脉。头臂静脉还收纳椎静脉、胸廓内静脉、甲状腺下静脉和肋间最上静脉等属支。

胸腹壁静脉是胸腹壁的浅静脉,位于腹前外侧壁,其上端上升至胸外侧壁与胸外侧静脉吻合,下端与大隐静脉的属支腹壁浅静脉吻合,由此构成上、下腔静脉系之间的相互交通。

(3)奇静脉(azygos vein):起于右腰升静脉,经右膈脚的后方和第12胸椎右侧进入胸腔,沿食管后方和胸主动脉右侧上行,至第4胸椎体高度,向前弓形跨过右肺根的上方,注入上腔静脉。奇静脉沿途收集右侧肋间后静脉、食管静脉、支气管静脉及半奇静脉和副半奇静脉的血液。奇静脉上连上腔静脉,下借右腰升静脉连于下腔静脉,故是沟通上、下腔静脉系的重要通道之一(图16-54)。

(4)半奇静脉(hemiazygos vein):起自左腰升静脉,在左膈脚处进入胸腔,沿胸椎体左侧上行至第8胸椎高度,经胸主动脉和食管后方向右横过脊柱注入奇静脉,收集左侧下部肋间后静脉、食管静脉及副半奇静脉的血液。

(5)副半奇静脉(accessory hemiazygos vein):沿胸椎体左侧下行注入半奇静脉,或向右横过脊柱前方直接注入奇静脉,收集左侧中、上部肋间后静脉的血液。

(6)脊柱静脉(vein of vertebral column):是沿整个脊柱的在椎管内、外形成的静脉丛,主要有椎内静脉丛和椎外静脉丛(图16-55)。

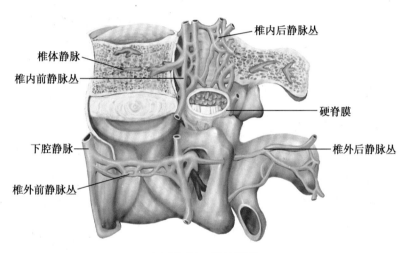

图16-55 脊柱静脉

1)椎内静脉丛(internal vertebral venous plexus):位于硬脊膜和椎管之间的硬膜外腔内,接受椎骨、脊膜和脊髓的静脉血。

2)椎外静脉丛(external vertebral venous plexus):分前、后两部,前部呈网状布于椎体前方;后部在椎弓、横突、棘突及韧带的背面,收集椎骨及邻近肌肉的静脉血。

椎内、外静脉丛无静脉瓣且吻合广泛,注入椎静脉、肋间后静脉、腰静脉和骶外侧静脉等。椎静脉丛向上经枕骨大孔与硬脑膜窦及基底静脉丛相交通,向下与盆部静脉丛广泛交通,因此,椎静脉丛也是沟通上、下腔静脉和颅内、外静脉的重要通道。来自盆部或腹部的感染、肿瘤、寄生虫(如血吸虫)等,亦可直接经椎静脉丛侵入颅内或其他远位器官。

(二)下腔静脉系

下腔静脉及其属支组成下腔静脉系,收集下肢、盆部和腹部的静脉血。

1. 下肢静脉 可分为浅静脉和深静脉,静脉瓣比上肢丰富,浅静脉之间以及浅、深静脉之间都有广泛的吻合和交通。

(1)下肢浅静脉:包括小隐静脉和大隐静脉及其属支。两者均起源于足背静脉弓。足背静脉弓由趾背静脉合成,横位于跖骨远侧端背侧皮下。

1)小隐静脉(lesser saphenous vein):起于足背静脉弓的外侧端,经外踝后方,沿小腿后面上行至腘窝下角,穿深筋膜经腓肠肌内外侧头之间注入腘静脉(图 16-56)。小隐静脉收集足外侧部和小腿后部浅层结构的静脉血。

2)大隐静脉(great saphenous vein):是全身最长的浅静脉,起自足背静脉弓的内侧端,经内踝前方,沿小腿内侧面伴隐神经上行,经膝关节内侧、股骨内侧髁稍后方,并逐渐转至大腿前内侧面,至耻骨结节下外方 3~4cm 处,穿阔筋膜的隐静脉裂孔注入股静脉(图 16-57)。大隐静脉在注入股静脉之前接受股外侧浅静脉、股内侧浅静脉、腹壁浅静脉、旋髂浅静脉和阴部外静脉等 5 条属支。在做大隐静脉曲张高位结扎时,需同时结扎上述各浅静脉。大隐静脉收集足、小腿和大腿内侧部以及大腿前部浅层结构的静脉血。

大隐静脉和小隐静脉之间及其与深静脉之间均有广泛的交通支,这些交通支也有瓣膜,可以防止血液从深静脉向浅静脉逆流。大隐静脉在内踝前方的位置表浅且恒定,是静脉穿刺和切开的常用部位。

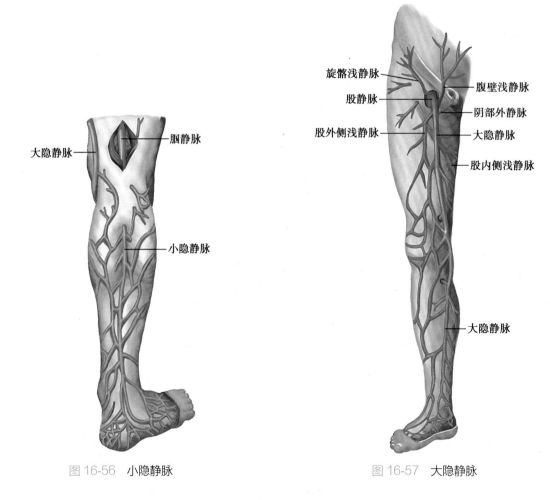

图 16-56　小隐静脉　　　　　　　　图 16-57　大隐静脉

(2)下肢深静脉:足和小腿的深静脉有 2 条,与同名动脉伴行,在腘窝 2 条伴行静脉汇合成 1 条腘静脉,与腘动脉、胫神经共同包于血管神经鞘中。

1)腘静脉(popliteal vein):在腘肌下缘由胫前静脉和胫后静脉汇合而成,穿收肌腱裂孔后移行为股静脉。

2)股静脉(femoral vein):在收肌管内,伴股动脉上行,经腹股沟韧带后方,移行为髂外静脉。股静脉收集下肢全部浅、深部的静脉血。股静脉在腹股沟韧带稍下方位于股动脉的内侧,临床上常在此处作股静脉穿刺。

2. **盆部静脉**　主要有髂外静脉、髂内静脉和髂总静脉(图 16-58)。

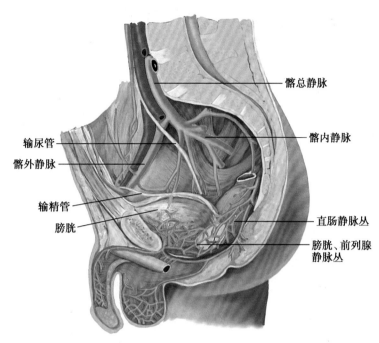

髂总静脉

输尿管
髂外静脉

输精管
膀胱

髂内静脉

直肠静脉丛

膀胱、前列腺
静脉丛

图 16-58　盆部静脉

(1)髂外静脉(external iliac vein):是股静脉的直接延续,与髂外动脉伴行至骶髂关节前方,与同侧髂内静脉汇合成髂总静脉。髂外静脉收集下肢所有浅、深静脉血。

(2)髂内静脉(internal iliac vein):由盆部静脉合成,在髂内动脉后内侧上行至骶髂关节前方,与髂外静脉汇合成髂总静脉。髂内静脉接受的属支有壁支和脏支。其中壁支主要包括臀上静脉、臀下静脉、闭孔静脉和骶外侧静脉等,收集同名动脉分布区的静脉血;脏支主要包括直肠下静脉、阴部内静脉和子宫静脉等,分别起自直肠静脉丛、阴部静脉丛、膀胱静脉丛和子宫阴道静脉丛,收集同名动脉分布器官的静脉血。

(3)髂总静脉(common iliac vein):在骶髂关节前方由髂内静脉和髂外静脉汇合而成。两侧髂总静脉伴髂总动脉上行至第 5 腰椎体右侧,汇合成下腔静脉。髂总静脉接受髂腰静脉、骶外侧静脉、左髂总静脉,还接受骶正中静脉。

3. **腹部静脉**　包括下腔静脉及其属支和收集肝以外腹腔内不成对器官静脉血液的肝门静脉系。

(1)下腔静脉(inferior vena cava):是人体最大的静脉(图 16-59),由左、右髂总静脉在第 5 腰椎的右前方汇合而成,沿腹主动脉的右侧和脊柱的右前方上行,经肝的腔静脉沟,穿膈的腔静脉孔进入胸腔,继而穿纤维心包注入右心房。下腔静脉的属支分为壁支和脏支。多数与同名动脉伴行。

1)壁支:有与同名动脉伴行的 1 对膈下静脉和 4 对腰静脉等。4 对腰静脉直接注入下腔静脉,各腰静脉之间有相连的纵支,称腰升静脉。左、右腰升静脉向上分别续为半奇静脉和奇静脉,向下分别注入左、右髂总静脉。

2)脏支:包括睾丸静脉(卵巢静脉)、肾静脉、肾上腺静脉和肝静脉。

①睾丸静脉(testicular vein):由睾丸和附睾的小静脉汇合而成,每侧数条,在睾丸动脉周围互相吻合形成蔓状静脉丛,向上合为 1 条睾丸静脉,右侧以锐角注入下腔静脉,左侧以直角注入左肾静脉,故精索静脉曲张多发生于左侧。卵巢静脉(ovarian vein)起自卵巢静脉丛,在卵巢悬韧带内上行,合成 1

条静脉,注入部位同睾丸静脉。

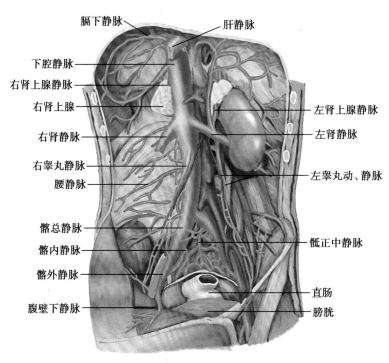

图 16-59　下腔静脉及其属支

②肾静脉(renal vein):左、右各一,在肾门处由 3~5 条静脉合成,经肾动脉前方横行向内,注入下腔静脉。左肾静脉比右肾静脉长,跨越腹主动脉前面,还接受左睾丸静脉(或左卵巢静脉)和左肾上腺静脉。

③肾上腺静脉(suprarenal vein):左、右各一,左侧注入左肾静脉,右侧注入下腔静脉。

④肝静脉(hepatic vein):起自肝小叶中央静脉,最后汇合成肝左、中、右静脉,在肝脏后面的腔静脉沟上端注入下腔静脉。肝静脉收纳肝门静脉和肝固有动脉输入肝内血窦的血液。

(2)肝门静脉系:由肝门静脉及其属支组成,收集腹腔内除肝以外不成对脏器,即腹部消化管(含食管腹部,但齿状线以下肛管除外)、脾、胰以及胆囊的静脉血。

肝门静脉(hepatic portal vein)长约 8cm,多由肠系膜上静脉和脾静脉于胰颈的后方、下腔静脉前方汇合而成(图 16-60),斜向右上方进入肝十二指肠韧带,在肝固有动脉和胆总管的后方上行至肝门,分左、右支进入肝实质,再反复分支,最后注入肝血窦。肝血窦同时接受来自肝门静脉和肝固有动脉的血液,后入肝小叶中央静脉,经肝静脉注入下腔静脉。

肝门静脉是介于两种毛细血管之间的静脉干,且肝门静脉及其属支内缺少静脉瓣,因此,肝门静脉内压力过高时血液可发生倒流。肝门静脉及其属支共同组成肝门静脉系,将胃肠道吸收的营养物质输送至肝,在肝内进行合成、解毒及贮存(肝糖原),并供给肝分泌胆汁的原料。故肝门静脉是肝的功能性血管。

肝门静脉的合成形式有 3 种:Ⅰ型由肠系膜上静脉和脾静脉合成,肠系膜下静脉注入脾静脉,此型较多见;Ⅱ型由脾静脉、肠系膜上静脉和肠系膜下静脉共同合成,此型较少见;Ⅲ型由脾静脉和肠系膜上静脉合成,肠系膜下静脉注入肠系膜上静脉。

(3)肝门静脉的主要属支

1)肠系膜上静脉(superior mesenteric vein):与同名动脉伴行,经肠系膜根上行,在胰颈的后方与脾静脉汇合成肝门静脉,收集同名动脉和胃十二指肠动脉分布区的血液。

2)脾静脉(splenic vein):起自脾门,位于脾动脉下方和胰的后面横行向右,至胰颈的后方与肠系膜上静脉汇合形成肝门静脉。除收集同名动脉分布区的静脉血外,还接受肠系膜下静脉。

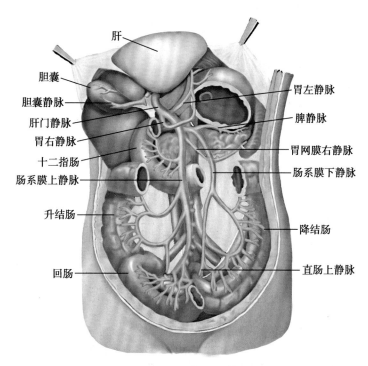

图 16-60 肝门静脉及其属支

3）肠系膜下静脉（inferior mesenteric vein）：与同名动脉伴行，收集同名动脉分布区的静脉血，多经胰后方注入脾静脉。

4）胃左静脉（left gastric vein）：与胃左动脉伴行，注入肝门静脉。胃左静脉在贲门处与食管静脉吻合。

5）胃右静脉（right gastric vein）：与胃右动脉伴行，并与胃左静脉吻合，接受幽门前静脉，并注入肝门静脉。幽门前静脉位于幽门与十二指肠上部交界处前面。

6）胆囊静脉（cystic vein）：收集胆囊壁的血液，注入肝门静脉主干或其右支。

7）附脐静脉（paraumbilical vein）：起自脐周静脉网，形成 2 条小静脉，沿肝圆韧带侧缘上行，注入肝门静脉。

（4）肝门静脉系与腔静脉系之间的交通途径（图 16-61）

1）通过食管腹部黏膜下的食管静脉丛在食管下段和胃贲门附近（胃底）形成肝门静脉系的胃左静脉与上腔静脉系的半奇静脉和奇静脉之间的交通。具体路径：肝门静脉→胃左静脉→食管静脉丛→食管静脉→奇静脉→上腔静脉。

2）通过直肠静脉丛形成肝门静脉系的直肠上静脉与下腔静脉系的直肠下静脉和肛静脉之间的交通。具体路径：肝门静脉→脾静脉→肠系膜下静脉→直肠上静脉→直肠静脉丛→直肠下静脉及肛静脉→髂内静脉→髂总静脉→下腔静脉（图 16-62）。

3）通过脐周静脉网形成肝门静脉系的附脐静脉与上腔静脉系和下腔静脉系属支之间的交通。具体路径如下：

肝门静脉→附脐静脉→脐周静脉网→胸腹壁静脉→胸外侧静脉→腋静脉→锁骨下静脉→头臂静脉→上腔静脉。

肝门静脉→附脐静脉→脐周静脉网→腹壁上静脉→胸廓内静脉→头臂静脉→上腔静脉。

肝门静脉→附脐静脉→脐周静脉网→腹壁浅静脉→大隐静脉→股静脉→髂外静脉→髂总静脉→下腔静脉。

肝门静脉→附脐静脉→脐周静脉网→腹壁下静脉→髂外静脉→髂总静脉→下腔静脉。

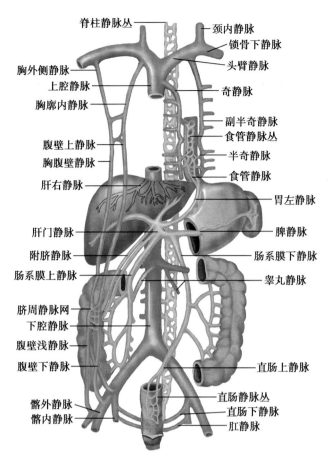

脊柱静脉丛

颈内静脉

锁骨下静脉

头臂静脉

胸外侧静脉

上腔静脉

奇静脉

胸廓内静脉

副半奇静脉

食管静脉丛

腹壁上静脉

半奇静脉

胸腹壁静脉

食管静脉

肝右静脉

胃左静脉

肝门静脉

脾静脉

附脐静脉

肠系膜下静脉

肠系膜上静脉

睾丸静脉

脐周静脉网

下腔静脉

腹壁浅静脉

腹壁下静脉

直肠上静脉

髂外静脉

直肠静脉丛

髂内静脉

直肠下静脉

肛静脉

图 16-61　肝门静脉与上、下腔静脉之间的交通模式图

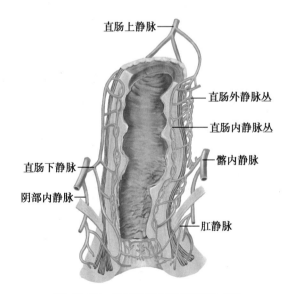

直肠上静脉

直肠外静脉丛

直肠内静脉丛

直肠下静脉

髂内静脉

阴部内静脉

肛静脉

图 16-62　直肠和肛管的静脉模式图

4）通过 Retzius 静脉与腔静脉系的下位肋间后静脉、腰静脉、膈下静脉、肾静脉、睾丸（卵巢）静脉的细小属支之间的交通。Retzius 静脉是升结肠、降结肠、十二指肠以及胰等腹膜外器官的小静脉以及脾静脉、肠系膜上静脉、肠系膜下静脉在腹膜后的细小属支的统称。

正常情况下，肝门静脉与上、下腔静脉的交通支细小，血流量少。如果肝硬化、肝肿瘤、肝门淋巴结肿大或胰头肿瘤等压迫肝门静脉，导致肝门静脉血液回流受阻，肝门静脉压力增高，此时肝门静脉系的血液则可经上述交通途径流向上、下腔静脉系,从而建立侧支循环。此时,原来细小的交通支因血流量增多而增粗和静脉曲张,一旦破裂常可导致大量出血。如静脉曲张破裂发生在食管静脉丛,则引起呕血;如静脉曲张破裂发生在直肠静脉丛,则引起便血;当肝门静脉系的侧支循环失代偿时,可引起收集静脉血范围的器官淤血,从而出现脾大和腹水等。

(吕广明)

思考题

1. 简述心血管系统的组成以及血液循环的途径。
2. 简述各心腔的形态结构、出入口名称和瓣膜名称。
3. 简述心传导系统的组成。
4. 简述心的血液供应和回流概况。
5. 简述主动脉的起始、行程、分段以及各段名称。
6. 简述人体各局部的动脉主干(头、颈、胸、腹、盆、上肢和下肢)。
7. 活体在体表可摸到哪些动脉的搏动?有何临床意义?
8. 简述颈外动脉的主要分支。
9. 简述甲状腺、胃、胰腺、肾上腺、结肠、直肠和肛管的血供。
10. 简述腹主动脉的主要分支。
11. 简述体循环的静脉组成。
12. 简述上肢和下肢的浅静脉。
13. 简述下腔静脉的属支。
14. 简述肝门静脉的组成、属支以及其与上、下腔静脉的吻合部位和具体途径。
15. 简述口服药物到达阑尾的具体循环途径。

第十七章
淋 巴 系 统

第一节 总 论

淋巴系统(lymphatic system)由淋巴管道、淋巴组织和淋巴器官组成(见图 3-17)。淋巴管道内流动着的无色透明的淋巴液,简称为淋巴(lymph)。血液流经毛细血管时,一些成分经毛细血管壁滤出进入组织间隙,形成组织液。组织液与细胞进行物质交换后,大部分经毛细血管静脉端吸收入静脉,小部分水分和大分子物质进入毛细淋巴管成为淋巴。淋巴液沿淋巴管道向心流动,中途经过若干淋巴结,最后汇入静脉,故淋巴系统可视为静脉的辅助系统。此外,淋巴系统还能将消化系统中的脂肪和脂溶性维生素运送到静脉循环,淋巴器官和淋巴组织具有产生淋巴细胞、过滤淋巴液和进行免疫应答的功能,是人体重要的防护屏障。

一、淋巴系统的组成和结构特点

(一)淋巴管道

1. **毛细淋巴管**(lymphatic capillary)(**图 17-1**) 是淋巴管道的起始段,以膨大的盲端起于组织间隙,互相吻合成毛细淋巴管网,然后汇入淋巴管。毛细淋巴管一般比毛细血管略粗,由很薄的内皮细胞构成,基膜不完整,通透性大于毛细血管,一些大分子物质如蛋白质、细胞碎片、脂类、异物、细菌和肿瘤细胞等较容易进入毛细淋巴管。除脑、脊髓、上皮、角膜、晶状体、软骨、釉质、毛发、指甲等处外,几乎遍布全身。肿瘤细胞经淋巴道转移是肿瘤转移的常见途径。

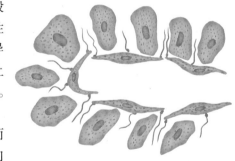

图 17-1 毛细淋巴管的结构

2. **淋巴管**(lymphatic vessel) 由毛细淋巴管汇合而成。管壁结构与静脉相似,但管径较细,管壁较薄,内有单向开放的瓣膜,可防止淋巴液逆流。由于瓣膜较多,使相邻两对瓣膜之间的淋巴管段扩张明显,淋巴管外观呈串珠状或藕节状。淋巴管分浅淋巴管和深淋巴管两类,浅淋巴管位于浅筋膜内,常与浅静脉伴行,收集皮肤和皮下组织的淋巴;深淋巴管位于深筋膜深面,多与深部血管神经伴行,收集肌肉和内脏的淋巴。浅、深淋巴管之间有丰富的交通。

3. **淋巴干**(lymphatic trunk)(见图 3-18) 全身各部的淋巴管经过一系列淋巴结群后,各部最后一群淋巴结的输出淋巴管汇集成相应的淋巴干。全身共有 9 条淋巴干:即左、右颈干;左、右锁骨下干;左、右支气管纵隔;左、右腰干和 1 条肠干。

4. **淋巴导管**(lymphatic duct)(见图 3-18) 9 条淋巴干汇合成 2 条淋巴导管,即胸导管和右淋巴导管,分别注入左、右静脉角。

(二)淋巴组织

淋巴组织分为弥散淋巴组织和淋巴小结。弥散淋巴组织主要位于消化道和呼吸道的黏膜固有层。

淋巴小结包括小肠黏膜固有层内的孤立淋巴滤泡和集合淋巴滤泡以及阑尾壁内的淋巴小结等。除淋巴器官外,消化、呼吸、泌尿和生殖管道以及皮肤等处含有丰富的淋巴组织,起着防御屏障的作用。

(三) 淋巴器官

淋巴器官包括淋巴结、胸腺、脾和扁桃体。

淋巴结(lymph node)(图 17-2)为大小不一的圆形或椭圆形小体,质软、色灰红。其隆凸侧有数条输入淋巴管(afferent lymphatic vessel)进入。凹陷侧的中央处为淋巴结门(hilum of lymph node)。淋巴结门有输出淋巴管(efferent lymphatic vessel)、神经和血管出入。一个淋巴结的输出淋巴管可成为另一个淋巴结的输入淋巴管。淋巴结多成群分布,数目不恒定。按位置不同分为浅淋巴结(superficial lymph node)和深淋巴结(deep lymph node),分别位于浅筋膜和深筋膜深面。淋巴结多沿血管排列,多位于关节屈侧和体腔的隐藏部位。淋巴结的主要功能是滤过淋巴、产生淋巴细胞和进行免疫应答。

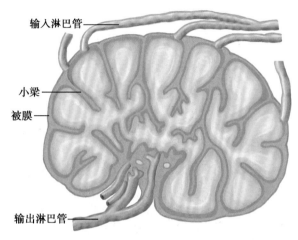

输入淋巴管

小梁

被膜

输出淋巴管

图 17-2 淋巴结

引流某一器官或部位淋巴的第一级淋巴结称局部淋巴结(regional lymph node),临床通常称前哨淋巴结(sentinel lymph node)。当某器官或部位发生病变时,细菌、毒素、寄生虫或肿瘤细胞可沿淋巴管进入相应的局部淋巴结引起该淋巴结肿大。如果局部淋巴结不能阻止病变的扩散,病变可沿淋巴流向扩散和转移。因此,了解淋巴结的位置、淋巴引流范围和途径,对于诊治某些疾病具有重要意义。在某些肿瘤,切除肿瘤的同时常清扫局部淋巴结。甲状腺、食管和肝的部分淋巴管不经过淋巴结,直接注入胸导管,这可引起肿瘤细胞更容易迅速向远处转移。

二、淋巴回流的因素

淋巴回流的因素有:①新生淋巴的推动。②瓣膜的导向及淋巴管壁平滑肌的收缩。③淋巴管周围的动脉搏动、肌肉收缩的挤压。④胸腔负压对于淋巴回流亦有促进作用。如果淋巴回流受阻,大批含蛋白质的组织液不能及时吸收,可导致淋巴水肿,压迫体表组织后不出现凹陷。

三、淋巴侧支循环

淋巴管之间有丰富的交通支,参与构成淋巴侧支循环。当炎症、寄生虫、异物或肿瘤栓子阻塞淋巴管、外伤或手术切断淋巴管时,淋巴管能够再生,建立新的侧支循环,淋巴经交通支回流,形成淋巴侧支循环,从而保证淋巴回流。这对于组织修复、机体免疫和肿瘤转移有着重要作用。

第二节　淋巴导管

一、胸导管

　　胸导管(thoracic duct)(图 17-3、见图 3-18)是全身最大的淋巴管,长 30~40cm,通常起于第 1 腰椎体前方的乳糜池(cisterna chyli),乳糜池呈囊状膨大,接受左、右腰干和肠干。胸导管经膈的主动脉裂孔进入胸腔,在胸主动脉与奇静脉之间沿脊柱右前方上行,至第 5 胸椎高度经食管与脊柱之间向左侧斜行,沿脊柱左前方上行,经胸廓上口至颈部。在左颈总动脉和左颈内静脉的后方转向前内下方,注入左静脉角。在注入左静脉角前,还收纳左颈干、左锁骨下干和左支气管纵隔干。胸导管末端有一对瓣膜,可阻止静脉血逆流入胸导管。胸导管引流下肢、盆部、腹部、左上肢、胸左部和左头、颈部的淋巴,即全身 3/4 部位的淋巴回流。

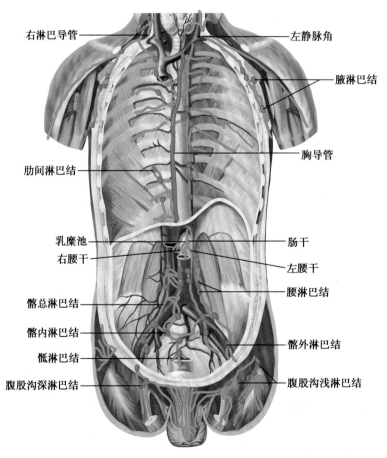

图 17-3　胸导管和腹、盆部淋巴结

二、右淋巴导管

　　右淋巴导管(right lymphatic duct)(图 17-3、见图 3-18)长 1~1.5cm,由右颈干、右锁骨下干和右支

气管纵隔干汇合而成,注入右静脉角。右淋巴导管引流右上肢、右胸部和右头颈部的淋巴,即全身1/4部位的淋巴回流。右淋巴导管与胸导管之间存在着交通。

第三节 淋巴结的位置和淋巴引流范围

一、头颈部淋巴管和淋巴结

头颈部的淋巴结多位于头、颈部交界处,呈环状排列,直接或间接地注入颈外侧下深淋巴结。

(一) 头部淋巴结

头部淋巴结多位于头、颈部交界处,主要引流头面部淋巴,输出淋巴管直接或间接注入颈外侧上深淋巴结(图 17-4)。

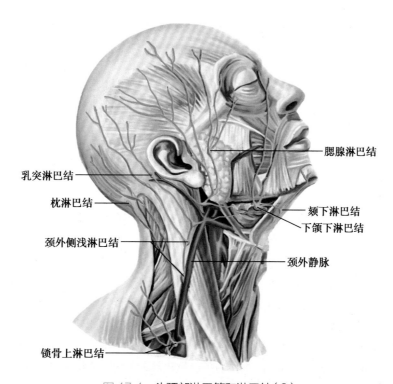

图 17-4 头颈部淋巴管和淋巴结(Ⅰ)

1. **枕淋巴结**(occipital lymph node) 分浅、深两群,分别位于斜方肌起点表面和头夹肌深面,引流枕部和项部的淋巴。

2. **乳突淋巴结**(mastoid lymph node) 又称耳后淋巴结,位于胸锁乳突肌止点表面,引流颅顶部、颞区和耳郭后面的淋巴。

3. **腮腺淋巴结**(parotid lymph node) 分浅、深两群,分别位于腮腺表面和腮腺实质内,引流额、颅顶、颞区、耳郭、外耳道、颊部和腮腺等处的淋巴。

4. **下颌下淋巴结**(submandibular lymph node) 位于下颌下腺的附近和下颌下腺实质内,引流面部和口腔器官的淋巴。

5. 颏下淋巴结（submental lymph node）　位于颏下部,引流舌尖、下唇中部和颏部的淋巴。

（二）颈部淋巴结

颈部淋巴结主要包括颈前淋巴结（anterior cervical lymph node）和颈外侧淋巴结（lateral cervical lymph node）（图17-4、图17-5）。

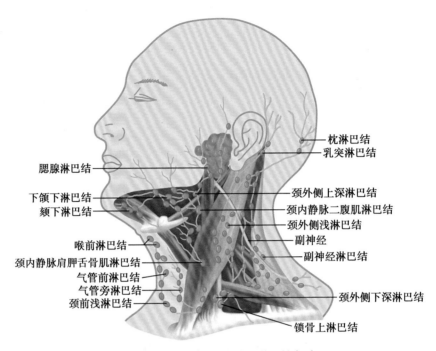

图17-5　头颈部淋巴管和淋巴结（Ⅱ）

1. 颈前淋巴结　分浅、深两部,浅部沿颈前静脉排列,引流颈前部浅层结构的淋巴;深部位于喉、气管颈部和甲状腺的前方,收纳这些器官的淋巴。颈前淋巴结的输出淋巴管注入颈外侧深淋巴结。

2. 颈外侧淋巴结

（1）颈外侧浅淋巴结（superficial lateral cervical lymph node）:沿颈外静脉排列,引流颈外侧浅层结构的淋巴,并收纳枕淋巴结、乳突淋巴结和腮腺淋巴结的输出淋巴管,其输出淋巴管注入颈外侧深淋巴结。

（2）颈外侧深淋巴结（deep lateral cervical lymph node）:主要沿颈内静脉排列,部分淋巴结沿副神经和颈横血管排列。以肩胛舌骨肌为界,分为颈外侧上深淋巴结和颈外侧下深淋巴结两群。颈外侧上深淋巴结（superior deep lateral cervical lymph node）引流鼻、舌、咽、喉、甲状腺、气管、食管、枕部、项部和肩部等处的淋巴,并收纳枕、耳后、腮腺、下颌下、颏下和颈外侧浅淋巴结等的输出淋巴管,其输出淋巴管注入颈外侧下深淋巴结或颈干。颈外侧下深淋巴结（inferior deep lateral cervical lymph node）引流颈根部、胸壁上部和乳房上部的淋巴,并收纳颈前淋巴结、颈外侧浅淋巴结和颈外侧上深淋巴结的输出淋巴管,其输出淋巴管合成颈干,左侧注入胸导管,右侧注入右淋巴导管。

3. 咽后淋巴结（retropharyngeal lymph node）　位于咽后壁和椎前筋膜之间,引流鼻腔后部、鼻旁窦、鼻咽部和喉咽部的淋巴,输出淋巴管注入颈外侧上深淋巴结。

二、上肢淋巴管和淋巴结

上肢的淋巴管分浅、深两种,浅、深淋巴管分别与浅静脉和深血管伴行,直接或间接注入腋淋巴结。

（一）肘淋巴结

肘淋巴结（cubital lymph node）分浅、深两群,分别位于肱骨内上髁上方和肘窝深血管周围。浅群又称滑车上淋巴结。肘淋巴结通过浅、深淋巴管引流手尺侧半和前臂尺侧半的淋巴,其输出淋巴管沿肱血管上行,注入腋淋巴结(见图 3-17)。

（二）锁骨下淋巴结

锁骨下淋巴结(infraclavicular node)又称三角胸肌淋巴结,位于锁骨下,三角肌与胸大肌间沟内,沿头静脉排列,收纳沿头静脉上行的浅淋巴管,其输出淋巴管注入腋淋巴结,少数注入锁骨上淋巴结。

（三）腋淋巴结

腋淋巴结(axillary lymph node)位于腋窝疏松结缔组织内,沿血管排列,按位置分为 5 群(图 17-6)。

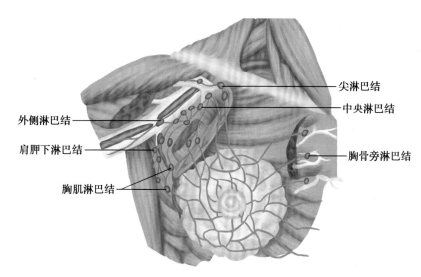

图 17-6　腋淋巴结和乳房淋巴管

1. **胸肌淋巴结**(pectoral lymph node)　位于胸小肌下缘处,沿胸外侧血管排列,引流腹前外侧壁、胸外侧壁以及乳房外侧部和中央部的淋巴,其输出淋巴管注入中央淋巴结和尖淋巴结。

2. **外侧淋巴结**(lateral lymph node)　沿腋静脉远侧段排列,收纳除注入锁骨下淋巴结以外的上肢浅、深淋巴管,其输出淋巴管注入中央淋巴结、尖淋巴结和锁骨上淋巴结。

3. **肩胛下淋巴结**(subscapular lymph node)　沿肩胛下血管排列,引流颈后部和背部的淋巴,其输出淋巴管注入中央淋巴结和尖淋巴结。

4. **中央淋巴结**(central lymph node)　位于腋窝中央的疏松结缔组织中,收纳上述 3 群淋巴结的输出淋巴管,其输出淋巴管注入尖淋巴结。

5. **尖淋巴结**(apical lymph node)　沿腋静脉近侧段排列,引流乳腺上部的淋巴,并收纳上述 4 群淋巴结和锁骨下淋巴结的输出淋巴管,其输出淋巴管合成锁骨下干,左侧注入胸导管,右侧注入右淋巴导管。少数输出淋巴管注入锁骨上淋巴结。

三、胸部淋巴管和淋巴结

胸部淋巴结位于胸壁内和胸腔器官周围。

（一）胸壁淋巴结

胸后壁和胸前壁大部分浅淋巴管注入腋淋巴结,胸前壁上部的浅淋巴管注入颈外侧下深淋巴结,胸壁深淋巴管注入胸壁淋巴结。

1. **胸骨旁淋巴结**(parasternal lymph node)(图 17-6、图 17-7)　沿胸廓内血管排列,引流胸腹前壁和乳房内侧部的淋巴,并收纳膈上淋巴结的输出淋巴管,其输出淋巴管参与合成支气管纵隔干。

2. **肋间淋巴结**(intercostal lymph node)(图 17-3)　多位于肋头附近,沿肋间后血管排列,引流胸后壁的淋巴,其输出淋巴管注入胸导管。

3. **膈上淋巴结**(superior phrenic lymph node)(**图 17-7**) 位于膈的胸腔面,分前、外侧、后 3 群,引流膈、壁胸膜、心包和肝上面的淋巴,其输出淋巴管注入胸骨旁淋巴结和纵隔前、后淋巴结。

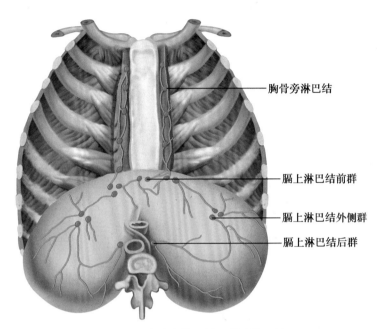

图 17-7 胸骨旁淋巴结和膈上淋巴结

(二)胸腔器官淋巴结

1. **纵隔前淋巴结**(anterior mediastinal lymph node)(**图 17-8**) 位于上纵隔前部和前纵隔内,在大血管和心包的前面,引流胸腺、心、心包和纵隔胸膜的淋巴,并收纳膈上淋巴结外侧群的输出淋巴管,其输出淋巴管参与合成支气管纵隔干。

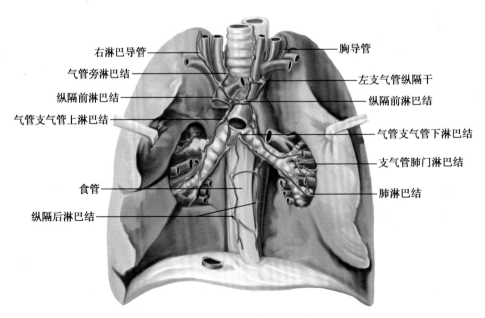

图 17-8 胸腔器官的淋巴结

2. **纵隔后淋巴结**(posterior mediastinal lymph node)(**图 17-8**) 位于上纵隔后部和后纵隔内,沿胸主动脉和食管排列,引流心包、食管和膈的淋巴,并收纳膈上淋巴结外侧群和后群的输出淋巴管,其输出淋巴管注入胸导管。

    3. 气管、支气管和肺的淋巴结（图17-8） 沿支气管树排列，包括肺淋巴结（pulmonary lymph node）、支气管肺门淋巴结（bronchopulmonary hilar lymph node）、气管支气管淋巴结（tracheobronchial lymph node）、气管旁淋巴结（paratracheal lymph node），这些淋巴结引流肺、胸膜脏层、支气管、气管和食管的淋巴，并收纳纵隔后淋巴结的输出淋巴管。其输出淋巴管最终注入胸导管和右淋巴导管。在成人，由于大量灰尘颗粒沉积在淋巴结内，淋巴结呈黑色。

四、下肢淋巴管和淋巴结

    下肢的浅、深淋巴管分别与浅静脉和深血管伴行，直接或间接注入腹股沟淋巴结。此外，臀部的深淋巴管沿深血管注入髂内淋巴结。

    （一）腘淋巴结

    腘淋巴结（popliteal lymph node）分浅、深两群，分别沿小隐静脉末端和腘血管排列，收纳足外侧缘和小腿后外侧部的浅淋巴管以及足和小腿的深淋巴管，其输出淋巴管沿股血管上行，注入腹股沟深淋巴结（见图3-17）。

    （二）腹股沟淋巴结

    1. 腹股沟浅淋巴结（superficial inguinal lymph node） 位于腹股沟韧带下方，分上、下两群。上群引流腹前外侧壁下部、臀部、会阴和子宫底的淋巴。下群收纳除足外侧缘和小腿后外侧部外的下肢浅淋巴管。腹股沟浅淋巴结的输出淋巴管注入腹股沟深淋巴结或髂外淋巴结（图17-3、见图3-17）。

    2. 腹股沟深淋巴结（deep inguinal lymph node） 位于股静脉周围和股管内，引流大腿和会阴深部结构的淋巴，并收纳腘淋巴结深群和腹股沟浅淋巴结的输出淋巴管，其输出淋巴管注入髂外淋巴结（图17-3）。

五、盆部淋巴管和淋巴结

    盆部的淋巴结沿盆腔血管排列（图17-3、图17-9、图17-10）。

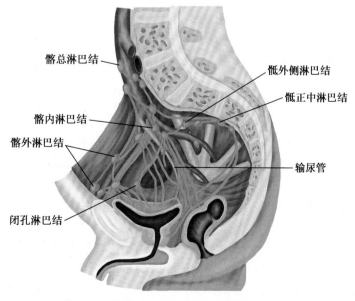

图 17-9　男性盆部的淋巴结

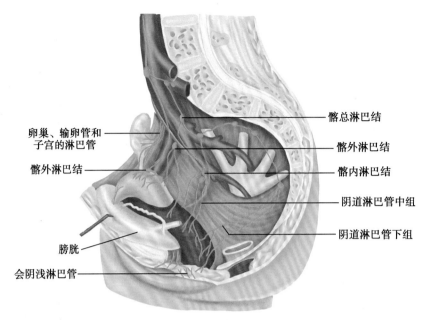

卵巢、输卵管和
子宫的淋巴管

髂外淋巴结

膀胱

会阴浅淋巴管

髂总淋巴结

髂外淋巴结

髂内淋巴结

阴道淋巴管中组

阴道淋巴管下组

图 17-10　女性盆部的淋巴结

（一）骶淋巴结

骶淋巴结（sacral lymph node）沿骶正中血管和骶外血管排列，引流盆后壁、直肠、前列腺或子宫等处的淋巴，其输出淋巴管注入髂内淋巴结或髂总淋巴结。

（二）髂内淋巴结

髂内淋巴结（internal iliac lymph node）沿髂内动脉及其分支和髂内静脉及其属支排列，引流大部分盆壁、盆腔脏器、会阴、臀部和股后部深层结构的淋巴，其输出淋巴管注入髂总淋巴结。

（三）髂外淋巴结

髂外淋巴结（external iliac lymph node）沿髂外血管排列，引流腹前壁下部、膀胱、前列腺（男性）或子宫颈和阴道上部（女性）的淋巴，并收纳腹股沟浅、深淋巴结的输出淋巴管，其输出淋巴管注入髂总淋巴结。

（四）髂总淋巴结

髂总淋巴结（common iliac lymph node）沿髂总血管排列，收纳上述 3 群淋巴结的输出淋巴管，其输出淋巴管注入腰淋巴结。

六、腹部淋巴管和淋巴结

腹部淋巴结位于腹后壁和腹腔脏器周围，沿腹腔血管排列。

（一）腹壁淋巴结

脐平面以上腹前外侧壁的浅、深淋巴管分别注入腋淋巴结和胸骨旁淋巴结，脐平面以下腹壁的浅淋巴管注入腹股沟浅淋巴结，深淋巴管注入腹股沟深淋巴结、髂外淋巴结和腰淋巴结。

腰淋巴结（lumbar lymph node）（见图 17-3）位于腹后壁，沿腹主动脉和下腔静脉分布，引流腹后壁深层结构和腹腔成对器官的淋巴，并收纳髂总淋巴结的输出淋巴管，其输出淋巴管汇合成左、右腰干。

（二）腹腔器官的淋巴结

腹腔成对器官的淋巴管注入腰淋巴结，不成对器官的淋巴管注入沿腹腔干、肠系膜上动脉和肠系膜下动脉及其分支排列的淋巴结。

1. 沿腹腔干及其分支排列的淋巴结(图 17-11)　胃左、右淋巴结,胃网膜左、右淋巴结,幽门上、下淋巴结,肝淋巴结,胰淋巴结和脾淋巴结引流相应动脉分布范围的淋巴,其输出淋巴管注入位于腹腔干周围的腹腔淋巴结(celiac lymph node)。

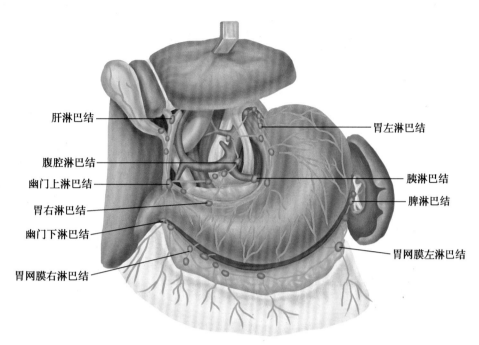

图 17-11　沿腹腔干及其分支排列的淋巴结

2. 沿肠系膜上动脉及其分支排列的淋巴结(图 17-12)　肠系膜淋巴结沿空、回肠动脉排列,回结肠淋巴结、右结肠淋巴结和中结肠淋巴结沿同名动脉排列,这些淋巴结引流相应动脉分布范围的淋巴,其输出淋巴管注入位于肠系膜上动脉根部周围的肠系膜上淋巴结(superior mesenteric lymph node)。

3. 沿肠系膜下动脉分布的淋巴结(图 17-12)　左结肠淋巴结、乙状结肠淋巴结和直肠上淋巴结引流相应动脉分布范围的淋巴,其输出淋巴管注入肠系膜下动脉根部周围的肠系膜下淋巴结(inferior mesenteric lymph node)。

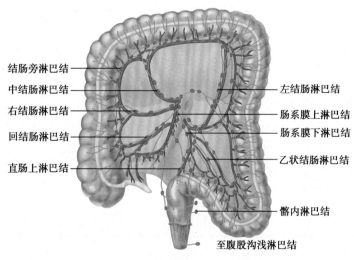

图 17-12　大肠的淋巴管和淋巴结

腹腔淋巴结、肠系膜上淋巴结和肠系膜下淋巴结的输出淋巴管汇合成肠干（intestinal trunk）。

第四节　部分器官的淋巴引流

一、肺的淋巴引流

肺的淋巴管分浅、深两组。肺浅淋巴管位于脏胸膜深面,肺深淋巴管位于肺小叶间结缔组织内、肺血管和支气管的周围,注入肺淋巴结和支气管肺门淋巴结。浅、深淋巴管之间存在交通。通过淋巴管,肺的淋巴依次由肺淋巴结、支气管肺门淋巴结、气管支气管淋巴结和气管旁淋巴结引流。肺下叶下部的淋巴注入肺韧带处的淋巴结,其输出淋巴管注入胸导管或腰淋巴结。左肺上叶下部和下叶的部分淋巴注入右气管支气管淋巴结上群和右气管旁淋巴结。

二、食管的淋巴引流

食管颈部的淋巴注入气管旁淋巴结和颈外侧下深淋巴结。食管胸部的淋巴除注入纵隔后淋巴结外,胸上部的淋巴注入气管旁淋巴结和气管支气管淋巴结,胸下部的淋巴注入胃左淋巴结。食管腹部的淋巴管注入胃左淋巴结。食管的部分淋巴管注入胸导管。

三、胃的淋巴引流

胃的淋巴引流方向有4个:①胃底右侧部、贲门部和胃体小弯侧的淋巴注入胃左淋巴结;②幽门部小弯侧的淋巴注入幽门上淋巴结;③胃底左侧部、胃体大弯侧左侧部的淋巴注入胃网膜左淋巴结、胰淋巴结和脾淋巴结;④胃体大弯侧右侧部和幽门部大弯侧的淋巴注入胃网膜右淋巴结和幽门下淋巴结。各淋巴引流范围的淋巴管之间存在丰富的交通,因此胃内任何一处的肿瘤,皆可侵及胃的其他部位的淋巴结。

四、肝的淋巴引流

肝的淋巴管分浅、深两组。肝浅淋巴管位于肝被膜的结缔组织内。肝膈面的浅淋巴管多注入膈上淋巴结和肝淋巴结,部分淋巴管注入腹腔淋巴结和胃左淋巴结。冠状韧带内的部分淋巴管注入胸导管。肝脏面浅淋巴管注入肝淋巴结。深淋巴管位于门管区和肝静脉及其属支的周围,沿静脉出肝,注入肝淋巴结、腹腔淋巴结和膈上淋巴结。肝浅、深淋巴管之间存在丰富的交通。

五、直肠与肛管的淋巴引流

齿状线以上的淋巴管引流有4个方向:①沿直肠上血管上行,注入直肠上淋巴结;②沿直肠下血管行向两侧,注入髂内淋巴结;③沿肛血管和阴部内血管进入盆腔,注入髂内淋巴结;④少数淋巴管沿骶外侧血管走行,注入骶淋巴结。齿状线以下的淋巴管注入腹股沟浅淋巴结。

六、子宫的淋巴引流

子宫的淋巴引流方向较广：①子宫底和子宫体上部的淋巴管主要沿卵巢血管上行，注入腰淋巴结；子宫角附近的淋巴管沿子宫圆韧带穿腹股沟管，注入腹股沟浅淋巴结。②子宫体下部和子宫颈的淋巴管沿子宫血管行向两侧，注入髂内、外淋巴结；经子宫主韧带注入沿闭孔血管排列的闭孔淋巴结；沿子宫骶韧带向后注入骶淋巴结。

七、乳房的淋巴引流

乳房的淋巴主要注入腋淋巴结，引流方向有 6 个：①乳房外侧部和中央部的淋巴管注入胸肌淋巴结；②上部的淋巴管注入尖淋巴结和锁骨上淋巴结；③内侧部的淋巴管注入胸骨旁淋巴结；④深部的注入胸肌间淋巴结；⑤内侧部的浅淋巴管与对侧乳房淋巴管交通；⑥内下部的淋巴管通过腹壁和膈下淋巴管与肝的淋巴管交通。肿瘤转移时可沿上述途径扩散。

第五节　胸　　腺

胸腺（thymus）是中枢淋巴器官，兼有内分泌功能。胸腺培育、选择并向周围淋巴器官（淋巴结、脾和扁桃体）和淋巴组织（淋巴小结）输送 T 淋巴细胞。胸腺的位置和形态见第二十五章。

第六节　脾

脾（spleen）（图 17-13）是人体最大的淋巴器官，呈暗红色，质软而脆。脾具有储血、造血、滤血、清除衰老红细胞和进行机体免疫应答的功能。

脾位于左季肋部，胃底与膈之间，第 9~11 肋的深面，长轴与第 10 肋一致。正常时在左肋弓下不能触到脾。脾的位置可随呼吸和体位不同而变化，站立比平卧时低 2.5cm。脾由胃韧带、脾肾韧带、肠脾韧带和脾结肠韧带支持固定。

脾可分为膈、脏两面，前、后两端和上、下两缘。膈面光滑隆凸，与膈相对。脏面凹陷，中央处有脾门（hilum of spleen），是血管、神经和淋巴管出入之处。前端较宽，朝向前外方，达腋中线。后端钝圆，朝向后内方，距离正中线 4~5cm。上缘较锐，朝向前上方，前部有 2~3 个脾切迹（splenic notch），脾大时，是触诊脾的标志。下缘较钝，朝向

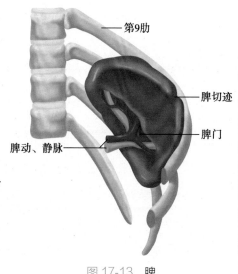

图 17-13　脾

（图中标注：第9肋、脾切迹、脾门、脾动、静脉）

后下方。

　　在脾的附近,常可见到暗红色、大小不等、数目不一的副脾(accessory spleen),出现率为10%~40%。因脾功能亢进而做脾切除术时,应同时切除副脾。

（王海燕）

思考题

　　1. 试述淋巴系统的组成与功能。

　　2. 试述胸导管的起始、行程、注入静脉的部位和引流范围。

　　3. 试述乳房淋巴引流的几个方向。

　　4. 试述腋淋巴结的分群。

第十八章

视　器

视器(visual organ),又称眼,是感受光波刺激产生视觉的重要感觉器官,由眼球和眼副器两部分组成。眼球的功能是将接收到的光刺激转变为神经冲动并向脑传递;眼副器是位于眼球周围的系列结构,包括眼睑、结膜、泪器、眼球外肌、眶脂体和眶筋膜等,对眼球有保护、支持和运动等作用。

第一节　眼　　球

眼球(eye ball)是视器的主要部分,近似球形,位于眶腔内(图 18-1)。双侧眶腔呈四棱锥形,顶点向中央会聚,双眼眶内侧壁近于平行,眶外侧壁向后的延长线交角呈 90°,同侧眶内外侧壁夹角约为45°。眼球借筋膜连于眶壁,前面有眼睑保护,后面借视神经连接颅内间脑,周围有结膜、泪腺和眼外肌等眼副器,并有眶脂体衬垫支撑,以保护、支持眼球。

眼平视前方时,眼球前面的正中点称前极,后面的正中点称后极。前、后极的连线称眼轴(optic axis),在眼球表面,距前、后极等距离的各点连接起来的环形线,称为赤道(equator),又称中纬线,为眼球冠状面的最大径。由瞳孔的中央至视网膜中央凹的连线,与视线方向一致,称视轴(visual axis)。眼轴与视轴相交呈锐角。

眼球由眼球壁和眼球内容物组成(表 18-1、见图 3-20)。

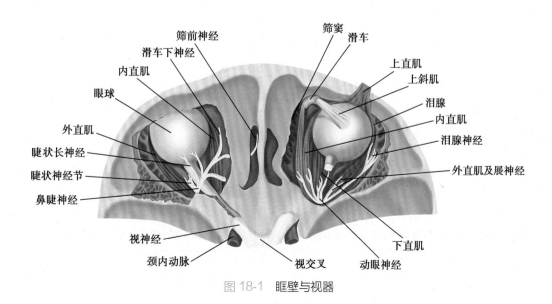

图 18-1　眶壁与视器

表 18-1 　眼球的结构

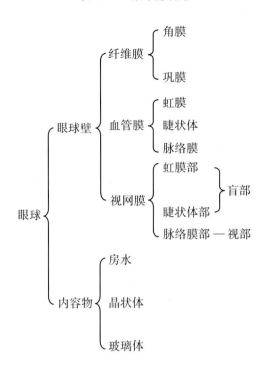

一、眼球壁

眼球壁由外向内依次分为纤维膜、血管膜和视网膜,也分别简称为外膜、中膜和内膜。

(一) 纤维膜

位于最外层,由坚韧的纤维结缔组织构成,对眼球具有支持和保护作用。由前向后为角膜和巩膜两部分。

1. 角膜(cornea) 　占眼球纤维膜的前 1/6,无色透明,外凸内凹,具有屈光作用。角膜富有弹性,无血管和淋巴管,但有丰富的感觉神经末梢,感觉敏锐。角膜的营养来自房水和泪液。炎症或溃疡可导致角膜浑浊,透过度降低,影响视觉。

2. 巩膜(sclera) 　位于纤维膜的后 5/6,乳白色不透明,厚而坚韧,有保护眼内容物和维持眼球形态的作用。巩膜前缘与角膜相连,后方与包绕视神经的硬膜鞘相延续。巩膜在眼球赤道附近最薄,向后逐渐变厚,在眼外肌附着处增厚明显,在视神经穿出处最厚。巩膜前部露出眼裂的部分,正常呈乳白色,黄色常是黄疸的重要体征;老年人的巩膜因脂肪沉积略呈黄色;小儿或者先天性薄巩膜等,巩膜会透出深部血管膜的颜色而呈蔚蓝色。

在巩膜与角膜交界处的深部有环形的管道,称巩膜静脉窦(scleral venous sinus),亦称施莱姆管(Schlemm canal),为房水流出的通道。

(二) 血管膜

眼球血管膜为中膜,含有丰富的血管、神经和色素,呈棕黑色,又称色素膜或葡萄膜,具有营养及遮光的作用。由前向后依次分为虹膜、睫状体和脉络膜 3 部分(图 18-2)。

1. 虹膜(iris) 　位于角膜的后方,血管膜最前部,呈冠状位圆盘形,中央有一圆孔称瞳孔(pupil)。虹膜内有两种平滑肌,环绕瞳孔环形排列的称瞳孔括约肌(sphincter pupillae),放射状排列的叫瞳孔开大肌(dilator pupillae),它们分别缩小和开大瞳孔,从而调节入眼光线的多少。在弱光下或视远物时,瞳孔开大;在强光下或看近物时,瞳孔缩小。在活体上,透过角膜可见虹膜及瞳孔。角膜与晶状体之间的空隙称眼房(chamber of eyeball)。虹膜居于二者之间,将眼房分为较大的前房和较小的后房,并借瞳孔相通。在前房的周边,虹膜与角膜交界处的环形区域,称虹膜角膜角,又称前房角。

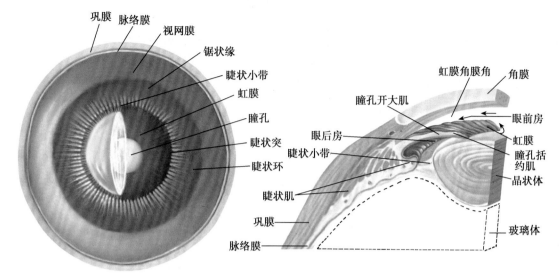

图 18-2　眼球前半部后面观及虹膜角膜角

虹膜的颜色因种族而异,一般呈黑色、棕色、蓝色和灰色等,黄种人多呈棕色,白种人因色素缺乏,呈浅黄色或浅蓝色。

2. 睫状体(ciliary body)　是虹膜后方环形增厚的部分,位于巩膜与角膜移行部的内面。其后部平坦,为睫状环,前部有许多放射状排列的突起,称睫状突(ciliary process)。该突起借睫状小带与晶状体相连。睫状体内的平滑肌称睫状肌(ciliary muscle),由副交感神经支配。该肌收缩,睫状体向前内移位,睫状小带松弛,晶状体弹性曲度增大,屈光能力加强,适应看近物。睫状体有调节晶状体曲度和产生房水的作用。

3. 脉络膜(choroid)　为中膜后 2/3 部分,富含血管和色素细胞。外面与巩膜疏松连接,内面与视网膜的色素层紧密连接,后方有视神经穿出。脉络膜具有营养眼球壁和吸收眼内散射光线的作用。

(三) 视网膜

视网膜(retina)衬于脉络膜的内面,由前向后分为 3 部分,即视网膜虹膜部、睫状体部和脉络膜部(见图 3-20)。虹膜部和睫状体部分别贴附于虹膜和睫状体的内面,薄而无感光作用,故称为视网膜盲部。脉络膜部附于脉络膜内面,范围最大,有感光作用,又称为视网膜视部。视部的后方最厚,向前变薄。在视神经起始处有一椭圆形的盘状结构,称视神经盘(optic disc),又称视神经乳头(papilla of optic nerve)。视神经盘中央凹陷,有视网膜中央动、静脉穿过,无感光细胞,称生理盲点。在视神经盘的颞侧稍下方约 3.5mm 处有一黄色小区,由密集的视锥细胞构成,称黄斑(macula lutea),直径 1.8~2mm。黄斑中央的凹陷称中央凹(fovea centralis)(图 18-3),此区无血管,为感光最敏锐的部位。

视网膜的结构可分两层(图 18-4)。外层为单层色素上皮细胞层,内层为神经细胞层。两层之间有一潜在间隙,是视网膜脱离的解剖学基础。神经细胞层由外向内含有感光细胞、双极细胞和节细胞 3 层。感光细胞接受光线刺激产生神经冲动,双极细胞将神经冲动传导至内层的节细胞,节细胞的轴突向视神经盘处汇集,穿脉络膜和巩膜后构成视神经。

感光细胞又分为视锥细胞和视杆细胞,视锥细胞主要分布于视网膜的中央部,能感受强光和辨别颜色,在白天或明亮处起主要作用。视杆细胞主要分布于视网膜的周边部,能感受弱光,在夜间或暗处视物。

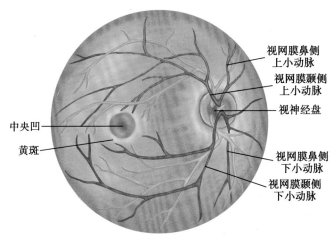

图 18-3 右侧眼底

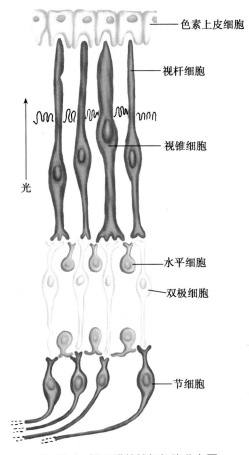

图 18-4 视网膜的神经细胞分布图

二、眼球的内容物

眼球的内容物包括房水、晶状体和玻璃体(见图 3-20)。这些结构均无色透明,它们和角膜共同构成眼的屈光系统。

(一)房水

房水(aqueous humor)为无色透明的液体,充填于眼房内。房水由睫状体产生,经后房由瞳孔流到前房,再经虹膜角膜角进入巩膜静脉窦,最后注入眼静脉。房水有折光、营养角膜和晶状体以及维持眼压的作用。房水代谢紊乱或循环障碍时将引起眼压增高,导致视力受损,临床上称之为青光眼。

(二)晶状体

晶状体(lens)位于虹膜和玻璃体之间,是眼球屈光系统的主要装置,借睫状小带与睫状体相连;呈双凸透镜状,曲度前面较小而后面较大,无色透明,具有弹性,不含血管和神经。晶状体外面包有高度弹性的薄膜,称为晶状体囊。晶状体本身由平行排列的晶状体纤维组成,周围部较软称晶状体皮质;中央部较硬称晶状体核。晶状体若因疾病或创伤等原因导致代谢紊乱而变浑浊,称为白内障。

晶状体曲度随视物的远近不同而改变。视近物时,环形睫状肌收缩,睫状小带松弛,晶状体借助于晶状体囊及其本身的弹性而变凸,使进入眼球的光线恰能聚焦于视网膜上。反之,视远物时,睫状肌舒张,睫状突向外拉伸,睫状小带加强了对晶状体的牵拉,使之曲度变小,视远物更清晰。

若眼轴较长或屈光装置的屈光率过强,则物像落在视网膜前,称之为近视。反之,若眼轴较短或屈光装置的屈光率过弱,物像则落在视网膜后,称之为远视。随年龄增长,晶状体核逐渐增大变硬、弹性减退,睫状肌逐渐萎缩,晶状体的调节能力减弱,近距离视物困难,出现老视,即"老花眼"。

(三)玻璃体

玻璃体(vitreous body)为位于晶状体和视网膜之间的无色透明胶状物,表面被覆玻璃体膜,占据眼球内腔后4/5,具有屈光和支撑视网膜的作用。玻璃体的前面以晶状体及其悬韧带(睫状小带)为界,呈凹面状,称玻璃体凹;玻璃体的其他部分与睫状体和视网膜相邻,使视网膜与色素上皮紧贴。若支撑作用减弱,可导致视网膜脱离。若玻璃体发生浑浊,可影响视力。

第二节　眼　副　器

眼副器(accessory organs of eye)包括眼睑、结膜、泪器、眼球外肌、眶脂体及眶筋膜等,对眼球起保护、运动和支持的作用(图18-5)。

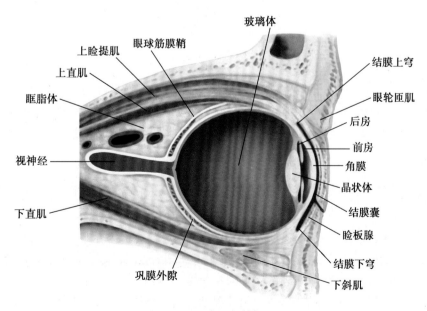

图18-5　右眼矢状切面

一、眼睑

眼睑（palpebra）俗称眼皮，位于眼球前方，对眼球起保护作用。眼睑分为上睑和下睑，二者之间的裂隙称睑裂。睑裂的内、外侧端分别称内眦和外眦。睑的游离缘为睑缘，睑缘长有睫毛，上、下睑睫毛均弯曲向前，上睑睫毛硬而长，下睑睫毛短而少。睫毛有阻挡灰尘进入眼内和减弱强光照射的作用。如果睫毛向角膜方向生长，称为倒睫，可引起角膜炎和角膜溃疡。睫毛的根部有睫毛腺（Moll gland），近睑缘处有睑缘腺（Zeis gland）。睫毛毛囊或睫毛腺的急性炎症，称睑腺炎。

眼睑由浅至深可分为5层：皮肤、皮下组织、肌层、睑板和睑结膜。眼睑的皮肤细薄，皮下组织疏松，易水肿。肌层主要是眼轮匝肌的睑部，该肌收缩可闭合睑裂。眼睑部手术时，切口应与眼轮匝肌纤维方向平行，以利于愈合。上眼睑内有上睑提肌，该肌的腱膜止于上睑的上部，可上提眼睑。

睑板（tarsal plate）为一半月形致密结缔组织板（图18-6），上、下各一。睑板的内、外两端借水平走行的结缔组织带附着于眶的内、外侧缘，分别称之为睑内侧韧带（medial palpebral ligament）和睑外侧韧带（lateral palpebral ligament）。睑内侧韧带较强韧，其前面有内眦动、静脉越过，后面有泪囊，是手术时寻找泪囊的标志。睑板内有麦穗状的睑板腺（tarsal gland），与睑缘垂直排列，开口于睑缘，分泌油样液体，有润滑眼睑，防止泪液外流的作用。若睑板腺导管阻塞，形成睑板腺囊肿，亦称睑板腺囊肿。

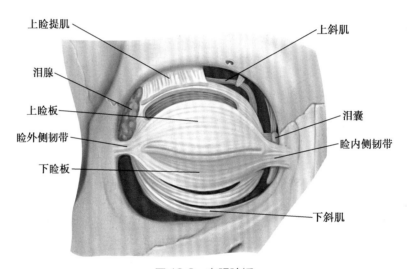

图18-6　右眼睑板

眼睑的血液供应十分丰富（图18-7），主要来源包括：颈外动脉发出的面动脉、颞浅动脉、眶下动脉等分支；眼动脉发出的眶上动脉、泪腺动脉和滑车上动脉等分支。这些动脉在眼睑的浅部形成动脉网，在深部吻合成动脉弓。静脉血回流至眼静脉和内眦静脉。眼睑的手术需注意血管的位置及吻合。

二、结膜

结膜（conjunctiva）是一层薄而透明、富含血管的光滑黏膜，覆盖在眼睑的内面和巩膜的表面。结膜分3部分，衬于眼睑内面的部分，称睑结膜（palpebral conjunctiva）；覆盖在巩膜表面的为球结膜（bulbar conjunctiva）；睑结膜与球结膜移行的反折处为结膜穹窿（conjunctival fornix）。结膜穹窿又分为结膜上穹和结膜下穹，多皱襞，便于眼球移动。当睑裂闭合时，由结膜围成的囊腔称结膜囊（conjunctival sac），通过睑裂与外界相通。结膜易发炎症而充血肿胀。

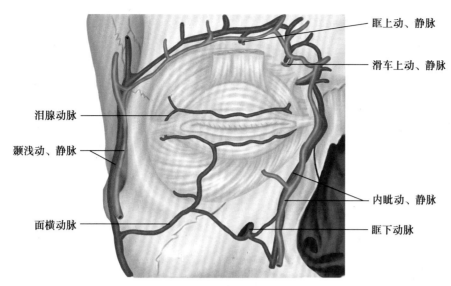

图 18-7 眼睑的血管

三、泪器

泪器由泪腺和泪道组成(图 18-8)。

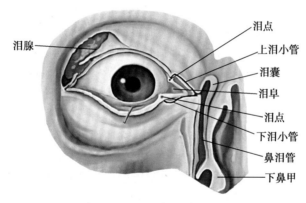

图 18-8 右眼泪器

(一)泪腺

泪腺(lacrimal gland)位于眼眶外上方的泪腺窝内,分泌泪液,润滑清洁眼球,有 10~20 条排泄管开口于结膜上穹,多余的泪液流向内眦处的泪湖,经泪点、泪小管汇入泪囊,最后经鼻泪管流至下鼻道。

(二)泪道

泪道(lacrimal passage)包括泪点、泪小管、泪囊和鼻泪管。

1. **泪点**(lacrimal punctum) 上、下睑缘的内侧各有一乳头状突起,称泪乳头(lacrimal papilla),乳头中央有小孔,称为泪点。

2. **泪小管**(lacrimal ductule) 连接泪点与泪囊的小管,分为上、下泪小管。它们在与睑缘垂直的方向分别向上、向下走行,继而几乎成直角转向内侧汇聚,共同开口于泪囊上部。

3. **泪囊**(lacrimal sac) 位于眼眶内侧壁前下部的泪囊窝内,为一膜性囊。其上部为盲端,下部移行于鼻泪管。泪囊前面有睑内侧韧带和眼轮匝肌的肌纤维,后面有少量肌束跨过。该肌收缩闭眼时,可同时牵拉扩大泪囊,产生负压,促使泪液流入泪囊。

4. 鼻泪管(nasolacrimal canal)　为膜性管道,上部包埋于骨性鼻泪管中,与骨膜紧密结合;下部在鼻腔外侧壁的黏膜深面,末端开口于下鼻道的外侧壁。

四、眼球外肌

眼球外肌(ocular muscles)为骨骼肌,包括 6 块运动眼球的肌肉(内直肌、外直肌、上直肌、下直肌、上斜肌和下斜肌)和 1 块上睑提肌(图 18-9)。

(一) 上睑提肌

上睑提肌(levator palpebrae superioris)起自视神经管前上方的眶壁,向前行于上直肌的上方,以宽阔的腱膜止于上睑的皮肤和上睑板。上睑提肌由动眼神经支配,收缩可提上睑,开大眼裂,肌瘫痪可导致上睑下垂。

米勒肌是一块薄而小的平滑肌,起于上睑提肌下面的肌纤维之间,在上睑提肌与上直肌、结膜穹之间向前下方走行,止于睑板上缘。米勒肌助提上睑,受颈交感神经支配,该神经麻痹导致霍纳综合征(Horner syndrome),可出现瞳孔缩小、眼球内陷、上睑下垂等症状。

(二) 上、下、内、外直肌

运动眼球的 4 块直肌为上直肌(superior rectus)、下直肌(inferior rectus)、内直肌(medial rectus)和外直肌(lateral rectus),分别位于眼球的上方、下方、内侧和外侧。各直肌共同起自视神经管周围的总腱环,在眼球赤道的前方,分别止于巩膜的上、下、内侧和外侧。上、下、内、外直肌收缩时,分别使瞳孔转向上内、下内、内侧和外侧(表 18-2、图 18-9)。

(三) 上斜肌和下斜肌

上斜肌(superior obliquus)位于上直肌与内直肌之间,起自蝶骨体,以纤细的肌腱通过眶内侧壁前上方的滑车,经上直肌的下方转向后外,在上直肌和外直肌之间止于眼球赤道后外侧的巩膜。该肌收缩使瞳孔转向下外方。

下斜肌(inferior obliquus)位于眶下壁与下直肌之间,起自眶下壁的前内侧,斜向后外,止于眼球下面赤道后方的巩膜。该肌收缩使瞳孔转向上外方。

眼球的正常运动并非单一肌肉的收缩,而是双眼数条肌肉协同作用的结果。如俯视时,两眼的下直肌和上斜肌同时收缩;仰视时,两眼上直肌和下斜肌同时收缩;侧视时,同侧眼的外直肌和对侧眼的内直肌共同作用;聚视中线时,则是两眼内直肌共同作用的结果。当某一眼肌麻痹时,可出现斜视和复视现象。

表 18-2　眼球外肌的起止、功能及神经支配

名称	起点	止点	作用	神经支配
上睑提肌	视神经管前上方的眶壁	上睑皮肤、上睑板	提上睑	动眼神经
上斜肌	蝶骨体	眼球赤道后外侧的巩膜	瞳孔转向下外	滑车神经
下斜肌	眶下壁内侧份	眼球赤道后下方的巩膜	瞳孔转向上外	动眼神经
上直肌	总腱环	眼球赤道以前的巩膜	瞳孔转向上内	
下直肌			瞳孔转向下内	
内直肌			瞳孔转向内侧	
外直肌			瞳孔转向外侧	展神经

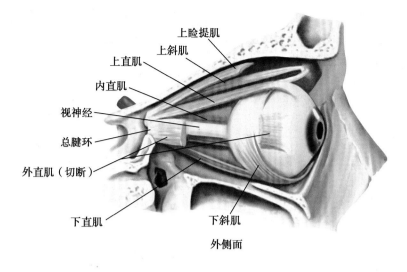

外侧面

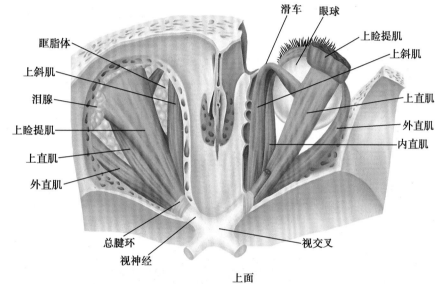

上面

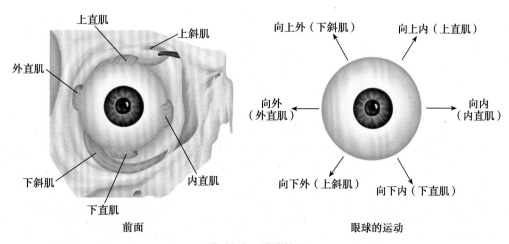

前面

眼球的运动

图 18-9 眼球外肌

五、眶脂体与眶筋膜

眼球、眼肌和泪器并未完全充满眶腔,其间隙由大量的脂肪组织所填充,称为眶脂体(adipose

body of orbit）（图 18-5）。眶脂体可固定眶内各结构,起弹性软垫样作用。眶内的筋膜组织总称眶筋膜 （orbital fasciae）。眶脂体与眼球之间的致密纤维膜称为眼球筋膜,又称眼球筋膜鞘（sheath of eyeball）、 特农囊。眼球筋膜鞘内面光滑,其与眼球之间的间隙称为巩膜外隙（episcleral space）,内充疏松结缔组 织,眼球在囊内可灵活转动。

第三节 眼的血管和神经

一、眼的动脉

眼球和眶内结构的血液供应来自眼动脉（ophthalmic artery）（图 18-10）。眼动脉起自颈内动脉,与 视神经一起经视神经管入眶,先居视神经的下外侧,然后在上直肌下方越至眶内侧前行,走行在上斜 肌和内直肌之间,终支出眶,终于滑车上动脉。眼动脉沿途发出分支供应眼球、眼球外肌、泪腺和眼睑 等,主要的分支如下。

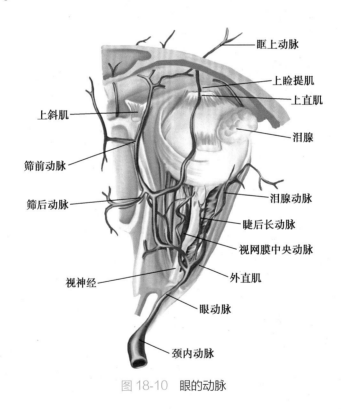

图 18-10 眼的动脉

（一）视网膜中央动脉

视网膜中央动脉（central artery of retina）是供应视网膜内层的唯一动脉（图 18-10）。穿行于视神 经中央,在视神经盘分为上、下 2 支,进而再分成 4 支,即视网膜鼻侧上、下小动脉和视网膜颞侧上、下 小动脉（图 18-3）,营养视网膜内层。临床常用检眼镜观察此动脉,以帮助诊断某些疾病,视网膜中央 动脉阻塞时可导致眼全盲。黄斑中央凹 0.5mm 范围内无血管分布。

（二）睫后短动脉

睫后短动脉（图 18-11）又称脉络膜动脉,有很多支,在视神经周围垂直穿入巩膜,分布于脉络膜。

（三）睫后长动脉

睫后长动脉（图18-11）又称虹膜动脉，有2支，在视神经的内、外侧穿入巩膜，在巩膜与脉络膜间向前行至睫状体，发出3支，并与睫前动脉吻合。

（四）睫前动脉

睫前动脉（图18-11）由眼动脉的各肌支发出，共7支，在眼球前部距角膜缘5~8mm处穿入巩膜，在巩膜静脉窦的后面入睫状肌，发出分支与虹膜动脉吻合，营养巩膜的前部、虹膜和睫状体。睫前动脉在进入巩膜前，分支至球结膜。

眼动脉还发出泪腺动脉、筛前动脉、筛后动脉以及眶上动脉等分支至相应的部位。

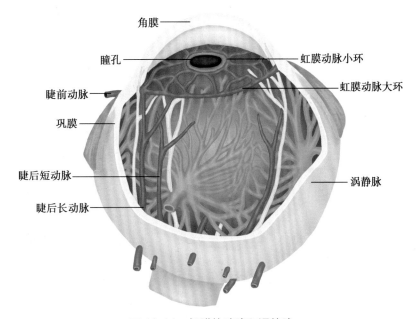

图18-11　虹膜的动脉和涡静脉

二、眼的静脉

（一）眼球内的静脉

1. 视网膜中央静脉（图18-3）　与同名动脉伴行，引流视网膜的静脉血。

2. 涡静脉　是眼球血管膜的主要静脉，多数为4条，即2条上涡静脉和2条下涡静脉，分散在眼球赤道后方的4条直肌之间，引流虹膜、睫状体和脉络膜的静脉血。此静脉不与动脉伴行，在眼球赤道附近穿出巩膜，经眼上、下静脉汇入海绵窦（图18-11）。

3. 睫前静脉　收集眼球前部虹膜等处的静脉血。这些静脉以及眶内的其他静脉最后均汇入眼上、下静脉。

（二）眼球外的静脉

1. 眼上静脉　起自眶内上角，向后经眶上裂注入海绵窦。

2. 眼下静脉　起自眶下壁和内侧壁的静脉网，向后分2支，一支经眶上裂注入眼上静脉，另一支经眶下裂汇入翼静脉丛。

眼静脉内无静脉瓣，在内眦处向前与面静脉吻合，向后注入海绵窦。面部感染可经眼静脉侵入海绵窦引起颅内感染。

三、眼的神经

眼的神经支配来源较多。视神经起于眼球后极内侧约 3mm 处,行向后内,穿经视神经管入颅中窝,连于视交叉。运动眼球外肌的神经来自动眼神经、滑车神经和展神经;感觉神经来自三叉神经的眼神经;瞳孔括约肌和睫状肌受动眼神经中的副交感神经纤维支配;瞳孔开大肌受交感神经支配。泪腺由面神经的副交感神经纤维支配。

(李 岩)

思考题

1. 光线依次经过眼球哪些结构投射到视网膜的感光细胞? 视线从远处移至近处书本时,晶状体是如何调节的?
2. 简述房水及泪液的功能与循环途径。
3. 双眼仰视、俯视和侧视分别运动了哪些眼外肌?

第十九章
前 庭 蜗 器

前庭蜗器（vestibulocochlear organ）又称为耳，包括前庭器（vestibular apparatus）和听器（auditory apparatus）两部分。根据位置、形态结构和功能不同，耳可分为外耳、中耳和内耳 3 部分（见图 3-21）。外耳和中耳组成收集声波和传导声音的传音系统。内耳既能感受声波的刺激，也能感受人体自身运动状态和头部空间位置变化的刺激，内耳既有听觉感受器又有位觉感受器。

第一节 外 耳

外耳（external ear）包括耳郭、外耳道和鼓膜 3 部分。

一、耳郭

耳郭位于头部的两侧，呈喇叭状，凹面朝向前外，其功能为收集声波。耳郭以弹性软骨为支架，表面覆盖皮肤，并与外耳道的软骨相延续。

耳郭的前外侧面有许多隆起和凹陷，其前下部的开口称外耳门（external acoustic pore）。耳郭弯曲的游离缘称为耳轮，耳轮向前内侧延伸至外耳门上方称耳轮脚。耳轮前方与其平行的弧形隆起称为对耳轮，对耳轮上端分叉形成对耳轮上脚和下脚，两脚之间的浅窝称三角窝。耳轮与对耳轮之间的凹陷称耳舟。对耳轮前方的深窝称耳甲，耳甲被耳轮脚分为上部的耳甲艇和下部的耳甲腔。在耳轮脚下方、耳甲腔前方的小突起称耳屏（tragus）。在耳甲腔后方、对耳轮下部的突起称对耳屏。耳屏与对耳屏之间的凹陷称耳屏间切迹。耳郭的下端为耳垂（auricular lobule），由结缔组织和脂肪组织构成，柔软无软骨，是临床常用采血的部位（图 19-1）。

耳郭的表面形态是中医耳针定穴的标志。

二、外耳道

图 19-1 耳郭

外耳道（external acoustic meatus）是从外耳门到鼓膜的弯曲管道（见图 3-21）。成年人长 2.0~2.5cm，从耳屏计约为 4cm。外耳道外 1/3 为软骨部，与耳郭的软骨相延续；内 2/3 为骨性部，是颞骨鼓部与鳞部围成的椭圆形管道。软骨部与骨部交界处较为狭窄。外耳道由外向内,先向前上、继而稍向后、然后向前下。所以检查成人鼓膜时,须将耳郭向后上方牵拉,使外耳道变直才能窥见。婴儿颞骨尚未骨化,其外耳道几乎由软骨支撑,短而直,容易感染;加之婴儿鼓膜接近水平状态,所以检查鼓膜时须将耳郭向后下方牵拉。

外耳道的皮肤薄、紧贴外耳道的软骨部和骨性部的骨膜,皮下组织少、不易移动,故外耳道皮肤疖肿时疼痛剧烈。外耳道皮肤与耳郭的皮肤相延续,内含毛囊、皮脂腺、耵聍腺和感觉神经末梢。耵聍腺分泌的黏稠液体为耵聍,耵聍可吸收外耳道水分防止皮肤浸软,并可阻挡小虫入侵。耵聍过多或凝结积聚可阻塞外耳道而影响听力。

三、鼓膜

鼓膜(tympanic membrane)为鼓室的外侧壁,将在本章第二节中叙述。

第二节 中 耳

中耳(middle ear)为一组含气的不规则腔道,大部分位于颞骨岩部内,由鼓室、咽鼓管、乳突窦和乳突小房组成(见图 3-21)。中耳的外侧界为鼓膜,向内与内耳相毗邻,向前借咽鼓管与鼻咽部相通。

一、鼓室

鼓室(tympanic cavity)是颞骨岩部内含气的不规则腔隙,由内外、前后、上下 6 个壁围成,其内有听小骨、韧带、肌、血管和神经等。鼓室内有黏膜被覆,并与周围腔隙的黏膜相延续。

（一）鼓室的壁

1. **外侧壁** 主要由鼓膜构成,故又称鼓膜壁(图 19-2、图 19-3),鼓膜所附着的骨环也参与组成外侧壁的一部分。鼓膜内侧位于鼓膜平面以上的腔隙称鼓室上隐窝,内有锤骨的上半部和砧骨的大部分。

鼓膜为椭圆形薄而半透明的膜,直径约 1cm,分隔外耳道与鼓室,其与外耳道底呈 45°~50° 的倾斜角,此角在小儿更小,使鼓膜几乎呈水平位。

鼓膜周缘大部分有增厚的纤维软骨环附着于外耳道内侧端的颞骨上。鼓膜内侧面附着于锤骨柄和锤骨外侧突。其中鼓膜中心附着于锤骨柄末端并向内凹陷,称鼓膜脐(umbo of tympanic membrane),鼓膜内面附着于锤骨柄形成一由前上斜向后下的白色条

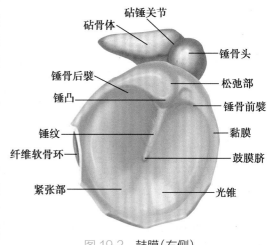

图 19-2 鼓膜(右侧)

纹,称锤纹。鼓膜上端附着于锤骨外侧突并分别向前后突起形成锤骨前襞和锤骨后襞,两襞之上的三角形区域薄而松弛,称为松弛部,活体呈淡红色;鼓膜其余 3/4 区域坚实紧张,称为紧张部,活体呈灰白色。在耳窥镜检查时,鼓膜脐的前下部有一三角形反光区,称光锥(cone of light),是鼓膜最薄的区域。中耳的一些疾患(如中耳炎)可以引起光锥的改变或消失,严重时可使鼓膜穿孔,影响听力。

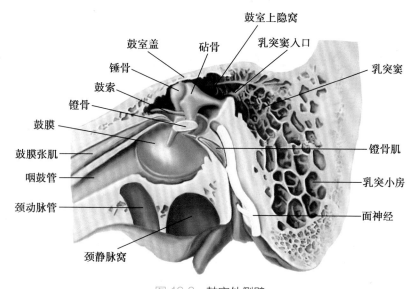

图 19-3 鼓室外侧壁

鼓膜有 3 层组织学结构。外层为角化的复层扁平上皮,无毛发、无真皮乳头,与外耳道的薄层皮肤相延续;中层为纤维层,在鼓膜松弛部纤维层被疏松结缔组织所代替;内层为黏膜层,与鼓膜黏膜相延续。

2. **内侧壁** 鼓室的内侧壁即内耳的外侧壁,又称迷路壁。其中部由耳蜗第一圈隆突形成的隆起,称岬(promontory)。岬后上方卵圆形的小孔称前庭窗(fenestra vestibuli),也称卵圆窗,通向内耳前庭。在活体,前庭窗由镫骨底及其周缘的韧带所封闭。前庭窗后上方的弓形骨性隆起称面神经管凸,其内为面神经管,面神经行于其中,此处骨质甚薄,中耳炎或手术时易伤及面神经。岬的后下方有一圆形小孔,称蜗窗(fenestra cochleae)或圆窗,在活体其由第二鼓膜封闭(图 19-4)。

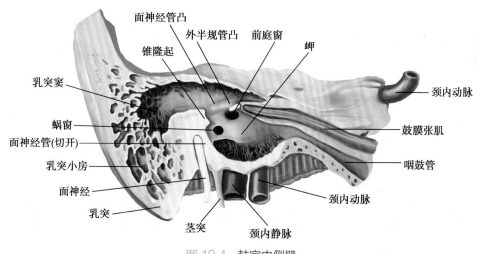

图 19-4 鼓室内侧壁

3. **上壁** 由颞骨岩部前外侧面的鼓室盖构成,又称盖壁,分隔鼓室与颅中窝。盖壁向后延伸为乳突窦的顶,向前覆盖鼓膜张肌半管(图 19-3、图 19-4)。中耳疾病侵犯此壁时,可引起耳源性颅内并发症。

4. **下壁** 为狭窄的薄层骨板,分隔鼓室与颈静脉窝内的颈静脉球,故又称颈静脉壁。部分人此骨板部分缺如,仅以黏膜和纤维结缔组织代替。故施行鼓膜或鼓室手术时,易伤及颈静脉球而引起严重出血(图 19-3、图 19-4)。

5. **前壁** 前壁下部为薄层骨板,分隔鼓室与颈内动脉,故又称颈动脉壁。此壁的上部为颞骨岩部和鳞部的交界处,有两条平行管道的开口,上方为鼓膜张肌半管,下方为咽鼓管半管,两管之间有薄的骨性隔相隔(图 19-3、图 19-4)。

6. 后壁　与乳突小房相隔,称乳突壁。后壁上部的开口为乳突窦口,向后通乳突窦,进而与乳突小房相连通。乳突窦口下方锥形的隆起称锥隆起,内藏镫骨肌。面神经管经锥隆起的上方弯向下进入鼓室的后壁,开口于茎乳孔。面神经在茎乳孔上方约 6mm 处发出鼓索,经鼓索后小管进入鼓室(图 19-3、图 19-4)。

(二) 鼓室内的结构

鼓室内有听小骨、运动听小骨的肌和相关血管神经等结构。

1. 听小骨(auditory ossicles)　包括锤骨、砧骨和镫骨(图 19-5)。

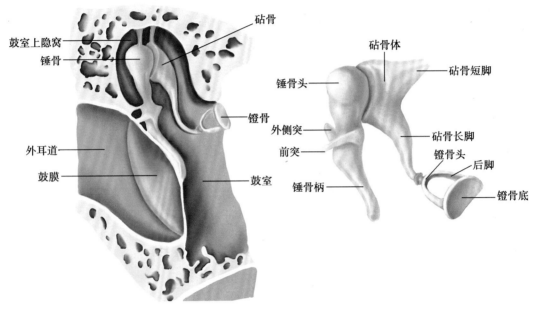

图 19-5　听小骨

(1)锤骨(malleus):形如鼓槌,是最大的听小骨,分头、柄、外侧突和前突。锤骨头位于鼓室上隐窝,借韧带连于鼓室上壁,锤骨头后部与砧骨形成砧锤关节。锤骨柄的外侧缘与鼓膜相连,形成鼓膜的锤纹和鼓膜脐;柄的上端有鼓膜张肌附着。锤骨前突借韧带连于鼓室前壁;锤骨外侧突为鼓膜紧张部与松弛部分界的标志。

(2)砧骨(incus):形如砧,似前磨牙,分一体和两脚。砧骨体近似正方形,与锤骨头相关节。长脚与镫骨头形成砧镫关节;短脚借韧带连于鼓室上隐窝下后部。

(3)镫骨(stapes):形似马镫,分为头、颈、前后脚和底。底呈椭圆形,借环状韧带附着于前庭窗周缘,封闭前庭窗。

听小骨在鼓室内借关节和韧带连结形成听小骨链,组成一个杠杆系统。声波经鼓膜、听小骨链,将声波的振动转换成机械能传入内耳。中耳炎症引起听小骨粘连和韧带硬化时,可使听觉减弱。

2. 运动听小骨的肌　包括鼓膜张肌和镫骨肌。

(1)鼓膜张肌(tensor tympani)(图 19-3、图 19-4):位于鼓膜张肌半管内,起自咽鼓管软骨部的侧壁及与其邻近的蝶骨大翼和其所在的管壁,出管后以细腱止于锤骨柄上端。该肌受三叉神经的下颌神经分支支配。鼓膜张肌收缩可向内牵拉鼓膜使之紧张,以控制声波的振动。

(2)镫骨肌(stapedius)(图 19-3):位于锥隆起内,以细腱出锥隆起尖端,止于镫骨颈。该肌受面神经分支支配,收缩时可拮抗鼓膜张肌的作用,辅助减弱声波的振动。镫骨肌瘫痪常引起听觉过敏。

3. 鼓室内的神经　包括鼓索、鼓室丛。

二、咽鼓管

咽鼓管(pharyngotympanic tube)(图19-3、图19-4)是连通鼓室和鼻咽部的斜行通道,长3.5~4.0cm,斜向前内下方。咽鼓管分为骨部和软骨部两部分,两部的交界处称咽鼓管峡,直径1~2mm,是咽鼓管最狭窄的部位。

1. 咽鼓管骨部　约占咽鼓管全长的外1/3,以咽鼓管半管为基础,被覆黏膜等结构,向后外开口于鼓室前壁的咽鼓管鼓室口。

2. 咽鼓管软骨部　续于咽鼓管骨部,行向前下内侧,开口于鼻咽外侧壁的咽鼓管咽口。平时咽鼓管咽口呈关闭状态,当吞咽或打哈欠时,咽鼓管咽口开放,空气经咽鼓管进入鼓室,维持鼓膜两侧的气压平衡。

新生儿咽鼓管的长度约为成人长度的1/2,其方向更接近水平,管径也较大,故咽部感染时易经咽鼓管引起中耳炎。

三、乳突窦和乳突小房

1. 乳突窦(mastoid antrum)　位于鼓室后壁上部的后方,借乳突窦口与鼓室相通(图19-3、图19-4)。乳突窦口和乳突窦的内侧壁分别与内耳的外侧半规管和后半规管相邻。

2. 乳突小房(mastoid cell)　为颞骨乳突深面的许多含气小腔,相互连通。腔内被覆黏膜,并与乳突窦和鼓室的黏膜相延续,故中耳炎可继发乳突炎。内耳手术可经乳突小房入路。

第三节　内　耳

内耳(internal ear)位于颞骨岩部深面的骨质内(图19-6),介于鼓室和内耳道底之间,由一系列结构复杂的骨性和膜性腔隙组成,故称迷路,包括骨迷路和膜迷路两部分。膜迷路位于骨迷路内,二者之间充满外淋巴;膜迷路内充满内淋巴。内、外淋巴互不相通,离子成分也不同。在功能上,内耳包括听觉感受器和位觉感受器。

一、骨迷路

骨迷路(bony labyrinth)由颞骨岩部内一系列相互通连的腔隙组成,包括耳蜗、前庭和骨半规管3部分(图19-7)。骨迷路内充满外淋巴。骨迷路周围的骨质较颞骨岩部其他部位的骨更加致密和坚硬。

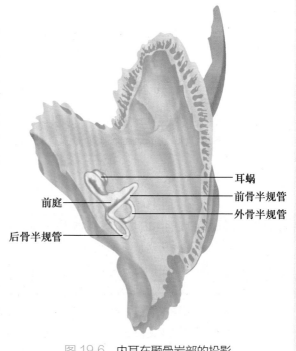

耳蜗
前骨半规管
外骨半规管
前庭
后骨半规管

图 19-6　内耳在颞骨岩部的投影

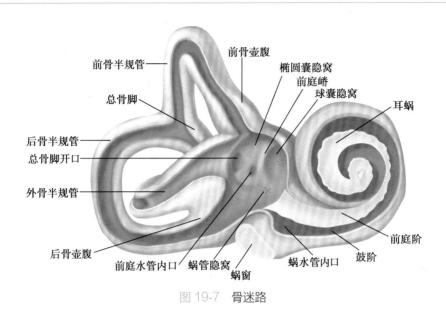

图 19-7　骨迷路

（一）前庭

前庭（vestibule）（图 19-7）为近似椭圆形的腔隙,位于耳蜗和骨半规管之间,其前后径约 5mm。前庭可分前、后和内、外四个壁。

前庭的前壁较窄,与耳蜗的前庭阶相通。后壁较宽,向后与 3 个骨半规管连通。外侧壁有卵圆形的前庭窗。前庭的内侧壁即内耳道底的后部,有明显的凹陷、突起和许多小孔,有前庭蜗神经穿过。内侧壁的前部有球囊隐窝,容纳球囊;后上方有椭圆囊隐窝,容纳椭圆囊。此二隐窝之间有自前上向后下方斜行的隆起,称前庭嵴。前庭嵴下方分叉形成的小凹,称蜗管隐窝,容纳蜗管的前庭端。椭圆囊隐窝下方、总骨脚开口前方有一小孔,为前庭水管内口,此口经前庭水管向内后下通向内耳门后外侧的前庭水管外口。前庭水管（vestibular aqueduct）为一骨性管道,起于前庭内侧壁,向后下走行,开口于前庭水管外口,容纳内淋巴管。前庭水管外口位于颞骨岩部后面,距内耳门后外约 11mm,呈裂缝状,常被一骨嵴所遮盖,以此对内淋巴囊起保护作用。

（二）骨半规管

骨半规管（bony semicircular canal）（图 19-7）为 3 个半环形的骨管,分别位于相互垂直的 3 个面内。前骨半规管位于颞骨岩部弓状隆起的深面,弓向上方,与颞骨岩部的长轴垂直。后骨半规管弓向后外方,与颞骨岩部的长轴平行,是 3 个半规管中最长的一个。外骨半规管弓向外侧,当头前倾 30°角时呈水平位,故又称水平骨半规管,是 3 个半规管中最短的一个。外骨半规管形成乳突窦入口内侧的外半规管凸。

每个骨半规管均有两个骨脚连于前庭,其中一个骨脚膨大称壶腹骨脚,其内膨大部称骨壶腹;另一骨脚细小称单骨脚。前、后骨半规管的单骨脚合成一个总骨脚,故 3 个骨半规管共有 5 个孔开口于前庭的后壁。

（三）耳蜗

耳蜗（cochlea）（图 19-7、图 19-8）位于前庭的前方,是骨迷路的最前部,形如蜗牛壳,其尖部称蜗顶,朝向前外侧。底朝向内耳道底,称蜗底。耳蜗由蜗轴和蜗螺旋管构成。

耳蜗的中央有一从蜗顶至蜗底的锥形骨松质,称蜗轴（图 19-8）。蜗轴的骨松质内有蜗神经和血管穿行。蜗轴周围有中空的骨密质围成的螺旋状骨管,称蜗螺旋管,围绕蜗轴盘升两圈半。在蜗螺旋管内,蜗轴伸出一纤细的螺旋形骨板,称为骨螺旋板。在骨螺旋板基部有一围绕蜗轴旋转的细管,称蜗轴螺旋管,其内容纳蜗神经节。骨螺旋板没有到达蜗螺旋管的外侧壁,不完全分隔蜗螺旋管,其空缺由膜迷路的蜗管填补。骨螺旋板和蜗管将蜗螺旋管完全分隔成上、下 2 部分:上部由前庭通向蜗顶,称前庭阶;下部由蜗顶通向蜗底,称鼓阶,终于封闭蜗窗的第二鼓膜。前庭阶和鼓阶内含有外淋巴。

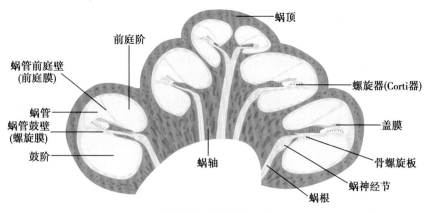

图 19-8　耳蜗轴切面

在蜗底,蜗螺旋管管腔较大,位于鼓室内侧壁岬的深面,向后通向前庭。在蜗顶,蜗螺旋管管腔逐渐细小,骨螺旋板和蜗管与蜗轴共同围成一狭窄裂隙,称蜗孔,是前庭阶和鼓阶沟通的唯一通道。

二、膜迷路

膜迷路(membranous labyrinth)是套在骨迷路内连续的管道系统(图 19-9),其内充满内淋巴。膜迷路借纤维束固定于骨迷路的壁上,其与骨迷路之间的腔隙充满外淋巴和细小的血管网。膜迷路由椭圆囊和球囊、膜半规管和蜗管 3 部分组成。

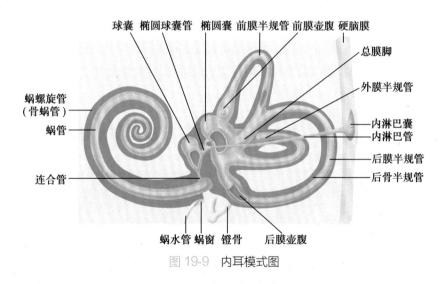

图 19-9　内耳模式图

(一)椭圆囊和球囊

椭圆囊和球囊(图 19-9)位于骨迷路的前庭内。

1. 椭圆囊(utricle)　位于前庭后上方的椭圆囊隐窝内,在其后壁上有 5 个孔,分别与 3 个膜半规管相通;其前壁向前借椭圆球囊管(utriculosaccular duct)连接球囊和内淋巴管。内淋巴管通向内淋巴囊。内淋巴囊位于内耳门后外侧前庭水管外口的外下方,是两层硬脑膜之间的腔隙。内淋巴囊在维持前庭功能方面起重要作用。

2. 球囊(saccule)　位于椭圆囊前下方的球囊隐窝内,较椭圆囊小,向前下借连合管与蜗管相连;向后借椭圆球囊管及内淋巴管连接椭圆囊和内淋巴囊。

在椭圆囊上端的底部和前壁上有感觉上皮,称椭圆囊斑(macula utriculi);在球囊的前上壁也有感觉上皮,称球囊斑(macula sacculi)。它们均属于位觉感受器,感受头部静止的位置及直线变速运动引起的刺激。其产生的神经冲动分别沿前庭神经的椭圆囊支和球囊支传入脑。

(二) 膜半规管

膜半规管(membranous semicircular duct)(图 19-9)嵌套于骨半规管内,形态与骨半规管相似,管径为骨半规管的 1/4~1/3。在骨壶腹内膜半规管亦相应膨大,称膜壶腹。膜壶腹壁上横向的隆起称壶腹嵴(crista ampullaris),是位觉感受器,能感受头部旋转变速运动的刺激。3 个膜半规管内的壶腹嵴位于相互垂直的平面,可分别将头部在三维空间中的运动变化转变成神经冲动,经前庭神经的壶腹支传入脑。

(三) 蜗管

蜗管(cochlear duct)(图 19-8、图 19-9)位于耳蜗的蜗螺旋管内,连于骨螺旋板外侧部和蜗螺旋管外侧壁之间,随蜗螺旋管绕蜗轴盘升两圈半,在蜗顶变为细小的盲端。蜗管的前庭端借连合管与球囊相连通。

蜗管的横切面呈三角形。其上壁为蜗管前庭壁,又称前庭膜,分隔前庭阶和蜗管。外侧壁为蜗螺旋管内表面增厚的骨内膜,其上部为特化增厚的上皮层,富含血管,称血管纹,被认为有离子转运功能,有助于维持内淋巴的特殊离子构成。下壁由骨螺旋板外侧部和蜗管鼓壁组成,分隔蜗管和鼓阶;蜗管鼓壁又称螺旋膜或基底膜,从骨螺旋板的外侧缘延伸至蜗螺旋管的外侧壁,其上有螺旋器(spiral organ)(又称科尔蒂器),是听觉感受器。声波引起蜗管内的内淋巴振动,刺激螺旋器产生神经冲动沿蜗神经传入脑。

【附】声音的传导

声波有空气传导和骨传导两条途径传入内耳的感受器。正常情况下以空气传导为主。

1. **空气传导**　耳郭收集的声波经外耳道传至鼓膜,引起鼓膜振动。继而使中耳内的听骨链随之运动,把声波转换成机械能并加以放大,经镫骨底传至前庭窗,引起前庭阶内的外淋巴波动。外淋巴波动通过前庭膜引起蜗管的内淋巴波动,刺激基底膜上的螺旋器并产生神经冲动,经蜗神经传入中枢,产生听觉。同时,外淋巴波动由前庭阶经蜗孔传向鼓阶,引起鼓阶外淋巴波动。最后传至蜗窗,使第二鼓膜外凸而缓冲波动(图 19-10、图 19-11)。

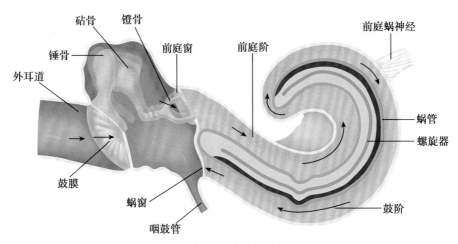

图 19-10　声波的传导

在鼓膜穿孔时,外耳道中的空气振动可以直接波及第二鼓膜,引起鼓阶的外淋巴波动,直接振动基底膜以兴奋螺旋器。通过这条途径,也能产生一定程度的听觉。

2. **骨传导**　是指声波经颅骨传入内耳的途径。声波的冲击和鼓膜的振动可经颅骨和骨迷路传入内耳,使内耳的外淋巴和内淋巴波动,刺激基底膜上的螺旋器产生神经兴奋,产生较弱的听觉。

外耳和中耳疾患引起的耳聋为传导性耳聋。此时空气传导途径阻断,但骨传导尚可部分地代偿,故不会产生完全性耳聋。内耳、蜗神经、听觉传导通路及听觉中枢疾患引起的耳聋为神经性耳聋,此时空气传导和骨传导的途径虽属正常,但不能引起听觉,故为完全性耳聋。

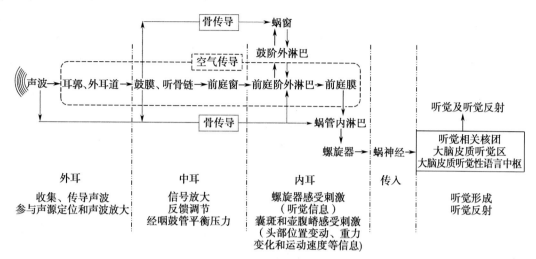

图 19-11　声波的传导路线图

三、内耳的血管、淋巴和神经

(一) 内耳的血管

1. **动脉**　内耳主要是由迷路动脉供血。迷路动脉主要发自小脑前下动脉或基底动脉,少数发自小脑后下动脉或椎动脉颅内段。迷路动脉伴随面神经和前庭蜗神经进入内耳道,在内耳道底部分为前庭支和蜗支。前庭支分布于椭圆囊、球囊和半规管;耳蜗支分出 12~14 小支,横过蜗轴内的小管分布于蜗螺旋管。另外起于耳后动脉的茎乳动脉也分布到部分骨半规管。

颈椎肥大、椎动脉血供受阻、基底动脉供血不足等,均可影响内耳的血液供应,从而产生眩晕。

2. **静脉**　内耳的静脉与动脉伴行,汇成迷路静脉汇入岩上、下窦或横窦。

(二) 内耳的淋巴

内耳是否存在固定的淋巴管尚无定论。

1. **外淋巴**　骨迷路与膜迷路之间充满外淋巴。外淋巴所含成分与脑脊液相近似,但其来源、循环和吸收尚不清楚。

一般认为前庭的外淋巴与骨半规管的外淋巴、耳蜗前庭阶的外淋巴相通连,继而经蜗孔与鼓阶外淋巴相延续。蜗水管位于颞骨岩部内,其外口位于颈静脉窝的内侧、内耳道下方,内口位于蜗窗的内侧,引流前庭的外淋巴至蛛网膜下腔。

2. **内淋巴**　内耳膜迷路内充满内淋巴。过去认为内淋巴是蜗管外侧壁的血管纹分泌产生的,现在则认为是由外淋巴的滤过液生成。内淋巴类似细胞内液,富含 K^+,但 Na^+ 很少。内淋巴所含电解质分子大小、浓度受内淋巴管上皮泵系统的调节,特别是血管纹内钠泵的调节。内淋巴经内淋巴管引流至内淋巴囊,再经内淋巴囊渗透进入周围的静脉丛内。内淋巴囊对维持前庭功能起重要作用。

(三) 内耳的神经

前庭蜗神经包括前庭神经和蜗神经,属于特殊躯体感觉神经。

1. **前庭神经**　由前庭神经节内双极细胞的中枢突组成。前庭神经节位于内耳道外侧端的前庭神经干内,节内双极细胞的周围突分 3 支分布于前庭感受器。①椭圆囊壶腹神经:较大,穿前庭上区的小孔,分布于椭圆囊斑和前、外膜半规管壶腹嵴。②球囊神经:穿前庭下区的小孔分布至球囊斑。

③后壶腹神经：又称单神经，穿内耳道底后下部的单孔，分布于后膜半规管壶腹嵴。前庭神经经内耳道、内耳门入颅。

2. 蜗神经　由蜗螺旋神经节内双极细胞的中枢突组成。蜗螺旋神经节位于蜗轴螺旋管内，节细胞的周围突穿经骨螺旋板和基底膜，分布于螺旋器；中枢突经蜗轴纵管，穿内耳道底筛状区的螺旋孔裂，经内耳门入颅。

【附】内耳道

内耳道（internal acoustic meatus）位于颞骨岩部后面中部的骨性管道，外侧端为内耳道底，向内开口于内耳门，长约10mm。其内有前庭蜗神经、面神经和迷路动脉穿行。

内耳道底邻接骨迷路的内侧壁。其内侧面有一水平镰状骨嵴，称横嵴（图19-12）。横嵴将内耳道底分隔为上、下两部。上部的前份为面神经区，有一圆形的孔，容面神经通过；后份为前庭上区，有椭圆囊壶腹神经通过。下部的前份为蜗区，有螺旋状排列的螺旋孔，容蜗神经通过；后份为前庭下区，有球囊神经通过，此区的后方有单孔，容后壶腹神经通过。

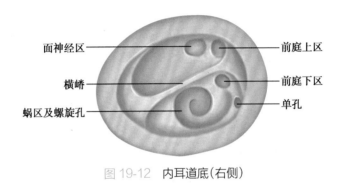

图19-12　内耳道底（右侧）

（金利新）

思考题

1. 试述鼓室各壁的结构、毗邻及临床意义。

2. 鼓膜穿孔时患侧耳还能听到声音吗？为什么？

3. 试述咽鼓管的位置、分部及结构特点，为什么小儿咽部感染容易引起中耳炎？

第二十章
神经系统总论

神经系统（nervous system）是机体内对生理功能活动的调节起主导作用的系统，从形态结构到功能堪称是人体最为复杂的系统。人体内各系统器官在神经系统的协调控制下，完成统一的生理功能。例如运动时除了肌肉收缩外，同时出现呼吸加深加快、心跳加速、出汗等一系列生理变化。神经系统能使人体随时适应外界环境的变化，维持人体与不断变化的外界环境之间的相对平衡。如天气寒冷时，通过神经系统的调节使周围小血管收缩减少散热，同时肌肉收缩产生热量，使体温维持在正常水平。人类神经系统的形态和功能是在漫长的进化过程中获得的，它既有与脊椎动物神经系统相似之处，也有其自身特点。在漫长的生物进化过程中，人类由于生产劳动、语言交流和社会生活的发生和发展，大脑发生了质的变化。人脑不仅含有与高等动物相似的感觉和运动中枢，而且有了语言分析中枢以及与思维、意识活动相关的中枢。人脑远远超越了一般动物脑的范畴，不仅能被动适应环境的变化，而且能主动认识客观世界。总之，神经系统协调人体各系统器官的功能活动，使人体成为一个有机的整体，维持内环境的稳定，适应外环境的变化，并且能认识及改造外界环境。

神经系统的复杂功能是与神经系统特殊的形态结构分不开的。组成神经系统的细胞以特殊的方式连结起来，使神经系统组合成具有高度整合功能的结构形式，同时把全身各器官组织联系在一起。在此基础上，通过各种反射及传导通路，机体得以进行多种多样的复杂活动。

一、神经系统的区分

神经系统分为中枢神经系统（central nervous system）和周围神经系统（peripheral nervous system）（见图 3-22）。中枢神经系统由位于颅腔内的脑和位于椎管内的脊髓组成。周围神经系统是指遍布全身各处与脑相连的脑神经和与脊髓相连的脊神经。周围神经又可根据其在各器官、系统中所分布的不同对象，分为躯体神经（somatic nerve）和内脏神经（visceral nerve）。躯体神经分布于体表、骨、关节和骨骼肌；内脏神经分布到内脏、心血管、平滑肌和腺体。根据其功能又分为感觉神经（sensory nerve）和运动神经（motor nerve），感觉神经将神经冲动自感受器传向中枢，故又称传入神经（afferent nerve）；运动神经是将神经冲动自中枢传向周围的效应器，故又称传出神经（efferent nerve）。内脏神经中的传出神经即内脏运动神经（visceral motor nerve）支配心肌、平滑肌和腺体，其活动不受人的主观意志控制，故又称自主神经或植物神经，它们又可分为交感神经和副交感神经。

二、神经系统的组成

神经系统主要由神经组织构成，神经组织包括两种主要的细胞，即神经细胞（nerve cell）或称神经元（neuron）和神经胶质细胞（neuroglial cell）或称神经胶质（neuroglia）。

（一）神经元

神经元是神经系统结构和功能的基本单位，具有感应刺激和传导神经冲动的功能。

1. 神经元的构造　神经元的大小和形态差异较大,胞体的直径为 4~150μm,胞体形态有圆形、梭形和锥体形等。尽管神经元的形态各异,但每个神经元都由胞体和突起两部分组成(图 20-1,图 20-2)。

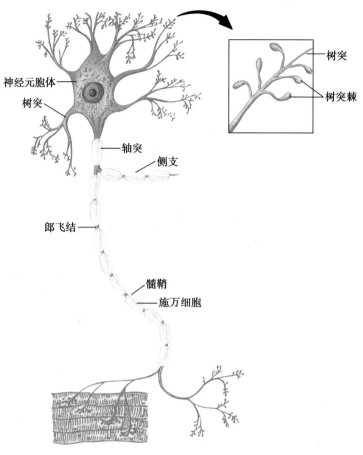

图 20-1　神经元的胞体和神经突起

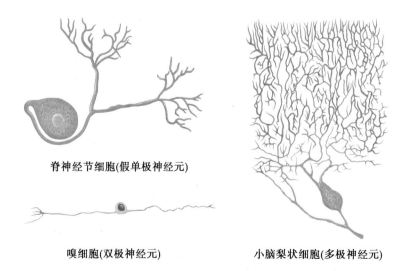

脊神经节细胞(假单极神经元)

嗅细胞(双极神经元)

小脑梨状细胞(多极神经元)

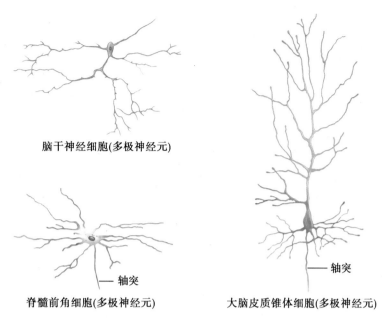

脑干神经细胞(多极神经元)

—— 轴突

脊髓前角细胞(多极神经元)

—— 轴突

大脑皮质锥体细胞(多极神经元)

图 20-2　各种类型神经元

(1)胞体:为神经元的营养和代谢中心。细胞核大而圆,位于中间,核仁大而明显。胞质又称核周质(perikaryon),内含一般细胞器、丰富的线粒体和发达的高尔基复合体外,还有神经细胞所特有的尼氏体(Nissl body)、神经原纤维(neurofibril)(图 20-3)。典型的神经元胞体富含粗面内质网、滑面内质网和游离多聚核糖体,后者聚集于粗面内质网,这种富含 RNA 结构的聚集物,即光镜下所见到的嗜碱性尼氏体。胞体内有丰富的神经丝(neurofilament)和微管(microtubule),神经丝聚集成束即光镜下所见的神经原纤维。

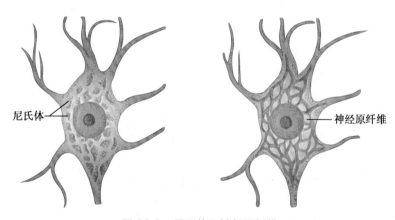

尼氏体

神经原纤维

图 20-3　尼氏体和神经原纤维

(2)突起:是神经元的胞体向外突起的部分,按其形态构造分为树突和轴突。

1)树突(dendrite):通常有多个,为胞体向外伸出的树枝状突起,一般较短,局限于胞体附近,结构大致与核周质相似。树突基部较宽,向外逐渐变细并反复分支,其小分支上有大量的微小突起,称树突棘(dendritic spine),是接受信息的装置。

2)轴突(axon):是由胞体发出的一条突起,其比树突细,其粗细在全长均匀一致,分支较少,有的可呈直角发出侧支。轴突起始处有一特化区称轴丘(axon hillock)。轴突和轴丘处无尼氏体。小型细胞的轴突短而细,大细胞的轴突较长,有的可达 1m 以上。轴突远端发出许多终末分支,其末端即轴突终末(axonal terminal),可与其他细胞构成突触。轴突内的细胞质称为轴质(axoplasm),与胞体的胞质连通,具有不断的流动性,称为轴浆流(axoplasmic flow),轴浆流是双向的。轴突因缺乏核糖体而不能合成蛋白质,大分子的合成、组装成细胞器的过程都在胞体内完成。轴浆流将这些物质运送到轴突末梢或将末梢的物质输送至胞体,这种现象称为轴突运输(axonal transport)。轴突的功能主要是传导由胞体发出的冲动,将其传递给其他神经元或细胞(肌细胞、腺细胞等)。

2. **神经元的分类**　神经元有数种分类方法(图 20-2)。根据神经元突起的数目可分为:①假单极神经元(pseudounipolar neuron),自胞体发出一个突起,但很快呈 T 形分叉为两支,一支至周围的感受器称周围突,另一支入脑或脊髓称中枢突。脑神经节、脊神经节中的感觉神经元属于此类。②双极神经元(bipolar neuron),自胞体两端分别发出一个树突和一个轴突,其中一个抵达感受器,称周围突;另一个进入中枢部,称中枢突。如位于视网膜内的双极细胞、内耳的前庭神经节和蜗神经节内的感觉神经元。③多极神经元(multipolar neuron),有一个轴突和多个树突,中枢部内的神经元绝大部分属于此类。

依据神经元的功能和传导方向将神经元分为:①感觉神经元(sensory neuron)(或称传入神经元),将内、外环境的化学或物理刺激传向中枢部,假单极和双极神经元属此类;②运动神经元(motor neuron)(或称传出神经元),将冲动自中枢部传向身体各部骨骼肌或心肌、平滑肌和腺体,多极神经元属于此类;③联络神经元(association neuron)(或称中间神经元),是在中枢部位于感觉和运动神经元之间的多极神经元。此类神经元的数量很大,占神经元总数的99%,在中枢神经内构成复杂的网络系统,对信息进行贮存、整合和加工。

根据轴突的长短,可将神经元分为两类:一类是高尔基Ⅰ型神经元(Golgi type Ⅰ neuron),轴突较长,联系范围广,将冲动从中枢部某一脑区传向其他脑区或甚至于达脊髓。另一类是高尔基Ⅱ型神经元(Golgi type Ⅱ neuron),轴突较短,末端反复分支,常在特定局限的小范围内传递信息。多位于大脑皮质及小脑皮质,如颗粒细胞属于此型。

根据神经元合成、分泌化学递质的不同,可将神经元分为:①胆碱能神经元(cholinergic neuron),能释放乙酰胆碱,位于中枢神经的躯体运动核团和部分内脏运动核团或神经节;②单胺能神经元(monoaminergic neuron),包括儿茶酚胺能(分泌去甲肾上腺素、多巴胺等),5-羟色胺能和组胺能神经元(分别释放 5-羟色胺和组胺),广泛分布于中枢和周围神经系统;③氨基酸能神经元(amino acidergic neuron),释放 γ-氨基丁酸、甘氨酸、谷氨酸等,主要分布于中枢神经系统,后者也是初级传入的主要递质;④肽能神经元(peptidergic neuron),以各种肽类物质(如生长抑素、P 物质、脑啡肽等)为神经递质,广泛分布于中枢和周围神经系统。

3. **神经纤维**　神经元突起被髓鞘(myelin sheath)和神经膜所包裹,称为神经纤维(nerve fiber)。若被髓鞘和神经膜共同包裹称有髓纤维(myelinated fiber)(图 20-4、图 20-6),仅为神经膜所包裹则为无髓纤维(unmyelinated fiber)(图 20-5)。周围神经的髓鞘由施万细胞(Schwann cell)环绕轴突所形成;中枢神经系统的髓鞘由少突胶质细胞包绕轴突形成(图 20-5)。髓鞘呈节段状包绕在轴突外面,直至神经末梢之前,在相邻两髓鞘节段间的区域称郎飞结(Ranvier node),该处轴突裸露。神经冲动在有髓纤维中是以跳跃的方式传导。神经纤维的传导速度与髓鞘厚薄和神经纤维直径的大小呈正比,即神经纤维越粗、髓鞘越厚,其传导电信号的速度就越快。

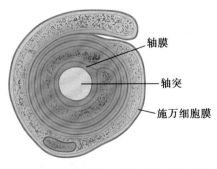

图 20-4　周围神经有髓纤维构成模式图

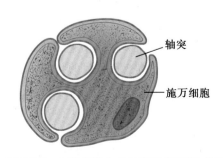

图 20-5　无髓纤维与施万细胞关系模式图

4. **突触**　突触(synapse)是神经元与神经元之间或神经元与非神经细胞之间传递信息的特化的接触区域,通过它可实现细胞与细胞间的通信。根据连接方式可分为轴 - 树突触、轴 - 体突触、轴 - 轴突触、树 - 树突触和体 - 体突触等。根据传递方式可分为化学突触和电突触。一个神经元可以与一个或多个神经元发生突触,如人的大脑皮质每个神经元平均有 30 000 个突触。

化学突触(chemical synapse)是神经系统内信息传递的主要方式,是以释放化学递质为中介的突触。化学突触包括 3 部分(图 20-8):突触前成分(presynaptic element)、突触后成分(postsynaptic element)和突触间隙(synaptic cleft)。突触前成分

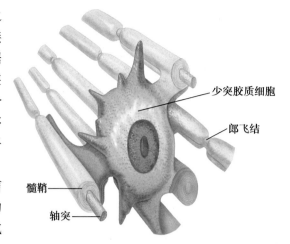

图 20-6　中枢有髓纤维构成模式图

有密集的突触小泡(synaptic vesicle),小泡内含有高浓度的神经递质。当神经冲动沿轴突传到突触前成分时,小泡向突触前膜(presynaptic membrane)移动,与其融合,神经递质被释放到突触间隙(为 30~50nm)。神经递质作用于突触后膜(postsynaptic membrane)上的受体,使受体蛋白或离子通道构型发生改变,产生电位变化,从而影响突触后神经元或效应细胞的活性。化学突触的传递为单向性,时间上有突触延迟。

电突触(electrical synapse)(图 20-7)依赖电紧张性的电流传播,把动作电位从一个神经元直接传到另一个神经元的突触。在低等脊椎动物和某些无脊椎动物有丰富的电突触,在哺乳动物的上橄榄核、前庭核、大脑和小脑皮质、中脑、嗅球和视网膜也存在电突触。电突触的结构基础是缝隙连接(gap junction)。这类突触的形态特点是突触前膜与突触后膜之间呈缝隙连接,两层膜之间间隔仅 2~3nm,前膜有微孔但无囊泡,故又称非囊泡型突触。突触间隙较窄,其间电阻较低,离子易通过。传导速度快,传导为双向性,可使相接触的神经元或细胞的功能同步,形成功能合胞体。

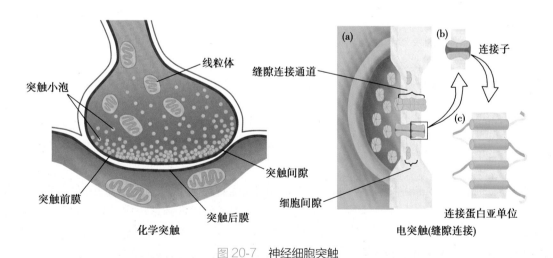

图 20-7　神经细胞突触

(二) 神经胶质细胞

神经胶质细胞(neuroglial cell)是神经组织中的另一类主要细胞,其数量是神经细胞的数十倍,与神经细胞一样也有突起(图 20-8)。可分为中枢神经系统和周围神经系统的胶质细胞。前者有星形胶质细胞、少突胶质细胞、小胶质细胞、室管膜细胞等;后者有施万细胞和卫星细胞等。

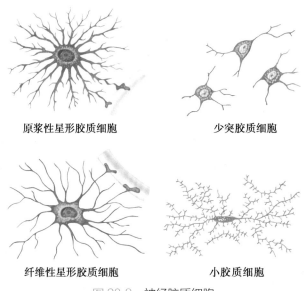

原浆性星形胶质细胞　　　　　　少突胶质细胞

纤维性星形胶质细胞　　　　　　小胶质细胞

图 20-8　神经胶质细胞

星形胶质细胞（astrocyte）是胶质细胞中体积最大、数量最多的一种细胞。用银染色技术或免疫组织化学技术显示，此类细胞呈星形，由胞体发出许多突起，伸展包绕在神经元的胞体、树突、突触等处，有的延伸至郎飞结。突起的末端常膨大形成脚板（foot plate）或称终足（end foot）。有些脚板贴附在邻近的毛细血管壁上，靠近脑、脊髓表面的脚板则贴附于软膜内表面，彼此连接构成胶质界膜（glia limitans）。星形胶质细胞的核比其他胶质细胞的大，呈圆形或卵圆形，胞质中含有由胶质原纤维酸性蛋白（glial fibrillary acidic protein，GFAP）组成的胶质丝。GFAP 仅存在于星形胶质细胞的胞体中，因此可利用 GFAP 的特异性抗体来检测星形胶质细胞。根据胶质丝的含量以及突起的形状可将星形胶质细胞分为纤维性星形胶质细胞（fibrous astrocyte）和原浆性星形胶质细胞（protoplasmic astrocyte）。前者多分布在白质，细胞突起细长，胞质中含大量胶质丝；后者多分布在灰质，细胞突起粗短，胞质内胶质丝较少。星形胶质细胞借缝隙连接在脑内形成一个功能网络，通过缝隙连接互相传递信息。星形胶质细胞具有许多重要功能，如分泌神经递质和神经营养因子、参与神经发育及再生、调控神经元微环境、形成血 - 脑屏障及参与免疫功能调节、调控突触传递、与神经元之间有信息交流、在突触形成和突触可塑性中发挥作用等。星形胶质细胞也具有可兴奋性，即具有跨膜电位，也可去极化，但不形成动作电位。还有几种特殊类型的星形胶质细胞，如小脑中的 Bergmann 细胞、视网膜中的米勒细胞、神经垂体中的垂体细胞以及正中隆起等处的伸长细胞。

少突胶质细胞（oligodendrocyte）胞体较小，呈梨形或椭圆形，突起较少，核较小呈圆形或卵圆形，着色较深。少突胶质细胞是中枢神经系统形成髓鞘的细胞，一个少突胶质细胞可形成多条轴突的髓鞘。

小胶质细胞（microglia）来源于中胚层的单核巨噬细胞系统，在胶质细胞中最小，数量少，占全部胶质细胞的 5%~20%。胞体很小、呈短棒状，一般由胞体两端伸出数条枯树枝样的突起，突起表面粗糙有棘刺。小胶质细胞参与中枢神经系统的免疫、炎症反应及损伤修复。当脑组织有炎症或损伤时，小胶质细胞被激活，变为大而圆的阿米巴样细胞，游走至损伤处，吞噬和清除坏死组织。

室管膜细胞（ependymocyte）是衬附于脑室面和脊髓中央管内面的一层立方或柱状上皮细胞，游离面可有微绒毛和纤毛。室管膜细胞参与组成脑脊液 - 脑屏障和血 - 脑屏障。脉络丛处的室管膜细胞还有分泌脑脊液的功能。最新的研究认为成人在室管膜及室管膜下层存在神经干细胞，在特定条件下被激活，能分化为神经元和神经胶质细胞。

施万细胞（Schwann cell）又称神经膜细胞（neurilemmal cell），是周围神经系统的成髓鞘细胞，在周围神经再生中起重要作用。卫星细胞（satellite cell）又称被囊细胞（capsular cell），是神经节内包裹神经元胞体的一层扁平细胞。

一般认为神经胶质细胞是神经系统的辅助细胞，主要对神经元起支持、营养、保护和修复的作用。近 20 多年来，由于新技术的应用，特别是活标本的细胞内注射标记技术、钙成像技术、膜片钳技术、激光扫描共聚焦显微镜技术、光电联合检测技术以及分子生物学技术的应用，人们对神经胶质细胞的形态和功能有了进一步的认识。神经胶质细胞在神经系统中所起的作用不亚于神经细胞，神经系统的复杂功能是由神经细胞和神经胶质细胞共同完成的。

三、神经系统的常用术语

在中枢和周围神经系统中，神经元胞体和突起在不同部位有不同的组合编排方式，故用不同的术语表示。在中枢部，神经元胞体及其树突的聚集部位，在新鲜标本中色泽灰暗称灰质（gray matter）。配布于大脑和小脑表面的灰质称皮质（cortex）。形态和功能相似的神经元胞体聚集成团或柱称神经核（nucleus）。神经纤维在中枢部聚集的部位称白质（white matter），因髓鞘含类脂质、色泽明亮而得名。位于大脑和小脑皮质深部的白质称髓质（medulla）。白质中，凡起止、行程和功能基本相同的神经纤维集合在一起称为纤维束（fasciculus）。

在周围部，神经元胞体聚集处称神经节（ganglion）。神经纤维在周围部聚集为粗细不等的神经（nerve）（图 20-8）。包绕每条神经纤维的结缔组织称神经内膜（endoneurium），若干神经纤维聚集为一条神经束（nerve tract），包被神经束的结缔组织称神经束膜（perineurium），由若干神经束汇聚成一条神经，包裹在神经外面的结缔组织称神经外膜（epineurium）（图 20-9）。一条神经内的若干神经束在行程中常相互反复编排、重新组合。了解神经内神经束的编排组合，对外伤后的对位缝合很重要，对位准确有利于神经的再生和功能恢复。

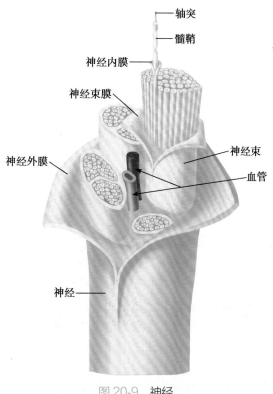

图 20-9　神经

四、神经系统的活动方式

神经系统在调节机体的活动中,对内、外环境的各种刺激作出各种反应,称为反射(reflex),反射是神经系统的基本活动方式。反射的结构基础是反射弧(reflex arc)(图20-10)。反射弧由感受器、传入神经、反射中枢、传出神经和效应器构成。整个神经系统是由亿万个细胞组成的庞大而复杂的信息网络,它通过各种反射来维持机体内环境的稳定以及内环境与外环境的统一。

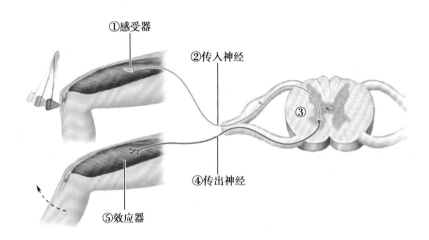

图 20-10　反射弧

五、神经系统的研究和观察方法

随着观察方法不断更新和新的研究技术不断开发,人们对神经系统的认识逐渐深入。从20世纪末到21世纪,特别是一些高、精、尖技术的诞生,促进和带动了多学科间交叉和融合,对脑的学习、记忆、思维等高级活动本质有了一些新的认识。神经系统主要观察方法和研究技术简介如下。

1. **形态学方法**　观察、了解神经系统的形态与结构,神经元间联系及其纤维投射及化学物质的定位、定性。

(1)大体形态学研究方法:肉眼观察脑和脊髓的外形与结构及其血管的来源、分支、经行、分布;神经的粗细、长短、经行、支配和特点;在不同断面下肉眼观察形态结构。

(2)传统的显微镜技术和神经组织染色方法:尼氏染色法、Golgi(Ⅰ、Ⅱ)法、Cajal法、Weigert法、Marchi法。

(3)神经束路追踪技术:研究神经元间联系及其纤维投射,有轴浆运输追踪法、变性束路追踪法。主要是利用轴突运输的已知分子进行逆行和顺行追踪,如辣根过氧化物酶(HRP)追踪技术、荧光色素逆行标记法、植物凝集素追踪法、HRP与植物凝集素联合追踪技术、病毒追踪技术等。

(4)神经化学方法:组织化学和免疫组织化学技术使得神经组织和神经细胞化学组分的定位显示得以实现。如酶组织化学法、免疫组织化学法、免疫荧光法、免疫电子显微镜法等。

(5)原位杂交技术:原位杂交组织化学技术广泛应用于mRNA、DNA在组织切片上的细胞定位、定量。

(6)神经系统功能活动形态定位法:将功能学研究和形态学研究结合起来。常采用的有脱氧葡萄糖法、FOS法、细胞色素氧化酶法。

(7)细胞培养技术:广泛应用于神经细胞和胶质细胞的来源与发育、形态结构、化学组分定性、神经干细胞的研究等。细胞培养和分子生物学及遗传学等相结合的技术,如细胞基因转染技术、RNA 干扰技术、流式细胞仪检测技术等。

2. **现代显微镜技术和电镜技术**　包括相差显微镜、偏振光显微镜、单色光显微镜、荧光显微镜等。各种显微镜与电子成像系统和计算机软件系统结合,加上现代染色制片技术,使我们可以从不同的层面和角度研究神经系统各类细胞的形态结构。激光扫描共聚焦显微镜可以对标本进行光学切片和三维重建,以对细胞进行多个层面或立体观察。活标本的细胞内注射标记技术、钙成像技术和激光共聚焦扫描显微镜技术相结合,已经在神经细胞和胶质细胞的研究方面获得了突破。电子显微镜与免疫组织化学技术相结合,在研究神经系统的超微结构方面做出了突出贡献。双光子显微镜的应用,更有利于长时间观察和研究活体细胞与组织。

3. **生理学技术**　进行生理、病理生理功能研究。

(1)神经递质释放量及其功能的测定:推挽灌流术、脑内微透析术、微电泳、抗体微量注射等技术。

(2)电生理学方法:包括细胞外记录、细胞内记录、脑内深部电刺激、顺行冲动记录法、逆行冲动记录法、膜片钳技术、脑电图等。

4. **生物化学和分子生物学技术**　生物化学技术包括层析法、离心制备突触小体、放射免疫法检测神经递质、放射配体法检测受体、生化分析技术;分子生物学技术包括基因的分子克隆、DNA、RNA 和蛋白质的检测技术、PCR 技术、免疫共沉淀技术、CRISPR-Cas9 基因编辑技术等。

5. **光遗传学技术**　此项技术于 2005 年在美国斯坦福大学 Karl Deisseroth 实验室诞生。光遗传学又称光刺激基因工程,是一种通过光学和遗传学技术在活体动物脑内精准控制细胞行为的技术。由于其高度的时空特异性,光遗传技术广泛应用于神经科学领域的研究。

6. **透明脑技术**　Karl Deisseroth 团队于 2013 年又发明了此项技术。在透明技术处理小鼠大脑这一系统中,人们可以追溯神经环路,解析局部环路的细微差异等。

7. **神经影像学(脑成像)技术**　包括 X 射线照相术、同位素脑扫描、脑超声波、脑血管造影、计算机断层扫描(CT)、磁共振成像(MRI)、正电子发射断层显像(PET)等。特别是 PET 和功能性 MRI (fMRI)的应用,使活体研究脑功能成为现实。

8. 物理学方面的技术(如色谱仪、液相或气相质谱仪等)、生物光子学技术、行为实验研究技术和脑模拟(计算机模拟)技术等,都为揭示神经系统的结构和功能发挥着重要的作用。

(钱亦华)

思考题

1. 叙述神经系统区分。
2. 试述神经系统活动方式。

第二十一章
中枢神经系统

中枢神经系统(central nervous system)包括脑和脊髓,是神经系统活动的中心部位。脑又分为端脑、间脑、中脑、脑桥、延髓和小脑六部分。中脑、脑桥和延髓合称脑干。

第一节 脊 髓

脊髓(spinal cord)起源于胚胎时期神经管的尾部,与脑相比是功能较低级的部分,仍保留着节段性,与 31 对脊神经相连,后者分布到躯干和四肢。脊髓与脑的各部之间有着广泛联系,脊髓的许多活动是在脑的调控下完成的,但脊髓本身也能完成许多反射活动。

一、位置和外形

脊髓位于椎管内,上端平枕骨大孔处与延髓相连,下端在成人平第 1 腰椎体下缘(新生儿可达第 3 腰椎下缘平面),全长 42~45cm,最宽处横径为 1~1.2cm,重 20~25g。脊髓大致呈前、后稍扁的圆柱形,有两个梭形的膨大,即颈膨大(cervical enlargement)和腰骶膨大(lumbosacral enlargement)。前者自第 4 颈节至第 1 胸节,后者自第 2 腰节至第 3 骶节。这两个膨大内部的神经元数量较多,与四肢的活动有关。脊髓末端变细,称为脊髓圆锥(conus medullaris),软脊膜自此处向下续为一条结缔组织细丝,即终丝(filum terminale),长约 20cm,向下在第 2 骶椎水平以下由硬脊膜包裹,止于尾骨的背面,起固定脊髓的作用(见图 3-23)。

脊髓表面可见 6 条纵沟,前面正中的沟称前正中裂(anterior median fissure),后面正中的沟为后正中沟(posterior median sulcus),这两条纵沟将脊髓分为左右对称的两半。脊髓还有两对外侧沟,即前外侧沟和后外侧沟,分别有脊神经前、后根的根丝附着。在颈髓和胸髓上部,后正中沟和后外侧沟之间,还有一条较浅的后中间沟(posterior intermediate sulcus),是薄束和楔束的分界标志。

脊髓在外形上没有明显的节段性标志,与每一对脊神经前、后根的根丝附着范围的一段脊髓构成一个脊髓节段(见图 3-25),脊髓可分为 31 个节段:即 8 个颈节(C)、12 个胸节(T)、5 个腰节(L)、5 个骶节(S)和 1 个尾节(Co)。

胚胎早期,脊髓与椎管几乎等长,自胚胎第 4 个月起,脊柱的生长速度比脊髓快,出生时脊髓下端平对第 3 腰椎,至成人则达第 1 腰椎下缘。脊髓节段与椎骨的对应关系见表 21-1,对脊髓病变和手术定位具有重要意义。

表 21-1 成人脊髓节段与椎骨序数的对应关系

脊髓节段	对应椎骨	推算举例
上颈髓节段（$C_{1\sim4}$）	同序数椎骨	C_3 平对第 3 颈椎
下颈髓节段（$C_{5\sim8}$） 上胸髓节段（$T_{1\sim4}$）	同序数椎骨的上 1 位椎骨	C_5 平对第 4 颈椎
中胸髓节段（$T_{5\sim8}$）	同序数椎骨的上 2 位椎骨	T_5 平对第 3 胸椎
下胸髓节段（$T_{9\sim12}$）	同序数椎骨的上 3 位椎骨	T_{10} 平对第 7 胸椎
腰髓节段	第 10~12 胸椎	
骶、尾髓节段	第 1 腰椎	

脊神经前、后根汇合形成脊神经，经相应的椎间孔离开椎管。因为脊髓比脊柱短，腰、骶、尾部的脊神经前后根要在椎管的硬膜囊内下行一段距离，才能到达各自相应的椎间孔，这些在脊髓末端平面以下下行的脊神经根称马尾（cauda equina）。临床上常选择第 3、4 或第 4、5 腰椎棘突之间进针行脊髓蛛网膜下腔穿刺或麻醉术，以避免损伤脊髓。

二、脊髓的内部结构

在脊髓的横切面（图 21-1、图 21-2）上，可见中央有一细小的中央管（central canal），围绕中央管周围是"H"形的灰质，灰质的外周是白质。

每侧的灰质前部扩大为前角（柱）［anterior horn（column）］；后部狭细为后角（柱）［posterior horn（column）］，它由后向前又可分为头、颈和基底三部分；在胸髓和上部腰髓（$L_{1\sim3}$），前、后角之间有向外伸出的侧角（柱）［lateral horn（column）］；前、后角之间的区域为中间带（intermediate zone）；中央管前、后的灰质分别称为灰质前连合（anterior gray commissure）和灰质后连合（posterior gray commissure），连接两侧的灰质。因灰质前、后连合位于中央管周围，又称中央灰质。

白质借脊髓的纵沟分为 3 个索，前正中裂与前外侧沟之间为前索（anterior funiculus）；前、后外侧沟之间为外侧索（lateral funiculus）；后外侧沟与后正中沟之间为后索（posterior funiculus）。在灰质前连合的前方有纤维横越，称白质前连合（anterior white commissure）。在后角基部外侧与白质之间，灰、白质混合交织，称网状结构（reticular formation），在颈部比较明显。

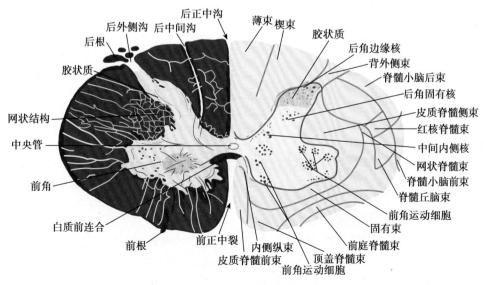

图 21-1 新生儿脊髓颈膨大部的水平切面

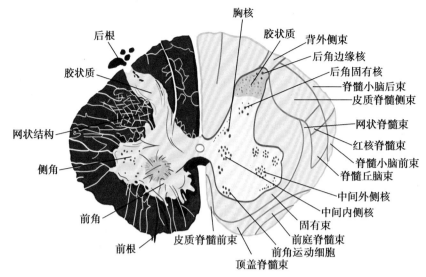

图 21-2　新生儿脊髓胸部的水平切面

中央管纵贯脊髓,管内含脑脊液,此管向上通第四脑室,向下在脊髓圆锥内扩大为一梭形的终室(terminal ventricle),长 8~10cm。40 岁以上者中央管常闭塞。

（一）灰质

脊髓灰质是神经元胞体和树突、神经胶质和血管等的复合体。其中大多数神经元的胞体往往集聚成群或成层,称为神经核或板层。

20 世纪 50 年代,Rexed 描述了猫脊髓灰质神经元分层构筑现象（Rexed's laminae 学说）,后研究发现在高等动物均有类似结构。Rexed 将脊髓灰质分为 10 个板层,这些板层从后向前分别用罗马数字 I ~ X 命名（图 21-3）。

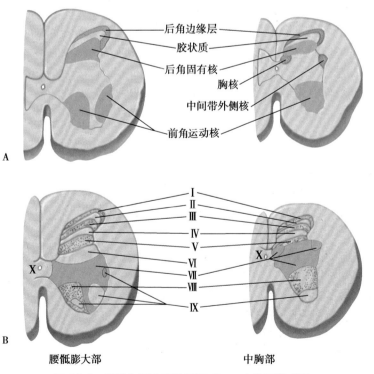

图 21-3　脊髓灰质主要核团及 Rexed 分层模式图
A. 灰质核团;B. 灰质分层。

Ⅰ层(lamina Ⅰ)：又称边缘层，薄而边界不清楚，呈弧形，内有粗细不等的纤维穿过，呈海绵状，故又称海绵带，内含大、中、小型神经元。此层在腰骶膨大处最清楚，层内含有后角边缘核(posteromarginal nucleus)，接受后根的传入纤维，发出纤维参与组成脊髓丘脑束。

Ⅱ层(lamina Ⅱ)：占据灰质后角头之大部，由大量密集的小型神经元组成。此层几乎不含有髓纤维，以髓鞘染色法不着色，呈胶状质样，故称胶状质(substantia gelatinosa)。此层接受后根外侧部传入纤维(薄髓或无髓)侧支及从脑干下行的纤维，发出纤维在周围白质中上、下行若干节段，与相邻节段的Ⅰ~Ⅳ层神经元构成突触。此层对分析、加工脊髓的感觉信息特别是痛觉信息起重要作用。

Ⅲ层(lamina Ⅲ)：与前两层平行。此层与板层Ⅱ相比，其神经元胞体多数略大，形态多样，但细胞的密度略小。该层内还含有有髓纤维。

Ⅳ层(lamina Ⅳ)：较厚，细胞排列较疏松，其大小不一，以圆形、三角形和星形细胞居多。

Ⅲ层和Ⅳ层内较大的细胞群称后角固有核(nucleus proprius of posterior horn)。此二层都接受大量的后根传入纤维，发出的纤维联络脊髓的不同节段，并进入白质形成纤维束。

Ⅰ~Ⅳ层相当于后角头，向上与三叉神经脊束核的尾端相延续，是皮肤感受外界痛、温、触、压觉等刺激的初级传入纤维终末和侧支的主要接受区，故属于外感受区。板层Ⅰ~Ⅳ发出纤维到节段内和节段间，参与许多复杂的多突触反射通路，以及发出上行纤维束到更高的平面。

Ⅴ层(lamina Ⅴ)：位于后角颈部，除胸髓以外，都可分内、外两部分。外侧部占1/3，细胞较大，并与纵横交错的纤维交织在一起，形成网状结构(网状核)，尤其在颈髓很明显。内侧部占2/3，与后索分界明显。

Ⅵ层(lamina Ⅵ)：位于后角基底部。在颈膨大和腰骶膨大处最发达，分内、外侧两部。内侧部含密集深染的中、小型细胞；外侧部由较大的三角形和星形细胞组成。

板层Ⅴ~Ⅵ接受后根本体感觉性初级传入纤维，以及自大脑皮质运动区、感觉区和皮质下结构的大量下行纤维，因此，这二层与调节运动有密切关系。

Ⅶ层(lamina Ⅶ)：占中间带的大部，在颈膨大和腰骶膨大处，还伸向前角。此层含一些易于分辨的核团：胸核(thoracic nucleus)，又称背核或 Clarke 柱，仅见于$C_8~L_3$节段，位于后角基底部内侧，主要接受后根的传入纤维，发出脊髓小脑后束上行至小脑。中间带内侧核(intermediomedial nucleus)，在第Ⅶ层最内侧，第Ⅹ层的外侧，占脊髓全长，接受后根传入的内脏感觉纤维，发出纤维到内脏运动神经元并上行至脑。中间带外侧核(intermediolateral nucleus)，位于$T_1~L_2$(或L_3)节段的侧角，是交感神经节前神经元胞体所在的部位，即交感神经的低级中枢，发出纤维经脊神经前根进入脊神经，再经白交通支到交感干。在$S_2~S_4$节段板层Ⅶ的外侧部，有骶副交感核(sacral parasympathetic nucleus)，是副交感神经节前神经元胞体所在的部位，即副交感神经的低级中枢(骶部)，发出纤维组成盆内脏神经。

Ⅷ层(lamina Ⅷ)：由大小不等的细胞组成。在脊髓胸段，位于前角底部；在颈膨大和腰骶膨大处，仅限于前角内侧部。此层的细胞为中间神经元，接受邻近板层的纤维终末和一些下行纤维束(如网状脊髓束、前庭脊髓束、内侧纵束)的终末，发出纤维到第Ⅸ层，影响两侧的运动神经元，直接或通过兴奋γ运动神经元间接影响α运动神经元。

Ⅸ层(lamina Ⅸ)：是一些排列复杂的核柱，由前角运动神经元和中间神经元组成，位于前角的最腹侧。在颈膨大和腰骶膨大处前角运动神经元可分为内、外侧两大群。内侧群又称前角内侧核，支配躯干的固有肌；外侧群又称前角外侧核，支配四肢肌。前角运动神经元包括大型的α运动神经元和小型的γ运动神经元，α运动神经元的纤维支配跨关节的梭外肌纤维，引起关节运动；γ运动神经元支配梭内肌纤维，其作用与肌张力的调节有关。此层内的中间神经元是一些中、小型神经元，大部分是分散的，少量的细胞形成核群，如前角连合核，发出轴突终于对侧前角。有一些小型的中间神经元名叫闰绍细胞，它们接受α运动神经元轴突的侧支，而它们本身发出的轴突反过来与同一个或其他的α运动神经元形成突触，对α运动神经元起抑制作用，形成负反馈环路。

Ⅹ层(lamina Ⅹ)：位于中央管周围，包括灰质前、后连合。某些后根的纤维终于此处。

传统的脊髓核团名称目前也还在使用,它们与板层的对应关系见表21-2。

表21-2 脊髓灰质板层与核团的对应关系

灰质板层	对应核团或部位	灰质板层	对应核团或部位
I	后角边缘核	VII	中间带:胸核、中间带内侧核
II	胶状质		中间带外侧核、骶副交感核
III、IV	后角固有核	VIII	前角基底部
V	后角颈	IX	前角内侧核 前角外侧核
VI	后角基底部	X	中央灰质

(二) 白质

脊髓白质主要由纤维束组成,一般是按它的起止来命名。纤维束可分为长的上行纤维束、下行纤维束和短的固有束。上行纤维束将感觉信息上传到脑。下行纤维束从脑的不同部位将神经冲动下传至脊髓。固有束起止均在脊髓,紧靠脊髓灰质排列,参与完成脊髓节段内和节段间反射活动。

由躯干和四肢传入的冲动都经脊神经后根传入脊髓,后根进入脊髓时分内、外侧两部分。内侧部纤维粗,沿后角内侧部进入后索,它们的升支组成薄束、楔束,降支进入脊髓灰质参与牵张反射。外侧部主要由细的无髓和有髓纤维组成,这些纤维进入脊髓上升或下降1~2节,在胶状质背外侧聚成背外侧束(dorsolateral fasciculus)(Lissauer束),从此束发出侧支或终支进入后角。后根外侧部的细纤维主要传导痛觉、温度觉和内脏感觉信息。内侧部的粗纤维主要传导本体感觉和精细触觉。

1. 上行传导束

(1)薄束(fasciculus gracilis)与楔束(fasciculus cuneatus)(图21-4):薄束来自同侧第5胸节以下的脊神经节细胞的中枢突,楔束来自同侧第4胸节以上的脊神经节细胞的中枢突。这些脊神经节细胞的周围突分别至肌、腱、关节和皮肤的感受器,中枢突经后根内侧部进入脊髓形成薄束、楔束,在脊髓后索上行,止于延髓的薄束核和楔束核。薄束在第5胸节以下占据后索的全部,在T₄以上只占据后索的内侧部,楔束位于后索的外侧部。由于薄束、楔束的纤维是自骶、腰、胸、颈由下而上按顺序进入的,因此在后索中来自各节段的纤维有明确的定位。薄束、楔束分别传导来自同侧下半身和上半身的肌、腱、关节和皮肤的本体感觉和精细触觉。当脊髓后索病变时,本体感觉和精细触觉的信息不能向上传入大脑皮质,在患者闭目时,不能确定自己肢体所处的位置,站立时身体摇晃倾斜,也不能辨别物体的性状、纹理粗细等。

(2)脊髓小脑束

1)脊髓小脑后束(posterior spinocerebellar tract):位于外侧索周边的后部,主要起自同侧VII层的胸核,但也有来自对侧胸核经白质前连合交叉过来的少许纤维,上行经小脑下脚终于小脑皮质。由于胸核位于胸髓和上腰髓,所以此束仅见于L₂以上脊髓节段。

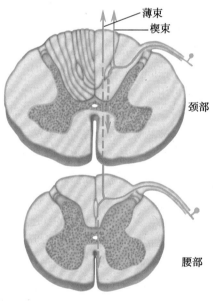

薄束
楔束
颈部
腰部

图21-4 薄束和楔束

2)脊髓小脑前束(anterior spinocerebellar tract):位于脊髓小脑后束的前方,主要起自腰骶膨大处V~VII层的外侧部,即相当于后角基底部和中间带的外侧部,大部分交叉至对侧上行,小部分在同侧上行,经小脑上脚进入小脑皮质。此二束传递下肢和躯干下部的非意识性本体感觉和触、压觉信息至小脑。

(3)脊髓丘脑束:可分为脊髓丘脑侧束(lateral spinothalamic tract)和脊髓丘脑前束(anterior spinothalamic tract）（图 21-5）。脊髓丘脑侧束位于外侧索的前半部，并与其邻近的纤维束有重叠，传递痛、温觉信息。脊髓丘脑前束位于前索，前根纤维的内侧，传递粗触觉、压觉信息。脊髓丘脑束主要起自脊髓灰质 Ⅰ 和 Ⅳ~Ⅶ 层，纤维经白质前连合越边后上升 1~2 节段至外侧索和前索上行（脊髓丘脑前束含有少部分不交叉的纤维），止于背侧丘脑。一侧脊髓丘脑束损伤时，损伤平面对侧 1~2 节段以下的区域出现痛、温觉的减退或消失。

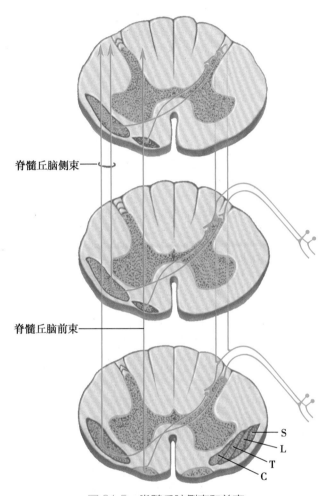

脊髓丘脑侧束——

脊髓丘脑前束——

S
L
T
C

图 21-5　脊髓丘脑侧束和前束

2. **下行传导束**　即运动传导束，起自脑的不同部位，直接或间接止于脊髓前角或侧角。管理骨骼肌的下行纤维束分为锥体系和锥体外系，前者包括皮质脊髓束和皮质核（延髓）束，后者包括红核脊髓束、前庭脊髓束等。

（1）皮质脊髓束（corticospinal tract）（图 21-6）：起源于大脑皮质中央前回和其他一些皮质区域，下行至延髓锥体交叉，其中大部分（75%~90%）纤维交叉至对侧，称为皮质脊髓侧束（lateral corticospinal tract）；未交叉的纤维在同侧下行称为皮质脊髓前束（anterior corticospinal tract）；另有少量不交叉的纤维沿同侧外侧索下行，称前外侧皮质脊髓束（anterolateral corticospinal tract）。

1）皮质脊髓侧束：在脊髓外侧索后部下行，直达骶髓（约 S_4），纤维依次经各节灰质中继或直接终于同侧前角运动神经元，主要是前角外侧核。

2）皮质脊髓前束：在前索最内侧下行，大多数纤维经白质前连合交叉终于对侧前角运动神经元，部分纤维不交叉终止于同侧前角运动神经元。

3）前外侧皮质脊髓束：由不交叉的纤维组成，沿侧束的前外侧部下降，大部分纤维终于颈髓前角，小部分纤维可达腰、骶髓前角。

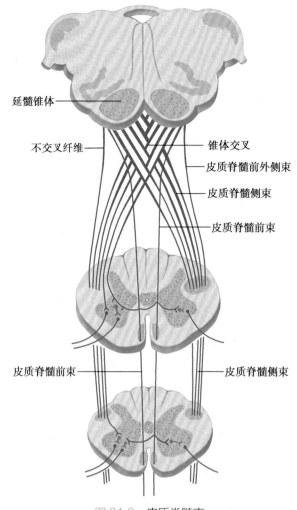

延髓锥体
不交叉纤维
锥体交叉
皮质脊髓前外侧束
皮质脊髓侧束
皮质脊髓前束

皮质脊髓前束
皮质脊髓侧束

图 21-6 皮质脊髓束

（2）红核脊髓束（rubrospinal tract）：起自中脑红核，纤维交叉至对侧，在脊髓外侧索内下行，至Ⅴ~Ⅶ层，仅投射至上 3 个颈髓段。此束有兴奋支配屈肌的运动神经元的作用，它与皮质脊髓束一起对肢体远端肌肉运动发挥影响。

（3）前庭脊髓束（vestibulospinal tract）：起于前庭神经外侧核，在同侧前索外侧部下行，止于Ⅷ层和部分Ⅶ层。主要兴奋支配伸肌的运动神经元，在身体平衡中起作用。

（4）网状脊髓束（reticulospinal tract）：起自脑桥和延髓的网状结构，大部分在同侧下行，行于白质前索和外侧索前内侧部，止于Ⅶ、Ⅷ层。参与对躯干和肢体近端肌运动的控制。

（5）顶盖脊髓束（tectospinal tract）：起自中脑上丘，向腹侧行，于中脑水管周围灰质腹侧经被盖背侧交叉越边，在前索内下行，终止于上段颈髓Ⅵ、Ⅷ层。有完成视觉、听觉的姿势反射的功能。

（6）内侧纵束（medial longitudinal fasciculus）：位于前索，大部分纤维来自前庭神经核和支配眼外肌的神经核。其作用主要是协调眼球的运动和头、颈部的运动。

三、脊髓的功能和脊髓反射

脊髓的功能表现在两方面：①上、下行传导径路的中继站；②反射中枢。

（一）脊髓的功能

脊髓是神经系统的低级中枢，其功能基本且重要，是高级中枢功能的基础，一些高级中枢的功能通过脊髓得以实现。脊髓的功能有以下几方面：①经后根，接受身体大部分区域的躯体和内脏感觉信息,这些信息在脊髓中继,进行初步的整合和分析。中继后的信息一部分向上传递至高级中枢,一部分传给运动神经元和其他脊髓神经元。②发出上行传导通路,将中继后的感觉信息以及脊髓自身的信息上传到高级中枢。③经前根,发出运动纤维,管理躯体运动和内脏活动,是躯体和内脏运动的低级中枢。④脊髓反射的中枢。⑤通过下行传导通路,中继上位中枢下传的信息,接受上级中枢的控制和调节,完成高级中枢的功能。

（二）脊髓反射

脊髓反射是指脊髓固有的反射,在正常情况下,其反射活动是在脑的控制下进行的。完成反射活动的结构:感受器、脊髓神经节内的感觉神经元及后根传入纤维、脊髓固有束神经元及固有束、脊髓运动神经元及前根传出纤维、效应器。最简单的脊髓反射弧的神经元只包括一个传入神经元和一个传出神经元,组成单突触反射。大多数反射弧是由两个以上的神经元组成,其反射称多突触反射,即在传入神经元和传出神经元之间还有中间神经元,其轴突在固有束内上、下行数个脊髓节后,终于前角运动神经元,此种反射称节段间反射。脊髓反射还可分为躯体-躯体反射、内脏-内脏反射和躯体-内脏反射等。

1. **牵张反射**（stretch reflex）（图 21-7）　是最常见的一种骨骼肌反射,当骨骼肌被拉长时,肌内的感受器（肌梭、高尔基腱器）受到刺激而产生神经冲动,经脊神经后根进入脊髓,兴奋 α 运动神经元,反射性地引起被牵拉的肌肉收缩。临床上常检查的深反射（腱反射）有膝反射、跟腱反射、肱二头肌反射等。

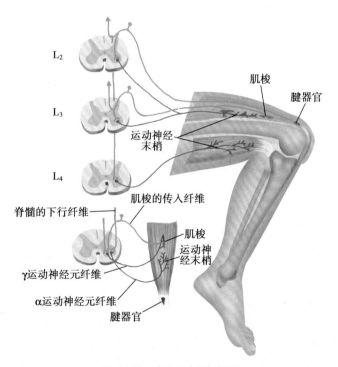

图 21-7　牵张反射模式图

肌紧张是缓慢持续牵拉肌腱时所引起的牵张反射,表现为受牵拉的肌肉发生持续性收缩,属多突触反射,是姿势反射基础。

2. **屈曲反射**（flexion reflex）　是一种保护性反射,属于多突触反射（图 21-8）。如当肢体某处皮肤受到伤害性刺激时会迅速缩回肢体,即属此种反射。屈曲反射径路至少要有 3 个神经元参加,即皮肤的信息经后根传入脊髓后角,再经中间神经元传递给前角的 α 运动神经元,α 运动神经元兴奋,引起骨骼肌收缩。由于肢体收缩要涉及成群的肌肉,故受到兴奋的 α 运动神经元常常是多节段的。

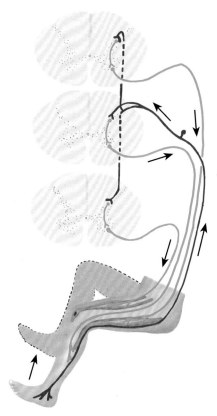

图 21-8　屈曲反射模式图

第二节　脑

　　脑（brain,encephalon）位于颅腔内,由胚胎时期神经管的前部分化发育而来,其形态结构复杂,是神经系统的高级部位。成年人脑的平均重量约为 1 400g。一般将脑分为 6 部分:端脑、间脑、中脑、脑桥、延髓和小脑(图 21-9、见图 3-24)。

　　胚胎 4 周末,神经管前部由前向后分化为前脑泡(forebrain vesicle)、中脑泡(midbrain vesicle)和后脑泡(rhombencephalon vesicle)。到胚胎 5 周时,前脑泡前端向两侧膨大,形成左、右大脑半球,前脑泡后部发育为间脑;中脑泡变化较小,演变为中脑;菱脑泡则发育为前部的后脑(metencephalon)和后部的末脑(myelencephalon)。后脑最终演变为脑桥和小脑,末脑则演变为延髓。随着脑各部的发育,神经管内腔在脑的各部形成脑室系统。

一、脑干

　　脑干(brain stem)自下而上由延髓、脑桥和中脑 3 部分组成,位于颅后窝前部,其中延髓和脑桥的腹侧邻接枕骨的斜坡,背面与小脑相连。延髓、脑桥和小脑之间围成的室腔为第四脑室,向上经中脑水管通第三脑室,向下续为延髓下部和脊髓的中央管。脑干与第Ⅲ～Ⅻ对脑神经根相连(图 21-10)。

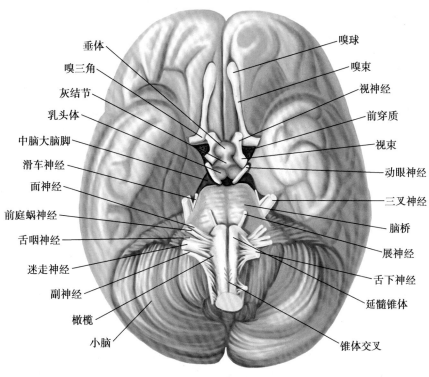

图 21-9　脑的底面

图中标注（由上至下、左侧）： 垂体、嗅三角、灰结节、乳头体、中脑大脑脚、滑车神经、面神经、前庭蜗神经、舌咽神经、迷走神经、副神经、橄榄、小脑

图中标注（由上至下、右侧）： 嗅球、嗅束、视神经、前穿质、视束、动眼神经、三叉神经、脑桥、展神经、舌下神经、延髓锥体、锥体交叉

（一）脑干的外形

1. 脑干的腹侧面

（1）延髓（medulla oblongata）（图 21-10）：形似倒置的圆锥体，下端平枕骨大孔处与脊髓相续，上端借横行的延髓脑桥沟（bulbopontine sulcus）与脑桥为界。延髓下部的外形与脊髓相似，脊髓表面的各条纵行沟、裂向上延续到延髓。延髓腹侧面前正中裂两侧的纵行隆起为锥体（pyramid），由大脑皮质发出的锥体束（主要为皮质脊髓束）纤维构成。在锥体的下端，大部分皮质脊髓束纤维左右交叉，形成锥体交叉（decussation of pyramid），部分填塞了前正中裂。锥体上部背外侧的卵圆形隆起称橄榄（olive），内含下橄榄核。锥体和橄榄之间的前外侧沟有舌下神经根丝由此出脑。在橄榄背外侧的后外侧沟内，自上而下依次有舌咽神经、迷走神经和副神经的根丝与脑相连。

（2）脑桥（pons）（图 21-10）：腹侧面宽阔隆起，称脑桥基底部（basilar part of pons），主要由大量的横行纤维和部分纵行纤维构成，其正中线上的纵行浅沟称基底沟（basilar sulcus），邻接基底动脉。基底部向外后逐渐变窄，移行为小脑中脚（middle cerebellar peduncle），又称脑桥臂（brachium pontis），两者交界处连有三叉神经根。脑桥基底部的上缘与中脑的大脑脚相接，下缘与延髓之间以延髓脑桥沟为界，沟内自内向外依次与展神经、面神经和前庭蜗神经根相连。

在延髓脑桥沟的外侧部，延髓、脑桥和小脑的结合处，临床上称脑桥小脑三角（pontocerebellar trigone），前庭蜗神经根恰位于此处。前庭蜗神经纤维瘤时，患者除了有听力障碍和小脑损伤的症状外，肿瘤还可压迫位于附近的面神经、三叉神经、舌咽神经和迷走神经，产生相应的临床症状。

（3）中脑（midbrain）（图 21-10）：上界为间脑的视束，下界为脑桥上缘。两侧各有一粗大的柱状隆起，称大脑脚（cerebral peduncle），其浅部主要由大脑皮质发出的下行纤维构成。两侧大脑脚之间的凹陷为脚间窝（interpeduncular fossa），窝底称后穿质（posterior perforated substance），有许多血管出入的小孔。在脚间窝的下部，大脑脚的内侧有动眼神经根出脑。

2. 脑干的背侧面

（1）延髓（图 21-11）：背侧面的下部形似脊髓，在后正中沟的两侧各有两个膨大，内侧者为薄束结节（gracile tubercle），外上者为楔束结节（cuneate tubercle），二者与脊髓的薄束、楔束相延续，其深面分别有薄束核和楔束核,它们是薄束、楔束的终止核。楔束结节外上方的隆起为小脑下脚(inferior cerebellar peduncle),又称绳状体(restiform body),其纤维向后连于小脑。延髓背侧面的上部构成菱形窝的下半。

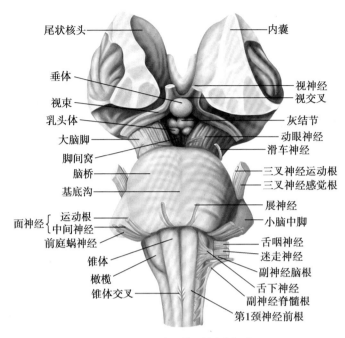

图 21-10　脑干外形(腹侧面)

(2)脑桥(图 21-11):背侧面形成菱形窝的上半,此窝的外上界为左、右小脑上脚(superior cerebellar peduncle),又称结合臂(brachium conjunctivum)。左、右小脑上脚间夹有薄层白质板,称上髓帆,参与构成第四脑室顶。脑桥与中脑的移行部缩窄称菱脑峡。

(3)中脑(图 21-11):背侧面有上、下两对圆形的隆起,分别称上丘(superior colliculus)和下丘(inferior colliculus),合称四叠体,其深面分别含上丘灰质和下丘核,各自是视觉和听觉反射中枢。在上、下丘的外侧,各自向外上方延伸出一条长的隆起,称上丘臂(brachium of superior colliculus)和下丘臂(brachium of inferior colliculus),分别与间脑的外侧膝状体和内侧膝状体相连。下丘与上髓帆之间有滑车神经根出脑,它是唯一自脑干背侧面出脑的脑神经。

(4)菱形窝(rhomboid fossa)(图 21-11):位于延髓上部和脑桥的背侧面,呈菱形,由延髓上部和脑桥内的中央管向后敞开而形成。因构成第四脑室的底部,又称第四脑室底(floor of fourth ventricle)。此窝的外上界为小脑上脚,外下界自内下向外上依次为薄束结节、楔束结节和小脑下脚。窝的外侧角与其背侧的小脑之间为第四脑室外侧隐窝(lateral recess of the fourth ventricle),此隐窝绕小脑下脚转向腹侧。菱形窝的正中线上有纵贯全长的正中沟(median sulcus),将窝分为左右对称的两半。由正中沟中部向外至外侧角的数条浅表的横行纤维束,称髓纹(striae medullares),为脑桥和延髓在脑干背面的分界线,将菱形窝分为上、下两半。在正中沟的两侧,各有一条与之大致平行的纵行界沟(sulcus limitans)。正中沟和界沟之间的部分轻微隆起称内侧隆起(medial eminence),其紧靠髓纹上方的部位,有一明显的圆形隆凸为面神经丘(facial colliculus),其深面有面神经膝及展神经核。在髓纹下方,可见两个三角形区域,内上方者为舌下神经三角(hypoglossal triangle),深方有舌下神经核,外下方者为迷走神经三角(vagal triangle),深方有迷走神经背核。迷走神经三角的外下缘有一斜形的窄嵴称分隔索(funiculus separans),其与菱形窝下外缘(薄束结节)之间的狭窄带状区,称最后区(area postrema),属室周器官之一,富含血管和神经胶质等,并与分隔索一起,被含有伸长细胞的室管膜覆盖。界沟的外侧是较宽阔的三角形,称前庭区(vestibular area),深方有前庭神经核。前庭区的外侧角有一小隆起称听结节(acoustic tubercle),内有蜗背侧核。在新鲜标本上,界沟上端的外侧可见一呈蓝灰色的小区域,称蓝斑（locus ceruleus），内含蓝斑核，为含黑色素的去甲肾上腺素能神经元聚集的部位。在菱形窝下角处，两侧外下界之间的圆弧形移行部称闩（obex），与第四脑室脉络组织相连（图 21-11～图 21-13）。

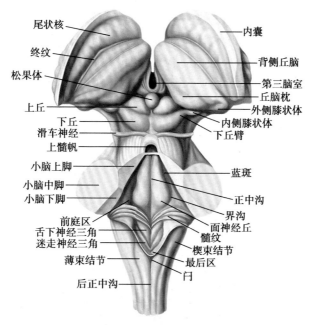

图 21-11 脑干外形（背侧面）

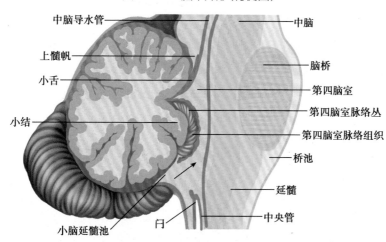

图 21-12 脑干、小脑和第四脑室正中矢状切面示意图
蓝色示蛛网膜；红色示软脑膜；绿色示室管膜；箭头示第四脑室正中孔。

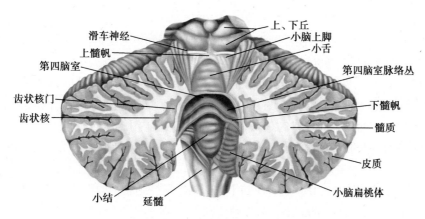

图 21-13 小脑冠状切面示第四脑室顶（第四脑室顶最上部被切除）

3. **第四脑室**(fourth ventricle)(图 21-11~ 图 21-14,见图 3-24)　位于延髓、脑桥和小脑之间,呈四棱锥形。其底为菱形窝,尖向后上朝向小脑蚓部。第四脑室顶的前上部由两侧小脑上脚及上髓帆构成,后下部由下髓帆及第四脑室脉络组织构成。上髓帆(superior medullary velum)为两侧小脑上脚间的薄层白质板,向后下与小脑白质相连,其下部的背面被小脑蚓的小舌覆盖。滑车神经根穿行于上髓帆的上部,并在其内左右交叉后出脑。下髓帆(inferior medullary velum)亦为白质薄片,与上髓帆以锐角汇合,伸入小脑蚓。下髓帆介于小脑蚓的小结与绒球之间,自小脑扁桃体的前上方,向后下方延伸很短距离后,即移行为第四脑室脉络组织。第四脑室脉络组织(tela choroidea of fourth ventricle)介于下髓帆和菱形窝外下界之间,组成第四脑室顶后下部的大部分,不含神经组织,由一层上皮性室管膜(ependyma)以及外面覆盖的软脑膜和血管共同构成。部分脉络组织内的血管反复分支,相互缠绕成丛状,夹带着软膜和室管膜上皮突入室腔,形成第四脑室脉络丛(choroid plexus of fourth ventricle),产生脑脊液。此丛呈 U 形分布,下部沿正中线两侧平行排列,上升至下髓帆附近时,分别向两侧横行,最终向外延伸至第四脑室的外侧隐窝,并经第四脑室外侧孔突入蛛网膜下腔(图 21-14)。

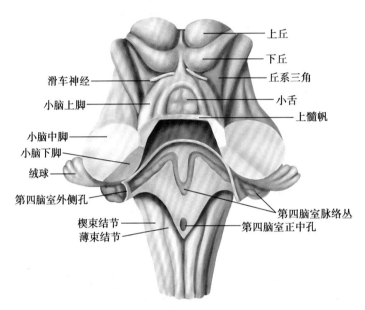

图 21-14　第四脑室脉络组织

第四脑室借脉络组织上的 3 个孔与蛛网膜下腔相通。单一的第四脑室正中孔(median aperture of fourth ventricle),位于菱形窝下角的上方;成对的第四脑室外侧孔(lateral aperture of fourth ventricle),位于第四脑室外侧隐窝的尖端(图 21-14)。脑室系统内的脑脊液经第四脑室这些孔注入蛛网膜下腔的小脑延髓池。

(二) 脑干的内部结构

脑干的内部结构亦由灰质、白质和网状结构构成,但较脊髓更为复杂。

1. **脑干内部结构特征**　与脊髓相比,脑干的内部结构具有以下特征。

(1)在延髓下部,除中央管逐渐移向背侧外,其余结构的配布与脊髓相似。但在延髓上部和脑桥,中央管向背面敞开形成菱形窝,与小脑共同围成第四脑室;原先围绕在中央管周围的灰质由后部向两侧展开,构成菱形窝表面的第四脑室底灰质。如此,脊髓灰质内由前角至后角依次为躯体运动核、内脏运动核和感觉性核团的腹、背排列关系,在脑干的室底灰质内则变成了由中线向两侧的内、外侧排列关系。

脊髓内围绕在灰质周围的白质结构,在脑干中部则被推挤到脑干的腹外侧部。这样,脊髓内灰质和白质的内、外排列关系在脑干的大部分区域则变成了背、腹排列关系。

（2）脑干内的灰质不再像脊髓那样相互连续成纵贯全长的灰质柱，而是聚集成团状或柱状，彼此独立的各种神经核。

（3）脑干灰质内的核团除含有与脑神经直接相联系的脑神经核外，由于经过脑干上、下行的纤维束以及脑干与小脑之间联系的纤维束，有的终止于脑干，有的则在脑干内中继，所以又出现了许多与这些纤维束中继有关的神经核团——中继核。

（4）脑干灰、白质之间的网状结构范围较脊髓明显扩大，结构和功能亦更为复杂，其中包含许多重要的神经核团（网状核）及生命中枢，如心血管运动中枢和呼吸中枢等。

2. 脑干的灰质 脑干灰质的核团，根据其纤维联系及功能的不同，可分为 3 类：脑神经核，与第 Ⅲ～Ⅻ对脑神经相连；中继核，经过脑干的上、下行纤维束在此进行中继换神经元；网状核，位于脑干网状结构中。后两类合称"非脑神经核"。

（1）脑神经核：在脊髓灰质内含有与脊神经 4 种纤维成分相对应的 4 种核团。在生物进化过程中，头部出现高度分化的视、听、嗅、味觉感受器，以及由鳃弓演化而成的面肌和咽喉部骨骼肌。随着这些器官的发生和相应神经支配的出现，脑神经的纤维成分增至 7 种，脑干内部也随之出现了与其相应的 7 种脑神经核团（图 21-15）。

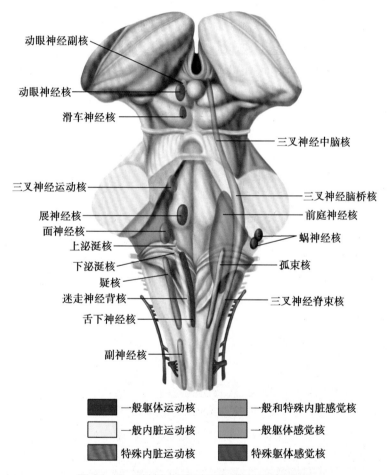

图 21-15 脑神经核在脑干背面的投影示意图

一般躯体运动核：共 4 对，靠中线两侧分布，自上而下依次为动眼神经核、滑车神经核、展神经核和舌下神经核。它们发出一般躯体运动纤维，支配由肌节衍化的眼外肌和舌肌的随意运动。

特殊内脏运动核：共 4 对。位于一般躯体运动核腹外侧的网状结构内。自上而下依次为三叉神经运动核、面神经核、疑核和副神经核。它们发出特殊内脏运动纤维，支配由鳃弓衍化而来的表情肌、咀嚼肌、咽喉肌以及胸锁乳突肌和斜方肌的随意运动。

一般内脏运动核：属于副交感核，共 4 对。分别为动眼神经副核、上泌涎核、下泌涎核和迷走神经背核。它们发出一般内脏运动（副交感）纤维，支配头、颈、胸、腹部平滑肌，心肌的活动以及腺体的分泌。

一般内脏感觉核：仅 1 对，即孤束核下部。接受来自内脏器官、心血管的一般内脏感觉纤维。

特殊内脏感觉核：即孤束核的头端，接受来自味蕾的味觉传入纤维。

一般躯体感觉核：3 对，即三叉神经中脑核、三叉神经脑桥核和三叉神经脊束核。位于内脏感觉核的腹外侧，纵贯脑干的全长。它们接受来自头面部皮肤和口、鼻黏膜的一般躯体感觉冲动。

特殊躯体感觉核：2 对，即前庭神经核和蜗神经核。接受来自内耳的平衡觉和听觉纤维。之所以将听觉和平衡觉归入"躯体感觉"，是由于内耳膜迷路在发生上起源于外胚层。

以上 7 类脑神经核在脑干内按照以下规律纵行排列成 6 个功能柱：①在第四脑室室底灰质中，运动性脑神经核柱位于界沟内侧，感觉性脑神经核柱位于界沟外侧；②由中线向两侧依次为一般躯体运动核柱、一般内脏运动核柱、一般和特殊内脏感觉核柱和特殊躯体感觉核柱；③特殊内脏运动核柱和一般躯体感觉核柱则位于室底灰质（或中央灰质）腹外侧的网状结构内（图 21-16、图 21-17）。

1）一般躯体运动核

动眼神经核（nucleus of oculomotor nerve）（图 21-15、图 21-17、图 21-28）：位于中脑上丘高度，中脑导水管周围灰质的腹侧部。此核接受双侧皮质核束纤维的传入，发出一般躯体运动纤维经脚间窝外侧缘出脑加入动眼神经，支配眼的上、下、内直肌，下斜肌和上睑提肌的随意运动。

滑车神经核（nucleus of trochlear nerve）（图 21-15、图 21-17、图 21-27）：位于中脑下丘高度，中脑导水管周围灰质的腹侧部，正对动眼神经核的下方。此核接受双侧皮质核束纤维的传入，发出一般躯体运动纤维向后绕导水管周围灰质至背侧，在上髓帆上部内左右交叉，经下丘下方出脑组成滑车神经，支配上斜肌的随意运动。

展神经核（nucleus of abducent nerve）（图 21-15、图 21-17、图 21-23、图 21-24）：位于脑桥下部室底灰质、面神经丘的深面。此核接受双侧皮质核束纤维的传入，发出一般躯体运动纤维行向腹侧，经延髓脑桥沟内侧部出脑构成展神经，支配外直肌的随意运动。

该核还含有一种核间神经元（internuclear neuron），投射至对侧动眼神经核内的内直肌亚核，以便使同侧眼的外直肌和对侧眼的内直肌在眼球水平方向上能够做同向协调运动。当一侧展神经核损伤时，除出现患侧眼的外直肌麻痹外，对侧眼的内直肌在作双眼向患侧水平凝视时也不能收缩，致使双眼不能向患侧凝视。

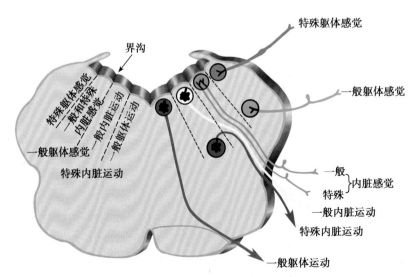

图 21-16　脑神经核基本排列规律模式图（延髓橄榄中部水平切面）

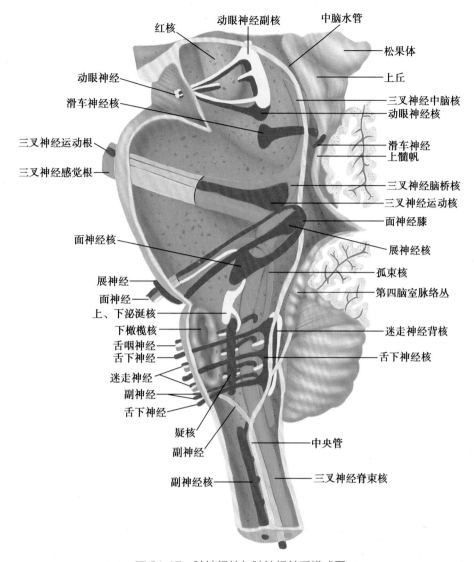

图 21-17 脑神经核与脑神经关系模式图

舌下神经核(nucleus of hypoglossal nerve,hypoglossal nucleus)(图 21-15、图 21-17、图 21-20、图 21-21):位于延髓上部室底灰质,舌下神经三角的深面。此核仅接受对侧皮质核束纤维的传入,发出一般躯体运动纤维走向腹侧,经锥体与橄榄之间出延髓组成舌下神经,支配同侧舌内、外肌的随意运动。

2)特殊内脏运动核

三叉神经运动核(motor nucleus of trigeminal nerve)(图 21-15、图 21-17、图 21-25):位于脑桥中部的网状结构内,被盖的背外侧;三叉神经脑桥核的腹内侧,两者之间以三叉神经纤维分隔。此核接受双侧皮质核束纤维的传入,发出特殊内脏运动纤维,组成三叉神经运动根,加入三叉神经,支配咀嚼肌、二腹肌前腹、下颌舌骨肌、腭帆张肌和鼓膜张肌等由鳃弓衍化的骨骼肌运动。

面神经核(nucleus of facial nerve)(图 21-15、图 21-17、图 21-23、图 21-24):位于脑桥下部,被盖腹外侧的网状结构内,展神经核的腹外侧。此核发出特殊内脏运动纤维,先行向背内侧,绕过展神经核背侧形成面神经膝(genu of facial nerve)(图 21-24),继而转向腹外侧经面神经核外侧出脑加入面神经,支配面部表情肌。其中,接受双侧皮质核束纤维传入的面神经核神经元,发出的纤维支配同侧眼裂以上的表情肌;仅接受对侧皮质核束纤维传入的面神经核神经元,发出的纤维支配同侧眼裂以下的表情肌。

疑核（nucleus ambiguus）（图 21-15、图 21-17、图 21-20~图 21-22）：位于延髓内，下橄榄核背外侧的网状结构中，纵贯延髓的全长。此核接受双侧皮质核束纤维的传入。

疑核上部发出的纤维进入舌咽神经，仅支配茎突咽肌；中部发出的纤维加入迷走神经，支配软腭、咽的骨骼肌，喉的环甲肌和食管上部的骨骼肌。下部发出的纤维构成副神经脑根，进入副神经，出颅后又离开副神经而加入迷走神经，最后经迷走神经的喉返神经，支配除环甲肌以外的喉肌。

副神经核（accessory nucleus）（图 21-15、图 21-17、图 21-19）：包括两部分。延髓部较小，实为疑核的下端；脊髓部位于疑核的下方，延伸至上 5~6 个颈髓节段。此核接受双侧皮质核束纤维的传入，其延髓部发出的纤维构成副神经的脑根，最终加入迷走神经，支配咽喉肌；脊髓部发出的纤维组成副神经脊髓根，支配胸锁乳突肌和斜方肌的随意运动。

3）一般内脏运动核

动眼神经副核（accessory nucleus of oculomotor nerve）（图 21-15、图 21-17、图 21-28）：又称埃丁格 - 韦斯特法尔核（简称 E-W 核），位于中脑上丘高度，动眼神经核的背内侧。此核发出副交感神经的节前纤维加入动眼神经，进入眼眶后，在睫状神经节内换元。由该神经节发出的副交感神经节后纤维支配睫状肌和瞳孔括约肌，以调节晶状体的厚度和瞳孔大小。

上泌涎核（superior salivatory nucleus）（图 21-15、图 21-17）：位于脑桥的最下端，该核的神经元散在于面神经核尾侧周围的网状结构内，故核团轮廓不清。此核发出副交感神经节前纤维，加入面神经，经其分支岩大神经和鼓索分别至翼腭神经节和下颌下神经节换元，其副交感神经节后纤维管理泪腺、下颌下腺、舌下腺以及口、鼻腔黏膜腺的分泌。

下泌涎核（inferior salivatory nucleus）（图 21-15、图 21-17）：位于延髓上部，核团轮廓不清，其内的神经元散在于迷走神经背核和疑核上方的网状结构内。此核发出副交感神经的节前纤维进入舌咽神经，经其分支岩小神经至耳神经节换元，节后纤维管理腮腺的分泌。

迷走神经背核（dorsal nucleus of vagus nerve）（图 21-15、图 21-17、图 21-20、图 21-21）：位于延髓室底灰质内，迷走神经三角的深面，舌下神经核的背外侧，由橄榄中部向下延伸至内侧丘系交叉平面。此核发出的副交感神经节前纤维，走向腹外侧经下橄榄核的背外侧出脑，参与组成迷走神经，经其分支到达相应的副交感神经的器官旁节或器官内节换元，节后纤维支配颈部、胸部所有器官和腹腔大部分器官的平滑肌、心肌的活动和腺体的分泌。

4）一般内脏和特殊内脏感觉核：孤束核（nucleus of solitary tract）（图 21-15、图 21-17、图 21-20~图 21-22）位于延髓内，界沟以外，迷走神经背核的腹外侧，上端可达脑桥下端，下端至内侧丘系交叉平面。小的上部属特殊内脏感觉核，接受经面神经、舌咽神经和迷走神经传入的味觉初级纤维，故又称味觉核。大的下部心 - 呼吸核，为一般内脏感觉核，主要接受经舌咽神经和迷走神经传入的一般内脏感觉初级纤维。

5）一般躯体感觉核：纵贯脑干全长，根据其功能和位置可分为 3 部分，由上向下依次为三叉神经中脑核、三叉神经脑桥核和三叉神经脊束核。

三叉神经中脑核（mesencephalic nucleus of trigeminal nerve）（图 21-15、图 21-17、图 21-18、图 21-25~图 21-27）：上起中脑上丘平面，下达脑桥中部，位于中脑水管周围灰质的外侧边缘和菱形窝上部室底灰质的外侧缘。由大而深染的感觉性假单极神经元组成，是外周感觉性假单极神经元胞体聚集于中枢神经系统之内的特殊现象。核内假单极神经元的周围突随三叉神经分布至头面部的咀嚼肌，接受该肌的本体感觉冲动；中枢突终止于三叉神经运动核和三叉神经脊束核等。

三叉神经脑桥核（pontine nucleus of trigeminal nerve）（图 21-15、图 21-17、图 21-18、图 21-25）：是三叉神经感觉核的膨大部。位于脑桥中部网状结构内，三叉神经运动核的外侧，主要接受经三叉神经传入的头面部触、压觉初级纤维。还接受来自三叉神经中脑核的纤维。

三叉神经脊束核（spinal nucleus of trigeminal nerve）（图 21-15、图 21-17~图 21-23）：为一细长的核团，其上端达脑桥中下部，与三叉神经脑桥核相续；下端可延伸至第 1、2 颈段脊髓，与脊髓灰质后角相续。此核的外侧始终与三叉神经脊束(spinal tract of trigeminal nerve)相邻,并接受此束纤维的终止。在延髓下部二者位于延髓背外侧部浅层;在延髓上部,位于孤束核的腹外侧;在脑桥中下部,位于前庭神经核的腹外侧。此核主要接受三叉神经内传递头面部痛、温觉的初级感觉纤维;下部还接受来自面神经、舌咽神经和迷走神经的一般躯体感觉纤维。

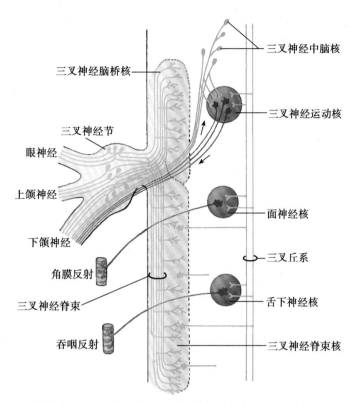

图 21-18　三叉神经感觉核、运动核及其纤维联系示意图

三叉神经脊束核可分为颅(吻)侧亚核、极间亚核和尾侧亚核三个亚核,分别位于脑桥中下部、延髓上部以及延髓下部和第1、2颈段脊髓。尾侧亚核的细胞构筑相当于脊髓后角,与口部痛、温觉冲动的传递和调制密切相关。

6)特殊躯体感觉核

前庭神经核(vestibular nucleus)(图 21-15、图 21-17、图 21-21~图 21-23):位于前庭区的深面,由前庭上核、前庭下核、前庭内侧核及前庭外侧核组成。此核主要接受前庭神经传入的初级平衡觉纤维,还接受来自小脑的传入纤维,发出纤维组成前庭脊髓束和内侧纵束,调节伸肌张力以及参与完成视、听觉反射。有部分纤维组成前庭小脑束,经小脑下脚进入小脑。

蜗神经核(cochlear nucleus)(图 21-15、图 21-17、图 21-22):由蜗腹侧核及蜗背侧核组成,在菱形窝听结节的深面,分为位于小脑下脚的背外侧和腹外侧。蜗腹侧核又包括蜗腹侧前核和蜗腹侧后核。蜗神经核接受蜗神经初级听觉纤维,发出的二级听觉纤维大部分沿脑桥基底部和被盖前部之间,越中线交叉到对侧上升,这些横行的纤维穿内侧丘系构成斜方体(trapezoid body);小部分纤维不交叉,在同侧上行。对侧交叉过的纤维和同侧未交叉的纤维共同构成外侧丘系,其中多数纤维终止于下丘核,部分纤维直接进入间脑的内侧膝状体核;部分纤维经上橄榄核和外侧丘系核中继后上升加入外侧丘系,因此,上橄榄核和外侧丘系核亦被认为是听觉传导路上的中继核(参见听觉传导通路)。

以上脑神经核的名称、位置及功能总结见表 21-3。

表 21-3　脑神经核在脑干各部的位置及功能简表

功能柱	一般躯体运动柱	特殊内脏运动柱	一般内脏运动柱	（界沟）	一般和特殊内脏感觉柱	一般躯体感觉柱	特殊躯体感觉柱
位置	中线两侧	躯体运动柱腹外侧	躯体运动柱背外侧		一般内脏运动柱外侧	内脏感觉柱腹外侧	最外侧（前庭区深面）
中脑　上丘	动眼神经核（Ⅲ）		动眼神经副核（Ⅲ）				
中脑　下丘	滑车神经核（Ⅳ）						
脑桥　上部							
脑桥　中部		三叉神经运动核（Ⅴ）				三叉神经中脑核（Ⅴ）	
脑桥　下部	展神经核（Ⅵ）	面神经核（Ⅶ）	上泌涎核（Ⅶ）				前庭神经核（Ⅷ）
延髓　橄榄上部		疑核（Ⅸ,Ⅹ,Ⅺ）	下泌涎核（Ⅸ）		孤束核（此核上部为味觉核，下部为心-呼吸核）（Ⅶ,Ⅸ,Ⅹ）	三叉神经脑桥核（Ⅴ）	蜗神经核（Ⅷ）
延髓　橄榄中部	舌下神经核（Ⅻ）		迷走神经背核（Ⅹ）			三叉神经脊束核（Ⅴ,Ⅶ,Ⅸ,Ⅹ）	
延髓　内侧丘系交叉							
延髓　锥体交叉		副神经核（Ⅺ）					

功能

- 一般躯体运动柱：1. 动眼、滑车、展神经核支配眼球外肌；2. 舌下神经核支配舌内、外肌
- 特殊内脏运动柱：1. 三叉神经运动核支配咀嚼肌；2. 面神经核支配面肌；3. 疑核支配咽喉肌；4. 副神经核支配胸锁乳突肌和斜方肌
- 一般内脏运动柱：1. 动眼神经副核支配瞳孔括约肌和睫状肌；2. 上泌涎核控制泪腺、舌下腺和下颌下腺的分泌；3. 下泌涎核控制腮腺的分泌；4. 迷走神经背核控制大部分胸、腹内脏和心血管活动
- 一般和特殊内脏感觉柱：1. 味觉核接受来自味蕾的特殊内脏感觉冲动；2. 心-呼吸核接受胸、腹腔器官的一般内脏感觉冲动
- 一般躯体感觉柱：1. 三叉神经中脑核接受咀嚼肌的本体感觉冲动；2. 三叉神经脑桥核主要接受头、面部、牙、口、鼻腔的触、压觉冲动；3. 三叉神经脊束核主要接受头、面部的痛、温觉冲动
- 特殊躯体感觉柱：1. 前庭神经核接受内耳球囊斑、椭圆囊斑和壶腹嵴的平衡觉冲动；2. 蜗神经核接受内耳耳蜗螺旋器的听觉冲动

（2）中继核

1）延髓的中继核

薄束核（gracile nucleus）与楔束核（cuneate nucleus）（图 21-19、图 21-20）：分别位于延髓下部，薄束结节和楔束结节的深面。此二核分别接受薄束和楔束纤维的终止，其传出纤维在本平面绕过中央灰质外侧形成内弓状纤维，在中央管腹侧越中线交叉至对侧，形成内侧丘系交叉（decussation of medial lemniscus）。交叉后的纤维在中线两侧、锥体束的后方折转上行，形成内侧丘系。薄束核和楔束核是向脑的高级部位传递躯干四肢意识性本体感觉和精细触觉冲动的中继核团。

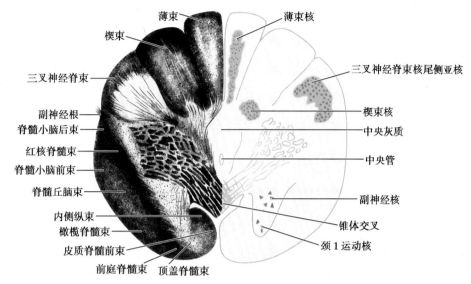

图 21-19 延髓水平切面（经锥体交叉高度）

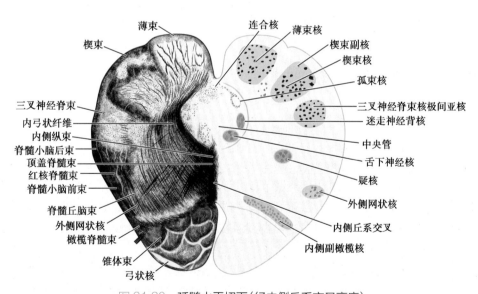

图 21-20 延髓水平切面（经内侧丘系交叉高度）

下橄榄核（inferior olivary nucleus）（图 21-21、图 21-22）：位于延髓橄榄的深面，在水平切面呈口袋向背内侧的囊形灰质团。此核在人类特别发达，由下橄榄主核、背侧副橄榄核和内侧副橄榄核组成。下橄榄核广泛接受脊髓全长的上行投射纤维和脑干感觉性中继核团的传入纤维；还接受大脑皮质、基底核、丘脑、红核和中脑导水管周围灰质的下行投射纤维。下橄榄核发出纤维越过中线行向对侧，与脊髓小脑后束等共同组成小脑下脚，进入小脑。故下橄榄核可能是大脑皮质、红核等与小脑之间纤维联系的重要中继站，参与小脑对运动的调控。

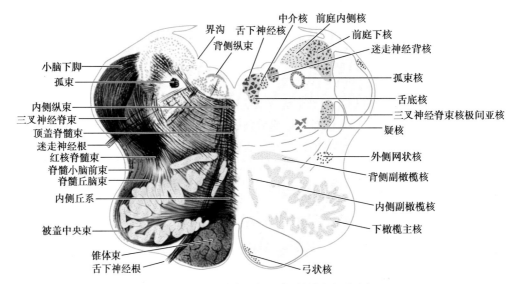

图 21-21　延髓水平切面(经橄榄中部高度)

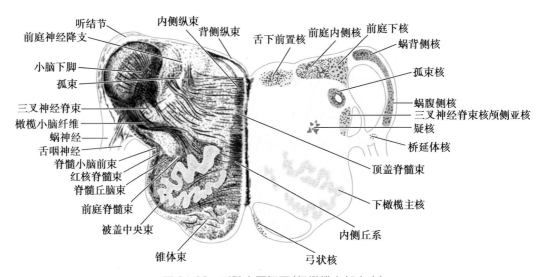

图 21-22　延髓水平切面(经橄榄上部高度)

楔束副核(accessory cuneate nucleus)(图 21-20):又称楔外侧核,位于延髓楔束核的背外方,埋于楔束内。此核接受来自同侧颈髓和上部胸髓节段脊神经后根粗纤维,发出纤维组成楔小脑束,行于延髓背外侧的边缘,形成外背侧弓状纤维,经小脑下脚进入小脑,终止于旧小脑。楔束副核的功能与脊髓的背核相当,将同侧躯干上部和上肢的本体感觉及皮肤的触压觉神经冲动传入小脑。

2)脑桥的中继核

脑桥核(pontine nucleus)(图 21-23、图 21-25、图 21-26):为大量分散存在于脑桥基底部的神经元。接受来自同侧大脑皮质广泛区域的皮质脑桥纤维,发出的纤维(脑桥小脑纤维)横行越过中线至对侧,组成小脑中脚进入小脑。因此,脑桥核是传递大脑皮质信息至小脑的重要中继站。

上橄榄核(superior olivary nucleus)(图 21-23):位于脑桥中下部的被盖腹侧部,内侧丘系的背外侧,脊髓丘脑束的背侧。此核接受双侧蜗腹侧前核的传出纤维,发出纤维加入双侧的外侧丘系。该核与蜗腹侧前核一起,根据双耳传导声音信息的时间和强度差,共同参与声音的空间定位。

外侧丘系核(nucleus of lateral lemniscus)(图 21-26):自脑桥中下部至中脑尾侧,伴随外侧丘系分布。在上橄榄核上方,散在于外侧丘系背内侧部;在脑桥上部,被外侧丘系环绕。该核接受蜗腹侧前核及外侧丘系纤维侧支的传入,发出的纤维越边,加入对侧外侧丘系。

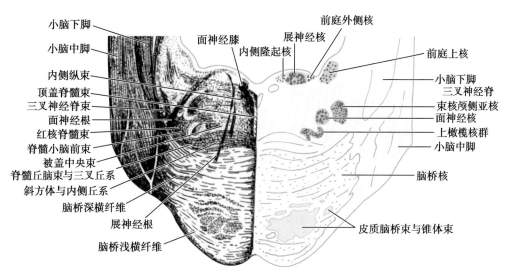

图 21-23 脑桥水平切面(经脑桥下部,经面神经丘高度)

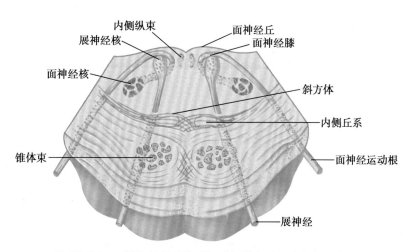

图 21-24 面神经的特殊内脏运动纤维在脑干内经行示意图

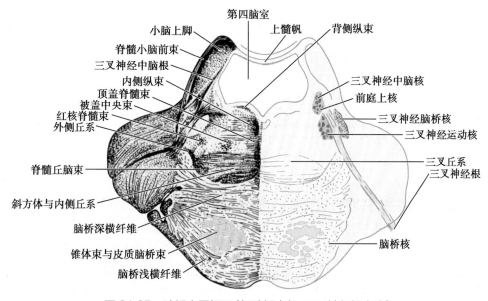

图 21-25 脑桥水平切面(经脑桥中部,三叉神经根高度)

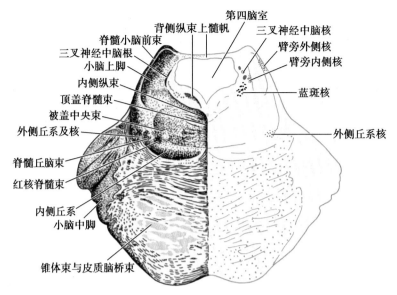

图 21-26　脑桥水平切面(经脑桥上部,滑车神经根交叉高度)

蓝斑核(nucleus ceruleus):位于菱形窝界沟的上端,三叉神经中脑核的腹外侧,主要由去甲肾上腺素能神经元构成。蓝斑核发出的纤维几乎遍布中枢神经系统的各部,目前已知其与呼吸、睡眠和觉醒等活动有关(图 21-26、图 21-27)。

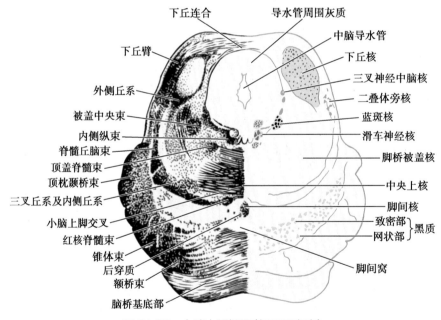

图 21-27　中脑水平切面(经下丘高度)

3)中脑的中继核

下丘(inferior colliculus)(图 21-27):位于中脑下部的背侧,由明显的中央核及周围的薄层灰质下丘周灰质构成。中央核主要接受外侧丘系的纤维,传出纤维经下丘臂到达内侧膝状体,是听觉通路上的重要中继站,而且其内的分层结构对音频具有定位功能,其腹侧部和背侧部分别与高频和低频声波信息有关;下丘周灰质接受下丘中央核、内侧膝状体、大脑皮质听觉区和小脑的传入纤维,参与听觉的负反馈调节和声源定位等。下丘又是重要的听觉反射中枢,发出的纤维到达上丘深部,进而通过顶盖脊髓束,完成头和眼转向声源的反射活动(即听觉惊恐反应)。

上丘（superior colliculus）（图 21-28、图 21-29）：位于中脑上部的背侧，由浅入深呈灰、白质交替排列的分层结构，在人类构成重要的视觉反射中枢。上丘浅层经视束、上丘臂接受双侧视神经纤维，并经皮质顶盖纤维接受同侧大脑皮质视觉区和额叶眼球外肌运动中枢（第 7、8 区）的投射，与追踪正在通过视野中物体的功能有关。深层主要接受大脑皮质听觉区、下丘以及其他听觉中继核和脊髓等处的传入纤维。上丘的传出纤维主要由其深层发出，绕过中脑导水管周围灰质，在中脑导水管腹侧越过中线交叉，称被盖背侧交叉（dorsal tegmental decussation），然后下降构成顶盖脊髓束（tectospinal tract）至颈段脊髓的中间带和前角运动内侧核，完成头、颈部的视、听反射活动。部分传出纤维到达脑干网状结构或顶盖的其他核团，以应答视觉和听觉刺激对眼的位置的反射。

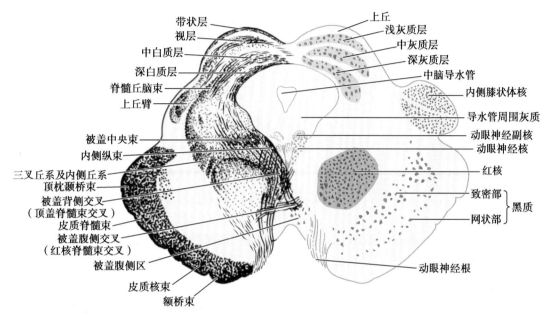

图 21-28　中脑水平切面（经上丘高度）

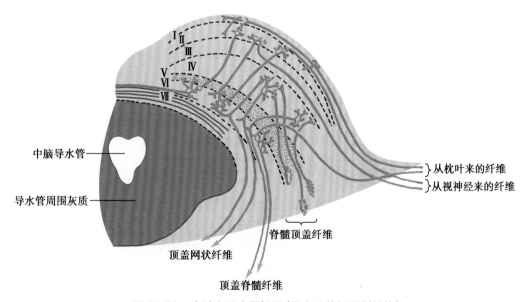

图 21-29　中脑上丘水平切面（示上丘的板层样结构）

顶盖前区（pretectal area）（图 21-30）：位于中脑和间脑交界部，介于后连合和上丘上端之间，导水管周围灰质的背外侧部。区内有视束核、豆状下核、顶盖前区核、顶盖前区橄榄核和顶盖前区主核等若干小核团,接受经视束和上丘臂来的视网膜节细胞的轴突,传出的纤维经中脑水管腹侧交叉,或经后连合交叉,止于双侧动眼神经副核,完成瞳孔对光反射和晶状体调节反射。

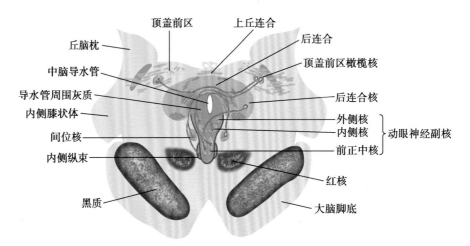

图 21-30　顶盖前区的核团及纤维联系

红核(red nucleus)(图 21-28、图 21-30):位于中脑上丘高度的被盖中央部,黑质的背内侧,上端延伸至间脑尾部,横切面上呈浑圆形,略带红色。红核由颅侧的小细胞部(又称新红核)和尾侧的大细胞部(又称旧红核)组成。人类红核的小细胞部十分发达,几乎占红核全部。红核主要接受来自对侧小脑齿状核及中央核经小脑上脚传入的纤维,其传出纤维在上丘下部平面,被盖腹侧部交叉至对侧形成被盖腹侧交叉(ventral tegmental decussation),然后下行组成红核脊髓束(rubrospinal tract),终止于脊髓颈段的前角运动细胞,以调节屈肌的张力和协调运动。

黑质(substantia nigra)(图 21-27、图 21-28、图 21-30):位于中脑被盖和大脑脚底之间,呈半月形,占据中脑全长,并伸入间脑尾部。依据细胞构筑,黑质可分为腹侧的网状部(reticular part)和背侧的致密部(compact part)两部分。网状部细胞的形态、纤维联系和功能与端脑的苍白球内段相似;致密部细胞主要为多巴胺能神经元,其合成的多巴胺可经黑质纹状体纤维释放至新纹状体,以调节纹状体的功能活动。

帕金森病(震颤麻痹)是由于某种原因造成黑质多巴胺能神经元变性,致使新纹状体内多巴胺水平下降,丘脑向运动皮质发放的兴奋性冲动减少所致。患者表现为肌肉强直、运动受限、减少并出现震颤。

3. 脑干的白质　脑干的白质主要由长的上、下行纤维束和出入小脑的纤维组成,其中出入小脑的纤维在脑干背面集合成小脑上、中、下 3 对脚。其次还有脑干内各核团间及各核团与脑干外结构间的联系纤维。因此,脑干内各纤维束的构成和位置均较脊髓的复杂。

(1)长的上行纤维束

1)内侧丘系(medial lemniscus)(图 21-20~ 图 21-28):由对侧薄束核和楔束核发出的二级感觉纤维,经内侧丘系交叉后形成,向上经脑干终止于丘脑腹后外侧核。该系在延髓,位于锥体的背外侧;至脑桥后,略偏向腹外侧,位于基底和被盖之间,纵穿斜方体;到中脑则移向被盖腹外侧边缘,红核的外侧。内侧丘系传递对侧躯干和上、下肢的意识性本体感觉和精细触觉。传递躯干下部和下肢感觉的纤维,由薄束核发出,在延髓行于该系的腹侧部,在脑桥和中脑则行于该系的内侧部;而传递躯干上部和上肢感觉的纤维,由楔束核发出,在延髓行于该系的背侧部,在脑桥以上则行于该系的外侧部。

2)脊髓丘脑束(spinothalamic tract)(图 21-19~ 图 21-23、图 21-25~ 图 21-28):为脊髓丘脑侧束和脊髓丘脑前束的延续,两者在脑干内逐渐靠近,又称脊髓丘系。该纤维束与止于脑干网状结构的脊髓网状束、止于中脑顶盖和导水管周围灰质的脊髓中脑束相伴。在延髓,它们位于外侧区,下橄榄核的背外侧;在脑桥和中脑,位于内侧丘系的背外侧。脊髓丘脑束终于丘脑腹后外侧核,传递对侧躯干、四肢的痛温觉和粗略触压觉。

3)三叉丘脑束(trigeminothalamic tract)(图21-23、图21-25~图21-28):又称三叉丘系(trigeminal lemniscus),由对侧三叉神经脊束核及大部分三叉神经脑桥核发出的二级感觉纤维组成。在脑干紧贴于内侧丘系的背外侧走行,终于丘脑腹后内侧核。该束主要传导对侧头面部皮肤、牙及口、鼻黏膜的痛温觉和触压觉。三叉神经脑桥核的部分神经元发出传导牙和口腔黏膜的触、压觉纤维直接进入同侧三叉丘系,止于同侧丘脑腹后内侧核。

4)外侧丘系(lateral lemniscus)(图21-23~图21-27):由双侧蜗神经核和双侧上橄榄核发出的二、三级听觉纤维组成。这些核团发出的大部分纤维,在脑桥中下部,经被盖的腹侧部横行越边到对侧,形成斜方体(其外侧部被上行的内侧丘系纤维纵行穿过),然后在上橄榄核的背外侧转折向上,构成外侧丘系;小部分纤维不交叉,加入同侧外侧丘系上行。该丘系在脑桥行于被盖的腹外侧边缘部;在中脑的下部进入下丘,大部分纤维在此终止换元,小部分纤维穿过下丘和下丘臂止于内侧膝状体。一侧外侧丘系传导双侧耳的听觉冲动。

5)脊髓小脑前、后束(anterior and posterior spinocerebellar tracts)(图21-19~图21-23、图21-25、图21-26):两束起于脊髓,行于延髓外侧的周边部,脊髓小脑后束在延髓上部经小脑下脚进入小脑;脊髓小脑前束继续上行,在脑桥上部经小脑上脚及前髓帆进入小脑。此二束参与非意识性本体感觉的反射活动。

6)内侧纵束(medial longitudinal fasciculus)(图21-19~图21-28、图21-30):是一个兼有上、下行纤维组成的复合纤维束,贯穿脑干全长,位于中脑导水管周围灰质、第四脑室室底灰质和延髓中央灰质的腹侧,中缝背侧区的两侧,向下进入脊髓白质前索,移行为内侧纵束降部,又称前庭脊髓内侧束,终止颈段脊髓中间带和前角内侧核,支配颈肌的运动。内侧纵束大部分来源于前庭神经核和支配眼外肌的神经核,小部分来源于中脑核团(达克谢维奇核、Cajal中介核、后连合核和上丘)、上橄榄核和脑桥网状结构等。在内侧纵束内,有前庭神经核上行至两侧眼外肌的神经核的纤维;眼外肌各神经核相互联系的纤维;前庭神经核下行至颈肌运动神经元的纤维;前庭神经核至其他上述神经核团的纤维等。内侧纵束的主要功能为协调眼外肌之间的运动,调节眼球的慢速运动和头部的姿势。

(2)长的下行纤维束

1)锥体束(pyramidal tract)(图21-19~图21-28):主要由大脑皮质中央前回及旁中央小叶前部的巨型锥体细胞(贝兹细胞)和其他类型锥体细胞发出的轴突构成,亦有部分纤维起自额、顶叶的其他皮质区。该束经过端脑的内囊进入脑干的腹侧部,依次穿过中脑的大脑脚底中3/5、脑桥基底部和延髓的锥体。

锥体束由皮质核束(又称皮质延髓束)和皮质脊髓束两部分构成。皮质核束在脑干下降途中,分支终于脑干的一般躯体运动核和特殊内脏运动核。皮质脊髓束在延髓锥体的下端,经过锥体交叉,分为本侧半脊髓的皮质脊髓前束和对侧半脊髓的皮质脊髓侧束,分别终止于双侧和同侧脊髓前角运动细胞。

2)其他起自脑干的下行纤维束:①起自对侧红核的红核脊髓束,在中脑和脑桥分别行于被盖的腹侧和腹外侧,在延髓位于外侧区;②起自上丘的顶盖脊髓束(图21-19、图21-23、图21-25~图21-28),居脑干中线的两侧,内侧纵束的腹侧;③起自前庭核的前庭脊髓束(图21-19~图21-22)和起于网状结构的网状脊髓束等。

4. 脑干的网状结构　在中脑导水管周围灰质、第四脑室室底灰质和延髓中央灰质的腹外侧,脑干被盖的广大区域内,除了明显的脑神经核、中继核和长的纤维束外,尚有神经纤维纵横交织成网状,其间散在有大小不等的神经细胞核团的结构,称脑干网状结构(brain stem reticular formation)。网状结构的神经元具有树突分支多而长的特点,可接受各种感觉信息,其传出纤维直接或间接联系着中枢神经系统的各级水平；其功能除有一些古老的调控机能外，还参与觉醒、睡眠的周期节律，中枢内上、下行信息的整合，躯体和内脏各种感觉和运动功能的调节，并与脑的学习、记忆等高级功能有关。

（1）脑干网状结构的主要核团：网状结构核团的边界大多数彼此之间不甚分明，核团内的细胞并非紧密聚集。但网状结构也并非杂乱无章，根据细胞构筑、位置和纤维联系，脑干网状结构的核团大致可分为向小脑投射的核群、中缝核群、内侧（中央）核群和外侧核群（图21-31）。

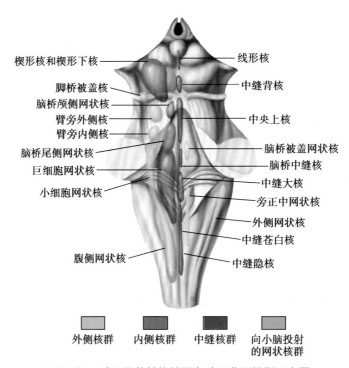

图 21-31　脑干网状结构核团在脑干背面投影示意图

1）向小脑投射的核群：包括外侧网状核、旁正中网状核和脑桥被盖网状核，它们中继脊髓、大脑运动和感觉皮质、前庭神经核等到小脑的传入纤维。

2）中缝核群：位于脑干中缝的两侧，主要由 5- 羟色胺能神经元构成。

3）内侧核群：靠近中线，在中缝核的外侧，占据网状结构的内侧 2/3，有巨细胞网状核和脑桥尾、脑桥颅侧网状核等。此核群主要接受外侧核群、脊髓和所有脑神经感觉核的传入纤维，也接受双侧大脑皮质、嗅脑的嗅觉及中脑顶盖视、听觉的传入纤维；发出大量的上、下行纤维束，广泛投射到中枢神经的许多部位，构成脑干网状结构的"效应区"。

4）外侧核群：位于内侧核群的外侧，占据网状结构的外侧 1/3。大部分为肾上腺素和去甲肾上腺素能神经元，如腹侧网状核、小细胞网状核和臂旁内、外侧核等。其树突分支多而长，接受长的上行感觉纤维束的侧支、对侧红核和脊髓网状束的纤维，其轴突较短，分支主要终止于内侧核群，是脑干网状结构的"感受区"。

（2）脑干网状结构的功能组合

1）对睡眠、觉醒和意识状态的影响：脑干网状结构通过上行网状激动系统和上行网状抑制系统参与睡眠 - 觉醒周期和意识状态的调节。

上行网状激动系统（ascending reticular activating system，ARAS）：是维持大脑皮质觉醒状态的功能系统，包括向脑干网状结构的感觉传入、脑干网状结构内侧核群向间脑的上行投射，以及间脑至大脑皮质的广泛区域投射（图 21-32）。

经脑干上行的各种特异性感觉传导束，均可发出侧支进入网状结构外侧核群，中继后到达内侧核群,或直接进入内侧核群。再由此发出上行纤维终止于背侧丘脑的非特异性核团及下丘脑。如此,各种特异性的痛、温觉以及视、听、嗅觉等信息转化为非特异性的信息,广泛地投射到大脑皮质。这种非特异性的上行投射系统称为上行网状激动系统。该系统可使大脑皮质保持适度的意识和清醒,从而对各种传入信息有良好的感知能力。该系统损伤会导致不同程度意识障碍。

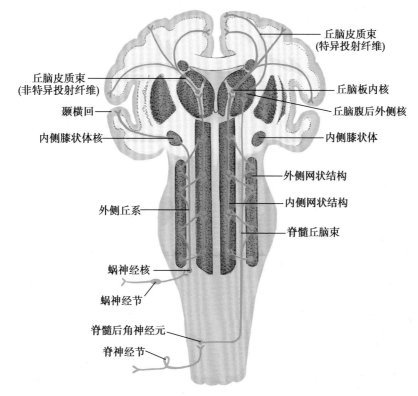

图 21-32　上行网状激动系统示意图

上行网状抑制系统(ascending reticular inhibiting system,ARIS):与 ARAS 的动态平衡决定着睡眠 - 觉醒周期的变化和意识水平。初步查明,此系统位于延髓孤束核周围和脑桥下部内侧的网状结构。该区的上行纤维对脑干网状结构的上部施予抑制性影响。

2)对躯体运动的控制:脑干网状结构内侧核群发出的网状脊髓束,与脊髓中间神经元发生突触联系,最终调控脊髓前角运动神经元,对骨骼肌张力产生抑制和易化作用。抑制区位于延髓网状结构的腹内侧部,区域较局限,刺激此区可抑制脊髓牵张反射,降低肌张力。易化区位于抑制区的背外侧,范围较大,其作用通过脑桥网状脊髓束实现,刺激此区可增强肌张力和运动。这两个区主要作用于伸肌,在正常情况下,依靠抑制区和易化区的拮抗作用,维持正常的肌张力。抑制区不能自动地影响脊髓,而是需要来自大脑皮质的始动作用,如果没有这种启动作用,抑制区就难以发挥抑制作用,但是易化区则不然。当在上、下丘之间横断脑干时,抑制区失去高级中枢的始动作用,抑制作用下降,而易化区作用仍存在,且占优势,再加上前庭脊髓束等的作用,导致肌张力明显增强。表现出四肢伸直,角弓反张,这种现象称去大脑僵直。

3)对躯体感觉的调节:网状结构对传入中枢的感觉信息有修正、加强和抑制等方面的影响。网状脊髓束的 5- 羟色胺能、去甲肾上腺素能、脑啡肽能和 P 物质能下行纤维共同调节着上行痛觉信息及其他感觉信息的传递过程;初级传入纤维在脊髓和脑干的终点,接受脑干网状结构的突触前或突触后的易化性或抑制性影响;与处理感觉信息有关的丘脑核团和边缘系统等脑区,均接受网状结构的传入影响;网状结构发出的纤维直接至蜗神经核、前庭神经核、顶盖和顶盖前区、内侧和外侧膝状体,间接至大脑皮质的听觉区、视觉区和嗅觉区,调控听觉、视觉和嗅觉等特殊感觉。

4)调节内脏活动:在脑干网状结构中,存在着许多调节内脏活动的神经元,构成呼吸中枢和心血管运动中枢等重要的生命中枢。故脑干损伤会导致呼吸、循环障碍,甚至危及生命。脑干网状结构外侧核群中的肾上腺素和去甲肾上腺素能神经元,有的发出纤维投射至迷走神经背核、疑核和孤束核,参与胃肠和呼吸反射;有的发出纤维参与心血管、呼吸、血压和化学感受器的反射活动,并对痛觉的传递进行调制。

(三)脑干各部代表性水平切面观察

1. 延髓的代表性切面

(1)锥体交叉水平切面(图21-19):此切面的外形及内部结构配布类似于脊髓。切面中心为中央管,其周围为中央灰质。在切面的腹侧部,锥体束中的皮质脊髓束纤维在中央管的腹侧越过中线交叉形成锥体交叉;在前角区出现副神经核。在背侧部,于薄束、楔束中开始出现薄束核和楔束核的神经元群。在后角相当于脊髓胶状质的部位有三叉神经脊束核尾侧亚核,其浅面为三叉神经脊束。其他纤维束基本保持在类似于脊髓原来的位置上。

(2)内侧丘系交叉水平切面(图21-20):此切面位于锥体交叉上方,通过薄束结节和楔束结节。中央管稍大并向背侧移位,在中央灰质的腹外侧和外侧部出现舌下神经核和迷走神经背核。在前正中裂的两侧为锥体,其深部为锥体束。背侧的薄束和楔束部位已逐渐被薄束核与楔束核所取代,此二核发出纤维绕过中央灰质的外侧行向腹侧,在中央管腹侧越中线交叉,形成内侧丘系交叉;交叉后的纤维在中线两侧上行,形成内侧丘系。网状结构位于中央灰质的腹外侧。其余纤维束的位置略同锥体交叉平面。

(3)橄榄中部水平切面(图21-21):此平面中央管已移至背侧,并且敞开形成第四脑室底的下半部,可见菱形窝的正中沟和界沟。在室底灰质中线的两侧,由内侧向外侧依次有舌下神经核、迷走神经背核和前庭神经核。前庭神经核外侧的纤维为小脑下脚。小脑下脚的腹内侧为三叉神经脊束及三叉神经脊束核神经脊束核极间亚核。迷走神经背核的腹外侧有孤束及其周围的孤束核。在腹侧部,前正中裂两侧为锥体,橄榄的深面为巨大的皱褶囊袋状的下橄榄核。在锥体束的背内侧,自腹侧向背侧依次有内侧丘系、顶盖脊髓束和内侧纵束靠中线走行。室底灰质诸核与下橄榄核之间的区域为网状结构,内有疑核出现。舌下神经核发出的纤维行向腹侧经锥体和橄榄之间穿出形成舌下神经;迷走神经背核和疑核发出的纤维行向腹外侧,由橄榄背外侧出脑加入迷走神经。

在此切面以舌下神经根和迷走神经根为界,将延髓内部分为3部分:舌下神经根以内为内侧部;舌下神经根与迷走神经根之间为外侧部;迷走神经根的后外侧为后部。后两部合称被盖部。

(4)延髓橄榄上部水平切面(图21-22):此切面约平对第四脑室外侧隐窝。下橄榄核已变小。邻近小脑下脚的背外侧和腹外侧缘分别有蜗背侧核和蜗腹侧核,接受前庭蜗神经蜗根纤维的终止。小脑下脚的腹侧有舌咽神经根丝出脑。在室底灰质内,舌下神经核和迷走神经背核已被舌下前置核所代替。孤束核及孤束移位至前庭神经核和三叉神经脊束核颅侧亚核之间。其他在中线旁及外侧部的纤维束,与橄榄中部水平切面相似。

2. 脑桥的代表性切面
脑桥内部结构以斜方体为界,分为腹侧的脑桥基底部和背侧的脑桥被盖部。

(1)脑桥下部水平切面(图21-23、图21-24):此平面通过面神经丘。脑桥基底部含纵、横行走的纤维及分散在其内的脑桥核。横行纤维为脑桥小脑纤维,越过中线组成粗大的小脑中脚。纵行纤维为锥体束,被横行纤维分隔成大小不等的小束。在被盖部正中线两侧的面神经丘深面为面神经膝和展神经核,外侧为前庭神经上核。面神经核位于被盖中央部的网状结构内,其背外侧可见三叉神经脊束和三叉神经脊束核颅侧亚核。内侧丘系穿经斜方体内上行,其外侧有脊丘系和三叉丘系,背外侧有脊髓小脑前束、红核脊髓束。内侧纵束和顶盖脊髓束仍居原位。

(2)脑桥中部水平切面(图21-25):此切面经过三叉神经根连脑处。在此平面上,脑桥基底部更加膨大,而菱形窝及第四脑室比上一平面缩小,靠近第四脑室侧壁的纤维束是小脑上脚。在被盖部的外侧部,三叉神经脑桥核和三叉神经运动核分居三叉神经纤维的内、外侧,三叉神经运动核的背侧出现了三叉神经中脑核。在此平面,脊髓小脑前束已入小脑上脚。其余纤维束的位置无多大变化。

3. 中脑的代表性切面 中脑的内部结构借中脑导水管(mesencephalic aqueduct)分为背侧的顶盖(tectum)和腹侧的大脑脚。大脑脚又被黑质分为腹侧的大脑脚底(crus cerebri)和背侧的被盖(tegmentum)。

(1)中脑下丘水平切面(图 21-27):位于中脑导水管周围的是中脑导水管周围灰质(又称中脑中央灰质),其腹侧的中线两旁为左、右滑车神经核,背侧是下丘及其深面的下丘核。导水管周围灰质的外侧缘可见三叉神经中脑核,腹侧是小脑上脚交叉及被盖腹侧交叉,两交叉的外侧为内侧丘系及脊髓丘脑束。黑质位于大脑脚底和中脑被盖之间,其腹侧的大脑脚底,自内向外依次有额桥束、锥体束以及顶枕颞桥束纤维下行。

(2)中脑上丘水平切面(图 21-28):背侧为一对隆起的上丘,其内有分层的上丘灰质。动眼神经核和动眼神经副核位于导水管周围灰质的腹侧部,发出的纤维行向腹侧,经脚间窝出脑。红核位于被盖中央,横断面呈圆形,发出纤维形成被盖腹侧交叉后下行,组成红核脊髓束。黑质呈半月形,位于被盖和大脑脚底之间。红核的背外侧自前内侧向外侧依次有内侧丘系、三叉丘系和脊髓丘脑束。大脑脚底的结构同上一切面。

(四)代表性脑干损伤及其临床表现

脑干损伤多由椎 - 基底动脉系供血区的血管性病变(梗死或出血)所致(图 21-33),这些血管分支的病变常可累及供血区域若干神经核和纤维束,导致一定的临床表现。典型的脑干损伤及其临床表现如下。

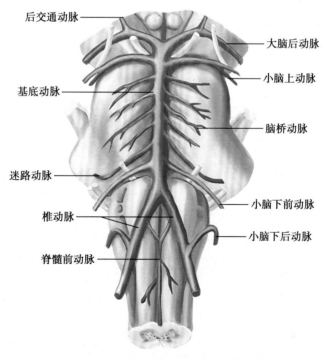

图 21-33 脑干动脉供应概况(腹侧面)

1. 延髓内侧综合征(图 21-33、图 21-34) 如为单侧损伤,又称舌下神经交叉性偏瘫。通常由椎动脉的延髓支阻塞所致。主要受损结构及临床表现为:①锥体束损伤:对侧上、下肢瘫痪;②内侧丘系损伤:对侧上、下肢及躯干意识性本体感觉和精细触觉障碍;③舌下神经根损伤:同侧半舌肌瘫痪。

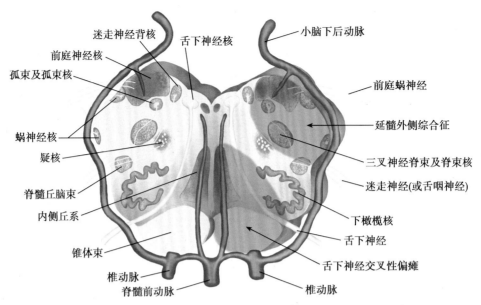

图 21-34　延髓损伤区及相关临床综合征(灰色区域示损伤部位)

2. 延髓外侧综合征(图 21-34) 又称瓦伦贝格综合征,由椎动脉的延髓支或小脑下后动脉阻塞所致。主要受损结构及临床表现为:①三叉神经脊束受损:同侧头面部痛、温觉障碍;②脊髓丘脑束受损:对侧上、下肢及躯干痛、温觉障碍;③疑核受损:同侧软腭及咽喉肌麻痹,吞咽困难,声音嘶哑;④下丘脑至脊髓中间外侧核的交感下行通路受损:同侧霍纳综合征,表现为瞳孔缩小、上睑轻度下垂、面部皮肤干燥、潮红及汗腺分泌障碍;⑤小脑下脚受损:同侧上、下肢共济失调;⑥前庭神经核受损:眩晕,眼球震颤。

3. 脑桥基底部综合征(图 21-35) 如为单侧损伤,又称展神经交叉性偏瘫。由基底动脉的脑桥支阻塞所致。主要受损结构及临床表现为:①锥体束受损:对侧上、下肢瘫痪;②展神经根受损:同侧眼球外直肌麻痹。

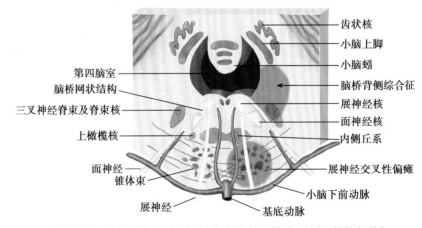

图 21-35　脑桥损伤区域及相关临床综合征(灰色区域示损伤部位)

4. 脑桥背侧综合征(图 21-35) 通常因小脑下前动脉或小脑上动脉的背外侧支阻塞,引起一侧脑桥尾侧或颅侧部的被盖梗死所致。以脑桥尾侧被盖损伤为例,主要受损结构及临床表现为:①展神经核受损:同侧眼球外直肌麻痹,双眼患侧凝视瘫痪;②面神经核受损:同侧面肌麻痹;③前庭神经核受损:眩晕,眼球震颤;④三叉神经脊束受损:同侧头面部痛、温觉障碍;⑤脊髓丘脑束受损:对侧上、下肢及躯干痛、温觉障碍;⑥内侧丘系受损:对侧上、下肢及躯干意识性本体觉和精细触觉障碍;⑦下丘脑至颈段脊髓中间带外侧核的交感神经下行通路受损:同侧霍纳综合征;⑧小脑下脚和脊髓小脑前束受损：同侧上、下肢共济失调。

　　5. 大脑脚底综合征(图 21-36)　如为单侧损伤，又称动眼神经交叉性偏瘫(或韦伯综合征)，由大脑后动脉的分支阻塞所致。主要受损结构及临床表现为：①动眼神经根损伤：同侧除外直肌和上斜肌以外的所有眼球外肌麻痹，瞳孔散大；②皮质脊髓束受损：对侧上、下肢瘫痪；③皮质核束损伤：对侧面神经和舌下神经核上瘫。

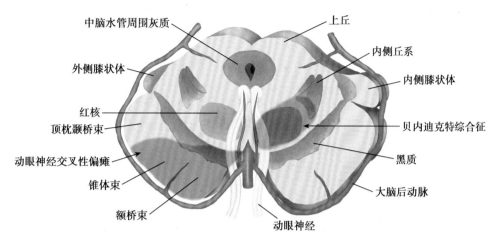

左侧标注（从上到下）：
中脑水管周围灰质
外侧膝状体
红核
顶枕颞桥束
动眼神经交叉性偏瘫
锥体束
额桥束

右侧标注（从上到下）：
上丘
内侧丘系
内侧膝状体
贝内迪克特综合征
黑质
大脑后动脉
动眼神经

图 21-36　中脑损伤区域及相关临床综合征(灰色区域示损伤部位)

　　6. 贝内迪克特综合征(Benedikt syndrome)(图 21-36)　累及中脑一侧的被盖腹内侧部。主要受损结构及临床表现为：①内侧丘系损伤：对侧上、下肢及躯干意识性本体觉和精细触觉障碍；②动眼神经根损伤：同侧除外直肌和上斜肌外的所有眼球外肌麻痹，瞳孔散大；③小脑丘脑纤维(为已交叉的小脑上脚纤维)和红核受损伤：对侧上、下肢意向性震颤，共济失调。

二、小脑

　　小脑(cerebellum)是重要的运动调节中枢，位于颅后窝。小脑的背侧面平坦并与硬脑膜形成的小脑幕贴近；其腹侧面为脑桥和延髓，并借上、中、下 3 对小脑脚与脑干相连，其中小脑中脚(最大)位于外侧与脑桥相连，小脑下脚位于中脚下内侧(二者边界不易区分)与延髓相连，小脑上脚(薄板状)位于中脚上内侧与中脑相连。

　　(一) 小脑的外形

　　小脑两侧的膨大部为小脑半球(cerebellar hemisphere)；中间的狭窄部为小脑蚓(cerebellar vermis)(图 21-37~ 图 21-39)。小脑上面稍平坦，其前、后缘凹陷，称小脑前切迹(anterior cerebellar notch)、小脑后切迹(posterior cerebellar notch)；下面膨隆，在小脑半球下面的前内侧各有一突出部，称小脑扁桃体(tonsil of cerebellum)。小脑扁桃体紧邻延髓和枕骨大孔的两侧(图 21-40)，当颅内压增高时，小脑扁桃体有可能被挤压入枕骨大孔，形成枕骨大孔疝或称小脑扁桃体疝，压迫延髓，危及生命。小脑蚓的上面略高出小脑半球之上；下面凹陷于两半球之间，从前向后依次为小结(nodule)、蚓垂(uvula of vermis)、蚓锥体(pyramid of vermis)和蚓结节(tuber of vermis)。小结向两侧借绒球脚(peduncle of flocculus)与位于小脑半球前缘的绒球(flocculus)相连。

　　(二) 小脑的分叶、分区

　　小脑表面有许多相互平行的浅沟，将其分为许多狭窄的小脑叶片(图 21-37、图 21-38)。其中小脑上面前、中 1/3 交界处有一略呈 V 字形的深沟，称为原裂(primary fissure)；小脑下面绒球和小结的后方有一深沟，为后外侧裂(posterolateral fissure)；小脑半球后缘为水平裂(horizontal fissure)。根据原裂和后外侧裂以及小脑的发生，可将小脑分成 3 个叶：前叶、后叶和绒球小结叶，前叶和后叶又合称小脑体（corpus of cerebellum）。小脑体由内向外可分为 3 个纵区，即蚓部、半球的中间部（middle part of hemisphere）和半球的外侧部（lateral part of hemisphere）（图 21-41）。小脑的分区（解剖分区和功能分区）与小脑的种系发生密切相关。

　　绒球小结叶在进化上出现最早，构成原小脑（archicerebellum），因其纤维联系及功能与前庭密切相关，又称前庭小脑（vestibulocerebellum）。小脑体蚓部和中间部在进化上出现较晚，共同组成旧小脑（paleocerebellum），因主要接受来自脊髓的信息，又称脊髓小脑（spinocerebellum）。小脑体的外侧部在进化中出现最晚，构成新小脑（neocerebellum），因其与大脑皮质同步发展，而且与大脑皮质构成纤维联系环路，又称大脑小脑（cerebrocerebellum）。

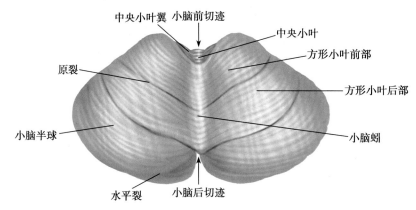

图 21-37　小脑的外形（上面）

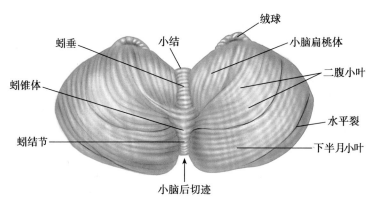

图 21-38　小脑的外形（下面）

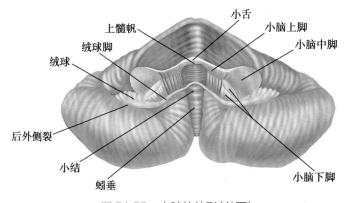

图 21-39　小脑的外形（前面）

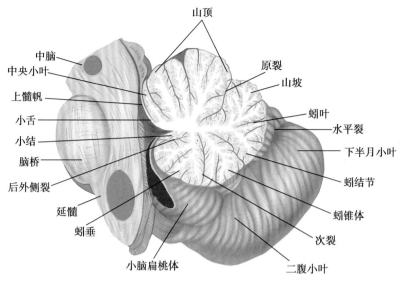

图 21-40　小脑正中矢状切面

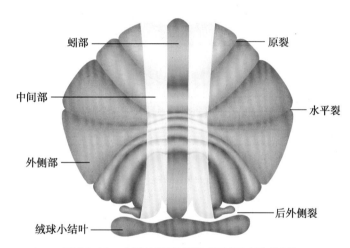

图 21-41　小脑皮质平面模式图(示小脑分区)

（三）小脑的内部结构

小脑由表面的皮质、深部的髓质及小脑核构成。

1. **小脑皮质**（cerebellar cortex）　位于小脑表面,向内部深陷形成沟,将小脑表面分成许多大致平行的小脑叶片。小脑皮质由神经元的胞体和树突组成,其细胞构筑分为 3 层(图 21-42、图 21-43):由深至浅依次为颗粒层、梨状细胞层和分子层。

（1）颗粒层（granular layer）:主要由颗粒细胞构成,并含有抑制性中间神经元（Golgi Ⅱ型细胞）。该层的传入纤维为来自脊髓、脑桥核和脑干网状结构等处的兴奋性苔藓纤维（mossy fiber）,其纤维终末形成花结样膨大,称玫瑰结,与颗粒细胞的树突和 Golgi 细胞的轴突终末共同构成小脑小球（cerebellar glomerulus）(图 21-43）。颗粒细胞是兴奋性中间神经元,其轴突进入分子层,成 T 形分叉,沿小脑叶片的长轴分布形成平行纤维（parallel fiber）。

（2）梨状细胞层（piriform cell layer）:由排列整齐的单层梨状细胞构成(图 21-42、图 21-43）。该细胞的树突分支在分子层内扇形展开成柏枝状,其扇面方向与平行纤维垂直,并与之形成大量突触。梨状细胞的树突分支还接受来自延髓下橄榄核的另一种兴奋性纤维［攀缘纤维（climbing fiber）］和小脑分子层的两种抑制性神经元（篮细胞和星形细胞）的轴突终末。而梨状细胞的轴突则是小脑皮质的唯一传出纤维,向深部穿过颗粒层进入小脑髓质,大部分止于小脑核,少数直接出小脑止于前庭神经核,发挥抑制功能。

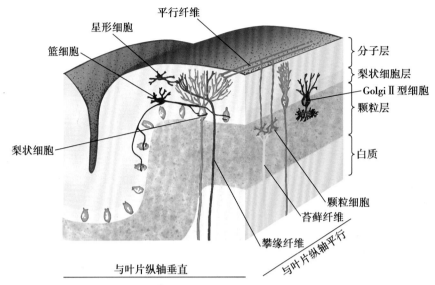

图 21-42   小脑皮质细胞构筑模式图(一)

梨状细胞是小脑皮质的传出神经元,Golgi Ⅱ型细胞、篮细胞和星形细胞均为抑制性中间神经元。

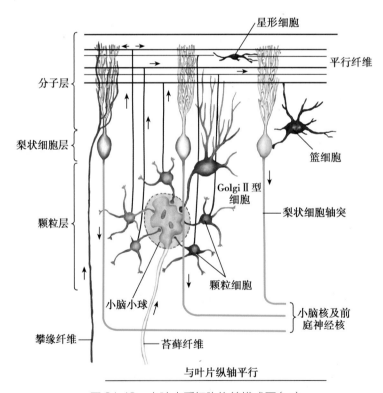

图 21-43   小脑皮质细胞构筑模式图(二)

(3)分子层(molecular layer):其主要成分是稀疏分布的少量神经元、大量梨状细胞树突、颗粒细胞轴突形成的平行纤维和来自延髓橄榄核的攀缘纤维。神经元主要是篮细胞和星形细胞。两种细胞的轴突与梨状细胞的树突形成抑制性突触(图 21-42、图 21-43)。

2. **小脑核**(cerebellar nuclei)**(图 21-44)**   位于小脑内部,埋于小脑髓质内。由内侧向外侧依次为顶核(fastigial nucleus)、球状核(globose nucleus)、栓状核(emboliform nucleus)和齿状核(dentate

nucleus),共 4 对。其中球状核和栓状核合称为中间核(interposed nuclei),属于旧小脑。小脑核中最重要的是顶核和齿状核。顶核位于第四脑室顶的上方,小脑蚓的白质内,属于原小脑;齿状核位于小脑半球的白质内,最大,呈皱缩的口袋状,袋口朝向前内方,属于新小脑。

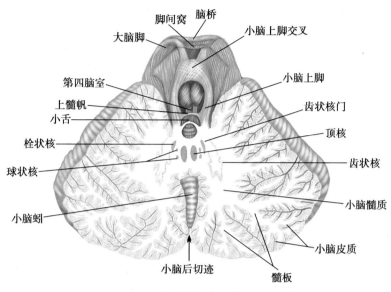

图 21-44　小脑水平切面(示小脑核)

3. **小脑髓质**　由 3 类纤维构成:小脑皮质与小脑核之间的往返纤维;小脑叶片间或小脑各叶之间的联络纤维;小脑的传入和传出纤维,组成 3 对小脑脚:小脑上、中、下脚(图 21-45)。

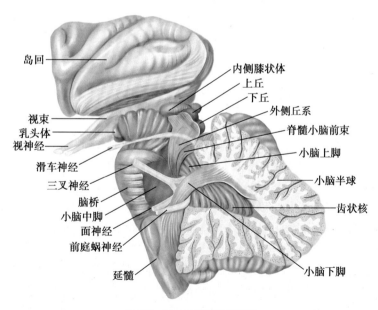

图 21-45　小脑脚示意图

(1)小脑下脚(inferior cerebellar peduncle):又称绳状体,连于小脑和延髓之间,由小脑的传入纤维和传出纤维构成。传入纤维包括:起于前庭神经、前庭神经核、延髓下橄榄核、延髓网状结构进入小脑的纤维;脊髓小脑后束及楔小脑束的纤维。传出纤维包括:发自绒球和部分小脑蚓部皮质,止于前庭神经核的小脑前庭纤维;起于顶核,止于延髓的顶核延髓束纤维和顶核网状纤维。

(2)小脑中脚(middle cerebellar peduncle):又称脑桥臂,最粗大,位于最外侧,连于小脑和脑桥之间。其主要成分为小脑传入纤维,几乎全部由对侧脑桥核发出的脑桥小脑纤维构成,仅少许脑桥网状核到小脑皮质的纤维;含少量小脑至脑桥的传出纤维。

(3) 小脑上脚(superior cerebellar peduncle):又称结合臂,连于小脑和中脑之间。其主要成分为起自小脑核,止于对侧红核和背侧丘脑的小脑传出纤维;小脑传入纤维主要有脊髓小脑前束、三叉小脑束及起自顶盖和红核的顶盖小脑束、红核小脑束等。

(四) 小脑的纤维联系和功能

1. 前庭小脑(原小脑)(图 21-46)　主要接受同侧前庭神经初级平衡觉纤维和前庭神经核经小脑下脚的传入纤维。其传出纤维经顶核中继或直接经小脑下脚终止于同侧前庭神经核和网状结构,之后发出前庭脊髓束和内侧纵束至脊髓前角运动细胞和脑干的一般躯体运动核,调节躯干肌和协调眼球运动以及维持身体平衡。

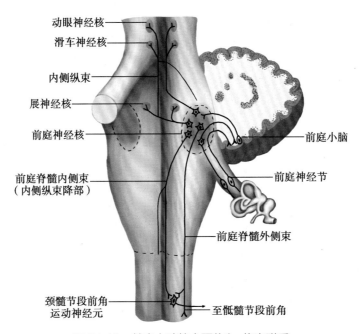

图 21-46　前庭小脑的主要传入、传出联系

2. 脊髓小脑(旧小脑)(图 21-47)　主要接受脊髓小脑前、后束经小脑上、下脚传入的本体感觉冲动。其传出纤维主要投射至顶核和中间核,中继后发出纤维到前庭神经核、脑干网状结构和红核,再经前庭脊髓束、网状脊髓束以及红核脊髓束来影响脊髓前角运动细胞,以调节肌张力。

3. 大脑小脑(新小脑)(图 21-48、图 21-49)　主要接受皮质脑桥束在脑桥核中继后经小脑中脚传入的纤维。发出纤维在齿状核中继后经小脑上脚进入对侧的红核和对侧背侧丘脑腹前核及腹外侧核,后者再发出纤维投射到大脑皮质躯体运动区,最后经皮质脊髓束下行至脊髓,以调控骨骼肌的随意、精细运动。

原小脑的功能是维持身体的平衡,故原小脑损伤,如肿瘤压迫绒球小结叶时,可出现平衡失调、站立不稳等。旧小脑的功能是调节肌张力。新小脑的功能是协调骨骼肌的随意运动,新小脑损伤时常伴有旧小脑损伤,患者常表现为肌张力低下、腱反射减弱、共济运动失调和意向性震颤,如手的轮替运动障碍等。

(五) 小脑损伤的临床表现

小脑的功能主要是调节下行运动通路的活动(图 21-49),故小脑的损伤不会引起随意运动丧失(瘫痪)。小脑血管性病变、局部肿瘤等,均可造成小脑一定部位的损伤。小脑损伤的典型表现包括:①共济失调,运动时有控制速度、力量和距离上的障碍;②眼球震颤;③意向性震颤。

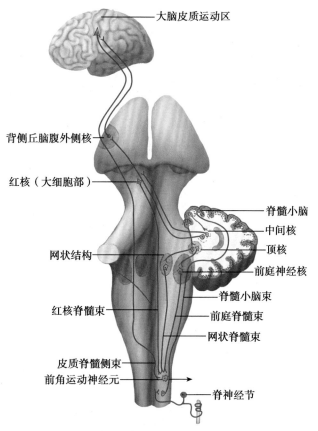

图 21-47 脊髓小脑的主要传入、传出联系

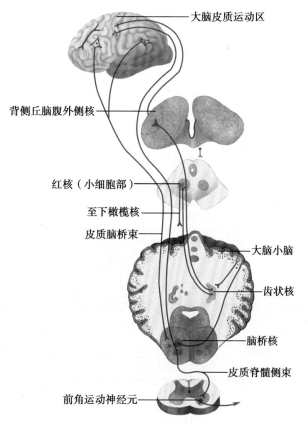

图 21-48 大脑小脑的主要传入、传出联系

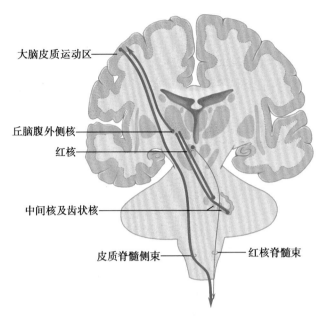

图 21-49   小脑传出纤维二次交叉示意图

三、间脑

间脑(diencephalon)由胚胎时的前脑泡发育而成,位于中脑与端脑之间,连接大脑半球和中脑,因大脑半球高度发展掩盖了间脑的两侧和背面,仅部分腹侧部露于脑底。间脑中间有一矢状位的窄腔为第三脑室,分隔间脑的左、右部分(图 21-50)。虽然间脑的体积不及中枢神经系统的 2%,但其结构和功能十分复杂,是仅次于端脑的中枢高级部位。间脑可分为 5 部分:背侧丘脑、后丘脑、上丘脑、底丘脑和下丘脑。

(一)背侧丘脑

背侧丘脑(dorsal thalamus)又称丘脑,由一对卵圆形的灰质团块组成,借丘脑间黏合(约 20% 缺如)相连,其前端突起称丘脑前结节(anterior thalamic tubercle),后端膨大称丘脑枕(pulvinar),背外侧面的外侧缘与端脑尾状核之间隔有终纹(terminal stria)(图 21-50),内侧面有一自室间孔走向中脑水管的浅沟,称下丘脑沟(hypothalamic sulcus),为背侧丘脑与下丘脑的分界线。

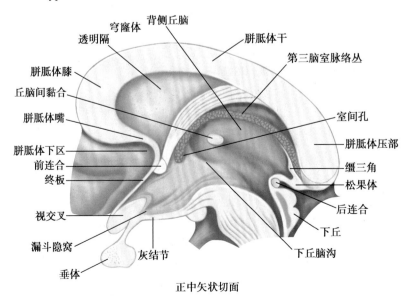

正中矢状切面

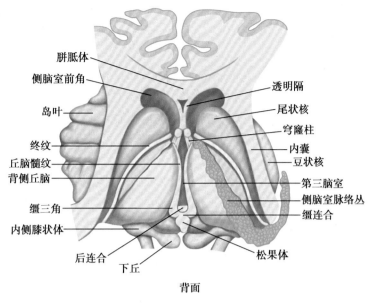

图 21-50　间脑的背面

在背侧丘脑灰质的内部有一由白质构成的内髓板（internal medullary lamina），在水平面上呈"Y"字形，将背侧丘脑大致分为三大核群：前核群、内侧核群和外侧核群。在丘脑内侧面，第三脑室侧壁上的薄层灰质及丘脑间黏合内的核团，合称为中线核群。在外侧核群与内囊之间的薄层灰质称丘脑网状核（reticular thalamic nucleus），网状核与外侧核群间为外髓板（external medullary lamina）。上述各核群中均含多个核团，其中外侧核群分为背侧组和腹侧组，背侧组从前向后分为背外侧核、后外侧核及枕，腹侧组由前向后分为腹前核（ventral anterior nucleus）、腹外侧核（ventral lateral nucleus）（又称腹中间核）和腹后核（ventral posterior nucleus）。内侧核群主要是背内侧核，又分为大细胞区和小细胞区（图 21-51）。

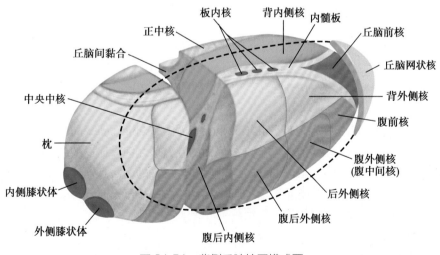

图 21-51　背侧丘脑核团模式图

按进化程序的先后，背侧丘脑又可分为古、旧、新 3 类核团。

1. **非特异性投射核团（古丘脑）**　为背侧丘脑内进化上较古老的部分，包括中线核、板内核和网状核。主要接受嗅脑、脑干网状结构的传入纤维，与下丘脑和纹状体之间有往返联系。网状结构上行纤维经这些核团转接，弥散地投射到大脑皮质广泛区域构成上行网状激动系统，维持机体的清醒状态。

2. **特异性中继核团（旧丘脑）**　为背侧丘脑内进化上较新的部分，包括腹前核、腹外侧核、腹后核（图 21-51）。其主要功能是充当脊髓或脑干等的特异性上行传导系统的转接核，由这些核发出纤维将不同的感觉及与运动有关的信息转送到大脑的特定区,产生具有意识的感觉或调节躯体运动作用。

腹前核和腹外侧核,主要接受小脑齿状核、苍白球、黑质传入纤维,经它们转接,并发出纤维投射至躯体运动中枢,调节躯体运动。

腹后核,包括腹后内侧核(ventral posteromedial nucleus)和腹后外侧核(ventral posterolateral nucleus)(图21-51)。前者接受三叉丘系和由孤束核发出的味觉纤维,后者接受内侧丘系和脊髓丘系的纤维。腹后核发出纤维投射至大脑皮质中央后回的躯体感觉中枢。上述腹后核的传入和传出纤维均有严格定位关系:传导头面部感觉的纤维投射到腹后内侧核,由腹后内侧核发出纤维投射到大脑皮质中央后回下部头面部躯体感觉中枢;传导上肢、躯干和下肢感觉的纤维由内向外依次投射到腹后外侧核,再由该核发出纤维投射到相应的上肢、躯干和下肢大脑皮质躯体感觉中枢代表区。

3. **联络性核团(新丘脑)**　为背侧丘脑内进化上最新的部分,包括前核、内侧核和外侧核的背侧组(图21-51)。虽然它们不直接接受上行的传导束,但与丘脑其他核团、大脑皮质等均有丰富的纤维联系。在功能上进入高级神经活动领域,能汇聚躯体和内脏的感觉信息及运动信息,并伴随情感意识的辨别分析能力,也参与学习记忆活动。

在大脑皮质不发达的鸟类,背侧丘脑是重要的高级感觉中枢;在人类其功能已降为皮质下感觉中枢,但仍有粗略的感觉,并伴有愉快和不愉快的情绪。

(二) 后丘脑

后丘脑(metathalamus),位于背侧丘脑的后下方,中脑顶盖的上方,包括内侧膝状体(medial geniculate body)和外侧膝状体(lateral geniculate body)(图21-51),属特异性中继核。内侧膝状体接受来自下丘臂的听觉传导通路的纤维,发出纤维至颞叶的听觉中枢。外侧膝状体接受视束的传入纤维,发出纤维至枕叶的视觉中枢。

(三) 上丘脑

上丘脑(epithalamus)位于间脑的背侧部与中脑顶盖前区相移行的部分,包括松果体(pineal body)、缰连合、缰三角、丘脑髓纹和后连合(图21-50)。松果体为内分泌腺,16岁以后松果体钙化,可作为X射线诊断颅内占位病变的定位标志。缰三角内有缰核,接受经丘脑髓纹内来自隔核等处的纤维,并发出纤维组成缰核脚间束投射至中脑脚间核,缰核被认为是边缘系统与中脑之间的中继站。丘脑髓纹主要由来自隔区的纤维束构成,大部分终止于缰核,也有纤维至中脑水管周围灰质和其他丘脑核团。

(四) 底丘脑

底丘脑是丘脑和中脑被盖之间的过渡区,位于丘脑的下方,内囊和下丘脑之间,外形只能在脑切片上辨认其范围。

其主要结构包括底丘脑核和未定带(图21-52)。底丘脑核(subthalamic nucleus)又称吕伊斯体,紧邻内囊的内侧,位于黑质内侧部的上方,与内囊外侧面的苍白球之间有往返的纤维联系。该纤维束行经内囊,称底丘脑束(subthalamic fasciculus)。底丘脑核与苍白球同源,是锥体外系的重要结构。其主要功能是对苍白球的抑制作用,一侧病变可出现半身颤搐。未定带(zona incerta)为灰质带,位于底丘脑核的背内侧,是中脑网状结构头端的延续,向外侧过渡到丘脑网状核。

(五) 下丘脑

1. **下丘脑的位置和外形**　下丘脑位于丘脑下部沟腹侧,构成第三脑室侧壁的下份和底壁。从脑的底面看,下丘脑从前向后包括:视交叉(optic chiasma)、灰结节(tuber cinereum)和乳头体(mamillary body)。视交叉向后延伸为视束(optic tract),灰结节向前下方形成中空的圆锥状部分称漏斗(infundibulum),灰结节与漏斗移行部的上端膨大处称正中隆起(median eminence);漏斗下端与垂体相连。

2. **下丘脑的分区及主要核团**　下丘脑从前向后分为4区,分别为视前区(preoptic region)(位于视交叉前缘)、视上区(supraoptic region)(位于视交叉上方)、结节区(tuberal region)(位于灰结节内及其上方)和乳头区(mamillary region)(位于乳头体内及其上方)。由内向外分为3带,室周带(periventricular zone)(位于第三脑室室管膜下的薄层灰质)、内侧带(medial zone)和外侧带(lateral

zone)（以穹窿柱和乳头丘脑束分界）。

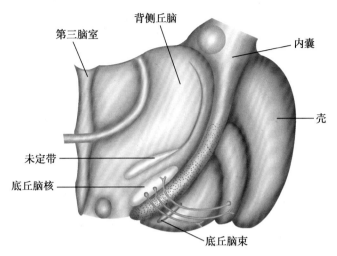

图 21-52　底丘脑（冠状位）的结构和纤维联系

下丘脑主要核团有（图 21-53）：位于视上区的视交叉上核（suprachiasmatic nucleus）、室旁核（paraventricular nucleus）、视上核（supraoptic nucleus）和前核（anterior nucleus），位于结节区的漏斗核（infundibular nucleus）（哺乳动物又称弓状核）、背内侧核（dorsomedial nucleus）和腹内侧核（ventromedial nucleus），位于乳头体区的乳头体核（mamillary body nucleus）和后核（posterior nucleus）。下丘脑的神经元数量不多，但具有一些特殊神经元，这些神经元既具有一般神经元特点（有树突和轴突，神经元之间的突触联系依靠神经递质），又具有内分泌细胞特点（能合成和分泌激素）。

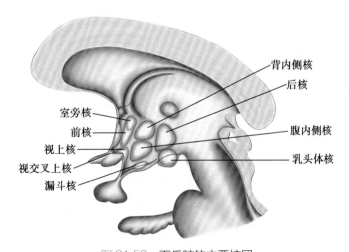

图 21-53　下丘脑的主要核团

3. **下丘脑的主要纤维联系**　下丘脑有复杂的纤维联系（图 21-54、图 21-55），主要包括：①与垂体的联系，由视上核和室旁核合成分泌的抗利尿激素和催产素经视上垂体束（supraopticohypophyseal tract）投射到神经垂体，在此贮存并在需要时释放入血液；由漏斗核及邻近室周区合成分泌的多种激素释放因子或抑制因子经结节漏斗束（tuberoinfundibular tract）投射到垂体门脉系统，调控腺垂体的内分泌功能。②与边缘系统的联系，借穹窿将海马结构和乳头体核相联系；借前脑内侧束（medial forebrain bundle）将隔区、下丘脑（横贯下丘脑外侧区）和中脑被盖相联系；借终纹将隔区、下丘脑和杏仁体相联系。③与丘脑、脑干和脊髓的联系，借乳头丘脑束（mamillothalamic tract）将乳头体和丘脑前核相联系；借乳头被盖束（mamillotegmental tract）将乳头体和中脑被盖相联系；借背侧纵束（dorsal longitudinal fasciculus）将下丘脑和脑干的副交感节前神经元相联系；借下丘脑脊髓束（hypothalamospinal tract）将下丘脑和脊髓的交感节前神经元、骶髓的副交感节前神经元相联系。

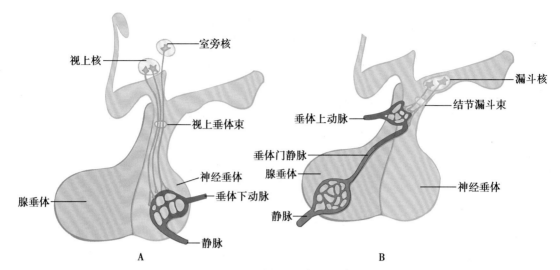

图 21-54　下丘脑与垂体（矢状位）的联系

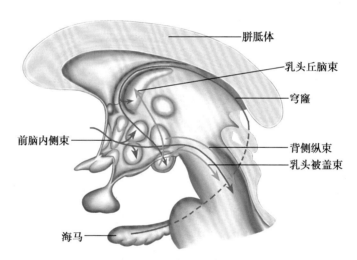

图 21-55　下丘脑（矢状位）的纤维联系

　　4. 下丘脑的功能与临床联系　下丘脑的功能包括：①神经内分泌中心。下丘脑是脑控制内分泌的重要结构。通过与垂体的密切联系，将神经调节与激素调节融为一体。下丘脑通过功能性轴系全面调控内分泌。主要轴系为下丘脑-垂体-甲状腺轴系，下丘脑-垂体-性腺轴系和下丘脑-垂体-肾上腺轴系。轴系的概念拓展与临床的思路。如突眼患者是下丘脑-垂体-甲状腺轴系病变，可按此轴系考虑是甲状腺、垂体的病变，还是下丘脑某个地方的病变造成。②自主神经的调节。下丘脑是调节交感与副交感活动的主要皮质下中枢。下丘脑前区内侧使副交感神经系统兴奋，下丘脑后区外侧使交感神经系统兴奋，通过背侧纵束和下丘脑脊髓束调控脑干和脊髓的自主神经。③体温调节。下丘脑前区（含前核）对体温升高敏感，启动散热机制，包括排汗及扩张表皮血管；损毁此区导致高热。下丘脑后区（含后核）对体温降低敏感，启动产热机制，包括停止发汗；损毁此区导致变温症（体温随环境改变）。④食物摄入调节。通过下丘脑饱食中枢（下丘脑腹内侧核）和摄食中枢（下丘脑外侧部）调节摄食行为，下丘脑腹内侧核的损毁导致过度饮食而肥胖，下丘脑外侧区损毁导致厌食而消瘦。⑤昼夜节律调节。视交叉上核接受来自视网膜的传入而调节昼夜节律。

四、端脑

端脑（telencephalon）是脑的最高级部位，由左、右大脑半球（cerebral hemisphere）和半球间连合连接而成。端脑由胚胎时的前脑泡演化而来，在演化过程中，前脑泡两侧高度发育，形成端脑即左、右大脑半球，遮盖着间脑和中脑，并把小脑推向后下方。大脑半球表面的灰质层，称大脑皮质（cerebral cortex），深部的白质又称髓质，埋在髓质内的灰质核团称为基底核（basal nuclei），大脑半球内的腔隙称为侧脑室（lateral ventricle）。

（一）端脑的外形和分叶

大脑半球在颅内发育时，其表面积增加较颅骨快，而且大脑半球内各部发育速度不均，发育慢的部分陷入，发育快的部分则隆起，因而形成凹凸不平的外表，凹陷处称大脑沟（cerebral sulci），沟之间形成长短大小不一的隆起，为大脑回（cerebral gyri）。人脑的这些沟回有明显的个体差异，即使在同一脑的两个半球之间也存在差异。

1. 主要的沟和裂　左、右大脑半球之间为纵行的大脑纵裂（cerebral longitudinal fissure），纵裂的底面连接两半球宽厚的纤维束板，即胼胝体（corpus callosum）。大脑和小脑之间为大脑横裂（cerebral transverse fissure）。每个半球分为上外侧面、内侧面和下面。上外侧面隆凸，内侧面平坦，两面以上缘为界。下面凹凸不平，它和内侧面之间无明显分界，和上外侧面之间以下缘为界，半球内有 3 条恒定的沟，将每侧大脑半球分为 5 叶，分别为额、顶、枕、颞叶及岛叶。外侧沟（lateral sulcus）起于半球下面，行向后上方，至上外侧面，向后上方行进不远就分为短的前支、升支和长的后支。中央沟（central sulcus）起于半球上缘中点稍后方，斜向前下方，下端与外侧沟隔一脑回，上端延伸至半球内侧面。顶枕沟（parietooccipital sulcus）位于半球内侧面后部，起自距状沟，自下向上并略转至上外侧面。

2. 大脑半球的分叶　在外侧沟上方和中央沟以前的部分为额叶（frontal lobe），外侧沟以下的部分为颞叶（temporal lobe）；枕叶（occipital lobe）位于半球后部，在内侧面为顶枕沟以后的部分；顶叶（parietal lobe）为外侧沟上方，中央沟后方，枕叶以前的部分；岛叶（insular lobe）呈三角形岛状，位于外侧沟深面，被额、顶、颞叶所掩盖（图 21-56、图 21-57）。顶、枕、颞叶之间在上外侧面并没有明显的大脑沟或回作为分界，顶枕沟至枕前切迹（在枕叶后端前方约 5cm 处）的连线以后为枕叶，自此连线的中点至外侧沟后端的连线为顶、颞叶的分界。

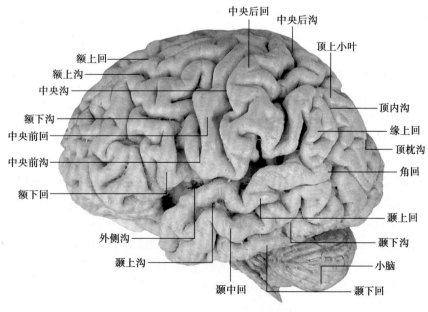

图 21-56　大脑半球外侧面

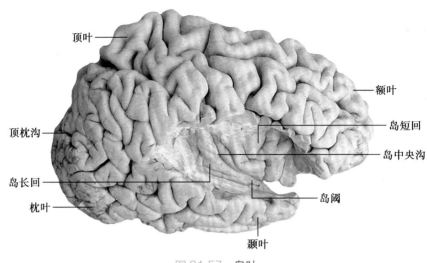

图 21-57　岛叶

3. 大脑半球上外侧面的沟和回　在半球上外侧面,中央沟前方,有与之平行的中央前沟,自中央前沟有 2 条向前水平走行的沟,为额上沟(superior frontal sulcus)和额下沟(interior frontal sulcus),由上述三沟将额叶分成四个脑回,中央前回(precentral gyrus)居中央沟和中央前沟之间,额上回(superior frontal gyrus)居额上沟上方,沿半球上缘并转至半球内侧面,额中回(middle frontal gyrus)居额上、下沟之间。额下回(inferior frontal gyrus)居额下沟和外侧沟之间,此回后部被外侧沟的前支和升支分为三部,由前向后分别为眶部(orbital part)、三角部(triangular part)和岛盖部(opercular part)。在中央沟后方,有与之平行的中央后沟,此沟与中央沟之间为中央后回(postcentral gyrus)。在中央后沟后方有一条与半球上缘平行的顶内沟,顶内沟的上方为顶上小叶,下方为顶下小叶,顶下小叶又分为包绕外侧沟后端的缘上回(supramarginal gyrus)和围绕颞上沟末端的角回(angular gyrus)。在外侧沟的下方,有与之平行的颞上沟和颞下沟。颞上沟的上方为颞上回,内有几条短的颞横回(transverse temporal gyrus)。颞上沟与颞下沟之间为颞中回。颞下沟的下方为颞下回(图 21-56)。

4. 大脑半球内侧面的沟和回　在半球的内侧面,自中央前、后回背外侧面延伸到内侧面的部分为中央旁小叶(paracentral lobule)。在中部有前后方向略呈弓形的胼胝体。胼胝体下方的弓形纤维束为穹窿,两者间为薄层的透明隔(transparent septum)。在胼胝体后下方,有呈弓形的距状沟(calcarine sulcus)向后至枕叶后端,此沟中部与顶枕沟相连。距状沟与顶枕沟之间称楔叶(cuneus),距状沟下方为舌回(lingual gyrus)。在胼胝体背面有胼胝体沟,此沟绕过胼胝体后方,向前移行于海马沟。在胼胝体沟上方,有与之平行的扣带沟(cingulate sulcus),此沟末端转向背方,称边缘支(marginal ramus)。扣带沟与胼胝体沟之间为扣带回(cingulate gyrus)(图 21-58)。

5. 大脑半球下面的沟和回　在半球下面,额叶内有纵行的沟,称嗅沟(olfactory sulcus),此沟内侧部为直回(gyrus rectus),外侧部总称为眶回(orbital gyrus)。眶回又被一"H"形的沟分为四部,外侧部为眶外侧回,内侧部为眶内侧回,前部为眶前回,后部为眶后回。嗅沟内容纳的嗅束,其前端膨大为嗅球,后者与嗅神经相连。嗅束向后扩大为嗅三角。嗅三角与视束之间为前穿质,内有许多小血管穿入脑实质内,其后部邻近视束处,外观光滑,呈斜带状,称斜角带。颞叶下方有与半球下缘平行的枕颞沟,在此沟内侧并与之平行的为侧副沟(collateral sulcus),侧副沟的内侧为海马旁回(parahippocampal gyrus)(又称海马回),其前端弯曲,称钩(uncus)。侧副沟与枕颞沟间为枕颞内侧回,枕颞沟下方为枕颞外侧回。在海马旁回的内侧为海马沟,在沟的上方有呈锯齿状的窄条皮质,称齿状回(dentate gyrus)。从侧脑室内面看,在齿状回的外侧,侧脑室下角底壁上有一弓形隆起,称海马(hippocampus),海马和齿状回构成海马结构(hippocampal formation)(图 21-59、图 21-60)。

　　在半球的内侧面可见环绕胼胝体周围和侧脑室下角底壁的结构,包括隔区(即胼胝体下区和终板旁回)、扣带回、海马旁回、海马和齿状回等,加上岛叶前部、颞极共同构成边缘叶(limbic lobe)。边缘叶是根据进化和功能区分的,参与组成边缘叶的结构有的属于上述 5 个脑叶的一部分,如海马旁回、海马和齿状回属于颞叶;有的则独立于上述 5 个脑叶之外,如扣带回。

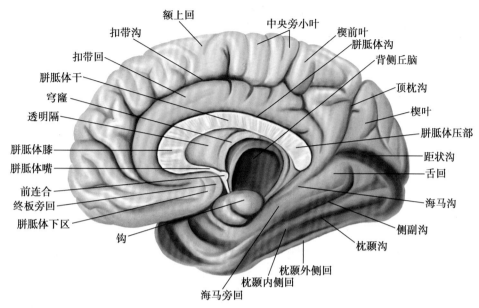

图 21-58　大脑半球内侧面

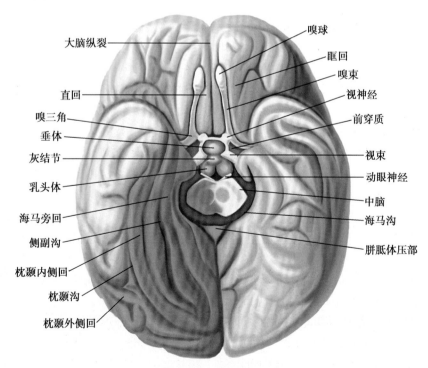

图 21-59　端脑底面

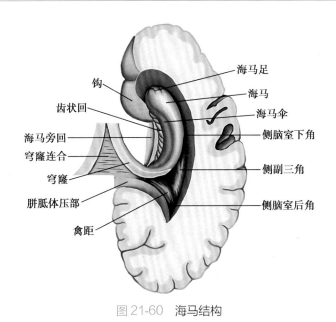

图 21-60　海马结构

（二）大脑皮质的功能定位

大脑皮质是脑的最重要部分,是高级神经活动的物质基础。机体各种机能活动的最高中枢在大脑皮质上具有定位关系,形成许多重要中枢,但这些中枢只是执行某种功能的核心部分,例如中央前回主要管理全身骨骼肌运动,但也接受部分的感觉冲动,中央后回主要是管理全身感觉,但刺激它也可产生少量运动,因此大脑皮质功能定位概念是相对的。除了一些具有特定功能的中枢外,还存在着广泛的脑区,它们不局限于某种功能,而是对各种信息进行加工和整合,完成高级的神经精神活动,称为联络区,联络区在高等动物显著增加。

1. **第Ⅰ躯体运动区**（primary somatomotor area）   位于中央前回和中央旁小叶前部（4 区和 6 区），该中枢对骨骼肌运动的管理有一定的局部定位关系,其特点为:①上下颠倒,但头部是正的,中央前回最上部和中央旁小叶前部与下肢、会阴部运动有关,中部与躯干和上肢的运动有关,下部与面、舌、咽、喉的运动有关。②左右交叉,即一侧运动区支配对侧肢体的运动,但一些与联合运动有关的肌则受两侧运动区的支配,如眼球外肌、咽喉肌、咀嚼肌等。③身体各部分投影区的大小与各部形体大小无关,而取决于功能的重要性和复杂程度。该区接受中央后回、背侧丘脑腹前核、腹外侧核和腹后核的纤维,发出纤维组成锥体束,至脑干躯体运动核和脊髓前角（图 21-61）。

2. **第Ⅰ躯体感觉区**（primary somatosensory area）   位于中央后回和中央旁小叶后部（3、1、2 区），接受背侧丘脑腹后核传来的对侧半身痛、温、触、压以及位置和运动觉,身体各部投影和第Ⅰ躯体运动区相似,身体各部在此区的投射特点是:①上下颠倒,但头部是正的;②左右交叉;③身体各部在该区投射范围的大小取决于该部感觉敏感程度,例如手指和唇的感受器最密,在感觉区的投射范围就最大（图 21-62）。

3. 在人类还有第Ⅱ躯体运动和第Ⅱ躯体感觉中枢,它们均位于中央前回和后回下面的岛盖皮质,与对侧上、下肢运动和双侧躯体感觉（以对侧为主）有关。

4. **第 1 视觉区**（primary visual area）   在距状沟上、下方的枕叶皮质,即上方的楔叶和下方的舌回（17 区），接受来自外侧膝状体的纤维。局部定位关系特点是距状沟上方的视皮质接受上部视网膜来的冲动,下方的视皮质接受下部视网膜来的冲动。距状沟后 1/3 上、下方接受黄斑区来的冲动。一侧视区接受双眼同侧半视网膜来的冲动,损伤一侧视区可引起双眼对侧视野偏盲,称同向性偏盲。

5. **第 1 听觉区**（primary auditory area）   在颞横回（41、42 区），接受内侧膝状体来的纤维。每侧的第 1 听觉区都接受来自两耳的冲动,因此一侧第 1 听觉区受损,不致引起全聋。

6. **前庭区**（vestibular area）   关于此中枢的位置存有争议,一般认为在中央后回下端,头面部感觉区的附近。

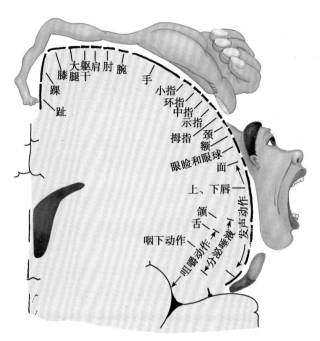

图 21-61　人体各部在第 I 躯体运动区的定位

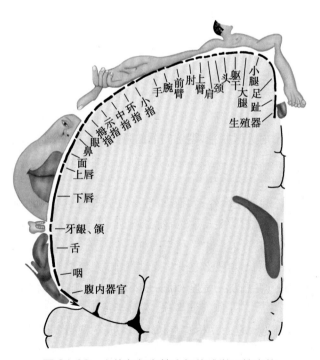

图 21-62　人体各部在第 I 躯体感觉区的定位

7. **嗅觉区**（olfactory area）　在海马旁回钩的内侧部及其附近。

8. **味觉区**（taste area）　在中央后回下部（43 区），舌和咽的一般感觉区附近。

9. **内脏活动的皮质中枢**　位于边缘叶，在此叶的皮质区可找到呼吸、血压、瞳孔、胃肠和膀胱等各种内脏活动的代表区。因此认定，边缘叶是内脏神经功能调节的高级中枢。

10. **语言中枢**　人类大脑皮质与动物的本质区别是能进行思维和意识等高级活动，并进行语言的表达，所以在人类大脑皮质上具有相应的语言中枢，如说话、阅读和书写等中枢（图 21-63）。

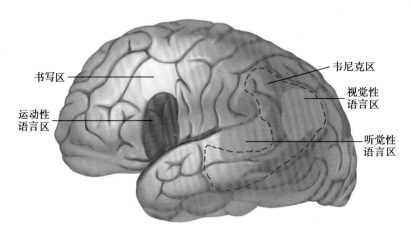

图 21-63　左侧大脑半球的语言中枢

（1）运动性语言区（motor speech area）：在额下回后部（44、45 区），即三角部的后部和岛盖部，又称布罗卡区。如果此中枢受损，患者虽能发音，却不能说出具有意义的语言，称运动性失语症。

（2）书写区（writing area）：在额中回后部（6、8 区），紧靠中央前回的上肢，特别是手的运动区。此中枢若受伤，虽然手的运动功能仍然保存，但写字、绘图等精细动作发生障碍，称为失写症。

（3）听觉性语言区（auditory speech area）：在颞上回后部（22 区），它能调整自己的语言和听到、理解别人的语言。此中枢受损后，患者虽能听到别人讲话，但不理解讲话的意思，自己讲的话也同样不能被理解，故不能正确回答问题和正常说话，称感觉性失语症。

（4）视觉性语言区（visual speech area）：又称阅读中枢，在顶下小叶的角回（39 区），靠近视觉中枢。此中枢受损时，视觉没有障碍，但不理解文字符号的意义，称为失读症。

研究表明，听觉性语言中枢和视觉性语言中枢之间没有明显界限，有学者将它们均称为韦尼克区（图 21-63），该区包括颞上回、颞中回后部、缘上回以及角回。韦尼克区的损伤，将产生严重的感觉性失语症。此外，各语言中枢不是彼此孤立存在的，它们之间有着密切的联系，语言能力需要大脑皮质有关区域的协调配合才能完成。例如，听到别人问话后用口语回答，其过程可能是：首先，听觉冲动传至听区，产生听觉；再由听区与韦尼克区联系，理解问话的意义；经过联络区的分析、综合，将信息传到运动性语言区，后者通过与头面部运动有关的皮质（中央前回下部）的联系，控制唇、舌、喉肌的运动而形成语言，回答问题。

（5）联络区的功能：除上述的功能区外，大脑皮质广泛的联络区中，额叶的功能与躯体运动、发音、语言及高级思维运动有关。顶叶的功能与躯体感觉、味觉、语言等有关。枕叶与视觉信息的整合有关。颞叶与听觉、语言和记忆功能有关。边缘叶与内脏活动有关。

（6）大脑半球的不对称性：在长期的进化和发育过程中，大脑皮质的结构和功能都得到了高度的分化。而且左、右大脑半球的发育情况不完全相同，呈不对称性。左侧大脑半球与语言、意识、数学分析等密切相关，因此语言中枢主要在左侧大脑半球；右侧半球则主要感知非语言信息、音乐、图形和时空概念。左、右大脑半球各有优势，它们互相协调和配合完成各种高级神经精神活动。

（三）端脑的内部结构

大脑半球表层的灰质称大脑皮质，表层下的白质称髓质。埋在白质深部的灰质团块为基底核（也称基底神经节）。端脑的内腔为侧脑室。

1. **基底核**　位于白质内，位置靠近脑底，包括纹状体、屏状核和杏仁体。

（1）纹状体（corpus striatum）：由尾状核和豆状核组成，其前端互相连接，尾状核（caudate nucleus）是由前向后弯曲的圆柱体，分为头、体、尾 3 部，位于丘脑背外侧，伸延于侧脑室前角、中央部和下角。豆状核（lentiform nucleus）位于岛叶深部，借内囊与内侧的尾状核和丘脑分开，此核在水平切面上呈三角形，并被两个白质的板层分隔成三部，外侧部最大称壳（putamen），内侧二部分合称苍白球（globus pallidus),在种系发生上,尾状核和壳是较新的结构,合称新纹状体。苍白球为较旧的结构,称旧纹状体。纹状体是锥体外系的重要组成部分,在调节躯体运动中起到重要作用,并发现苍白球作为基底前脑的一部分参与机体的学习记忆功能(图21-64)。

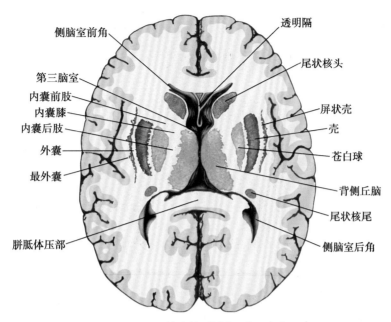

图21-64　基底核、背侧丘脑和内囊

(2)屏状核(claustrum):位于岛叶皮质与豆状核之间,屏状核与豆状核之间的白质称外囊,屏状核与岛叶皮质之间的白质称最外囊。屏状核的功能未明。

(3)杏仁体(amygdaloid body):在侧脑室下角前端的上方,海马旁回钩的深面,与尾状核的末端相连,为边缘系统的皮质下中枢,与调节内脏活动和情绪的产生有关,其纤维联系见边缘系统。

从形态学的角度,通常是将上述的尾状核、豆状核、屏状核和杏仁核归为基底核,但从功能角度又通常将与运动功能联系较少的屏状核和杏仁核排除,而将与运动密切联系的黑质和底丘脑核归为基底核。

2. **脑室系统**

(1)侧脑室(lateral ventricle):侧脑室左右各一,位于大脑半球内,延伸至半球的脑叶内。分为四部分:中央部位于顶叶内,室间孔和胼胝体压部之间;前角伸向额叶,室间孔以前的部分;后角伸入枕叶,下角最长伸到颞叶内(图21-65、图21-66)。侧脑室经左、右室间孔(interventricular foramen)与第三脑室相通。侧脑室形状不规则,室腔大小因人而异,腔内有脉络丛和脑脊液。

(2)第五脑室和第六脑室:第五脑室即透明隔腔(cavity of septum pellucidum),位于两侧透明隔之间的间隙,此室腔一般不通其他脑室。第六脑室又称Verga腔,位于穹窿连合与胼胝体间的一个水平裂隙,不恒定,当它与侧脑室相通时即称为第六脑室。

3. **大脑皮质(cerebral cortex)** 是覆盖在大脑半球表面的灰质,它重演了种系发生的次序,可分为原(古)皮质(海马、齿状回)、旧皮质(嗅脑)和新皮质(其余大部分)。原皮质、旧皮质与嗅觉和内脏活动有关,新皮质高度发展,占大脑半球皮质的96%以上,而将原皮质和旧皮质推向半球的内侧面下部和下面。

大脑皮质的神经细胞可分为两类:①传出神经元;②联络神经元。它们依照一定的规律分层排列并组成一个整体。原皮质和旧皮质为3层结构,新皮质基本为6层结构,如海马可分为3个基本层:分子层、锥体细胞层和多形细胞层。海马与海马旁回(内嗅区)之间有过渡区域,过渡区域逐渐变成4层、5层、6层。这一区域通常分为尖下托、下托、前下托和旁下托4个带形区,其中前2个带形区归海马,后两个带形区归海马旁回(内嗅区)(图21-67)。

图中标注:
侧脑室前角　透明隔
第三脑室　尾状核头
内囊前肢
内囊膝　屏状壳
内囊后肢　壳
外囊　苍白球
最外囊
背侧丘脑
尾状核尾
胼胝体压部
侧脑室后角

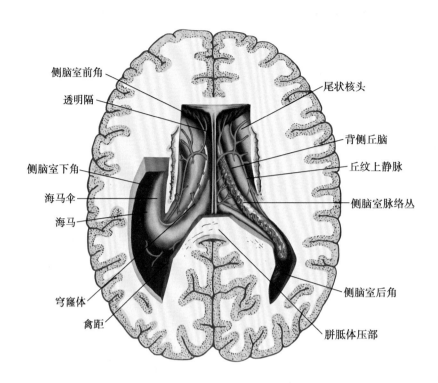

侧脑室前角

透明隔

侧脑室下角

海马伞

海马

穹窿体

禽距

尾状核头

背侧丘脑

丘纹上静脉

侧脑室脉络丛

侧脑室后角

胼胝体压部

图 21-65　侧脑室

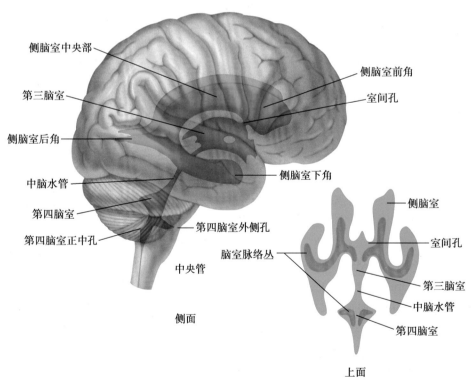

侧脑室中央部

第三脑室

侧脑室后角

中脑水管

第四脑室

第四脑室正中孔

中央管

侧面

侧脑室前角

室间孔

侧脑室下角

第四脑室外侧孔

脑室脉络丛

侧脑室

室间孔

第三脑室

中脑水管

第四脑室

上面

图 21-66　脑室投影图

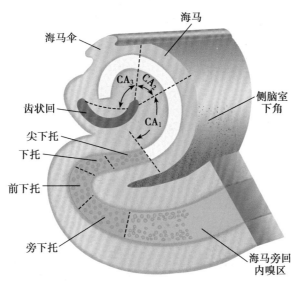

图 21-67 齿状回、海马和内嗅区皮质分层模式图
CA$_1$~CA$_3$ 为海马细胞区。

（1）新皮质典型的 6 层结构：第 I 层分子层；第 II 层外颗粒层；第 III 层外锥体细胞层；第 IV 层内颗粒层；第 V 层内锥体细胞层和第 VI 层多形细胞层。

1）分子层（molecular layer）：又称丛状层，细胞很少，主要由深层细胞树突、轴突或传入纤维与表面平行走向形成，也叫切线纤维层。

2）外颗粒层（external granular layer）：又称小锥体细胞层，主要由大量颗粒细胞和小锥体细胞密集而成，此层有髓纤维很少，染色很浅，也叫无纤维层。

3）外锥体细胞层（external pyramidal layer）：此层含有大量典型的锥体细胞及散在的非锥体细胞，分为 2 个亚层，浅层以中型锥体细胞为主，深层含有大型锥体细胞，有髓纤维较少，按纤维分层称纹上层。

4）内颗粒层（internal granular layer）：由密集的星状细胞、多数小星状细胞构成，有髓神经纤维在此层形成致密横行纤维丛，主要由传入纤维的水平分支组成，又称外纹层。

5）内锥体细胞层（internal pyramidal layer）：又称节细胞层，由中型和大型锥体细胞、颗粒细胞和上行轴突细胞组成，其中一些特大的锥体细胞称为贝兹细胞，其轴突组成锥体束纤维。此层按纤维分层称内纹层。

6）多形细胞层（polymorphic layer）：含大量梭形细胞、少量星形细胞和上行轴突细胞，该层的梭形细胞轴突伸入髓质形成投射纤维和联络纤维，按纤维分层，称纹下层。

从比较胚胎学看，新皮质的六层结构是由古皮质的三层分化而来，所以大脑新皮质也可分为粒上层（第 I ~ III 层），内粒层（第 IV 层）和粒下层（第 V、VI 层）。粒上层发展最晚，在人脑最发达，接受和发出联络性纤维，实现皮质内联系。内粒层主要接受来自间脑的特异性传入投射纤维。粒下层则借传出的投射纤维联系皮质下结构，控制躯体和内脏运动功能（图 21-68）。

六层型的新皮质结构只是基本型，不同区域的皮质，各层的厚薄、纤维疏密以及细胞成分都不同。依据皮质各部细胞的纤维构筑，将全部皮质分为若干区。现在广为人们所采用的是布罗德曼分区，将皮质分成 52 区（图 21-69、图 21-70）。

（2）大脑皮质内神经元的相互作用方式：多种多样，可概括为：①反馈：例如第 IV 层的上行轴突细胞可由锥体细胞的轴突接受信息，再通过其本身的轴突与锥体细胞的树突形成突触。②同步：如第 I 层水平细胞的轴突可同时与多个锥体细胞的树突形成突触，产生同步效应。③汇聚：如第 IV 层的颗粒细胞可同时接受传入和传出纤维的侧支，进行整合。④扩散：一根传入纤维可终止于第 II、III、IV 层的不同神经细胞,导致信息的广泛传播。⑤局部回路:在大脑皮质众多的各类神经元之间存在着大量的神经回路,这是协调大脑活动的重要形态学基础(图 21-68)。

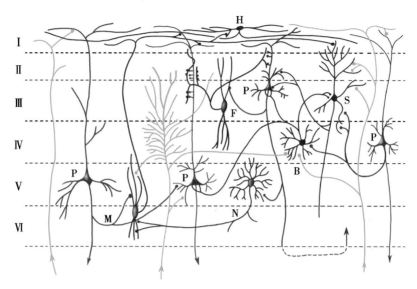

图 21-68　新皮质神经元相互间及与传入纤维间联系模式图

黑色,皮质内固有神经元;红色,传出神经元;蓝色,传入纤维。右侧和左侧的传入纤维为联络纤维或皮质 - 皮质联系纤维,中央的传入纤维为特异性感觉纤维。各层有特定的神经元分布,但某些神经元的胞体不局限于一层内。P. 锥体细胞;M. 上行轴突细胞;F. 梭形细胞;H. 水平细胞;N. 神经胶质样细胞;B. 篮细胞;S. 星状细胞。

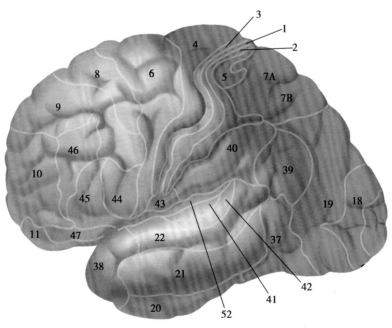

图 21-69　大脑皮质分区(外侧面)

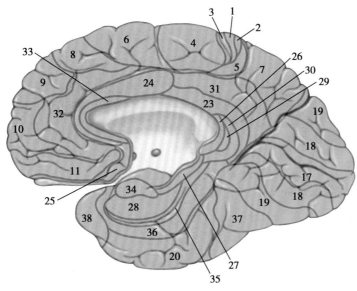

图 21-70　大脑皮质分区（内侧面）

（四）大脑半球的髓质

大脑半球的髓质主要由联系皮质各部和皮质下结构的神经纤维组成，可分为 3 类。

1. **联络纤维**（association fiber）　是联系同侧半球内各部分皮质的纤维，其中短纤维联系相邻脑回，称弓状纤维；长纤维联系本侧半球各叶。其中主要的有：①钩束，呈钩状绕过外侧裂，连接额、颞两叶的前部；②上纵束，在豆状核与岛叶的上方，连接额、顶、枕、颞四个叶；③下纵束，沿侧脑室下角和后角的外侧壁行走，连接枕叶和颞叶；④扣带，位于扣带回和海马旁回的深部，连接边缘叶的各部（图 21-71）。

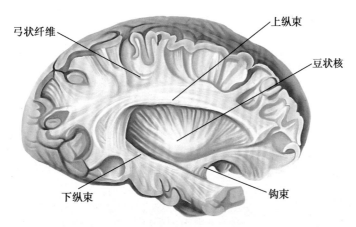

图 21-71　大脑半球联络纤维

2. **连合纤维**（commissural fiber）　是连合左、右半球皮质的纤维。包括胼胝体、前连合、穹窿和穹窿连合（图 21-72）。

（1）胼胝体：位于大脑纵裂底，由连合左、右半球新皮质的纤维构成，其纤维向两半球内部前、后、左、右辐射，广泛联系额、顶、枕、颞叶。在正中矢状切面上，胼胝体很厚。前端呈钩形的纤维板，由前往后可分为嘴、膝、干和压部 4 部分。胼胝体膝部的纤维弯向前，连接两侧额叶的前部称为额钳；经胼胝体干的纤维连接两侧额叶的后部和顶叶；经胼胝体压部的纤维弯向后连接两侧颞叶和枕叶称枕钳。胼胝体的下面构成侧脑室顶。

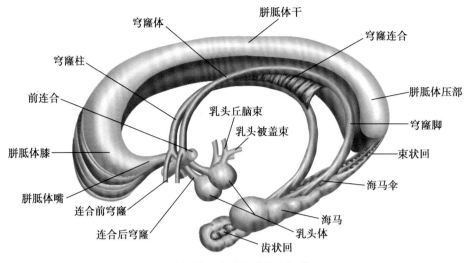

图 21-72　大脑半球连合纤维

（2）前连合（anterior commissure）：是在终板上方横过中线的一束连合纤维，主要连接两侧颞叶，有小部分联系两侧嗅球。

（3）穹窿（fornix）和穹窿连合（commissure of fornix）：穹窿是由海马至下丘脑乳头体的弓形纤维束，两侧穹窿经胼胝体的下方前行并互相靠近，其中一部分纤维越至对边，连接对侧的海马，称穹窿连合。

3. **投射纤维**（projection fiber）　由大脑皮质与皮质下各中枢间的上、下行纤维组成。它们大部分经过内囊。内囊（internal capsule）位于丘脑、尾状核和豆状核之间的白质板。在水平切面上呈向外开放的"V"字形，分前肢、膝和后肢三部。前肢（又称额部）伸向前外，位于豆状核与尾状核之间。后肢（又称枕部）伸向后外，分为豆丘部（豆状核与丘脑之间）、豆状核后部和豆状核下部。膝介于前、后肢之间，即"V"字形转角处（图 21-73）。

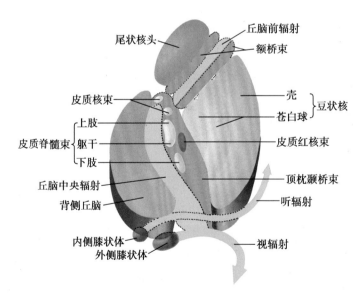

图 21-73　内囊模式图

（1）内囊前肢的投射纤维：主要有额桥束和由丘脑背内侧核投射到前额叶的丘脑前辐射。

（2）内囊膝部的投射纤维：有皮质核束，该束纤维是从中央前回下 1/3（躯体运动区头面部代表区）发纤维下行到脑干的一般躯体运动核和特殊内脏运动核。

（3）内囊后肢的投射纤维：经豆丘部的下行纤维束为皮质脊髓束、皮质红核束和顶桥束等，上行纤维束是丘脑中央辐射和丘脑后辐射。其中皮质脊髓束是中央前回中上部和中央旁小叶前部发纤维至脊髓前角运动核的纤维束。而丘脑中央辐射是丘脑腹后核至中央后回的纤维束,传递皮肤和肌、关节的感觉,如损害此区,则有对侧躯体将感觉障碍。经豆状核后部向后行的纤维是视辐射及枕桥束,前者由外侧膝状体到视皮质,后者由枕叶至脑桥核。经豆状核下部向外侧行的纤维有听辐射及颞桥束,前者由内侧膝状体至听皮质,后者由颞叶至脑桥核。因此,当内囊损伤广泛时,患者会出现偏身感觉丧失(丘脑中央辐射受损),对侧偏瘫(皮质脊髓束、皮质核束损伤)和对侧偏盲(视辐射受损)的"三偏"症状。

(五)边缘系统

边缘系统(limbic system)是由边缘叶及与其相联系密切的皮质下结构,如杏仁核、隔核、下丘脑、背侧丘脑的前核和中脑被盖的一些结构等共同组成。由于边缘系统组成复杂,大多数结构前文也已提及,下面仅从海马、杏仁体和隔区联系出发,说明边缘系统的结构和功能(图 21-74)。

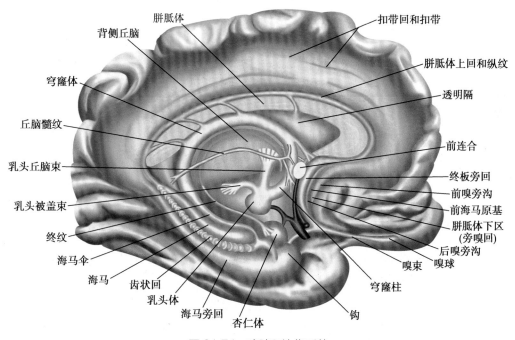

图 21-74 嗅脑和边缘系统

1. **海马结构** 海马和齿状回合称为海马结构,海马又可分为 CA_1、CA_2、CA_3、CA_4 区,它们是只有 3 层结构的古皮质。由于颞叶的新皮质极度发展,海马结构被挤到侧脑室下角中。在海马结构的传入纤维中,一个重要的传入来源是海马旁回。海马结构的主要传出纤维是穹窿,其中多数纤维止于乳头体,也有到隔区的纤维。

2. **杏仁体** 位于侧脑室下角前端和豆状核的腹侧。杏仁体的传入纤维甚广,来自嗅脑、新皮质、隔核、背侧丘脑和下丘脑。传出纤维经终纹和腹侧杏仁体通路到隔区和下丘脑。主要参与内脏及内分泌活动和情绪活动的调节。

3. **隔区(septal area)** 位于胼胝体嘴的下方,包括胼胝体下区和终板旁回,在胼胝体下区的前外部深陷于沟内,称前海马原基,隔核是隔区的皮质下核团,它接受穹窿、终纹、前穿质、扣带回以及前脑内侧束的中脑网状结构上行纤维。发出纤维投射到边缘系统各部皮质,也投射到脑干网状结构,被认为是各种冲动整合中枢,是边缘系统重要核团之一,当刺激或损毁隔核时,可见动物愤怒反应、进食、性及生殖行为的改变。也有研究认为隔核与学习、记忆关系密切。

总之,边缘系统在进化上是脑的古老部分,它司内脏调节、情绪反应和性活动等。这在维持个体生存和种族生存(延续后代)方面发挥重要作用。同时边缘系统特别是海马与机体的高级精神活动学习、记忆密切相关。

（六）基底前脑

基底前脑（basal forebrain）是指位于大脑半球前内侧面和下面，间脑的腹侧，前连合下方的若干脑区和核团，包括下丘脑视前区、隔核、斜角带核、迈纳特基底核、伏隔核、嗅结节和杏仁核等。斜角带核位于前穿质后部邻近视束处，外观光滑，呈斜带状，由前上行向后下，根据细胞的排列方向分为垂直支和水平支两部分。迈纳特基底核位于豆状核下方，前穿质与大脑脚间窝之间一大群细胞。隔核、斜角带和迈纳特基底核内含有大量的大中型胆碱能神经元，属于基底前脑的大细胞核群。这些细胞纤维广泛投射到大脑新皮质、海马等处，与大脑学习、记忆功能关系密切。

伏隔核（nucleus accumbens）位于隔区与尾状核之间偏下方，含有多巴胺类神经元。是基底前脑的一个较大的核团，与边缘系统有密切的纤维联系，功能上与躯体运动、内脏活动整合以及镇痛等有关。

许多临床、生理、行为学和形态学研究表明：基底前脑有着广泛的功能，包括从最原始的内驱力和情绪反应到高级的认知活动。现已表明精神分裂症、帕金森病和阿尔茨海默病这3种长期困扰人类的神经精神病的发病机制与基底前脑的病变有着密切关系。

（阎文柱）

思考题

1. 脊髓半横断，感觉和运动各有何障碍？为什么？
2. 举例阐述脊髓的功能。
3. 脑干内与骨骼肌随意运动有关的脑神经核有哪些？各核团与皮质核束的关系以及各自支配哪些骨骼肌？
4. 试述大脑皮质主要语言中枢的位置和损伤后可能出现的症状。
5. 试述内囊的位置、分部及各部通过的主要纤维，损伤可能出现的症状。
6. 试述皮质脊髓束的起止、位置及其功能。
7. 第Ⅰ躯体运动区和第Ⅰ躯体感觉区位于何处？在大脑皮质投射特点和损伤后可能出现哪些症状？
8. 试述内囊的位置、分部及各部中通过的主要纤维，损伤后可能出现的症状。
9. 试述眼的神经来源、分布及作用。

第二十二章

周围神经系统

　　周围神经系统（peripheral nervous system）位于周围，是指除中枢神经系统以外、分布于全身各处的神经结构和神经组织。周围神经系统在结构上借脊髓和脑与中枢神经系统相连接构成神经系统，同时以各种末梢装置分布于全身各处，从而实现神经系统对身体各系统器官统一的主导和调控。周围神经系统虽然是一个完整的结构系统，但是根据其不同部分与中枢神经连接部位的特点，一般将其划分为脊神经（spinal nerve）和脑神经（cranial nerve）两大部分。前者指的是与脊髓相连的周围神经部分，由 31 对脊神经组成；后者则是指与脑相连的部分，由 12 对脑神经组成。周围神经中的不同纤维成分分布于身体的不同部位，部分神经纤维分布于躯干和四肢的骨骼肌与皮肤，另有部分纤维分布于内脏、心血管和腺体组织。因此又可以根据周围神经终末分布部位的特点将其划分为躯体神经（somatic nerve）和内脏神经（visceral nerve）两大部分，前者指的是分布于身体皮肤和骨骼肌的周围神经部分，后者则是指分布于体腔内脏器、全身心血管和腺体组织的周围神经部分。虽然根据周围神经的结构特点可以将其划分为 4 部分，但是这 4 部分并不是绝对独立的，实际上，无论是脊神经还是脑神经都含有躯体神经纤维和内脏神经纤维。因此为了叙述方便，往往将周围神经系统分为三大部分来描述，即脊神经、脑神经和内脏神经。内脏神经部分是将存在于脊神经和脑神经中的内脏神经周围部分抽提出来，将与之相关联的中枢部分组织成一个完整体系来进行描述。

　　从功能上分析，周围神经系统的任何部分都是由传导感觉信号和传导运动信号的两大部分所构成，因此脊神经、脑神经和内脏神经均可分为感觉神经（sensory nerve）和运动神经（motor nerve）两大结构成分。感觉神经将神经冲动由外周感受器向中枢内传导，又称为传入神经（afferent nerve）；运动神经将神经冲动由中枢神经系统传出至外周的效应器，故又称为传出神经（efferent nerve）。内脏神经的传出神经部分对效应器活动的支配不受大脑意识层面的控制，表现为不受主观意志的调控，故又将该部分称为自主神经系统（autonomic nervous system）或内脏神经系统（visceral nervous system）。根据内脏运动神经中不同部分的形态学特点及对效应器的不同作用，又可以将其分为交感神经（sympathetic nerve）和副交感神经（parasympathetic nerve）两大部分。

　　周围神经系统主要由分布于身体各处的神经、神经节、神经丛和神经终末装置等构成。躯体神经多呈条索状走行并分布于全身的骨骼肌和皮肤，内脏神经大部分以相互交织形成的神经丛分布于平滑肌、心肌和腺体。在周围神经系统的某些特定部位有神经元胞体聚集形成的结构，称为神经节（ganglion）。神经节可分为脑神经节、脊神经节和内脏运动神经节，其中脑、脊神经节属于感觉性神经节，内脏运动神经节又可以分为交感神经节和副交感神经节。

　　周围神经的损伤与再生：周围神经中的神经纤维因外伤或其他原因与神经细胞胞体离断后，其结构会发生崩解和破坏，这种过程称为神经纤维溃变。神经纤维的溃变一般发生在与胞体离断数小时以后，此时其轴突和髓鞘首先出现膨胀和崩解，继而纤维崩裂为碎片、液化为小滴状。自神经纤维损伤离断处向纤维的远侧段发生的溃变称为顺行溃变（anterograde degeneration）；自损伤处向神经纤维近侧段发生的溃变称为逆行溃变（retrograde degeneration）。当神经纤维发生溃变的同时，其胞体也出现损伤性反应，表现为胞体肿胀，细胞核移向胞体一侧，尼氏体发生溶解消失或固缩变形。损伤严重时可导致神经元死亡。

神经纤维在受到损伤、发生溃变后的第 2~3 周,受伤的神经元胞体及其纤维会出现结构的修复和功能的恢复过程,这一现象称为神经纤维的再生。再生的过程首先表现为胞体的尼氏体逐渐恢复正常形态,胞核回到胞体中央,继而与胞体相连的神经纤维的轴突向远侧段生出多条幼芽。这些幼芽穿过损伤处的组织间隙,沿着仍然存活的施万细胞索向远侧段生长,最后到达原来所分布的组织器官。在施万细胞索中生长的轴突幼芽继续增粗,髓鞘也逐渐形成,神经纤维的功能也随之逐渐恢复。与此同时,其余未到达靶器官的幼芽则退化或消失。

周围神经再生受到多种微环境因素的影响。神经损伤后施万细胞的增生是影响再生最重要的条件。当神经受到损伤发生溃变时,施万细胞仍然存活并不断增生形成细胞索,使断开的神经相互愈合,诱导新生轴突向远侧端生长。同时,施万细胞具有产生多种神经营养因子的作用,这些营养因子包括神经生长因子、脑源性神经生长因子、睫状神经生长因子和成纤维细胞生长因子等,对神经纤维的再生具有重要促进作用。此外,周围神经的基质成分对神经再生也有重要影响,这类基质包括细胞外基质(extracellular matrix)和细胞黏附分子(cell adhesion molecule)两种,前者为沉积于细胞间的大分子物质,可分为许多亚型,如层粘连蛋白(laminin)、纤维粘连蛋白(fibronectin)等,主要存在于施万细胞的基底膜内;后者包括神经细胞黏附分子、神经胶质细胞黏附分子和髓鞘相关蛋白等,为分布于施万细胞和星形胶质细胞表面的糖蛋白。这些基质成分对轴突向靶组织的定向生长及轴突髓鞘化过程都有重要影响。另外,交变磁场、电场和氦氖激光等物理因素以及某些中药的有效成分对周围神经的再生也有一定促进作用。

在临床外科手术过程中,对损伤神经断端之间的复位和连接状况可直接影响周围神经的再生效果。为了保证损伤神经断端之间的对位修复,临床上常采用神经束膜端端吻合缝接。基础性研究,如:异体或自体神经移植,骨骼肌束、羊膜管和静脉植入术,组织工程学方法构建的神经导管桥接神经缺损等新技术和方法,为神经损伤的修复和再生提供了新的策略。

第一节 脊 神 经

一、概述

(一)脊神经的构成、分部及纤维分布

脊神经(spinal nerve)为连接于脊髓的周围神经部分,共 31 对。每对脊神经连于一个脊髓节段,由前根(anterior root)和后根(posterior root)组成。前根连于脊髓前外侧沟,由运动性神经根丝构成;后根连于脊髓后外侧沟,由感觉性神经根丝构成。前根和后根在椎间孔处合并为一条脊神经,由此成为既含感觉纤维又含运动纤维的混合神经。脊神经后根在椎间孔处有椭圆形的膨大,称脊神经节(spinal ganglion),其中含有假单极感觉神经元。

根据脊神经与脊髓的连接关系,可将其分为 5 部分,分别为颈神经(cervical nerve)8 对,胸神经(thoracic nerve)12 对,腰神经(lumbar nerve)5 对,骶神经(sacral nerve)5 对,尾神经(coccygeal nerve)1 对。

所有脊神经都经同序数椎体上方或下方的椎间孔穿出椎管或骶管,形成特定的位置关系。第 1 颈神经在寰椎与枕骨之间的间隙离开椎管,第 2~7 颈神经经同序数颈椎上方的椎间孔穿出椎管,第 8 颈神经则在第 7 颈椎下方的椎间孔穿出椎管,所有胸神经和腰神经都经同序数椎骨下方的椎间孔穿出椎管,第 1~4 骶神经从同序数的骶前孔和骶后孔出骶管,第 5 骶神经和尾神经则经骶管裂孔穿出。

不同部位的脊神经前、后根在椎管内的走行方向和走行距离有明显差别。颈神经根最短,行程近于水平;胸神经根较长,斜向外下走行;腰神经根最长,几近垂直下行,在无脊髓的椎管内形成了马尾(cauda equina)。由脊神经前、后根合成的脊神经均在椎间孔处穿出椎管,因此该部位的损伤和病变都可能累及脊神经,导致感觉和运动障碍。在椎间孔处,脊神经有如下重要毗邻:其前方为椎体及椎间盘,后方为关节突关节和黄韧带,上方是上位椎弓的椎下切迹,下方是下位椎弓的椎上切迹。另外,尚有伴随脊神经一起走行的脊髓动、静脉和脊神经的脊膜支进出椎间孔。

脊神经为混合性神经,由躯体神经纤维和内脏神经纤维构成,而躯体神经和内脏神经都含有运动纤维和感觉纤维,因此,脊神经实际含有 4 种纤维成分(图 22-1)。

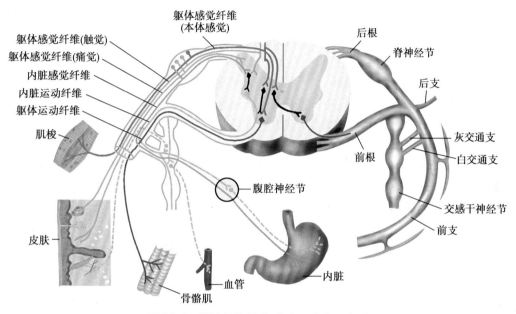

图 22-1 脊神经的组成、分支和分布示意图

1. **躯体感觉纤维** 来自脊神经节中的假单极神经元,其中枢突组成脊神经后根进入脊髓,周围突则构成脊神经分布于身体皮肤、骨骼肌、肌腱和关节等部位,将皮肤浅感觉(痛、温觉和触觉)以及肌、腱和关节的深感觉(运动觉和位置觉)信号传入中枢。

2. **内脏感觉纤维** 也来自脊神经节内的假单极神经元,其中枢突组成后根进入脊髓,周围突则分布于内脏、心血管和腺体的感受器,将这些结构的感觉冲动传入中枢。

3. **躯体运动纤维** 由位于脊髓灰质前角的运动神经元轴突所构成,经前根出脊髓组成脊神经分布于躯干和四肢的骨骼肌,支配其随意运动。

4. **内脏运动纤维** 发自胸髓 12 个节段和腰髓 1~3 节段的中间外侧核(交感神经中枢)以及骶髓 2~4 节段的骶副交感核处神经元的轴突,经前根出脊髓组成脊神经分布于内脏、心血管和腺体的效应器,支配心肌和平滑肌的运动,控制腺体的分泌活动。

(二) 脊神经的分支

脊神经的前根和后根在椎间孔处合为脊神经后,立即分为 4 支。这些分支包括前支、后支、交通支和脊膜支。

1. **前支(anterior branch)** 是脊神经发出的最粗大分支,为混合性神经支。前支与其他分支相比,神经纤维的含量最多,分布范围最广,主要涉及躯干前、外侧部和四肢的肌肉及皮肤。人类胸神经前支仍然保持进化早期原有的节段性走行和分布特点,其余各部脊神经前支在到达所支配的器官前,相邻神经干相互交织成神经丛,并重新编织成新的神经干。除 12 对胸神经外,其余脊神经前支形成 4 个神经丛,即颈丛(cervical plexus)、臂丛(brachial plexus)、腰丛(lumbar plexus)和骶丛(sacral plexus)。

由这些神经丛发出神经分支分布于身体的效应器和感受器。

2. **后支**（posterior branch）　是脊神经干发出的一系列向躯干背面走行,分布于项部、背部和腰骶部的分支,亦为混合性神经支。后支较前支细小,经相邻椎骨横突之间或骶后孔向后走行,绕上关节突外侧向后行至相邻横突之间再分为内侧支和外侧支。骶神经后支则经由骶后孔至臀区。大部分脊神经后支均可分为肌支和皮支两大类,前者分布于项、背、腰、骶和臀部的深层肌,后者则分布于枕、项、背、腰、骶和臀部皮肤。脊神经后支的分布具有明显的节段性特点。

有些脊神经后支形成较粗大的神经干,分布范围较大,具有明显的临床意义。第1颈神经后支又称枕下神经（suboccipital nerve）,该支直径粗大,在寰椎后弓上方与椎动脉下方之间穿行,支配椎枕肌。第2颈神经后支的皮支称为枕大神经（greater occipital nerve）,该支穿斜方肌肌腱到达皮下,分布于枕、项部皮肤。第3颈神经后支的内侧支称为第三枕神经（third occipital nerve）,该支也穿过斜方肌至皮下,分布于枕部下方皮肤。第1~3腰神经后支的外侧支粗大,分布于臀上部皮肤,称为臀上神经（superior gluteal nerve）。第1~3骶神经后支的皮支分布于臀中区域,称为臀中皮神经（middle clunial nerve）。

3. **交通支**（communicating branch）　属于交感神经系统的结构,为连于脊神经与交感干之间的细支。可分为两类:白交通支（white communicating branch）由发自脊神经进入交感干的有髓神经纤维构成,其纤维成分属于内脏运动纤维,源于脊髓灰质侧角的多极神经元;灰交通支（grey communicating branch）为发自交感干的无髓神经纤维,由起于交感干的节后神经纤维构成。

4. **脊膜支**（meningeal branch）　为脊神经出椎间孔后发出的一条返回椎管内的细支。该支返回椎管后迅速分为横支、升支和降支,分布于脊髓被膜、血管壁、骨膜、韧带和椎间盘等处。每条脊膜支均接受来自邻近灰交通支或胸交感神经节的分支。上3对颈神经脊膜支的升支较大,可至颅后窝,分布于硬脑膜。

（三）脊神经走行和分布的一般形态学特点

脊神经在走行和分布上具有一些共同的形态学特点。

1. 较大的神经干多与血管伴行于同一个结缔组织筋膜鞘内,构成血管神经束。在肢体的关节处,神经与血管一样多行于关节的屈侧,并发出浅支和深支。

2. 较大的神经干一般都分为皮支、肌支和关节支。皮支从深面穿过深筋膜浅出于皮下,常与浅静脉伴行分布,主要含躯体感觉纤维和内脏运动纤维,前者与皮肤内的感受器相连,后者分布至皮肤内的血管平滑肌、竖毛肌和汗腺。肌支多从肌肉的近侧端或肌的起点附近发出,并伴随血管一起入肌,该类分支主要含有躯体运动纤维和躯体感觉纤维。关节支多在关节附近发出,一条行程较长的神经往往在其走行途中发出多条分支到达数个关节,一个关节也可同时接受多条神经发来的关节支。关节支主要由躯体感觉纤维组成。

3. 有些神经在其行程中没有相应血管伴行,如坐骨神经,这是因为在胚胎发育过程中其伴行血管逐渐退化所致。

4. 有些部位的脊神经仍然保持着进化早期节段性分布的特点,相邻分布区之间可以存在重叠现象。

二、颈丛

（一）颈丛的组成和位置

颈丛（cervical plexus）由第1~4颈神经前支相互交织构成（图22-2）。该丛位于胸锁乳突肌上部的深面,中斜角肌和肩胛提肌起始端的前方。

（二）颈丛的分支

颈丛的分支包括3种,即分布于皮肤的皮支、至相应骨骼肌的肌支和与其他神经相互连接的交通支（图22-2、图22-3）。

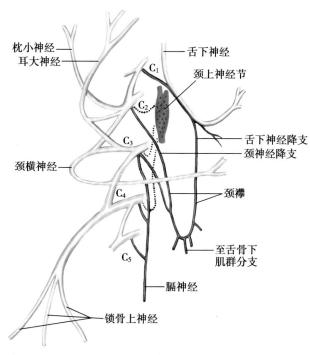

图 22-2　颈丛的组成及颈袢示意图

　　颈丛的皮支在胸锁乳突肌深面集中后,从该肌后缘中点附近浅出,然后分开行向各自颈部皮肤区域。颈丛皮支由深面浅出的部位,是颈部浅层结构浸润麻醉的重要阻滞点,故临床又将其称为神经点。颈丛的主要分支有以下几支。

　　1. **枕小神经**(lesser occipital nerve)(C_2)　沿胸锁乳突肌后缘上行,分布于枕部及耳郭背面上部的皮肤。

　　2. **耳大神经**(great auricular nerve)(C_2、C_3)　沿胸锁乳突肌表面向耳垂方向上行,分布于耳郭及附近皮肤。耳大神经由于其位置表浅,附近没有重要结构,是临床神经干移植的理想替代物。该神经由枕动脉和耳动脉的分支供血,长 5.5~7.4cm,直径 2~4mm。

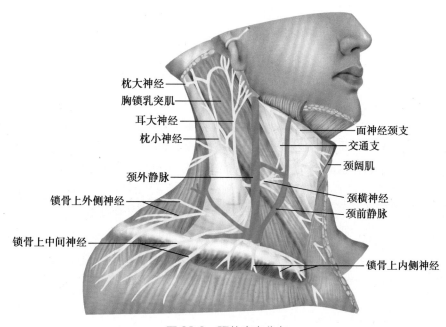

图 22-3　颈丛皮支分布

3. **颈横神经**(transverse nerve of neck)(C_2、C_3)　发出后横行跨过胸锁乳突肌表面向前走行,分布于颈前部皮肤。该神经支常与面神经分支间有交通支存在。

4. **锁骨上神经**(supraclavicular nerve)(C_3、C_4)　共有 2~4 条分支,呈辐射状行向下方和下外侧,越过锁骨达胸前壁上份及肩部。该神经主要分布于颈侧区下份、胸壁上部和肩部的皮肤。

以上 4 条神经均为皮神经,除此之外,颈丛尚发出一些肌支支配颈部深层肌、肩胛提肌、舌骨下肌群和膈肌。

5. **膈神经**(phrenic nerve)(C_{3-5})　起初在前斜角肌上端的外侧下行,继而沿该肌前面下降至其内侧,在锁骨下动、静脉之间经胸廓上口进入胸腔。入胸腔后有心包膈血管与其伴行,经由肺根前方,在纵隔胸膜与心包之间下行到达膈肌,最后于中心腱附近穿入膈肌纤维中(图 22-4)。膈神经的运动纤维支配膈肌的运动,感觉纤维分布于胸膜、心包以及膈肌下面的部分腹膜。一般认为,右膈神经的感觉纤维尚分布到肝、胆囊和肝外胆道的浆膜。膈神经受到损伤后,主要影响同侧半膈肌的功能,表现为腹式呼吸减弱或消失,严重者可有窒息感。膈神经受到刺激时可发生呃逆。

副膈神经(accessory phrenic nerve)为颈丛一不恒定分支,国人出现率约为 48%,常见于一侧。该神经发出部位变化较大,多发自第 4、5 颈神经,亦见起自第 6 颈神经。发出后先在膈神经外侧下行,于锁骨下静脉上方或下方加入膈神经。

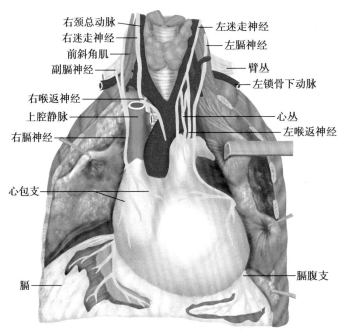

图 22-4　膈神经

颈丛与分布在颈部的其他神经分支之间存在一些交通支,颈丛与副神经、迷走神经和交感神经之间均有交通支相连。其中最重要的是颈丛分支与舌下神经之间的交通联系,颈袢(ansa cervicalis)是这种交通联系的具体形式(见图 22-2)。第 1 颈神经的部分纤维离开本干后加入舌下神经,随其一起下行,经行较短距离后又离开舌下神经继续下行,独立构成舌下神经降支。第 2、3 颈神经的部分纤维离开本干后汇合组成颈神经降支下行。舌下神经降支与颈神经降支在环状软骨水平结合形成颈袢,从袢上发出分支支配舌骨下肌群。

三、臂丛

(一)臂丛的组成和位置

臂丛(brachial plexus)由第 5~8 颈神经前支和第 1 胸神经前支的大部分纤维交织汇合构成。该神经丛的主要结构先经斜角肌间隙向外侧穿出,继而在锁骨后方行向外下进入腋窝。进入腋窝之前,神经丛与锁骨下动脉关系密切,恰位于该动脉的后上方。组成臂丛的5条脊神经前支经过反复分支、交织和组合后,最后形成3个神经束。在腋窝内,3个神经束分别走行于腋动脉的内侧、外侧和后方,将该动脉的中段夹持、包围在中间。这3个神经束也因此分别被称为臂丛内侧束、臂丛外侧束和臂丛后束,臂丛的主要分支多发自这3条神经束(图22-5)。

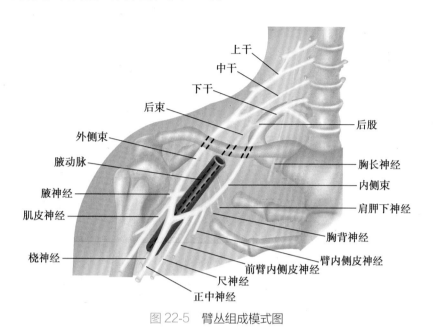

图22-5　臂丛组成模式图

(二) 臂丛的分支

与其他脊神经丛相比,臂丛的分支最多,分支的分布范围也十分广泛。为了叙述的方便,可根据各分支发出的部位将其分为锁骨上分支和锁骨下分支两大类。锁骨上分支在锁骨上方发自臂丛尚未形成3条神经束之前的各级神经干,锁骨下分支则在锁骨下方发自臂丛的内侧束、外侧束和后束。

1. 锁骨上分支　多为行程较短的肌支,分布于颈深肌群、背部浅层肌(斜方肌除外)、部分胸上肢肌及上肢带肌。其主要分支有如下几种。

(1) 胸长神经(long thoracic nerve)($C_{5\sim7}$):起自相应神经根,形成后在臂丛主要结构的后方斜向外下进入腋窝,继沿胸侧壁前锯肌表面伴随胸外侧动脉下行,分布于前锯肌和乳房外侧份。此神经的损伤可导致前锯肌瘫痪,出现以肩胛骨内侧缘翘起为特征的"翼状肩"体征。

(2) 肩胛背神经(dorsal scapular nerve)(C_4、C_5):自相应脊神经根发出后,穿中斜角肌向后越过肩胛提肌,在肩胛骨和脊柱之间伴肩胛背动脉下行,分布于菱形肌和肩胛提肌(图22-6)。

(3) 肩胛上神经(suprascapular nerve)($C_{5\sim6}$):起自臂丛的上干,向后走行经肩胛上切迹进入冈上窝,继而伴肩胛上动脉一起绕肩胛冈外侧缘转入冈下窝,分布于冈上肌、冈下肌和肩关节。肩胛上切迹处该神经最易损伤,损伤后表现出冈上肌和冈下肌无力,肩关节疼痛等症状(图22-6)。

2. 锁骨下分支　分别发自臂丛的3个束,多为行程较长的分支,分布范围广泛,包括肩部、胸背部、臂部、前臂部和手部的肌、关节及皮肤。

(1) 肩胛下神经(subscapular nerve)($C_{5\sim7}$):发自臂丛的后束,常分为上支和下支,分别进入肩胛下肌和大圆肌,支配该二肌的运动(图22-5)。

(2) 胸内侧神经(medial pectoral nerve)(C_8、T_1):发自臂丛内侧束,穿过腋动脉和腋静脉之间弯曲前行,后与胸外侧神经的一分支汇合,从深面进入并支配胸小肌,尚有部分纤维穿出该肌或绕其下缘分布于胸大肌(图22-6)。

(3) 胸外侧神经(lateral pectoral nerve)($C_{5\sim7}$):起自臂丛外侧束,跨过腋动、静脉前方,穿过锁胸筋膜后行于胸大肌深面,并分布至该肌。此神经在走行过程中尚发出一分支与胸内侧神经的分支汇合,分布于胸小肌(图 22-6)。

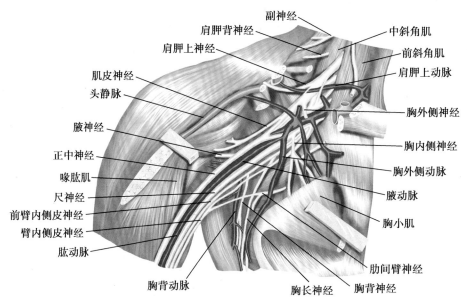

图 22-6　臂丛及其分支

(4)胸背神经(thoracodorsal nerve)($C_{6\sim8}$):发自臂丛后束,沿肩胛骨外侧缘伴肩胛下血管下行,分支分布于背阔肌。乳腺癌根治术过程中清除淋巴结时,应注意勿伤及此神经(图 22-6)。

(5)肌皮神经(musculocutaneous nerve)($C_{5\sim7}$):自臂丛外侧束发出后,向外侧斜穿喙肱肌,在肱二头肌与肱肌之间下行,沿途发出分支分布于臂前群 3 块肌。此外另有纤维在肘关节稍下方,从肱二头肌下端外侧穿出深筋膜,分布于前臂外侧份的皮肤,称为前臂外侧皮神经(lateral antebrachial cutaneous nerve)。肱骨骨折和肩关节损伤时可合并肌皮神经损伤,此时表现为屈肘无力以及前臂外侧部皮肤感觉迟钝(图 22-6、图 22-7)。

(6)正中神经(median nerve)($C_6\sim T_1$):由分别发自臂丛内侧束和外侧束的内侧根与外侧根汇合而成。两根夹持腋动脉向外下方呈锐角合为正中神经主干后,先行于动脉外侧,继而在臂部沿肱二头肌内侧沟下行。下行途中,逐渐从外侧跨过肱动脉至其内侧,伴随血管一起下行至肘窝。从肘窝继续向下穿旋前圆肌和指浅屈肌腱弓后,在前臂正中下行于指浅、深屈肌之间到达腕部,然后行于桡侧腕屈肌腱与掌长肌腱之间,并进入屈肌支持带深面的腕管,最后在掌腱膜深面分布至手掌(图 22-7)。

正中神经在臂部一般没有分支,在肘部及前臂发出许多肌支,其中沿前臂骨间膜前面下行的骨间前神经较粗大,行程较长。正中神经在前臂的分布范围较广,支配除肱桡肌、尺侧腕屈肌和指深屈肌尺侧半以外的所有

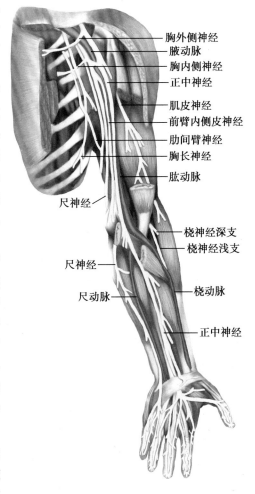

图 22-7　上肢的神经(左上肢前面观)

前臂前群肌。在手部屈肌支持带的下方,正中神经发出一粗短的返支,行于桡动脉掌浅支外侧进入鱼际,支配除拇收肌以外的鱼际肌群。在手掌区,正中神经发出数条指掌侧总神经,每一条指掌侧总神经下行至掌骨头附近又分为两支指掌侧固有神经,后者沿手指的相对缘行至指尖。正中神经在手部的分布可概括为:运动纤维支配第1、2蚓状肌和鱼际肌(拇收肌除外);感觉纤维则分布于桡侧半手掌、桡侧三个半手指掌面皮肤及其中节和远节指背皮肤(图22-8、图22-9)。

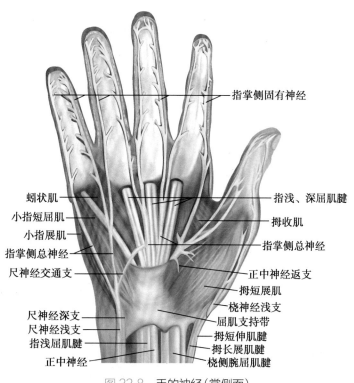

图 22-8 手的神经(掌侧面)

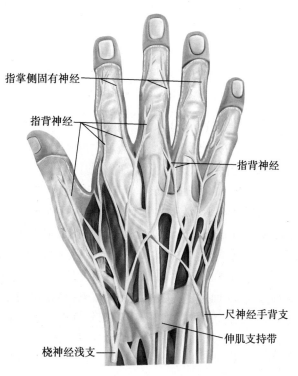

图 22-9 手的神经(背侧面)

正中神经在前臂和腕部位置表浅,当外伤时极易损伤,此时出现该神经分布区的功能障碍。旋前肌综合征为正中神经在穿过旋前圆肌和指浅屈肌起点腱弓处受压损伤后出现的症状,表现为该神经所支配的肌收缩无力和手掌感觉障碍。在腕管内,正中神经也易因周围结构的炎症、肿胀和关节的病变而受压损伤,出现腕管综合征,表现为鱼际肌萎缩,手掌变平呈"猿掌",同时桡侧三个半手指掌面皮肤及桡侧半手掌出现感觉障碍(图22-11)。

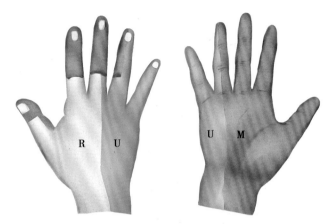

图 22-10　手部皮肤的神经分布
M. 正中神经;U. 尺神经;R. 桡神经。

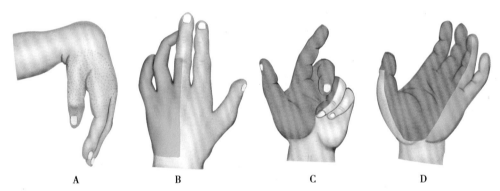

图 22-11　桡、尺和正中神经损伤时的手形及皮肤感觉丧失区
A. 垂腕(桡神经损伤);B. 爪形手(尺神经损伤);C. 正中神经损伤手形;D. 猿掌(正中神经与尺神经损伤)。

正中神经的体表投影:在肱二头肌内侧沟上端肱动脉的搏动处确定一点,在肘部肱骨内、外上髁间连线中点稍内侧确定另一点,此二点之间的连线即为正中神经在臂部的投影线。将此投影线延至腕部桡侧腕屈肌腱与掌长肌腱连线的中点,即为正中神经在前臂的投影线。

(7)尺神经(ulnar nerve)(C_8、T_1):自臂丛内侧束发出后,从腋动、静脉之间穿出腋窝,在肱二头肌内侧沟伴行于肱动脉内侧至臂中部。继而穿内侧肌间隔至臂后区内侧,下行进入肱骨内上髁后方的尺神经沟。在此由后向前穿过尺侧腕屈肌的起点,行至前臂前内侧部。到达前臂后,尺神经伴随尺动脉,在其内侧下行于尺侧腕屈肌与指深屈肌之间。在桡腕关节上方尺神经发出手背支后,主干在豌豆骨桡侧,屈肌支持带浅面分为浅支和深支,在掌腱膜深面、腕管浅面进入手掌(图22-7)。

尺神经在臂部不发任何分支,在前臂上部发肌支支配尺侧腕屈肌和指深屈肌尺侧半。从桡腕关节上方发出的手背支,在腕部伸肌支持带浅面转至于背部,发分支分布于手背尺侧半和小指、环指尺侧半指背皮肤,另有分支分布于环指桡侧半及中指尺侧半的近节指背面皮肤。浅支分布于小鱼际表面的皮肤、小指掌面皮肤和环指尺侧半掌面皮肤。深支分布于小鱼际肌、拇收肌、骨间掌侧肌、骨间背侧肌及第3、4蚓状肌(图22-8、图22-9、图22-10)。

　　根据尺神经经行,其在肘部肱骨内上髁后方、尺侧腕屈肌起点处和豌豆骨外侧容易受到损伤。尺神经在前两个部位受到损伤时,主要表现为屈腕力减弱,环指和小指远节指关节不能屈曲,小鱼际肌和骨间肌萎缩,拇指不能内收,各指不能相互靠拢。同时,掌指关节过伸,出现"爪形手"(图22-11)。感觉障碍则表现为手掌和手背内侧缘皮肤感觉丧失。若在豌豆骨处受损,由于手的感觉支早已发出,所以手的皮肤感觉不受影响,主要表现为骨间肌的运动障碍,即各指不能相互靠拢。

　　尺神经的体表投影:自胸大肌下缘肱动脉起始段搏动点开始,向下内侧到肱骨内上髁与鹰嘴之间的连线为尺神经在臂部的投影线。将此线在前臂的尺侧延至豌豆骨外侧,则为尺神经在前臂的投影线。尺神经在肱骨内上髁后方的尺神经沟内位置最浅,极易触及。

　　(8)腋神经(axillary nerve)(C_5、C_6):从臂丛后束发出,与旋肱后血管伴行向后外方向,穿经腋窝后壁的四边孔后,绕肱骨外科颈至三角肌深面,发出分支支配三角肌和小圆肌(图22-12)。其余纤维自三角肌后缘穿出后延为皮神经,分布于肩部和臂外侧区上部的皮肤,称为臂外侧上皮神经。肱骨外科颈骨折、肩关节脱位和使用腋杖不当所致的重压,都有可能造成腋神经的损伤,导致三角肌瘫痪。此时表现为臂不能外展,肩部和臂外上部皮肤感觉障碍。由于三角肌萎缩,患者肩部亦失去圆隆的外形。

　　(9)桡神经(radial nerve)(C_5~T_1):为臂丛后束发出的神经分支。该神经发出后位于腋动脉的后方,与肱深动脉伴行,先经肱三头肌长头和内侧头之间,继而沿桡神经沟绕肱骨中段后面旋行向外下(图22-12),在肱骨外上髁上方穿过外侧肌间隔至肱桡肌与肱肌之间,继续下行于肱肌与桡侧腕长伸肌之间。桡神经在肱骨外上髁前方分为浅支和深支两终末支。桡神经浅支(superficial branch of radial nerve)为皮支,自肱骨外上髁前外侧向下沿桡动脉外侧下行,在前臂中、下1/3交界处转向背侧,继续下行至于背部,分为4~5支指背神经,分布于手背桡侧半皮肤和桡侧两个半手指近节背面的皮肤(图22-9、图22-10)。桡神经深支(deep branch of radial nerve)较浅支粗大,主要为肌支(图22-12)。该支在桡骨颈外侧穿过旋后肌至前臂后面,沿前臂骨间膜后面,在前臂浅、深伸肌群之间下行达腕关节背面,沿途发出分支分布于前臂伸肌群、桡尺远侧关节、腕关节和掌骨间关节。因其走行及分布的特点,深支又被称为骨间后神经。

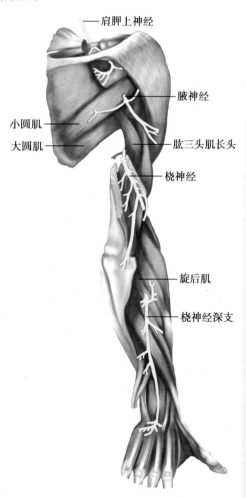

图22-12　上肢的神经(右上肢后面观)

　　桡神经在臂部亦发出较多分支,其中肌支主要分布于肱三头肌、肘肌、肱桡肌和桡侧腕长伸肌。关节支分布于肘关节。皮支共有3支:臂后皮神经在腋窝发出后分布于臂后区的皮肤;臂外侧下皮神经在三角肌止点远侧浅出,分布于臂下外侧部的皮肤;前臂后皮神经自臂中份外侧浅出下行至前臂后面,后达腕部,沿途分支分布于前臂后面皮肤。

　　桡神经在肱骨中段和桡骨颈处骨折时最易发生损伤。在臂中段的后方,桡神经紧贴肱骨的桡神经沟走行,因此肱骨中段或中、下1/3交界处骨折容易合并桡神经损伤,导致前臂伸肌群的瘫痪,表现为抬前臂时呈"垂腕"状(图22-11),同时第1、2掌骨间背面皮肤感觉障碍明显。桡骨颈骨折时可损伤桡神经深支,出现伸腕无力,不能伸指等症状。

　　桡神经的体表投影:自腋后襞下缘外侧端与臂相交处斜向外下连于肱骨外上髁,此连线即为桡神

图中标注:
肩胛上神经　腋神经　小圆肌　大圆肌　肱三头肌长头　桡神经　旋后肌　桡神经深支

经在臂背侧面的投影。

（10）臂内侧皮神经（medial brachial cutaneous nerve）（C$_8$、T$_1$）：从臂丛内侧束发出后，在腋静脉内侧下行，继而沿肱动脉和贵要静脉内侧下行至臂中份附近浅出，分布于臂内侧和臂前面的皮肤。该神经在腋窝内常与肋间臂神经有交通（图 22-6）。

（11）前臂内侧皮神经（medial antebrachial cutaneous nerve）（C$_8$、T$_1$）：发自臂丛内侧束，初行于腋动、静脉之间，继而沿肱动脉内侧下行，至臂中份浅出后与贵要静脉伴行，终末可远至腕部。该神经在前臂分为前、后两支，分布于前臂内侧部前面和后面的皮肤（图 22-6、图 22-7）。

四、胸神经前支

胸神经前支共有 12 对，第 1~11 对均位于相应的肋间隙中，称为肋间神经（intercostal nerve），第 12 对胸神经前支位于第 12 肋的下方，故名肋下神经（subcostal nerve）。肋间神经在肋间内、外肌之间，肋间血管的下方，在肋骨下缘的肋沟内前行至腋前线附近离开肋沟，续行于肋间隙的中间。第 1 胸神经前支小部分行于第 1 肋间隙，大部分参与臂丛构成。第 2~6 肋间神经除主干行于相应肋间隙外，在肋角前方尚分出一侧支向下，前行于下位肋骨的上缘。上 6 对肋间神经的肌支分布于肋间肌、上后锯肌和胸横肌。其皮支有两类：外侧皮支在肋角前方发出，斜穿前锯肌浅出后分为前、后两支，分别向前、向后走行分布于胸外侧壁和肩胛区的皮肤；前皮支在近胸骨侧缘处浅出，分布于胸前壁的皮肤及胸膜壁层的内侧份（图 22-13）。

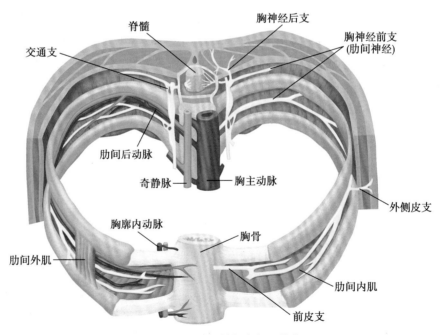

图 22-13　肋间神经走行及分支

第 4~6 肋间神经的外侧皮支和第 2~4 肋间神经的前皮支均向内、外方向发出分支分布于乳房。第 2 肋间神经的外侧皮支又称为肋间臂神经（intercostobrachial nerve），该神经横行通过腋窝到达臂内侧部与臂内侧皮神经交通，分布于臂上部内侧份皮肤。第 7~11 肋间神经及肋下神经在相应肋间隙内向前下方走行，出肋间隙进入腹壁后，续行于腹横肌和腹内斜肌之间，最后在腹直肌外侧缘穿腹直肌鞘，分布于腹直肌。下 5 对肋间神经发出的肌支分布于肋间肌和腹前外侧壁肌群；肋间神经发出的外侧皮支由上至下分别从深面穿肋间肌和腹外斜肌浅出，其浅出点连接起来呈一上、下走行的斜线。肋间神经的前皮支则在白线附近浅出。外侧皮支和前皮支主要分布于胸部与腹部的皮肤，同时也有分支分布至胸膜和腹膜的壁层。

胸神经前支在胸、腹壁皮肤的分布具有明显的节段性特点,其分布依胸神经从小到大的序数,由上向下按顺序依次排列(图 22-14)。每一对胸神经前支的皮支在躯干的分布区是相对恒定的,分布规律为:T_2 分布区相当于胸骨角平面,T_4 相当于乳头平面,T_6 相当于剑突平面,T_8 相当于两侧肋弓中点连线的平面,T_{10} 相当于脐平面,T_{12} 的分布区则相当于脐与耻骨联合连线中点的平面。临床工作中,可以根据躯体皮肤感觉障碍的发生区域来分析和推断具体的受损胸神经以及受损的脊髓节段。

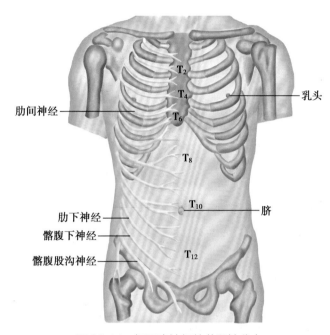

图 22-14 躯干皮神经的节段性分布

五、腰丛

(一) 腰丛的组成和位置

腰丛(lumbar plexus)由第 12 胸神经前支的一部分、第 1~3 腰神经前支及第 4 腰神经前支的一部分组成(图 22-15)。腰丛位于腰大肌深面、腰椎横突的前方。该丛发出的分支除就近支配位于附近的髂腰肌和腰方肌外,尚发出许多分支分布于腹股沟区、大腿前部和大腿内侧部及小腿内侧皮肤。

(二) 腰丛的分支

1. **髂腹下神经**(iliohypogastric nerve)(T_{12}、L_1) 自腰大肌外侧缘穿出后,经肾的后面和腰方肌前面行向外下方,在髂嵴后份上方进入腹横肌与腹内斜肌之间,继续向前由深面穿腹横肌渐行浅出至腹内斜肌与腹外斜肌之间,最后在腹股沟管浅环上方约 3cm 处穿腹外斜肌腱膜达皮下。沿途发出分支分布于腹壁诸肌,同时亦有皮支分布于臀外侧区、腹股沟区及下腹部的皮肤(图 22-16)。

2. **髂腹股沟神经**(ilioinguinal nerve)(L_1) 在髂腹下神经下方出腰大肌外侧缘,斜行跨过腰方肌和髂肌上部,在髂嵴前端附近穿腹横肌浅出,续行于腹横肌与腹内斜肌之间,前行入腹股沟管,与精索或子宫圆韧带伴行,从腹股沟管浅环穿出。该支较髂腹下神经细小,其肌支沿途分布于附近的腹壁肌,皮支则分布于腹股沟部、阴囊或大阴唇的皮肤(图 22-16)。

3. **股外侧皮神经**(lateral femoral cutaneous nerve)(L_2、L_3) 从腰大肌外侧缘穿出后向前外侧走行,横过髂肌表面至髂前上棘内侧,继而在腹股沟韧带深面越过该韧带,离开髂窝进入股部。在髂前上棘下方 5~6cm 处,该神经支穿出深筋膜分布于大腿前外侧部的皮肤(图 22-16)。

图中标注:T_2、T_4、T_6、T_8、T_{10}、T_{12}、乳头、肋间神经、脐、肋下神经、髂腹下神经、髂腹股沟神经

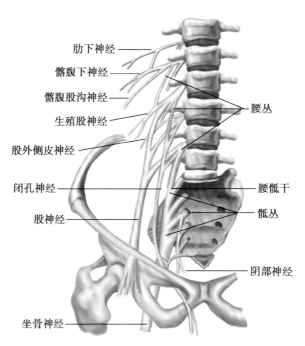

肋下神经

髂腹下神经

髂腹股沟神经

生殖股神经

股外侧皮神经

闭孔神经

股神经

坐骨神经

腰丛

腰骶干

骶丛

阴部神经

图 22-15　腰、骶丛组成模式图

4. **股神经**(femoral nerve)(L$_{2\sim4}$)　为腰丛发出的最大分支。自腰大肌外侧缘发出后,在腰大肌与髂肌之间下行到达腹股沟区,随后在腹股沟韧带中点稍外侧从深面穿经该韧带,于股动脉外侧进入大腿的股三角区。股神经在股三角内发出数条分支,其中肌支主要分布于髂肌、耻骨肌、股四头肌和缝匠肌。皮支中有行程较短的股中间皮神经和股内侧皮神经,分布于大腿和膝关节前面的皮肤区;皮支中最长的是隐神经(saphenous nerve),该分支伴随股动脉进入收肌管下行,出此管后在膝关节内侧继续下行,于缝匠肌下端的后方浅出至皮下。随后与大隐静脉伴行,沿小腿内侧面下行至足内侧缘,沿途发出分支分布于髌下、小腿内侧面及足内侧缘的皮肤(图 22-17)。除以上分支外,股神经尚有分支至膝关节和股动脉。

股神经受损后主要表现有:屈髋无力,坐位时不能伸膝,行走困难,膝跳反射消失,大腿前面和小腿内侧面皮肤感觉障碍。

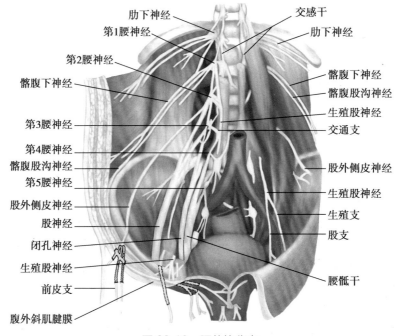

肋下神经

第1腰神经

第2腰神经

髂腹下神经

第3腰神经

第4腰神经

髂腹股沟神经

第5腰神经

股外侧皮神经

股神经

闭孔神经

生殖股神经

前皮支

腹外斜肌腱膜

交感干

肋下神经

髂腹下神经

髂腹股沟神经

生殖股神经

交通支

股外侧皮神经

生殖股神经

生殖支

股支

腰骶干

图 22-16　腰丛的分支

5. **闭孔神经**(obturator nerve)(L$_{2-4}$) 自腰丛发出后从腰大肌内侧缘浅出，紧贴盆壁内面前行，与闭孔血管伴行穿闭膜管出盆腔，随后分为前、后两支，分别在短收肌的前、后方分布并浅出至大腿内侧区(图22-17)。闭孔神经发出的肌支主要支配闭孔外肌、长收肌、短收肌、大收肌和股薄肌，偶见发出分支至耻骨肌；其皮支主要分布于大腿内侧部皮肤(图22-17)。除这些分支外，闭孔神经也有细小分支分布于髋关节和膝关节。副闭孔神经偶有出现，该神经一般沿腰大肌内侧缘下行，在耻骨肌后方跨过耻骨上支后分布于耻骨肌和髋关节，并与闭孔神经之间有交通。

闭孔神经在股内侧区中间处由深至浅先入长收肌，然后进入股薄肌。当手术中选用股薄肌替代肛门外括约肌时，应注意保留此分支。

6. **生殖股神经**(genitofemoral nerve)(L$_1$、L$_2$) 自腰大肌前面穿出后，在该肌的前面下行，不久斜越输尿管的后方行至腹股沟区，在腹股沟韧带上方分为生殖支和股支。生殖支于腹股沟管深环处进入该管，随管内结构分布于提睾肌和阴囊(随子宫圆韧带分布于大阴唇)。股支则穿过股鞘和阔筋膜分布于股三角区的皮肤。

在腹股沟疝修补术和盲肠后位阑尾手术时，应注意勿伤及此神经。

六、骶丛

(一) 骶丛的组成和位置

骶丛(sacral plexus)由来自腰丛的腰骶干和所有骶、尾神经前支组成。腰骶干由第4腰神经前支的部分纤维和第5腰神经前支的所有纤维在腰丛下方合成，随后下行越过盆腔上口进入小骨盆，加入骶丛。从参与组成的脊神经数目来看，骶丛是全身最大的脊神经丛(见图22-15)。

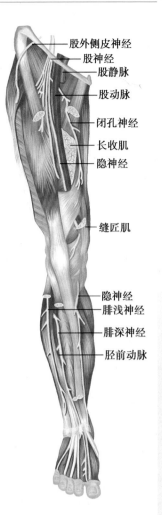

图 22-17 下肢的神经(前面)

骶丛位于盆腔内，恰在骶骨和梨状肌的前面，髂血管的后方，左侧骶丛前方有乙状结肠，右侧骶丛前方有回肠袢。由于骶丛与盆腔脏器如直肠和子宫等位置十分邻近，这些器官的恶性肿瘤可浸润、扩散至该神经丛，导致疼痛以及多个神经根受累的体征。

(二) 骶丛的分支

骶丛发出的分支可分为两大类，一类是短距离走行的分支，直接分布于邻近的盆壁肌，如梨状肌、闭孔内肌和股方肌等；另一类为走行距离较长的分支，分布于臀部、会阴、股后部、小腿和足部的肌群及皮肤。后一类分支包括以下几种。

1. **臀上神经**(superior gluteal nerve)(L$_4$、L$_5$、S$_1$) 由骶丛发出后，伴臀上血管经梨状肌上孔出盆腔至臀部，行于臀中、小肌之间。在两肌之间其主干分为上、下两支，分布于臀中肌、臀小肌和阔筋膜张肌(图22-18)。

2. **臀下神经**(inferior gluteal nerve)(L$_5$、S$_1$、S$_2$) 离开骶丛后，伴随臀下血管经梨状肌下孔出盆腔至臀部，行于臀大肌深面，发出分支支配该肌(图22-18)。

3. **股后皮神经**(posterior femoral cutaneous nerve)(S$_{1-3}$) 自骶丛发出后，与臀下神经相伴穿经梨状肌下孔出盆腔至臀部，在臀大肌深面下行，达其下缘后浅出至股后区皮肤。该神经沿途发分支分布于臀区、股后区和腘窝的皮肤(图22-18)。

4. **阴部神经**(pudendal nerve)(S$_{2-4}$) 从骶丛发出后伴随阴部血管穿出梨状肌下孔至臀部，随即绕坐骨棘经坐骨小孔进入会阴部的坐骨肛门窝。在阴部管内紧贴坐骨肛门窝外侧壁前行，由后向前经过肛三角和尿生殖三角，沿途发出分支分布于会阴部的肌群和皮肤以及外生殖器的皮肤。该神经干在会阴部的主要分支有：肛神经(直肠下神经)、会阴神经和阴茎(阴蒂)背神经。肛神经分布于肛门

图中标注（自上而下）：股外侧皮神经、股神经、股静脉、股动脉、闭孔神经、长收肌、隐神经、缝匠肌、隐神经、腓浅神经、腓深神经、胫前动脉

外括约肌和肛门部皮肤；会阴神经与阴部血管伴行分布于会阴诸肌以及阴囊或大阴唇的皮肤；阴茎背神经或阴蒂背神经行于阴茎或阴蒂的背侧，分布于阴茎或阴蒂的海绵体及皮肤（图 22-19）。

5. 坐骨神经（sciatic nerve）（L_4、L_5、S_{1-3}） 为全身直径最粗大，行程最长的神经。坐骨神经从骶丛发出后，经梨状肌下孔出盆腔至臀大肌深面，在坐骨结节与大转子连线的中点深面下行到达股后区，继而行于股二头肌长头的深面，一般在腘窝上方分为胫神经（tibial nerve）和腓总神经（common peroneal nerve）两大终支（图 22-18）。坐骨神经在股后区发出肌支支配股二头肌、半腱肌和半膜肌，同时也有分支至髋关节。

坐骨神经干的体表投影：从坐骨结节与大转子连线的中点开始，向下至股骨内、外侧髁连线的中点作一直线，此两点间连线的上 2/3 段即为坐骨神经在股后区的投影线。坐骨神经痛时，此连线常出现压痛。

坐骨神经的变异较常见，其变异形式主要有两种，一种是坐骨神经出盆腔时与梨状肌间的不同关系，另一种是坐骨神经分为两大终支时部位的变化。根据国人的统计资料，坐骨神经以单干形式从梨状肌下孔出盆腔者最常见，占 66.3%，而以其他形式出盆腔者则占 33.7%。其他形式包括：以单干穿梨状肌出盆腔者；神经干分为两支，一支穿梨状肌，另一支穿梨状肌下孔出盆腔者；神经干分为两支，一支穿梨状肌上孔，另一支穿梨状肌下孔出盆腔者。其中单干穿梨状肌出盆腔者易形成对坐骨神经的不利影响，这种形式下，坐骨神经长年受梨状肌收缩的压迫，神经干的血液供应因此受到影响，导致出现功能障碍，临床称为"梨状肌综合征"。在大多数情况下，坐骨神经在腘窝上方分为胫神经和腓总神经两大分支，但是有相当比例的坐骨神经在出盆腔时即分为两大终支，更有甚者，在盆腔内即分为两终支。

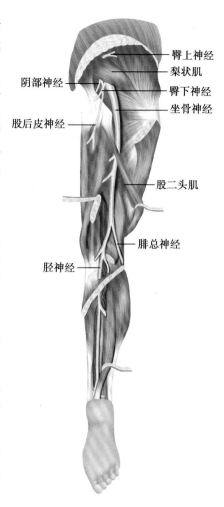

图 22-18 下肢的神经（后面）

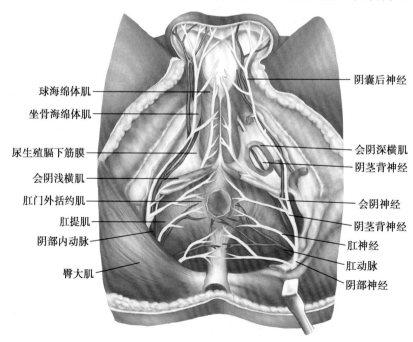

图 22-19 会阴部的神经（男性）

(1)胫神经(tibial nerve)(L₄、L₅、S₁₋₃)：为坐骨神经本干的延续，在股后区下份沿中线下行进入腘窝，在此与位于深面的腘血管相伴下行至小腿后区、比目鱼肌深面，继而伴胫后血管行至内踝后方，之后在屈肌支持带深面的踝管内分为足底内侧神经(medial plantar nerve)和足底外侧神经(lateral plantar nerve)两终支进入足底区(图 22-20)。足底内侧神经在拇展肌深面、趾短屈肌内侧前行，分支分布于足底内侧肌群，足底内侧半皮肤及内侧三个半足趾跖面皮肤。足底外侧神经在拇展肌和趾短屈肌深面行至足底外侧，分支分布于足底中间群和外侧群肌，以及足底外侧半皮肤和外侧一个半趾跖面皮肤(图 22-20)。

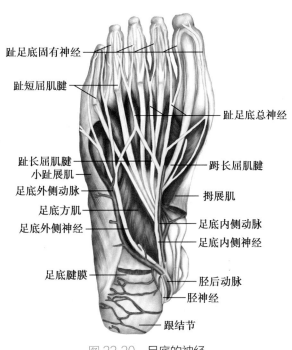

图 22-20　足底的神经

胫神经在腘窝和小腿后区尚发出许多分支：其中肌支分布于小腿后群诸肌；皮支主要为腓肠内侧皮神经，该皮支伴小隐静脉下行，沿途分支分布于相应区域的皮肤，并在小腿下部与来自腓总神经的腓肠外侧皮神经吻合为腓肠神经。腓肠神经经外踝后方至足的外侧缘前行，分布于足背及小趾外侧缘皮肤；关节支则分布于膝关节和踝关节。

胫神经的体表投影为从股骨内、外侧髁连线中点向下连至内踝后方的下行直线。

胫神经损伤后，由于小腿后群肌收缩无力，主要表现为足不能跖屈，不能以足尖站立，内翻力减弱。同时出现足底皮肤感觉障碍。由于小腿后群肌功能障碍，收缩无力，结果导致小腿前外侧群肌的过度牵拉，使足呈背屈和外翻位，出现所谓"钩状足"畸形(图 22-21)。

(2)腓总神经(common peroneal nerve)(L₄、L₅、S₁、S₂)：在腘窝上角由坐骨神经发出后，沿构成腘窝上外侧界的股二头肌肌腱内侧向外下走行，至小腿上段外侧绕腓骨颈向前穿过腓骨长肌，分为腓浅神经和腓深神经两终末支(图 22-17、图 22-18)。腓浅神经(superficial peroneal nerve)分出后初在腓骨长肌深面下行，继而续行于腓骨长、短肌与趾长伸肌之间，沿途发出分支分布于腓骨长肌和腓骨短肌。终支在小腿中、下 1/3 交界处浅出为皮支，分布于小腿外侧、足背和第 2~5 趾背的皮肤。腓深神经(deep peroneal nerve)分出后在腓骨与腓骨长肌之间斜向前行，伴随胫前血管行于胫骨前肌和趾长伸肌之间，继而在胫骨前肌与拇长伸肌之间下行，最后经踝关节前方达足背。沿途发出分支分布于小腿前群肌、足背肌及第 1、2 趾相对缘的皮肤。

腓总神经的分布范围主要包括小腿前、外侧群肌和足背肌以及小腿外侧、足背和趾背的皮肤。除此之外，腓总神经尚有分支至膝关节前外侧部和胫腓关节。腓总神经发出的腓肠外侧皮神经分布于小腿外侧面皮肤,并与来自胫神经的腓肠内侧皮神经吻合。

腓总神经在腓骨颈处的位置最为表浅,易受损伤。受伤后由于小腿前、外侧群肌功能丧失,表现为足不能背屈,趾不能伸,足下垂且内翻,呈"马蹄"内翻足畸形(图 22-21),行走时呈"跨阈步态"。同时小腿前、外侧面及足背区出现明显的感觉障碍。

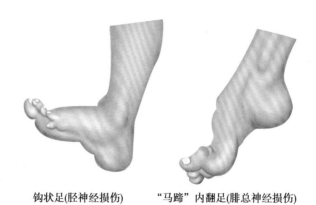

钩状足(胫神经损伤)　　　"马蹄"内翻足(腓总神经损伤)

图 22-21　神经损伤后足的畸形

尾丛(coccygeal plexus)是第 4 和第 5 骶神经前支以及尾神经分支组成的小神经丛。该丛位于尾骨的盆面,其分支分布于尾骨肌、部分肛提肌以及骶尾关节。由此丛发出的肛尾神经穿过骶结节韧带后分布于尾骨背面的小片皮肤区。

七、皮神经分布的节段性和重叠性特点

在胚胎发育的早期阶段,每个脊髓节段所属的脊神经都分布到特定的体节,包括肌节和皮节。此后随着发育过程的不断进行,相应的肌节和皮节以及由此分化和演变的肌群与皮肤发生了形态改变和位置的迁移。但是无论这些肌群和皮肤的位置如何变化,它们与对应的脊神经以及所属的脊髓节段并不会由此改变。因此,每对脊神经的分布范围都是恒定的,存在特定的规律。了解和掌握这些规律,尤其是脊神经皮支的节段性分布规律,具有重要的临床价值。如前述及,大部分出现于躯干背面的脊神经后支具有相对恒定的节段性分布规律,同时,胸神经前支的外侧皮支和前皮支在胸、腹壁的皮肤区亦存在明显的节段性分布特点。

由于四肢在胚胎发育过程中肌节和皮节的位置变化很大,因此其典型的节段性分布现象消失,形成了特有的分布规律。胚胎发生过程中肢芽的生长具有方向特点,从而导致了肢体皮神经分布的特殊性。概括而言,由相邻数支脊神经前支编织组成的脊神经丛发出分支分布至相应肢体,组成该神经丛的最上一支脊神经和最下一支脊神经前支的纤维,往往分布于所支配肢体的近侧端靠近躯干处,而组成该神经丛中间部分的诸支脊神经的纤维则分布于肢体的远侧部分。如分布于上肢的臂丛由第5~8 颈神经前支的全部纤维和第 1 胸神经前支的部分纤维组成,其中第 5 颈神经和第 1 胸神经分布至上肢的近侧部分,而第 6、7、8 颈神经则分布于上肢的远侧段和手部。分布于下肢的腰丛和骶丛发出的脊神经分支在下肢也具有类似的分布特点(图 22-22)。

每一支脊神经皮支的分布区并不是与相邻脊神经皮支的分布区绝对分开的,相反,相邻两条皮神经的分布区域存在一定程度的相互重叠。因此,当一条皮神经受损时,一般不会出现该皮神经分布区的感觉丧失,而仅表现为感觉迟钝。如果两条以上相邻的皮神经受到损伤时,才会出现损伤神经分布区的感觉完全消失的体征(图 22-23)。

了解脊神经在皮肤分布的节段性和重叠性的现象,对临床一些神经系统疾病的定位诊断有重要参考意义。

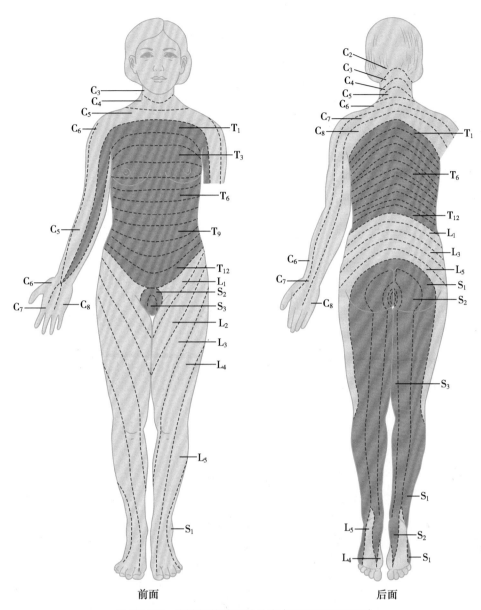

前面　　　　　　　　　　　　　后面

图 22-22　脊神经的节段性分布（前面观和后面观）

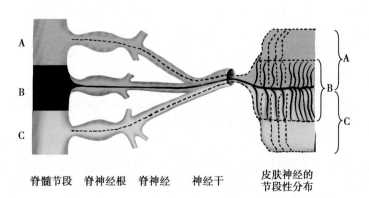

脊髓节段　脊神经根　脊神经　神经干　皮肤神经的节段性分布

图 22-23　脊神经分布重叠性示意图

第二节 脑 神 经

脑神经(cranial nerve)属于周围神经,由于其与脑相连,故称为脑神经。脑与外周组织器官中的感受器和效应器借脑神经彼此相联系。脑神经共 12 对,按其自上而下与脑相连的顺序,分别用罗马数字表示(表 22-1、表 22-2、见图 3-26)。

表 22-1 脑神经的名称、性质、连脑部位及进出颅腔的部位

顺序及名称	性质	连脑部位	进出颅腔的部位
Ⅰ 嗅神经	感觉性	端脑	筛孔
Ⅱ 视神经	感觉性	间脑	视神经管
Ⅲ 动眼神经	运动性	中脑	眶上裂
Ⅳ 滑车神经	运动性	中脑	眶上裂
Ⅴ 三叉神经	混合性	脑桥	第 1 支眼神经经眶上裂 第 2 支上颌神经经圆孔 第 3 支下颌神经经卵圆孔
Ⅵ 展神经	运动性	脑桥	眶上裂
Ⅶ 面神经	混合性	脑桥	内耳门→茎乳孔
Ⅷ 前庭蜗神经	感觉性	脑桥	内耳门
Ⅸ 舌咽神经	混合性	延髓	颈静脉孔
Ⅹ 迷走神经	混合性	延髓	颈静脉孔
Ⅺ 副神经	运动性	延髓	颈静脉孔
Ⅻ 舌下神经	运动性	延髓	舌下神经管

脑神经的纤维成分较脊神经复杂,含有 7 种纤维成分,它们主要依据胚胎发生、神经纤维支配及功能等方面的特点而划分。

1. **一般躯体感觉纤维** 分布于皮肤、肌、肌腱和眶内、口腔、鼻腔大部分黏膜。
2. **特殊躯体感觉纤维** 分布于外胚层衍化来的特殊感觉器官即视器和前庭蜗器。
3. **一般内脏感觉纤维** 分布于头、颈、胸腔和腹腔的脏器。
4. **特殊内脏感觉纤维** 分布于味蕾和嗅器。虽然这些感受器是由外胚层衍化而来,但与进食等内脏活动相关,故将与其联系的神经纤维称为特殊内脏感觉纤维。
5. **一般躯体运动纤维** 分布于中胚层肌节衍化来的眼球外肌和舌肌。
6. **一般内脏运动纤维** 分布于平滑肌、心肌和腺体。
7. **特殊内脏运动纤维** 分布于咀嚼肌、面肌和咽喉肌等。这些横纹肌是由与消化管前端有密切关系的鳃弓衍化而来,因此将分布于这些肌肉的神经纤维称为特殊内脏运动纤维。

脑神经虽然总体上有 7 种纤维成分,但就每一对脑神经而言,所包含的纤维成分种类多少不同,根据其包含的纤维成分及其性质分为 3 类:①感觉性神经,如Ⅰ、Ⅱ和Ⅷ对脑神经;②运动性神经,如Ⅲ、Ⅳ、Ⅵ、Ⅺ和Ⅻ对脑神经;③混合性神经,包括Ⅴ、Ⅶ、Ⅸ、Ⅹ对脑神经,这 4 对脑神经既含感觉纤维,又含运动纤维。

内脏运动纤维根据其形态和功能等方面的特点,又分为交感和副交感两部分。脊神经所含的内脏运动纤维多属于交感神经,仅第2~4骶神经所含的内脏运动纤维属于副交感神经。而脑神经中的一般内脏运动纤维均属于副交感神经,仅存在于Ⅲ、Ⅶ、Ⅸ和Ⅹ对脑神经中。

Ⅲ、Ⅶ、Ⅸ和Ⅹ对脑神经中的一般内脏运动纤维(副交感神经纤维)从脑干的相应神经核团发出后,先终止于相应的副交感神经节,在节内交换神经元后,由节内的神经元再发出纤维至该神经所支配的平滑肌、心肌和腺体。因此,凡含一般内脏运动纤维的脑神经都有属于自己的副交感神经节。这些副交感神经节有的较大,肉眼可见,位于所支配器官的近旁;有的则很小,弥散分布于所支配的器官壁内。

脑神经中的一般躯体感觉纤维以及一般和特殊内脏感觉纤维多为假单极神经元的突起,这些假单极神经元的胞体在脑外聚集成脑神经节,计有三叉神经节(Ⅴ)、膝状神经节(Ⅶ)、舌咽和迷走神经的上、下神经节(Ⅸ和Ⅹ),其性质与脊神经节相同。由双极神经元胞体聚集而成的前庭神经节和蜗神经节(Ⅷ),均位于耳内,节内神经元的突起组成了脑神经的特殊躯体感觉纤维,其功能分别与传导平衡觉和听觉信息有关。

一、嗅神经

嗅神经(olfactory nerve)由特殊内脏感觉纤维组成,属于感觉性脑神经(见图3-26)。位于上鼻甲及其相对的鼻中隔黏膜内的嗅细胞的中枢突构成嗅神经纤维。这些纤维聚集成20多条嗅丝,穿过筛孔入颅前窝,连于嗅球,传导嗅觉。颅前窝骨折累及筛板时,可撕脱嗅丝和脑膜,造成嗅觉障碍或丧失,同时脑脊液也可流入鼻腔。鼻炎时,当炎症蔓延至鼻腔上部黏膜,可造成一时性嗅觉迟钝。

二、视神经

视神经(optic nerve)由特殊躯体感觉纤维组成,传导视觉冲动。视网膜节细胞的轴突在视神经盘处聚集,穿过巩膜筛板后续为视神经。视神经在眶内长2.5~3cm,行向后内,穿经视神经管入颅中窝。颅内段长1~1.2cm,向后内走行至垂体前方形成视交叉。在视交叉处,来自双侧眼球鼻侧半视网膜的纤维交叉,来自双侧眼球颞侧半视网膜的纤维不交叉。由于眼球的主要部分和视神经是由胚胎早期间脑向外突出形成的视泡发育而来,其中视网膜由视泡发育的视杯内、外两层共同分化而成。因此,视神经外面包有由3层脑膜延续而来的3层被膜,脑的蛛网膜下腔也随之延伸至视神经周围和视神经盘处,所以当颅内压增高时,表现为视神经盘水肿(图22-24)。

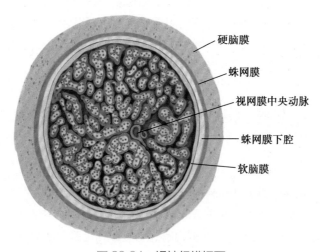

硬脑膜
蛛网膜
视网膜中央动脉
蛛网膜下腔
软脑膜

图22-24　视神经横切面

三、动眼神经

动眼神经(oculomotor nerve)为运动性神经,含有一般躯体运动和一般内脏运动两种纤维。一般躯体运动纤维来自中脑上丘平面的动眼神经核,一般内脏运动纤维来自中脑的动眼神经副核。动眼神经自中脑腹侧脚间窝出脑,紧贴小脑幕切迹边缘和蝶鞍后床突侧面前行,穿经海绵窦外侧壁上部前行,经眶上裂入眼眶后,立即分成上、下两支。上支较细小,分布于上睑提肌和上直肌;下支粗大,分布于下直肌、内直肌和下斜肌。动眼神经中的一般内脏运动纤维(副交感神经纤维)由下斜肌支单独以小支分出,称睫状神经节短根,前行至视神经后段外侧的睫状神经节交换神经元,其节后纤维进入眼球,支配睫状肌和瞳孔括约肌,参与视物的调节反射和瞳孔对光反射(图 22-25、图 22-26)。

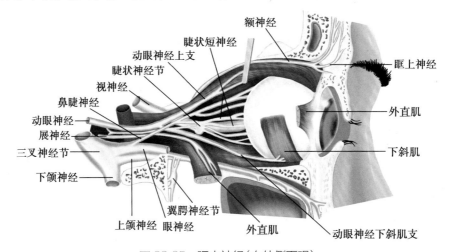

图 22-25　眶内神经(右外侧面观)

睫状神经节(ciliary ganglion)为扁平椭圆形的副交感神经节,位于视神经与外直肌之间,约 2mm×2mm×1mm 大小。脑神经的副交感神经节一般都有些细小的神经支与其相连,习惯上将这些神经支称为神经节的根。睫状神经节有感觉、交感、副交感 3 种根:①副交感根,即睫状神经节短根,来自动眼神经中的一般内脏运动纤维经此根进入睫状神经节,在此节交换神经元,节内神经元发出节后纤维加入睫状短神经进入眼球;②交感根,来自颈内动脉表面的交感神经丛,穿过睫状神经节直接加入睫状短神经,进入眼球后支配瞳孔开大肌和眼球内血管;③感觉根,来自三叉神经第 1 支眼神经的鼻睫神经支,穿过鼻睫神经节随睫状短神经入眼球,传导眼球的一般感觉。睫状短神经一般 6~10 支,自睫状神经节发出,在眼球后极于视神经周围进入眼球。由于随动脉来的交感神经纤维和鼻睫神经的感觉神经纤维都穿过此节而达眼球,因此,阻滞麻醉此节及其附近的神经根,就可有效地阻断结膜、角膜和眼球中膜各部的感觉传入;同时可使眼内血管收缩、降低眼压,所以眼科常作此神经节麻醉以达上述目的,称球后麻醉(图 22-25、图 22-26)。

动眼神经损伤后,可致上睑提肌、上直肌、内直肌、下直肌和下斜肌瘫痪;出现上睑下垂、瞳孔斜向外下方及瞳孔扩大,对光反射消失等症状。

四、滑车神经

滑车神经(trochlear nerve)为运动性脑神经,仅含一般躯体运动纤维,来自中脑下丘平面的滑车神经核,向后交叉至对侧,从中脑背侧下丘下方出脑,根丝极细。该神经离脑后,绕大脑脚外侧前行,也穿经海绵窦外侧壁向前,经眶上裂入眶。在眶内跨过上直肌和上睑提肌向前内侧行,进入并支配上斜肌的运动。滑车神经是唯一一对从脑干背面出脑的脑神经(图 22-26)。

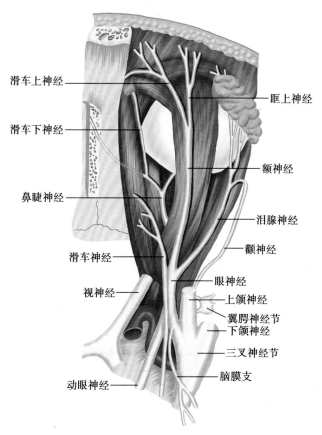

图 22-26　眶内神经(右上面观)

五、三叉神经

三叉神经(trigeminal nerve)(图 22-26、图 22-27、图 22-28)为最粗大的混合性脑神经,含一般躯体感觉和特殊内脏运动两种纤维。其特殊内脏运动纤维来自脑桥中段的三叉神经运动核,纤维组成三叉神经运动根,位于感觉根内侧,和感觉纤维一起从脑桥基底部与小脑中脚交界处出、入脑。运动根出脑后,穿经三叉神经节进入三叉神经的下颌神经中,经卵圆孔出颅,随下颌神经分支分布于咀嚼肌等。运动根内尚含有从外周至三叉神经中脑核的纤维,主要传导咀嚼肌的本体感觉。三叉神经以一般躯体感觉神经纤维为主,这些纤维的细胞体位于三叉神经节(trigeminal ganglion)(半月节)内。该神经节位于颅中窝颞骨岩部前面近尖端的三叉神经压迹处,被硬脑膜形成的梅克尔腔包裹。三叉神经节由感觉性假单极神经元胞体组成,其中枢突集中构成粗大的三叉神经感觉根,由脑桥基底部与桥臂交界处入脑,止于三叉神经诸感觉核,其中传导痛、温觉的纤维主要终止于三叉神经脊束核;传导触觉的纤维主要终止于三叉神经脑桥核;其周围突形成三叉神经三大分支,即第 1 支眼神经、第 2 支上颌神经、第 3 支下颌神经,分支分布于头面部皮肤、眼及眶内、口腔、鼻腔、鼻旁窦的黏膜、牙齿和脑膜等,传导痛、温、触觉等多种感觉(图 22-27、图 22-28)。

(一) 眼神经

眼神经(ophthalmic nerve)仅含一般躯体感觉纤维,自三叉神经节发出后,穿行海绵窦外侧壁,伴行于动眼神经、滑车神经的下方,继而经眶上裂入眶,分支分布于眶壁、眼球、泪器、结膜、硬脑膜、部分鼻和鼻旁窦黏膜、额顶部及上睑和鼻背部的皮肤。眼神经分支如下。

1. 额神经(frontal nerve)　是眼神经最上面的粗大分支,在眶上壁骨膜与上睑提肌之间前行,途中有 2~3 分支,其中眶上神经(supraorbital nerve)较大,伴眶上血管向前经眶上孔(切迹)出眶,分布于额和上睑部皮肤。另一支向前内行经滑车上方出眶,称滑车上神经(supratrochlear nerve),分布于鼻背及内眦附近皮肤(图 22-26、图 22-27、图 22-28)。

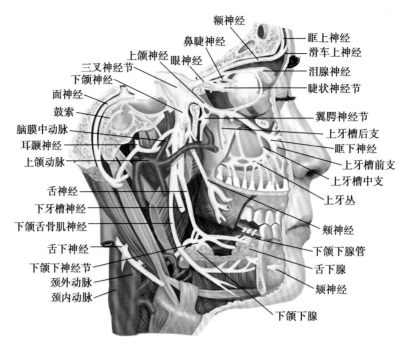

图 22-27　三叉神经

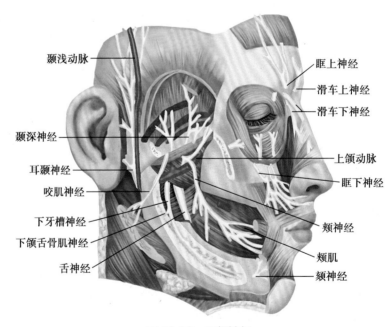

图 22-28　下颌神经

　　2. **泪腺神经**（lacrimal nerve）　细小,沿眶外侧壁、外直肌上方行向前外至泪腺,除分支分布于泪腺外,还分出细支穿外眦到达面部,分布于上睑和外眦部的皮肤,传导泪腺及附近区域的感觉。泪腺神经与上颌神经的颧神经有交通支,从而将颧神经中来自面神经的副交感纤维导入泪腺,控制泪腺分泌(图 22-26、图 22-27)。

　　3. **鼻睫神经**（nasociliary nerve）　从眼神经发出后,在上直肌和视神经之间向前内行达眶内侧壁,沿途发出较多分支。滑车下神经(infratrochlear nerve)为鼻睫神经的较大分支,行于上斜肌下方,在滑车下方出眶,分布于鼻背、眼睑的皮肤及泪囊;筛前、筛后神经分布于筛窦、鼻腔黏膜及颅前窝硬脑膜;睫状长神经在眼球后方穿入眼球,分布于角膜、虹膜和睫状体等处。此外,鼻睫神经尚有小支连于睫状神经节,构成该神经节的感觉根(图 22-25、图 22-26、图 22-27)。

此外,眼神经在海绵窦外侧壁行程中尚发出小脑幕神经,司小脑幕感觉。

（二）上颌神经

上颌神经(maxillary nerve)与眼神经一样,仅含一般躯体感觉纤维,自三叉神经节发出后,即进入海绵窦外侧壁,沿其下部向前,经圆孔出颅,进入翼腭窝上部,主干继续前行经眶下裂入眶,延续为眶下神经。上颌神经主要分布于上颌牙和牙龈、口腔顶及鼻腔和上颌窦黏膜、部分硬脑膜及睑裂与口裂之间的皮肤(图 22-27、图 22-28、图 22-29),接受其感觉。主要分支如下。

1. **眶下神经**(infraorbital nerve)　为上颌神经主干的终末支,经眶下裂入眶后,紧贴眶下壁向前,经眶下沟、眶下管出眶下孔后分为数支,分布于下睑、鼻翼、上唇的皮肤和黏膜。临床行上颌部手术时,常经眶下孔进行麻醉。

2. **上牙槽神经**(superior alveolar nerves)　有上牙槽后、中、前 3 条支,其中上牙槽后神经自翼腭窝内的上颌神经本干发出,向外进入颞下窝,穿上颌骨体后面的上颌结节进入上颌窦;上牙槽中、前神经分别在眶下沟和眶下管内自眶下神经分出,向下穿上颌骨进入上颌窦。上牙槽神经的 3 条分支在上颌骨骨质内相互吻合形成上牙槽神经丛,由丛发支分布于上颌牙、牙龈及上颌窦黏膜。

3. **颧神经**(zygomatic nerve)　较细小,在翼腭窝处分出,经眶下裂入眶后分为颧面神经和颧颞神经两终支,穿经眶外侧壁分布于颧、颞部皮肤。颧神经还借交通支将来源于面神经的副交感神经节后纤维导入泪腺神经内,控制泪腺分泌。

4. **翼腭神经**(pterygopalatine nerve)　也称神经节支,为 2~3 条细小神经,始于上颌神经行至翼腭窝处,向下连于翼腭神经节(副交感神经节),穿过神经节后分布于腭、鼻腔的黏膜及腭扁桃体,传导这些区域的感觉。

此外,上颌神经出颅前还发出硬脑膜神经,分布于颅中窝前部的硬脑膜。

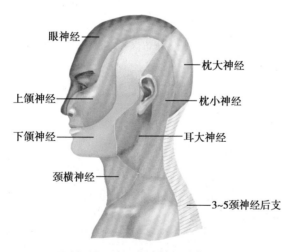

图 22-29　头面部皮神经分布示意图

（三）下颌神经

下颌神经(mandibular nerve)是三叉神经三大分支中最粗大的一支,既含一般躯体感觉纤维又含特殊内脏运动纤维,为混合性神经。自卵圆孔出颅后,在翼外肌深面分为前、后两干,前干细小,除发出肌支分布于咀嚼肌、鼓膜张肌和腭帆张肌外,还发出一感觉支颊神经;后干粗大,除感觉支分布于硬脑膜、下颌牙及牙龈、舌前 2/3 及口腔底的黏膜、耳颞区和口裂以下的皮肤外,还发出肌支支配下颌舌骨肌和二腹肌前腹(图 22-28、图 22-29)。下颌神经主要分支如下。

1. **耳颞神经**(auriculotemporal nerve)　以两神经根起于下颌神经后干,两根间夹持脑膜中动脉,向后合成一支,经下颌颈内侧转向上行,与颞浅血管伴行穿过腮腺,经耳屏前向上分布于颞区皮肤(图

22-28)。耳颞神经亦有分支至腮腺实质的深部,传导感觉冲动,并将来源于舌咽神经的副交感纤维导入腺体,控制腮腺分泌。

2. **颊神经**(buccal nerve)　自下颌神经前干发出后,沿颊肌外面向前下行,分布于颊部皮肤及口腔侧壁黏膜(图 22-27、图 22-28)。

3. **舌神经**(lingual nerve)　从下颌神经后干发出后,紧贴下颌支内侧下降,沿舌骨舌肌外侧弓形向前,越过下颌下腺上内方,向前内行到达口腔黏膜深面,分布于口腔底及舌前 2/3 黏膜,传导一般感觉。舌神经在其行程中,有面神经的鼓索支加入同行(图 22-27)。鼓索包含两种纤维:一般内脏运动纤维(副交感纤维)和特殊内脏感觉纤维(传导味觉的纤维)。其中副交感纤维在舌神经中行至下颌下腺上方时,离开舌神经向下进入下颌下神经节,交换神经元后,节后纤维分布于下颌下腺和舌下腺。传导味觉的纤维则随舌神经分布于舌前 2/3 区域的味蕾,传递该部的味觉信息。

4. **下牙槽神经**(inferior alveolar nerve)　为混合性神经,是下颌神经后干中较粗大的一支,在舌神经后方,沿翼内肌外侧下行,经下颌孔入下颌管,在管内分支形成下牙槽神经丛,由丛分支分布于下颌牙及牙龈,其终支自下颌骨颏孔穿出,称颏神经,分布于颏部及下唇的皮肤和黏膜。下牙槽神经中的特殊内脏运动纤维常独立成干,组成下颌舌骨肌神经,在下颌支内侧行向前下至口腔底部,支配下颌舌骨肌及二腹肌前腹(图 22-28)。

5. **咀嚼肌神经**(nerve of muscle of mastication)　属特殊内脏运动性神经,源自下颌神经前干起始部,分支有咬肌神经、颞深神经、翼内肌神经、翼外肌神经,分别支配同名咀嚼肌。

三叉神经的三大分支在头、面部皮肤具有明显区域性分布规律,以眼裂和口裂为界,眼裂以上为眼神经分布区,眼裂与口裂之间为上颌神经分布区,口裂以下是下颌神经分布区(图 22-29)。

一侧三叉神经损伤时,出现同侧头、面部皮肤及眼、口腔和鼻腔黏膜一般感觉丧失;角膜反射消失;一侧咀嚼肌瘫痪,张口时下颌偏向患侧。三叉神经痛为临床常见疾病,分为继发性和原发性。继发性三叉神经痛是因颅底或脑桥小脑角的肿瘤、转移瘤等侵犯三叉神经的感觉根或脑干内的感觉核而引起的疼痛。原发性三叉神经痛是三叉神经分布区反复发作的阵发性、短暂、剧烈疼痛。一般前者伴随三叉神经功能破坏的症状。

六、展神经

展神经(abducent nerve)为一般躯体运动纤维组成的运动性脑神经,来自脑桥被盖部的展神经核,纤维向腹侧自延髓脑桥沟中线外侧出脑,前行至颞骨岩部尖端,向前穿入海绵窦。在窦内沿颈内动脉外下方前行,经眶上裂穿总腱环入眶,从外直肌后部的内侧面入该肌。展神经损伤可引起外直肌瘫痪,产生内斜视(图 22-25、图 22-30)。

七、面神经

面神经(facial nerve)为混合性脑神经,含有 4 种纤维成分:①特殊内脏运动纤维是面神经中含量最多的纤维种类,起于脑桥被盖部的面神经核,主要支配表情肌的运动;②一般内脏运动纤维起于脑桥的上泌涎核,属副交感神经节前纤维,在翼腭神经节和下颌下神经节换元后,其节后纤维分布于泪腺、下颌下腺、舌下腺及鼻腔和腭部的黏膜腺,控制其分泌;③特殊内脏感觉纤维,即味觉纤维,其胞体位于颞骨岩部面神经管转折处的膝神经节(geniculate ganglion),周围突分布于舌前 2/3 黏膜的味蕾,中枢突终止于脑干内的孤束核上部;④一般躯体感觉纤维,其胞体亦位于膝神经节内,传导耳部小片皮肤的浅感觉和表情肌的本体感觉至脑干的三叉神经感觉核。

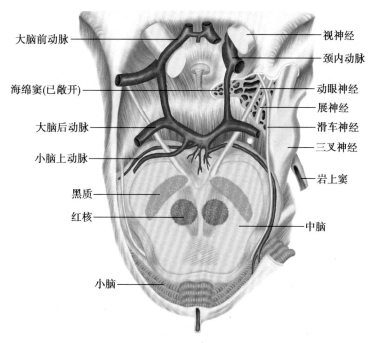

图 22-30 眼外肌的神经与海绵窦的关系

面神经由两个根组成,较大的运动根在脑桥小脑三角处,从延髓脑桥沟外侧部出脑;较小的混合根,也称中间神经(intermedial nerve),自运动根的外侧出脑。两根进入内耳门后合成一干,与前庭蜗神经伴行,穿内耳道底进入与鼓室相邻的面神经管,先水平走行,继而垂直下行,后经茎乳孔出颅,进入颞下窝,然后向前穿过腮腺浅、深部之间到达面部,分布于面部表情肌。面神经干在面神经管转折处,有膨大的膝神经节,为感觉神经元胞体所在的结构(图 22-33)。

面神经在行走途中发出较多分支,分支的发出部位主要集中在面神经管内和面神经管外,分别称为面神经管内的分支和颅外的分支(图 22-31、图 22-32)。

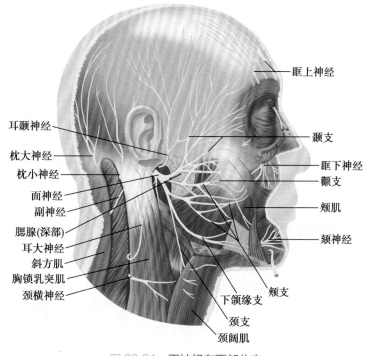

图 22-31 面神经在面部分支

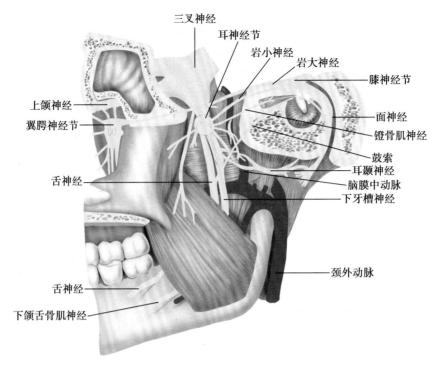

图 22-32　鼓索、翼腭神经节与耳神经节

（一）面神经的颅外分支

面神经主干经茎乳孔出颅后即发出数小支,支配附近枕额肌的枕腹、耳周围肌、二腹肌后腹和茎突舌骨肌。面神经主干前行进入腮腺实质,在腮腺浅、深两部之间分支形成腮腺内丛,由丛发出分支呈辐射状从腮腺的上缘和前缘穿出,分布于面部诸表情肌(图22-31)。具体分支如下。

1. 颞支（temporal branch）　从腮腺上缘发出,常为2~3支,支配枕额肌的额腹和眼轮匝肌等。

2. 颧支（zygomatic branch）　从腮腺前缘的上部发出,常为3~4支,支配眼轮匝肌及颧肌。

3. 颊支（buccal branch）　在腮腺前缘腮腺导管的上、下方发出,3~4支,向前分布于颊肌、口轮匝肌及其他口周围肌。

4. 下颌缘支（marginal mandibular branch）　从腮腺前缘的下部发出,沿下颌骨下缘前行,分布于下唇诸肌。

5. 颈支（cervical branch）　在腮腺前缘的下部近下颌角处发出,下行于颈阔肌深面,支配该肌。

（二）面神经管内的分支

面神经在面神经管内,起初向前外侧走行较短距离,此后急转向后,掠过鼓室内侧壁前庭窗后上方到达鼓室后壁,此段称为面神经的水平部。在此段的转折处有膝神经节存在,岩大神经即由此发出。在鼓室后壁处,面神经又转折向下,最后经茎乳孔出颅至面部。此段几呈垂直位下降,故称为面神经的垂直部。镫骨肌神经在垂直部的上段发出,鼓索则在垂直部的中、下段交界处,距茎乳孔上方约6mm处发出。

1. 镫骨肌神经（stapedial nerve）　支配鼓室内的镫骨肌(图22-32)。

2. 岩大神经（greater petrosal nerve）　也称岩浅大神经。含一般内脏运动神经,于膝神经节处分出,经颞骨岩部前面的岩大神经裂孔穿出并前行,后经破裂孔出颅中窝至颅底。在此,与来自颈内动脉交感神经丛的岩深神经合成翼管神经,继而前行穿翼管至翼腭窝,进入翼腭神经节,在节内交换神经元,其节后纤维随神经节的一些分支及三叉神经的分支到达泪腺、腭部及鼻腔黏膜的腺体,支配其分泌。其中分布至泪腺的节后纤维,先经三叉神经的上颌神经的分支颧神经,再经颧神经与眼神经的泪腺神经之间的交通支进入泪腺(图22-32)。

3. **鼓索**（chorda tympani） 在面神经出茎乳孔前约 6mm 处发出，进入鼓室，沿鼓膜内侧前行，横过锤骨柄的上端达鼓室前壁，最后穿岩鼓裂出鼓室至颞下窝，向前下并入三叉神经的舌神经中，并随其分支分布。鼓索含两种纤维：特殊内脏感觉纤维即味觉纤维，随舌神经分布于舌前 2/3 的味蕾，传导味觉；一般内脏运动纤维即副交感神经纤维，进入舌神经下方的下颌下神经节，换元后节后纤维分布于下颌下腺和舌下腺，控制腺体的分泌（图 22-32）。

翼腭神经节（pterygopalatine ganglion）也称蝶腭神经节，位于翼腭窝上部，上颌神经主干的下方，为一不规则扁平小结，有 3 个神经根：①副交感根，来自岩大神经的副交感神经节前纤维，在节内交换神经元；②交感根，来自颈内动脉交感丛发出的岩深神经；③感觉根，来自上颌神经向下的几条短的翼腭神经。翼腭神经节发出分支分布于泪腺、腭和鼻的黏膜，传导黏膜的一般感觉和控制腺体的分泌（图 22-32）。

下颌下神经节（submandibular ganglion）位于舌神经与下颌下腺之间，也有 3 个根：①副交感根，来自面神经的鼓索，伴舌神经到达此节，在节内交换神经元；②交感根，来自面动脉交感丛的分支；③感觉根，来自舌神经的感觉纤维。自节发出分支分布于下颌下腺和舌下腺，传导一般感觉和控制腺体分泌。

如上所述，面神经内起于上泌涎核的副交感节前纤维，通过岩大神经和鼓索分别分布到头、面部的相关腺体。这些节前纤维到达所支配的腺体之前，都需在相应的副交感神经节内交换神经元。与面神经副交感神经节前纤维有关的副交感神经节为翼腭神经节和下颌下神经节。

面神经的行程长，有面神经管内、管外分支。面神经在面神经管内和管外的损伤，因涉及纤维成分不同而临床表现有较大区别。面神经在面神经管外损伤时，仅出现伤侧表情肌瘫痪，临床表现为损伤侧额纹消失，不能皱眉和闭眼，鼻唇沟变浅，不能鼓腮，发笑时口角偏向健侧，说话时唾液从口角流出；由于眼轮匝肌瘫痪使闭眼困难，患侧角膜反射消失。在面神经管内损伤时，除出现上述伤侧表情肌瘫痪的症状外，若味觉纤维受损，则伤侧舌前 2/3 味觉障碍；副交感神经纤维受损，则伤侧泪腺和唾液腺的分泌障碍；镫骨肌神经受损致镫骨肌功能丧失，出现听觉过敏现象。

八、前庭蜗神经

前庭蜗神经（vestibulocochlear nerve），又称位听神经，为特殊躯体感觉性脑神经，由传导平衡觉的前庭神经和传导听觉的蜗神经两部分组成（见图 3-26）。

1. **前庭神经**（vestibular nerve） 传导平衡觉，其感觉神经元为双极神经元，胞体在内耳道底聚集成前庭神经节（vestibular ganglion）。双极神经元的周围突穿内耳道底分布于内耳球囊斑、椭圆囊斑和壶腹嵴中的毛细胞；中枢突组成前庭神经，经内耳道、内耳门入颅腔，在脑桥小脑角处，经延髓脑桥沟外侧部入脑干，终止于前庭神经核群和小脑的绒球小结叶等部。

2. **蜗神经**（cochlear nerve） 传导听觉，其感觉神经元亦为双极神经元，胞体在耳蜗的蜗轴内聚集成蜗神经节（cochlear ganglion）（螺旋神经节），双极神经元的周围突分布于内耳螺旋器的毛细胞；中枢突集成蜗神经，在内耳道、内耳门与前庭神经伴行入颅腔，于脑桥小脑角处，经延髓脑桥沟外侧部入脑干，终止于蜗神经的蜗腹侧核和蜗背侧核。

当颞骨岩部骨折波及内耳道时，将出现前庭蜗神经合并面神经受损。前庭蜗神经损伤后表现为伤侧耳聋和平衡功能障碍；若只是轻微损伤，因前庭神经核群与网状结构和植物性神经结构有着密切的联系，前庭神经受刺激后可出现眩晕和眼球震颤等症状，常伴有恶心、呕吐发生。

九、舌咽神经

舌咽神经（glossopharyngeal nerve）为混合性脑神经，是 12 对脑神经中含纤维成分最多的一对脑神经。含有 5 种纤维成分：①一般内脏运动纤维（副交感神经纤维），发自下泌涎核，在耳神经节内交换神经元后，节后纤维支配腮腺分泌；②特殊内脏运动纤维，起于疑核，支配茎突咽肌；③一般内脏感觉纤维，其神经元胞体位于颈静脉孔处舌咽神经的下神经节内，其周围突分布于舌后 1/3 部、咽、咽鼓管和鼓室等处黏膜，以及颈动脉窦和颈动脉小球；中枢突终于孤束核下部，传导一般内脏感觉；④特殊内脏感觉纤维，其神经元胞体亦位于舌咽神经的下神经节内，其周围突分布于舌后 1/3 部的味蕾；中枢突终止于孤束核上部；⑤一般躯体感觉纤维，很少，其神经元胞体位于舌咽神经的上神经节内，周围突分布于耳后皮肤；中枢突入脑干后止于三叉神经脊束核。

　　舌咽神经的根丝连于延髓后外侧沟（橄榄后沟）上部，纤维向前外与迷走神经、副神经同穿颈静脉孔前部出、入颅，在孔内神经干上有膨大的上神经节（superior ganglion），出孔时形成稍大的下神经节（inferior ganglion）。舌咽神经出颅后先在颈内动、静脉间下降，继而越过颈内动脉外侧弓形向前，经舌骨舌肌内侧达舌根（图 22-33）。其主要分支如下。

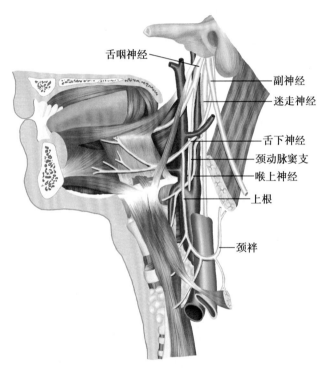

图 22-33　舌咽神经、迷走神经和舌下神经

　　1. 舌支（lingual branch）　为舌咽神经的终支，在三叉神经舌神经的上方，经舌骨舌肌深面分布于舌后 1/3 部的黏膜和味蕾，传导一般内脏感觉和味觉。

　　2. 咽支（pharyngeal branch）　为 3~4 条细支，短距离走行后即分布于咽壁。在咽后、侧壁内，舌咽神经咽支与迷走神经和交感神经的咽支交织成丛，由丛发出分支分布于咽肌及咽黏膜，传导咽部黏膜的感觉信息和参与咽部的反射活动。

　　3. 鼓室神经（tympanic nerve）　发自舌咽神经的下神经节，经颅底外面颈静脉孔前方的鼓室小管下口进入鼓室。在鼓室内侧壁黏膜内，该神经纤维与交感神经纤维共同形成鼓室丛，由丛发出数小支分布于鼓室、乳突小房和咽鼓管黏膜，传导一般内脏感觉。鼓室神经的终支为岩小神经（lesser petrosal nerve），内含来自下泌涎核的副交感神经节前纤维，经鼓室小管上口于颞骨岩部前面出鼓室，向前内行经卵圆孔出颅中窝，到达耳神经节交换神经元，其节后纤维随三叉神经的下颌神经的耳颞神经，分布于腮腺，支配其分泌。

　　4. 颈动脉窦支（carotid sinus branch）　1~2 支，在颈静脉孔下方发出，沿颈内动脉下行，分布于颈动脉窦和颈动脉小球,将动脉压力的变化和血液中二氧化碳浓度变化的刺激传入中枢,反射性地调节血压和呼吸(图22-33)。

舌咽神经发出的扁桃体支与上颌神经的分支在扁桃体周围形成扁桃体丛,分支分布于腭扁桃体、软腭和咽峡部的黏膜。此外,舌咽神经尚发出茎突咽肌支支配同名肌。

隶属于舌咽神经的副交感神经节为耳神经节(otic ganglion),位于卵圆孔下方,贴附于下颌神经干的内侧,有4个根:①副交感根,来自岩小神经的副交感神经节前纤维,在节内交换神经元后,节后纤维随耳颞神经至腮腺,支配腺体分泌;②交感根,来自脑膜中动脉的交感神经丛分支;③运动根,来自下颌神经,分布于鼓膜张肌和腭帆张肌;④感觉根,来自耳颞神经,分布于腮腺,传导腮腺一般感觉(图22-34)。

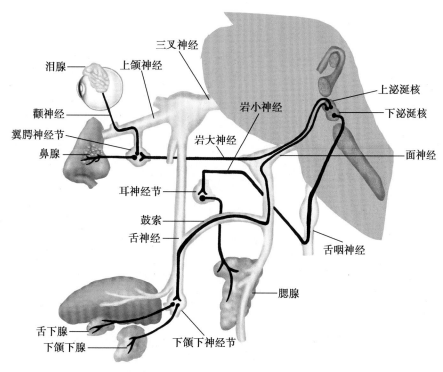

图 22-34　头部腺体的副交感纤维来源

一侧舌咽神经损伤表现为同侧舌后 1/3 部味觉消失,舌根及咽峡区痛、温觉消失,同侧咽肌收缩无力。舌咽神经损伤时多不出现咽反射和吞咽反射障碍,提示可能还有其他神经传导咽部感觉信息。

十、迷走神经

迷走神经(vagus nerve)为混合性脑神经,是行程最长、分布最广的脑神经。含有 4 种纤维成分:①一般内脏运动纤维,属于副交感节前纤维,来自延髓的迷走神经背核,随迷走神经分支分布,在器官旁或器官壁内的副交感神经节交换神经元,节后纤维支配颈部、胸腔所有内脏器官和腹腔大部分内脏器官的平滑肌、心肌的活动和腺体的分泌;②特殊内脏运动纤维,起于延髓的疑核,支配咽喉部肌;③一般内脏感觉纤维,其神经元胞体位于颈静脉孔下方的迷走神经下神经节(inferior ganglion)(结状神经节)内,中枢突终于孤束核,周围突随迷走神经的一般内脏运动纤维分支分布于颈部和胸、腹腔的脏器,传导一般内脏感觉;④一般躯体感觉纤维,其神经元胞体位于迷走神经的上神经节(superior ganglion)内,中枢突入脑干后止于三叉神经脊束核,周围突随迷走神经分支分布于硬脑膜、耳郭后面及外耳道皮肤,传导一般感觉(图22-35)。

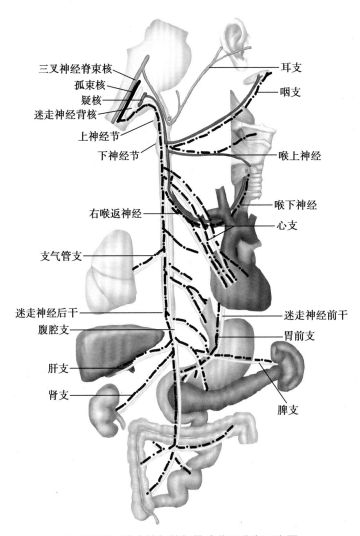

图 22-35　迷走神经的纤维成分及分布示意图

红色,特殊内脏运动纤维;黄色,一般内脏运动纤维;蓝色,一般躯体感觉纤维;黑色,一般内脏感觉纤维。

　　迷走神经以多条神经根丝连于延髓橄榄后沟的中部,在舌咽神经稍后方经颈静脉孔出颅。在此孔内,迷走神经干上有两处膨大,分别为迷走神经上、下神经节。出颅后,迷走神经在颈部的颈动脉鞘内下行,于颈内静脉与颈内动脉或颈总动脉之间的后方至颈根部,经胸廓上口入胸腔。左、右迷走神经在胸腔内的行程略有不同。左迷走神经在左颈总动脉与左锁骨下动脉之间下行,越过主动脉弓的左前方,经左肺根的后方下行至食管前面分成许多细支,参与构成左肺丛和食管前丛。在食管下段,分散的神经丛又逐渐集中延续为迷走神经前干,进而随食管穿膈的食管裂孔进入腹腔,分布于胃前壁、肝和胆囊等。右迷走神经经右锁骨下动、静脉之间,沿气管右侧下行,于右肺根后方达食管后面,分支参与形成右肺丛和食管后丛,分散的神经丛在食管下段后面集中构成迷走神经后干,继续下行穿膈的食管裂孔进入腹腔,分布于胃后壁,其终支腹腔支与交感神经等共同构成腹腔丛,分支分布于腹腔内诸多脏器。迷走神经沿途发出许多分支,其中较重要的分支如下(图22-35、图 22-36)。

　　(一) 颈部的分支

　　1. 喉上神经(superior laryngeal nerve)　从迷走神经的下神经节处发出,在颈内动脉内侧下行,在舌骨大角平面分成内、外支。外支细小,为含特殊内脏运动纤维的运动支,伴甲状腺上动脉下行,支配环甲肌;内支为感觉支,伴喉上动脉穿甲状舌骨膜入喉腔,分布于舌根、咽、会厌及声门裂以上的喉黏膜,传导一般内脏感觉及味觉。

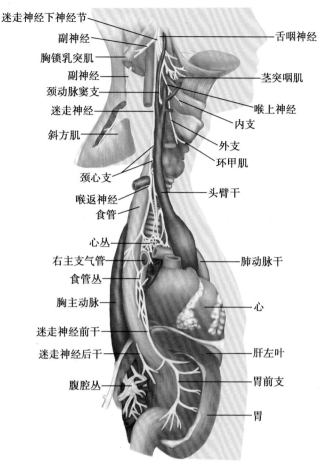

图 22-36 舌咽神经、迷走神经和副神经

2. **颈心支**（cervical cardiac branch） 有颈上心支和颈下心支。在喉和气管两侧下行入胸腔，与颈交感神经节发出的颈心神经交织构成心丛。心丛分支至心脏，调节心脏活动。颈上心支有一小分支称主动脉神经或降压神经，分布于主动脉弓的壁内，感受血压变化和血液化学成分改变的信息。

3. **耳支**（auricular branch） 自迷走神经上神经节发出，含一般躯体感觉纤维，向后走行分布于耳郭后面及外耳道的皮肤。

4. **咽支**（pharyngeal branch） 起于下神经节，含一般内脏感觉和特殊内脏运动纤维，与舌咽神经和颈部交感神经的咽支共同构成咽丛，分布于咽缩肌、软腭的肌肉及咽部黏膜。

5. **脑膜支** 发自迷走神经上神经节，分布于颅后窝的硬脑膜，传导一般躯体感觉冲动。

（二）胸部的分支

1. **喉返神经**（recurrent laryngeal nerve） 左、右喉返神经的起始和行程有所不同。右喉返神经在右迷走神经干经过右锁骨下动脉前方处发出，然后向下后方勾绕此动脉上行，返回颈部。左喉返神经起始点稍低，在左迷走神经干跨越主动脉弓左前方时发出，勾绕主动脉弓下后方上行，返回颈部。在颈部，左、右喉返神经均走行于气管与食管之间的沟内，至甲状腺侧叶深面、环甲关节后方进入喉内，终支称喉下神经（inferior laryngeal nerve），分数支分布于喉。其中特殊内脏运动纤维支配除环甲肌以外的所有喉肌，一般内脏感觉纤维分布于声门裂以下的喉黏膜。喉返神经在行程中还发出心支、气管支和食管支，分别参加心丛、肺丛和食管丛的构成。

喉返神经是支配大多数喉肌的运动神经，在其入喉前与从外向内横行的甲状腺下动脉及其分支相互交叉。国人统计资料显示喉返神经穿过动脉分支之间者占多数，经过动脉后方者次之，经过动脉前方者较少。在甲状腺外科手术中，钳夹或结扎甲状腺下动脉时，应避免损伤喉返神经。若一侧喉返神经受损可导致声音嘶哑；若两侧喉返神经同时受损，可引起失音、呼吸困难，甚至窒息。

2. **支气管支(bronchial branch)和食管支(esophageal branch)**　是左、右迷走神经在胸部发出的若干小支，与交感神经的分支共同构成肺丛和食管丛，自丛发出细支分布于气管、支气管、肺和食管等。主要含一般内脏感觉纤维和一般内脏运动纤维，传导相应脏器和胸膜的感觉与支配器官平滑肌的活动及腺体的分泌。

（三）腹部的分支

迷走神经进入腹腔后，只含有一般内脏运动纤维（副交感神经纤维）和一般内脏感觉纤维两种成分。迷走神经前干在胃贲门前方附近分为胃前支和肝支；迷走神经后干在胃贲门后方附近分为胃后支和腹腔支。

1. **胃前支(anterior gastric branch)**　在胃贲门附近自迷走神经前干发出后，沿胃小弯向右行，沿途发出贲门支和3~4条胃前壁支分布于胃前壁，其终支以"鸦爪"形分支分布于幽门部前壁（图22-37）。

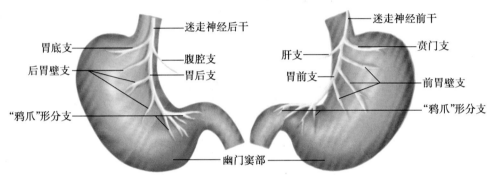

图 22-37　迷走神经在胃的分布

2. **肝支(hepatic branch)**　由迷走神经前干在贲门附近分出，向右行进入小网膜两层之间，与交感神经分支一起构成肝丛。肝丛发出细支随肝固有动脉分支分布于肝、胆囊等部位（图22-35、图22-37）。

3. **胃后支(posterior gastric branch)**　由迷走神经后干在贲门附近发出，沿胃小弯的后面行向幽门，沿途发出胃底支和3~4条胃后壁支分布于胃后壁。终支也以"鸦爪"形分支分布于幽门部后壁。

4. **腹腔支(celiac branch)**　为迷走神经后干的终支，向右行至腹腔干附近，与交感神经一起构成腹腔丛。腹腔丛发出的分支随腹腔干、肠系膜上动脉及肾动脉等血管分支分布于肝、胆、胰、脾、肾以及结肠左曲以上的肠管（图22-35、图22-37）。

迷走神经行程长，分支多，分布广泛，是副交感神经系统中最重要的组成部分。迷走神经主干损伤后，内脏功能活动将受到影响，表现为脉速、心悸、恶心、呕吐、呼吸深慢甚至窒息。由于咽、喉部黏膜感觉障碍和喉肌瘫痪，患者可出现声音嘶哑、发音和吞咽困难等症状。由于一侧腭肌瘫痪松弛，腭垂可偏向一侧。

十一、副神经

副神经(accessory nerve)是由特殊内脏运动纤维构成的运动性脑神经，由脑根和脊髓根两部分组成。脑根来自延髓的疑核下部，自橄榄后沟下部、迷走神经根丝下方出脑，与副神经的脊髓根同行，一起经颈静脉孔出颅，此后加入迷走神经内，随其分支支配咽喉部肌。目前认为组成副神经颅外段的神经纤维主要源于脊髓根。脊髓根来自脊髓颈段的副神经核，从脊神经前、后根之间出脊髓，在椎管内上行，经枕骨大孔入颅腔，再与脑根一起经颈静脉孔出颅，此后又与脑根分开，越过颈内静脉浅层行向外下方,在经胸锁乳突肌深面外下行的途中分出一支入该肌后,终支在胸锁乳突肌后缘上、中 1/3 交界处继续向外下后斜行,于斜方肌前缘中、下 1/3 交界处进入斜方肌深面,分为数支支配斜方肌(图 22-38)。

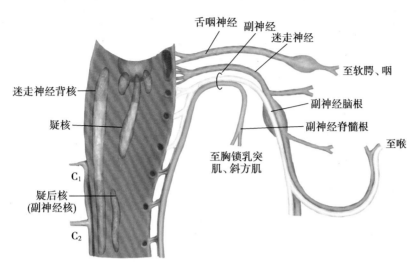

图 22-38　副神经两根示意图

副神经脊髓根损伤时,由于胸锁乳突肌瘫痪致头不能向患侧侧屈,面部不能转向对侧。由于斜方肌瘫痪,患侧肩胛骨下垂。

由于副神经自胸锁乳突肌后缘上、中 1/3 交界处至斜方肌前缘中、下 1/3 交界处之间的一段位置相对恒定,且表面无肌肉、重要血管,临床常在此处采集部分副神经纤维束与面神经吻合,治疗面肌瘫痪。

十二、舌下神经

舌下神经(hypoglossal nerve)为运动性脑神经,由一般躯体运动纤维组成。该神经自延髓的舌下神经核发出,以若干根丝从延髓前外侧沟出脑,向外侧经舌下神经管出颅,继而在颈内动、静脉之间弓形向前下走行,跨越颈内、外动脉达舌骨舌肌浅面,在舌神经和下颌下腺管下方穿颏舌肌入舌内,支配全部舌内肌和大部分舌外肌(图 22-33)。

一侧舌下神经完全损伤时,患侧半舌肌瘫痪,伸舌时舌尖偏向患侧;舌肌瘫痪时间过长时,则造成舌肌萎缩。

脑神经简表(表 22-2)。

表 22-2　脑神经简表

顺序及名称	成分	起核	终核	分布	损伤症状
Ⅰ 嗅神经	特殊内脏感觉		嗅球	鼻腔嗅黏膜	嗅觉障碍
Ⅱ 视神经	特殊躯体感觉		外侧膝状体	眼球视网膜	视觉障碍
Ⅲ 动眼神经	一般躯体运动	动眼神经核		上、下、内直肌,下斜肌、上睑提肌	眼外斜视、上睑下垂
	一般内脏运动(副交感)	动眼神经副核(E-W 核)		瞳孔括约肌,睫状肌	瞳孔对光反射消失,晶状体调节障碍
Ⅳ 滑车神经	一般躯体运动	滑车神经核		上斜肌	眼不能外下斜视

续表

顺序及名称	成分	起核	终核	分布	损伤症状
Ⅴ三叉神经	一般躯体感觉		三叉神经脊束核、三叉神经脑桥核、三叉神经中脑核	头面部皮肤、口腔鼻腔黏膜、牙及牙龈、眼球、硬脑膜	头面部感觉障碍
	特殊内脏运动	三叉神经运动核		咀嚼肌、二腹肌前腹、下颌舌骨肌、鼓膜张肌和腭帆张肌	咀嚼肌瘫痪
Ⅵ展神经	一般躯体运动	展神经核		外直肌	眼内斜视
Ⅶ面神经	一般躯体感觉		三叉神经脊束核	耳部皮肤	感觉障碍
	特殊内脏运动	面神经核		面肌、颈阔肌、茎突舌骨肌、二腹肌后腹、镫骨肌、	额纹消失、眼不能闭合、口角歪向健侧、鼻唇沟变浅
	一般内脏运动	上泌涎核		泪腺、下颌下腺、舌下腺及鼻腔和腭部腺	分泌障碍
	特殊内脏感觉		孤束核上部	舌前2/3味蕾	舌前2/3味觉障碍
Ⅷ前庭蜗神经	特殊躯体感觉		前庭神经核群	半规管壶腹嵴、球囊斑和椭圆囊斑	眩晕、眼球震颤等
	特殊躯体感觉		蜗神经核	耳蜗螺旋器	听力障碍
Ⅸ舌咽神经	特殊内脏运动	疑核		茎突咽肌	
	一般内脏运动（副交感）	下泌涎核		腮腺	分泌障碍
	一般内脏感觉		孤束核	咽、鼓室、咽鼓管、软腭、舌后1/3黏膜、颈动脉窦、颈动脉小球	咽与舌后1/3感觉障碍、咽反射消失
	特殊内脏感觉		孤束核上部	舌后1/3味蕾	舌后1/3味觉丧失
	一般躯体感觉		三叉神经脊束核	耳后皮肤	分布区感觉障碍
Ⅹ迷走神经	一般内脏运动（副交感）	迷走神经背核		颈、胸、腹内脏平滑肌、心肌、腺体	心动过速、内脏活动障碍
	特殊内脏运动	疑核		咽喉肌	发声困难、声音嘶哑、吞咽困难
	一般内脏感觉		孤束核	颈、胸、腹腔脏器，咽喉黏膜	分布区感觉障碍
	一般躯体感觉		三叉神经脊束核	硬脑膜、耳郭及外耳道皮肤	分布区感觉障碍
Ⅺ副神经	特殊内脏运动	疑核（脑部）		咽喉肌	咽喉肌功能障碍
		副神经核（脊髓部）		胸锁乳突肌、斜方肌	一侧胸锁乳突肌瘫痪,面无力转向对侧;斜方肌瘫痪,肩下垂,提肩无力
Ⅻ舌下神经	一般躯体运动	舌下神经核		舌内肌和部分舌外肌	舌肌瘫痪、萎缩,伸舌时舌尖偏向患侧

第三节　内脏神经系统

内脏神经系统(visceral nervous system)是神经系统的组成部分之一,按照分布部位的不同,可分为中枢部和周围部。内脏神经和躯体神经一样,按照纤维的性质,可分为感觉性和运动性两种。

内脏运动神经调节内脏、心血管等器官的运动及腺体的分泌,通常不受人的意志控制,是不随意的,故又称自主神经系统(autonomic nervous system);又因它主要是控制和调节动、植物共有的物质代谢活动,并不支配动物所特有的骨骼肌的运动,所以也称植物性神经系统(vegetative nervous system)。

内脏感觉神经如同躯体感觉神经,其初级感觉神经元胞体也位于感觉性脑神经节和脊神经节内,周围突则分布于内脏和心血管等器官的内感受器,把感受到的刺激传递到各级中枢,也可到达大脑皮质。内脏感觉神经传递的信息经中枢整合后,通过内脏运动神经调节相应器官的活动,从而在维持机体内、外环境的动态平衡和机体正常生命活动中发挥重要作用。内脏神经系统组成概括如表 22-3。

表 22-3　内脏神经系统的组成

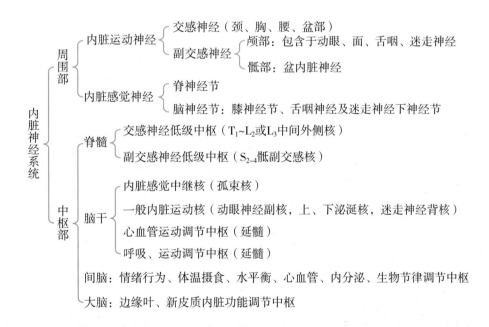

一、内脏运动神经

内脏运动神经(visceral motor nerve)与躯体运动神经在形态结构和功能上有较大差别(图 22-39),现就其形态结构上的差异简述如下。

(1)支配的器官不同:躯体运动神经支配骨骼肌,一般都受意志的控制;内脏运动神经则支配平滑肌、心肌和腺体,一般不受意志的控制。

(2)神经元数目不同：躯体运动神经自低级中枢至骨骼肌只有1个神经元。而内脏运动神经自低级中枢发出后必须在周围部的内脏运动神经节（植物性神经节）交换神经元，由节内神经元再发出纤维到达效应器。因此，内脏运动神经从低级中枢到达所支配的器官须经过两个神经元（肾上腺髓质例外，只需一个神经元）。第一个神经元称节前神经元（preganglionic neuron），胞体位于脑干或脊髓内，其轴突称节前纤维（preganglionic fiber）。第二个神经元称节后神经元（postganglionic neuron），胞体位于周围部的植物性神经节内，其轴突称节后纤维（postganglionic fiber）。节后神经元的数目较多，一个节前神经元可以和多个节后神经元构成突触（图22-39、图22-40）。

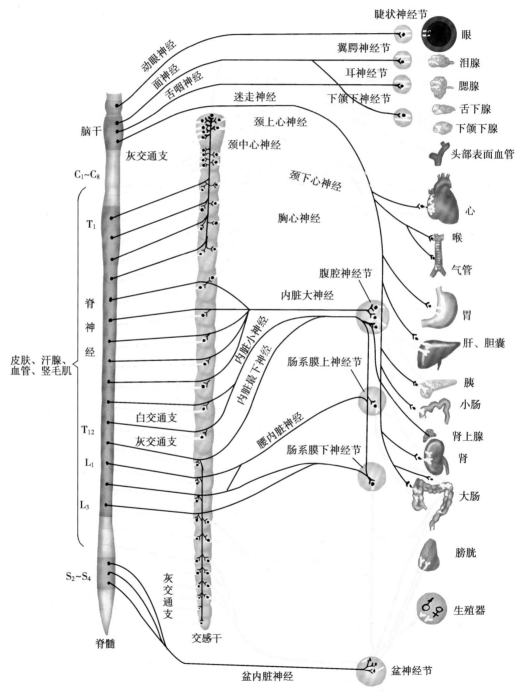

图 22-39　内脏运动神经概况示意图

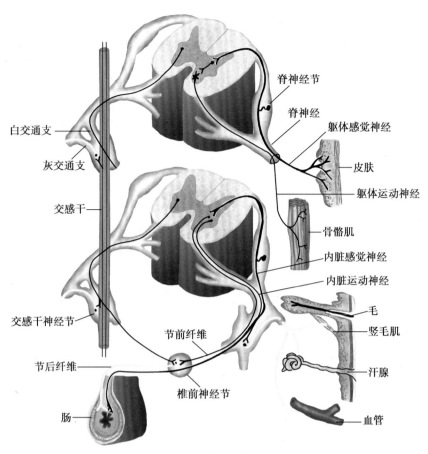

图 22-40　交感神经纤维走行模式图
黑色,节前纤维;黄色,节后纤维。

(3)纤维成分不同:躯体运动神经只有一种纤维成分,而内脏运动神经则有交感和副交感两种纤维成分,多数内脏器官同时接受交感和副交感神经的双重支配(详见后述)。

(4)纤维粗细不同:躯体运动神经纤维一般是比较粗的有髓纤维,而内脏运动神经纤维则是薄髓(节前纤维)和无髓(节后纤维)的细纤维。

(5)节后纤维分布形式不同:内脏运动神经节后纤维的分布形式和躯体运动神经亦有不同,躯体运动神经以神经干的形式分布,而内脏运动神经节后纤维常攀附脏器或血管形成神经丛,由丛再分支至效应器(图 22-40)。

内脏运动神经的效应器,一般是指平滑肌、心肌和外分泌腺。内分泌腺如肾上腺髓质和甲状腺等,也受内脏运动神经支配。内脏运动神经节后纤维的终末与效应器的连接,缺少像躯体运动神经那样单独的末梢装置,而是常以纤细神经丛的形式分布于平滑肌细胞和腺细胞的周围,所以从末梢释放出来的递质可能是以扩散方式作用于邻近的多个平滑肌细胞和腺细胞。根据形态、功能和药理学的特点,内脏运动神经分为交感神经和副交感神经两部分,以下逐一介绍。

(一) 交感神经

1. 交感神经概观

(1)交感神经(sympathetic nerve):低级中枢(节前神经元的胞体)位于脊髓 $T_1{\sim}L_3$ 节段的灰质侧柱的中间外侧核。由此核发出的节前纤维经脊神经前根和前支到达交感神经节。交感神经的周围部包括交感干、交感神经节,以及由节发出的分支和交感神经丛等(图 22-40)。

交感神经节依其所在的位置可分为椎旁神经节和椎前神经节。

(2)椎旁神经节(paravertebral ganglion):由交感神经低级中枢发出的一部分节前纤维经脊神经前

根和前支止于脊柱两旁的交感神经节即椎旁神经节。椎旁神经节借节间支（interganglionic branch）连成左、右两条交感干（sympathetic trunk）。交感干沿脊柱两侧走行，上至颅底，下至尾骨，于尾骨的前面两干合并，因此椎旁神经节又称交感干神经节（ganglion of sympathetic trunk），交感干全长可分颈、胸、腰、骶、尾 5 部。每侧有 19~24 个交感干神经节，其中颈部有 3~4 个，胸部 10~12 个，腰部 4 个，骶部 2~3 个，尾部两侧合成 1 个奇神经节。交感干神经节由多极神经元组成，大小不等，部分节后纤维起自椎旁神经节细胞（图 22-41），其余部分起自椎前神经节。

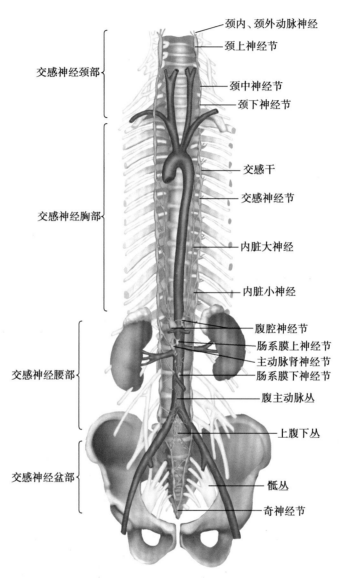

颈内、颈外动脉神经
颈上神经节
颈中神经节
颈下神经节
交感干
交感神经节
内脏大神经
内脏小神经
腹腔神经节
肠系膜上神经节
主动脉肾神经节
肠系膜下神经节
腹主动脉丛
上腹下丛
骶丛
奇神经节

交感神经颈部
交感神经胸部
交感神经腰部
交感神经盆部

图 22-41　交感干和交感神经节

（3）椎前神经节（prevertebral ganglion）：由交感神经低级中枢发出的另一部分节前纤维经脊神经前根和前支穿过椎旁神经节止于脊柱前方的交感神经节，因位于脊柱前方故称椎前神经节；椎前神经节包括腹腔神经节（celiac ganglion），肠系膜上神经节（superior mesenteric ganglion），肠系膜下神经节（inferior mesenteric ganglion）及主动脉肾神经节（aorticorenal ganglion）等，分别位于同名动脉的根部（图 22-41）。

（4）交感神经的交通支（communicating branch）：每个交感干神经节与相应的脊神经之间都有交通支相连，分白交通支（white communicating branch）和灰交通支（grey communicating branch）两种。白交通支主要由有髓鞘的节前纤维组成，呈白色，故称白交通支；节前神经元的细胞体仅存在于脊髓

T₁~L₃ 节段的脊髓侧角，因此白交通支也只存在于 T₁~L₃ 各脊神经的前支与相应的交感干神经节之间。灰交通支连于交感干与 31 对脊神经前支之间，由交感干神经节细胞发出的节后纤维组成，多无髓鞘，色灰暗，故称灰交通支（图 22-39、图 22-40）。

交感神经节前纤维的行程：节前纤维由脊髓中间外侧核发出，经脊神经前根、脊神经、白交通支进入交感干内，有 3 种去向：①终止于相应的椎旁神经节，并交换神经元。②在交感干内上行或下降后，终于上方或下方的椎旁神经节。一般认为来自脊髓上胸段（T₁₋₆）中间外侧核的节前纤维，在交感干内上升至颈部，在颈部椎旁神经节换元；中胸段者（T₆₋₁₀）在交感干内上升或下降，至其他胸部交感神经节换元；下胸段和腰段者（T₁₁~L₃）在交感干内下降，在腰骶部交感神经节换元。③穿过椎旁节后，至椎前节交换神经元。

交感神经节后纤维也有 3 种去向：①发自交感干神经节的节后纤维经灰交通支返回脊神经，随脊神经分布至头颈部、躯干和四肢的血管、汗腺和竖毛肌等。31 对脊神经与交感干之间都有灰交通支联系，脊神经的分支一般都含有交感神经节后纤维。②攀附动脉走行，在动脉外膜形成相应的神经丛（如颈内、外动脉丛，腹腔丛，肠系膜上丛等），并随动脉分布到所支配的器官。③由交感神经节直接分布到所支配的脏器。

有研究提示，在交感神经节内有中间神经元，为小细胞，介于节前神经元和节后神经元之间，并与二者形成突触联系。这些小细胞的轴突末梢释放多巴胺，可使节后神经元产生抑制性突触后电位，对节前至节后神经元之间的胆碱能突触传递具有抑制性调节作用。交感神经节后神经元除含有经典的神经递质去甲肾上腺素（NA）外，也含神经肽 Y（NPY）等神经肽类物质，而且在大部分交感神经节后神经元 NPY 与 NA 是共存的，NPY 比 NA 对血管有更强的收缩作用。

2. 交感神经的分布

（1）颈部：颈交感干位于颈血管鞘后方，颈椎横突的前方。一般每侧有 3~4 个交感神经节，多者可达 6 个，分别称颈上、中、下神经节（图 22-41）。

颈上神经节（superior cervical ganglion）最大，呈梭形，位于第 1~3 颈椎横突前方，颈内动脉后方。颈中神经节（middle cervical ganglion）最小，有时缺如，多者达 3 个，位于第 6 颈椎横突处。颈下神经节（inferior cervical ganglion）位于第 7 颈椎横突根部的前方，在椎动脉的起始部后方，常与第 1 胸神经节合并成颈胸神经节（cervicothoracic ganglion），亦称星状神经节（stellate ganglion）。

颈部交感干神经节发出的节后神经纤维的分布，可概括如下：①经灰交通支连于 8 对颈神经，并随颈神经分支分布至头颈和上肢的血管、汗腺、竖毛肌等；②直接至邻近的动脉，形成颈内动脉丛（internal carotid plexus）、颈外动脉丛（external carotid plexus）、锁骨下动脉丛（subclavian plexus）和椎动脉丛（vertebral plexus）等，伴随动脉的分支至头颈部的腺体（泪腺、唾液腺、口腔和鼻腔黏膜内腺体、甲状腺等）、竖毛肌、血管、瞳孔开大肌；③发出的咽支直接进入咽壁，与迷走神经、舌咽神经的咽支共同组成咽丛（pharyngeal plexus）；④3 对颈交感干神经节分别发出颈上、中、下心神经，下行进入胸腔，加入心丛（cardiac plexus）（图 22-41）。

（2）胸部：胸交感干位于肋骨小头的前方，每侧有 10~12 个（以 11 个最为多见）胸神经节（thoracic ganglion）（图 22-41）。胸交感干发出下列分支：①经灰交通支连接 12 对胸神经，并随其分布于胸腹壁的血管、汗腺、竖毛肌等；②从上 5 对胸神经节发出许多分支，参加胸主动脉丛、食管丛、肺丛及心丛等；③内脏大神经（greater splanchnic nerve）由穿过第 5 或第 6~9 胸交感干神经节的节前纤维组成，向前下方行走中合成一干，并沿椎体前面倾斜下降，穿过膈脚，主要终于腹腔神经节；④内脏小神经（lesser splanchnic nerve），由穿过第 10~12 胸交感干神经节的节前纤维组成，下行穿过膈脚，主要终于主动脉肾神经节等，由这些神经节发出的节后纤维，分布至肝、脾、肾等实质性脏器和结肠左曲以上的消化管（图 22-41、图 22-42）；⑤内脏最小神经常常缺如，自最末胸神经节发出，与交感干伴行，穿过膈入腹腔，加入肾神经丛。

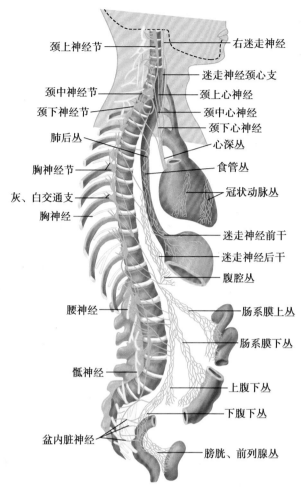

图 22-42   右交感干与内脏神经丛的联系

（3）腰部：约有 4 对腰神经节，位于腰椎体前外侧与腰大肌内侧缘之间。腰交感干发出分支有：①灰交通支连接 5 对腰神经，并随腰神经分布；②腰内脏神经（lumbar splanchnic nerve）由穿过腰神经节的节前纤维组成，终于腹主动脉丛和肠系膜下丛内的椎前神经节，交换神经元后节后纤维分布至结肠左曲以下的消化道及盆腔脏器，并有纤维伴随血管分布至下肢。当下肢血管痉挛时，可手术切除腰交感干以获得缓解（图 22-41、图 22-42）。

（4）盆部：盆交感干位于骶骨前面，骶前孔内侧，有 2~3 对骶神经节（sacral ganglion）和 1 个奇神经节（impar ganglion）（图 22-41）。节后纤维的分支有：①灰交通支，连接骶尾神经，分布于下肢及会阴部的血管、汗腺和竖毛肌；②一些小支加入盆丛（pelvic plexus），分布于盆腔器官。

综上所述，交感神经节前、节后纤维分布均有一定规律，如来自脊髓胸 1~5 节段中间外侧核的节前纤维，更换神经元后，其节后纤维支配头、颈、胸腔脏器和上肢的血管、汗腺和竖毛肌；来自脊髓 $T_{5~12}$ 节段中间外侧核的节前纤维，更换神经元后，其节后纤维支配肝、脾、肾等腹腔实质性器官和结肠左曲以上的消化管；来自脊髓上腰段中间外侧核的节前纤维，更换神经元后，其节后纤维支配结肠左曲以下的消化管，盆腔脏器和下肢的血管、汗腺和竖毛肌。

（二）副交感神经

副交感神经（parasympathetic nerve）的低级中枢位于脑干的一般内脏运动核和脊髓骶部第 2~4 节段灰质的骶副交感核，由这些核的神经元发出的纤维为节前纤维。周围部的副交感神经节，位于器官的周围或器官的壁内，称器官旁节和器官内节，节内的细胞即为节后神经元，位于颅部的副交感神经节较大，肉眼可见，有睫状神经节、下颌下神经节、翼腭神经节和耳神经节等。颅部副交感神经节前纤维即在这些神经节内交换神经元,然后发出节后纤维随相应脑神经到达所支配的器官。节内并有交感神经及感觉神经纤维通过(不交换神经元),分别称为交感根及感觉根。此外,还有位于身体其他部位很小的副交感神经节,只有在显微镜下才能看到。例如:位于心丛、肺丛、膀胱丛和子宫阴道丛内的神经节,以及位于支气管和消化管壁内的神经节等。

副交感神经元属于胆碱能神经元,其中多数尚含有血管活性肠肽(VIP)和降钙素基因相关肽(CGRP)等神经肽类物质。

1. **颅部的副交感神经** 其节前纤维行于第Ⅲ、Ⅶ、Ⅸ、Ⅹ对脑神经内,已于脑神经中详述,现简要介绍如下(图 22-43)。

(1)随动眼神经走行的副交感神经节前纤维:由中脑的动眼神经副核发出,进入眼眶腔到达睫状神经节内交换神经元,其节后纤维进入眼球壁,分布于瞳孔括约肌和睫状肌。

(2)随面神经走行的副交感神经节前纤维:由脑桥的上泌涎核发出,一部分节前纤维经岩大神经至翼腭窝内的翼腭神经节交换神经元,节后纤维分布于泪腺、鼻腔、口腔以及腭黏膜的腺体。另一部分节前纤维经鼓索,加入舌神经,至下颌下神经节交换神经元,节后纤维分布于下颌下腺和舌下腺。

(3)随舌咽神经走行的副交感神经节前纤维:由延髓的下泌涎核发出,经鼓室神经至鼓室丛,由丛发出岩小神经至卵圆孔下方的耳神经节交换神经元,节后纤维经耳颞神经分布于腮腺。

(4)随迷走神经走行的副交感神经节前纤维:由延髓的迷走神经背核发出,随迷走神经的分支到达胸、腹腔脏器附近或壁内的副交感神经节交换神经元,节后纤维分布于胸、腹腔脏器(结肠左曲以下及盆腔脏器等除外)。

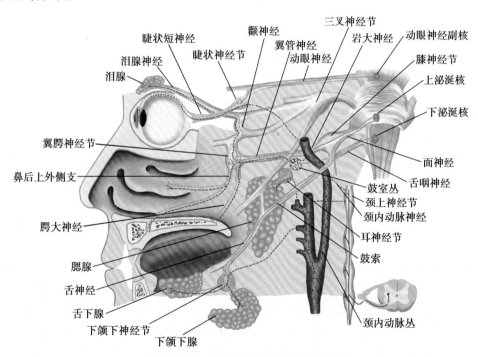

图 22-43 头部内脏神经分布模式图

2. **骶部的副交感神经** 节前纤维由脊髓骶部第 2~4 节段的骶副交感核发出,随骶神经出骶前孔,之后从骶神经分出组成盆内脏神经(pelvic splanchnic nerve)加入盆丛,随盆丛分支分布到盆腔脏器,在脏器附近或脏器壁内的副交感神经节交换神经元,节后纤维支配结肠左曲以下的消化管和盆腔脏器(图 22-44)。

(三)交感神经与副交感神经的主要区别

交感神经和副交感神经都是内脏运动神经,常共同支配一个器官,形成对内脏器官功能的双重神经支配。但在神经来源、形态结构、分布范围和功能方面,交感神经与副交感神经又有明显的区别。

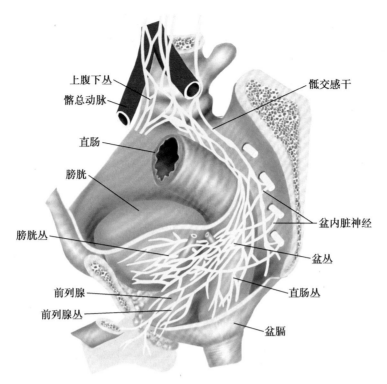

图 22-44   盆部内脏神经丛

1. **低级中枢的部位不同**   交感神经低级中枢位于脊髓胸腰部灰质的中间外侧核,副交感神经的低级中枢则位于脑干一般内脏运动核和脊髓骶部的骶副交感核。

2. **周围部神经节的位置不同**   交感神经节位于脊柱两旁(椎旁神经节)和脊柱前方(椎前神经节),副交感神经节位于所支配的器官附近称为器官旁节,或位于器官壁内称为器官内节。因此,副交感神经节前纤维比交感神经长,而其节后纤维则较短。

3. **节前神经元与节后神经元的比例不同**   一个交感节前神经元的轴突可与多个节后神经元形成突触,而一个副交感节前神经元的轴突则与较少的节后神经元形成突触。所以交感神经的作用范围较广泛,而副交感神经的作用则较局限。

4. **分布范围不同**   交感神经分布范围较广,除至头颈部、胸、腹腔脏器外,尚遍及全身血管、腺体、竖毛肌等。副交感神经的分布则不如交感神经广泛,一般认为大部分血管、汗腺、竖毛肌、肾上腺髓质只接受交感神经支配。

5. **对同一器官所起的作用不同**   交感与副交感神经对同一器官的作用既互相拮抗又互相统一。例如:当机体运动时,交感神经兴奋性增强,副交感神经兴奋减弱、相对抑制,于是出现心跳加快、血压升高、支气管扩张、瞳孔开大、消化活动受抑制等现象。这表明,此时机体的代谢加强,能量消耗加快,以适应环境的剧烈变化。而当机体处于安静或睡眠状态时,副交感神经兴奋加强,交感神经相对抑制,因而出现心跳减慢、血压下降、支气管收缩、瞳孔缩小、消化活动增强等现象,这有利于体力的恢复和能量的储存。可见在交感和副交感神经互相拮抗、相互统一的协调作用下,机体才得以更好地适应环境的变化,才能在复杂多变的环境中生存。交感和副交感神经的活动,是接受脑的较高级中枢,特别是下丘脑和边缘叶的调控下进行的。

(四) 内脏神经丛

交感神经、副交感神经和内脏感觉神经在到达所支配的脏器的行程中,常互相交织共同构成内脏神经丛(plexus of visceral nerve)(自主神经丛或植物神经丛)(图 22-41、图 22-42)。这些神经丛主要攀附于头、颈部和胸、腹腔内动脉的周围,或分布于脏器附近和器官之内。除颈内动脉丛、颈外动脉丛、锁骨下动脉丛和椎动脉丛等没有副交感神经参加外,其余的内脏神经丛内均有交感和副交感神经。

另外,在这些丛内也有内脏感觉纤维。由这些神经丛发出分支,分布于胸、腹及盆腔的内脏器官。

1. **心丛(cardiac plexus)**　由两侧交感干的颈上、中、下神经节和1~4或5胸神经节发出的心支以及迷走神经的心支共同组成。心丛又可分为心浅丛和心深丛,浅丛位于主动脉弓下方、右肺动脉前方,深丛位于主动脉弓和气管杈之间。心丛内有心神经节(副交感节),来自迷走神经的副交感节前纤维在此交换神经元。心丛的分支组成心房丛和左、右冠状动脉丛,随动脉分支分布于心肌(图22-45)。

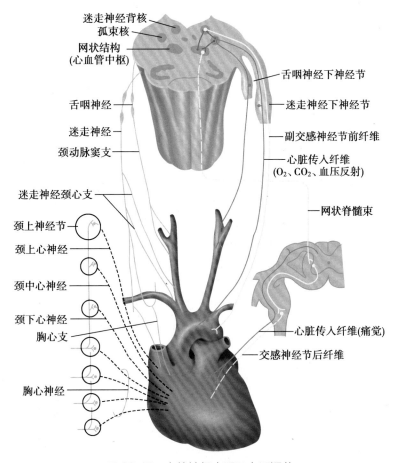

图 22-45　心的神经支配和血压调节

2. **肺丛(pulmonary plexus)**　位于肺根的前、后方,与心丛互相连续,丛内亦有小的神经节,为迷走神经节后神经元。肺丛由迷走神经的支气管支和交感干的2~5胸神经节的分支组成,也有心丛的分支加入,其分支随支气管和肺血管的分支入肺。

3. **腹腔丛(celiac plexus)**　是最大的内脏神经丛,位于腹腔干和肠系膜上动脉根部周围。丛内主要含有腹腔神经节、肠系膜上神经节、主动脉肾神经节等。此丛由来自两侧胸交感干的内脏大、小神经和迷走神经后干的腹腔支以及腰上部交感神经节的分支共同构成。来自内脏大、小神经的交感节前纤维在丛内神经节交换神经元,来自迷走神经的副交感节前纤维则到所分布的器官附近或肠管壁内交换神经元。腹腔丛及丛内神经节发出的分支伴动脉的分支分布,可分为许多副丛,如肝丛、胃丛、脾丛、肾丛以及肠系膜上丛等,各副丛则分别沿同名血管分支到达各脏器(图22-41、图22-42)。

4. **腹主动脉丛(abdominal aortic plexus)**　位于腹主动脉前面及两侧,是腹腔丛在腹主动脉表面向下延续部分,接受第1~2腰交感神经节的分支。此丛分出肠系膜下丛,沿同名动脉分支分布于结肠左曲至直肠上段的肠管。腹主动脉丛的一部分纤维下行入盆腔,参加腹下丛的组成;另一部分纤维沿髂总动脉和髂外动脉组成与动脉同名的神经丛,随动脉分布于下肢血管、汗腺、竖毛肌(图22-41)。

5. **腹下丛(hypogastric plexus)**　可分为上腹下丛和下腹下丛(图22-42、图22-44)。

(1)上腹下丛:位于第5腰椎体前面腹主动脉末端及两髂总动脉之间,是腹主动脉丛向下的延续部分,两侧接受下 2 个腰神经节发出的腰内脏神经,在肠系膜下神经节交换神经元。

(2)下腹下丛:即盆丛(pelvic plexus),由上腹下丛延续到直肠两侧,并接受骶部交感干的节后纤维和第 2~4 骶神经的副交感节前纤维。此丛伴随髂内动脉的分支组成直肠丛、精索丛、输尿管丛、膀胱丛、前列腺丛、子宫阴道丛等,并随动脉分支分布于盆腔各脏器。

二、内脏感觉神经

人体各内脏器官除有运动性神经(交感和副交感神经)支配外,也有感觉神经分布。内脏感受器接受来自内脏的刺激,内脏感觉神经(visceral sensory nerve)将其变成神经冲动,并将内脏感觉性冲动传到中枢,中枢可直接通过内脏运动神经或间接通过体液调节各内脏器官的活动。

如同躯体感觉神经一样,内脏感觉神经元的细胞体亦位于脑神经节和脊神经节内,也是假单极神经元,其周围突是粗细不等的有髓或无髓纤维。传导内脏感觉的脑神经节包括膝神经节、舌咽神经下节和迷走神经下节,脑神经节细胞的周围突随同面、舌咽、迷走神经分布于内脏器官,中枢突随同面、舌咽、迷走神经进入脑干,终止于孤束核。传导内脏感觉的脊神经节细胞的周围突,随同交感神经和骶部副交感神经分布于内脏器官,中枢突随同脊神经后根进入脊髓,终于灰质后角。在中枢内,内脏感觉纤维一方面直接或间接地经中间神经元与内脏运动神经元相联系,以完成内脏 - 内脏反射;或与躯体运动神经元联系,形成内脏 - 躯体反射;另一方面则可经过较复杂的传导途径,将冲动传导到大脑皮质,形成内脏感觉。

内脏感觉神经除传导内脏感觉和痛觉外,尚具有传出功能。现已证明,初级内脏感觉神经节细胞体合成像 P 物质(SP)、神经激肽 A(NKA)和降钙素基因相关肽(CGRP)等神经肽类物质,这些物质由节细胞周围突末梢释放至周围组织,参与某些炎症疾病的病理生理过程,同时刺激周围组织产生神经生长因子(NGF),NGF 与感觉神经末梢的特异性受体结合,逆行至胞体促进 SP 等神经肽合成;通过中枢突进入脊髓参与痛觉传递(图 22-46)。

内脏感觉神经在形态结构上虽与躯体感觉神经大致相同,但仍有某些不同之处。

1. **痛阈较高**　内脏感觉纤维的数目较少,且多为细纤维,故痛阈较高,一般强度的刺激不引起主观感觉。例如,在外科手术切割或烧灼内脏时,患者并不感觉疼痛。但脏器活动较强烈时则可产生内脏感觉,如外科手术时牵拉脏器、胃的饥饿收缩、直肠和膀胱的充盈等均可引起感觉。这些感觉的传入纤维,一般认为多与副交感神经伴行进入脊髓或脑干。此外,在病理条件或极强烈刺激下,则可产生痛觉。例如,内脏器官过度膨胀受到牵张,平滑肌痉挛,以及缺血和代谢产物积聚等,皆可刺激神经末梢产生内脏痛。一般认为,传导内脏痛觉的纤维多与交感神经伴行进入脊髓。

2. **弥散的内脏痛**　内脏感觉的传入途径比较分散,即一个脏器的感觉纤维经过多个节段的脊神经进入中枢,而一条脊神经又包含来自几个脏器的感觉纤维。因此,内脏痛往往是弥散的,定位亦不准确。例如,心脏的痛觉纤维伴随交感神经,主要是颈中心神经和颈下心神经,经第 1~5 胸神经进入脊髓。内脏痛觉纤维除和交感神经伴行外,尚有盆腔部分脏器的痛觉冲动通过盆内脏神经(副交感神经)到达脊髓。气管和食管的痛觉纤维可能经迷走神经传入脑干,也可能伴交感神经走行,最后经脊神经进入脊髓。内脏感觉神经的中枢传入路径见内脏感觉神经通路。

三、牵涉性痛

当某些内脏器官发生病变时,常在体表一定区域产生感觉过敏或痛觉,这种现象称为牵涉性痛(referred pain)。临床上将内脏患病时体表发生感觉过敏以及骨骼肌反射性僵硬和血管运动、汗腺分泌等障碍的部位称为海德带(Head zone),该带有助于内脏疾病的定位诊断。牵涉性痛有时发生在患病内脏邻近的皮肤区,有时发生在距患病内脏较远的皮肤区。例如,心绞痛时,常在胸前区及左臂内侧皮肤感到疼痛(图 22-47)。肝胆疾患时,常在右肩部感到疼痛等。

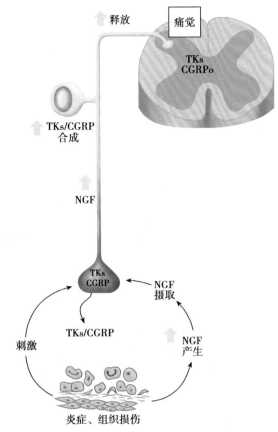

图 22-46　内脏感觉神经神经肽作用示意图

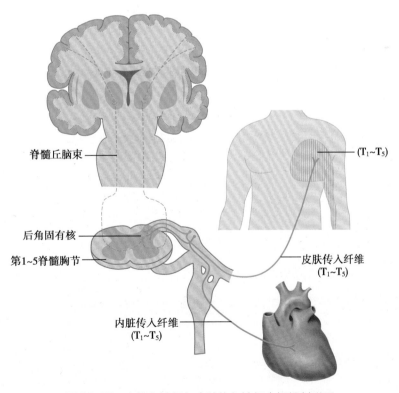

图 22-47　心传入神经与皮肤传入神经中枢投射联系

关于牵涉性痛的发生机制,现在认为,发生牵涉性痛的体表部位与病变器官的感觉神经进入同一脊髓节段,并在后角内密切联系。因此,从患病内脏传来的冲动可以扩散或影响到邻近的躯体感觉神经元,从而产生牵涉性痛。研究表明,一个脊神经节神经元的周围突分叉至躯体部和内脏器官,并认为这是牵涉痛机制的形态学基础(图 22-48、表 22-4)。

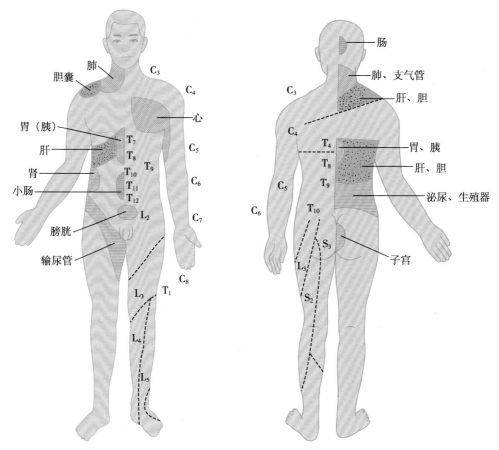

图 22-48　内脏器官疾病时的牵涉性痛区

表 22-4　牵涉性痛内脏器官与脊髓节段的关系

内脏器官名称	出现疼痛或感觉 过敏区的脊髓节段	内脏器官名称		出现疼痛或感觉 过敏区的脊髓节段
膈	C_4	肾、输尿管		$T_{11} \sim L_1$
心脏	$C_8 \sim T_5$	膀胱		$S_{2\sim4}$(沿骶副交感神经)及 $T_{11} \sim L_2$
胃	$T_{6\sim10}$	睾丸、附睾		$T_{12} \sim L_3$
小肠	$T_{7\sim10}$	卵巢、输卵管		$L_{1\sim3}$
阑尾	$T_{(8,9)10} \sim L_1$(右)	子宫	体部	$T_{10} \sim L_1$
肝、胆囊	$T_{7\sim10}$,也有沿膈神经至 C_3,C_4		颈部	$S_{1\sim4}$(沿骶副交感神经)
胰	T_8(左)	直肠		$S_{1\sim4}$

四、一些重要器官的神经支配

在系统学习内脏神经的基础上,对人体一些重要器官的神经支配进行总结概括,以便加强对其生理功能的理解,并对临床诊断和治疗也有一定的意义。有关内脏神经支配器官的情况,详见表 22-5。

表 22-5　内脏器官的神经支配

器官	神经	沿内脏神经的传入纤维 径路	节前纤维 起源	节前纤维 径路	节后纤维 起源	节后纤维 径路	功能
眼球	交感		$T_1\sim T_2$ 脊髓侧角	经白交通支→交感干,在干内上升	颈上神经节、颈内动脉丛内神经节	经颈内动脉丛→眼神经、睫状神经节→眼球	瞳孔开大,血管收缩
	副交感		动眼神经副核	动眼神经→睫状神经节的短根或睫状神经长神经	睫状神经节	睫状短神经→瞳孔括约肌、睫状肌	瞳孔缩小,睫状肌收缩
心脏	交感	经颈中心、下心神经和胸心神经→$T_1\sim T_{4(5)}$脊髓后角	$T_1\sim T_{5(6)}$ 脊髓侧角	经白交通支→交感干,在干内上升或不上升	颈上、中、下神经节和$T_1\sim T_5$脊神经	颈上、中、下神经和胸心神经→心丛→心房和心室	心跳加快心室收缩力加强,冠状动脉扩张
	副交感	迷走神经→延髓孤束核	迷走神经背核	迷走神经→颈上、下心支、胸心支→心丛冠状丛→心房	心神经节、心房壁内的神经节	到心房、心室	心跳减慢,心室收缩力减弱,冠状动脉收缩
支气管和肺	交感	来自胸膜脏层的传入纤维→交感神经肺支→$T_2\sim T_5$脊髓后角	$T_2\sim T_5$ 脊髓侧角	经白交通支→交感干,在干内上升或不上升	颈下神经节和第1~5胸交感节	肺支→肺前,后丛→肺	支气管扩张,抑制腺体分泌,血管收缩
	副交感	来自支气管和肺的传入纤维→迷走神经支→延髓孤束核	迷走神经背核	迷走神经支气管支→肺丛→肺	肺丛内的神经节和支气管壁内的神经节	到支气管平滑肌和腺体	支气管收缩,促进腺体分泌
胃、小肠、升结肠和横结肠	交感	经腹腔丛→内脏大、小神经→$T_6\sim T_{12}$脊髓后角	$T_6\sim T_{12}$ 脊髓侧角	经白交通支→交感干→内脏大、小神经、腰内脏神经	腹腔神经节、主动脉肾神经节、肠系膜上神经节	沿各部分血管周围的神经丛分布	减少蠕动,降低张力,减少分泌,增加括约肌张力,血管收缩
	副交感	迷走神经→延髓孤束核	迷走神经背核	迷走神经→食管丛→胃丛→腹腔丛→肠系膜上丛→胃肠壁	肠肌间丛和黏膜下丛内的神经节	到平滑肌和腺体	促进肠蠕动,增加肠壁张力,增加分泌,减少括约肌张力

续表

器官	神经	沿内脏神经的传入纤维 经路	节前纤维 起源	节前纤维 经路	节后纤维 起源	节后纤维 经路	功能
降结肠至直肠	交感	腰内脏神经和交感干骶部的分支→T_{12}~L_3脊髓后角	T_{12}~L_3脊髓侧角	经白交通支→交感干→腰内脏神经、骶内脏神经→腹主动脉→肠系膜下丛，腹下丛	腹系膜下丛和腹下神经丛内，少量在腰交感节	随各部分血管周围神经丛分布	制约肠蠕动，肛门内括约肌收缩
	副交感	经肠系膜下丛，盆丛，到S_2~S_4脊髓后角	S_2~S_4脊髓骶副交感核	经第2~4骶神经→盆内脏神经→盆丛→降结肠，直肠	肠肌间丛和黏膜下丛内的神经节	到平滑肌和腺体	促进肠蠕动，肛门内括约肌松弛
肝、胆囊、胰腺	交感	经腹腔丛→内脏大、小神经→T_4~T_{10}脊髓后角	T_4~T_{10}脊髓侧角	经内脏大、小神经→腹腔丛	腹腔神经节、主动脉肾神经节	沿肝、胆囊胰腺血管周围神经丛分布	抑制腺体分泌
	副交感	迷走神经→延髓孤束核	迷走神经背核	迷走神经→腹腔丛	器官内神经节		加强腺体分泌
肾	交感	经主动脉肾丛→内脏大、小神经→T_6~T_{12}脊髓后角	T_6~T_{12}脊髓侧角	经内脏大、小神经和腰内脏神经→腹腔丛，主动脉肾丛	腹腔神经节、主动脉肾神经节	沿肾血管周围的神经丛分布	血管收缩
	副交感	迷走神经→延髓孤束核	迷走神经背核	迷走神经→腹腔丛，肾丛	主动脉肾神经节		血管舒张，肾盂收缩
输尿管	交感	T_{11}~L_2脊髓后角	T_{11}~L_2脊髓侧角	经内脏小神经，腰内脏神经→腹腔丛和肠系膜上、下丛，肾丛	腹腔神经节、主动脉肾神经节	输尿管丛	抑制输尿管蠕动
	副交感	盆内脏神经→S_2~S_4脊髓后角	脊髓 S_2~S_4副交感核	经盆内脏神经→输尿管丛	输尿管壁内神经节		加强输尿管蠕动
膀胱	交感	盆丛→腹下丛→腰内脏神经到达 L_1~L_2脊髓后角（传导来自膀胱体的痛觉）	L_1~L_2脊髓侧角	经白交通支→腰内脏神经→腹主动脉丛，腹系膜下丛，盆丛	腹系膜下丛和腹下神经丛内，少量在腰交感节	经膀胱丛到膀胱	血管收缩，膀胱三角的肌收缩，尿道口关闭，对膀胱通尿肌的作用很小或无作用
	副交感	盆丛→盆内脏神经，到达 S_2~S_4脊髓后角	S_2~S_4脊髓的骶副交感核	经第2~4骶神经→盆内脏神经→盆丛→膀胱丛	膀胱丛和膀胱壁内的神经节	到膀胱平滑肌	通尿肌收缩，内括约肌松弛，牵张感和痛觉

续表

器官	神经	沿内脏神经的传入纤维 径路	节前纤维 起源	节前纤维 径路	节后纤维 起源	节后纤维 径路	功能
男性生殖器	交感	盆丛→交感干,到达 T_{11}~L_3 脊髓后角	T_{11}~L_3 脊髓侧角	经白交通支→交感干→腹腔丛→腹下丛→盆丛,或在交感干下行至交感干骶部	腰、骶神经节和肠系膜下神经节	经盆丛→前列腺丛→盆腔部生殖器,或从腰神经节发支沿精索内动脉到睾丸	生殖器平滑肌收缩配合射精;膀胱三角肌收缩,关闭尿道内口,防止精液反流,血管收缩
	副交感		S_2~S_4 脊髓的骶副交感核	经骶神经→盆内脏神经→盆丛,前列腺丛	盆丛和前列腺丛神经节	到前列腺和海绵体的血管	促进海绵体血管舒张,使阴茎勃起
子宫	交感	来自子宫底和体的痛觉纤维→子宫阴道丛→腹下丛→腰内脏神经,到达 T_{12}~L_2 脊髓后角	T_{12}~L_2 脊髓侧角	经白交通支→内脏最小神经和腰内脏神经→腹主动脉丛→腹下丛→盆丛→子宫阴道丛或在交感干下行至交感干骶部	腹下丛内的神经节,骶神经节	随子宫阴道丛至子宫壁	血管收缩,妊娠子宫收缩,非妊娠子宫舒张
	副交感	来自子宫颈的痛觉纤维经盆内脏神经到达 S_2~S_4 脊髓后角	S_2~S_4 脊髓副交感核	经骶神经→盆内脏神经→腹下丛→盆丛→子宫阴道丛	子宫阴道丛内的子宫颈神经节及沿子宫颈血管的神经节	到子宫壁内	舒张血管,对子宫肌作用不明
肾上腺	交感		T_{10}~L_1,L_2 脊髓侧角	经白交通支→内脏小神经,内脏最小神经,肾上腺髓质	没有		分泌肾上腺素
松果体	交感		脊髓的交感神经中枢	经白交通支→交感干	颈上神经节	随颈内动脉及其分支至松果体	促进 5-HT 转化为黑色素紧张素,间接抑制性腺活动
上肢的血管和皮肤	交感	经血管周围丛和脊神经到 T_2~T_8 脊髓后角	T_2~T_8 脊髓侧角	经白交通支→交感干	颈中神经节,颈胸神经节和上部胸神经节	经灰交通支→脊神经→血管和皮肤	皮肤和肌血管收缩(胆碱能纤维使血管舒张),汗腺分泌,竖毛
下肢的血管和皮肤	交感	经血管周围丛和脊神经到 T_{10}~L_3 脊髓后角	T_{10}~L_3 脊髓侧角	经白交通支→交感干	腰神经节和骶神经节	经灰交通支→脊神经→血管和皮肤	皮肤和肌血管收缩,汗腺分泌,竖毛,胆碱能纤维子宫血管舒张

（一）眼球

1. **感觉神经**　眼球的一般感觉冲动沿睫状长神经→鼻睫神经→眼神经→三叉神经,进入脑干终于三叉神经感觉核。

2. **交感神经**　节前纤维起自脊髓 T_{1-2} 侧角,经胸及颈交感干上升至颈上神经节,交换神经元后,节后纤维经颈内动脉丛、海绵丛,再穿经睫状神经节分布到瞳孔开大肌和血管,另有部分交感神经节后纤维经睫状长神经到达瞳孔开大肌。

3. **副交感神经**　节前纤维起自中脑动眼神经副核(E-W 核),随动眼神经走行,在睫状神经节换元后,节后纤维经睫状短神经分布于瞳孔括约肌和睫状肌。

支配眼球的交感神经兴奋可引起瞳孔开大及虹膜血管收缩,切断这些纤维会出现瞳孔缩小,损伤脊髓颈段和延髓及脑桥的外侧部亦可产生同样结果。据认为,这是因为交感神经的中枢下行束经过上述部位。临床上所见病例除有瞳孔缩小外,还可出现上睑下垂及同侧汗腺分泌障碍等症状(称霍纳综合征)。这是因为交感神经除管理瞳孔外,也管理眼睑平滑肌即睑板肌(米勒肌)和头部汗腺的分泌。

副交感神经兴奋,瞳孔缩小,睫状肌收缩。切断这些纤维可引起瞳孔散大及调节视力的功能障碍。临床上损伤动眼神经,除有上述的副交感神经损伤症状外,还出现大部分眼球外肌麻痹症状。

（二）心脏

1. **感觉神经**　传导心脏的痛觉纤维,沿交感神经行走(颈上心神经除外),至脊髓 T_{1-4},T_5 节段;与心脏反射有关的感觉纤维,沿迷走神经行走,进入脑干(图 22-45)。

2. **交感神经**　节前纤维起自脊髓 T_{1-4}、T_5 节段的侧角,至交感干颈上、中、下神经节和上部胸神经节交换神经元,自节发出颈上、中、下心神经及胸心支,到主动脉弓后方和下方,与来自迷走神经的副交感纤维一起构成心丛,心丛再分支沿着动脉分布于心脏。

3. **副交感神经**　节前纤维由迷走神经背核和疑核发出,沿迷走神经心支行走,在心丛内的心神经节交换神经元后,沿动脉分布于心脏(图 22-45)。

刺激支配心脏的交感神经,引起心动过速,冠状血管舒张。刺激迷走神经,引起心动过缓,冠状血管收缩。

（钱亦华）

思考题

1. 叙述脊神经的组成和纤维成分。

2. 叙述正中神经易损伤部位、损伤后临床表现并分析原因。

3. 简述坐骨神经的起始、经行、分支分布并分析损伤后的临床表现。

4. 简述脑神经包含的纤维成分。

5. 简述支配舌的神经及其功能。

6. 试述脑神经中一般内脏运动纤维成分各自的功能。

7. 试述内脏运动神经与躯体运动神经之间的区别。

8. 叙述交感神经低级中枢部位及相关神经节种类、概况。

9. 叙述副交感神经低级中枢部位及相关神经节种类、概况。

第二十三章
神经系统传导通路

神经系统在信息的传递、调节和整合过程中具有两方面功能。一方面,感受器接受机体内外环境的各种刺激并将其转变成神经冲动,沿传入神经元传递至中枢神经系统相应部位,最后至大脑皮质高级中枢产生感觉;另一方面,大脑皮质将这些感觉信息分析整合后发出指令,沿传出纤维经脑干和脊髓的运动神经元到达躯体和内脏效应器,引起反应。因此,神经系统内存在两类传导通路(conductive pathway):感觉(上行)传导通路[sensory(ascending)pathway]和运动(下行)传导通路[motor (descending)pathway]。不经过大脑皮质的上、下行传导通路被称为反射通路。

第一节 感觉传导通路

感觉传导通路包括:本体感觉传导通路,痛温觉、粗触觉和压觉等感觉传导通路,视觉传导通路和瞳孔对光反射通路,听觉传导通路,平衡觉传导通路和内脏感觉传导通路。

一、本体感觉传导通路

本体感觉又称深感觉,是指肌、腱、关节等在不同状态(运动或静止)时产生的感觉,包括位置觉、运动觉和震动觉。例如,人在闭眼时能感知身体各部的位置就是深感觉。

躯干和四肢的本体感觉传导通路主要有两条,一条是传至大脑皮质,产生意识性感觉,称为躯干和四肢意识性本体感觉和精细触觉传导通路(图23-1);另一条是传至小脑,不产生意识性感觉,称躯干和四肢非意识性本体感觉传导通路(图23-2)。

(一)躯干和四肢意识性本体感觉和精细触觉传导通路

该传导路由3级神经元组成:第1级神经元为脊神经节内假单极神经元,胞体多为大、中型,纤维较粗有髓鞘,其周围突分布于肌、腱、关节等处的本体感觉感受器和皮肤的精细触觉感受器,中枢突经脊神经后根的内侧部进入脊髓后索,分为长的升支和短的降支。其中,来自第5胸节以下的升支行于后索的内侧部,形成薄束;来自第4胸节以上的升支行于后索的外侧部,形成楔束。两束上行,分别止于延髓的薄束核和楔束核。短的降支至后角或前角,完成脊髓牵张反射。第2级神经元的胞体在薄、楔束核内,由此二核发出的纤维向前绕过中央灰质的腹侧,在中线上与对侧的交叉,称内侧丘系交叉。交叉后的纤维转折向上,在锥体束的背侧呈前后方向排列,行于延髓中线两侧,称内侧丘系。内侧丘系在脑桥呈横位居被盖的前缘,在中脑被盖则居红核的后外侧,最后止于背侧丘脑的腹后外侧核。第3级神经元的胞体在丘脑腹后外侧核,发出纤维称丘脑中央辐射(central radiation of thalamus)。丘脑中央辐射经内囊后肢主要投射至中央后回的中、上部和中央旁小叶后部,部分纤维投射至中央前回(图23-1)。

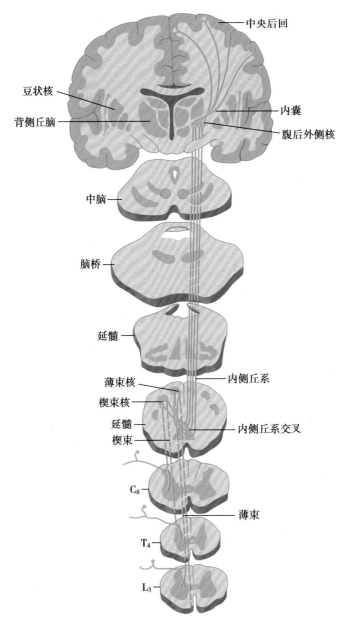

图 23-1　躯干和四肢意识性本体感觉和精细触觉传导通路

　　此通路若在内侧丘系交叉的下方或上方的不同部位损伤,则病人在闭眼时不能确定损伤同侧(交叉下方损伤)和损伤对侧(交叉上方损伤)关节的位置和运动方向以及两点间距离。

　　(二) 躯干和四肢非意识性本体感觉传导通路

　　非意识性本体感觉传导通路实际上是反射通路的上行部分,为传入至小脑的本体感觉,由 2 级神经元组成。第 1 级神经元为脊神经节内假单极神经元,其周围突分布于肌、腱、关节的本体感觉感受器,中枢突经脊神经后根的内侧部进入脊髓,终止于 C~L 节段胸核和腰低膨大第 V~Ⅶ层外侧部。由胸核发出的第 2 级纤维在同侧脊髓侧索组成脊髓小脑后束,向上经小脑下脚进入旧小脑皮质;由腰骶膨大第 V~Ⅶ层外侧部发出的第 2 级纤维组成对侧和同侧的脊髓小脑前束,经小脑上脚止于旧小脑皮质。以上第 2 级神经元传导躯干(除颈部外)和下肢的本体感觉。传导上肢和颈部的本体感觉的第 2 级神经元胞体位于颈膨大第Ⅵ、Ⅶ层和延髓的楔束副核,这两处神经元发出的第 2 级纤维也经小脑下脚进入小脑皮质(图 23-2)。

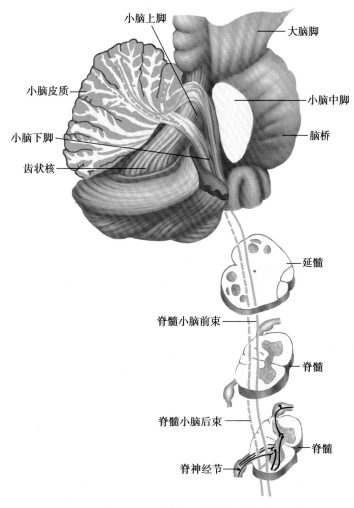

图 23-2　躯干和四肢非意识性本体感觉传导通路

二、痛温觉、粗略触觉和压觉传导通路

该通路又称浅感觉传导通路,由 3 级神经元组成(图 23-3)。

(一)躯干和四肢痛温觉、粗略触觉和压觉传导通路

第 1 级神经元为脊神经节内假单极神经元,胞体为中、小型,突起较细,为薄髓或无髓纤维。其周围突分布于躯干和四肢皮肤内的感受器,中枢突经后根进入脊髓。其中,传导痛温觉的纤维(细纤维)在后根的外侧部入脊髓,经背外侧束再终止于第 2 级神经元;传导粗略触觉和压觉的纤维(粗纤维)经后根内侧部进入脊髓后索,再终止于第 2 级神经元。第 2 级神经元胞体主要位于第 I、IV ～ VII层,它们发出纤维上升 1~2 个节段,经白质前连合交叉到对侧的外侧索和前索内上行,组成脊髓丘脑侧束和脊髓丘脑前束(侧束传导痛温觉,前束传导粗略触觉和压觉)。脊髓丘脑束依次沿延髓下橄榄核的背外侧以及脑桥和中脑内侧丘系的外侧上行,终止于背侧丘脑的腹后外侧核。第 3 级神经元的胞体在背侧丘脑的腹后外侧核,它们发出纤维组成丘脑中央辐射,再经内囊后肢投射到中央后回中、上部和中央旁小叶后部。

在脊髓内,脊髓丘脑束纤维的排列有一定的顺序:由外侧向内侧、由浅入深,依次排列着来自骶、腰、胸、颈部的纤维。因此,当脊髓内肿瘤压迫一侧脊髓丘脑束时,痛温觉障碍首先出现在身体对侧上半部(压迫来自颈、胸部的纤维),然后逐渐波及下半部(压迫来自腰骶部的纤维)。若受到脊髓外肿瘤压迫,则感觉障碍的发生顺序相反。

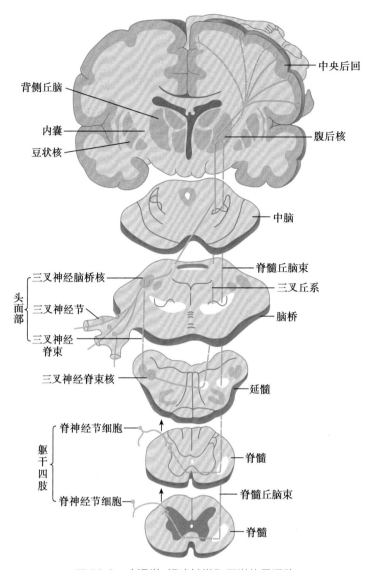

中央后回

背侧丘脑

内囊

豆状核

腹后核

中脑

三叉神经脑桥核

脊髓丘脑束

三叉丘系

三叉神经节

脑桥

三叉神经
脊束

头
面
部

三叉神经脊束核

延髓

脊神经节细胞

脊髓

躯
干
四
肢

脊髓丘脑束

脊神经节细胞

脊髓

图 23-3　痛温觉、粗略触觉和压觉传导通路

（二）头面部的痛温觉和触压觉传导通路

　　第 1 神经元为三叉神经节（除外耳道和耳甲的皮肤感觉传导外）内假单极神经元，其周围突经相应的三叉神经分支分布于头面部皮肤及口鼻黏膜的相关感受器。中枢突经三叉神经根入脑桥。三叉神经中传导痛温觉的纤维入脑后下降为三叉神经脊束，止于三叉神经脊束核；传导触压觉的纤维终止于三叉神经脑桥核。第 2 级神经元的胞体在三叉神经脊束核和三叉神经脑桥核内，它们发出纤维交叉到对侧，组成三叉丘脑束，止于背侧丘脑的腹后内侧核。第 3 级神经元的胞体在背侧丘脑的腹后内侧核，发出纤维经内囊后肢，投射到中央后回下部。在此通路中，若三叉丘脑束平面以上受损，则导致对侧头面部痛温觉和触压觉障碍；若三叉丘脑束平面以下受损，则同侧头面部痛温觉和触压觉发生障碍。

三、视觉传导通路和瞳孔对光反射通路

（一）视觉传导通路

　　视觉传导通路（visual pathway）由 3 级神经元组成。眼球视网膜神经部外层的视锥细胞和视杆细胞为光感受器细胞，中层的双极细胞为第 1 级神经元，内层的节细胞为第 2 级神经元，节细胞的轴突在视神经盘处汇集成视神经。视神经由视神经管入颅腔，形成视交叉后，延续为视束。在视交叉

中,来自两眼视网膜鼻侧半的纤维交叉,加入对侧视束;来自视网膜颞侧半的纤维不交叉,进入同侧视束。因此,左侧视束内含有来自两眼视网膜左侧半的纤维,右侧视束内含有来自两眼视网膜右侧半的纤维。视束绕过大脑脚向后,主要终止于外侧膝状体。第 3 级神经元胞体在外侧膝状体内,由外侧膝状体核发出纤维组成视辐射(optic radiation),经内囊后肢投射到端脑距状沟上下的视区皮质(visual cortex),产生视觉(图 23-4)。

视束中尚有少数纤维经上丘臂终止于上丘和顶盖前区。上丘发出的纤维组成顶盖脊髓束,下行至脊髓,完成视觉反射。顶盖前区发出纤维到中脑动眼神经副核,构成瞳孔对光反射通路的一部分。

视野(visual field)是指眼球固定向前平视时所能看到的空间范围。由于眼球屈光装置对光线的折射作用,鼻侧半视野的物像投射到颞侧半视网膜,颞侧半视野的物像投射到鼻侧半视网膜,上半视野的物像投射到下半视网膜,下半视野的物像投射到上半视网膜。

当视觉传导通路的不同部位受损时,可引起不同的视野缺损:①视网膜损伤引起的视野缺损与损伤的位置和范围有关。若损伤在视神经盘,则视野中出现较大暗点。若黄斑部受损,则中央视野有暗点。其他部位损伤,则对应部位有暗点。②一侧视神经受损,可致该侧眼视野全盲。③视交叉中交叉纤维受损,可致双眼视野颞侧半偏盲。④一侧视交叉外侧部的不交叉纤维受损,则患侧眼视野的鼻侧半偏盲。⑤一侧视束及视束以后的视觉传导路(视辐射、视区皮质)受损,可致双眼病灶对侧半视野同向性偏盲(如右侧受损则右眼视野鼻侧半和左眼视野颞侧半偏盲)。

(二)瞳孔对光反射通路

光照一侧瞳孔引起双眼瞳孔缩小的反应称为瞳孔对光反射(pupillary light reflex)。光照侧的反应称直接对光反射,光未照射侧的反应称间接对光反射。瞳孔对光反射的通路如下:视网膜→视神经→视交叉→视束→上丘臂→顶盖前区→两侧动眼神经副核→动眼神经→睫状神经节→节后纤维→瞳孔括约肌收缩→两侧瞳孔缩小(图 23-4)。

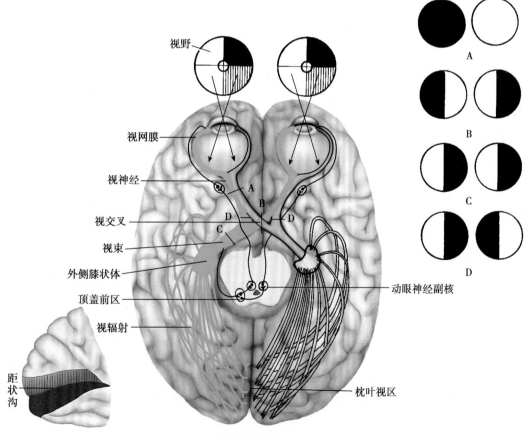

图 23-4 视觉传导通路和瞳孔对光反射通路

瞳孔对光反射在临床上有重要意义,反射消失可能预示病危。但视神经或动眼神经受损也能引起瞳孔对光反射的变化。例如,一侧视神经受损时,信息传入中断,光照患侧眼的瞳孔,两侧瞳孔均不反应;但光照健侧眼的瞳孔,则两眼对光反射均存在(此即患侧眼的瞳孔直接对光反射消失,间接对光反射存在)。又如,一侧动眼神经受损时,由于信息传出中断,无论光照哪一侧眼,患侧眼的瞳孔对光反射都消失(患侧眼的瞳孔直接及间接对光反射消失),但健侧眼的瞳孔直接和间接对光反射存在。

四、听觉传导通路

听觉传导通路(auditory pathway)的第 1 级神经元为蜗神经节内的双极神经细胞,其周围突分布于内耳的螺旋器(或称 Corti 器);中枢突组成蜗神经,与前庭神经伴行,在延髓和脑桥交界处入脑,止于蜗腹侧核和蜗背侧核(图 23-5)。第 2 级神经元胞体在蜗腹侧核和蜗背侧核内发出纤维,大部分纤维在脑桥内形成斜方体并交叉至对侧,至上橄榄核外侧折向上行,形成外侧丘系。大多数外侧丘系的纤维经中脑被盖的背外侧部止于下丘核。第 3 级神经元胞体在下丘核,其纤维经下丘臂止于内侧膝状体。第 4 级神经元胞体在内侧膝状体发出纤维组成听辐射(acoustic radiation),听辐射经内囊后肢止于大脑皮质颞横回的听觉区。

少数蜗腹侧核和蜗背侧核的纤维不交叉,进入同侧外侧丘系。还有一些蜗神经核发出的纤维在上橄榄核换神经元,然后加入同侧的外侧丘系。也有少数外侧丘系的纤维直接止于内侧膝状体。因

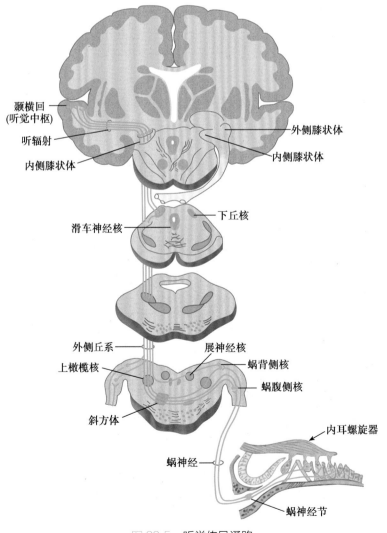

图 23-5　听觉传导通路

此,听觉冲动是双侧传导的。若一侧通路在外侧丘系平面以上受损,不会产生明显症状;但若损伤了蜗神经、内耳或中耳,则将导致听觉障碍。

听觉的反射中枢在下丘。下丘内神经元发出纤维到上丘,再由上丘神经元发出纤维,经顶盖脊髓束下行至脊髓的前角细胞,完成听觉反射。

此外,大脑皮质听觉区还可发出下行纤维,经听觉通路上的各级神经元中继,影响内耳螺旋器的感受功能,形成听觉通路上的负反馈调节。

五、平衡觉传导通路

平衡觉传导通路(equilibrium pathway)的第1级神经元是前庭神经节内的双极神经元,其周围突分布于内耳半规管的壶腹嵴及前庭内的球囊斑和椭圆囊斑;中枢突组成前庭神经,与蜗神经一起经延髓和脑桥交界处入脑,止于前庭神经核群(图23-6)。第2级神经元为前庭神经核群,由此核群发出的纤维向大脑皮质的投射路径尚不清楚,可能是在背侧丘脑的腹后核换神经元,再投射到颞上回前方的大脑皮质。由前庭神经核群发出纤维至中线两侧组成内侧纵束,其中,上升的纤维止于动眼、滑车和展神经核,完成眼肌前庭反射(眼球震颤);下降的纤维至副神经脊髓核和上段颈髓前角细胞,完成转眼、转头的协调运动。此外,由前庭神经外侧核发出纤维组成前庭脊髓束,完成躯干、四肢的姿势反射(伸肌兴奋、屈肌抑制)。前庭神经核群还发出纤维与部分前庭神经直接来的纤维共同经小脑下脚进入小脑,参与平衡调节。前庭神经核群还发出纤维与脑干网状结构、迷走神经背核及疑核联系,故当平衡觉传导通路或前庭器受刺激时,可引起眩晕、恶心、呕吐等症状。

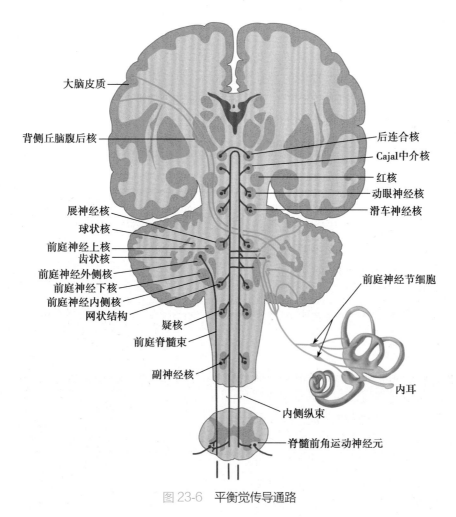

图 23-6　平衡觉传导通路

六、内脏感觉传导通路

(一) 一般内脏感觉传导通路

一般内脏感觉是指嗅觉和味觉以外的心、血管、腺体和内脏的感觉。一般内脏感觉传导通路（general visceral sensory pathway）传入路径复杂，至今尚不完全清楚。

(二) 特殊内脏感觉传导通路

特殊内脏感觉传导通路（special visceral sensory pathway）指的是传导嗅觉和味觉的通路。

第二节　运动传导通路

运动传导通路是指从大脑皮质至躯体运动和内脏活动效应器的神经联系。从大脑皮质至躯体运动效应器（骨骼肌）的神经通路称为躯体运动传导通路，包括锥体系和锥体外系。从大脑皮质至内脏活动效应器（心肌、平滑肌、腺体等）的神经通路称为内脏运动传导通路。

一、锥体系

锥体系（pyramidal system）由上运动神经元和下运动神经元两级神经元组成。上运动神经元（upper motor neurons）为位于大脑皮质的投射至脑神经一般躯体和特殊内脏运动核及脊髓前角运动神经元的传出神经元。下运动神经元（lower motor neurons）为脑神经一般躯体和特殊内脏运动核和脊髓前角的运动神经细胞，它们的胞体和轴突构成传导运动冲动的最后公路（final common pathway）。

锥体系的上运动神经元由位于中央前回和中央旁小叶前部的巨型锥体细胞（Betz 细胞）和其他类型的锥体细胞以及位于额、顶叶部分区域的锥体细胞组成。上述神经元的轴突共同组成锥体束（pyramidal tract），其中，下行至脊髓的纤维束称皮质脊髓束（图 23-7）；止于脑干内一般躯体和特殊内脏运动核的纤维束称为皮质核束（图 23-8）。

(一) 皮质脊髓束

皮质脊髓束（corticospinal tract）由中央前回上、中部和中央旁小叶前半部等处皮质的锥体细胞轴突集中而成，下行经内囊后肢的前部、大脑脚底中 3/5 的外侧部和脑桥基底部至延髓锥体。在锥体下端，约 75%~90% 的纤维交叉至对侧，形成锥体交叉。交叉后的纤维继续在对侧脊髓侧索内下行，称皮质脊髓侧束，

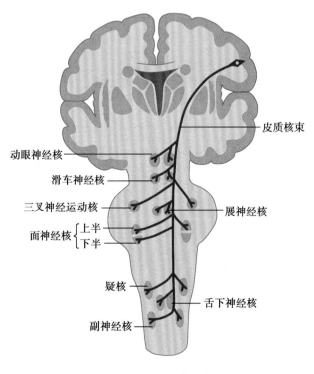

图 23-7　皮质脊髓束

此束沿途发出侧支,逐节终止于前角细胞(可达骶节),主要支配四肢肌。在延髓锥体,皮质脊髓束中小部分未交叉的纤维在同侧脊髓前索内下行,称皮质脊髓前束,该束终止于颈髓和上胸髓,在终止前经白质前连合逐节交叉至对侧,止于前角运动神经元,支配躯干肌和上肢近端肌的运动。皮质脊髓前束中有一部分纤维始终不交叉而止于同侧脊髓前角运动神经元,主要支配躯干肌。所以,躯干肌是受两侧大脑皮质支配,而上、下肢肌只受对侧大脑皮质支配,故一侧皮质脊髓束在锥体交叉平面以上受损,主要引起对侧肢体瘫痪,躯干肌运动不受明显影响;在锥体交叉平面以下受损,主要引起同侧肢体瘫痪。

实际上,皮质脊髓束只有10%~20%的纤维直接终止于前角运动神经元,主要支配肢体远端肌,大部分的纤维须经中间神经元与前角细胞联系。

（二）皮质核束

皮质核束(corticonuclear tract)主要由中央前回下部的锥体细胞的轴突集合而成,下行经内囊膝至大脑脚底中3/5的内侧部,由此向下陆续分出纤维,终止于双侧脑神经运动核(动眼神经核、滑车神经核、展神经核、三叉神经运动核、面神经核支配面上部肌的细胞群、疑核和副神经脊髓核)。小部分纤维交叉到对侧,终止于面神经核支配面下部肌的神经元细胞群和舌下神经核,二者发出的纤维分别支配同侧面下部的面肌和舌肌。因此,除面神经核下部和舌下神经核只接受单侧(对侧)皮质核束支配外,其他脑神经运动核均接受双侧皮质核束的纤维。一侧上运动神经元受损,可产生对侧眼裂以下的面肌和对侧舌肌瘫痪,表现为病灶对侧鼻唇沟消失,口角低垂并歪向病灶侧,流涎,不能作鼓腮、露齿等动作,伸舌时舌尖偏向病灶对侧,为核上瘫(supranuclear paralysis)。一侧面神经核的神经元受损,可致病灶侧所有的面肌瘫痪,表现为额横纹消失,眼不能闭,口角下垂并歪向健侧,鼻唇沟消失等。一侧舌下神经核的神经元受损,可致病灶侧全部舌肌瘫痪,表现为伸舌时舌尖偏向病灶侧。两者均为下运动神经元损伤,故统称为核下瘫(infranuclear paralysis)(图23-9、图23-10)。

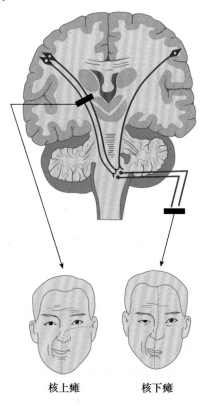

核上瘫　　　　核下瘫

图23-8　锥体束中的皮质核束

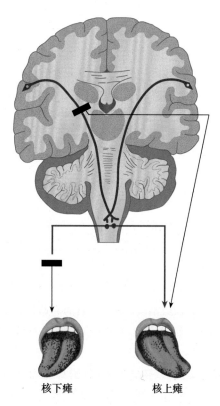

核下瘫　　　　核上瘫

图23-9　面肌瘫痪

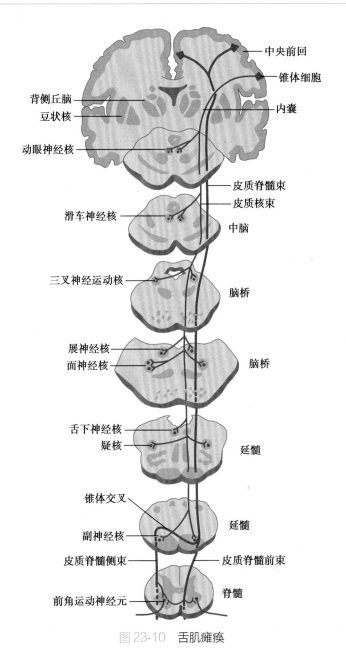

中央前回

锥体细胞

背侧丘脑

豆状核

内囊

动眼神经核

皮质脊髓束

皮质核束

滑车神经核

中脑

三叉神经运动核

脑桥

展神经核

面神经核

脑桥

舌下神经核

疑核

延髓

锥体交叉

延髓

副神经核

皮质脊髓侧束

皮质脊髓前束

前角运动神经元

脊髓

图 23-10 舌肌瘫痪

  锥体系的任何部位损伤都可引起其支配区的随意运动障碍,即瘫痪。锥体系的损伤表现可分为两类(表 23-1):

  1. **上运动神经元损伤** 指脊髓前角细胞和脑神经运动核以上的锥体系损伤,即锥体细胞或其轴突组成的锥体束的损伤。表现为:① 随意运动障碍;②肌张力增高,故称痉挛性瘫痪(硬瘫),这是由于上运动神经元对下运动神经元的抑制作用丧失的缘故(脑神经核上瘫时肌张力增高不明显),但早期肌萎缩不明显(因未失去其直接神经支配);③深反射亢进(因失去高级控制),浅反射(如腹壁反射、提睾反射等)减弱或消失(因锥体束的完整性被破坏);④出现病理反射(如 Babinski 征,为锥体束损伤确凿症状之一)等,因锥体束的功能受到破坏所致。

  2. **下运动神经元损伤** 指脑神经运动核和脊髓前角细胞以下的锥体系损伤,即脑神经运动核和脊髓前角细胞以及它们轴突(脑神经和脊神经)的损伤。表现为因失去神经直接支配所致:①随意运动障碍;②肌张力降低,又称弛缓性瘫痪(软瘫),神经营养障碍还可导致肌萎缩;③浅反射和深反射都消失(因所有反射弧均中断);④也不出现病理反射。

表 23-1　上、下运动神经元瘫痪的比较

项目	上运动神经元瘫痪 （硬瘫、痉挛性瘫痪、中枢性瘫痪）	下运动神经元瘫痪 （软瘫、弛缓性瘫痪、周围性瘫痪）
损害部位	皮质运动区或皮质脊髓束	脊髓前角或运动神经
瘫痪范围	较广泛（如偏瘫）	较局限（单个或几个肌肉瘫）
肌张力	增高	降低
肌萎缩	不明显	明显，早期即出现
腱反射	亢进	减弱或消失
浅反射	减弱或消失	减弱或消失
病理反射	阳性	不出现

二、锥体外系

锥体外系（extrapyramidal system）是指锥体系以外影响和控制躯体运动的所有传导路径，其结构十分复杂，包括大脑皮质（主要是躯体运动区和躯体感觉区）、纹状体、背侧丘脑、底丘脑、中脑顶盖、红核、黑质、脑桥核、前庭核、小脑和脑干网状结构等，以及它们的纤维联系。锥体外系的纤维最后经红核脊髓束、网状脊髓束等下行终止于脑神经运动核和脊髓前角细胞。在种系发生上，锥体外系是较古老的结构，从鱼类开始出现，在鸟类成为控制全身运动的主要系统。但到了哺乳类，尤其是人类，由于大脑皮质和锥体系的高度发达，锥体外系主要是协调锥体系的活动，二者协同完成运动功能。人类锥体外系的主要功能是调节肌张力、协调肌肉活动、维持体态姿势和习惯性动作（例如走路时双臂自然协调地摆动）等。锥体系和锥体外系在运动功能上是互相依赖不可分割的一个整体，只有在锥体外系保持肌张力稳定协调的前提下，锥体系才能完成一切精确的随意运动，如写字、刺绣等；而锥体外系对锥体系也有一定的依赖性，锥体系是运动的发起者，有些习惯性动作开始是由锥体系发起的，然后才处于锥体外系的管理之下，如骑车、游泳等。

主要的锥体外系通路有以下几条。

（一）皮质 - 新纹状体 - 背侧丘脑 - 皮质环路

该环路对发出锥体束的皮质运动区的活动有重要的反馈调节作用。

（二）新纹状体 - 黑质环路

自尾状核和壳发出纤维，止于黑质，再由黑质发出纤维返回尾状核和壳。黑质神经细胞能产生和释放多巴胺，当黑质变性后，则纹状体内的多巴胺含量亦降低，与 Parkinson 病（帕金森病）的发生有关。

（三）苍白球 - 底丘脑环路

苍白球发出纤维止于底丘脑核，后者发出纤维经同一途径返回苍白球，对苍白球发挥抑制性反馈影响。一侧底丘脑核受损，丧失对同侧苍白球的抑制，对侧肢体出现大幅度颤搐。

（四）皮质 - 脑桥 - 小脑 - 皮质环路

此环路人类最为发达（图 23-11）。由于小脑还接受来自脊髓的本体感觉纤维，因而能更好地协调和共济肌肉运动。

上述环路的任何部位损伤，都会导致共济失调，如行走蹒跚和醉汉步态等。

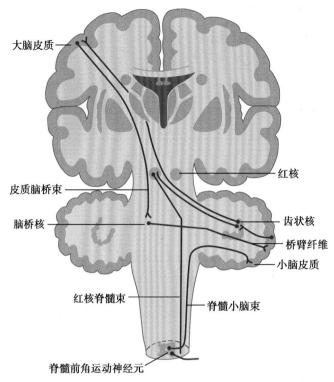

图 23-11 锥体外系的皮质 - 脑桥 - 小脑 - 皮质环路

（王亚云）

 思考题

1. 试述使舌尖伸向左侧的传导路径。
2. 简述瞳孔对光反射及其传导通路。
3. 比较躯干和四肢深、浅部感觉传导路的异同点。
4. 简述头面部浅部感觉传导路。
5. 上、下运动神经元损伤会出现哪些不同的临床症状？

第二十四章
脊髓和脑的被膜、血管及脑脊液循环

第一节 脊髓和脑的被膜

脑和脊髓的表面包有3层被膜,由外向内依次为硬膜、蛛网膜和软膜,有支持、保护脑和脊髓的作用。

一、脊髓的被膜

脊髓的被膜由外向内为硬脊膜、脊髓蛛网膜和软脊膜。

(一)硬脊膜

硬脊膜(spinal dura mater)(图24-1)上端附于枕骨大孔边缘,下端附于尾骨。呈管状包裹脊髓与脊神经根丝,在第2骶椎水平逐渐变细,包裹终丝,并在椎间孔处与脊神经的被膜相延续。硬脊膜厚而坚韧,与椎管内面骨膜之间的间隙称硬膜外隙(extradural space),此间隙略呈负压,不与颅腔内相通。硬膜外隙内含疏松结缔组织、脂肪、淋巴管、静脉丛和脊神经根等。临床上将药物注入此间隙进行硬膜外麻醉。硬脊膜与脊髓蛛网膜之间有潜在的硬膜下隙。

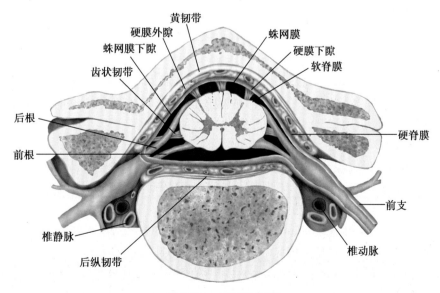

图 24-1 脊髓的被膜

(二)脊髓蛛网膜

脊髓蛛网膜(spinal arachnoid mater)为半透明而无血管的薄膜,向上与脑蛛网膜相延续,向侧方包裹脊神经和脊神经节,并与脊神经外膜融合。脊髓蛛网膜与软脊膜之间有较宽阔的间隙称蛛网膜下腔(subarachnoid space),其间有许多结缔组织小梁相连,间隙内充满脑脊液。该隙向上与脑蛛网膜下腔相通,其下部自脊髓下端至第2骶椎平面扩大为终池(terminal cistern),内容马尾。因此临床上常在第3、4或第4、5腰椎间行腰椎穿刺,以抽取脑脊液或注入药物(临床上的脊椎麻醉)而不伤及脊髓。

（三）软脊膜

软脊膜(spinal pia mater)为薄而富含血管的透明结缔组织膜,紧贴脊髓表面,并延伸至脊髓沟裂中,在脊髓下端移行为终丝。软脊膜在脊髓两侧,脊神经前、后根之间形成齿状韧带(denticulate ligament)。该韧带呈齿状,穿越蛛网膜附于硬脊膜内面。齿状韧带和脊神经根有固定脊髓,减少其震荡的作用。

二、脑的被膜

脑的被膜由外向内依次为硬脑膜、脑蛛网膜和软脑膜(图24-2)。

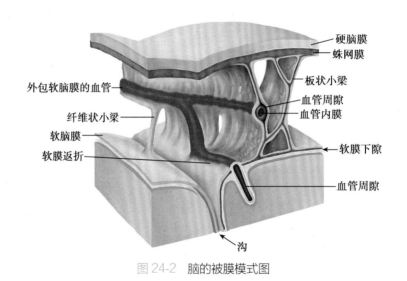

图 24-2　脑的被膜模式图

（一）硬脑膜

硬脑膜(cerebral dura mater)(图24-3)为厚而坚韧的双层膜,两层间有丰富的神经和血管。外层为颅骨内面的骨膜,与颅盖骨连接疏松,当硬脑膜血管损伤时,可在硬脑膜与颅骨之间形成硬膜外血肿。在颅底处硬脑膜则与颅骨结合紧密,故颅底骨折时易将硬脑膜与脑蛛网膜同时撕裂,使脑脊液经鼻腔或耳外漏。硬脑膜在脑神经出颅处移行为神经外膜,在枕骨大孔的边缘与硬脊膜相延续。

硬脑膜内层可折叠形成若干板状突起伸入各脑部之间,更好地保护脑,具体结构如下。

1. 大脑镰(cerebral falx)　呈镰刀形伸入大脑纵裂,分隔两大脑半球。前端连于鸡冠,后端连于小脑幕的顶,下缘游离于胼胝体的上方。

2. 小脑幕(tentorium of cerebellum)　呈半月形伸入大脑横裂,分隔大脑和小脑。其后外侧缘附于枕骨横窦沟和颞骨岩部上缘,前内侧缘游离形成小脑幕切迹(tentorial incisure),切迹与鞍背之间形成一环形孔,称小脑幕裂孔,内有中脑通过。小脑幕将颅腔不完全地分割成上、下两部。当上部颅脑病变引起颅内压增高时,小脑幕切迹上方的海马旁回和钩可被挤压至小脑幕切迹,形成小脑幕切迹疝压迫大脑脚和动眼神经。

3. 小脑镰(cerebellar falx)　自小脑幕下面正中伸入两小脑半球之间。

4. 鞍膈(diaphragma sellae)　位于蝶鞍上方,张于前床突、鞍结节和鞍背上缘之间,封闭垂体窝,中央有一小孔容垂体柄通过。

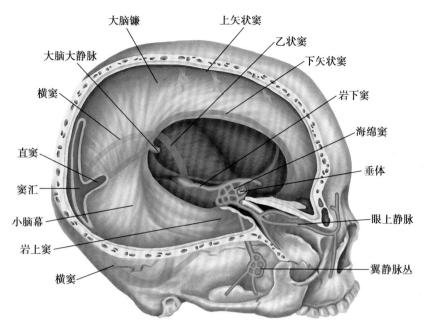

图 24-3　硬脑膜及硬脑膜窦

　　硬脑膜在某些部位两层分开,内面衬以内皮细胞,构成硬脑膜窦(sinus of dura mater),窦内含静脉血,窦壁无平滑肌,不能收缩,故损伤出血时难以止血,容易形成颅内血肿。主要的硬脑膜窦如下。

　　上矢状窦(superior sagittal sinus)位于大脑镰上缘内,前端起自盲孔,向后流入窦汇。

　　下矢状窦(inferior sagittal sinus)位于大脑镰下缘内,向后汇入直窦。

　　直窦(straight sinus)位于大脑镰与小脑幕连接处,由大脑大静脉和下矢状窦汇合而成,向后通窦汇。

　　窦汇(confluence of sinus)由上矢状窦与直窦在枕内隆凸处汇合扩大而成,向两侧移行为左、右横窦。

　　横窦(transverse sinus)成对,位于小脑幕后外侧缘附着处的枕骨横窦沟处,连接窦汇与乙状窦。

　　乙状窦(sigmoid sinus)成对,位于乙状窦沟内,是横窦的延续,向前下在颈静脉孔处出颅续为颈内静脉。

　　海绵窦(cavernous sinus)位于蝶鞍两侧,前至眶上裂,后达颞骨岩部尖端,两侧借横支相连,是两层硬脑膜间的不规则腔隙。腔隙内有许多结缔组织小梁,形似海绵而得名(图 24-4)。窦腔内侧壁有颈内动脉和展神经通过,在窦的外侧壁,自上而下有动眼神经、滑车神经、三叉神经的分支眼神经(V_1)和上颌神经(V_2)通过。

　　海绵窦与周围的静脉有广泛的交通和联系。海绵窦向前借眼静脉与面静脉交通,向后外经岩上窦和岩下窦连通横窦、乙状窦或颈内静脉。向下经卵圆孔的小静脉与翼静脉丛相通,故面部感染可经上述交通蔓延至海绵窦,引起海绵窦炎和血栓形成,继而累及经过海绵窦的神经,出现相应的临床症状和体征。

　　岩上窦(superior petrosal sinus)和岩下窦(inferior petrosal sinus)分别位于颞骨岩部的上缘和后缘,将海绵窦的血液分别导入横窦、乙状窦或颈内静脉。硬脑膜窦还借导静脉与颅外静脉相交通,故头皮感染也可蔓延至颅内。

　　硬脑膜窦内血液流向归纳如下。

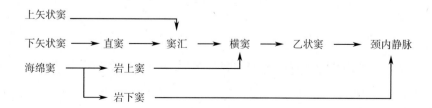

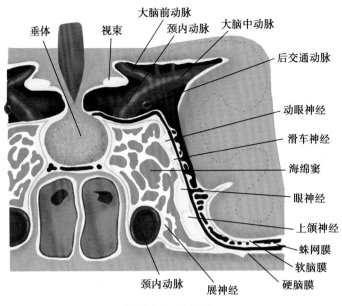

图 24-4　海绵窦

(二) 脑蛛网膜

脑蛛网膜(cerebral arachnoid mater)薄而透明,缺乏血管和神经,与硬脑膜之间有硬膜下隙,与软脑膜之间有蛛网膜下腔。脑蛛网膜下腔内充满脑脊液,此腔向下与脊髓蛛网膜下腔相通。颅内血管或动脉瘤破裂出血,血液流入蛛网膜下腔,称为蛛网膜下腔出血。脑蛛网膜除在大脑纵裂和大脑横裂处以外,均跨越脑的沟裂而不深入沟内,故蛛网膜下腔的大小不一,此腔在某些部位扩大称蛛网膜下池(subarachnoid cistern)。在小脑与延髓之间有小脑延髓池(cerebellomedullary cistern),临床上可在此穿刺,抽取脑脊液检查。此外,在视交叉前方有交叉池,两侧大脑脚之间有脚间池,脑桥腹侧有桥池,胼胝体压部下方与小脑上面前上方和中脑背面之间有四叠体上池,内有松果体和大脑大静脉。脑蛛网膜紧贴硬脑膜,在上矢状窦处形成许多绒毛状突起,突入上矢状窦内,称蛛网膜粒(arachnoid granulation)(图 24-5)。脑脊液经这些蛛网膜粒渗入硬脑膜窦内,回流入静脉。

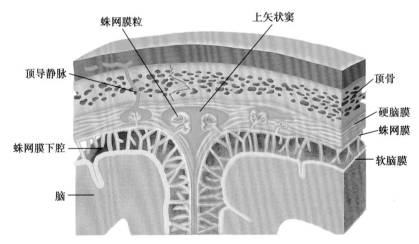

图 24-5　蛛网膜粒和硬脑膜窦

(三) 软脑膜

软脑膜(cerebral pia mater)薄而富有血管和神经,紧贴脑的表面并伸入沟裂内。在脑室一定部位的室管膜上皮与软脑膜及其血管共同构成脉络组织。某些部位脉络组织中的血管反复分支成丛,连同其表面的软脑膜和室管膜上皮一起突入脑室,形成脉络丛,产生脑脊液。

第二节　脑和脊髓的血管

一、脑的血管

(一) 脑的动脉

脑的动脉来源于颈内动脉和椎动脉(图 24-6)。以顶枕沟为界,前者供应大脑半球的前 2/3 和部分间脑;后者入颅后很快合并成一条基底动脉,供应大脑半球后 1/3 及部分间脑、脑干和小脑,即颈内动脉系和椎 - 基底动脉系的分布区。这两系动脉在大脑的分支可分为皮质支和中央支,皮质支营养大脑皮质及其深面的髓质,中央支供应基底核、内囊及间脑等。

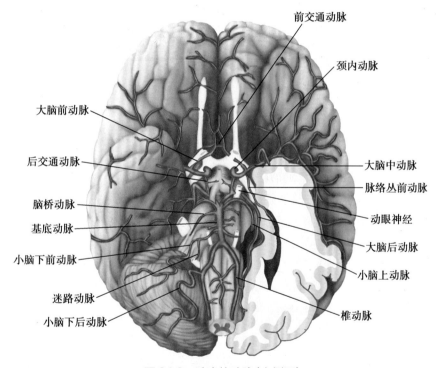

图 24-6　脑底的动脉(内侧面)

1. 颈内动脉(internal carotid artery)　起自颈总动脉,自颈部向上至颅底,经颈动脉管进入颅腔,紧贴海绵窦的内侧壁穿海绵窦腔行向前上,至前床突的内侧弯行向上并穿出海绵窦转向后行,依次发出眼动脉、后交通动脉和脉络丛前动脉,最后在外侧沟起始处分为大脑前动脉和大脑中动脉两大终支。颈内动脉按其行程可分为 4 部:颈部、岩部、海绵窦部和前床突上部,其中海绵窦部和前床突上部合称为虹吸部,常呈"U"形或"V"形,是动脉硬化的好发部位。颈内动脉的主要分支如下。

(1)眼动脉(ophthalmic artery):在颈内动脉行至前床突内侧,进入蛛网膜下腔时发出,沿视神经外侧经视神经管入眶,分布至眶内结构。

(2)后交通动脉(posterior communicating artery):在视束下面向后行,与大脑后动脉吻合,是颈内动脉系与椎 - 基底动脉系的吻合支。

(3)脉络丛前动脉(anterior choroidal artery):沿视束下面行向后外,经大脑脚与海马旁回的钩之间进入侧脑室下角,终止于脉络丛。沿途发出分支供应内囊后肢的后下部、外侧膝状体、大脑脚底的中1/3及苍白球等结构。此动脉细小且行程较长,易被血栓阻塞。

(4)大脑前动脉(anterior cerebral artery)(图24-7):在视神经上方行向前内,进入大脑纵裂,与对侧同名动脉借前交通动脉(anterior communicating artery)相连,后沿胼胝体沟向后行。皮质支分布于顶枕沟以前的半球内侧面、额叶底面的一部分和额、顶两叶上外侧面的上部;中央支自大脑前动脉的近侧段发出,经前穿质入脑实质,供应尾状核、豆状核前部和内囊前肢。

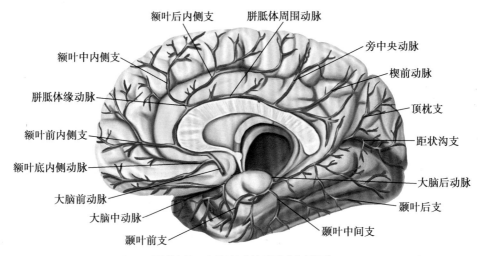

图24-7　大脑半球的动脉(内侧面)

(5)大脑中动脉(middle cerebral artery)(图24-8):可视为颈内动脉的直接延续,向外行入外侧沟内,分为数条皮质支(图24-9),营养大脑半球外侧面大部分和岛叶,其中包括躯体运动区、躯体感觉区和语言中枢。若该动脉发生阻塞,将对机体运动、感觉功能产生严重影响,若左侧大脑中动脉阻塞,还会影响语言功能。大脑中动脉途经前穿质时,发出一些细小的中央支,又称豆纹动脉,垂直向上进入脑实质,营养尾状核、豆状核、内囊膝和后肢的前部。豆纹动脉行程呈S形弯曲,在高血压动脉硬化时容易破裂出血,故又称出血动脉。

2. **椎动脉(vertebral artery)** 起自锁骨下动脉,向上穿第6至第1颈椎横突孔,经枕骨大孔进入颅腔,在脑桥与延髓交界处的腹侧面,左、右椎动脉汇合成一条基底动脉(basilar artery)。基底动脉沿脑桥腹侧的基底沟上行,至脑桥上缘分为左、右大脑后动脉两大终支。

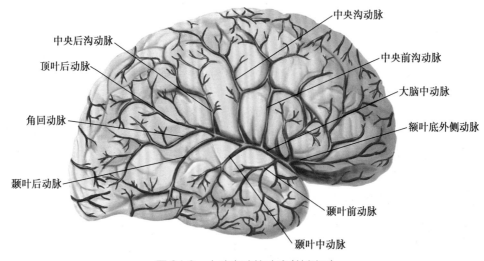

图24-8　大脑半球的动脉(外侧面)

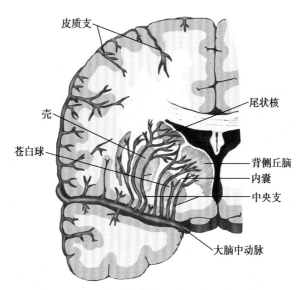

图 24-9　大脑中动脉的皮质支和中央支

（1）椎动脉的主要分支

1）脊髓前、后动脉（见"脊髓的血管"）。

2）小脑下后动脉（posterior inferior cerebellar artery）：是椎动脉的最大分支，在平橄榄下端附近发出，向后外行经延髓与小脑扁桃体之间，分支分布于小脑下面的后部和延髓后外侧部（图 24-6）。该动脉行程弯曲，易发生栓塞，可导致同侧面部浅感觉障碍、对侧上下肢及躯干的浅感觉障碍（交叉性感觉麻痹）和小脑共济失调等。

（2）基底动脉的主要分支

1）小脑下前动脉（anterior inferior cerebellar artery）：发自基底动脉起始段，经展神经、面神经和前庭蜗神经的腹侧达小脑下面（图 24-6），供应小脑下部的前份。

2）迷路动脉（labyrinthine artery）：细长，伴随面神经和前庭蜗神经进入内耳道，供应内耳迷路。80% 以上的迷路动脉发自小脑下前动脉。

3）脑桥动脉（pontine artery）：一些细小的动脉分支，供应脑桥基底部。

4）小脑上动脉（superior cerebellar artery）：发自基底动脉的末段，绕大脑脚向后，供应小脑上部。

5）大脑后动脉（posterior cerebral artery）：是基底动脉的终末分支，绕大脑脚向后，沿海马旁回的钩转至颞叶和枕叶的内侧面（图 24-7）。皮质支分布于颞叶的内侧面、底面及枕叶；中央支由起始部发出，经后穿质入脑实质，供应背侧丘脑、内侧膝状体、下丘脑和底丘脑等。

3. 大脑动脉环（cerebral arterial circle）（**Willis 环**）　由两侧大脑前动脉起始段、两侧颈内动脉末段、两侧大脑后动脉借前、后交通动脉共同组成。位于脑底下方，蝶鞍上方，环绕视交叉、灰结节及乳头体周围（图 24-6）。此环使两侧颈内动脉系与椎 - 基底动脉系相交通。正常情况下，大脑动脉环两侧的血液不相混合，而是一种代偿的潜在结构。当此环的某一处发育不良或阻塞时，可在一定程度上通过此环使血液重新分配和代偿，以维持脑的血液供应。

（二）脑的静脉

脑的静脉无瓣膜，不与动脉伴行，分为浅、深两组，两组之间相互吻合。浅组收集脑皮质及皮质下髓质的静脉血，直接注入邻近的静脉窦；深组收集大脑深部的髓质、基底核、间脑、脑室脉络丛等处的静脉血，最后汇成一条大脑大静脉注入直窦。两组静脉最终经硬脑膜窦回流至颈内静脉。

1. 浅组（**图 24-10**）　以大脑外侧沟为界分为 3 组：大脑上静脉（外侧沟以上），收集大脑半球上外侧面和内侧面上部的血液，注入上矢状窦；大脑下静脉（外侧沟以下），收集大脑半球上外侧面下部和半球下面的血液,主要注入横窦和海绵窦。大脑中静脉又分为浅、深两组:大脑中浅静脉收集半球上外侧面近外侧沟附近的静脉,本干沿外侧沟向前下,注入海绵窦;大脑中深静脉收集岛叶的血液,与大脑前静脉和纹状体静脉汇合成基底静脉(basal vein),并注入大脑大静脉。

2. **深组(图 24-11)**　包括大脑内静脉和大脑大静脉。

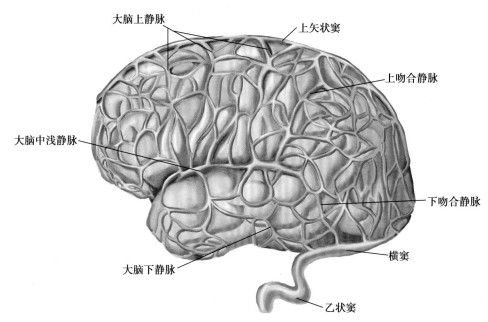

图 24-10　脑的静脉(浅组)

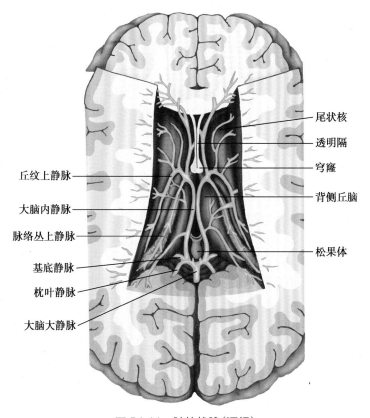

图 24-11　脑的静脉(深组)

大脑内静脉（internal cerebral vein）由脉络膜静脉和丘脑纹静脉在室间孔后上缘合成，向后至松果体后方，与对侧的大脑内静脉汇合成一条大脑大静脉（great cerebral vein）（盖伦静脉）。大脑大静脉很短，收纳大脑半球深部髓质、基底核、间脑和脉络丛等处的静脉血，在胼胝体压部的后下方注入直窦。

二、脊髓的血管

1. **脊髓的动脉**　有两个来源，即椎动脉和节段性动脉（图 24-12）。椎动脉发出脊髓前动脉（anterior spinal artery）为左、右两支，它们在延髓腹侧合成一干，沿前正中裂下行至脊髓末端。椎动脉发出脊髓后动脉（posterior spinal artery）向后行，经枕骨大孔出颅后沿脊髓后外侧沟下行。它们在下行过程中，不断得到节段性动脉（由颈升动脉、肋间后动脉、腰动脉和骶外侧动脉等发出）分支的补充，以保障足够的血液供应脊髓。

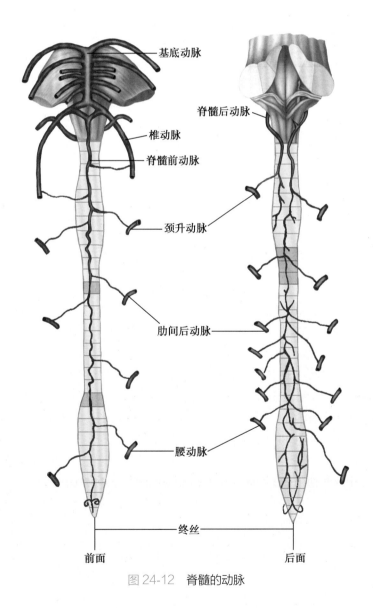

图 24-12　脊髓的动脉

脊髓前、后动脉之间借环绕脊髓表面的吻合支互相交通,形成动脉冠(图24-13),由动脉冠再发分支进入脊髓内部。脊髓前动脉的分支主要分布于脊髓前角、侧角、灰质连合、后角基部、前索和外侧索。脊髓后动脉的分支则分布于脊髓后角的其余部分和后索。由于脊髓动脉的来源不同,有些节段因两个来源的动脉吻合薄弱,血液供应不够充分,容易使脊髓缺血而损害,称为危险区,如第1~4胸节(特别是第4胸节)和第1腰节的腹侧面。

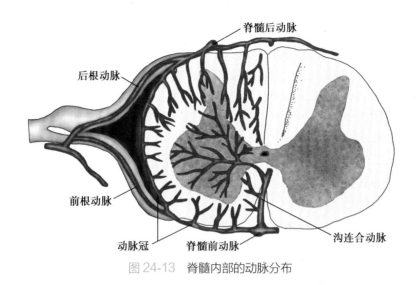

图 24-13 脊髓内部的动脉分布

2. 脊髓的静脉 脊髓的静脉较动脉多而粗。脊髓前、后静脉由脊髓内的小静脉汇集而成,通过前后根静脉注入硬膜外隙的椎内静脉丛。

第三节 脑脊液及其循环

脑脊液(cerebral spinal fluid)(CSF)是充满脑室系统、蛛网膜下腔和脊髓中央管内的无色透明液体。其内含多种浓度不等的无机离子、葡萄糖、微量蛋白和少量淋巴细胞,pH 为7.4,对中枢神经系统起缓冲、保护、运输代谢产物和调节颅内压等作用。脑脊液总量在成人平均约150ml。它处于不断产生、循环和回流的平衡状态中,其循环途径如图24-14:脑脊液主要由脑室脉络丛产生,少量由室管膜上皮和毛细血管产生。侧脑室脉络丛产生的脑脊液经室间孔流至第三脑室,与第三脑室脉络丛产生的脑脊液一起,经中脑水管流入第四脑室,再汇合第四脑室脉络丛产生的脑脊液一起经第四脑室正中孔和两个外侧孔流入脑和脊髓周围的蛛网膜下腔,然后脑脊液再沿此腔流向大脑背面的蛛网膜下腔,经蛛网膜粒渗透到硬脑膜窦内(主要是上矢状窦),回流入血液中。若脑脊液在循环途中发生阻塞,可导致脑积水和颅内压升高,使脑组织受压移位,甚至出现脑疝而危及生命。

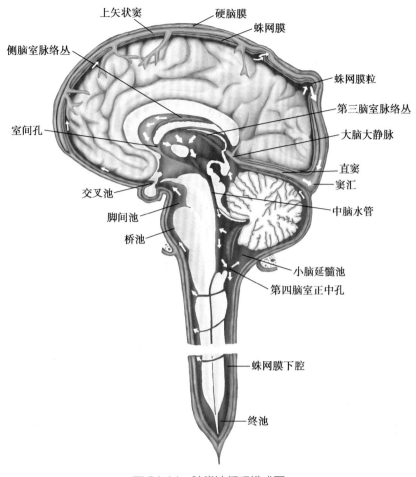

图 24-14　脑脊液循环模式图

第四节　脑　屏　障

　　中枢神经系统内神经元的正常活动,需要依赖于稳定的微环境,这个环境(如氧、有机物及无机离子浓度)的轻微变化,都会影响神经元的活动。中枢神经系统内有相应的结构对物质在毛细血管或脑脊液与脑组织间转运过程中进行一定的限制或选择,该结构即脑屏障(图 24-15),由 3 部分组成。

一、血 - 脑屏障

　　血 - 脑屏障(blood-brain barrier,BBB)位于血液与脑、脊髓的神经细胞之间。其结构基础是:①脑和脊髓内的毛细血管为连续型,内皮细胞无窗孔,内皮细胞之间有紧密连接封闭,使大分子物质不能通过,但水和某些离子却能通过;②完整而连续的毛细血管基膜;③毛细血管基膜外有星形胶质细胞突起形成的胶质膜。松果体、神经垂体等部位缺乏血 - 脑屏障,这些部位的毛细血管内皮细胞上有窗孔,因而具有一定的通透性。

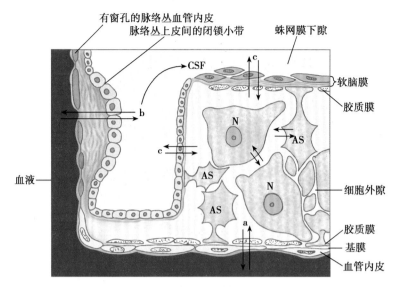

图 24-15　脑脊液的屏障和位置关系

a. 血 - 脑屏障；b. 血 - 脑脊液屏障；c. 脑脊液 - 脑屏障；

AS. 星形胶质细胞；N. 神经元；CSF. 脑脊液。

二、血 - 脑脊液屏障

血 - 脑脊液屏障（blood-CSF barrier）位于脑室脉络丛的血液与脑脊液之间，其结构基础主要是脉络丛上皮细胞之间有闭锁小带相连（属紧密连接）。但脉络丛的毛细血管内皮细胞有窗孔，因而其有一定的通透性。

三、脑脊液 - 脑屏障

脑脊液 - 脑屏障（CSF-brain barrier）位于脑室和蛛网膜下腔的脑脊液与脑、脊髓的神经细胞之间，其结构基础是室管膜上皮、软脑膜和软膜下胶质膜。但脉络膜上皮之间主要为缝隙连接，不能有效地限制大分子通过，软脑膜的屏障作用也很低。脑脊液和脑内神经元的细胞外液能相互交通，因此，脑脊液的化学成分与脑组织细胞外液的成分大致相同。

脑屏障的存在，保证中枢神经系统的神经细胞周围有一个相对稳定的微环境，使脑和脊髓不致受到内、外环境各种化学和物理因素变化的影响，以保障神经细胞的功能得以正常进行。脑屏障的作用也是相对的，这就使人体内神经、免疫和内分泌三大调节系统的物质之间能相互调节，即免疫 - 神经 - 内分泌网络（immune-neuroendocrine network）也同样存在于中枢神经系统，当这三大系统的平衡失调，就会导致疾病的发生，如癫痫、阿尔茨海默病（Alzheimer disease，AD）、帕金森病（震颤麻痹）、心血管疾病和肿瘤等的发病机制与此有关。

（宋焱峰）

思考题

1. 什么是硬脑膜窦？都有哪些？它们之间如何交通？
2. 简述脑和脊髓的血液供应。
3. 简述脑脊液及其循环途径。

第二十五章
内分泌系统

内分泌系统(endocrine system)由内分泌腺和内分泌组织组成,调节机体的生长发育和各种代谢活动。内分泌腺(endocrine gland)为无管腺,体积小,重量轻,血供丰富,年龄变化显著,其分泌的物质称为激素(hormone),可直接进入血液循环,作用于特定的靶器官。内分泌腺包括垂体、甲状腺、甲状旁腺、肾上腺、松果体、胸腺和生殖腺等。内分泌组织(endocrine tissue)以细胞团分散于机体的器官或组织内,如胰腺内的胰岛、睾丸内的间质细胞、卵巢内的卵泡和黄体等(见图3-27)。内脏和脉管等系统的许多器官也兼具有内分泌功能。

一、垂体

垂体(pituitary gland,hypophysis)为一灰红色的椭圆形小体,位于颅底蝶鞍的垂体窝内(图25-1),成年人垂体重0.5~0.6g,女性略大于男性,妊娠期显著增大。垂体表面包裹结缔组织被膜,分为腺垂体和神经垂体两部分。腺垂体(adenohypophysis)又分为远侧部、结节部和中间部三部分,远侧部最大,中间部位于远侧部与神经部之间,结节部围绕在漏斗周围。神经垂体(neurohypophysis)分为神经部和漏斗两部分,漏斗与下丘脑相连,包括漏斗柄和正中隆起。垂体在神经系统和内分泌腺的相互作用中处于重要的地位。

腺垂体的远侧部和结节部又合称为垂体前叶,能分泌生长激素、促甲状腺激素、促肾上腺皮质激素、促性腺激素,后3种激素分别促进甲状腺、肾上腺皮质和生殖腺的分泌活动。生长激素可促进肌、内脏的生长和多种代谢过程,尤其是刺激骺软骨生长,使骨增长。幼年时该激素分泌不足可导致生长激素缺乏性侏儒症;如果该激素分泌过多,在骨骼发育成熟前则引起巨人症,在骨骼发育成熟后可引起肢端肥大症。神经垂体的神经部和腺垂体的中间部又合称为垂体后叶,能贮存和释放视上核、室旁核的神经内分泌细胞合成的抗利尿激素(升压素)和催产素。抗利尿激素主要促进肾远曲小管和集合管重吸收水,使尿液浓缩,若抗利尿激素分泌减少可导致尿崩症。催产素可促进子宫平滑肌收缩,还可促进乳腺分泌。

二、甲状腺

甲状腺(thyroid gland)是人体最大的内分泌腺,为红褐色腺体,呈H形,平均重量成年男性26.71g、女性25.34g。甲状腺位于喉下部和气管颈部的前外侧,由左、右侧叶和中间的甲状腺峡组成(图25-2、图25-3)。左、右侧叶上端到达甲状软骨中部,下端至第6气管软骨环,后方平对第5~7颈椎高度。甲状腺峡位于第2~4气管软骨环的前方,连接甲状腺左、右侧叶,有时会有锥状叶伸出。甲状腺被气管前筋膜包裹,该筋膜形成甲状腺假被膜,即甲状腺鞘。甲状腺的外膜称为真被膜,即纤维囊,二者之间形成的间隙为囊鞘间隙,内有疏松结缔组织、血管、神经和甲状旁腺。假被膜内侧增厚形成甲状腺悬韧带,使甲状腺两侧叶内侧和峡部连于甲状软骨、环状软骨和气管软骨环,将甲状腺固定于喉和气管壁上。当吞咽时,甲状腺可随喉的活动而上、下移动。

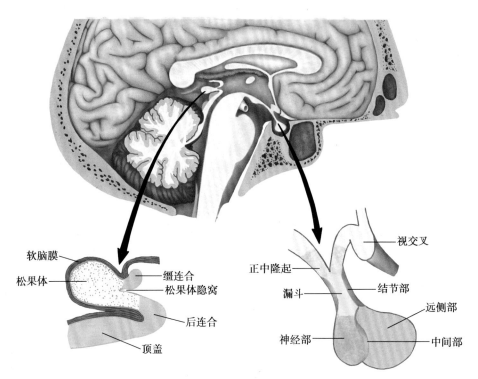

图 25-1　垂体和松果体

甲状腺分泌甲状腺素,可提高神经兴奋性,促进生长发育。甲状腺素对婴幼儿的骨骼发育和中枢神经系统发育影响显著,小儿甲状腺功能减退,不仅身体矮小,而且脑发育障碍,导致呆小症。

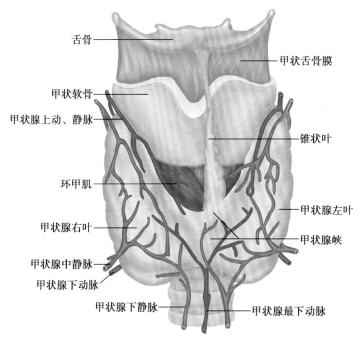

图 25-2　甲状腺(前面观)

三、甲状旁腺

甲状旁腺(parathyroid gland)为棕黄色、黄豆大小的扁椭圆形腺体(图 25-3),位于甲状腺左、右侧叶的后面,亦可埋入甲状腺实质内或位于甲状腺鞘外。一般分为上、下两对,每个重 35~50mg。上甲状旁腺的位置恒定,位于甲状腺侧叶后缘的上、中1/3交界处;下甲状旁腺的位置变异较大,多位于甲状腺侧叶后缘靠近下端的甲状腺下动脉处。甲状旁腺表面覆有薄层的结缔组织被膜,被膜携带血管、淋巴管和神经伸入腺实质,将腺分为不完全的小叶。小叶内腺实质细胞排列成索或团状,其间有少量结缔组织和丰富的毛细血管。

甲状旁腺分泌甲状旁腺激素,主要作用是调节体内钙和磷的代谢。在甲状旁腺激素和降钙素的共同调节下,维持机体血钙的稳定。当甲状旁腺激素分泌不足时,可引起血钙降低,机体发生酸中毒,从而导致中枢神经和肌肉的功能紊乱。

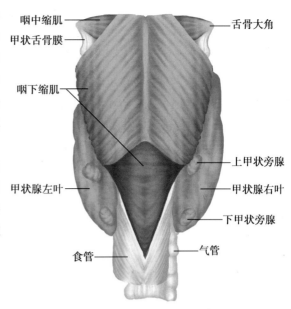

图 25-3 甲状腺和甲状旁腺(后面观)

四、肾上腺

肾上腺(suprarenal gland)位于肾的上方,质软,呈淡黄色,与肾共同包裹于肾筋膜内。左侧肾上腺似呈半月形,右侧肾上腺呈三角形,重 6.8~7.2g。肾上腺前面有不太明显的肾上腺门(hilum of adrenal gland),是血管、神经和淋巴管出入之处。肾上腺实质由周边的皮质和中央的髓质两部分构成。

肾上腺皮质分泌盐皮质激素、糖皮质激素和性激素,分别调节体内水盐代谢、调节糖类代谢、影响第二性征等。肾上腺髓质可分泌肾上腺素和去甲肾上腺素,前者的主要功能是作用于心肌,使心跳加快,心肌收缩力加强;后者的主要作用是使小动脉平滑肌收缩,以维持血压稳定等。

五、松果体

松果体(pineal body)为一灰红色的椭圆形腺体(图 25-1),重 120~200mg。位于上丘脑的后上方,以柄附着于第三脑室顶的后部。松果体表面包以软脑膜,结缔组织伴随血管伸入腺实质内,将实质分为许多小叶。松果体在儿童期比较发达,一般在 7 岁左右开始退化,青春期后松果体可有钙盐沉积,出现大小不一的脑砂,随年龄增长而增多,脑砂可作为影像诊断颅内占位性病变的定位标志。

松果体合成和分泌褪黑素,其可抑制垂体促性腺激素的释放,间接影响性腺的发育。褪黑素参与调节生殖系统的发育、月经周期的节律和许多神经功能活动。在儿童期,松果体病变引起其功能不全时,可出现性早熟或生殖器官过度发育。

六、胸腺

胸腺(thymus)位于胸骨柄的后方,上纵隔的前部,贴近心包上方和大血管前面,向上到达胸廓上口,向下至前纵隔。胸腺由左、右叶构成,呈不对称的扁条状,质软,两叶之间借结缔组织相连。新生儿和幼儿的胸腺相对较大,重 10~15g。性成熟后胸腺发育至最高峰,重达 25~40g,随后逐渐萎缩,多被结缔组织替代。胸腺也可伸至颈部,尤其是小儿,胸腺肿大时可压迫头臂静脉、主动脉弓和气管,出现发绀和呼吸困难。

胸腺属于淋巴器官,兼有内分泌功能,可分泌胸腺素和促胸腺生成素,参与机体的免疫反应。

七、生殖腺

睾丸(testis)是男性生殖腺,位于阴囊内,产生精子和雄激素。雄激素由生精小管之间的间质细胞产生,经毛细血管进入血液循环至全身靶器官,其作用是激发男性第二性征的出现,并维持正常的性功能,同时有促使生精细胞发育成精子及促进人体的合成代谢活动。

卵巢(ovary)是女性生殖腺,位于盆腔侧壁的卵巢窝内,可产生卵泡。卵泡壁的细胞主要产生雌激素和孕激素。卵泡排卵后转变成黄体,黄体可分泌孕激素和雌激素。雌激素可刺激子宫、阴道和乳腺的生长发育,出现并维持女性第二性征。孕激素的主要作用是促进子宫内膜在雌激素作用的基础上继续生长发育,为受精卵着床做准备,亦促进乳腺的发育,以备授乳。

八、胰岛

胰岛(pancreatic islet)是胰腺的内分泌部,散在于胰腺实质内,为许多大小不等、形状不一的球形细胞团(图 25-4)。成人胰腺约有 100 万个胰岛,约占胰腺体积的 1.5%。胰岛 α 细胞分泌胰高血糖素,胰岛 β 细胞分泌胰岛素。两者协同作用能调节血糖浓度,维持血糖稳态。

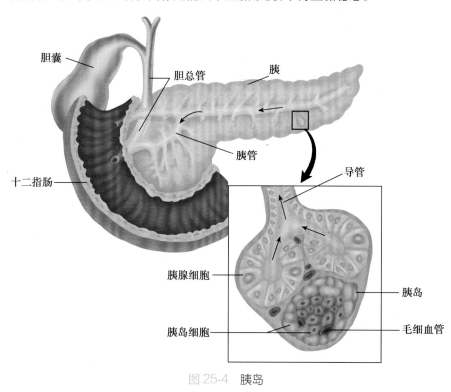

图 25-4　胰岛

(宋焱峰)

 思考题

1. 内分泌腺具有哪些结构特点? 包括哪些器官和组织?
2. 垂体有怎样的结构和功能?

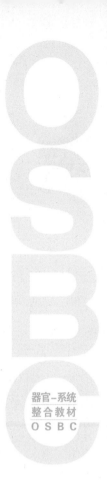

器官–系统
整合教材
OSBC

第四篇
人体胚胎发生概论

概　　述

胚胎学(embryology)是一门研究个体发生、生长、发育过程及机制的学科,研究内容包括生殖细胞形成、受精、胚胎发育、胚胎与母体的关系、先天畸形等。

一、人体胚胎学定义、地位及其应用

人体胚胎学(human embryology)是研究人体胚胎发生过程及其规律的科学。人胚胎在母体子宫中发育需经历 38 周(约 266d),可分为 3 个时期:①胚前期(preembryonic period),从受精到第 2 周末二胚层胚盘出现,此阶段主要是胚胎细胞的早期增殖和分化。②胚期(embryonic period),从第 15d 至第 8 周末,细胞进一步增殖与分化,是器官原基发生的阶段,于此期末,胚(embryo)由单个细胞受精卵经过迅速而复杂的增殖分化,经历胚的不同阶段,发育为各器官、系统与外形都初具雏形的胎儿。此时只有 3cm 长,堪称"袖珍人"。因此,胚期是研究和学习的重点。③胎儿期(fetal period),从第 9 周至分娩,此期内的胎儿(fetus)逐渐长大,各器官、系统继续发育成形,多数器官已经出现不同程度的功能活动。

作为一门重要的医学基础课,人体胚胎学是医学生的必修课程。通过胚胎学的学习,可以使学生真正明白人体诞生及其外形和体内各器官演变的过程,从而建立唯物主义的世界观,用唯物主义的观点去观察人体、认识疾病。此外,胚胎学学习还具有重要的应用价值:①掌握胚胎学知识,可加深对组织学、病理学、儿科学、解剖学、妇产科学等学科中某些知识的理解,譬如组织学中干细胞的概念,儿科中先天畸形的形成机制等。②促进对出生缺陷的认识,为出生缺陷的诊断、治疗和预防创造条件,实现优生优育。③极大地推动着临床生殖辅助技术的发展。目前,辅助生殖技术已成为女性不孕和男性不育的重要治疗手段,而胚胎学研究成果是这些技术建立和发展的基础,如精子的体外获能、配子和胚胎冷冻等。④一直以来,移植治疗的发展有着较多制约因素,而胚胎干细胞及其衍生研究为其展示了美好的应用前景。

二、人体胚胎学发展简史

早在公元 4 世纪,被称为"医学之父"的古希腊学者希波克拉底观察并描述了鸡蛋在孵化成鸡全过程中的形态变化,这也是人类首次对生殖过程进行认真的观察和正确的描述。此后,亚里士多德推测人胚胎来源于月经血与精液的混合。1651 年,英国学者哈维提出"一切生命皆来自卵"的假设。显微镜问世后,荷兰学者列文虎克发现精子并提出了预成论。胚胎学经过几代人的努力,已发展包括以下分支学科:描述胚胎学(descriptive embryology)形成于 19 世纪,针对胚胎发生和各种器官结构的发生及其演变等内容,胚胎学家进行了全面的观察和系统的描述。至 19 世纪末,德国学者施佩曼应用显微操作技术对两栖动物的胚进行了分离、切割、移植、重组等实验,进而奠定了实验胚胎学(experimental embryology)。还有学者用放射性核素标记示踪、体外培养等实验方法研究了胚胎发生的各种机制,丰富了实验胚胎学的内容。20 世纪 50 年代,DNA 结构的阐明和中心法则的确立促进了分子生物学（molecular biology）的诞生。人们开始用分子生物学的理论和技术研究受精植入、细胞分化、组织诱导、细胞迁移等生物学过程的分子基础，研究胚胎发生的基因调控和各器官形态发生及其演变的分子机制，形成了分子胚胎学（molecular embryology）。基因敲除与转基因技术的建立标志着分子胚胎学发展到了新的高度，该技术为研究基因功能和建立各种疾病物模型创造了条件。

　　此后，干细胞理论、干细胞工程，体细胞核移植、诱导多能干细胞、生殖工程等新理论和新技术的出现和完善甚至改变了胚胎学的一些传统概念，极大地丰富了胚胎学的内涵。生殖工程（reproductive engineering）是把部分实验胚胎学技术向应用方面发展而形成的，例如把体外受精胚胎移植术等技术用于治疗女性不孕症。1978 年在英国诞生了第一例试管婴儿，我国大陆第一例“试管婴儿”在 1988 年出生。经过多年的探索及实践，目前我国的体外受精胚胎移植术等技术达到了世界先进水平。

三、学习方法

　　胚胎学是医学的重要基础学科，更是形态学的重要组成部分，在学习中要有动态立体概念，能够追踪来龙去脉，建立进化观念，同时要记忆更要想象。不仅要结合书本上的描述进行观察，更要启动形象思维，从而更好地理解、掌握胚胎发育的过程，并灵活运用于临床。虽然胚胎学是一形态学科，但却与解剖学、组织学等其他形态学科有所不同，其最大的特点是胚胎的各种形态结构在不断变化，且变化速度快、程度大。因此，三维概念和时间概念在观察、理解、记忆和描述各种胚胎器官的形态结构、位置方位中同等重要。学习胚胎学还应结合临床应用，掌握其实用价值。胚胎的发生过程、各器官结构的形态发生和演变过程是非常复杂的生物学过程，只要受到内在或外来因素的干扰，就会出现异常发育，导致先天畸形。此外，胚胎学的学习还应掌握最新的研究动态。人体胚胎学的研究发展迅速，特别是早期胚胎发育的基因调控、胚胎干细胞的分化、辅助生殖技术的发展、早期的遗传学诊断等均取得了突破性进展，也将不断涌现出新的研究成果，因此，对于胚胎学的学习，除了教科书的内容，还应当通过阅读文献，掌握胚胎学的最新发展动态。

（朱永红）

第二十六章
胚胎的早期发育

从受精卵到胎儿出生,通常分为胚前期、胚期和胎儿期 3 个阶段,历时约 266d。整个胚胎发育的关键时期是胚前期到胚期,在此期间,受精卵发育为初具人形的胎儿。本章叙述胚胎早期发育的过程。

第一节　生殖细胞和受精

一、生殖细胞

生殖细胞(germ cell)又称配子(gamete),包括精子和卵子(图 26-1)。配子的起源是原始生殖细胞,后者在生殖嵴分化为精原细胞或卵原细胞。精子由初级精母细胞经过两次减数分裂和形态结构变化后形成,为单倍体细胞,核型为 23,X 或 23,Y。精子头的外表面覆盖着一层来自精液中的糖蛋白,能阻止顶体酶释放。精子通过子宫和输卵管时,其头部表面的糖蛋白被去除,进而精子获得了使卵子受精的能力,此现象称获能(capacitation)。卵巢内存在大量的原始卵泡,青春期开始,原始卵泡分批开始发育、生长到成熟并排卵。卵子由初级卵母细胞经过两次减数分裂形成,为单倍体细胞,核型为 23,X。从卵巢排出的次级卵母细胞处于第二次减数分裂的中期,被输卵管伞拾取而进入输卵管。

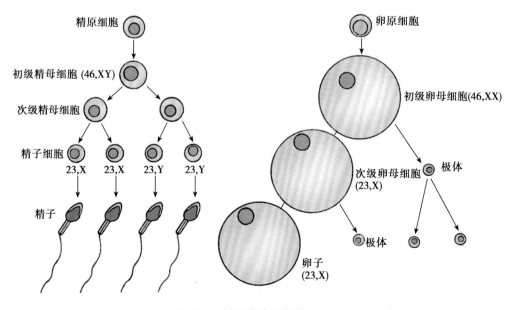

图 26-1　精卵发生示意图

　　当次级卵母细胞与精子相遇,精子的进入使次级卵母细胞启动并完成第二次减数分裂,生成成熟的女性配子——卵子,并完成受精。若未受精,次级卵母细胞则在排卵后 12~24h 退化。

二、受精

　　受精(fertilization)指成熟并获能的精子与卵子融合形成受精卵的过程,一般发生在输卵管壶腹。正常成年男性每次射出上亿个精子,而能通过鞭毛运动抵达输卵管壶腹的只有 300~500 个,最终仅 1 个精子能与卵子结合。受精发生的时间在成熟卵泡排卵后 24h 内,精子进入女性生殖管道的 24h 内,精子运动到达输卵管的壶腹部与卵细胞相遇。精子在女性生殖管道内的受精能力一般可维持 1d。

　　受精的过程分为以下 3 个阶段(图 26-2):①大量获能的精子接触到次级卵母细胞周围的放射冠时,即释放顶体酶,解离放射冠,部分精子可直接触及透明带。②接触到透明带的精子与透明带上的精子配体蛋白结合,顶体继续释放顶体酶,使透明带局部溶解,精子头部得以接触到次级卵母细胞表面。精子释放顶体酶,溶解放射冠和透明带的过程称顶体反应(acrosome reaction)。与此同时,次级卵母细胞迅速完成第二次减数分裂,并产生卵子和一个几乎没有细胞质的第二极体。③精子头的细胞膜与卵子的细胞膜融合。精子的细胞核及细胞质进入卵子内,精子与卵子的细胞膜融合为一体。精卵结合后,透明带结构发生变化,其他精子释放的顶体酶无法溶解透明带,从而阻止了其他精子穿越透明带,这一过程称透明带反应(zona reaction),这保证了正常的单精受精。随后,精子和卵子的细胞核膨大,分别称为雄原核和雌原核,两个原核逐渐向细胞中部靠拢,核膜消失,染色体混合,形成二倍体的受精卵(fertilized ovum),又称合子(zygote),受精过程到此完成(图 26-3)。进入卵子的精子尾部结构退化消失。

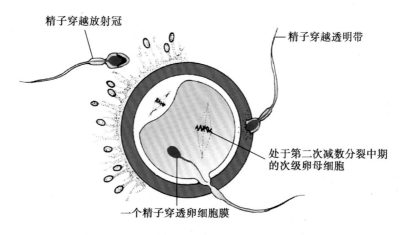

图 26-2　受精过程示意图

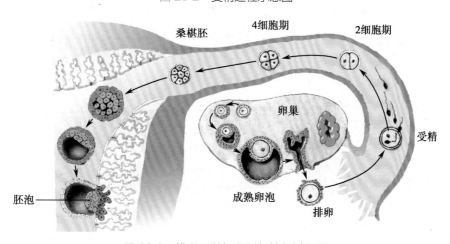

图 26-3　排卵、受精、卵裂与植入过程图

受精的基本条件是发育成熟、形态正常、数量正常并且已经获能的精子与发育成熟和结构正常的卵子在限定的时间内相遇。此外,生殖管道畅通与否、母体代谢情况等也对受精有着重要影响。受精的意义在于:①精子与卵子的结合,恢复了细胞的二倍体核型;维持人类物种的稳定性和延续性。同时,来自双亲的遗传物质随机组合,加之减数分裂时生殖细胞曾发生的染色体联合和片段交换,促进了个体遗传多样性。②受精决定新个体的遗传性别。带有 Y 染色体的精子与卵子结合发育为男性;带有 X 染色体的精子与卵子结合发育为女性。③精子进入卵子,使卵子转入旺盛的能量代谢与生化合成,形成的受精卵开始进行细胞分裂,启动了胚胎发育的进程。

第二节　胚泡形成和植入

一、卵裂和胚泡形成

受精卵形成后即进行连续的细胞分裂并向子宫方向移行。由于子细胞被透明带包裹,在分裂间期无生长过程,仅原受精卵的细胞质被不断分到子细胞中,因此随着细胞数增加,细胞体积逐渐变小。受精卵这种特殊的有丝分裂过程称卵裂(cleavage),卵裂产生的子细胞称卵裂球(blastomere)。到第 3d,卵裂球数达 12~16 个,共同组成了外观如桑葚、实心的桑葚胚(morula)。于第 4 天,桑葚胚进入子宫腔且细胞继续分裂,当卵裂球数达到 100 个左右时,细胞间出现若干个小间隙并逐渐融合成腔,此时透明带溶解,胚呈现为囊泡状,称胚泡(blastocyst)(图 26-4)。胚泡中心的腔为胚泡腔(blastocyst cavity)。胚泡壁称为滋养层(trophoblast),由单层细胞构成。胚泡腔内一侧的一团细胞称内细胞群(inner cell mass),细胞具有多种分化潜能,为多能干细胞。覆盖于内细胞群表面的滋养层称胚极滋养层(polar trophoblast),又称胚端滋养层,与胚泡植入有关。

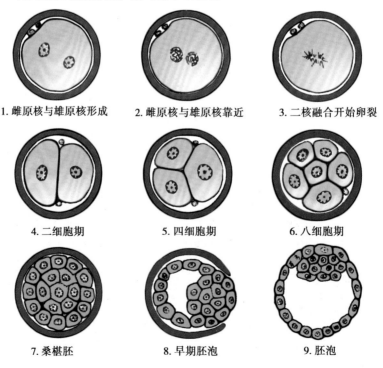

1. 雌原核与雄原核形成　　2. 雌原核与雄原核靠近　　3. 二核融合开始卵裂

4. 二细胞期　　　　　　5. 四细胞期　　　　　　6. 八细胞期

7. 桑椹胚　　　　　　8. 早期胚泡　　　　　　9. 胚泡

图 26-4　卵裂与胚泡演变过程模式图

二、植入

　　胚泡完全陷入子宫内膜的过程称植入(implantation),又称着床(nidation)。植入始于受精后第5~6天,于第11~12天完成。植入时,内细胞群表面的胚极滋养层首先与子宫内膜上皮接触、黏附并分泌蛋白水解酶,溶解部分内膜后胚泡陷入其中(图26-5)。在植入过程中,与内膜接触的滋养层细胞迅速增殖,滋养层增厚并分化为内、外两层。内层为细胞滋养层(cytotrophoblast),由单层立方细胞组成,细胞界限清楚;外层为合体滋养层(syncytiotrophoblast),其细胞互相融合,细胞间界限(即细胞膜)消失。细胞滋养层的细胞增殖并补充、融入合体滋养层,使得合体滋养层逐渐增厚。胚泡全部陷入子宫内膜后,缺口修复,植入完成(图26-6)。

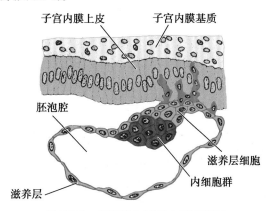

图 26-5　胚泡陷入子宫内膜示意图

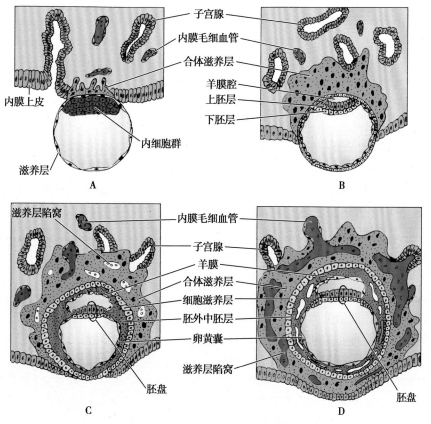

图 26-6　胚泡植入过程模式图

A. 植入早期(第7天);B. 胚泡部分陷入子宫内膜(第8天);C. 植入后期(第9天);D. 植入完成(第12天)。

植入时,子宫内膜正处于分泌期,植入后子宫内膜发生反应性变化,称蜕膜反应(decidua reaction),这些变化包括:内膜进一步增厚,血液供应更丰富,腺体分泌更旺盛,基质细胞变得十分肥大,富含糖原和脂滴。此时的子宫内膜改称蜕膜(decidua),基质细胞改称蜕膜细胞(decidua cell)。根据与胚泡植入的位置关系,蜕膜可分为3部分(图26-7):①位于胚泡深面的部分为底蜕膜(decidua basalis);②覆盖在胚泡的子宫腔侧的部分为包蜕膜(decidua capsularis);③子宫其余部分的蜕膜为壁蜕膜(decidua parietalis)。

胚泡的植入部位通常在子宫的体部和底部,最多见于后壁。胚泡的形成和植入需要母体内雌激素和孕激素的精密调节,这些激素的正常分泌使子宫内膜保持在分泌期,也使胚准时到达子宫并形成胚泡。此外,胚泡的植入还需要有正常的子宫腔内环境等。人为地干扰植入过程中的某一环节,可以达到避孕的效果。

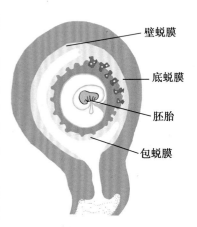

图 26-7　胚胎和子宫蜕膜的关系示意图

第三节　胚层发生、分化及胚体形成

一、二胚层胚盘的形成

在第2周胚泡植入过程中,内细胞群增殖分化,逐渐形成圆盘状的胚盘(embryonic disc),也称二胚层胚盘(图26-6B),是人体发生的原基。胚盘由两个胚层组成,上胚层(epiblast)来自内细胞群中央部位,为邻近滋养层的一层柱状细胞,下胚层(hypoblast)则来自内细胞群的外围,为靠近胚泡腔侧的一层立方细胞。两胚层紧密相贴,中间以基膜相隔。

随着上胚层细胞增殖,其内出现一个充满液体的小腔隙并逐渐扩大,称羊膜腔(amniotic cavity),腔内液体为羊水。羊膜腔的出现将上胚层细胞分为两层:贴靠细胞滋养层的一层扁平细胞称为成羊膜细胞,它们形成最早的羊膜;贴靠下胚层的一层细胞仍为上胚层。两层细胞共同包裹羊膜腔,其所形成的囊为羊膜囊(amnion)。下胚层周缘的细胞增殖并向腹侧生长延伸,形成由单层扁平上皮细胞围成的另一个囊,即卵黄囊(yolk sac)。羊膜囊和卵黄囊对胚盘起营养、保护的作用。

此时胚泡腔内出现了疏松网状结构充填于细胞滋养层和卵黄囊、羊膜囊之间,形成胚外中胚层(extraembryonic mesoderm)。继而胚外中胚层增厚,细胞间出现腔隙并逐渐汇合增大,形成了胚外体腔(extraembryonic coelom)(图26-8)。胚外体腔的出现将胚外中胚层分为附着于滋养层内面及卵黄囊和羊膜囊外面的胚外体壁中胚层和胚外脏壁中胚层。随着胚外体腔的扩大,二胚层胚盘及其两侧的羊膜囊、卵黄囊仅由少部分胚外中胚层与滋养层直接相连,这部分胚外中胚层称体蒂(body stalk),是发育为脐带的主要成分。

受精后第2周末,绒毛膜的各种结构开始形

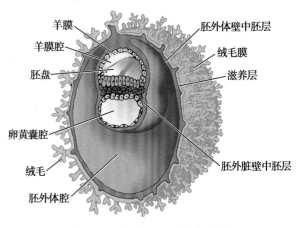

图 26-8　第3周初胚的立体示意图

成,如初、次级绒毛干和绒毛膜板等,内容详见后述。

二、三胚层胚盘的形成

第 3 周初,上胚层部分细胞增殖较快,迁移至胚盘一侧的正中线形成一条纵行的细胞柱,称原条(primitive streak)(图 26-9)。原条的头端略膨大,为原结(primitive node)。原结背侧中心的浅凹为原窝(primitive pit)。在原条的中线出现浅沟,称原沟(primitive groove)。原沟深部的细胞不断增殖,并在上、下胚层之间向周边迁移。一部分细胞在上、下两胚层之间形成一个夹层,称胚内中胚层,即中胚层(mesoderm)。另一部分细胞进入下胚层,并逐渐置换该层的细胞,形成内胚层(endoderm)。在内胚层和中胚层形成之后,原来的上胚层改称外胚层(ectoderm)。于是,在第 3 周末,形成了三胚层胚盘(图 26-10)。可见,内、中、外胚层均起源于上胚层。

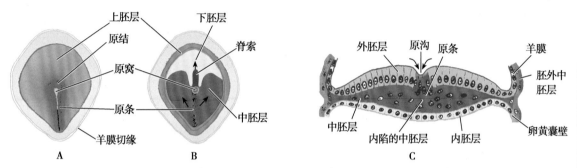

图 26-9　胚盘内细胞迁移示意图
A.胚盘背面观;B.中胚层和脊索的形成(已去除上胚层,↑示细胞的迁移方向);
C.经原条的胚盘横切面,示中胚层形成(↑示细胞迁移方向)。

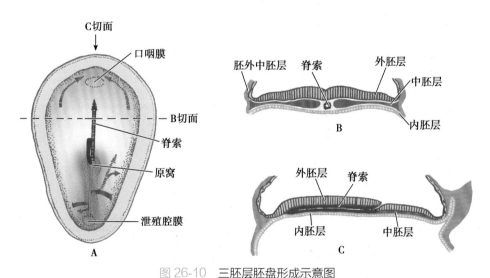

图 26-10　三胚层胚盘形成示意图
A.背面观(除原窝、原沟部位外,已去除其余部分上胚层,↑示细胞迁移方向);
B.胚盘横切面;C.胚盘中轴纵切面。

原条的出现使胚盘有头、尾端之分,原条所在的一侧为尾端。胚盘头端大,尾端小,呈梨形。细胞从原窝向头端增生迁移,在内、外胚层之间形成一条单独的中胚层细胞索,称脊索(notochord),它在早期胚胎发育过程起一定的支架作用。在脊索的头侧和原条的尾侧各有一个无中胚层的薄膜状圆形区域,分别称口咽膜(oropharyngeal membrane)和泄殖腔膜(cloacal membrane)。随着胚体发育,脊索向头端生长、增长,原条则逐渐向尾端缩短,最终消失。原条细胞残留可增殖分化,形成由多种组织构成的畸胎瘤。最终,脊索亦退化,退化后的遗迹为椎间盘中央的髓核。

三、胚层分化与胚体形成

(一) 胚层分化

在第 4~8 周,三个胚层逐渐分化形成各种器官的原基。

1. **外胚层的分化**　脊索形成后,诱导其背侧中线的外胚层增厚,形成了椭圆形细胞板,称神经板 (neural plate)。构成神经板的外胚层称为神经外胚层(neural ectoderm),其余为表面外胚层。神经板随脊索的生长而增长,且头侧宽于尾侧。继而神经板中央沿长轴向脊索方向凹陷,形成神经沟(neural groove),沟两侧边缘隆起称神经褶(neural fold)(图 26-11)。两侧神经褶在神经沟中部靠拢而融合,并向头尾两端延续,最后在头尾两端分别形成前神经孔和后神经孔。在第 4 周,前、后神经孔先后闭合,完全闭合后形成神经管(neural tube)(图 26-12)。若前、后神经孔未闭合,将会分别导致无脑畸形和脊髓裂。神经管将分化为脑和脊髓以及松果体、神经垂体和视网膜等,是中枢神经系统的原基。在神经沟闭合为神经管时,神经板外侧缘的细胞在神经管背外侧形成两条纵行细胞索,称神经嵴(neural crest)(图 26-13)。神经嵴是周围神经系统的原基,将分化为脑神经节、脊神经节、自主神经节及周围神经;部分细胞将分化为肾上腺髓质的嗜铬细胞、皮肤黑色素细胞等。神经管两侧的表面外胚层在管的背侧靠拢、融合并覆盖神经管。表面外胚层将分化为皮肤的表皮及其附属器,以及釉质、角膜上皮、晶状体、内耳膜迷路、腺垂体、唾液腺等。

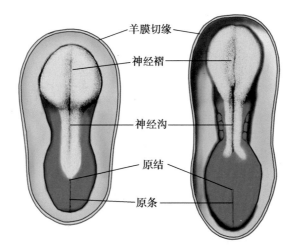

图 26-11　神经板和神经褶形成示意图

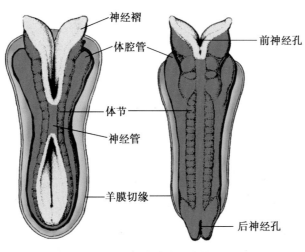

图 26-12　神经管形成的立体示意图

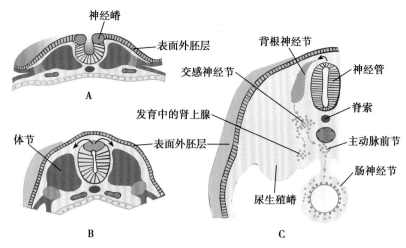

图 26-13　神经嵴形成和细胞迁移示意图

A. 神经褶处形成神经嵴；B. 神经管闭合后神经嵴细胞迁移(↑示细胞迁移方向)；
C. 神经嵴分化为不同的结构(↑示细胞迁移方向)。

2. 中胚层的分化　胚盘中线两旁的中胚层细胞增殖较快,由内向外依次形成轴旁中胚层、间介中胚层和侧中胚层(图 26-14),可分化为各种结缔组织、肌组织和血管等。

(1)轴旁中胚层(paraxial mesoderm)：紧邻脊索两侧的中胚层细胞迅速增殖形成的一对纵行细胞索。它随即裂为块状细胞团,称体节(somite)。体节左右成对,从颈部向尾部延续、依次形成,并逐渐增多。第 5 周时,体节全部形成,共 42~44 对。体节将分化为脊柱骨、背侧的皮肤真皮、皮下结缔组织和骨骼肌。

(2)间介中胚层(intermediate mesoderm)：位于轴旁中胚层与侧中胚层之间。先分化为前肾、中肾、后肾和生殖腺,最终将分化为泌尿生殖系统的主要器官。

(3)侧中胚层(lateral mesoderm)：是中胚层最外侧的部分。其内部形成胚内体腔后便分为两层。①体壁中胚层(parietal mesoderm)：与外胚层相贴,将分化为胸腹部和四肢的皮肤真皮、骨骼肌和血管等；②脏壁中胚层(visceral mesoderm)：与内胚层相贴,覆盖于由内胚层演化形成的原始消化管外面,将分化为消化、呼吸系统的肌组织、血管、结缔组织等。而胚内体腔从头端到尾端将分化为心包腔、胸膜腔和腹膜腔。

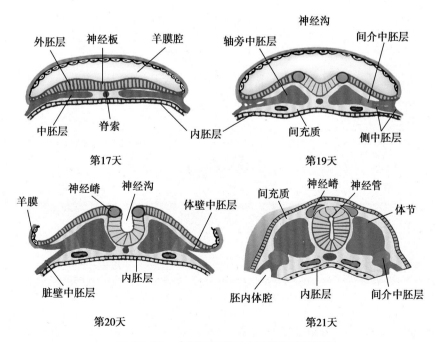

图 26-14　中胚层早期分化示意图(横断面)

3. 内胚层的分化 胚体由盘状逐渐变成圆柱状,内胚层被包入胚体形成原始消化管,未来分化为消化管各段的黏膜上皮和咽喉及其以下的消化腺、呼吸道和肺的上皮组织以及中耳、甲状腺、胸腺、膀胱等器官的上皮组织。

(二) 胚体的形成

随着三胚层的分化,外胚层和中胚层除了细胞增殖远快于内胚层的细胞增殖速度外,其增长速度也快于羊膜囊的增长速度,使得胚盘边缘向腹侧卷折形成头褶、尾褶和左右侧褶,扁平形胚盘逐渐变为圆柱形胚体(图 26-15)。各部分生长速度的差异导致了胚盘的卷折。胚盘中轴部由于神经管和体节的生长而向背侧隆起,且外胚层的生长速度快于内胚层而导致了侧褶,使外胚层包于胚体外表、内胚层被卷到胚体内部。此外,胚体头尾方向的生长速度快于左右侧向的生长;脑和颜面器官的发生使头端的生长速度又快于尾端。最后,胚盘卷折为头大尾小的圆柱形胚体,胚盘边缘则卷折到胚体腹侧并逐渐靠拢、会聚在成脐处。

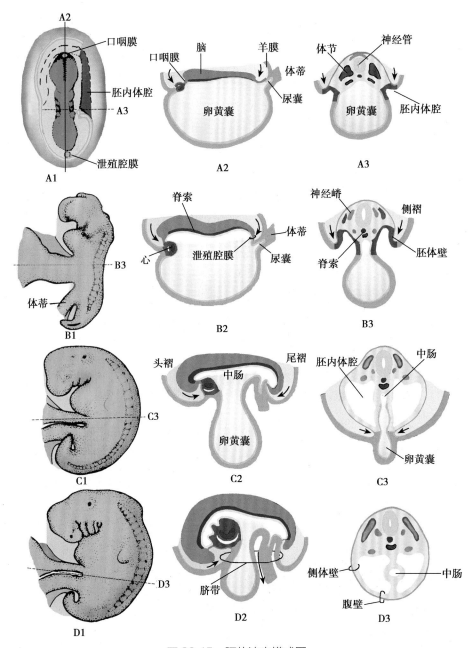

图 26-15 胚体演变模式图

A. 人胚背面观(第 20 天);B. 人胚侧面观(第 23 天);C. 人胚侧面观(第 26 天);D. 人胚侧面观(第 28 天);
A2~D2 为 A1~D1 的相应纵切面;A3~D3 为 A1~D1 的相应横切面。

　　圆柱形胚体形成的结果是：胚体凸入羊膜腔而悬浮于羊水中；体蒂和卵黄囊于胚体腹侧中心合并，由羊膜包绕而形成脐带；口咽膜和泄殖腔膜分别转到胚体头和尾的腹侧；外胚层包于胚体外表，内胚层则卷折到胚体内部，形成头尾方向的原始消化管。至第8周末，胚体外表已可见眼耳、鼻及四肢，初具人形（图26-16、图26-17）。

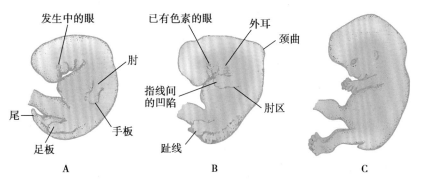

图 26-16　胚体外形演变过程图
A. 第 33 天；B. 第 48 天；C. 第 52 天；D. 第 56 天。

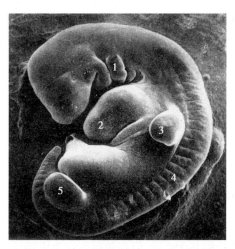

图 26-17　5 周龄人胚图（扫描电镜）
1. 鳃弓；2. 心隆起；3. 上肢芽；4. 体节；5. 下肢芽。

（朱永红）

第四节　胚胎早期发育的调控

　　胚胎发育是由单细胞的受精卵逐步演化为多器官、多系统的复杂有机体的过程。发育过程中，细胞内的基因组按照一定的时空顺序差次表达，基因在特定时间开启和关闭，通过相应的信号调节，指导细胞定时定向地在形态和功能上发生分化，构成机体的各种组织和器官。

　　有关胚胎发育的研究与细胞生物学、分子生物学的进展密切相关。发育过程中，从形态学层面阐明机体形态和功能的变化，逐步深入到细胞和分子水平，探究相关基因在发育中发挥的调节作用，加深了对发育的理解。研究胚胎发育,不仅是为了探寻生命发生的真相,更是为了能够阐述疾病的发生机制,如先天畸形、免疫性疾病、肿瘤等,都可以从发育的角度给予诠释,从而为治疗提供新的思路。

一、细胞增殖及主要调控机制

细胞增殖(cell proliferation)指细胞通过分裂产生与母代细胞遗传特性相同的子细胞,使细胞数目增加的过程,也是胚胎发育过程中最主要的生物学行为。受精卵形成后新生命立刻启动旺盛的细胞分裂即卵裂(cleavage)。卵裂是受精卵特殊的有丝分裂,严格有序进行。新个体经卵裂快速增殖,形成卵裂球、桑葚胚。与一般体细胞分裂相比,卵裂相对简单,细胞周期短,增殖速率快。这是由于受精前的卵细胞中贮存了大量的组蛋白和其他染色体蛋白,能快速提供卵裂过程染色体复制所需的蛋白质;同时,受精卵胞质中贮存了发育所需的全部 mRNA,可直接用于指导翻译,无需从染色体水平指导蛋白质的合成。

1. **细胞周期蛋白**　细胞周期蛋白(cyclin)是一类随细胞周期的变化而周期性出现和消失的蛋白质,目前已发现的家族成员包括 A、B、C、D、E 等几大类,在卵裂和之后的细胞分裂中,这类蛋白周期性地合成和降解,在细胞周期时相的不同阶段相继表达,与细胞中某些蛋白结合后,参与调控细胞活动。

2. **成熟促进因子**　成熟促进因子(maturation promoting factor,MPF)是一种蛋白激酶,在 G_2 期形成,促进 M 期启动,是细胞从 G_2 期进入 M 期的关键调控因子。MPF 由两个亚单位构成:细胞周期蛋白依赖激酶 p34 和 cyclin B。p34 是 MPF 的活性亚单位,具有丝氨酸/苏氨酸(Ser/Thr)蛋白激酶活性,在进入 M 期之前发生去磷酸化才具有蛋白激酶活性。当 p34 重新被磷酸化时,其激酶活性随之消失,细胞即由 M 期释放出来,进入 G_1 期。周期性合成的 cyclin B 构成 MPF 的调节亚单位,在细胞间期开始合成,G_2/M 期含量达峰值,与 p34 结合成复合物后,激活 p34 激酶并选择激酶底物。细胞进入 M 期后,cyclin B 降解,MPF 活性丧失,细胞从 M 期向 G_1 期转化。

二、细胞分化

早期的卵裂球细胞形态和功能并无差异,但在随后发育为正常成体的过程中,逐步形成生物体内成百上千种不同类型的细胞,这些细胞的结构和生化组成明显不同,并执行不同的功能,这个过程即细胞分化。细胞多样性的出现就是细胞分化的结果。

(一)早期胚胎细胞决定

在胚胎发育的不同阶段,细胞分化潜能不同。单个细胞在一定条件下分化发育成为完整个体的能力称为细胞全能性(totipotency)。全能性细胞理论上能够表达基因组中的任何基因,能够分化成体内的任何一种细胞,哺乳类动物和人类受精卵及 8 细胞期以前的卵裂球中每个细胞均具有全能性。胚胎发育至三胚层形成后,细胞所处的环境和空间位置已发生变化,细胞只能向所在胚层的组织、器官方向分化,成为具有多能性(pluripotency)的细胞,再进一步发育形成单能(unipotency)干细胞,即一种干细胞只能分化为特定的功能细胞。单能干细胞存在于多种成体组织中,并可伴随个体的一生。大多数动物的体细胞已经单能化,虽然它们也含有全套基因组,但已经有相当程度的分化和专一化,难以分化成其他类型的细胞,更不太可能重新分化发育为一个完整的个体。

细胞决定(cell determination)指细胞在出现特有的形态结构、生理功能和生化特性前,已经具备朝特定方向分化、最终形成具有一定表型特征的细胞的能力。细胞决定是细胞潜能逐渐受限的过程,通过细胞决定使细胞命运局限在某一特定方向。

胚胎发育过程中,机体局部的微环境,包括激素、细胞因子、细胞外基质及毗邻细胞的作用等,都影响着细胞决定的发生。胚胎细胞分泌的一些可溶性因子通过胞吐的方式释放到细胞间隙,可将原始上胚层细胞诱导形成多种成体细胞。这些小分子物质可在一定细胞群范围内以分泌源为中心,建立起扩散浓度梯度,以不同的分子浓度为处于梯度范围内的细胞提供位置信息,从而诱导细胞按其在胚胎中所处的局部位置向着一定方向分化,通过获取位置信息将细胞分化方向确定下来,称定型(commitment)。

(二) 发育中的细胞分化

细胞分化(cell differentiation)是胚胎发育过程中细胞之间逐渐产生稳定差异的过程。细胞分化是个体发育的决定因素,贯穿多细胞生命的整个过程,在时空上准确无误地进行,以胚胎发育时期最旺盛和剧烈,是生物多样性的基础。细胞分化与细胞分裂关系密切,胚胎发育过程中,卵裂产生的卵裂球细胞形态结构、生化特性和生理功能逐渐出现差异,细胞由非专一性状态向形态和功能专一性状态转变,形成具有不同表型的各种细胞和组织,并执行不同的功能。本质上,细胞分化是细胞对微环境的一种反应,细胞内外微环境的变化是细胞分化的物质基础。

发育过程中,决定先于分化。决定是细胞分化的基础,而分化是决定稳定发展的结果。决定是细胞作出发育方向的选择,而分化则是细胞在形态结构和功能产生稳定的差异。决定和分化两者都是生命运行的过程,都有起始、发展和稳定的阶段,它们都具有可逆性,但决定和分化的程度越高可逆性越低。细胞决定的主要标志是细胞内部开始合成特异性的蛋白质,包括酶和受体等。决定和分化的界限不在 DNA 转录和 mRNA 翻译之间,而在化学决定和形态结构分化之间,因为 DNA 的转录产生 mRNA,mRNA 翻译产生蛋白质,这些变化离形态结构发生变化还有一段距离。因此决定和分化是细胞发育的综合反应,是主基因和其他相关基因调控的共同效应。

细胞分化的实质是基因的选择性表达。基因表达的有序调控是细胞分化的关键,细胞分化过程中不同基因表达受发育控制基因调控,一些影响分化的信号分子决定细胞的分化方向。细胞分化的调控可以发生在不同水平,包括转录水平、翻译水平及蛋白质翻译后修饰水平。其中,转录水平的调控最为重要,发育基因的启动子分析是研究胚胎发育基因功能的有效手段,其转录活性的变化是细胞增殖分化的必要条件。

三、形态发生

形态发生(morphogenesis)是指从受精卵发育到成熟胎儿的一系列有序的形态变化,包括胚体外形的建立与组织结构的发生。不同器官系统的形态发生过程不同,但基本都涉及细胞迁移、细胞黏着、细胞类聚、程序性细胞死亡等生物学行为。

(一) 细胞迁移与类聚

细胞迁移(cell migration)指细胞在机体内相对位置的移动,是胚胎发育过程中的一种重要细胞行为。胚胎细胞的迁移复杂多样。从迁移的距离来看,有肝、脾等器官原基的细胞在原位运动,也有远距离迁移,如起源于近尿囊根部的卵黄囊壁上内胚层的原始生殖细胞,沿着肠背系膜向生殖腺嵴的迁移;从迁移的数量来看,有单个细胞迁移,也有细胞成群迁移;从迁移途径来看,有像造血干细胞那样沿血液循环迁移的,也有像原始生殖细胞在组织内穿行的。细胞迁移是一个复杂而又高度有序的过程,具体机制尚不完全明了,已知至少受 3 个方面的影响,即迁移途径上的细胞外基质成分、沿途细胞表面张力的变化、趋化因子及受体识别引起的趋化定向。趋化因子是一类能引导细胞迁移的细胞因子亚家族成员,可趋化募集带有相应受体分子的特定细胞运动。胚胎发育中很多过程都与趋化因子的募集作用有关。

细胞类聚(cell sorting)即发育过程中通过细胞迁移、细胞识别和细胞黏着等过程,逐步发生不同类型细胞分离、相同类型细胞聚集,从而形成不同功能的细胞群并动态维持其平衡的一系列细胞行为。过程大致是细胞迁移至靶区后,通过识别、黏附机制,固定于靶区的特定部位,通过一定的规则排列和组合,形成有序的组织空间结构,并最终形成器官、系统乃至完整个体。细胞黏附是细胞类聚的重要过程,包括细胞和细胞之间及细胞和细胞外基质之间的黏附。黏附分子种类很多,如钙依赖黏附蛋白、选择素,及一些细胞外基质如纤维粘连蛋白、层粘连蛋白和Ⅳ型胶原等。

(二)细胞凋亡

细胞凋亡(apoptosis)又称程序性细胞死亡(programmed cell death,PCD),指由基因所决定的细胞自动结束生命的过程。在器官的形态发生过程中,有些细胞没有作用或曾经起作用但不再起作用,需要退化、死亡。这些细胞死亡不是随机发生的,而是发生在特定部位和特定时间,有着严格的时空程序。PCD是胚胎正常发育过程,特别是形态发生过程中的一个重要组成部分,形成精细的结构不仅要经历细胞增殖、分化、迁移,还要经历PCD以精确地选择性除去某些细胞,雕刻机体。通过PCD使一些进化性重演结构在特定时空内退化消失,如鳃器官、前肾等的适时消失;使某些器官形成正常的形态结构,并与其功能相适应,如指(趾)间蹼的消失(图26-18)、食管和阴道等器官的管道形成等,对保证多细胞生物个体各器官的形态发生和维持正常生理功能发挥着重要作用。发育过程中,80%以上的神经细胞、70%~95%的淋巴细胞及80%的卵母细胞均发生PCD,以保证那些有功能细胞的营养和空间需要。此外,PCD也可以消除胚胎发育过程中迁移错误的细胞。由于致畸因子干扰了PCD过程可引起先天畸形,如并指(趾)畸形、食管闭锁、阴道闭锁等。

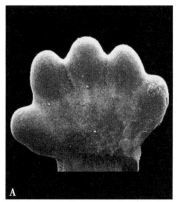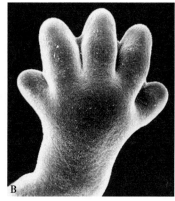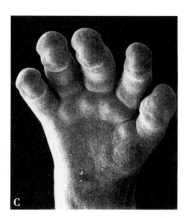

图 26-18   胚胎手发育的扫描电镜图

(三)胚胎诱导

胚胎诱导(embryonic induction)指动物胚胎发育过程中,一些细胞对邻近的另一些细胞产生影响并决定其分化方向。发出诱导信息的组织或细胞称为诱导者(inducer)或组织者(organizer);接受诱导产生反应的组织或细胞称为反应者(responder)。胚胎诱导的发生有2个基本条件:一是必须有诱导者产生的大分子物质即诱导子,胚胎早期发育过程中,诱导子可能也是形态发生决定子,即作用于附近区域,也可对自己所在区域的模式形成起作用;二是在胚胎诱导中,反应者针对信号必须有反应能力。诱导的结果是反应细胞DNA转录的改变,基因差次表达。

大多数胚胎诱导的过程都涉及上皮-间充质相互作用(epithelial-mesenchymal interactions)。上皮细胞聚集形成管状或鞘状结构,间充质细胞分散在细胞外基质中,以类似于成纤维细胞的形态出现。这样的例子包括原始消化管的内胚层及围绕在其周围的间充质共同形成了肠相关组织,并诱导肝脏和胰腺的发生;肢芽中轴的间充质及覆盖在其表面的外胚层相互作用诱导了肢芽的向外生长和分化等。在发育中,许多组织需要有细胞外基质中的纤维粘连蛋白和层粘连蛋白的固相结构。这些物质虽然不能改变组织的分化方向和细胞类型,但却能实现被诱导组织的应答潜能。诱导相互作用也可以发生在同种组织之间,如视泡与晶状体板之间的诱导(图26-19),输尿管芽诱导周围间充质形成生后肾原基再形成肾单位等。

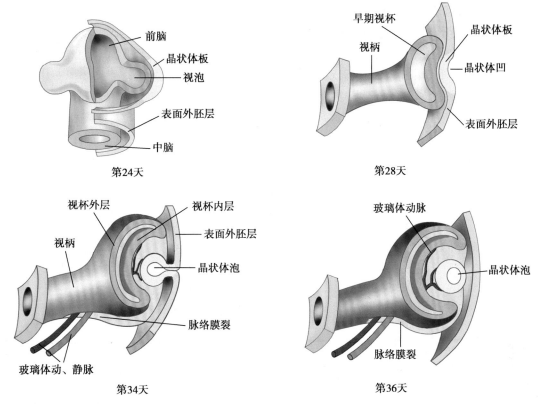

图 26-19　眼球发育过程中的多级诱导模式图

（四）对称结构的确定

胚胎发育过程中不但要产生不同类型的细胞，而且要由这些细胞构成功能性的组织和器官，在特定的时间到达确定的位置，并形成有序空间结构的形体模式。胚胎细胞形成不同组织、器官，构成有序空间结构的过程称为图式形成（pattern formation）。在胚胎发育中，最初的图式形成主要涉及胚轴，即胚胎的前 - 后轴、近 - 远轴和背 - 腹轴的形成及系列相关的细胞分化过程。胚轴形成是在一系列基因的多层次、网络调控下完成的，在不同物种之间胚体图式形成的机制有着惊人的相似性。它们在发育过程中，都涉及母体效应基因的产物 - 母体效应决定子的定位、外源信号的影响和细胞间的相互作用，涉及一系列信号转导分子的作用。哺乳动物早期发育过程中胚外器官优先分化，胚体自身体轴的确定被延迟并出现新的特点，即在胚体和胚外器官过渡的区域出现基因差异表达和信号成分浓度梯度分布的图案，进而诱发胚体体轴的分化和建立。

四、胚胎早期发育的重要信号分子

胚胎从一个受精卵最终发育形成有功能的复杂成体结构，需要细胞对内外环境中的众多信号发生正确的反应。细胞间信号转导是以特定的分子作为信使，对细胞活动进行精准调控，以保证细胞增殖、分化、迁移及形态发生的准确性。不同的信号调控不同的发育过程，各个发育过程有时需要多种信号通路共同调控。干扰这些信号通路会导致发育异常，甚至造成先天畸形。

1. 成纤维细胞生长因子　成纤维细胞生长因子（fibroblast growth factors，FGF）因能刺激培养物中成纤维细胞的生长而命名，现在已经发现了大约 20 个 FGF 基因，这些基因可以通过改变 RNA 剪接或起始密码子来产生不同的蛋白质。这些 FGF 蛋白激活的一系列酪氨酸激酶受体称为成纤维细胞生长因子受体。FGF 蛋白与其特异性受体结合，激活下游信号通路发挥各种生物学效应（图 26-20A），对血管生成、轴突生长和中胚层分化尤为重要。例如，FGF8 对四肢和部分大脑的发育很重要。

2. **转化生长因子超家族** 转化生长因子（transforming growth factor, TGF）超家族有 30 多个成员，包括 TGF-β、骨形态发生蛋白（bone morphogenetic protein, BMP）、激活素家族等，这些信号参与调节建立背腹模式、确定细胞命运及特定器官的发育。TGF-β 对细胞外基质形成和上皮分支（主要是肺、肾和唾液腺）有重要作用。BMP 家族是胚胎发育过程中非常重要的形态发生素和调控因子，调控组织发育和形态维持，如在心血管发育中为心肌前体细胞分化为心肌细胞的过程所必需。BMP-7 还是胚胎肾脏发育、分化及生长不可或缺的重要因子，且在成年哺乳动物肾脏中持续高表达。TGF-β 在细胞内与 SMAD 蛋白结合发挥作用（图 26-20B）。实验证明，TGF-β、BMP-2 和 Smad4 与其他细胞外基质分子共同调节生骨节细胞的迁移、黏附以及脊索和软骨基质的产生，促进软骨细胞增殖、分化、成熟与凋亡，并进一步诱导软骨细胞的骨化。

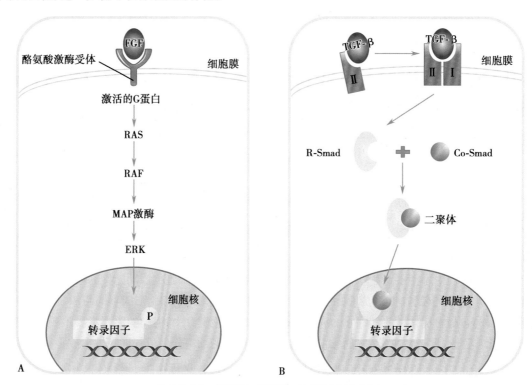

图 26-20 FGF 和 TGF-β 信号通路示意图

A. FGF- 酪氨酸激酶受体信号通路；B. TGF-β-SMAD 信号通路。
FGF. 成纤维细胞生长因子；RAS. RAS 蛋白；RAF. RAF 蛋白（丝氨酸 / 苏氨酸蛋白激酶）；MAPK. 丝裂原活化蛋白激酶；ERK. 细胞外调节蛋白激酶；TGF-β. 转化生长因子 β；R-Smad. 受体活化型 Smad 蛋白（Smad 1-3, 5, 8）；Co-Smad. 共同通路型 Smad 蛋白（Smad 4）。

3. **Hedgehog 蛋白** Hedgehog 是分节极性基因，因编码果蝇腿上类似于刺猬形状的鬃毛而得名，哺乳动物 Hedgehog 基因有 *desert*, *Indian*（*Ihh*）和 *sonic hedgehog*（*Shh*）。SHH 蛋白已被公认是最主要的形态发生因子，作为一种高度保守的分泌性形态发生素（morphogen），通过建立浓度梯度，指导细胞分化形成不同的组织和器官。研究发现，SHH 蛋白参与大量发育过程，包括血管发育、左 - 右体轴形成、中线确定及体内多个器官的形成过程。此外，Hedgehog 信号通路与调控细胞增殖、分化的其他信号通路，如 Notch、Wnt 等存在交叉作用。

4. **Wnt 信号通路** Wnt 信号通路复杂，目前至少已经确定了 3 条，包括经典 Wnt 通路、平面细胞极化通路（planar cell polarity pathway）和 Wnt/ 钙离子通路。经典 Wnt 通路又称 Wnt/β-catenin 通路（canonical Wnt/β-catenin pathway），参与基因表达的调控，包括 Wnt 家族分泌蛋白、Frizzled 家族跨膜受体、Dishevelled 蛋白及糖原合成激酶 3（GSK3）等多蛋白复合体、β-catenin 及 T 细胞因子 / 淋巴增强因子（TCF/LEF）家族转录调节因子。Wnt 蛋白与 Frizzled 家族受体结合，Dishevelled 蛋白磷酸化，抑制了

β-catenin 的降解,导致 β-catenin 在细胞质中积累,并最终会通过基因转导以及 TCF/LEF 转录因子诱导 Wnt 最终作用的目标基因转录,诱导后续的细胞反应发生(图26-21)。发育过程中,Wnt 蛋白参与调节肢体模式、中脑发育、体节和泌尿生殖系统分化等,对细胞极性确定、增殖、迁移及凋亡等多个生物学过程起作用。Wnt 信号通路对胚胎细胞,特别是低分化细胞的增殖分化以及早期分化中背腹轴的建立都起到重要的调控作用。Wnt 信号增强通常促进低分化细胞的增殖,抑制细胞的成熟。

5. **视黄酸**　发育过程中,前后轴的形成对于机体建立正确的形态结构,如确定胚体肢芽位置、确立神经系统发育模式等都意义重大。视黄酸(retinoic acid,RA)又称为全反式维甲酸或维甲酸,是维生素 A 的衍生物,是小分子的脂溶性信号分子,可直接进入细胞核。RA 的核受体为视黄酸受体 RAR 和视黄酸 X 受体RXR,二者都是转录因子,可与相应的调控序列结合,调控基因的表达。RA 在体内的含量由视黄酸合成酶和代谢酶来决定(图 26-22)。合成酶的基因和代谢酶的基因在胚胎发育不同阶段表达部位不同。在特定组织中,RA 的合成和代谢在时间和空间上严格地调控 RA

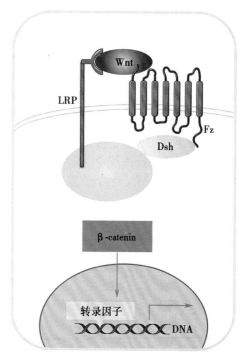

图 26-21　经典 Wnt/β-catenin 信号通路示意图
Fz. Frizzled 受体;Dsh. 跨膜受体蛋白 Dishevelled;
LPR. 低密度脂蛋白受体相关蛋白。

的适宜浓度,胚胎期 RA 过量或缺乏都将引起严重的发育异常,如维生素 A 缺乏引起啮齿类雌性动物的不育,怀孕母鼠摄入过量 RA 将会引起胚胎颜面、脊椎骨发育异常等。

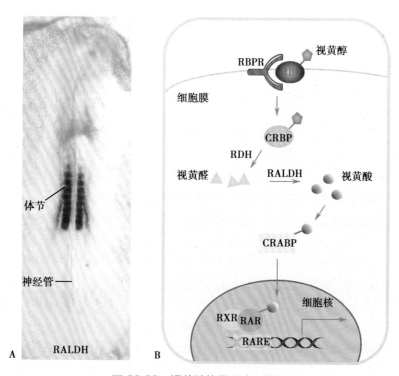

图 26-22　视黄酸信号通路示意图
A. Hamburger Hamilton Stage 11(HH11)鸡胚视黄醛脱氢酶 2 表达的原位杂交检测;B. 视黄酸信号通路
RALDH. 视黄醛脱氢酶;RAD. 视黄醇脱氢酶;RBP. 视黄醇结合蛋白;RBPR. 视黄醇结合蛋白受体;CRBP. 胞质内视黄醇结合蛋白;CRABP. 胞质内视黄酸结合蛋白;RAR. 视黄酸受体;RXR. 视黄酸 X 受体;RARE. 视黄酸反应元件。

6. **Notch 通路**　Notch 是一类跨膜蛋白,其胞外区包含表皮生长因子的重复序列,而胞内区具有锚蛋白的重复序列。在哺乳动物中,有 4 个 Notch 家族成员和 5 个跨膜配体(Jagged 1、Jagged 2、DLL1、DLL3 和 DLL4)。相邻细胞间,Notch 胞外部分与 DSL(Delta/Serrate/LAG-2)跨膜配体通过互相接触结合。结合后,Notch 蛋白质构象变化,胞内侧部分(NICD)被裂解,然后直接进入细胞核,与转录复合体结合,激活靶基因如 *Hes1*,抑制分化,而在已分化的细胞中,Notch 蛋白无活性(图 26-23)。Notch 信号通路在脊椎动物和无脊椎动物中高度保守,在决定细胞增殖、细胞分化和凋亡都上起关键作用。高表达的 Notch 信号还可以保持胚胎干细胞的干性,在胚胎干细胞分化的过程中,Notch 的表达逐渐减少,说明在器官的形成过程中 Notch 信号的表达下调是必要的。Notch 途径的异常可以导致多种器官,包括肝、肾、骨骼肌、眼等的发育畸形,及遗传性神经系统疾病等。

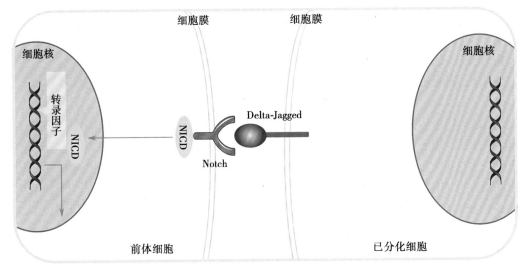

图 26-23　Notch-Delta 信号通路示意图
NICD. Notch 信号胞内区域;Delta-Jagged. Notch 信号配体。

7. **转录因子**　转录因子(transcription factor,TF)是一大类蛋白家族,通过激活或抑制的方式,直接调节靶基因的表达,是信号级联调节基因转录的最后环节。*HOX*(*homeobox*)家族、*GATA* 家族、*PAX* 基因等都是分化过程中重要的 TF 成员,彼此之间相互影响形成调节网络,调控下游基因。

HOX 基因家族编码高度保守的转录因子,这些转录因子在胚胎形态发生过程中构建发育模式起到重要作用,如 *HOXA1* 基因缺陷会导致胚胎神经发育异常,*HOXA13* 和 *HOXD13* 突变会导致肢体发育畸形等。*PAX* 基因由一个进化非常保守的序列编码的一种 128 个氨基酸残基组成的肽链。目前已经发现 9 个 *PAX* 基因家族成员,有的含有相同的片段序列,而 *PAX3*、*PAX6*、*PAX7* 基因还另外含有一个 PAX 型同源框片段序列。*PAX6* 突变会导致虹膜缺失甚至无眼畸形,*PAX3* 突变与 Waardenburg 综合征发生相关,*PAX* 基因也在生骨节和神经板分化中起重要作用。*bHLH*(basic helix-loop-helix)基因编码一系列决定细胞命运和调节分化的转录因子,是真核生物中存在的最广泛的一大类转录因子。bHLH 蛋白含有螺旋 - 环 - 螺旋的 DNA 结合域,通过特定的氨基酸残基与靶基因相互作用,进而调节相关基因的表达。哺乳动物 bHLH 转录因子分为 A、B、C、D、E、F 6 组,每组 bHLH 在发育过程中发挥不同的生理功能。如 A 组 bHLH 转录因子主要调控神经细胞、肌细胞生成以及中胚层的形成;B 组主要调控固醇代谢、脂肪细胞形成,参与细胞增殖与分化,调控端粒酶基因的表达等;C 组参与调控个体生理节律和毒物代谢。

8. **酪氨酸激酶受体**　酪氨酸激酶受体(receptor tyrosine kinase,RTK)是细胞内最大的一类酶联受体,它既是受体又是酶,能够同配体结合,并将靶蛋白酪氨酸残基磷酸化。所有的 RTK 都是由三个结构域组成的:含有配体结合位点的细胞外结构域、跨膜的疏水 α 螺旋区、含有酪氨酸蛋白激酶活性的细胞内结构域。已发现 50 多种不同的 RTK,包括表皮生长因子、血小板生长因子家族、神经生长因子和其他的一些神经营养素、胰岛素和胰岛素样生长因子 -1 受体等。这些因子对胚胎生殖细胞、小肠上皮、新血管的生长以及神经轴突导向均有重要作用。缺少或缺失时可产生心血管、神经系统的发育畸形。

总之,不同的信号通路、信号分子发挥着不同的调控作用,但它们又具有相同点:具有配体、跨膜受体、细胞内信号结构域和效应分子。在发育的各个阶段,这些因子协同作用,控制着细胞的增殖、迁移、分化、凋亡和干细胞的自我更新等。每一个生理活动又有其特定的信号途径,错综复杂。在进化的过程中,很多信号分子是高度保守的。一些对于无脊椎动物发育很重要的基因同源序列,也都陆续在脊椎动物的基因家族中被发现。随着胚胎学和分子生物学的不断发展,通过信号因子主动调控胚胎发育终会成为现实。

(程 欣)

思考题

1. 受精分为哪几个阶段?受精的意义是什么?
2. 简述胚泡的植入过程。
3. 简述二胚层胚盘及其相关结构的形成。
4. 试述中胚层的形成与分化。
5. 圆柱形胚体是如何形成的?
6. 试述胚胎早期发育涉及的主要生物学行为。

第二十七章
胎膜和胎盘

胎膜和胎盘是胚胎发育过程中的临时器官,不参与胚胎本体的形成,对胚胎起保护、营养、呼吸和排泄等作用,有的结构还有内分泌功能。随着胎儿的娩出,胎膜和胎盘与子宫壁分离并被排出母体,这些结构统称胞衣(afterbirth)。

第一节 胎 膜

胎膜(fetal membrane)包括绒毛膜、羊膜、卵黄囊、尿囊和脐带(图27-1)。

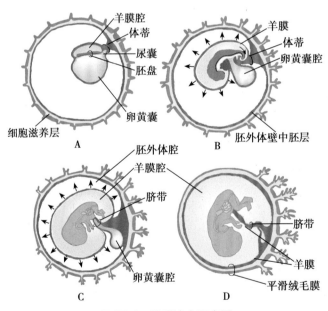

图27-1 胎膜演变示意图
A. 第3周;B. 第5周;C. 第10周;D. 第20周。

一、绒毛膜

绒毛膜(chorion)包括绒毛膜板、各级绒毛干及绒毛。绒毛膜板由胚外中胚层和滋养层构成,在此基础上形成各级绒毛干及绒毛。植入过程中,滋养层分化为细胞滋养层和合体滋养层,二者向绒毛膜表面突起,呈绒毛状,构成初级绒毛干(primary stem villus)。人胚发育第3周,胚外中胚层形成并伸入初级绒毛干的中轴,形成次级绒毛干(secondary stem villus)。此后,胚外中胚层内间充质分化为血管,并与胚体内的血管相通,称为三级绒毛干(tertiary stem villus)(图27-2、图27-3)。绒毛干的末端插入子宫蜕膜,称固定绒毛;绒毛干的表面形成许多细小的游离绒毛,游离于绒毛间隙的母血中。绒毛间隙由滋养层陷窝扩大融合而成,位于绒毛干之间,蜕膜中的子宫螺旋动、静脉开口于此,因而充满母体血液。在绒毛间隙中,胚胎通过绒毛内的血管从母血中吸收氧气和营养物质并排出代谢废物;合体滋养层细胞分泌多种激素,也由此进入母血中,对维持妊娠与保证胚胎发育起重要作用。固定绒毛末端的细胞滋养层的细胞增殖,穿出合体滋养层,伸抵蜕膜,并沿着蜕膜扩展,在合体滋养层和蜕膜的表面形成壳状,称细胞滋养层壳,将绒毛膜干锚定于子宫蜕膜(图27-2)。

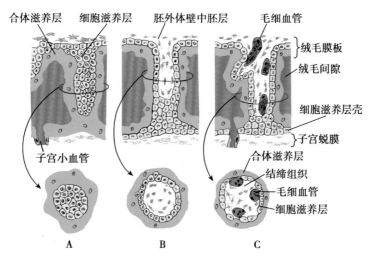

图 27-2　绒毛干的分化发育模式图

A. 初级绒毛干;B. 次级绒毛干;C. 三级绒毛干;上行图为绒毛干纵切面,下行图为绒毛干横切面。

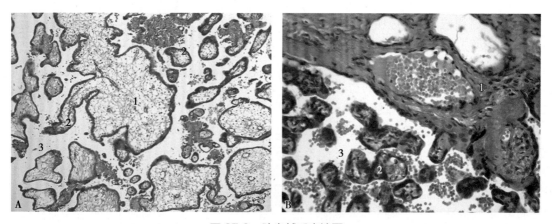

图 27-3　胎盘绒毛光镜图

A. 早期;B. 晚期;1. 绒毛干;2. 绒毛;3. 绒毛间隙。

　　人胚发育前6周,整个绒毛膜表面的绒毛分布均匀。随着胚胎发育,包蜕膜侧的压力增加,此处的绒毛因营养供应匮乏而逐渐退化、消失,形成平滑绒毛膜(smooth chorion);底蜕膜侧血供充足,该处绒毛反复分支,形成丛密绒毛膜(villous chorion(图27-1、图27-4),它与底蜕膜共同构成胎盘。随着胎儿的发育,羊膜腔不断扩大,羊膜、平滑绒毛膜和包蜕膜进一步突向子宫腔,最终与壁蜕膜融合,子宫腔消失(图27-4)。

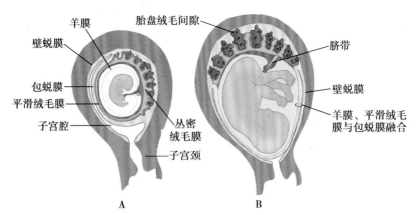

图 27-4　胎膜、蜕膜与胎盘模式图
A. 第 2 个月；B. 胎儿后期。

丛密绒毛膜内的血管通过脐带与胚体内的血管相通。在绒毛膜发育过程中，若血管发育不良或与胚体血管未连通，则胚胎可因缺乏营养而发育迟缓或死亡。若滋养层细胞过度增殖，将使绒毛内结缔组织发生变性、水肿，绒毛呈葡萄状或水泡状，称葡萄胎或水泡状胎块（图 27-5），此时绒毛内的血管消失，使胚胎发育受阻。若滋养层细胞发生癌变，则导致绒毛膜上皮癌。

二、羊膜

羊膜（amniotic membrane）由羊膜上皮和胚外中胚层构成，为半透明薄膜。羊膜环绕羊膜腔而形成的囊状结构，为羊膜囊（amnion），其内充满羊水（amniotic fluid）。人胚发育 2~4 周，羊膜附着于胚盘的边缘，与外胚层连续。随着胚盘的卷折，胚体逐渐凸入

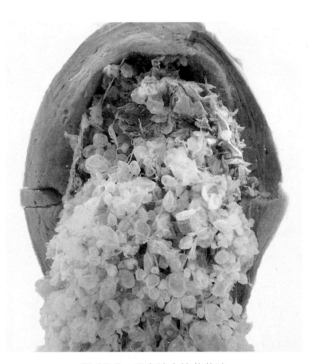

图 27-5　子宫腔内的葡萄胎

羊膜腔内，浸浴于羊水之中。羊膜腔的不断扩大，使胚外体腔逐渐缩小，直至消失；最后，羊膜与绒毛膜相贴（图 27-1）。

妊娠早期，羊水呈无色透明状，主要由羊膜上皮分泌和羊膜的转运产生。约在人胚发育 16 周之后，胎儿在脑的调节下吞咽羊水，其代谢废物一部分经消化系统和泌尿系统排入羊水，胚体脱落的上皮及胎毛、胎脂也进入羊水，因而羊水逐渐浑浊。羊水不断产生，也不断地通过胎儿吞咽而被肠道吸收，从而维持动态平衡。随着胚胎发育，羊水的总量也随之增加：妊娠第 10 周约 30ml，第 20 周增至约 450ml，第 7 个月达最高峰，最后 2 个月略有减少。足月时，羊水的正常量为 1 000~1 500ml。若羊水超过 2 000ml，为羊水过多，提示消化道闭锁或无脑儿；若羊水少于 500ml，则为羊水过少，提示胎儿无肾或尿道闭锁。

羊水为胚胎的发育提供了适宜的微环境。胎儿在羊水中运动，有利于骨骼和肌肉的发育，并防止胚胎局部粘连，也减缓外力对胚胎的压迫和振荡；由于水的比热较大，可防止母体体温的变化对胎儿发育的影响。临产时，羊水具有扩张宫颈和冲刷产道的作用。临床上，通过羊水穿刺对脱落细胞及羊水中物质成分的分析或测定，可进行某些先天遗传病的早期诊断，也可以进行亲子鉴定。

三、卵黄囊

卵黄囊(yolk sac)位于胚盘的腹侧。卵生动物(如鸟类)胚胎的卵黄囊很发达,囊内贮存大量的卵黄,为胚胎发育提供营养。包括人胚在内的哺乳动物,靠胎盘从母体给胚胎提供营养,卵黄囊很小,没有卵黄物质,卵黄囊的出现只是生物进化过程的重演。

卵黄囊上皮外覆盖胚外中胚层。人胚发育第3~6周,卵黄囊壁多处胚外中胚层细胞聚集成细胞团,称血岛(blood island)(图27-6),是造血干细胞和胚外血管的原基。第3~4周,卵黄囊尾侧近尿囊处的内胚层细胞分化为原始生殖细胞(图27-7),并逐渐迁移到生殖嵴内。

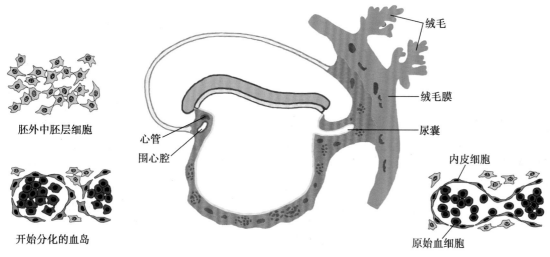

图 27-6　血岛和血管形成

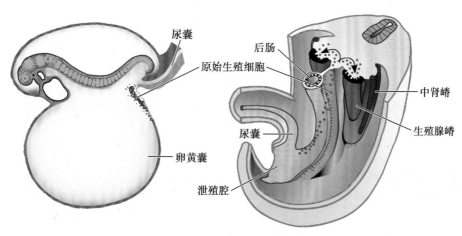

图 27-7　原始生殖细胞迁移示意图

随着圆柱形胚体的形成,卵黄囊顶端的内胚层被卷入胚体内,形成原始消化管(primitive digestive duct);卵黄囊被卷出胚体之外,只有中部收窄、变细形成卵黄管(vitelline duct)与原始消化管的中段相连,第6周卵黄管逐渐闭锁形成实心的细胞索,为卵黄蒂。若出生后卵黄管完全不闭锁,则肠道的内容物可经此管从脐部溢出体外,称脐瘘(umbilical fistula);若卵黄管远端闭锁,而近肠道端未闭锁,则在与肠管相接处形成一个盲囊,称梅克尔憩室(Meckel diverticulum);若卵黄管两端闭锁而中央未闭锁,则形成卵黄管囊肿(vitellointestinal cyst)(图27-8)。

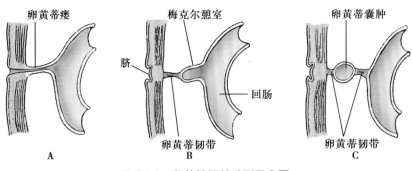

图 27-8　卵黄管相关畸形示意图

四、尿囊

尿囊（allantois）是卵黄囊顶端尾侧的内胚层突向体蒂内的一个盲囊。随胚体的生长卷折，尿囊开口于原始消化管尾段的腹侧（图 27-1、图 27-9）。当原始消化管尾段演化为膀胱时，尿囊根部演变为膀胱的一部分；其余部分退化，形成一条从膀胱顶部至脐内的细管，称脐尿管（urachus），脐尿管将完全闭锁，形成脐中韧带。若胎儿出生时，脐尿管仍未闭锁，则膀胱中的尿液将经此管从脐部流出，称脐尿瘘（urachal fistula）；若脐尿管两端闭锁，中部保留并扩张成囊状，称脐尿管囊肿（urachal cyst）；若脐尿管远端闭锁，而近膀胱处未闭锁，则在膀胱根部形成一个突出的盲囊，称脐尿管憩室（urachal diverticulum）（图 27-10）。

尿囊壁上的胚外中胚层形成一对尿囊动脉和一对尿囊静脉。它们在尿囊的退化过程中，逐渐演化为一条脐静脉和两条脐动脉，走行在脐带内。

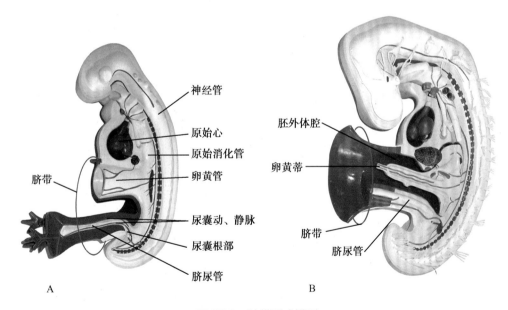

图 27-9　脐带形成模型

五、脐带

脐带（umbilical cord）为一条圆柱状条索，一端连于胎儿脐环，另一端连于胎盘的胎儿面，是胎儿与母体间进行物质转运的唯一通道。

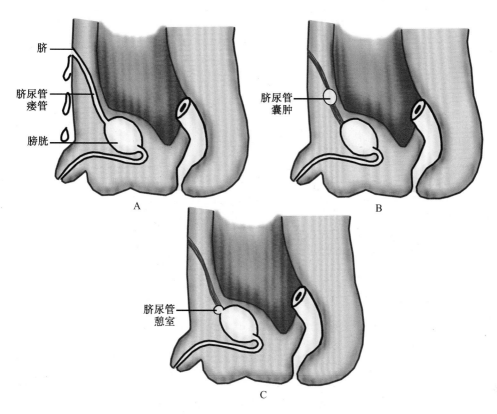

图 27-10　脐尿管相关畸形示意图
A. 脐尿瘘；B. 脐尿管囊肿；C. 脐尿管憩室。

　　脐带的形成与胚盘的卷折密切相关。当胚盘向腹侧卷折时，其背侧的羊膜囊也迅速生长并向腹侧包卷，将卵黄管、体蒂以及体蒂内的尿囊、尿囊壁上的尿囊动脉和尿囊静脉等挤压包卷在一起，形成一条圆柱状结构，表面覆盖羊膜，即脐带（见图 27-1、图 27-9）。早期的脐带中还有残存的胚外体腔与胚内体腔相通。随着胚胎发育，脐带逐渐增长，体蒂的胚外中胚层演变为黏液性结缔组织，尿囊动、静脉演变为脐动、静脉，卵黄管和脐尿管逐渐闭锁，残存的胚外体腔也在人胚发育第 10 周后逐渐闭锁。

　　脐带的长度随着胎儿的发育而增长。妊娠末期，脐带长达 40~60cm，直径 2cm 左右。若长度超过80cm，称脐带过长，可发生脐带绕颈、缠绕肢体、打结等，可能引起胎儿窒息或发育不良。若长度短于35cm，称脐带过短，可能引起胎盘早期剥离等。脐带内的血液中含有许多干细胞并且抗原性很小，因此临床上可用脐血干细胞移植术治疗白血病等，取得了很好的疗效。

第二节　胎　　盘

　　胎盘（placenta）由胎儿的丛密绒毛膜和母体的底蜕膜组成，是胎儿与母体进行物质交换的结构，同时还具有屏障作用和重要的内分泌功能。

一、胎盘的结构

足月胎儿的胎盘重约 500g，直径 15~20cm，呈圆盘状，中央略厚，边缘略薄，平均厚度约 2.5cm。

胎盘分胎儿面和母体面。胎儿面光滑,表面覆有羊膜,大多数脐带连于胎盘中央或稍偏于中央,少数附着于边缘;透过羊膜,可见脐动脉和脐静脉的分支向四周呈放射状走行。母体面较粗糙,可见有不规则的浅沟将其分成 15~30 个胎盘小叶(cotyledon)(图 27-11)。

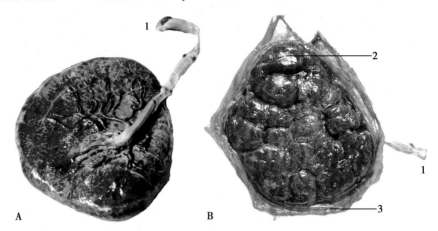

图 27-11　胎盘
A. 胎儿面;B. 母体面;1. 脐带;2. 胎盘小叶;3. 羊膜。

在胎盘的垂直切面上(图 27-12),从胎儿面至母体面依次可见:①表面覆盖羊膜,羊膜深部为绒毛膜板。②绒毛膜板有 40~60 个绒毛干,绒毛干及其游离绒毛位于绒毛间隙内,绒毛干末端通过细胞滋养层壳固定于底蜕膜上。③底蜕膜发出若干楔形小隔,即胎盘隔(placental septum),伸入绒毛间隙,将胎盘母体部分隔为 15~30 个小区,每个小区含有 1~4 个绒毛干及其分支,这些小区即为胎盘小叶;胎盘隔的远端游离,不与绒毛膜板接触,因而胎盘小叶之间的分隔不完全。母体血液可以从一个胎盘小叶流入另一个小叶。

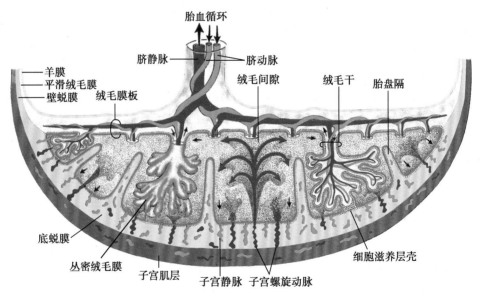

图 27-12　胎盘的结构与血液循环模式图
箭头示血流方向;红色示富含营养和氧的血液;蓝色示含代谢废物和二氧化碳的血液。

二、胎盘的血液循环和胎盘膜

胎盘内有胎儿和母体两套血液循环路径(图 27-12)。母体动脉血从子宫螺旋动脉流入绒毛间隙,与绒毛内毛细血管的胎儿血进行物质交换后,经子宫静脉流回母体。胎儿体内静脉性质的血液,汇入脐动脉,脐动脉的分支走行在绒毛内,与绒毛间隙的母体血液进行物质交换,之后汇合形成脐静脉,进入胎儿体内。因此,胎儿和母体的血液在各自封闭的管道内流动,二者互不相通,但可以经过胎盘膜进行物质交换。

胎盘膜(placental membrane)是胎儿血与母体血进行物质交换所通过的结构,是一层选择性透过膜,对一些有害物质有屏障作用,故又称胎盘屏障(placental barrier)。早期的胎盘膜由合体滋养层、细胞滋养层上皮和基膜、薄层结缔组织,以及连续毛细血管基膜和内皮构成。发育后期,由于绒毛内细胞滋养层(除细胞滋养层壳外)消失,结缔组织在一些部位仅为一薄层或消失,所以胎盘膜变薄,仅由合体滋养层、连续毛细血管内皮和二者共同的基膜构成,使物质交换更加快捷,从而最大限度地满足胎儿对营养和氧的供给需求及对代谢废物排出的需求。

三、胎盘的功能

胎盘具有物质交换、防御屏障和内分泌等功能。

(一)物质交换和防御屏障功能

胎儿通过胎盘从母体中获得营养物质和氧气,排出代谢产物和二氧化碳。母体中的免疫球蛋白G可通过胎盘膜进入胎儿,使胎儿及新生儿具备一定的免疫力。胎盘也是胎儿的重要防御屏障,多数细菌和大分子的致病微生物不能通过胎盘膜。但某些药物、病毒和激素可以通过胎盘膜进入胎儿体内,影响胎儿的正常发育。因此,妊娠妇女用药须谨慎,并在孕期应该预防病毒感染。

(二)内分泌功能

绒毛的合体滋养层细胞能分泌数种激素,这些激素对维持胎儿的正常发育以及协调母体和胎儿关系,起着重要作用。

1. **人绒毛膜促性腺激素**　人绒毛膜促性腺激素(human chorionic gonadotropin,hCG)的作用类似于黄体生成素,能促进黄体的生长发育,以维持妊娠;还具有抑制母体对胎儿及胎盘的免疫排斥作用。hCG在妊娠第2周开始分泌,第9~11周时达到高峰,以后逐渐减少,近20周时降到最低点持续至分娩,一般于产后1~2周消失。hCG可经妊娠妇女尿液检出,其浓度变化曲线与血中的浓度变化曲线相平行,可用来检测早孕。

2. **人绒毛膜生长激素**　人绒毛膜生长激素(human chorionic somatomammotrophin,hCS)的分子结构与人生长激素相似,既能促进母体乳腺的发育,为分娩后的哺乳做准备,又可促进胎儿的生长发育。hCS从妊娠第2个月开始分泌,第8个月达到高峰,直至分娩。其分泌曲线与胎盘的重量增长曲线以及胎儿的生长曲线相平行。

3. **孕激素和雌激素**　孕激素和雌激素于妊娠第4个月开始分泌,以后逐渐增多。随着卵巢的黄体逐渐退化,合体滋养层细胞分泌的雌激素和孕激素逐渐取代了黄体的功能。因此,妊娠5~6个月后即使因疾病摘除了卵巢,也不会影响妊娠的继续进行。胎盘产生的雌激素和孕激素多数进入母体血液发挥作用,在肝内代谢后,经肾排出体外。

第三节　双胎、多胎和连体双胎

一、双胎

双胎(twins)又称孪生,发生率约占新生儿的1%。包括单卵双胎或双卵双胎。双卵双胎来自2

个受精卵,它们都有各自的胎盘和胎膜(图27-13),性别相同或不同,相貌和生理特征如同一般的兄弟姐妹。

单卵双胎是一个受精卵发育为两个胚胎,其遗传基因完全相同,性别一致,相貌、体态和生理特征均极其相似。单卵双胎的成因可以是(图27-13):①受精卵发育为两个胚泡,它们分别植入子宫内膜,两个胎儿有各自的羊膜腔和胎盘;②受精卵发育形成一个胚泡,该胚泡内形成两个内细胞群,每个内细胞群各发育为一个胚胎,他们位于各自的羊膜腔内,但共享一个胎盘;③受精卵发育成一个内细胞群,该内细胞群形成两个原条,它们各自诱导其周围组织形成一个完整的胚盘并分离,两个胚胎位于同一个羊膜腔内,也共享一个胎盘。

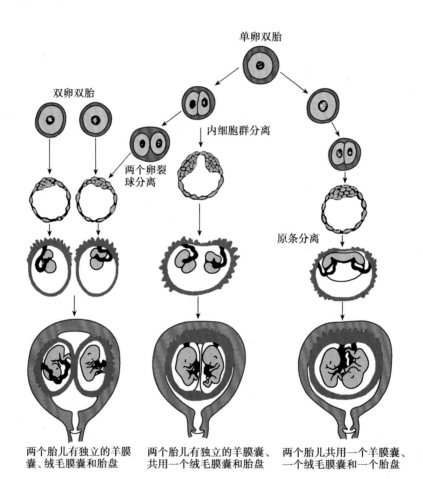

图 27-13　双胎的形成类型及其与胎膜、胎盘关系示意图

二、多胎

一次娩出两个以上新生儿为多胎(multiple birth)。其原因与双胎相同,可以是单卵性、多卵性或混合性,但以混合性为多。多胎发生率极低,一般有家族性倾向。但是,近年来随着应用促性腺激素治疗不孕症,以及试管婴儿技术的应用,其发生率有所提高。

三、连体双胎

连体双胎(conjoined twins)是指两个未完全分离的单卵双胎(图27-14)。其发生原因为,内细胞群形成了两个原条,两个原条靠得较近,在胚体形成时发生了局部联接所致。连体双胎有对称型和不对称型之分。对称型指两个胚胎大小一致,根据联体的部位有头联体、胸联体、胸腹联体、臀联体、背联体等。不对称型是指连体双胎大小不一,小者常发育不全,形成寄生胎;如果小而发育不全的胚胎被包裹在大的胎儿体内,称胎内胎。

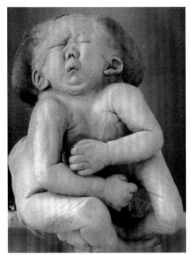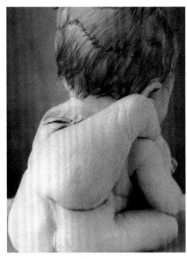

图 27-14　连体畸形和寄生畸形

(郝立宏)

思考题

1. 请归纳总结胎膜的组成和各自的主要功能。

2. 在产前检查时,医生要密切关注胎膜和胎盘的哪些指标? 这些指标如果异常,可能有哪些提示?

3. 胎儿娩出后,剪断新生儿脐带时从脐带中流出血液。请问,该血液是胎儿的还是母体的,为什么?

中英文名词对照索引

R

S

Z